浅表器官超声医学

（第 2 版）

主　编　李泉水　深圳大学第三附属医院
编　者　（以姓氏笔画为序）

刘　赫　中国协和医科大学北京协和医院
严松莉　莆田市第一人民医院
李　民　中国人民解放军总医院
李建初　中国协和医科大学北京协和医院
李俊来　中国人民解放军总医院
李振洲　深圳大学第一附属医院
杨文利　首都医科大学附属北京同仁医院
杨高怡　浙江省中西医结合医院
吴长君　哈尔滨医科大学第一临床医学院
张家庭　深圳大学第一附属医院
陈定章　第四军医大学西京医院
陈　涛　北京积水潭医院
陈胜华　深圳大学第一附属医院
罗葆明　中山大学附属第二医院
柴玮璐　浙江大学医学院附属第一医院
徐钟慧　中国协和医科大学北京协和医院
郭瑞军　首都医科大学附属北京朝阳医院
崔立刚　北京大学第三医院
蒋天安　浙江大学医学院附属第一医院
温朝阳　中国人民解放军总医院
詹维伟　上海交通大学医学院附属瑞金医院
熊华花　深圳大学第一附属医院
薛恩生　福建医科大学附属协和医院

科学出版社

北　京

内 容 简 介

　　本书由中国超声医学工程学会浅表器官及外周血管专业委员会主任委员李泉水教授组织国内超声医学相关领域知名专家编著而成。全书分为眼、涎腺、颌面颈部、甲状腺、甲状旁腺、甲状腺疾病的介入性超声、乳腺、浅表淋巴结、阴囊、阴茎、腹外疝、肛门及直肠、颈部血管、四肢血管、肾血管、肌骨关节系统、浅表器官结核等共 17 章。分述了浅表各器官的解剖与生理、病因病理，以及常见疾病的超声表现、诊断与鉴别诊断、术中超声、介入超声、三维超声、弹性成像和超声造影新技术等。在编写中作者参阅了大量的国内、外文献，并结合各编著者的临床经验，力求反映出当今浅表器官超声诊断的专业水平。为了便于读者理解和掌握，配有大量声像图及部分解剖图和病理图。

　　本书内容丰富，叙述详尽，图文并茂，科学实用，是临床超声医师必备的参考书。同时也适用于临床医师、影像学专业学生、教师学习参考。

图书在版编目（CIP）数据

浅表器官超声医学 / 李泉水主编 . —2 版 . —北京 : 科学出版社，2017.9
ISBN 978-7-03-054666-1

Ⅰ . ①浅⋯　Ⅱ . ①李⋯　Ⅲ . ①人体组织学－超声波诊断　Ⅳ . ① R445.1

中国版本图书馆 CIP 数据核字 (2017) 第 238524 号

责任编辑：郭　颖　郭　威 / 责任校对：韩　杨
责任印制：赵　博 / 封面设计：龙　岩

科学出版社 出版
北京东黄城根北街 16 号
邮政编码：100717
http://www.sciencep.com
北京建宏印刷有限公司印刷
科学出版社发行　各地新华书店经销

*

2013 年 4 月第 一 版　由人民军医出版社出版
2017 年 9 月第 二 版　开本：889×1194　1/16
2025 年 1 月第七次印刷　印张：38 3/4
字数：1 300 000

定价：288.00 元
（如有印装质量问题，我社负责调换）

第 2 版前言

随着超声医学的迅速发展，超声的应用范围几乎遍及全身各个部位。近几年来，由于高频探头的临床应用，超声在浅表器官疾病诊断上越来越显示出其独特的优势，已成为临床医师所依赖的诊断工具，特别是在乳腺和甲状腺疾病诊断与鉴别诊断方面发挥了巨大作用。经验丰富的超声医师连几毫米的微小病变都能鉴别得出良恶性，从而大大提高了诊断水平。现在，超声检查已经成为乳腺和甲状腺疾病筛查的首选手段，在每天接受超声检查的患者中有相当大一部分是进行浅表部位检查的。但是，目前超声医师的诊断水平参差不齐，为了提高超声医师诊断水平，使超声检查在浅表器官疾病的诊断上发挥更大作用，我们组织了在浅表器官超声诊断方面有丰富经验的国内知名专家编写了《浅表器官超声医学》一书。自第 1 版出版发行以来，该书得到了广大读者的高度评价，深受业界人士欢迎。根据专业发展的需要，为更快地提高超声人员专业水平，解决临床上遇到的各种疑难病，我们决定出版《浅表器官超声医学》第 2 版。

本书共 17 章，分别阐述了不同浅表器官的解剖、病理生理、相关临床表现、重要的实验室检查、各种疾病的超声表现、诊断要点及鉴别诊断，并简单介绍了术中超声、介入超声、三维超声、超声造影、弹性成像技术在乳腺及甲状腺等良、恶性疾病诊断与鉴别诊断中的应用价值。每种疾病附有典型的超声影像图或表格，使读者更直观地掌握疾病的诊断与鉴别诊断。对特殊类型的疾病加附病理对照图片，以期达到图文并茂的效果，使读者一目了然，印象深刻。

本书在编写过程中参考了大量与超声相关的国内外文献和最新研究成果，结合笔者丰富的临床工作经验，力求为读者提供一本在浅表器官超声诊断方面，内容新颖且全面、实用性和可读性强、具有一定权威性的参考书。希望这本书能帮助超声医师解决超声诊断上的一些难题，成为超声医学工作者、影像学专业师生及相关专业临床医师的实用型工具书。

本书编写过程中得到各位编委的大力支持，他们毫无保留地提供了多年积累的宝贵资料，在此谨致以诚挚的谢意。还要感谢严松莉主任，她为本书提供了一些临床少见的超声图片。由于医学知识和技术处于飞速发展的时代，加上本人水平有限，书中存在的不足之处，恳请各位同仁及广大读者批评指正。

中国超声医学工程学会浅表器官及外周血管专业委员会主任委员

深圳大学第三附属医院

李泉水

2017 年 4 月

目 录

第 1 章 眼

第 2 章 涎 腺

第 3 章 颌面颈部

第 4 章 甲状腺

第 5 章 甲状旁腺

第 6 章 甲状腺疾病的介入性超声

第 7 章 乳 腺

第 8 章 浅表淋巴结

第 9 章 阴 囊

第16章　肌骨关节系统

第17章　浅表器官结核

第**1**章

眼

第一节　解剖与正常声像图

眼为人体的视觉器官，分为眼球、视路和眼附属器3部分。眼球和视路共同完成视觉功能，眼附属器则起保护、运动等辅助作用。

眼球近于球形，其前后径为24mm，垂直径为23mm，水平径为23.5mm，位于眼眶内。眼球（eyeball）分为眼球壁和眼内容物两部分。眼球壁包括3层膜：外层为纤维膜，中层为色素膜，内层为视网膜。眼内容物包括房水、晶状体和玻璃体（图1-1-1）。

一、眼球壁的解剖

（一）纤维膜

角膜（cornea）和巩膜（sclera）组成眼球外膜，主要由纤维结缔组织构成，故总称为纤维膜。角膜约占1/6，完全透明，中央厚度0.50～0.57mm，周边厚度约1.0mm，中央较周边薄。周边部的角膜嵌入巩膜内，巩膜前层覆盖在角膜上，在此角膜和巩膜移行的部分称为角巩膜缘（corneoscleral）。

（二）色素膜

色素膜又称葡萄膜（uvea），是位于巩膜和视网膜之间富含色素的血管性结构，分虹膜（iris）、睫状体（ciliary body）和脉络膜（choroid）3部分。色素膜又称血管膜，其内血供丰富。脉络膜毛细血管网是全身含血量最丰富的部位，其中脉络膜的血供主要来自睫状后短动脉，虹膜、睫状体的血供主要来自睫状后长动脉。

1. **虹膜**　为色素膜的最前部分，呈一圆盘状膜，由睫状体前部伸展到晶状体前面，中央有一圆孔称为瞳孔。瞳孔收缩和开大时，其边缘在晶状体表面来回滑动，得到晶状体支持。

2. **睫状体**　位于与视网膜锯状缘之间，前与虹膜根部相连，向后移行于脉络膜，切面为三角形，顶端向后指向锯状缘，基底指向虹膜，环绕晶状体赤道部。

3. **脉络膜**　由视网膜锯状缘开始，直到视神经孔，覆盖眼球后部，厚度约0.25mm，为色素丰富的血管性结构。脉络膜上腔是指脉络膜与巩膜之间的一个潜在间隙，填有疏松结缔组织，在低眼压或炎症时可有渗出物和血液存在，导致脉络膜与巩膜分离。

脉络膜的最内层为Bruch膜，是真正的基底膜，它随年龄的增长而增厚，在儿童期仅0.2μm，成年人则为0.2～0.4μm，一般在眼球的周边部较薄而后极部较厚。脉络膜黑色素瘤的超声诊断特点中，特殊的形状——蕈状，即因为肿瘤生长过程中突破Bruch膜的缘故。

脉络膜的血管与其他血管不同，动脉不与静脉伴行。睫状后长动脉在距视神经约4mm处斜行穿过巩膜，走行于脉络膜上腔，供应50%的眼前段血流，它的损伤可导致脉络膜上腔出血。睫状后短动脉在视神经周围进入巩膜，也走行于脉络膜上腔，供应眼球赤道后的脉络膜。而静脉血主要通过涡静脉系统注入眼上、眼下静脉，大部分经海绵窦流入翼腭静脉丛到颈外静脉。

（三）视网膜

视网膜（retina）前界为锯状缘，后界为视神经盘（optic disc）周围，外为脉络膜，内为玻璃体。后极部可见一直径1.5mm边界清晰的淡红色圆盘状结构，称为视神经盘，为视网膜神经纤维汇集穿过巩膜筛板的部位。视神经盘有视网膜中央动、静脉通过，它们分布于视网膜。视神经盘无视细胞，故无视觉，在视野中形成生理盲点。在视神经盘颞侧3mm

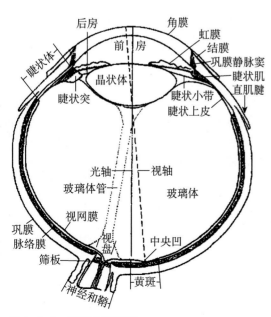

图1-1-1　**眼球水平切面**

处可见直径约 2mm 的浅漏斗状小凹陷，称为黄斑（macula lutea），其中有一小凹为黄斑中央凹（fovea centralis），为视网膜视觉最敏锐的部位。由于视网膜为神经外胚叶发育而成，当视泡凹陷形成视杯时，其外层发育为视网膜色素上皮层（retinal pigment epithelium，RPE），内层分化为视网膜内 9 层。两层之间存在一个潜在的间隙，视网膜脱离即色素上皮层和神经上皮层之间的脱离。

二、眼内容物的解剖

（一）晶状体

晶状体（lens）由晶状体囊和晶状体纤维组成，是形似双凸镜的透明体，借晶状体悬韧带与睫状体相连，固定在虹膜后、玻璃体前，富有弹性。晶状体直径 9～10mm，厚度 4～5mm，前后两面相接处为晶状体赤道。晶状体囊为一透明膜，完整包绕在晶状体外面。晶状体纤维在一生中不断增生，规则排列。晶状体悬韧带是连接晶状体赤道与睫状体的纤维组织，由透明、坚韧、缺少弹性的胶原纤维组成。晶状体悬韧带的主要功能是固定并保持晶状体的正常位置。因先天发育异常或外伤等原因导致的悬韧带断离可引起晶状体脱位。

（二）玻璃体

玻璃体（vitreous body）为充满眼球后 4/5 空腔的透明无色胶体，其 99% 为水分，充满在晶状体后。玻璃体内没有血管和神经，在其外层有少量游走细胞。玻璃体组织由玻璃体界膜、玻璃体皮质、中央玻璃体、中央管及玻璃体细胞构成。

玻璃体周围部分密度较高，称为玻璃体膜。它是致密浓缩玻璃体，而非一层膜。除玻璃体基底部的前方和透明管的后端外，其余部分均有界膜存在，依其部位的不同又可分为前界膜和后界膜。

玻璃体皮质（vitreous cortex）是玻璃体外周与睫状体及视网膜相贴部分，致密，由胶原纤维、纤维间隙内的蛋白质和黏多糖积聚而成。以锯齿缘为界将玻璃体皮质分为前皮质和后皮质。其中位于锯状缘前 2mm 及之后 4mm 的区域为玻璃体与眼球壁结合最紧密的部位，即使受病理或外伤的影响也不致使之脱离，该处的玻璃体称为玻璃体基底部。

玻璃体中央由后向前有一管状透明区，自乳头连向晶状体后极，称 Cloquet 管，为胚胎发育中的原始玻璃体所在部位，又有透明样动脉残留。

（三）房水

房水（aqueous humor）是眼内透明液体，充满眼前房和后房。房水由睫状突无色素上皮细胞分泌，主要功能是维持眼压，营养角膜、晶状体和玻璃体，保护眼结构的完整性和光学透明性。房水与角膜之间的物质交换在角膜正常代谢过程中发挥重要作用。角膜从空气中获得大部分氧，周边角膜则从角巩膜缘的血管获得营养成分，中央区角膜从循环的房水中获得葡萄糖、氨基酸，可能通过扩散进入角膜。

正常情况下房水在超声表现为无回声区，与周边组织之间分界清晰。由于房水的流动速度在 10μl/h，因此流动的房水不足以引起多普勒效应，在彩色多普勒超声检查时亦无血流信号。

三、眼部血管的解剖

（一）动脉系统

1. **眼动脉**　眼动脉（ophthalmic artery，OA）是颈内动脉的第一分支。它通过视神经管与视神经相伴行进入眼眶。其在眶内的行程可以分为 3 部分：第一部分，在眶外下方向前走行到视神经，然后在眶中部穿越视神经到其鼻上方（第二部分），约 85% 的病例，眼动脉在视神经的上方越过，其余在视神经的下方越过。在视神经鼻侧（第三部分），眼动脉分出其末支。眼动脉为彩色多普勒超声检查中眼眶内部能够识别的最粗大血管。

2. **视网膜中央动脉**　视网膜中央动脉（central artery of retina，CRA）是眼动脉在入眶后发出的细小分支，在球后约 12mm 进入视神经下方，然后在视神经实质中向前行至眼球为止。在视神经内，视网膜中央动脉和视网膜中央静脉相伴行，彩色多普勒血流显像（color Doppler flow imaging，CDFI）检查中，两者在视神经无回声区中呈红 - 蓝相间的血流信号，非常容易识别。

3. **睫后长动脉和睫后短动脉**　睫后长动脉（long posterior ciliary artery）和睫后短动脉（short posterior ciliary artery）包括 6～8 条短动脉和 2 条长动脉，均在视神经附近从后进入眼内，为脉络膜（睫后短动脉）和虹膜、睫状体（睫后长动脉）提供血供。睫后短动脉为 2～3 支，主干再分为 6～8 支终末支，其主干由眼动脉的第二部分的不同处分出，因此其解剖变异较大，但是在视神经的鼻侧和颞侧至少各有 1 支短动脉。睫后长动脉在距离视神经稍远一些亦可被识别。因睫后短动脉在视神经两侧的位置比较固定，行 CDFI 检查时通常选择此部位进行取样（图 1-1-2）。

（二）静脉系统

1. **眼静脉**　眼静脉（ophthalmic vein，OV）共 2 支，即眼上静脉（superior ophthalmic vein，

SOV) 和 眼 下 静 脉 (inferior ophthalmic vein, IOV)。其中,眼上静脉是引流眼球和其附属器的主要血管,直接向后引流至海绵窦。眼下静脉在进入海绵窦之前,发出分支汇入眼上静脉,另一支汇入翼状丛。部分血液也向前经内眦静脉入面静脉。这些静脉均无静脉瓣,其血流方向由压力梯度决定。

眼上静脉由两根,即上根和下根汇合而成。上根为眶上静脉的延续,从鼻上方眶缘收集血液,沿眶顶到提睑肌鼻侧与下根汇合。下根是内眦静脉的延续,穿过眶隔往后上方与上根联合,形成眼上静脉的主干,然后向后走行至位于上直肌的内侧缘,再至上直肌之下,最后达到上直肌的外侧缘,沿着眶上裂,进入海绵窦。在正常状态下眼上静脉的解剖位置无固定取样标志,但在病理状态如眼上静脉扩张等情况下,在眼眶内可被 CDFI 轻易取样。

2. 涡静脉　涡静脉(vorticose vein, VV)为引流脉络膜、睫状体和虹膜的主要血管。脉络膜后部的静脉向前集合,赤道前的脉络膜血管则向后集合,在赤道部附近形成 4～5 支涡静脉,它们在上、下直肌两侧赤道后部穿出巩膜,长度 2～5mm。颞上支的涡静脉约在赤道后 8mm 处穿出巩膜,鼻上支在赤道后 7mm、颞下支在赤道后 6mm、鼻下支在赤道后 5.5mm 处穿出巩膜。因涡静脉的穿行处与眼球的赤道相垂直,一般不易为 CDFI 所显示。

3. 视网膜中央静脉　视网膜中央静脉(central retinal vein, CRV)走行在视神经内,与视网膜中央动脉完全相同。经眼上静脉或直接回流到海绵窦。

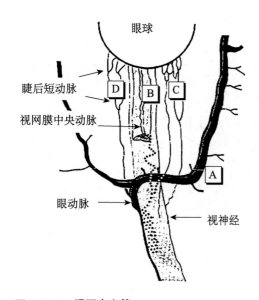

图 1-1-2　眼眶内血管

注:A. 眼动脉;B. 视网膜中央动脉;C. 睫后长动脉;D. 睫后短动脉

四、眼的正常声像图

(一)眼球的结构

角膜呈带状回声,如果探头对角膜加压可见角膜形态发生改变,即角膜顶点的回声局限扁平。前房为半球形无回声区。虹膜显示为对称的带状回声,中央区回声局限性缺如为瞳孔区。晶状体的全部均可清晰显示,呈类椭圆形中强回声。玻璃体表现为无回声区,与眼球壁回声之间界线清晰。眼球壁回声为类圆形带状强回声,与玻璃体回声形成明显的对比(图 1-1-3)。

(二)眼球的血管

由于眼球壁的脉络膜和视网膜均有血管,所以其上可见血流信号,如果仪器的血流敏感性比较好,可以清晰地显示视网膜和脉络膜的血管。因为玻璃体内没有血管,所以也没有血流信号。在虹膜、睫状体上也有小血管,根据仪器的条件在部分仪器上可以清晰地显示。前房和后房内的房水尽管是流动的,但其流动的速度不足以引发多普勒效应,因此没有血流信号(图 1-1-4)。

(三)泪腺

首先应用直接检查法将探头置于眼眶外上方的泪腺区以观察泪腺。正常的泪腺为类三角形,内回声为中等强度,与周边组织之间界线清晰。应用经球探查法,即将探头置于眼球的鼻下方,探头方向指向颞上方显示泪腺,如果泪腺正常一般无异常回声。正常泪腺内可见点状血流信号,但不丰富。泪腺周边可见点状血流信号。

(四)视神经

视神经为眼眶的解剖标志,线状扫描视神经显示为带状低至无回声区,与眶内其他组织之间界线清晰。线阵探头与扇扫探头相比较没有放大效应,可以测量

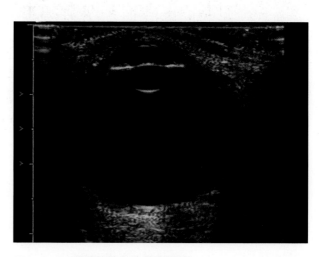

图 1-1-3　眼球结构超声检查图像

视神经的宽度，但临床意义值得讨论。

（五）眼外肌

眼外肌的超声检查与扇扫探头一样，只是对上直肌的检查比较困难。注意眼外肌检查时，患者一定不能转动眼球，以免影响检查结果的准确性。

（六）眶脂肪

眶脂肪是眼眶的主要组成部分，表现为回声强度一致的中强回声。应用线阵探头可以显示眼球壁后40～50mm，较眼科专用机的范围大得多。

（七）眶内的血管

根据眼眶内的血管解剖及走行，一般只检查眼动脉、视网膜中央动脉和睫后短动脉。所有的眼局部的动脉血管的频谱与颈内动脉类似，为三峰双切迹状，最大的区别在于频谱所显示的血流为湍流，所以没有频窗且与心脏的心动周期是完全一致的。

眼部的静脉表现为连续有轻度搏动的波形。视网膜中央动脉与视网膜中央静脉相伴行，两者一般同时

出现，分别位于 X 轴的上、下。这一特点是眼内其他血管所不具备的，因此也是视网膜中央动脉与睫后短动脉相鉴别的依据（图 1-1-5）。

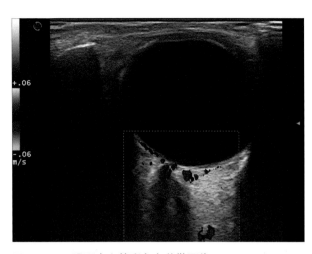

图 1-1-4　眼眶内血管彩色多普勒图像

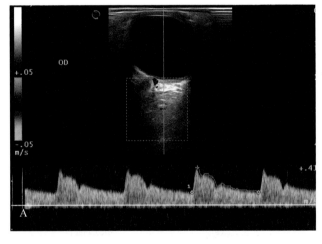

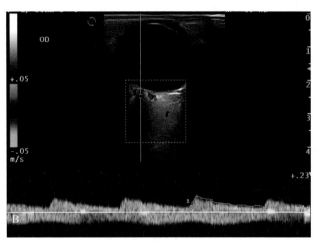

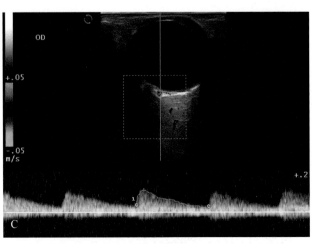

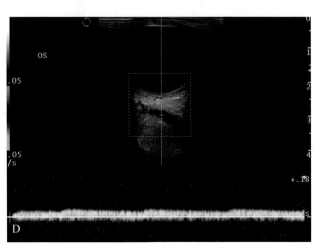

图 1-1-5　眼部血管的多普勒频谱图像

注：A．眼动脉；B．视网膜中央动脉；C．睫后短动脉；D．眼上静脉

第二节　仪器调节和检查方法

一、仪器调节

　　眼科超声检查的仪器较多，既有眼科专用的A型超声、B型超声、超声生物显微镜等检查仪器，也有彩色多普勒超声、三维超声、超声造影等检查设备和手段。

　　B型超声仪：眼科专用B型超声诊断仪的换能器频率为10MHz，系机械扇形扫描，其弧形的聚焦点与眼球的弧度基本一致，尤其对于眼部结构的检查有自己的特点，对眼球壁疾病的检查有独到之处。眼科专用超声诊断仪的探头长径一般在15mm以内，使用十分灵活，对于周边部疾病的显示有自己的特点。

　　至于彩色多普勒超声诊断仪一般只用高频线阵探头即可，在眼的使用与其他小器官超声诊断无异。

二、检查方法

（一）B型超声检查方法

　　最基本的检查方法有3种，即横切、纵切和轴位扫查。其中横切和纵切较轴位扫查更为常用。横切和纵切法声束可以自晶状体旁通过，降低晶状体对声波传导的干扰，还可以通过探头的移动获得更大范围的检查图像。

　　1. 横切扫描　探头标记方向与角巩膜缘相平行的扫描方法即为横切扫描。这种检查方法中声波向探头所在方向的对侧前后移动，所以得到的是探头对侧的眼球结构的子午线切面。如果将探头置于9点的角巩膜缘且指示方向向上，所得图像的上方即为2点的图像，下方为4点的图像，中央为3点图像。如果将探头水平置于6点角巩膜缘，则所得图像的中央为12点子午线球壁的图像。一般根据探头所在的位置将横切法分为水平横切（探头标记方向指向鼻侧，探头置于3点、9点角巩膜缘）、垂直横切（探头标记方向指向上方，探头置于6点、12点角巩膜缘）和斜行横切（探头标记方向指向上方，探头置于1点30分、4点30分、7点30分和10点30分角巩膜缘）3种方法（图1-2-1）。

　　2. 纵切扫描　将横切扫描时的探头方向旋转90°即为纵切扫描。探头的标记方向与角巩膜缘始终垂直，检查时探头做与角巩膜缘相垂直的前后运动。

所得图像为探头对侧径线的切面。另一种理解为类似车轮的轮辐状之放射状扫描。一般周边部的球壁回声显示在图像的上方，视神经显示在图像的下方。如果将探头置于6点角巩膜缘，得到12点球壁的径线切面。通过探头向角巩膜缘或穹窿部的移动，眼球周边和后极部球壁均清晰地显示，探头越接近角巩膜缘后极部图像显示越清晰，探头越接近穹窿部，则眼前段的图像显示越清晰（图1-2-2）。

　　3. 轴位扫描　轴拉扫描指探头位于角膜的中央，声束自晶状体中央穿过，将眼球的后极部以视神经为中心完整地分为2个部分的图像。但是由于声束自晶状体穿过产生声衰减，可能导致声波对眼后极部图像显示能力下降，这也是这种检查方法较横切扫描、纵切扫描的局限性。一般轴位法用于与晶状体、视神经相关疾病的诊断和黄斑疾病的评估（图1-2-3）。

　　通常采用水平轴位检查时，探头标记一般朝向患者的鼻侧，这样黄斑的图像正好在视神经图像的下方。垂直轴位检查探头标记一般向上，斜行轴位即1点30分~7点30分，10点30分~4点30分的轴位检查探头的标记一般向上。

　　4. 轴旁扫描　轴旁扫描是与轴位扫描相平行且避开晶状体的扫描方式。充分、仔细的轴位扫描是轴旁扫描的前提，应用轴旁扫描可以避免晶状体对声波的衰减效能，达到清晰显示眼底图像的目的。

　　进行眼内疾病超声检查时，首先将仪器的增益状态调至最高，以免遗漏细小的病变。一般依照如下顺序进行扫查。①横切扫描：首先检查眼球的上方，将探头置于6点角巩膜缘，标记方向指向鼻侧。由于探头在角巩膜缘，首先得到眼球后极部的图像，向穹窿部移动探头，依次得到眼球后极部、赤道部、周边部的图像。然后应用相同的方法分别对眼球的下方、鼻侧、颞侧进行检查。②纵切扫描：如果用横切扫描时在眼球内发现异常，或者有不能观察的盲区，可以同时进行纵切扫描。即横切扫描发现病变后，旋转探头90°与横切扫描相垂直，同样自角巩膜缘向穹窿部移动探头，观察病变的情况。对于位于后极部或周边部的病变，应用纵切扫描可以获得比横切扫描更满意的图像。③轴位扫描和轴旁扫描：对于一些特殊病例，如与晶状体或视神经关系密切的病变、黄斑病变等，为明确

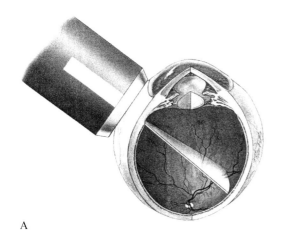
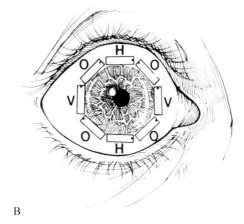

A　　　　　　　　　　　　　B

图 1-2-1　横切扫描

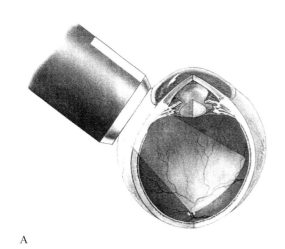
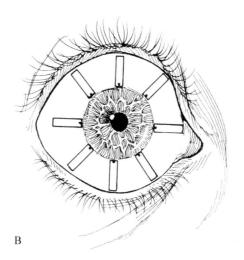

A　　　　　　　　　　　　　B

图 1-2-2　纵切扫描

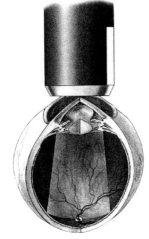
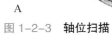
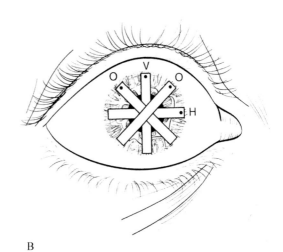

A　　　　　　　　　　　　　B

图 1-2-3　轴位扫描

病变与视神经、黄斑之间的关系，必要时可应用轴位扫描。④特殊检查技术的应用：通过对病变超声特征的分析，提供对眼内疾病的诊断和鉴别诊断信息。一般包括以下几个方面：第一，形态学改变，主要包括形状、位置、边界等；第二，定量诊断，主要包括回声强度、内回声和声衰减等；第三，动态检查，主要包括后运动、血管征和流动性等。

（二）彩色多普勒成像的检查方法

检查时患者一般取仰卧位，特殊情况下可以采用坐位。检查前应了解患者的基本病情，仔细询问病史、阅读病历，必要时应自己重复进行相关检查，分析病情，然后有重点地对眼球进行检查。

检查前应通过与患者的密切交流消除其紧张、恐惧心理，以便积极主动配合医师的检查，如平稳呼吸、减少瞬目等。检查前要对仪器和患者都有充分的了解，再实际操作，以减少不必要的检查时间，尤其是多普勒检查的时间。由于眼为视觉器官，对超声能量和发射功率大小的改变十分敏感，因此应注意调节仪器的能量和功率至较低的水平，以免造成不必要的损伤。

检查方法一般为眼睑法，将耦合剂直接涂于眼睑上，探头在眼睑上进行检查。由于彩色多普勒超声诊断仪探头的接触面积均较大，在眼科应用自上而下的扫描方式较自左而右的扫描方式要多得多。如果应用此方法对病变和眼球结构显示不满意，可以嘱咐患者转动眼球以配合检查。

眼内结构的检查方法与B型超声基本一致，本节主要介绍眶内血管的检查方法。

探头水平放置，获得眼球的水平切面。首先充分地显示视神经，因为视神经是进行眶内血管定位的标志。再将多普勒取样框置于眼球后15～25mm处，在视神经的两侧找寻类似英文字母"S"形的粗大血管即眼动脉，在与多普勒取样线平行且没有分支血管处对其进行取样。调整取样框，在眼球后10mm左右将视神经置于中央，在视神经的低回声区内可以发现红－蓝相间的血流信号，即视网膜中央动脉和视网膜中央静脉，同样选择与取样线平行的点进行取样（一般在眼球壁后2～5mm处）。在视神经的两侧可以发现单一颜色的条带状血流信号，为睫后短动脉的血流频谱，选择与取样线平行的点进行取样即可（一般在眼球壁后5～8mm处）。

第三节　眼球疾病

一、巩膜疾病

后巩膜炎

临床上常易将后巩膜炎（posterior scleritis）漏诊或误诊为眶内肿瘤。它的主要表现为轻度眼球突出，眼痛，眼球转动时疼痛加重，运动受限，复视，视力减退。重症者因炎症扩散到眼内和眶组织，可引起视盘水肿、视神经炎、渗出性视网膜脱离、黄斑水肿、玻璃体炎。

1. B型超声表现　正常巩膜与色素膜、眶内组织之间无界线，后巩膜炎时，受炎症细胞的刺激，它可以发生 Tenon 囊水肿，液体积聚在巩膜与眶内组织之间，超声检查在眼球壁和眶脂肪之间可探及无回声区，该无回声区与视神经相连形成"T"形的无回声区，即"T"形征。如果病变严重，累及脉络膜，可导致脉络膜回声增厚，甚至并发脉络膜、视网膜脱离（图1-3-1）。

2. CDFI表现　由于巩膜局部存在炎症，眼球壁血流信号较正常时丰富。

二、脉络膜疾病

（一）脉络膜脱离

由于脉络膜血管内皮细胞结合疏松，仅靠少量结缔组织和单层内皮细胞的窦腔连接，在外界因素的作用下，血管外压力突然下降可导致血浆大量渗出，积聚于脉络膜上腔，发生脉络膜脱离（detachment of choroid）。脉络膜脱离多见于外伤性眼病或眼内手术后，也可见于巩膜炎、葡萄膜炎等炎性疾病和眼局部循环障碍性疾病。

一般患者的视力下降不显著，眼底检查在眼底周边部可发现灰褐色或棕黑色环形隆起，边缘清晰，表面的视网膜正常无脱离。脱离脉络膜受涡静脉的影响，可以被分割为大小、形态各不相同的多个局限性球形隆起。严重的脉络膜脱离可以越过涡静脉向眼球后极部发展，甚至到达视神经的周围。

1. B型超声表现　轴位切面上可以探及至少2个条带状回声，一般在眼球的周边部，与眼球赤道附近的球壁回声相连。带状回声的凸面相对，其下为无回声区。类冠状切面上可以探及多个弧形带状回声，有多个点与眼球壁回声相连，形态类似"花瓣"状，即花瓣征阳性。横切面上脱离的脉络膜呈双带状回声，但可能不与球壁回声相连（图1-3-2）。

2. 彩色多普勒血流成像（CDFI）表现 脱离的脉络膜上有较丰富的血流信号，但血流信号不与视网膜中央动脉的血流信号相延续，血流频谱呈低速动脉型血流频谱，与睫后短动脉的血流频谱特征相同。应注意的是在脱离的脉络膜表面有视网膜被覆，由于视网膜上有视网膜中央动脉通过，所以取样时很可能将视网膜中央动脉一同取样，则频谱表现为动脉、静脉伴行的血流频谱（图1-3-3）。

（二）脉络膜黑色素瘤

脉络膜黑色素瘤（melanoma of choroid）是由恶性黑色素性瘤细胞组成，发生于脉络膜基质内的黑色素细胞。

脉络膜黑色素瘤临床表现与肿瘤位置和大小有密切关系。位于眼球周边部的肿瘤或体积小的肿瘤早期症状不明显，位于后极部或黄斑区的肿瘤多以视力下降、视野缺损和玻璃体内漂浮物为就诊的主要原因。典型病例眼底检查早期可见结节状色素性肿物，由于生长在Bruch膜下，故生长速度缓慢；如果瘤体增大至突破Bruch膜和视网膜的色素上皮层，则病变沿破裂处向视网膜下生长，呈典型的蕈状，其表面可见斑块状橘皮样色素沉着，可以引起继发浆液性视网膜脱离。

1. 超声表现

（1）B型超声表现

①半球形病变：为肿瘤细胞未穿透Bruch膜时病变的形状。病变位于视网膜下，呈半球形平坦状，可见声衰减。可以继发视网膜脱离，一般视网膜在病变的中央与病变连接紧密，周边可见隙状回声。病变的隆起度不高，一般不超过5mm（图1-3-4）。

②蕈状病变：为肿瘤突破Bruch膜后所具备的典型表现，一般有如下特征（图1-3-5）。

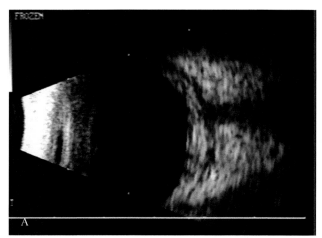
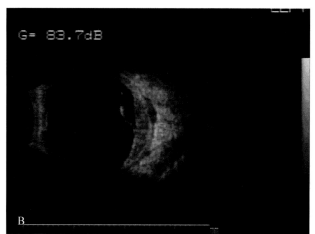

图1-3-1 后巩膜炎超声图像

注：A. 球后"T"形征；B. 巩膜及脉络膜回声局限性增厚，与眶组织之间界线清晰，玻璃体内可探及条带状回声，为脱离的视网膜

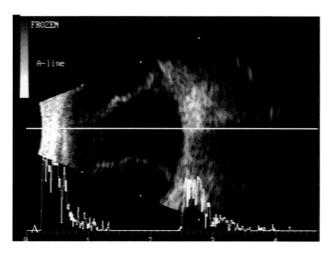
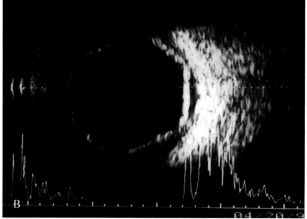

图1-3-2 脉络膜脱离B型超声表现

注：A. 轴位切面；B. 类冠状切面

形状（shape）：病变为典型的蘑菇状，即头膨大，中央有缩窄区，基底较宽大。

边界：病变边界清晰，当肿瘤表面有完整的视网膜时，病变的边缘光滑。在声像图上近场回声强，接

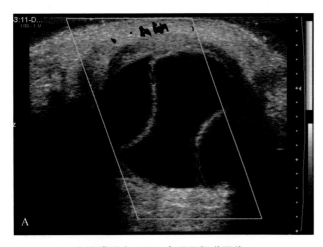

图 1-3-3　脉络膜脱离 CDFI 表现及频谱图像

注：A. CDFI 图像；B. 频谱图像

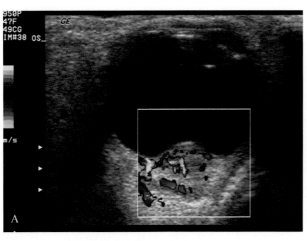

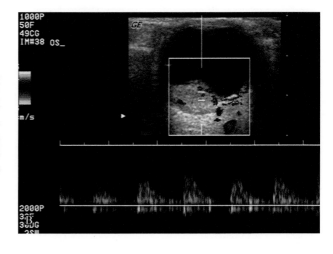

图 1-3-4　半球形脉络膜黑色素瘤声像图

注：A. B 型超声图像；B. 频谱图像

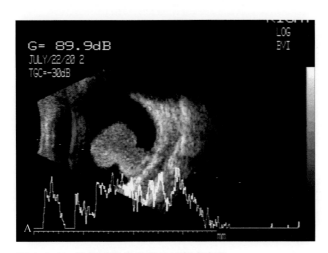

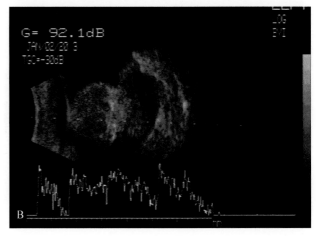

图 1-3-5　脉络膜黑色素瘤 B 型超声表现

注：A. 显示蕈状病变形状；B. "挖空"现象

视力下降和继发性青光眼为葡萄膜转移性肿瘤的主要症状。转移癌多发在后极部脉络膜，发生在虹膜和睫状体较少见。睫状体转移癌很难早期发现。虹膜转移癌多生长于虹膜表面，表现为无色素弥漫性肿物，生长速度快。它常伴有前葡萄膜炎或继发青光眼的症状，可单眼发病，亦可双眼发病。

1. 超声表现

（1）B 型超声表现：一般为眼球后极部扁平实性病变，内回声均匀，但回声强度较脉络膜血管瘤低。边界清晰但边缘不光滑，表面呈波浪状或表面有切迹。大多数病例可以同时伴有视网膜脱离且脱离的视网膜一般不与病变相连。

（2）CDFI 表现：病变内可发现较丰富的血流信号，频谱表现为低速动脉型血流频谱。如果病变隆起低，发现血流可能会比较困难（图 1-3-9）。

2. 诊断特点和注意事项　密切结合临床，详细了解病史为诊断的前提条件之一。如果在脱离的视网膜下发现实性病变，更要高度注意脉络膜转移癌的可能。对于无原发癌病史或转移癌出现在原发肿瘤之前的病例，应仔细地进行相关的体检，除外原发病灶。高度怀疑的病例可以密切随诊以免漏诊。

3. 临床意义　脉络膜转移癌有着特殊的超声表现，虽然多数病例有原发肿瘤病史，但有一些病例是眼科首先发现为转移癌再体检查到原发病灶的。因此，熟练掌握其临床特点和超声诊断特点可为临床诊断提供极大帮助。

转移性肿瘤的预后较差，平均存活时间为确诊后 18 个月。眼内转移癌的治疗一般视肿瘤有无生长倾向、患者全身健康状况、转移癌与原发癌的部位等，依据病情进行放疗、化疗、手术治疗或定期观察。超声检查可以对病情的变化进行观察，对治疗效果进行评估，为临床治疗提供帮助。

（五）脉络膜骨瘤

脉络膜骨瘤（choroidal osteoma）为成熟骨组织构成的一种良性肿瘤。它的发病机制尚不明确，多数学者认为其为骨性迷离瘤（choristoma），即胚胎性骨组织遗留在脉络膜内，出生后发展为骨瘤。它与其他眼病引起的眼内组织骨化或钙化不同，患者不存在任何诱发脉络膜骨化的病史，除眼底改变外无其他眼部病变。

青年女性好发脉络膜骨瘤，多为单眼发病，双眼发病的病例少见。主要表现为视力减退、视物变形和与肿瘤部位相应的视野暗点。病变以眼球后极部视盘旁多见，可累及黄斑部。眼底检查瘤体为黄白色椭圆形轻度隆起，其周边多为橙红色，瘤体表面可见不均匀的色素沉着。它可以继发浆液性视网膜脱离。

1. B 型超声表现　眼球后壁局限性不规则形实性病变，内回声均匀，为强回声，病变隆起低，一般不超过 3mm。病变与周围组织之间界线清晰，病变后为声衰减。降低仪器增益值时，病变不随增益值的下降而下降，始终为眼内的强回声。部分病例可以并发玻璃体内积血，表现为玻璃体内点状回声，其不与球壁回声紧密相连，动度和后运动均阳性（图 1-3-10）。

2. CDFI 表现　病变内无异常血流信号发现。

三、视网膜疾病

（一）视网膜脱离

原发性视网膜脱离多见于近视眼尤其高度近视眼的患者，男性多于女性，且多为单眼发病，双眼病例占 10% ~ 15%。原发性视网膜脱离的发生与玻璃体及视网膜变性有关。其中关系最密切的是格子样变性（lattice degeneration），变性区内有闭塞的视网膜

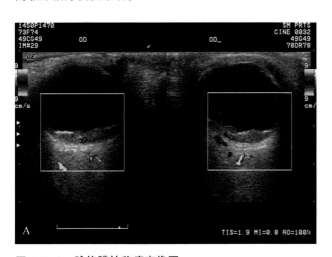

图 1-3-9　脉络膜转移癌声像图
注：A. 超声图像；B. 频谱图像

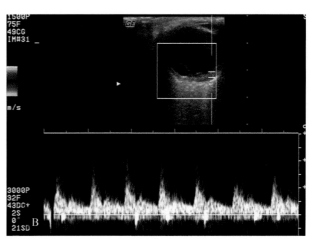

血管形成的白色网格及色素上皮增生，病变区内易产生萎缩性小裂孔，其边缘常与玻璃体粘连，当玻璃体后脱离时容易在此牵拉形成马蹄形裂孔。玻璃体的牵拉主要是玻璃体后脱离、玻璃体浓缩及视网膜局部粘连所致。视网膜裂孔并不一定发生视网膜脱离，还需要液化的玻璃体由裂孔积聚于视网膜之下，玻璃体牵引导致视网膜脱离。由于视网膜变性产生裂孔与玻璃体后脱离相粘连形成牵拉，液化的玻璃体由裂孔积聚于视网膜下导致视网膜脱离。

初发时有"飞蚊症"或眼前漂浮物，某一方向有闪光感，眼前阴影遮挡且与脱离的视网膜区域相对应。视网膜脱离累及黄斑区时可表现为显著的视力减退，眼压多偏低。眼底检查可见脱离的视网膜变为蓝灰色，不透明，视网膜隆起呈波浪状，其上有暗红色的视网膜血管。玻璃体有后脱离及液化，含有烟尘样棕色颗粒。部分病例裂孔形成时视网膜血管破裂引起玻璃体积血。

1. 超声表现

（1）B型超声表现：如果是局限性视网膜脱离，B型超声检查时脱离的视网膜表现为带状强回声且与视盘回声相连，脱离的视网膜与视盘之间成15°～30°，称之为视盘斜入现象。完全的视网膜脱离则表现为玻璃体内类似英文字母"V"形的条带状回声，"V"形带状回声的尖端与视盘回声相连，两端分别与周边部球壁回声相连。脱离的视网膜回声表面光滑，与球壁回声的弧度基本一致。运动试验一般为阳性，且视网膜的运动方向一般与眼球壁回声相垂直，为以脱离的视网膜为中心的垂直轻微摆动。如果视网膜下液为液化的玻璃体，则两者之间的回声表现为液性无回声区；如果视网膜下液黏稠或视网膜下液为血性则视网膜与球壁之间回声可表现为均匀的点状，这些点状的视网膜下回声运动试验及后运动试验均为阳性表现（图1-3-11）。

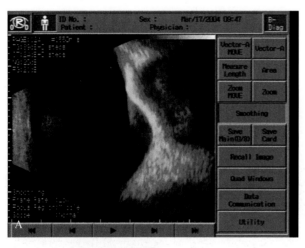
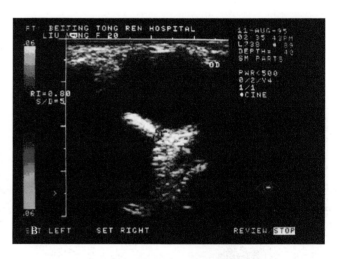

图1-3-10　脉络膜骨瘤声像图

注：A. B型超声图像；B. CDFI图像

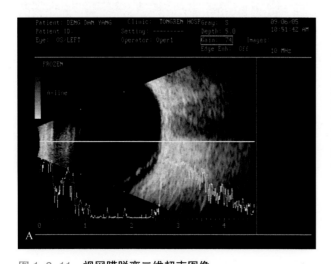
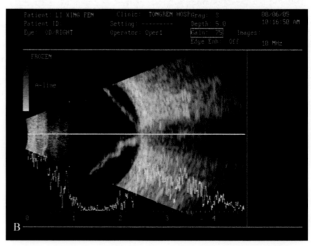

图1-3-11　视网膜脱离二维超声图像

注：A. 部分视网膜脱离；B. 完全视网膜脱离

（2）CDFI表现：二维超声表现与B型超声检查完全相同，应用线阵探头可以探查到脱离的视网膜全貌，即脱离的视网膜一端与视盘回声相连，另一端与周边球壁回声相连。CDFI表现为脱离的视网膜上有点状、条带状血流信号，且与视网膜中央动脉（central retinal artery，CRA）的血流信号相延续。用脉冲多普勒频谱分析脱离的视网膜上的血流信号，其表现为与视网膜中央动、静脉血流频谱完全相同的动、静脉伴行的血流频谱，即在频谱的X轴上为规律搏动的动脉型（CRA）血流频谱，而位于X轴之下的为伴随动脉搏动的静脉型（CRV）血流频谱（图1-3-12）。

2．诊断特点和注意事项

（1）诊断特点：① A型超声诊断表现为100%饱和的单高波；②二维超声诊断表现为与视神经盘回声相连的条带状回声，伴有视神经盘斜入现象，运动试验（+），后运动试验（−）；③ CDFI超声检查在脱离的视网膜上可探及与视网膜中央动脉、静脉相延续的血流信号，频谱特点为动、静脉伴行的血流频谱。

（2）注意事项：应用超声诊断可以对视网膜脱离的范围做出初步的确定。具体做法如下：首先做眼球12点与6点的轴位断面，确定有无脱离的视网膜特征，然后顺时针转动探头180°确定视网膜脱离的范围。如果在探头旋转的过程中出现视网膜脱离的图像特征，表明在相应的时钟方向有视网膜脱离。由于眼球的特殊形态，应用轴位法旋转检查180°相当于360°全周的眼球均得到显示，将出现视网膜脱离特征的图像按重点顺序相连即可显示视网膜脱离的范围。

3．鉴别诊断　与视网膜脱离形态类似的常见疾病有玻璃体内机化膜、玻璃体后脱离、脉络膜脱离、玻璃体积血等。主要根据病变的形态、回声强度、病变与眼球的固着关系、运动情况、后运动情况及病变内部的血流情况进行鉴别（表1-3-1）。

4．临床意义　对于视网膜脱离的病例，如果患者的屈光间质清晰，可以确定视网膜脱离的性质时一般不需要超声检查。如果患者的屈光间质欠清晰或不能确定继发性视网膜脱离的性质，超声检查可为其诊断提供帮助。形态特征和血流特点的相互结合是准确诊断视网膜脱离的基本保证，建议有条件的情况下应使用彩色多普勒超声诊断仪进行检查。

（二）早产儿视网膜病变

早产儿视网膜病变（retinopathy of prematurity，ROP），常发生于出生时低体重的早产儿，尤其合并

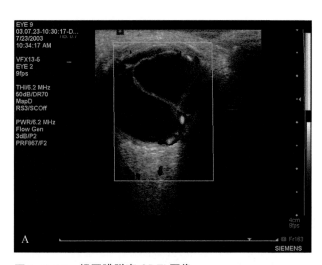
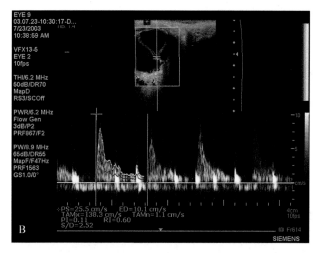

图1-3-12　视网膜脱离CDFI图像

注：A．脱离的视网膜上可见血流信号；B．血流频谱为与视网膜中央动脉、静脉完全相同的频谱

表1-3-1　眼内膜状回声鉴别诊断

病　种	形　状	回声强度	固着点	运动	后运动	血流
视网膜脱离	带状，规则，光滑凹面向前呈"V"形	100%	与视盘相连	轻	（−）	与CRA-CRV相延续，频谱特征亦相同
脉络膜脱离	带状，规则，光滑，多个，凸面向玻璃体	100%	眼赤道部之前	轻	（−）	血流信号丰富频谱为低速动脉血流
玻璃体后脱离	连续带状，光滑弧形	<100%	不定	显著	（++）	无血流信号
玻璃体积血	不规则，均匀点状	<100%	无	显著	（+++）	无血流信号

呼吸障碍症候群者，患儿常有大量吸氧的病史。调查表明孕周越短、出生体重越轻的早产儿发病率越高。胚胎4个月时，由中胚叶间充质细胞分化而来的视网膜血管开始出现在视盘周围，随着胚胎发育，血管向鼻侧和颞侧延伸。胎儿8个月时视网膜血管达到颞侧锯状缘，有的在出生时达到锯状缘，早产儿出生时视网膜血管尚未到达锯状缘，该区为无血管区，正在向前发育的血管前端组织尚未分化为毛细血管，因此对氧特别敏感，但吸入高浓度氧气时，脉络膜血液中氧张力增加，提供给视网膜高浓度氧，致视网膜血管收缩和闭塞。当吸氧停止时，氧张力下降，脉络膜血管不能提供足够的氧到视网膜而形成缺血，刺激新生血管形成。

1．超声表现 对于1、2、3期仅有血管改变的病例，超声诊断一般无阳性发现，此期的诊断需要密切结合临床眼底检查。4、5期的病例，由于合并玻璃体积血、视网膜脱离等，且晶状体后有纤维增生膜，屈光间质欠清晰，应用超声检查可有典型表现。

（1）B型超声表现

① 4期病例表现为玻璃体内弱条带状回声，起自一侧周边球壁回声，且颞侧较鼻侧多见，它与后极部球壁回声相延续，与视盘回声相连。玻璃体内可见弱点状回声，不与球壁及玻璃体内条带状回声相固着（图1-3-13）。

② 5期病例表现为玻璃体内晶状体后团状回声与晶状体回声紧密相连并包绕其周围，可向一侧周边球壁回声延伸（颞侧较鼻侧多见），合并视网膜脱离时病变类似荷花状，前段膨大的"花体"与晶状体紧密相连并包绕之，向后逐渐变细为"茎部"，其呈弱条带状回声，与视盘相连（图1-3-14）。

（2）CDFI检查：血流特点表现，如果为单纯晶状体后病变，其内未见异常血流信号；如果合并视网膜脱离，在病变的"茎部"可见与视网膜中央动脉、静脉相延续的血流信号，脉冲多普勒频谱分析为动脉、静脉伴行的血流频谱，与视网膜中央动脉、静脉完全相同（图1-3-15）。

2．鉴别诊断

（1）永存玻璃体动脉：永存玻璃体动脉（persistent hyaloid artery），为玻璃体动脉全部或部分未按时退化而残留于眼内，分为完全性残留和不完全性残留两型。

① 完全性残留：自视盘至晶状体后可探及带状回声，表面光滑，与视盘和晶状体连接紧密。CDFI可见点状血流信号，频谱为动脉、静脉伴行的血流频谱图像。

② 不完全性残留：玻璃体内条带状回声，根据病变的位置可以分别与晶状体、视盘相连，亦可悬浮在玻璃体中央，CDFI可探及点状血流信号。

（2）永存原始玻璃体增生症：永存原始玻璃体增生症（persistent hyperplasia of primary vitreous，PHPV）典型超声表现为玻璃体内条带状回声，一端与视盘回声相连，另一端与晶状体后回声相连，晶状体后可见不规则点状、条带状回声与前述条带状回声相连。CDFI检查可见与视网膜中央动脉、视网膜中央静脉相延续的血流信号，频谱为动脉-静脉伴行的血流频谱图像，与视网膜中央动脉、静脉完全相同。部分病例玻璃体内可见点状回声，不与球壁回声固着，动度活跃，后运动试验阳性。CDFI检查未见异常血流信号。

（三）外层渗出性视网膜病变（Coats病）

Coats病在1908年首先由Coats报道而得名。

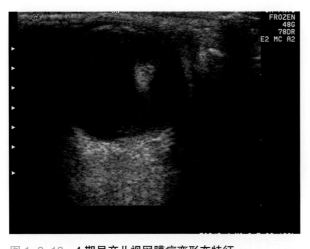

图1-3-13　4期早产儿视网膜病变形态特征

注：玻璃体内可见带状回声与视盘及周边球壁回声相连，其下的玻璃体内可探及弱点状回声

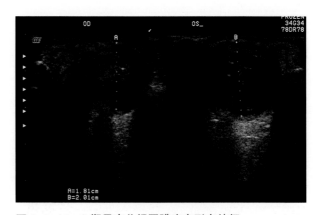

图1-3-14　5期早产儿视网膜病变形态特征

注：双眼病变，玻璃体内可见"V"形带状回声与视盘回声相连，前端像花冠状包绕晶状体，向后逐渐变细，与视盘回声相连

病因不明，认为可能与炎症有关，但炎症来源一直无法确定。本病儿童、青少年多见，平均发病年龄5.9岁，绝大多数单眼发病，男性多于女性。早期无自觉症状，由于多为单眼发病，故患者不易察觉。至视力下降或瞳孔出现黄白色反射、眼球外斜才引起注意。眼底检查的典型改变为视网膜渗出和血管异常。病变开始可出现于眼底任何位置，以颞侧尤其围绕视盘、黄斑附近最为常见。渗出为白色或黄白色，位于视网膜深层的视网膜血管后，附近可见点状发亮的胆固醇结晶小体及点状或片状出血。随病情发展，渗出占据整个眼底同时引起球形视网膜脱离。脱离的视网膜隆起至晶状体后时出现白色瞳孔现象。最后视网膜下和视网膜内渗出、机化被瘢痕组织替代。由于积血、机化产生增生性玻璃体视网膜病变。晚期病例合并虹膜睫状体炎、并发白内障、继发青光眼，最终导致眼球萎缩。

1. 超声表现

（1）B型超声表现：玻璃体内可以探及与视盘回声相连的条带状回声，为强回声，表面光滑。其下为均匀点状回声，回声强度不同，内可见点状强回声。带状回声下的点状回声有自运动现象，即不需要眼球运动就有点状回声自上而下运动。部分病例在后极部玻璃体内可见多个点状强回声相互融合形成斑块状强回声（图1-3-16）。

（2）CDFI表现：在玻璃体内的条带状回声上可探及与视网膜中央动脉、静脉相延续的血流信号，呈现动脉、静脉伴行的血流频谱。其下的点状回声由于有自运动现象，可见异常血流信号（伪像），但未发现血流频谱。

2. 临床意义

Coats病为婴幼儿易发疾病，由于儿童为特殊的发病群体，需要更加耐心的检查。超

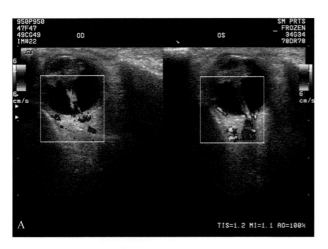
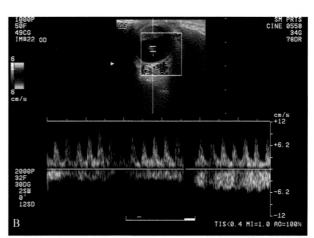

图1-3-15 早产儿视网膜病变血流特征

注：A. 视网膜脱离CDFI图像，在带状回声上可探及与视网膜中央动脉相延续的血流信号；B. 视网膜脱离频谱图像，可见脱离视网膜上的血流信号为动脉、静脉伴行的血流频谱，与视网膜中央动脉、静脉血流频谱相同

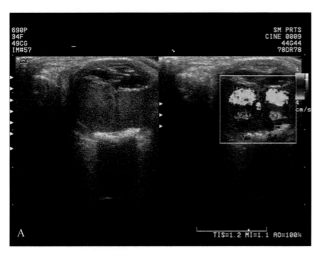
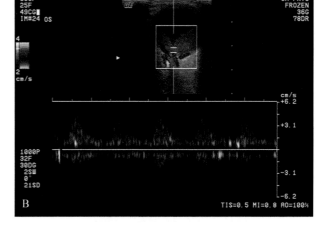

图1-3-16 Coats病声像图

注：A. B型超声图像和CDFI图像；B. 频谱图像

声检查可以结合Coats病特殊的超声表现和血流特点，准确地与其他表现为"白瞳"的疾病相鉴别。

（四）视网膜母细胞瘤

视网膜母细胞瘤（retinoblastoma，RB）为婴幼儿常见的眼内恶性肿瘤，严重危害患儿的视力和生命。其发病率为1∶23 160，但近年有逐渐增高的趋势。60%～82%为单眼发病，双眼发病者占18%～40%。无显著性别差异。平均发病年龄单眼病例为24个月（7岁以上少见），双眼病例在10个月左右（3岁以上少见），有家族史者较单独发生的病例发病年龄小。

视网膜母细胞瘤可分为遗传型和非遗传型两类。约40%的病例为遗传型，其发病由合子前决定，即由患者的父母或基因携带者父母遗传所致，为常染色体显性遗传。约60%的病例为非遗传型，为视网膜母细胞突变所致，不遗传。少数病例（约5%）有体细胞染色体畸变。

1．超声表现

（1）B型超声表现：既往根据肿瘤的形态将其分为肿块型、不规则型和弥漫浸润型。但这种分型与临床及病理均无联系，且比较烦琐，下面仅根据病变的超声表现进行描述（图1-3-17）。

①形状：肿瘤形状多样，可以为半球形、"V"形、不规则形等，可以表现为眼球壁的广泛增厚，可以充满整个玻璃体腔，可以为单一病灶，也可以为多发病灶。

②大小：病变的大小超过1mm即可被仪器所发现，但此时多不具备超声诊断特征，需要结合眼底检查等确定诊断。如果已经有典型的临床改变如黑矇、白瞳等一般均可有典型超声表现。对病变的大小进行测量时，首先确定病变的最大基底所在的位置并进行测量，然后旋转探头180°测量病变大小，准确记录以利于随诊观察。

③位置：肿瘤可以位于眼球的任何部位，但以后极部病变居多，位于周边的病变可以累及睫状体。由于黄斑的特殊生理功能，检查时务必注意肿瘤与黄斑区的位置关系，观察是否存在黄斑回避现象。

④边界：肿瘤边界清晰，可以与周围组织之间准确地区别。形态不确定，有的光滑连续，有的表面有凹陷。

⑤内回声：病变的内回声不均匀，70%～80%的病变内可探及不规则形斑块状强回声，即"钙斑"。钙斑之后可见声影。多数病例为强回声与中强回声相

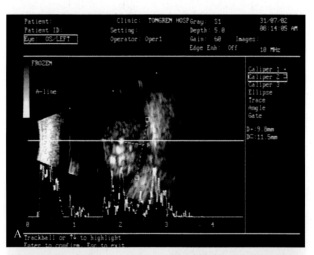

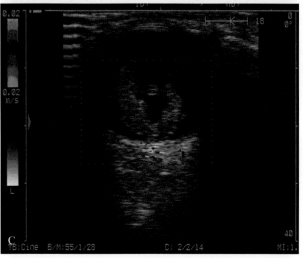

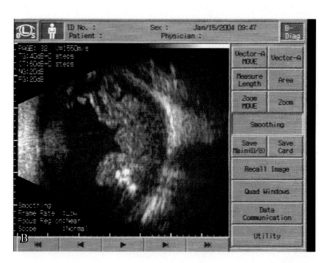

图1-3-17　视网膜母细胞瘤超声图像

注：A．肿块型：玻璃体内不规则形实性病变，内回声不均匀，可探及点状强回声；B．不规则型：玻璃体内不规则实性病变，内回声不均匀，可探及点状强回声；C．弥漫浸润型：玻璃体内类"V"形带状回声，与视盘回声相连，广泛增厚，内回声均匀

间，部分病例在病变内可探及不规则形无回声区。

⑥继发改变：由于肿瘤在视网膜部位，因此受肿瘤生长的影响极易出现视网膜脱离。表现为玻璃体内条带状回声，与视盘回声相连，可以与视网膜的肿瘤相延续，亦可位于病变的对侧。此外，如果肿瘤蔓延至眶内，可在眶内发现与球内病变相延续且内回声强度一致的病变。如果肿瘤在生长过程中破坏了视网膜上的血管，可以并发玻璃体积血。

（2）CDFI表现：病变内可以发现与视网膜中央动脉、静脉相延续的血流信号，呈树枝状广泛地分布在病变内，表现为与视网膜中央动脉、静脉完全一致的动脉与静脉伴行的血流频谱。在钙斑处可以发现较多的血流"信号"（伪像）。如果肿瘤直接蔓延到眼眶内则在眼眶内可发现与病变相延续的血流信号（图1-3-18）。

2．诊断特点和注意事项　视网膜母细胞瘤为婴幼儿多发的疾病，应用超声检查技术对其诊断有极高

的价值。检查时应注意以下几点。

（1）保持患儿安静以配合检查，必要时可以先进行麻醉再进行超声检查。

（2）一定要进行双眼检查。因为有部分病例为双眼发病，以免造成漏诊。

（3）发现"钙斑"是诊断的重点，可以说"钙斑"是诊断视网膜母细胞瘤的基本条件。

（4）对于检查中未发现"钙斑"的病例，一定要进行CDFI检查，通过血流对病变进行鉴别，以免漏诊。

（5）部分病例由于合并肿瘤坏死样改变或玻璃体积血，所以患者眼球运动时可以发现病变内有一部分是活动的，需要结合临床和CDFI检查仔细鉴别。

（6）由于多数病例需要保存视功能治疗，因此检查时应注意病变与黄斑区及视神经盘之间的关系，为治疗方案的确定提供依据。

（7）特殊疑难的病例可以密切结合临床改变并进行随诊，以免误诊。

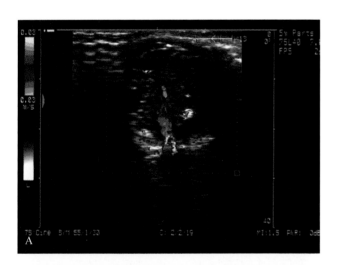
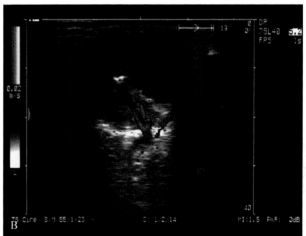
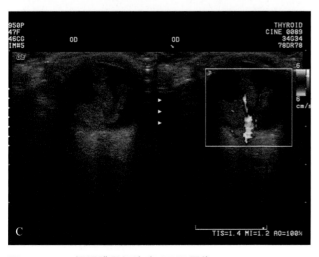
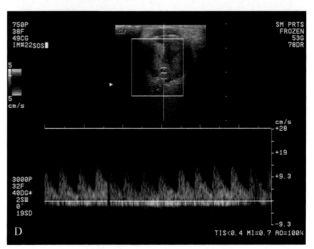

图1-3-18　视网膜母细胞瘤CDFI图像

注：A、B、C．分别显示各型视网膜母细胞瘤内均有与视网膜中央动脉、静脉相延续的血流信号；D．频谱图，肿瘤内的血流信号频谱特点与视网膜中央动脉、静脉完全相同

3．鉴别诊断　本病需要与其他同样表现为"白瞳"的疾病，如Coats病、永存原始玻璃体增生症、早产儿视网膜病变综合征、先天性白内障、眼内炎等相鉴别，详见表1-3-2。

4．临床意义　视网膜母细胞瘤为婴幼儿眼内的恶性肿瘤，直接威胁患儿的生命，因此准确地诊断并及时地治疗是非常重要的。超声诊断技术的出现，为视网膜母细胞瘤的诊断和鉴别诊断提供了一种检查手段，经过近50年的应用，积累了较丰富的经验，有很高的诊断价值。

在既往的研究中，由于很多疾病均可表现为"白瞳"，单纯依靠裂隙灯显微镜检查、眼底镜检查对视网膜母细胞瘤的诊断是远远不够的。超声诊断的出现，突破了屈光间质清晰与否的禁区，通过对视网膜母细胞瘤形态特征和血流改变的研究，可以准确地诊断视网膜母细胞瘤。

此外，对于视网膜母细胞瘤，在采用放射治疗、化学治疗、冷冻治疗和激光治疗等保存视功能疗法时，应用超声检查可以及时了解治疗后病变的大小和形态变化、血流变化等，为明确治疗效果提供依据。

（五）糖尿病视网膜病变

糖尿病是一种复杂的代谢性疾病，可引起全身许多组织、器官的广泛损害。糖尿病视网膜病变是一种主要的致盲眼病，一般而言1/4左右的糖尿病患者并发视网膜病变，约5%有增生性糖尿病视网膜病变。糖尿病视网膜病变（diabetic retinopathy，DR）的发生和发展，不仅取决于代谢障碍的程度，而且与糖尿病的发病年龄、病程长短、遗传因素和糖尿病的控制情况有关。

糖尿病视网膜病变初期，一般无自觉症状，随病程发展可表现为不同程度的视物障碍。如果病变累及黄斑视野可见中心暗影、中心视力下降和视物变形等症状。视网膜小血管破裂出血进入玻璃体内，可见眼前黑影，视力急剧下降。合并新生血管或视网膜血管闭塞、增生性玻璃体视网膜病变等均可导致视网膜脱离，视力可能丧失。

没有新生血管形成的糖尿病视网膜病变称为单纯型病变，也称为背景期视网膜病变。包括我国分类方法的Ⅰ～Ⅲ期，这一阶段的病变局限在视网膜内。视网膜微动脉瘤和（或）小出血点为最早出现并比较确切的视网膜病变的体征；黄白色硬性渗出说明血管通透性增大，血液成分溢出血管外；白色软性渗出表示微循环重度紊乱，血管破坏严重，有局灶性或广泛的视网膜无灌注，预示新生血管发生的可能。Ⅳ～Ⅵ期为增生型病变，从新生血管产生开始。新生血管突破视网膜的表层内界膜，位于视网膜与玻璃体之间的间隙，随着纤维增生增多，新生血管穿过玻璃体界膜进入玻璃体内，增生的组织或玻璃体的收缩均可引起视网膜脱离或玻璃体积血而影响视力。

1．超声表现

（1）B型超声表现：一般Ⅰ～Ⅲ期的患者超声检查无阳性发现。Ⅳ期以上的病例可有相应的改变。依病程将发现玻璃体积血即玻璃体内均匀点状回声，不与球壁回声相固着，运动和后运动试验均阳性等；玻璃体后脱离即玻璃体内连续条带状回声，与球壁回声之间的固着关系不确定，可以无固着关系，亦可有1个至多个固着点；牵拉性视网膜脱离即玻璃体后脱离与球壁回声相连处，如果球壁回声有局限性隆起，与牵拉的玻璃体后界膜之间形成类"X"形的回声（图1-3-19）。

（2）CDFI表现：如果没有合并视网膜脱离，玻

表1-3-2　白瞳症鉴别诊断

病　种	患侧	形状	内回声	声衰减	血流
视网膜母细胞瘤	单侧或双侧	球形，单个或多个	强弱不等，有低回声区	钙斑可见	与CRA-CRV相延续，频谱特征亦相同
Coats病	单侧或双侧	多条带状，其下均匀点状回声	均匀，有流动性	无	带状回声上有与CRA-CRV相延续血流信号
早产儿视网膜病变	双侧	晶状体后花冠状	弱回声	不显著	与CRA-CRV相延续，频谱特征亦相同
永存原始玻璃体增生症	单侧或双侧	圆锥形，由前向后	中强	不显著	与CRA-CRV相延续，频谱特征亦相同
先天性白内障	单侧或双侧	玻璃体内无回声			无异常血流信号
眼内炎	外伤侧	不规则	均匀，中强或弱回声		无异常血流信号

璃体内一般未发现异常血流信号。合并牵拉性视网膜脱离时其上可见异常血流信号，与视网膜中央动脉、静脉相延续，频谱特征与视网膜中央动脉、静脉完全一致。如果由于玻璃体机化膜上有新生血管存在，可能在检查过程中发现异常血流信号，必须与视网膜的血流信号相鉴别。对眼局部的血流参数进行测定，结果表明视网膜中央动脉和睫后短动脉的血流参数均下降，以收缩期峰值和舒张末期的血流参数下降显著。下降程度与病变分期有关，即Ⅵ期较Ⅴ期、Ⅴ期较Ⅳ期舒张末期的血流参数下降更显著，甚至为 0，阻力指数升高，表明视网膜远端血管灌注不良。视网膜中央静脉的血流参数也会发生相应的改变（图 1-3-20）。

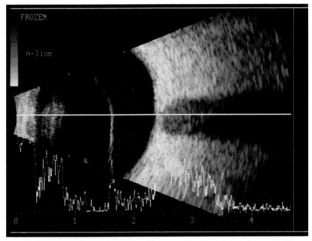

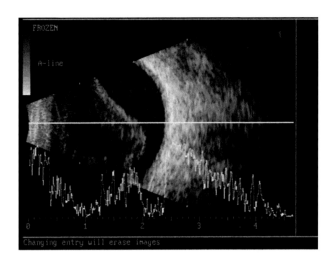

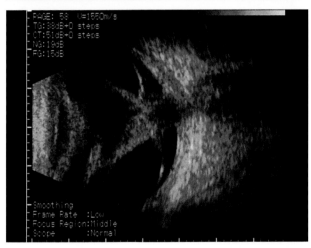

图 1-3-19　糖尿病视网膜病变二维图像

注：A. 玻璃体内均匀点状回声，为位于玻璃体界膜下的玻璃体积血；B. 玻璃体内点状及条带状回声，为玻璃体内机化膜形成；C. 玻璃体内类"X"形带状回声，为玻璃体后脱离合并视网膜脱离

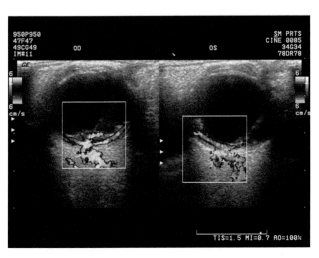

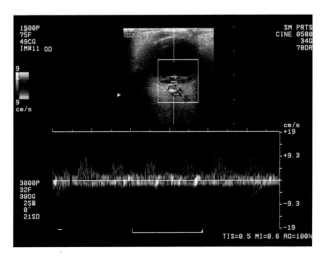

图 1-3-20　糖尿病视网膜病变 CDFI 图像

注：A. 玻璃体内的条带上可探及丰富的血流信号；B. 血流信号的频谱特点为动脉与静脉伴行的血流频谱

2．诊断特点和注意事项　糖尿病视网膜病变的超声诊断相对比较复杂，尤其对新生血管膜和牵拉视网膜脱离的诊断更困难。应用CDFI检查技术，对两者的鉴别有一定的帮助。

脱离的视网膜上的血流信号与视网膜中央动脉是相连续的，而且表现为与视网膜中央动脉、静脉完全相同的动脉、静脉伴行的血流频谱。

新生血管膜上的血流信号与视网膜中央动脉之间无确定的延续关系，频谱无特征甚至无血流频谱发现。

此外，糖尿病视网膜病变的超声诊断有一定的特点，即一般均双眼发病，且玻璃体内病变以眼球的后极部为主，与普通的玻璃体积血、机化膜不同，积累一定的经验后诊断就比较容易。

四、玻璃体疾病

（一）玻璃体后脱离

玻璃体后脱离（posterior vitreous detachment, PVD）是指基底部以后的玻璃体与视网膜相互分离。玻璃体后脱离多为老年性退变引起，其发生率随年龄增长而提高，据统计，年龄50岁以上有53%发生玻璃体后脱离，超过65岁其发生率可高达65%。此外，炎症、出血、外伤等也可导致玻璃体后脱离。

玻璃体后脱离起病急，主要症状为飞蚊症和闪光感。客观检查可以观察到玻璃体后脱离现象。眼底镜检查表现为视神经盘前环形浑浊（Weiss环），为自视神经盘脱离但仍附着在后玻璃体皮质上的视神经盘周围胶质样物质。如果胶原组织纤细，可能无法观察到此现象，可结合其他检查方法。有时后玻璃体皮质增厚，发生玻璃体后脱离时玻璃体内可见片状浑浊物，患者可经常有眼前黑影飘动的感觉。

玻璃体后脱离时约12%的病例可以伴发视网膜裂孔，这也是引起玻璃体积血的原因。

1．超声表现

（1）B型超声表现：根据玻璃体后界膜与球壁回声之间的关系将玻璃体后脱离分为完全型玻璃体后脱离和不完全型玻璃体后脱离。

①完全型玻璃体后脱离：玻璃体内连续条带状弱回声，不与后极部眼球壁回声相连，运动和后运动试验均为阳性。玻璃体后界膜脱离的运动有自己的特点，表现为自眼球一侧向另一侧的波浪状运动。在后极部中央可观察到玻璃体后界膜回声局限性增强，可表现为双条带状回声，为Weiss环的回声，这也是诊断玻璃体后脱离的特征之一。

②不完全型玻璃体后脱离：由于玻璃体后界膜与视神经盘、黄斑等结构之间的连接紧密，所以对一部分病例可以扫查到玻璃体后界膜与视神经盘、黄斑或其他后极部眼球壁回声相固着。运动试验和后运动试验也同样为阳性，只是运动的后界膜表现为在玻璃体腔内随眼球运动方向摆动而非波浪状运动。

（2）CDFI表现：不论是完全型玻璃体后脱离还是不完全型玻璃体后脱离，CDFI检查在其上均无异常血流信号发现。这也是与其他膜状回声相鉴别之处（图1-3-21）。

2．诊断特点和注意事项　单纯的玻璃体后脱离一般超声检查不易发现，检查时需要将仪器的增益值增大以免漏诊。如果合并玻璃体积血，由于血液沉积在玻璃体后界膜之上，后界膜的回声增强，较单纯的玻璃体后脱离更容易显示。

对于完全型玻璃体后脱离，典型的运动特点和连续的条带状回声为其诊断的重要依据。而不完全型玻璃体后脱离由于与眼球壁之间有固着关系，尤其与视神经盘有固着关系时，很难与视网膜脱离鉴别。此时CDFI对两者的鉴别有帮助。

（二）永存原始玻璃体增生症

永存原始玻璃体增生症（PHPV）多见于婴幼儿及儿童，90%为单眼发病，是胚胎发育时期的原始玻璃体在晶状体后的纤维增生斑块。纤维斑块与睫状突相连，将睫状突拉向瞳孔，瞳孔散大后可以见到延长的睫状突，是本病的特征性表现。位于晶状体后的纤维血管膜，其血管来自玻璃体动脉和睫状体血管的小分支，与晶状体后囊紧密相贴，且可通过后囊的破裂处进入晶状体内，导致晶状体浑浊形成白内障。浑浊膨胀的晶状体可使虹膜-晶状体隔位置前移，前房变浅，而继发青光眼。本病对视网膜影响较小，部分病例在锯状缘处可见视网膜牵拉现象。

1．超声表现

（1）B型超声表现：玻璃体内可探及带状回声，前端包绕晶状体后，如果仪器分辨率高甚至可以探查到前端与晶状体、睫状体之间的关系。带状回声沿Cloquet管向后极部延伸，至视神经盘回声前与视神经盘回声紧密相连。带状回声表面欠光滑，有弱条带状回声附着。部分病例的玻璃体内可以探及均匀弱点状回声，不与球壁回声相固着，运动试验和后运动试验均为阳性，为玻璃体病变合并玻璃体积血的超声表现。另外，部分病例可以合并视网膜脱离，表现为玻璃体内弧形条带状回声与原始玻璃体动脉的回声相连且连接紧密，运动试验多为阴性。

（2）CDFI表现：在原始玻璃体动脉上可以观察到与视网膜中央动脉、静脉相延续的血流信号，血流信号的频谱特点与视网膜中央动脉、静脉完全相同。合并玻璃体积血时，玻璃体积血内无异常血流信号发现（图1-3-22）。

2. 诊断特点和注意事项 永存原始玻璃体增生症多于婴幼儿时期发现，以"白瞳"为主要临床表现。一般通过临床检查可以得到明确诊断，如果合并白内障或屈光间质欠清晰时，超声检查对诊断有帮助。一般单眼发病，病变为以玻璃体原始动脉为基础的增生样改变，可以合并玻璃体积血、视网膜脱离等。检查时应注意对玻璃体进行全面观察，尤其对眼前段与晶状体和睫状体之间的关系要详细描述。

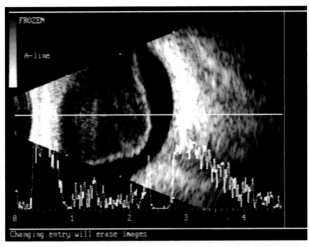

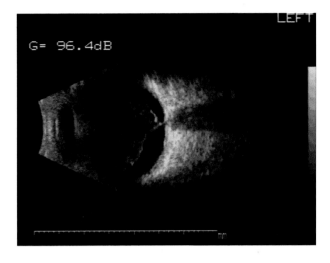

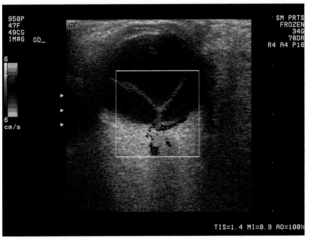

图 1-3-21　玻璃体后脱离超声图像

注：A. 完全型玻璃体后脱离合并玻璃体积血；B. 不完全型玻璃体后脱离合并玻璃体积血；C. 不完全型玻璃体后脱离 CDFI 表现，其内未见异常血流信号

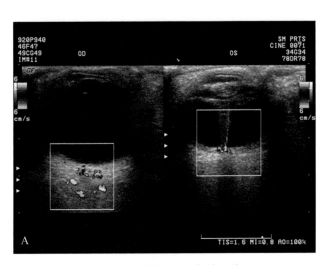

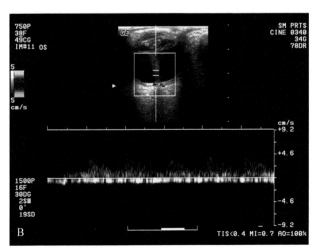

图 1-3-22　永存原始玻璃体增生症超声图像

注：A. 玻璃体内三角形带状回声，前端包绕在晶状体后，后端与视盘相连，CDFI 可见血流信号；B. 血流频谱表现为与视网膜中央动脉、静脉完全相同的动脉－静脉伴行的血流频谱

（三）玻璃体积血

玻璃体积血为眼外伤或视网膜血管性疾病所致的常见并发症。任何原因致视网膜血管、色素膜血管或新生血管破裂时，血液流出并积聚于玻璃体腔内均可形成玻璃体积血。

正常人玻璃体内本无血管，但在玻璃体纤维血管组织增生等情况下，玻璃体腔内可出现新生血管。眼外伤和眼底血管性疾病为引起玻璃体积血的常见原因。眼球穿孔伤或眼球钝挫伤均可造成外伤性玻璃体积血，尤其角巩膜穿孔伤、巩膜穿孔伤和眼后节滞留性异物伤等，玻璃体积血的发生率都很高。眼钝挫伤导致眼球瞬间形态变化，其引发视网膜脉络膜破裂而出血，前部玻璃体的积血可因睫状体损伤所致。自发玻璃体积血的原因较多，如视网膜脉络膜炎症、变性或肿瘤，主要有糖尿病视网膜病变、无脱离的视网膜裂孔、裂孔源性视网膜脱离和视网膜静脉阻塞等。其他如玻璃体后脱离、视网膜血管炎、视网膜静脉周围炎、老年黄斑变性、眼内肿瘤、新生儿视网膜病变等也是导致玻璃体积血的原因。手术性玻璃体积血可见于白内障手术、视网膜脱离复位手术、玻璃体视网膜手术等。

1. 超声表现

（1）B型超声表现：少量的玻璃体积血表现为玻璃体内局部弱点状回声，大量的玻璃体积血可以充满整个玻璃体，一般情况下分布与出血的位置有关，有时也可均匀分布在玻璃体内。点状回声不与眼球壁回声紧密相连，运动试验和后运动试验均阳性。玻璃体内积血的运动一般无固定规律，为随眼球运动的随意运动（图1-3-23）。

（2）CDFI表现：由于玻璃体内的积血有轻微的流动性，但其流动的速度尚不足以引起多普勒效应，所以在玻璃体积血时病变内无异常血流信号发现。

2. 诊断特点和注意事项　玻璃体积血为导致眼屈光间质浑浊的最常见疾病，超声下具备自己的特点。超声表现以点状、条状回声为主，与眼球壁之间的固着不紧密，运动和后运动试验均为阳性，CDFI在其内未见异常血流信号。结合积血的位置、积血的形态、积血与Cloquet管之间的位置关系可以确定玻璃体积血的类型。

（四）增生性玻璃体视网膜病变

增生性玻璃体视网膜病变（proliferative vitreoretinopathy，PVR）是孔源性视网膜脱离的常见并发症和导致手术失败的主要原因。实验和临床研究表明，视网膜表面的细胞增生和收缩是病变的基本病理过程。

本病主要表现为赤道前和玻璃体基底部（前部）和赤道后（后部）的增生性膜及其造成的多种形式的收缩牵拉及视网膜后膜形成。

1. 超声表现

（1）B型超声表现：玻璃体内形态不规则的条带状、点状回声，表面欠光滑，有弱点状、带状回声附着。其可以漂浮在玻璃体内，也可与眼球壁回声相固着，固着点不定。运动试验结果与其和眼球壁的固着关系相关。如果不与眼球壁相固着，运动十分明显，后运动也明显。如果玻璃体内的增生膜与眼球壁之间有多个固着点，其运动试验可能为阴性。有1个或2个固着点的增生膜其运动的强度介于两者之间。

如果玻璃体内的增生膜与眼球壁回声之间连接紧密，注意是否同时合并视网膜脱离（增生膜牵拉所致）。形态特点见视网膜脱离部分。

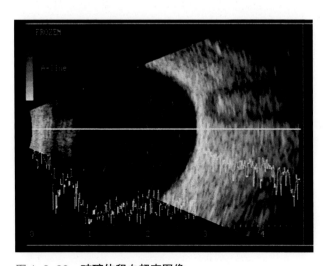
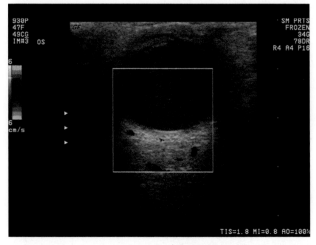

图1-3-23　玻璃体积血超声图像

注：A. 玻璃体积血二维图像，玻璃体内充满均匀点状回声，不与眼球壁回声相固着；B. 玻璃体积血CDFI图像，玻璃体积血内未见异常血流信号

（2）CDFI 表现：玻璃体增生膜上一般无血流信号发现，如果有新生血管膜产生，可能在新生血管膜上发现点状血流信号，但血流信号不与视网膜中央动脉、静脉的血流信号相连续，且血流频谱不典型（图 1-3-24）。

2. **诊断特点和注意事项** 多种疾病均可引起玻璃体增生样改变，以视网膜脱离手术后再脱离、糖尿病视网膜病变等较为常见。

检查时注意玻璃体内膜状、条带状回声，与球壁的视网膜回声紧密相连。由于带状回声与眼球壁之间有多个固着点，故运动试验和后运动试验一般为阴性。由于膜的收缩等可以出现牵拉性视网膜脱离。

值得注意的是，部分病例可以同时合并新生血管膜。由于增生膜和新生血管膜相互结合，可以形成形态特殊的、与球壁回声之间广泛结合的厚膜状回声。同时，由于新生血管膜的出现，可能出现异常血流信号，这是与视网膜脱离的血流信号相鉴别之处。由于新生血管膜与视网膜中央动脉之间没有确定的延续关系，所以其血流特征亦不与视网膜中央动脉相同，为不规则的血流频谱，这是两者的主要鉴别之处。

五、眼外伤

眼是脆弱的感觉器官，它位于人体最表面、最暴露的部位，因此极易受到各种因素如固体、液体、气体、光、声、辐射等外界致病因素的作用，导致不同程度的创伤。即使是一枚微小的异物、一个外力的直接作用等都可能引起眼的失明，甚至由于交感性眼炎累及另一眼也失明。眼外伤在眼科的重要性由此可见一斑。

眼外伤为眼科的常见病和多发病，它不仅可以发生在工业、农业等生产加工业，随着交通及体育运动的发展，各种穿孔伤及钝挫伤逐渐增多，其损伤程度也逐渐加重。由于外伤的不确定性，导致其临床表现的复杂性和多样性。同一物质作用在眼不同的位置、不同的物质作用在相同的位置都可以引发不同的临床表现和结果。超声检查的无创伤性为眼外伤的诊断提供新的帮助，分述如下。

（一）眼内异物

眼内异物(intraocular foreign body)占眼外伤的 2%～6%，其中眼前段异物占眼内异物的 13.2%～

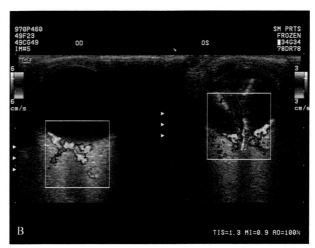

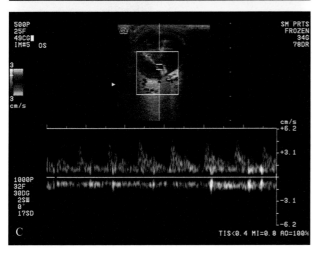

图 1-3-24 **增生性玻璃体视网膜病变超声图像**

注：A. 玻璃体内类三角形带状回声，分别与视神经盘和周边球壁回声相连，表面有条带状回声与之相连，类似漏斗状；
B. CDFI 可见与视网膜中央动脉、静脉相连续的血流信号；
C. 频谱为与视网膜中央动脉、静脉完全相同的动脉、静脉伴行的血流频谱

15%，虹膜睫状体异物不到5%。异物伤最多见于金属异物，其中磁性异物占78%～90%。

1. **超声表现** 眼球内和眼眶内的异物可以应用B型超声检查。

（1）眼球内异物：位于眼球内的异物，不论异物的性质是金属还是非金属，都表现为眼内的最强回声。异物的形态不规则，内回声根据异物的性质不同而不同，但一般都比较均匀。异物之后可见声影。部分病例球后的声波逐渐减低直至消失称为声衰减，也称为"彗星尾"征（图1-3-25）。

（2）眼眶内异物：由于球后脂肪为强回声，一般较小的异物不论是金属性还是植物性都较难显示，除非体积较大。检查较小的眼眶异物，常需要将增益降低，以显示异物。较大异物B型超声显示为强回声伴声影。超声在判断眶内异物，尤其是滞留眶内时间较长的植物性异物上较CT更佳。因为植物性异物长期存留眶内与组织液或脓液混合后在CT上显示为高密度，软组织和异物难以鉴别。而超声显示异物多为强回声，和周围的软组织或纤维组织易于鉴别（图1-3-26）。

2. **临床意义** 应用超声检查诊断球内异物，对确定异物在眼内的位置有很大帮助，如异物在玻璃体内、眼球壁上等。超声检查可以将眼球和异物置于一个平面上，因此可以准确显示异物的位置。此外，应用超声检查可以对异物伴随的情况进行诊断，如是否合并玻璃体积血、玻璃体积脓、视网膜脱离、脉络膜脱离等。

（二）后巩膜裂伤

由于眼内充满液体，可以被看作是可压缩的球体。如果眼球受到外力发生形态改变，但是体积没有发生改变，那么将只能增加表面积，这样在薄弱部位可以引起巩膜破裂。由于巩膜受到外力，破裂眼球立即减压，因此球结膜几乎无破裂现象。临床检查可见严重的结膜充血和水肿、结膜下出血、眼压降低、前房积血、

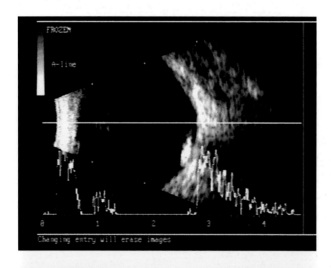
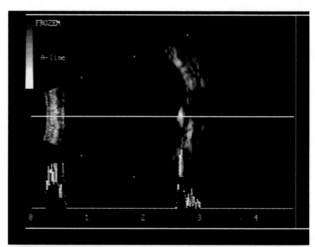
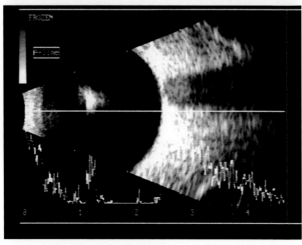
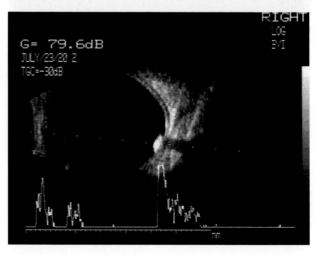

图1-3-25 眼球内异物超声图像

注：A. 玻璃体内异物（高增益状态）；B. 玻璃体内异物（低增益状态）；C. "彗星尾"征；D. 球壁异物合并声影；A型超声为饱和的单高波

视力急剧下降，在眼球壁破裂的象限眼球的运动可以受限。

1. 超声表现

（1）B型超声表现：病变一般在眼球的后极部，视神经的周围，表现为眼球壁回声局限性缺如。玻璃体内一般都有点状回声，为外伤后的玻璃体积血。部分病例可以同时合并视网膜脱离和脉络膜脱离。破裂的眼球壁后可以探查到不规则的无回声区，为自眼球内外溢的玻璃体（图1-3-27）。

（2）CDFI表现：破裂的眼球壁一般无异常血流信号。如果玻璃体内有脱离的视网膜、脉络膜，可以有相关的表现。

2. 临床意义　后巩膜裂伤由于位置隐匿，单纯依靠临床检查诊断有一定的困难，必要时甚至需要手术探查以明确诊断。应用超声诊断可以避免手术探查，且能准确诊断后巩膜裂伤，有推广价值。

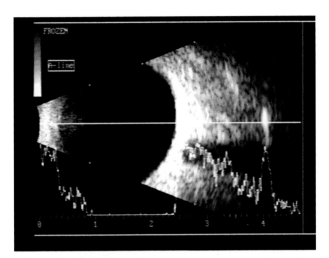
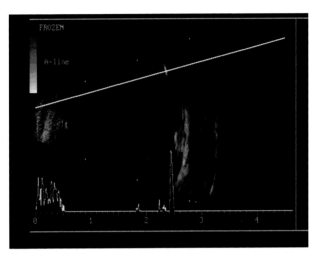

图1-3-26　眼眶内异物超声图像

注：A. B型超声显示脂肪内有强回声（高增益）；B. B型超声显示脂肪内有强回声（低增益）；A型超声始终为高波

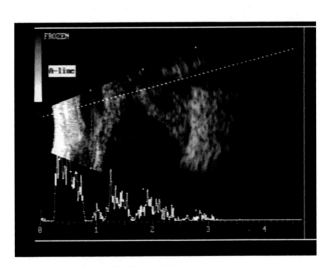
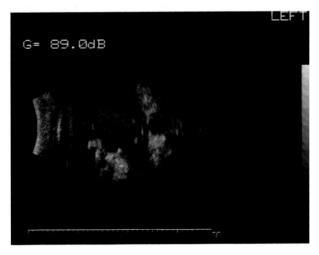

图1-3-27　后巩膜裂伤超声图像

注：A. 扫描线处眼球壁回声局限性缺如，合并玻璃体内条带状回声，其为玻璃体浑浊机化条，A型超声为低丛状波；B. 玻璃体内点状强回声为玻璃体积血，下方球壁回声局限性缺如为后巩膜裂伤

一、眼眶炎症

（一）眼眶蜂窝织炎

眼眶蜂窝织炎主要是由金黄色葡萄球菌引起的化脓性炎症、流感嗜血杆菌引起的非化脓性炎症及厌氧性链球菌、变形杆菌等所致。感染方式包括经眶周围组织蔓延、外伤直接感染、眼眶内异物存留、血行播散、眼内手术等。主要的眼部表现包括眼球和眼眶的疼痛，压痛阳性，可伴有头痛，眼球运动时头痛更加显著。眼睑、结膜充血、水肿，已突出睑裂之外，如睑裂闭合不全可以引起暴露性角膜炎。眼球轴性突出，可有视力下降、眼球运动障碍等表现。

1. B型超声表现 眶内回声欠均匀，有局限性的低或无回声区，眶内脂肪的回声较正常增厚，球后可见"T"形征。如果炎症累及眼外肌可表现为眼外肌一致性增厚等（图1-4-1）。

2. CDFI表现 病变内血流信号丰富，血流信号广布于整个病变内，血流频谱以动脉型为主。

（二）炎性假瘤

炎性假瘤（inflammatory pseudotumor）一词用来描述一组炎性病变，它们可累及眶内所有结构，如泪腺、脂肪、眼外肌、视神经、骨膜，甚至骨壁和眼球。病变可位于眼眶任何位置，可局限性增生，也可弥漫性不规则性生长。在病理上此类病变主要由淋巴细胞构成，间有少许纤维结缔组织和其他细胞。一般根据病变内淋巴细胞的多少分为淋巴细胞浸润性炎性假瘤、硬化性炎性假瘤和混合性炎性假瘤。

1. B型超声表现 炎性假瘤波及范围较广，因病变累及的部位不同，超声特征也不同。

（1）泪腺型炎性假瘤：B型超声表现为泪腺肿大，内回声较多，泪腺常呈网格状增大；部分病例超声检查表现为扁圆形，边界清楚，内回声低，声衰减不明显（图1-4-2）。

（2）肿块型炎性假瘤：病变可位于眼眶前部和眼眶后部。B型超声检查多显示病变不规则，边界不清晰，内回声可多可少，而且常可发现眼球筋膜囊水肿，这是诊断眼眶炎性病变的超声特征。

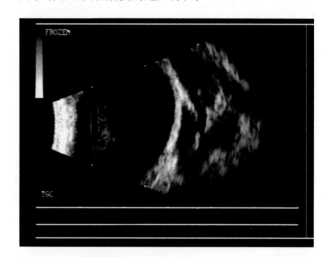

图1-4-1 **眼眶蜂窝织炎超声图像**

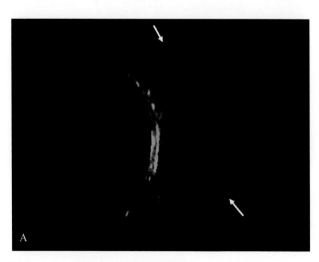

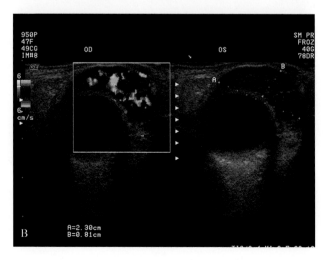

图1-4-2 **泪腺型炎性假瘤声像图**

注：A. B型超声图像；B. CDFI图像

（3）眼外肌型炎性假瘤：当炎性假瘤主要侵及眼外肌时称为眼外肌型炎性假瘤。B型超声显示眼外肌增厚，内回声较少，在部分病例可累及肌肉附着点（图1-4-3）。

2. **CDFI表现** 病变内的血流信号较正常丰富。

二、囊性肿瘤

（一）黏液囊肿

黏液囊肿（mucocele）是由来自鼻旁窦慢性炎症引起的囊肿，如有炎症称为黏液脓肿。由于鼻旁窦与眼眶邻近，仅由一层薄骨壁相隔，一旦发生囊肿常侵及眼眶，且引起眼球突出。鼻旁窦黏液囊肿主要来自额窦、筛窦。此种囊肿主要见于成年人，临床表现为眼球突出、眼球向外或外下移位，眶内上方可触及硬性肿物或囊性肿物。多数患者有鼻窦炎史。可发生眼球运动障碍，严重时眼底可有压痕。如合并炎症，可表现为类似眼眶蜂窝织炎的外观和眼睑红肿、压痛、视力下降等症状。

B型超声表现 病变呈圆形、椭圆形或不规则形，内回声很弱，能发现明显的骨缺损是超声诊断的关键。做眼旁扫描时可发现眶内上方较大的囊性肿物（图1-4-4）。

（二）皮样囊肿和表皮样囊肿

皮样囊肿和表皮样囊肿（dermoid cyst and epidermoid cyst）是先天性病变，可能是胚胎时期表面上皮的残余物被夹在骨缝中，此病变不断脱落形成囊肿。囊肿在镜下可见薄的角化鳞状上皮衬里及典型的脱落角质填充于囊腔内，囊壁没有附件结构，而皮样囊肿含有皮样附属物。

由于肿瘤主要发生于眼眶外上方泪腺区，有类似泪腺肿瘤的症状和体征如眼球突出并向内下移位，如病变表浅可于眼眶外上方触及囊性肿物，一般无自发性疼痛，但患者常主诉头痛。

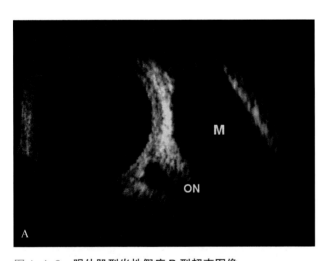

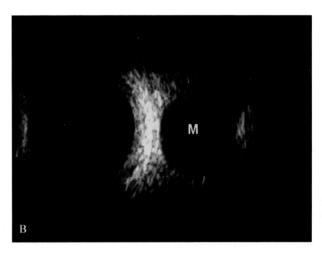

图1-4-3 眼外肌型炎性假瘤B型超声图像

注：A. 纵切面；B. 横断面。M. 炎性假瘤；ON. 视神经

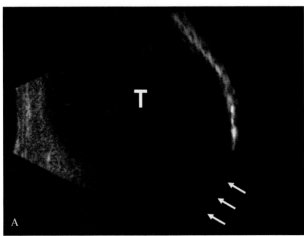

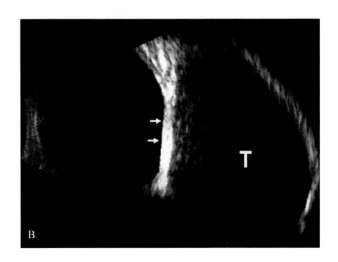

图1-4-4 鼻旁窦黏液囊肿

注：A. 直接探查图像；B. 经球探查图像。T. 囊肿。A图箭头所示囊壁，B图箭头所示眼球内壁

1．B型超声表现　病变边界清楚，但与骨壁邻近处常因骨质被侵及呈波浪状，这是囊肿的典型表现。如囊肿内容物为液体，超声表现为圆形、椭圆形或不规则形，边界清楚，其内为无回声区；如病变内既有液体又含脱落上皮团时，则超声表现为液性回声包绕着点状回声，或病变上方为无回声区，下方可见均匀点状回声。如变动体位可使囊肿内的内容物位置发生移动（图1-4-5）。

2．CDFI表现　由于病变为囊性，CDFI显示病变内无血流信号。

三、眼眶实性占位病变

（一）横纹肌肉瘤

眼眶横纹肌肉瘤（rhabdomyosarcoma of orbit）是儿童时期最常见的眼眶原发性恶性肿瘤，常迅速引起眼球突出，其恶性程度高，病情发展快，如得不到及时诊断和治疗，病死率较高，应引起临床注意。临床表现为眼眶上部肿块，眼球突出合并移位。有时眼球突出突然加快，眼球甚至突出于睑裂，致角膜暴露。往往在眶前部可触及肿块，短期内病变增长迅速。

1．B型超声表现　横纹肌肉瘤在组织学上主要由大量瘤细胞构成，间质较少。所以超声检查时可见典型的低回声占位病变，无明显声衰减。肿瘤边界较清楚、光滑，肿瘤形状不定，可呈圆形或椭圆形，也可呈扁平形。由于病变增长较快，常压迫眼球致眼球变形或视神经移位（图1-4-6）。

2．CDFI表现　肿瘤内有较丰富的彩色血流，其多呈动脉型血流频谱。

（二）绿色瘤

绿色瘤（chloroma）为儿童时期常见的造血系统恶性肿瘤，严重威胁患者的生命和健康。白血病瘤细胞直接浸润眼眶或软组织，为急性骨髓性白血病和慢性粒细胞性白血病的一种局部胚细胞危象的特殊类型。本病多见于儿童和青少年，男性多于女性。临床以未成熟的粒细胞组成侵袭性新生物为特征，可以导致眼球局部瘤样隆起或眼球突出，因而常在眼科首诊。

典型病例表现为快速进行性眼球突出并向一侧移位，可以伴有炎性临床改变，如结膜充血、水肿、睑裂闭合不全等。眼球运动可以受限甚至眼球固定，眼眶内软组织可出现肿块，可出现与病变部位相应的溶骨性骨质破坏。

1．B型超声表现　眼眶内不规则形实性病变，边界欠清晰，内为低回声或无回声，无压缩性（图1-4-7）。

2．CDFI表现　病变内可见较丰富的血流信号，其表现为动脉型血流频谱。

（三）淋巴瘤

眼眶淋巴瘤从病理上多为非霍奇金淋巴瘤，它又分为3类：良性反应性淋巴增生、非典型淋巴细胞增生和恶性淋巴瘤。因为它们在临床和超声诊断上非常相似，所以被认为是同一类疾病。而淋巴瘤在病理上由增生的不成熟的淋巴细胞组成，可见核分裂，缺乏淋巴滤泡。

淋巴瘤在临床上多见于老年人，临床表现为单侧或双侧眼球突出，眶前部可触及肿块，尤以泪腺肿块多见。典型者可见结膜下粉红色扁平肿物，这是眼眶淋巴瘤特征性表现。

1．B型超声表现　超声检查病变呈不规则形、扁平形或椭圆形，边界清楚，内回声少，声衰减小（图1-4-8）。

2．CDFI表现　CDFI下常发现病变内有血流信号。

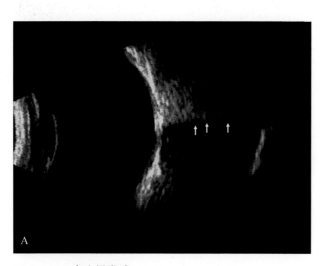

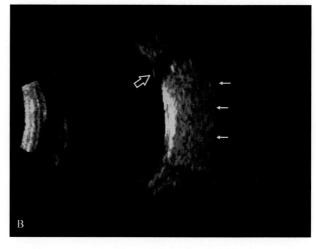

图1-4-5　表皮样囊肿

注：A. 体位改变前的病变位置；B. 体位改变后的病变位置。小箭头所示囊肿内容物，大箭头所示视神经盘

四、泪腺疾病

泪腺（lacrimal gland）分为主泪腺和副泪腺。主泪腺被上睑提肌腱膜分为位于眶缘上方的眶部泪腺和位于外眦部结膜上穹的睑部泪腺两部分。正常泪腺为扁平分叶状物，颜色以淡黄色为主，间有红色，较眼眶脂肪暗。泪腺位于眼眶外上方的眼睑深部，眶隔之前，借一薄层脂肪与眶隔及眼轮匝肌相接，上方位于泪腺窝内，后面与眶脂肪紧密连接。眶部泪腺呈扁平有凹的豆形，平均大小为20mm×12mm×5mm，与泪腺窝的骨膜相贴近，下面与上睑提肌肌腱紧密相连并被上直肌的肌间腱膜将其与眼球隔开。由于眶部泪腺在眼球和泪腺凹之间的狭小腔隙内，腺叶密集，故恶性肿瘤容易累及眶骨壁。

（一）正常泪腺的超声表现

线阵探头二维图像中泪腺表现为类似三角形结构，内回声均匀，较眶内脂肪的回声略低，CDFI显示泪腺的内部无异常血流信号，周边可见点状血流信号（图1-4-9）。

（二）泪腺脱垂

泪腺脱垂（dislocation of lacrimal gland）是一种有遗传性的先天性疾病，以青年女性多见，为常染色体显性遗传病。解剖因素包括泪腺过大、泪腺支持韧带及眶隔发育不良，后天因素包括眼睑和结膜的慢性炎症、肥胖、血糖过高及甘氨酸代谢紊乱等。

双眼上睑饱满、松软、轻度下垂，外上眶缘眼睑和皮肤微红且光泽增加，皮下可触及分叶性肿块，其可移动回泪腺窝内。泪腺外及间质有慢性炎细胞浸润，但无纤维增生。

1. **B型超声表现** 应用线阵探头直接探查可见泪腺回声增强，轻度脱垂的病例如不结合临床很难诊断，严重脱垂的病例可见泪腺回声向眼睑下延续，延续的范围与脱垂的程度相关。一般内回声双侧一致无显著改变，边界清晰（图1-4-10）。

2. **CDFI表现** CDFI检查中未发现异常血流信号。

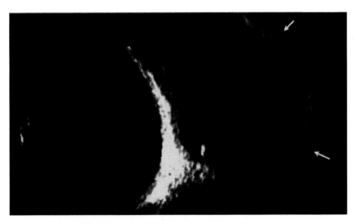

图 1-4-6 眼眶横纹肌肉瘤声像图

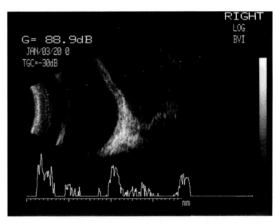

图 1-4-7 眼眶绿色瘤声像图

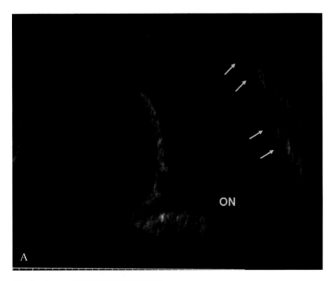

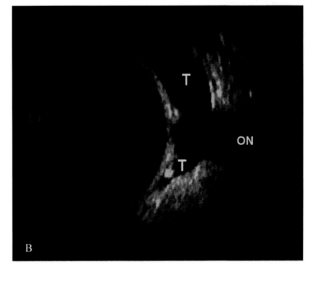

图 1-4-8 眼眶淋巴瘤声像图

注：A. 纵切面；B. 横切面。ON. 视神经；T. 淋巴瘤；箭头所示淋巴瘤边界

(三)泪腺炎

泪腺炎分为急性泪腺炎(acute dacryoadenitis)和慢性泪腺炎(chronic dacryoadenitis)。其中急性泪腺炎较少见,常由全身或局部感染所引发,睑部泪腺更易受累。急性泪腺炎可单侧发病,亦可双侧同时发病。抗生素治疗效果显著。慢性泪腺炎多为原发性,多双侧发病,常因局部膨胀引起肿胀感或隐痛。临床检查除眼球外上运动受限外,还有上睑下垂和复视等。

1. 分类 根据病因可以分为以下几类。

(1)结核性慢性泪腺炎:单侧或双侧泪腺受累,伴有耳前淋巴结肿大。有全身结核感染,多由血行播散而来,有耳前淋巴结肿大。

(2)泪腺肉样瘤病:泪腺肉样瘤病为一种原因不明的以侵及肺、脾、皮肤和淋巴组织为特点的网状内皮系统肉芽肿病。多见于青壮年,可侵及泪腺、腮腺和虹膜组织,引发上述组织炎症,称为Sjögren-Mikulicz-Heerfordt综合征。临床表现有泪腺肿胀,无痛性结节形成。

(3)米库利兹综合征:米库利兹综合征(Mikulicz syndrome)是一种原因不明的以双侧腮腺、泪腺肿大为特点的慢性炎症。主要以唾液分泌减少,口、鼻、咽、喉干燥为临床特征。

2. 超声表现

(1)B型超声表现:线阵探头二维图像可以清晰地显示泪腺的大小,一般病变侧泪腺较对侧正常泪腺增大,增大的幅度与炎症的程度有关。双眼对照检查可以准确地显示病变。一般病变侧的泪腺回声强度较正常侧减低,边界清晰,内回声均匀。

(2)CDFI表现:在泪腺的周边可探及较丰富的血流信号,但病变的内部未见异常血流信号,脉冲多普勒频谱分析图以动脉型血流频谱为主(图1-4-11)。

(四)泪腺良性多形性腺瘤

泪腺良性多形性腺瘤(benign pleomorphic adenoma of lacrimal gland)是最多见的泪腺良性肿瘤。因肿瘤内含有中胚叶间质成分和外胚叶上皮成分,且形态多样,又称泪腺混合瘤(mixed tumor of lacrimal gland)。

本病多见于成年女性,表现为眼球突出和内下方移位,眶外上方可触及硬性肿物,一般无眼睑肿胀和压痛。受病变的影响可导致眼球变形,引起屈光系统改变以致部分病例伴有视力下降。眼球向上运动受限。

1. B型超声表现 病变呈圆形、类圆形或椭圆形,边界清楚,内回声较多,分布均匀,声衰减中等。此肿瘤多压迫局部骨质,病变后界呈明显向后突出,骨壁回声光滑,这是泪腺皮性肿瘤的较典型特征,也是和其他泪腺区肿瘤鉴别要点之一。偶尔可见肿瘤内有液化腔(图1-4-12)。

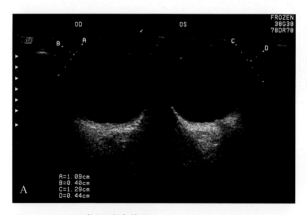

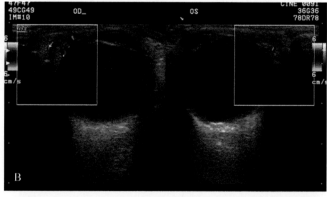

图1-4-9 正常泪腺声像图

注:A. 线阵二维图像显示眶外上可见类三角形泪腺,内回声均匀,双侧大小对称;B. CDFI图像显示泪腺内可探及点状血流信号

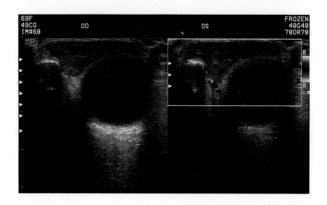

图1-4-10 泪腺脱垂声像图

注:泪腺回声较正常显著增强,以眼睑下为主,内回声轻度减弱,CDFI显示泪腺内可见点状血流信号(为正常泪腺内的血管)

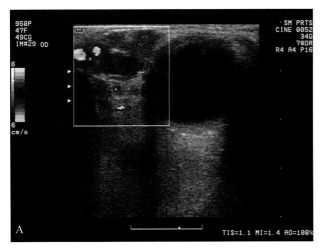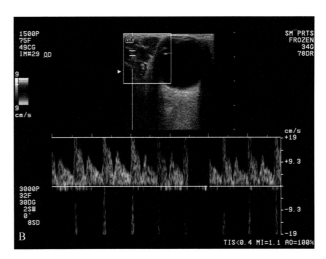

图 1-4-11 **泪腺炎声像图**

注：A. 线阵二维图像显示泪腺回声较正常增强，内回声减弱，边界清晰。CDFI 图像显示病变周边可见点状血流信号；B. 泪腺边缘的血流信号表现为动脉型血流频谱

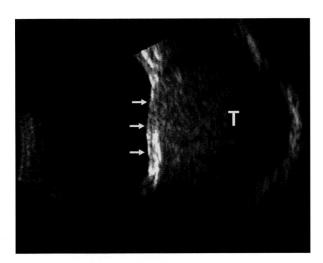

图 1-4-12 **泪腺良性多形性腺瘤 B 型超声图像**

注：T. 腺瘤；箭头所示眼球内壁

线阵探头二维图像可以将睑叶和眶叶泪腺病变完整地显示出来，病变形态不规则，类似椭圆形，内部回声不均匀，以中强回声为主，间有小的囊样无回声区，压缩性阴性。

2. CDFI 表现 CDFI 检查下病变内可见较丰富的血流信号，在病变的周边可探及点状、条带状血流信号。脉冲多普勒频谱分析图中可见中速动脉型血流频谱（图 1-4-13）。

（五）恶性多形性腺瘤

男性多于女性，良性混合瘤恶变者平均年龄 39 岁，起病即为恶性混合瘤者平均年龄 55.6 岁，平均病程 2.2 年，发展快者半年内即失明，很快发生耳前或颈部淋巴结转移。

根据临床表现分为 3 型：①多次复发的良性混合瘤病变，由于手术未将肿瘤完全切除，患者带瘤存活

10～20 年，肿瘤突然迅速增大，在半年到 1 年中变为腺癌、腺样囊性癌或鳞状细胞癌；②未行手术治疗的良性肿瘤突然增大，症状剧烈，手术证实为恶性混合瘤；③起病即为恶性肿瘤者，表现为急性眼球突出，眼眶外上方触及肿块，有粘连及压痛。

1. B 型超声表现 直接探测显示病变形态不规则，内回声低，甚至为无回声。用经球探测在眶内可探及不规则形实性病变，内回声低，透声性好，声衰减显著。压缩性阴性，但病变可压迫眼球使其局部内陷。线阵探头二维图像可以显示病变的全部，病变形态不规则，内回声低，病变部分压迫眼球可致眼球形态改变。

2. CDFI 表现 CDFI 检查病变内可见丰富的血流信号，脉冲多普勒表现为低速动脉型血流频谱（图 1-4-14）。

（六）泪腺腺样囊性癌

泪腺腺样囊性癌（adenoid cystic carcinoma of lacrimal gland）以前称为圆柱瘤，是泪腺最常见的恶性肿瘤，因恶性度高、高复发率和高病死率一直受到临床医师的关注。本病和良性多形性腺瘤不同在于，除有眼球突出和移位外，常有自发性疼痛，且病程较短。泪腺区常可触及硬性肿物，有压痛。晚期病变侵及骨质，可见眼眶外上方明显隆起，因可囊性变压迫局部时呈囊性感。

1. B 型超声表现 腺样囊性癌呈浸润性增生，尤其是沿神经和骨膜向眶尖生长，所以在超声上肿瘤形状为扁平形或不规则形，内回声不均，声衰减较明显（图 1-4-15）。

2. CDFI 表现 肿瘤内常发现不同程度的血流信号。

（七）泪腺腺癌

泪腺腺癌（adenocarcinoma of lacrimal gland）

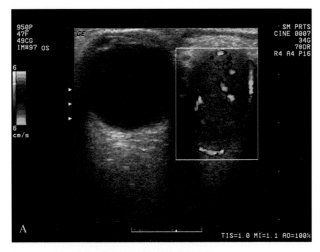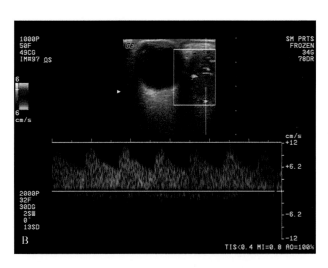

图 1-4-13　**泪腺良性多形性腺瘤声像图**

注：A. CDFI 图像；B. 频谱图像

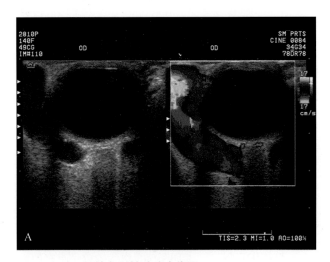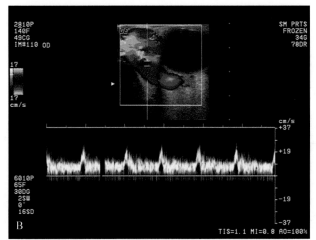

图 1-4-14　**恶性多形性腺瘤声像图**

注：A. 二维图像显示泪腺区不规则形实性病变，内为无回声区。B. CDFI 显示病变内丰富的血流信号。频谱图病变内的血流信号表现为动脉型血流频谱

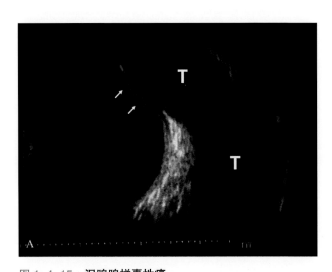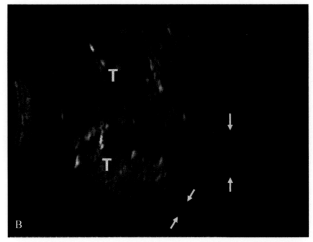

图 1-4-15　**泪腺腺样囊性癌**

注：A. 经球探查；B. 直接探查。T. 肿块；箭头所示声衰减

起源于泪腺腺泡细胞或泪腺导管上皮。临床多见，由良性混合瘤恶变而来，原发性腺癌少见。泪腺腺癌恶性程度高，病史短，进展快。它可以表现为眼睑肿胀、眼球突出并向前下方移位。眼睑直接触诊可触及结节性肿物，伴有压痛。如果病变累及周围组织，可以出现眼球运动障碍、上睑下垂、视力下降等。

1. B型超声表现 B超可见泪腺区实性病变，与周围组织之间界线清晰，内为中等强度回声，病变后界显示欠清晰，病变无压缩性。眼球可因病变的存在而变形（图1-4-16）。

2. CDFI表现 病变内部血流信号较丰富，部分病例可见点状血流信号，频谱分析图中以低速动脉型血流为主。

五、眼眶血管性肿瘤和血管畸形

（一）海绵状血管瘤

海绵状血管瘤（cavernous hemangioma）是最常见的眼眶原发性良性肿瘤。海绵状血管瘤主要见于成年人，平均发病年龄40岁左右。主要临床表现为轴位眼球突出，无自发性疼痛。晚期可引起视力下降和眼球运动障碍。肿瘤长期压迫可致视神经萎缩、脉络膜皱褶。如肿瘤原发于眶尖，早期可有视力下降；肿瘤位于眶前部时可触及弹性肿物，表面光滑。

1. B型超声表现 海绵状血管瘤主要位于肌锥内，呈圆形或椭圆形，边界清晰，边缘光滑，一般不与眶内正常结构粘连，除非肿瘤原发于眶尖。由于肿瘤包膜完整，在B型超声显示为边界清晰的占位性病变，内回声较多且分布均匀。因为肿瘤有一定的弹性，在超声检查用探头压迫眼球可致肿瘤体积变小。但临

床上确实可见肿瘤原发于眶尖，且体积较小，所以超声可能出现假阴性（图1-4-17）。

2. CDFI表现 多数肿瘤内缺乏血流，可能是因为血流较慢的原因。

（二）毛细血管瘤

毛细血管瘤（capillary hemangioma）也称婴儿型血管瘤（infantile hemangioma），是一种在出生后发生的眼睑皮肤或眼眶的血管性肿瘤，常随年龄的增长而增大，但多在1岁以后停止。由于有典型的临床特征，诊断并不困难。

肿瘤主要位于上睑皮肤，偶尔可侵及眶内，无明显包膜。位于皮肤者呈红色或紫红色，形状不一，边界清楚，局部稍隆起，表面不平。少部分病变侵及眼眶导致眼球突出和移位。患儿哭闹时病变体积增大。毛细血管瘤是一种有自愈倾向的肿瘤，7岁时约76%自行消退。

1. B型超声表现 B超显示病变不规则，边界不整齐，界线不清楚，内回声较多且分布欠均匀。毛细血管瘤有一定可压迫性（图1-4-18）。

2. CDFI表现 在彩色多普勒上显示肿瘤有丰富和快速动脉血流供血。

（三）淋巴管瘤

淋巴管瘤（lymphangioma）是一种可能由于发育异常引起的、由淋巴管构成的肿瘤。淋巴管瘤发病年龄稍大，多发生于儿童和青年时期。病变主要累及眼睑、结膜和眼眶。尤其是青年时期常与眼眶静脉血管瘤混在一起，有时病理学诊断为"脉管瘤"。肿瘤增生缓慢，但多呈侵及性增生，可侵及眼眶任何软组织和眼睑及结膜。

B型超声表现 由于病变无明显包膜，在超声上病变界线不清楚。病变可呈局限性也可弥漫性增长。B

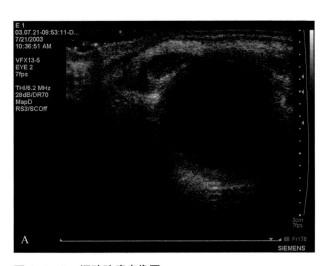

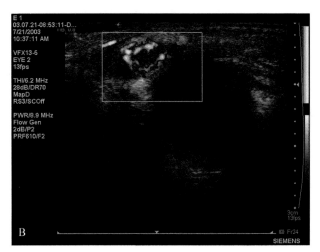

图1-4-16 泪腺腺癌声像图
注：A. B型超声图像；B. CDFI图像

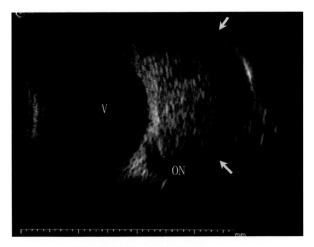

图1-4-17　眼眶海绵状血管瘤声像图

注：V. 玻璃体；ON. 视神经；箭头所示血管瘤边界

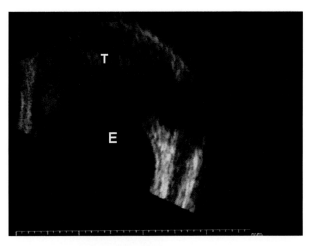

图1-4-18　毛细血管瘤声像图

注：T. 血管瘤；E. 眼球

型超声常显示为多腔性占位病变，间隔较多，很少有单腔性病变。如病变侵及眶内可显示自眼睑向眶内延伸的不规则占位病变，内回声不均（图1-4-19）。

（四）静脉性血管瘤

静脉性血管瘤（venous hemangioma）在多数专著中较少提及，国外有称之为静脉异常（venous anomaly）。临床非常多见。超声显示病变呈多腔性，间隔较多，内回声较少。超声可见静脉石及声影。此肿瘤在我国多见，主要发生于青少年时期，也可见于成年人，女性略多于男性。身体其他部位如口腔、面颊部等也有类似病变。年龄较轻的患者还可合并淋巴管瘤。临床表现为单侧进行性眼球突出，眼球移位，一般无明显体位性。当病变侵及结膜时可见结膜下紫色血管团。晚期因病变不断增长，可致眼球明显突出，睑裂增大，视力下降或丧失。

1. B型超声表现　B超常有特征性表现。在球后脂肪强回声团中显示多数不规则、低回声占位病变，边界不清楚；病变也可呈管状无回声区。少数病变内包含斑块状强回声（静脉石），有定性诊断意义（图1-4-20）。

2. CDFI表现　病变内常无明显或较少血流信号。

（五）静脉曲张

静脉曲张（varix）是发生于眼眶内的静脉畸形扩张，可为囊状或多腔性。此种病变多被认为是先天性，但多在青年时期发病。

典型的体征为体位性眼球突出，即直立时眼球内陷（enophthalmos）或无突出，当头低位、Valsalva动作时，眼球即突出，随即出现一系列急性眶压增高的症状，如头痛、恶心、呕吐、视力下降。严重者因短期眼球不复位致视力丧失。一般当头高位或直立后，或压迫眼球数秒钟眼球恢复原位。长期病变不断压迫球后脂肪引起脂肪萎缩，眼球内陷。

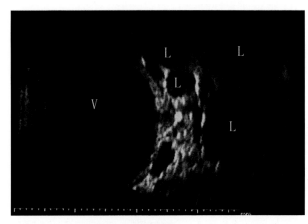

图1-4-19　眼眶淋巴管瘤声像图

注：V. 玻璃体；L. 淋巴管瘤

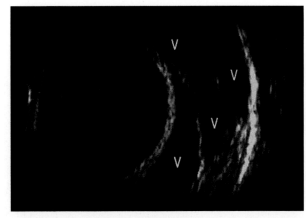

图1-4-20　眼眶静脉性血管瘤声像图

注：V. 静脉性血管瘤

1. B型超声表现　当颈部加压或患者低头时，眶内畸形血管充血，可见球后脂肪随之变大，正常球后脂肪内出现一个或多个低回声占位，呈圆形、椭圆形或不规则形；眼眶静脉曲张的病变内常有静脉石出现，对诊断非常有帮助。B型超声下不仅要探测病变的范围、形状，还要注意病变与眶内正常结构的关系。偶尔静脉性血管瘤，尤其是儿童时期发病者，本身也有一定的体位性，即颈部加压后病变稍有扩大（图1-4-21）。

2. **CDFI表现** CDFI可提供血液动态图像，彩色多普勒对发现和定位畸形病变的血管有参考意义。由于颈部加压，血液向眶内充盈，可显示眶尖或眶上裂部位的红色血流信号，即血流朝向探头；当压力消失时，血液向颅内回流，血流信号由红色变为蓝色。检查时需要耐心操作，以发现病变的血管。

（六）颈动脉海绵窦瘘

颈动脉海绵窦瘘（carotid-cavernous sinus fistula, CCF）是海绵窦内颈动脉因外伤或其他原因引起的瘘，导致眼眶静脉扩张、动脉化及所有眼眶软组织充血。虽然颈动脉海绵窦瘘多是单侧，但双侧也可见。临床上常将病变分为高流瘘（流速快）和低流瘘（流速慢）。一般来讲，流速快者多是由颈内动脉海绵窦瘘所致，而流速慢的常合并硬脑膜海绵窦交通。

颈动脉海绵窦瘘（高流瘘）[carotid-cavernous sinus fistula(high low fistula)]常由严重脑外伤引起，部分可自发于动脉瘤的破裂，由于特征性的临床表现较容易诊断。体征包括浅层巩膜静脉扩张、搏动性眼球突出、结膜水肿、眼部听诊有杂音，部分病例合并眼压增高。长期者出现眼底静脉压增高、出血。

1. **B型超声表现** 眼上静脉位于上直肌与视神经之间，呈圆形或管状低回声。扩张的眼上静脉自鼻上方向眶上裂方向延伸。超声发现眼上静脉扩张的同时，用探头压迫可见扩张的血管明显搏动。压迫同侧颈动脉可使搏动消失。眼上静脉瘘内的血液速度和瘘口的大小

呈轻度或中高度扩张，严重时可扩张至10mm以上。部分病例可同时显示眼下静脉扩张。其他的超声所见有眼外肌厚、视神经增粗及少见的脉络膜脱离。

2. **CDFI表现** CDFI显示眼上静脉扩张。眼上静脉呈搏动性频谱。并显示低阻力型动脉血流频谱。根据血流动力学测定可鉴别高流瘘和低流瘘（图1-4-22）。

六、甲状腺相关性免疫眼眶病

甲状腺相关性免疫眼眶病（thyroid-related immune orbitopathy，TRIO）又称内分泌性眼外肌肌病（endocrinic external myopathy）、Graves病，为甲状腺功能异常引起的以眼球突出、上睑退缩与迟落、复视和眼球运动障碍为特征的一组综合征。以往认为本病与甲状腺激素和垂体分泌的促甲状腺素水平升高有关。近年来发现本病为一种原因不明的、与甲状腺相关的自身免疫性疾病。眼眶及眼外肌组织与甲状腺自身抗原之间有交叉免疫反应。免疫反应的靶细胞是球后成纤维细胞。由于某些自身抗体及细胞因子有刺激成纤维细胞增生的作用，导致球后组织间质的水肿与纤维组织增生，引起本病的临床表现。

TRIO可发生于甲状腺功能亢进症患者或正常的人，多有单侧或双侧眼球突出，结膜充血水肿，上睑退缩。B型超声或CT常可发现眼外肌肥大，以肌腹部为主。病变最常累及下直肌和内直肌，其他肌肉也可受累。在疾病的早期由于眼眶组织和眼外肌的水肿、炎症，眼球向各方向运动均可受限，并出现复视。在疾病的晚期眼外肌水肿消退，但其纤维化改变使之失去弹性，因而向拮抗肌方向运动受限。严重肿大的眼外肌在眶尖肌锥部压迫视神经和血管，造成恶性突眼，

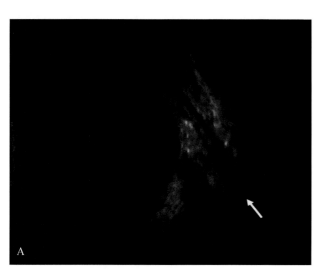
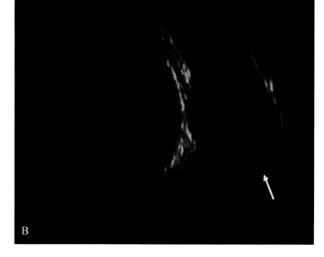

图1-4-21 **眼眶静脉曲张声像图**

注：A. 加压前；B. 加压后。A图箭头示加压前眼眶静脉；B图箭头示加压后眼眶静脉

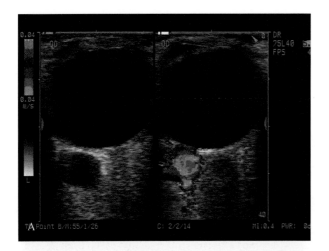

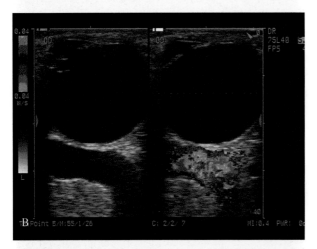

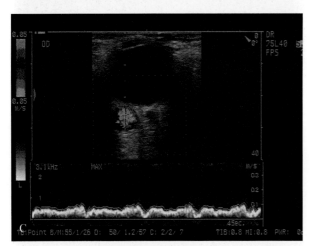

图1-4-22 颈动脉海绵窦瘘声像图

注：A. 横切面；B. 纵切面；C. 频谱图

视力下降。组织学检查可见眼外肌的间质水肿，淋巴细胞浸润。牵拉试验呈阳性，手术时可见肌肉纤维化以致失去弹性。在疾病的炎症期应用皮质类固醇激素及免疫抑制药治疗有效。但肥大的眼外肌多不能恢复正常的形态及运动功能。

在B型超声和CT扫描显示眼外肌肥大，以肌腹

为主，呈梭形肿大。肥大的眼外肌常在眶尖部挤压视神经和血管。受累肌肉依次为下直肌、内直肌、上直肌和外直肌。在眼球突出明显的患者4条眼外肌甚至上睑提肌都显著肥大。

1. 超声表现 B型超声表现为典型的甲状腺相关眼病增粗的眼外肌内回声为中高波，不规则。经验不足者有时不能发现增粗的眼外肌，这是因为因炎症或水肿增粗肌肉内肌纤维回声强度增加。但此时B超显示较好，A超显示困难。必要时先做B超，再行A超检查。甲状腺相关眼病除可显示眼外肌增粗外，还可显示眼上静脉增粗、眼球筋膜囊水肿（急性期），甚至视神经增粗。甲状腺相关眼病眼外肌增粗以下直肌和内直肌多见。对肌肉肥厚引起的压迫性视神经病变，A超测量全部眼外肌指数后，计算鼻上象限指数和眼外肌指数，以判断有无视神经压迫指征（图1-4-23）。

2. 临床意义 上述表现说明TRIO是累及全眼外肌的病变。根据病变的程度、病程的长短，不同眼外肌受累的程度也不同。肌肉止端的改变与肌腹的肥大程度是一致的。在疾病的炎症期，肌腹和肌止端的水肿肥大程度较恢复期更为明显。超声检查可以作为评价眼外肌病变程度和疾病过程的方法之一。

七、视神经疾病

（一）视盘血管瘤

视盘血管瘤为血管组织构成的错构瘤，包括毛细血管瘤、海绵状血管瘤和动、静脉畸形。这里主要介绍视盘毛细血管瘤。毛细血管瘤（capillary hemangioma）可以发生在视神经盘边缘，沿视神经发展，或发生在其他部分视网膜。视盘血管瘤为常染色体显性遗传病，为von Hipple-Lindau综合征的一种。

临床表现以无痛性视力下降为主，部分病例可以同时发生玻璃体积血和新生血管性青光眼，分为内生型和外生型两种。以内生型多见，肿瘤向玻璃体内生长，橙色或淡红色，边界清晰，可侵及整个视神经盘和邻近的视网膜。外生型肿瘤位于视网膜深层，边界欠清晰，自视神经盘边缘向外伸展，于视网膜下新生血管相类似。

1. B型超声表现 B型超声可见视神经盘前球形、半球形实性病变，内回声均匀，为中强回声，边界清晰（图1-4-24）。

2. CDFI表现 病变内可观察到与视网膜中央动脉、静脉相延续的血流信号，呈动脉-静脉伴行的血流频谱，与视网膜中央动脉、静脉完全相同。

（二）视盘黑色素细胞瘤

视盘黑色素细胞瘤（melanocytoma）为良性黑色素性肿瘤。临床检查可见视神经盘灰色或黑色实性病

变，它可侵及邻近的视网膜的神经纤维层，有明显的纤维增生样边缘。视盘黑色素细胞瘤大小一般小于2个视盘直径，隆起高度一般不超过2mm。本病可伴发视盘水肿，其可能与轴浆流障碍所致轴突肿胀所致。本病多为良性，但是有文献报道有低分化黑色素瘤，这提示病变存在向恶性转化的潜在性。

1．B型超声表现　B型超声可见视盘前实性病变。内回声均匀为强回声。病变形态多为半球形，隆起不高。病变与正常组织之间界线清晰（图1-4-25）。

2．CDFI表现　病变内未发现异常血流信号。

（三）视神经胶质瘤

视神经胶质瘤（optic glioma）是发生于视神经胶质细胞的良性或低度恶性肿瘤。多为单侧发病，病变进程缓慢，不引起血行和淋巴转移。肿瘤可发生于眶内或颅内，但多起自视神经孔附近，向眼眶内或颅内发展。儿童较成年人多见。位于眼眶内的肿瘤，由于肿瘤逐渐增大，导致视力下降、眼球向正前方突出、视神经水肿或萎缩等一系列视功能损害。但一般视力下降多发生在眼球突出之前。眼底检查可见明显的视神经萎缩，是本病与其他肌锥内肿瘤相鉴别的重要特点。肿瘤较大的病例，眼底可见放射状条纹。如果肿瘤向颅内蔓延，可以引起视神经孔增大，眼底无明显改变。晚期肿瘤增大，眼球明显突出，由向正前方变为向眼球的外下突出，可在眼眶的内上触及质地坚硬的肿块。

1．B型超声表现　视神经呈梭形增粗，内回声较弱，增粗视神经边界清楚（图1-4-26）。应用线阵探头可以清晰地显示增粗的视神经的全貌，视神经可呈扭曲状态，有中度声衰减。视神经盘受到肿瘤的影响，其回声可以向眼球内突出，这与视神经水肿也有关。

2．CDFI表现　视神经胶质瘤为血流不丰富的肿瘤，部分病例可在病变内发现异常血流信号。但需要与正常的视网膜中央动脉相鉴别。

（四）视神经鞘膜瘤

视神经鞘膜瘤（optic nerve neurinoma）是一种起于视神经鞘蛛网膜细胞的肿瘤，为良性肿瘤，但也可恶变，一般生长缓慢，恶变后发展迅速。视神经鞘膜瘤常见于成年人，女性多于男性，年龄越小恶性程度越高。

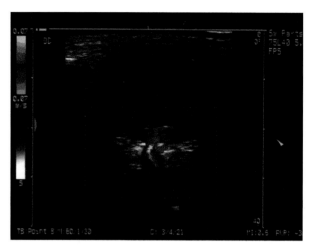

图 1-4-24　视盘血管瘤超声图像

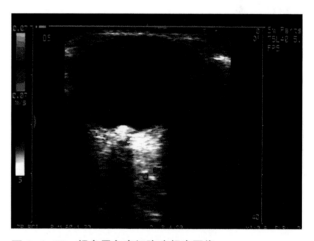

图 1-4-25　视盘黑色素细胞瘤超声图像

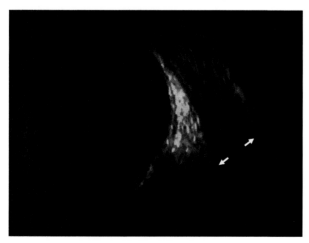

图 1-4-23　甲状腺相关性免疫眼眶病声像图

注：箭头示眼外肌

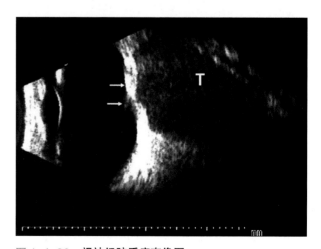

图 1-4-26　视神经胶质瘤声像图

注：T. 视神经胶质瘤；箭头示视神经盘向眼球内突出

由于肿瘤逐渐生长,眼球多向正前方突出,晚期可向外下方突出且眶缘可触及病变。临床特点为未发生眼球突出之前视力正常,发生眼球突出之后视力逐渐下降,但有的病例可以在眼球突出很久之后视力仍然保持不变。由于视神经受到机械性压迫,可见视盘慢性水肿、血管扩张、出血,黄斑区星芒状渗出等,晚期病例可见视神经萎缩。

1. B型超声检查　视神经呈管状、锥形增粗。视神经的宽度增加,边界清晰,内回声低且不均匀。增粗视神经内常有斑块样强回声或钙化,声衰减明显。因声衰减显著病变的后界一般显示欠满意(图1-4-27)。

2. CDFI检查　病变内血流信号丰富,频谱分析以动脉型血流信号为主。

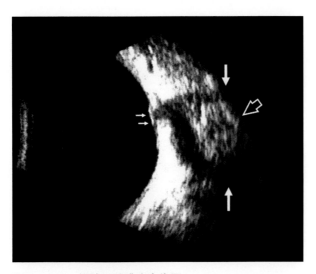

图1-4-27　**视神经鞘膜瘤声像图**
注:小箭头示视神经盘;大箭头示视神经鞘膜瘤边界;空心箭头示视神经鞘膜瘤内强回声

(杨文利)

参考文献

[1] 刘家琦. 1984. 实用眼科学. 北京:人民卫生出版社

[2] 杨文利. 2006. 眼超声诊断学. 北京:科学技术文献出版社

[3] 刘磊. 2002. 眼超声生物显微镜诊断学. 北京:北京科学技术出版社

[4] Byme SF, Green RL. 2002. Ultrasound of the eye and orbit. 2nd Ed. St. Louis. USA: Mosby.

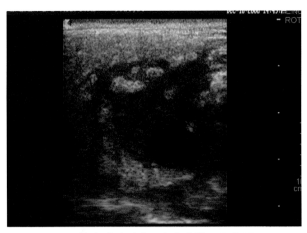

图 2-3-2　腮腺内脓肿形成，内有液性无回声区

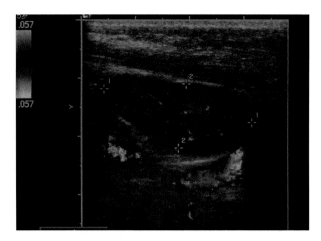

图 2-3-5　淋巴结内血流信号丰富

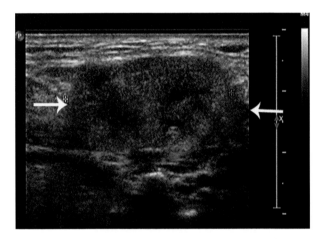

图 2-3-3　炎症所致的腮腺包块内可显示扩张的导管

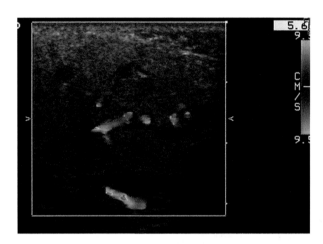

图 2-3-6　腮腺炎患者腮腺内血流信号较丰富

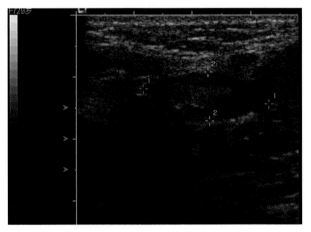

图 2-3-4　腮腺旁淋巴结肿大

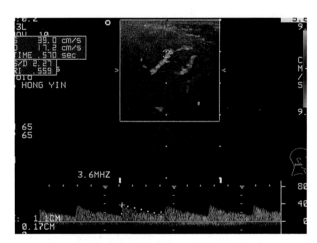

图 2-3-7　血流速度明显加快，阻力指数较低

注：与图 2-3-6 为同一患者，Vp 39.0cm/s，RI 0.56

6. 血流速度明显加快，阻力指数较低（图 2-3-7）。

（三）鉴别诊断

急性化脓性腮腺炎需与流行性腮腺炎相鉴别，后者与前者不同之处：流行性腮腺炎大多发生于儿童，有明确的传染病接触史，常双侧腮腺同时或先后发生。

二、慢性复发性腮腺炎

慢性复发性腮腺炎（chronic recurrent parotitis）以前统称为慢性化脓性腮腺炎，儿童和成年人均可发生，但其转归不相同。儿童的慢性复发性腮腺炎有自愈倾向。

（一）病因病理及临床表现

儿童病因多为腮腺先天性结构异常或免疫缺陷，此时细菌易通过腮腺导管逆行感染。慢性复发性腮腺炎可发生于任何时期，但以5岁左右最为常见，男性多于女性。它可突发，也可逐渐发病。腮腺出现肿胀，不适，皮肤可有潮红，少数有脓肿形成。间隔数周或数月发作，年龄越小，间隔时间越短，越易复发。成年人复发性腮腺炎为儿童复发性腮腺炎延期痊愈而来，发病间隔较长，持续时间短。

（二）超声表现

1. 腮腺一侧或双侧均匀性增大，其内出现大小不等低回声区，呈圆形或类圆形（图2-3-8），或呈片状低回声区，边缘不整齐，后方回声增强（图2-3-9）。

2. 导管型患者显示导管主干及分支扩张，扩张的导管内常出现气体回声，多伴有导管内结石（图2-3-10）。

3. 彩色多普勒血流显像表现为炎症部位血流较丰富，呈低速血流频谱（图2-3-11）。

（三）鉴别诊断

注意慢性复发性腮腺炎与腮腺内良恶性肿瘤的鉴别。良性肿瘤有包膜，内部血流不丰富；恶性肿瘤呈分叶状或不规则形，血流丰富呈高阻力型。

三、慢性硬化性涎腺炎

慢性硬化性涎腺炎（chronic sclerosing sialadenitis）又称 Kuttner 瘤。主要发生在下颌下腺，腮腺少见。男性多于女性，主要发生在中老年人，可双侧发病。

（一）病因病理及临床表现

该病是由唾液内电解质成分异常引起，初起症状较轻，逐步出现下颌下腺区不适或轻度疼痛，有相当一部分患者伴有涎石，随着病情发展，下颌下腺明显肿大，疼痛，触压痛，质地逐渐变硬。

（二）超声表现

1. 下颌下腺多为弥漫性肿大，边界清楚。

2. 内部回声降低、不均匀，可出现多个低回声区

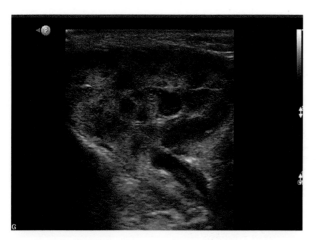

图 2-3-8　患侧腮腺内见大小不等的低回声区

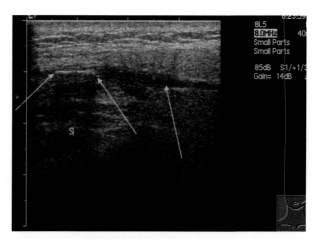

图 2-3-10　腮腺外导管内结石

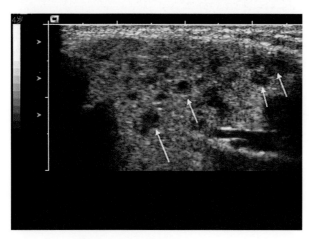

图 2-3-9　腮腺内片状低回声区

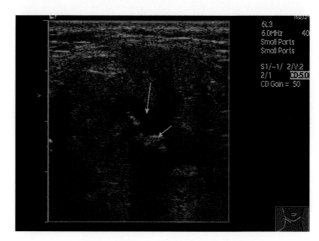

图 2-3-11　结石（腮腺内）周围血流信号较丰富

域，类似慢性血吸虫肝病（图 2-3-12）。

3．有些患者出现导管内结石及导管扩张。

4．挤压少数患者扩张的导管，其内可出现流动液体。

5．彩色多普勒显示丰富的血流信号（图 2-3-13）。

（三）鉴别诊断

病情较长的慢性硬化性下颌下腺炎需要与肿瘤相鉴别，如果诊断时认真结合病史一般能做出诊断。需要强调超声诊断时一定要结合临床表现。

四、慢性阻塞性腮腺炎

慢性阻塞性腮腺炎（chornic obstructive parotitis）又称腮腺管炎，与复发性腮腺炎统称为慢性化脓性腮腺炎。

（一）病因病理及临床表现

多数患者是由于智齿萌出时，导管口黏膜被咬伤，瘢痕愈合后引起导管口狭窄。本病也可由导管结石或异物引起。腮腺导管较细长，易于发生唾液淤滞，所以易造成阻塞性腮腺炎。本病多发生于中年人，一般单侧受累，腮腺区反复肿胀，多数平均每个月均发作，发作时伴有轻度疼痛。

（二）超声表现

1．腮腺肿大，内有扩张的导管，急性发作时腮腺回声降低以导管周围明显。

2．导管出口处狭窄且主导管及其分支扩张，内呈无回声区或出现密集细小光点，后方回声增强（图 2-3-14）。

3．在结石阻塞引起者可见强回声伴后方明显声影（图 2-3-15）。

4．病程长者，可见导管壁增厚增强，腮腺回声不

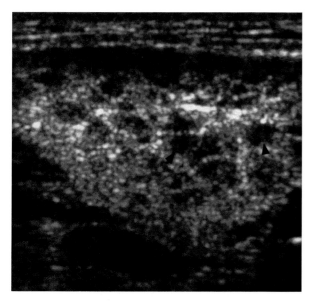

图 2-3-12　下颌下腺回声不均，可见散在多个低回声结节，这种表现和血吸虫肝病的超声表现类似

引自：Ultrasound Med Biol，．2003，29(7):913-919

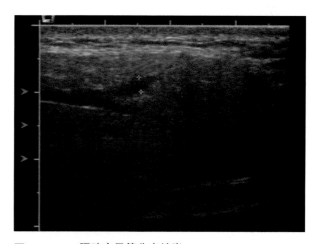

图 2-3-14　腮腺内导管分支扩张

注：腮腺内导管分支内径约 2.2mm

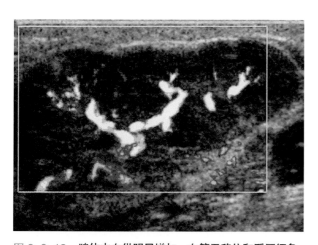

图 2-3-13　腺体内血供明显增加，血管无移位和受压征象

引自：Ultrasound Med Biol，2003，29(7):913-919

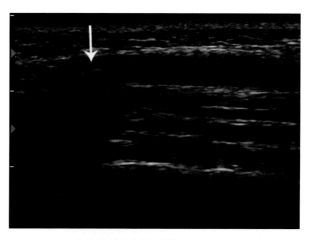

图 2-3-15　腮腺导管内结石（箭头）

均匀（图2-3-16）。

（三）鉴别诊断

1. 本病需要与慢性复发性腮腺炎和慢性硬化性涎腺炎相鉴别，后者不会出现主导管、叶间、小叶间导管扩张。

2. 本病与慢性硬化性涎腺炎不同之处在于腺体内不会出现类似血吸虫肝病表现。

五、涎石病

涎石病（sialolithiasis）是腺体或导管内发生钙化性团块而引起的一系列病变。85%左右发生于下颌下腺，涎石常使唾液排出受阻，造成急性或反复发作的炎症。

（一）病因病理及临床表现

涎石形成的原因还不十分清楚，一般认为与局部因素有关，如炎症、异物、唾液滞留等。涎石多见于下颌下腺，与下列因素有关：①下颌下腺是混合性腺体，分泌的唾液富含黏蛋白，较腮腺分泌液黏滞，钙

的含量也高出2倍，钙盐容易沉积；②下颌下腺导管自下向上走行，腺体分泌逆重力方向流动；③下颌下腺导管长，在口底后部有一个弯曲部，导管全程较曲折。本病可发生于任何年龄，以中青年人多见。患者进食时自觉胀痛，停止进食后不久疼痛亦随之消失，导管严重阻塞时腺体反复肿胀，每次发作时间均较长。

（二）超声表现

1. 腺体内显示一个或多个强回声团块，后伴声影，腺体导管扩张（图2-3-17）。

2. 腺体回声不均匀，扩张的导管内可显示移动的点状或絮状回声（图2-3-18）。

3. 腺体肿大，如果长期反复发生炎症，腺体回声不均匀增强并缩小（图2-3-19）。

（三）鉴别诊断

涎腺结石超声检查具有明显的特异性，能清楚显示出结石大小、部位及导管扩张程度，可做出明确性诊断。

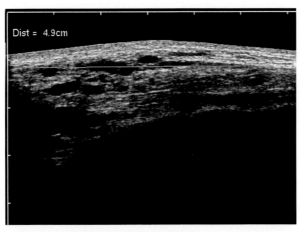

图2-3-16　腮腺内导管普遍性扩张

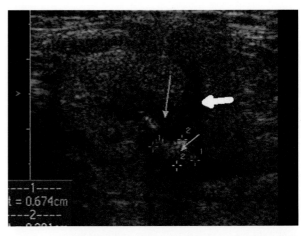

图2-3-18　结石周围可见絮状低回声及点状高回声（箭头）

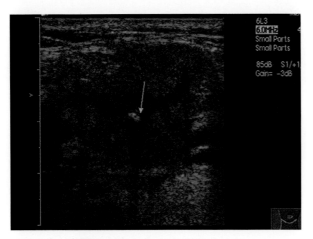

图2-3-17　腮腺内结石（箭头）

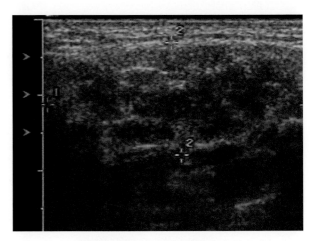

图2-3-19　腮腺体积缩小，内回声紊乱

第四节 涎腺良性肿块

一、涎腺囊肿

涎腺囊肿分为先天性囊肿和后天性囊肿，后天性较为常见，主要以舌下腺多见。

（一）病因病理及临床表现

先天性囊肿是胚胎发育时期遗留于深部组织内的上皮成分发展而成。后天性囊肿一般是由涎腺导管炎症或结石阻塞使腺体分泌物滞留所引起。临床上除发现肿块外，可无任何临床表现。

（二）超声表现

1. 腺体内出现圆形或类圆形液性无回声区，后方回声增强，囊壁光滑（图2-4-1），伴感染时囊壁增厚毛糙。

2. 囊肿内出现密集细小光点，探头挤压后可见光点漂浮（图2-4-2），有的囊内可见较多强回声闪光点（图2-4-3），少数可出现结石伴声影。

3. 舌下腺囊肿多较大且形态不规则。

4. 腮腺后天性囊肿可出现导管扩张，囊液内出现细小光点。

（三）鉴别诊断

1. 下颌下腺囊肿需要与舌骨囊肿相鉴别，两者位置不同，前者探头放在颌下向上扫查更清楚，而后者探头放在舌骨位置显示最大。

2. 腮腺囊肿需要与腺淋巴瘤相区别，后者轻度后方回声增强，彩色多普勒检查有较丰富的血流信号。

二、涎腺淋巴上皮病

涎腺淋巴上皮病又称 Mikulicz 病，本病多发于 50 岁以上女性，多从腮腺开始发病，病情呈进行性发展，腮腺无痛性肿大，本病可累及单侧或双侧腮腺、下颌下腺和泪腺。

（一）病因病理及临床表现

涎腺淋巴上皮病属于自身免疫性疾病，涎腺内出现淋巴组织增生，淋巴细胞浸润涎腺小叶，可形成淋巴滤泡，小叶内导管增生扩张可形成囊腔，小叶内导管上皮增生也可形成肌上皮岛。本病初期为涎腺及泪腺肿大伴轻度不适，可伴有疼痛及口干，随病情发展此症状加重，并出现口干、眼干、鼻干及关节炎症状，这时称舍格伦综合征（Sjögren syndrome）。

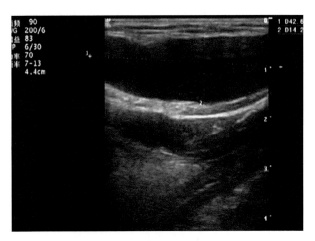

图 2-4-2 囊肿内可见点状低回声

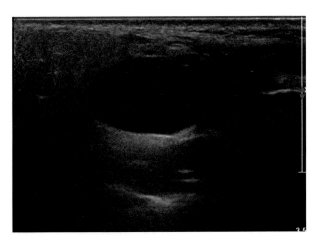

图 2-4-1 腮腺内囊肿

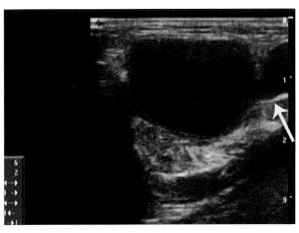

图 2-4-3 囊肿形态不规则，其内可见较密集的点状回声

（二）超声表现

1. 腺体增大，根据内部超声表现可分四型：弥漫型、结节型、类肿瘤型和萎缩型。

（1）弥漫型：腺体增大，内部回声不均匀，内可见多个低回声区，腺体呈蜂窝状，这种图像于下颌下腺最明显（图2-4-4）。

（2）结节型：腺体内出现大小不等呈圆形或不规则形低回声区或无回声区。低回声区或无回声区直径一般在6～20mm，可散在分布，亦可融合成团，边界较清。

（3）类肿瘤型：腺体内显示较大的低回声区。低回声区直径一般大于20mm，常为单发，边界欠清，其内有条状高回声分隔光带。肿块周围可见小的低回声区（图2-4-5）。

（4）萎缩型：该期为病变后期。整个腺体体积缩小，内部回声增强，出现散在的强回声光带及光点，可显示出"彗星尾"征。双侧腺体内可出现多发囊肿。

2. 彩色多普勒血流显像示腺体血流增多，低回声区血流丰富。

3. 本病通常累及腮腺、下颌下腺和泪腺，这3个腺体有相似的声像图表现。

（三）鉴别诊断

本病的诊断需要结合临床表现，并需要同时观察腮腺、下颌下腺和泪腺的超声显像特征，这样易与腮腺炎、腮腺良性肥大和嗜酸性淋巴肉芽肿相鉴别。

三、嗜酸性粒细胞增生性淋巴肉芽肿

嗜酸性粒细胞增生性淋巴肉芽肿又称血管淋巴样增生伴嗜酸性粒细胞增多症或Kimura病。本病较少见，多见于中青年男性。发病慢，病程较长，本病可累及一侧或双侧腮腺。

（一）病因病理及临床表现

本病发病机制不明，可能与血清IgE增高有关，增生的淋巴滤泡内有IgE沉积，受累组织中可见肥大

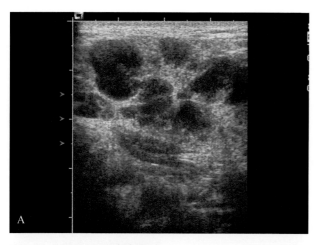
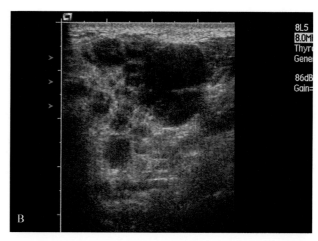

图 2-4-4 Mikulicz 病弥漫型

注：同一患者，A. 腮腺呈蜂窝状；B. 下颌下腺呈蜂窝状

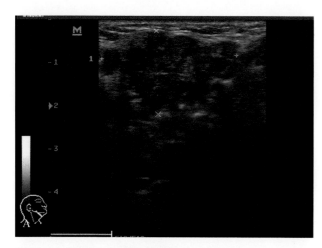

图 2-4-5 Mikulicz 病类肿瘤型

注：同一患者，A. 腮腺内有类似肿块的低回声；B. 低回声肿块内血流信号较丰富

细胞，血液中有抗白色念珠菌抗体，本病属于变态反应性疾病。镜下表现为肉芽肿结构，见嗜酸性粒细胞和淋巴细胞灶性或弥漫性浸润，并见病变血管增生。随着病变发展，血管壁增厚可出现洋葱样外观，病变后期纤维组织明显增生，炎症细胞减少。临床表现为腮腺区反复无痛性肿大，皮肤瘙痒和色素沉着，外周血嗜酸性粒细胞计数大于 0.05。

（二）超声表现

1. 一侧或双侧腮腺肿大，回声增强，其内回声欠均匀。

2. 少数患者腮腺内出现多个均匀低回声肿块，边界清楚，形态欠规则，肿块内有多条弯曲较强回声光带（图 2-4-6）。

3. 肿块内也可出现小的液性无回声区，无回声区呈椭圆形，边界清楚，后方回声增强（图 2-4-7）。

4. 彩色多普勒检查显示肿块内血流信号极丰富（图 2-4-8）。

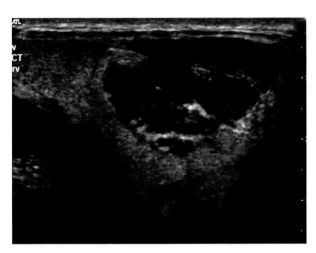

图 2-4-6　下颌下腺内低回声团块

（此图由上海瑞金医院超声科詹维伟提供）

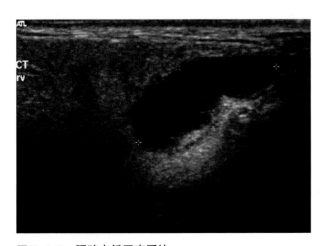

图 2-4-7　腮腺内低回声团块

（此图由上海瑞金医院超声科詹维伟提供）

（三）鉴别诊断

本病诊断应结合临床表现，尤其还要检测外周血化验中嗜酸性细胞是否增高。内部血流丰富者需要与腺淋巴瘤相鉴别，后者肿块内无弯曲光带。

四、混合瘤

混合瘤（mixed tumor）也叫多形性腺瘤，是涎腺最常见的良性肿瘤，占 90%，85% 发生在腮腺内，约 8% 位于下颌下腺，舌下腺罕见。它常发生在 30～60 岁，多为单发，术后复发者常为多发。

（一）病因病理及临床表现

本病病因不明，病理检查具有多形性特点，由上皮组织及黏液样组织和软骨样区构成。肿瘤表面光滑，质地不一，较大的肿瘤可出现囊性变或肿瘤内出血。除发现肿块外，患者多无自觉症状，一旦肿块生长较快或突然快速增大，出现持续性疼痛、面部麻木或面瘫等症状时，应考虑到恶变可能。

（二）超声表现

1. 肿瘤呈圆形（图 2-4-9）或椭圆形（图 2-4-10），少数呈分叶状（图 2-4-11）。多数边界清楚，有包膜回声。

2. 肿瘤内部欠均匀低回声，有的肿瘤可出现无回声区，后方回声增强（图 2-4-12）。

3. 彩色多普勒检查少部分难以呈现血流信号（图 2-4-13），多数呈现较丰富血流信号（图 2-4-14），多数呈边缘篮边状包绕型（图 2-4-15）。频谱多普勒收缩期峰值速度一般较低，常小于 50cm/s，呈高阻力型血流频谱（图 2-4-16）。

（三）鉴别诊断

本病应与腺淋巴瘤相鉴别，后者形状规则，内部

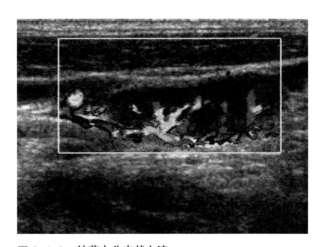

图 2-4-8　结节内分支状血流

（此图由上海瑞金医院超声科詹维伟提供）

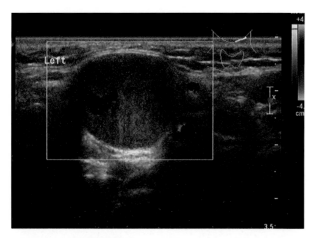

图2-4-9　肿块呈圆形

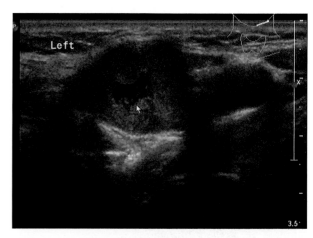

图2-4-12　肿块内有无回声区

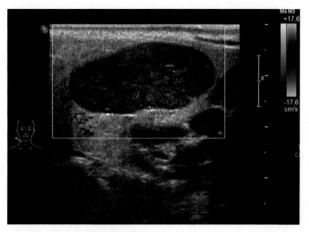

图2-4-10　肿块呈椭圆形

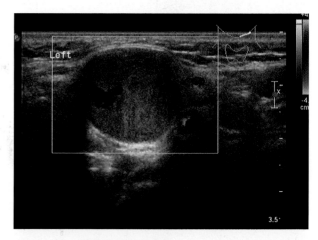

图2-4-13　肿块内血供不丰富

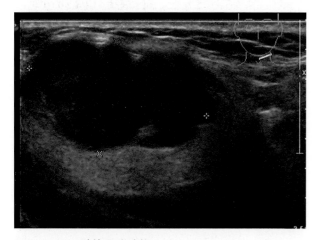

图2-4-11　肿块呈分叶状

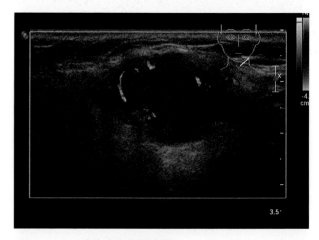

图2-4-14　肿块内血供较丰富

呈均匀极低回声，后方增强特别明显，囊性成分更多，液化常见。血流一般比混合瘤更丰富。

五、腺淋巴瘤

腺淋巴瘤又称乳头状淋巴囊腺瘤或Warthin瘤，

该瘤主要发生在腮腺，发病率占所有腮腺肿瘤的6%～10%，绝大多数位于腮腺浅部下极。本病可多发，多见于中老年男性，多为单侧，也可为双侧。

腺淋巴瘤的组织发生与淋巴结有关。在胚胎发育时期，腮腺和腮腺内的淋巴组织同时发育，腺体组织可以迷走到淋巴组织中。这种迷走的腺体组织发生肿瘤变，称腺淋巴瘤。本病的发病原因可能与吸烟、EB病毒感染有关。肿瘤表面光滑，形态规则，质软，可活动。镜下观察，肿瘤由上皮和淋巴样组织组成。患者无明显不适，常以发现肿块就诊。

（一）超声表现

1. 肿块呈圆形或卵圆形，表面光滑，形态规则，呈极低回声，后方回声增强（图 2-4-17）。

2. 肿块较大时内可出现不规则片状无回声区，实质部分不均匀稍增强（图 2-4-18）。

3. 瘤内可呈网格状或较多囊状（图 2-4-19），肿块内多显示丰富血流信号（图 2-4-20），也可显示少量血流信号（图 2-4-21）。血流频谱多呈高速低阻

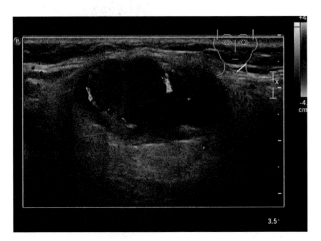

图 2-4-15　肿块周边血流信号呈弧形

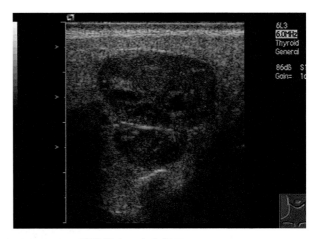

图 2-4-18　肿块较大，内有坏死

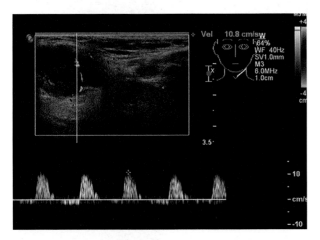

图 2-4-16　肿块内血流高阻，呈舒张期反向频谱

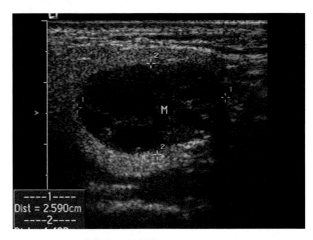

图 2-4-19　肿块内呈网格状

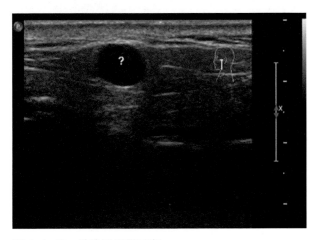

图 2-4-17　肿块呈极低回声

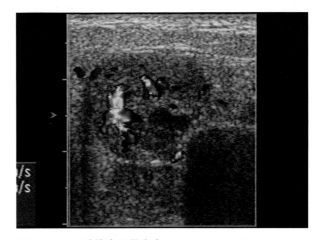

图 2-4-20　肿块内血供丰富

型（图 2-4-22），少数呈高阻型（图 2-4-23）。

（二）鉴别诊断

血流供应丰富的腺淋巴瘤应与恶性肿瘤相鉴别，后者边缘不规则，无包膜，阻力指数极高，一般无舒张期血流频谱。鉴别需要结合病史及临床表现。

六、基底细胞腺瘤

基底细胞腺瘤为涎腺上皮性良性肿瘤，占涎腺肿瘤的 2% 左右，多见于男性，50 ～ 60 岁发病最多，肿瘤生长缓慢，病程较长。

（一）病因病理及临床表现

基底细胞腺瘤来自涎腺闰管的储备细胞。肿瘤表面光滑，边界清晰，多有完整包膜，瘤内多有囊性变，其内有大小不等的囊腔。镜下观察，上皮细胞形态较一致，似上皮的基底细胞，并有明显的基膜样结构包绕。患者可无自觉症状，多以无痛性肿块就诊。

（二）超声表现

1. 肿块呈均匀低回声，边界清楚，形态规则，多有包膜，后方回声多增强（图 2-4-24）。

2. 肿瘤增大时常出现囊性无回声区。

3. 肿瘤内可出现较丰富的血流信号（图 2-4-25），阻力指数一般较高（图 2-4-26）。

（三）鉴别诊断

注意基底细胞腺瘤与混合瘤的鉴别，它的内部回声比混合瘤更均匀，形状更规则，该肿瘤容易出现囊性变。

七、肌上皮瘤

肌上皮瘤发病率很低，几乎不到全部肿瘤的 1%，发病年龄多为 14 ～ 86 岁，性别差异不大。

（一）病因病理及临床表现

肌上皮瘤来自闰管细胞或闰管储备细胞。肉眼

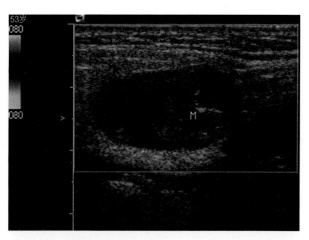

图 2-4-21　肿块内血供不丰富

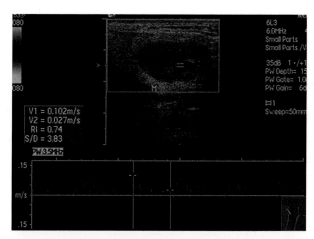

图 2-4-23　肿块内血流呈高阻型（RI 0.74）

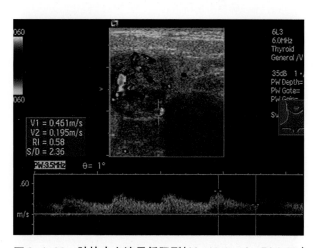

图 2-4-22　肿块内血流呈低阻型（Vp 46.1cm/s；RI 0.58）

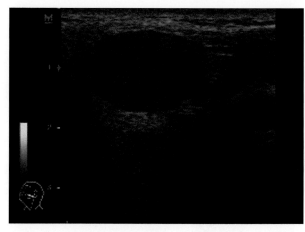

图 2-4-24　肿块呈均匀低回声

观察下肿瘤多为单个类圆形或结节状包块，边界清楚，有包膜。电镜观察有典型肌上皮细胞超微结构。临床上发现肿瘤生长缓慢，无任何症状，肿块活动度好。

（二）超声表现

1. 肿块一般呈椭圆形，形态规则，边界清楚（图2-4-27）。

2. 内部呈均匀低回声，后方回声多增强。

3. 瘤内血流较丰富。

（三）鉴别诊断

本病与混合瘤很相似，难以区别。

八、血管瘤

血管瘤占口腔颌面部肿瘤的 9.4%。婴幼儿和儿童多见，女性发病率较男性高。本病具有发病早、生长快的特点。

（一）病因病理及临床表现

各种类型血管瘤的基本特点均是内皮细胞增生聚集，比正常组织的内皮细胞更易生长，被纤维组织分隔成巢状，瘤细胞呈扁平状或梭形，核呈圆形而胞质较少。常见的血管瘤分为 4 类：①毛细血管瘤，无包膜，由密集血管网组成；②海绵状血管瘤，主要由充满血液的静脉窦所组成，多数血管组织增生，囊性扩张并汇集成团，可伴有血栓形成，且血栓机化或钙化，瘤体无明显包膜；③混合型血管瘤，是由海绵状血管瘤和毛细血管瘤混杂而成的混合型血管瘤，同时具备两者各自的特征；④蔓状血管瘤，由扭曲状血管群构成，血管壁较厚而腔径相对较大，瘤体滋养血管丰富，瘤内小动脉、小静脉可互相沟通形成动静脉瘘。患者低头时肿块增大。

（二）超声表现

1. 各种血管瘤超声表现不一样。

（1）毛细血管瘤呈细网状，回声稍增强，边缘欠规则，一般边界清晰（图2-4-28）。

（2）海绵状血管瘤内呈蜂窝状，可显示机化血栓（图2-4-29）。

（3）蔓状血管瘤的超声检查显示血管扩张、弯曲，

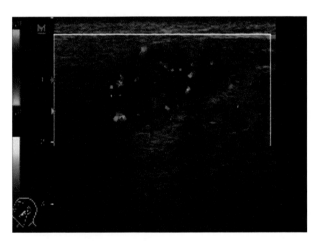

图 2-4-25　肿块内血供丰富

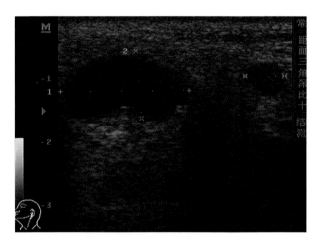

图 2-4-27　肿块形态规则，边界清晰

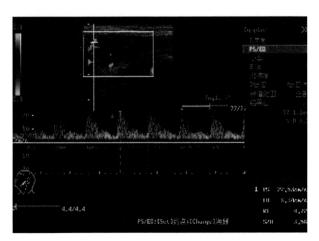

图 2-4-26　肿块内血流呈高阻型（RI 0.77）

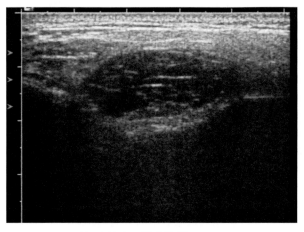

图 2-4-28　毛细血管瘤二维声像图

血管从深部向浅部延伸,浅部分支血管扩张。

2.在婴幼儿和儿童期毛细血管瘤血流可以很丰富,挤压肿瘤后有压缩感并发生血流变化。成年人毛细血管瘤回声增强,其内显示出等号状血管回声(图2-4-30),难以显示血流信号。海绵状血管瘤彩色多普勒检查显示肿块内充满红蓝色血流信号(图2-4-31),为低速静脉血流频谱。蔓状血管瘤呈现扩张的血管内彩色血流从深部流向浅部(图2-4-32),出现动、静脉瘘高速血流频谱,呈高速低阻型(图2-4-33)。

3.低头试验及口腔鼓气试验中肿瘤明显增大,血流增多。

(三)鉴别诊断

注意涎腺血管瘤与腺淋巴瘤和恶性肿瘤的区别。血管瘤生长缓慢,肿块内显示出网状扩张血管,肿块质软,挤压后变形,低头试验肿块明显增大,血流增

多。而其他恶性肿瘤无此变化。结合临床表现时易做出诊断。

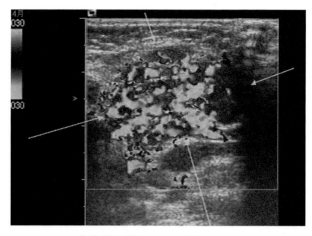

图2-4-31 海绵状血管瘤CDFI(与图2-4-29为同一患者)

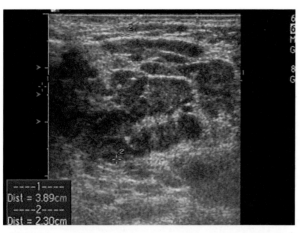

图2-4-29 海绵状血管瘤二维声像图

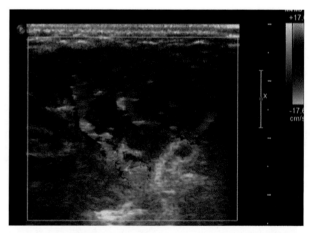

图2-4-32 蔓状血管瘤CDFI

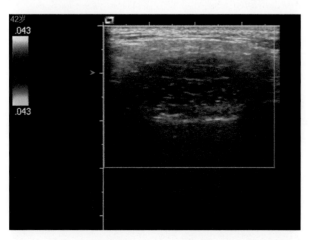

图2-4-30 毛细血管瘤CDFI(与图2-4-28为同一患者)

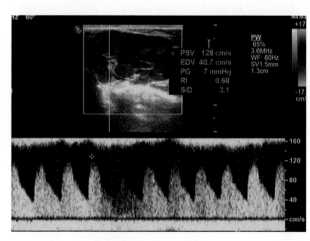

图2-4-33 蔓状血管瘤中的高速血流

第五节　涎腺恶性肿瘤

涎腺恶性肿瘤约占涎腺肿瘤的 25%，以黏液表皮样癌和腺样囊性癌常见。

一、黏液表皮样癌

根据黏液细胞的比例、细胞的分化、有丝分裂象的多少，以及肿瘤的生长方式，黏液表皮样癌（mucoepidermoid carcinoma）分为高分化和低分化两类。它是成年人腮腺常见的恶性肿瘤，在下颌下腺恶性肿瘤的发病中占第二位，占所有涎腺恶性肿瘤的28.8%。以 35 ~ 65 岁多发，女性多于男性。

（一）病因病理及临床表现

黏液表皮样癌来源于腺管（黏膜）上皮，由表皮样细胞、黏液细胞和中间型细胞组成。黏液表皮样癌发生在腮腺者居多，其次为腭部和下颌下腺等。高分化者常为无痛性肿块，生长缓慢。肿瘤边界清，质地中等偏硬，表面可呈结节状。高度恶性肿瘤呈浸润性生长，与周围组织粘连，常伴疼痛，侵犯到面神经时，可出现面瘫症状。黏液表皮样癌易出现颈部淋巴结转移，且可出现血行转移。

（二）超声表现

1. 低度恶性黏液表皮样癌　肿瘤边界尚清，有不完整包膜回声，形态多规则。内部呈低回声，均匀或欠均匀（图 2-5-1）。一般无淋巴结转移。此类肿瘤超声表现常与混合瘤相似，故易误诊为良性肿瘤。

2. 高度恶性黏液表皮样癌　肿瘤边界欠清楚，形态不规则，呈实性低回声，内部回声不均匀（图

2-5-2）。同侧颈深上部有肿大淋巴结。

3. 中度恶性黏液表皮样癌　肿瘤边界较清楚，形态欠规则，呈实性低回声，内部回声欠均匀。声像图表现介于高度恶性和低度恶性黏液表皮样癌之间。

4. 其他　肿瘤血流显示较丰富（图 2-5-3），呈高速高阻型血流频谱，可出现舒张期反向血流。

（三）鉴别诊断

涎腺黏液表皮样癌恶性程度不一样，超声表现有较大差异。低度恶性黏液表皮样癌超声检查易被误诊为混合瘤，两者回声特点无明显差异。高度恶性黏液表皮样癌，多表现肿瘤边界不清，形态不规则，内部回声不均匀，质硬，活动度差，同侧颈深上部淋巴结肿大。彩色多普勒检查显示肿瘤内较丰富血流信号，呈短条状或树枝状。中度恶性黏液表皮样癌超声表现

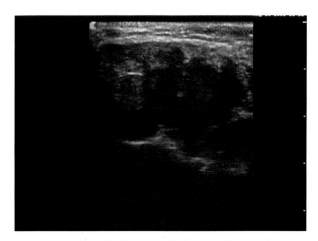

图 2-5-2　高度恶性黏液表皮样癌二维声像图

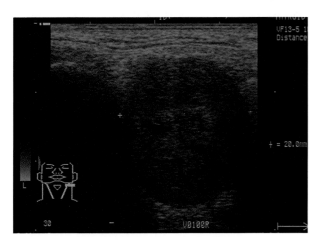

图 2-5-1　低度恶性黏液表皮样癌二维声像图

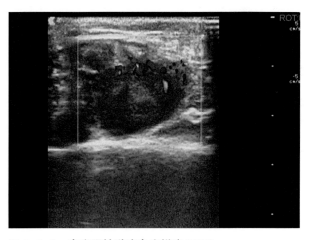

图 2-5-3　高度恶性黏液表皮样癌 CDFI

常介于高度恶性和低度恶性之间，血流信号较丰富。只要认真分析可区别出良恶性。

二、腺样囊性癌

腺样囊性癌是较为常见的恶性肿瘤，据有关资料报道，约占全部涎腺肿瘤的9.79%，占涎腺恶性肿瘤的22.9%。腺样囊性癌好发于40岁左右的中年人，女性稍多于男性，腭部最多见（30.18%），下颌下腺（15.98%）、腮腺（13.61%）次之。

（一）病因病理及临床表现

腺样囊性癌是由腺上皮细胞和肌上皮细胞组成。肉眼观此瘤为圆形或结节状，平均直径3cm，质稍硬，无包膜，常浸润邻近组织。光镜下可见由导管细胞及肌上皮细胞共同构成，瘤细胞小，核深染且较为一致，胞质少，边界不清，与基底细胞相似。根据瘤细胞排列方式的不同，腺样囊性癌分为三型：筛状型、小管型和实体型。临床表现为缓慢生长，但易早期浸润神经，引起感觉异常、麻木和疼痛，发生于腮腺者，可导致面瘫。

（二）超声表现

1. 肿瘤为椭圆形，边缘光整，多较规则，无包膜。
2. 内部可为实性较均匀的低回声（图2-5-4），部分内部可呈强弱不均回声（图2-5-5）。肿瘤较大时内部可出现局灶性液性无回声区，后方回声增强（图2-5-6）。
3. 血流不十分丰富，瘤内显示少量血流信号（图2-5-7）。

（三）鉴别诊断

腺样囊腺癌在超声图像上不易与良性肿瘤区别，超声检查多误认其为良性肿块。大量的临床、超声检查和病理对照使笔者认识到，对涎腺部位肿块的超声诊断需要结合病史、临床表现，尤其是下颌下腺的肿块。腺样囊腺癌易浸润神经，出现神经症状。

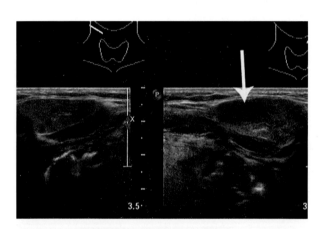

图2-5-4　腺样囊性癌二维声像图（箭头）

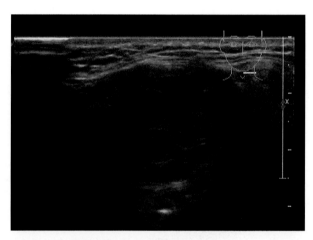

图2-5-6　肿块较大时内有液性无回声区

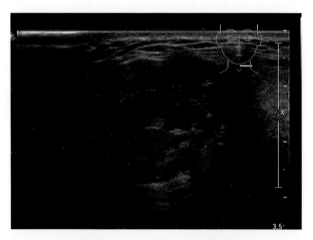

图2-5-5　腺样囊性癌肿块较大时二维声像图

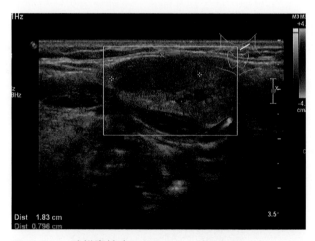

图2-5-7　腺样囊性癌CDFI

注：与图2-5-4为同一患者，CDFI示肿块内血供少

三、腺泡细胞癌

腺泡细胞癌（acinic cell carcinoma）好发于腮腺（81%），占腮腺肿瘤的1%～3%。四川大学华西口腔医院的资料显示腺泡细胞癌占全部涎腺肿瘤的1.79%，占涎腺恶性肿瘤的4.19%。男性稍多见。腺泡细胞癌可发生于任何年龄。

（一）病因病理及临床表现

腺泡细胞癌是一种来源于闰管上皮细胞的低度恶性肿瘤。它有不完整包膜，镜下见该瘤呈浸润性生长，组织结构及细胞形态变化都较大，最具有特征性的细胞为浆液性腺泡样细胞，该细胞有丰富的嗜碱性颗粒状胞质，呈圆形或多边形，大小一致。临床表现为肿瘤呈缓慢生长，有时出现疼痛。

（二）超声表现

1. 肿瘤多不规则（图2-5-8），边界清晰，内部回声欠均匀或不均匀，后方回声增强或衰减，少数无变化。

2. 肿瘤多为实性低回声，其内可见小片状液性无回声区（图2-5-9）。

3. 肿瘤内一般能显示出较丰富的血流信号（图2-5-10），多为高阻力血流频谱（图2-5-11）。

4. 可探及颈深部转移淋巴结回声。

（三）鉴别诊断

涎腺各种恶性肿瘤声像表现无明显差异，要分出病理类型相当困难。主要抓住良恶性在形态、包膜、内部回声、血流显像、阻力指数等方面的不同特点进行鉴别。

四、恶性混合瘤

恶性混合瘤（malignant mixed turmor）（又称恶性多形性腺瘤）按WHO组织学新分类可分为非侵袭性癌（原位癌）、侵袭性癌、癌肉瘤、转移性多形性腺瘤4型。90%以上恶性混合瘤系良性多形性腺瘤上皮成分恶变所致，既有典型的癌的特征，又有良性多形性腺瘤的结构，故此瘤也称为癌在多形性腺瘤中。恶性混合瘤好发于腮腺，女性略多见。随着多形性腺

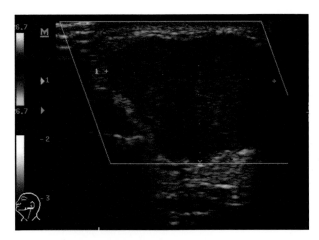

图 2-5-8　腺泡细胞癌肿块形态不规则

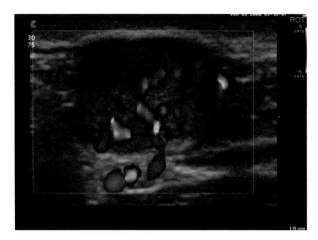

图 2-5-10　腺泡细胞癌肿块血供丰富，后方回声增强

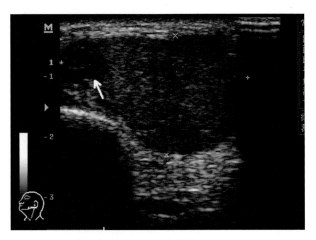

图 2-5-9　肿块内可见近无回声的坏死区

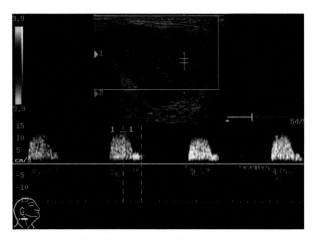

图 2-5-11　肿块内血流呈高阻型

瘤病程的延长，恶变率明显增高。

（一）病因病理及临床表现

恶性混合瘤来源于涎腺闰管或闰管储备细胞。肉眼观瘤体大，包膜不完整或无包膜，切面常见出血、坏死区。光镜下癌在多形性腺瘤中的良性多形性腺瘤区域可大可小。另一区域表现为癌，其上皮细胞成分丰富，细胞异形性大，核分裂易见，可有大片的坏死，肿瘤浸润周围组织、血管、神经等，最可靠的恶性证据是浸润破坏性生长及核分裂数增加。癌的类型主要为腺癌和未分化癌，其次为黏液表皮样癌、鳞状细胞癌、腺样囊性癌、多形性低度恶性腺癌。临床上该瘤发病的平均年龄比多形性腺瘤大 10 ~ 15 岁。多数患者病程长，肿瘤只在近期内有明显增大，患者可出现疼痛、麻木、面瘫等症状。据统计该病颈部淋巴结转移的发生率为 25%。

（二）超声表现

1. 肿瘤一般为不规则形，可呈分叶状（图 2-5-12A），无包膜或包膜不完整，后方回声可增强。

2. 其内呈不均匀低回声，局部可出现无回声区（图 2-5-12B）。

3. 内部血流供应较丰富，血管弯曲，速度增快，阻力指数高（图 2-5-12C）。

4. 肿瘤旁边可探到转移性肿大淋巴结。

（三）鉴别诊断

腮腺恶性混合瘤主要与良性混合瘤相鉴别，前者由后者发展而来。恶性混合瘤多不规则，无明显包膜，边缘不整齐，内部血流供应丰富。结合短期内生长快，出现疼痛、麻木等症状可以做出诊断。

五、恶性淋巴瘤

恶性淋巴瘤（malignant lymphomas）占涎腺肿瘤的 1.7%。大多数为非霍奇金淋巴瘤（85%），多数（2/3）分化较好。低分化淋巴瘤主要是免疫母细胞型，属低度恶性 B 细胞淋巴瘤，病变局限，可长时间内无发展，预后较好。恶性淋巴瘤常与良性淋巴上皮病损（舍格伦综合征）有关，舍格伦综合征患者恶性淋巴瘤发病率比正常人高 40 倍。

（一）病因病理及临床表现

恶性淋巴瘤通常发生于自身免疫性疾病的患者，多见于舍格伦综合征和风湿性关节炎。霍奇金淋巴瘤约占涎腺恶性肿瘤的 15%，淋巴细胞为主型及结节硬化型比预后较差的淋巴细胞削减型更常见。本病以青壮年多见，常在一侧腮腺或下颌下腺出现较硬淋巴结，其无压痛，活动度较差。

（二）超声表现

1. 涎腺区出现低回声肿大淋巴结，常多发，边界清楚，内部回声不均匀（图 2-5-13）。

2. 继发性的腮腺和下颌下腺淋巴瘤一般为多发性形态不规则、内部呈欠均匀低回声肿块，可多个融合在一起。

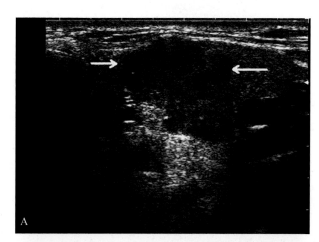

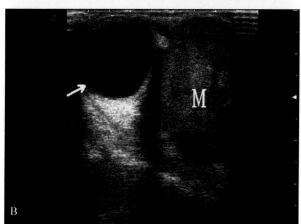

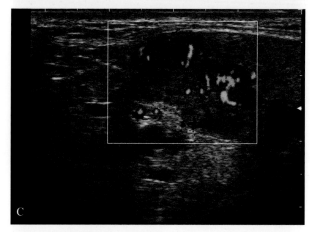

图 2-5-12　腮腺恶性混合瘤

注：A. 形态不规则，呈分叶状，内部回声分布不均；B. 内部回声不均，局部可见无回声区；C. 内部血流信号较丰富，不规则

第 **3** 章

颌面颈部

第一节　解剖与正常声像图

一、颌面部超声解剖

颌面部解剖较复杂，主要由骨骼（上颌骨、下颌骨、颧骨、鼻骨、颞骨、腭骨、蝶骨等）、肌（主要分为咀嚼肌及表情肌）、颞下颌关节、血管、神经、淋巴结及涎腺等构成。根据解剖特点和临床应用需要，将颌面部划分数个解剖分区，包括额区、眶区、腮腺咬肌区、颊区、颏区等（图3-1-1）。这些区域的解剖层次大致相同，由浅入深为皮肤、皮下组织、肌层（或器官组织）和骨组织，但不同区域各层组织的厚度不同。

颌面部皮肤薄而柔软，含有较多的皮脂腺、汗腺和毛囊，是皮脂腺囊肿和疖的好发部位，声像图上表现为条状高回声。皮下组织层的脂肪呈低回声，在双侧颊部脂肪层较其他部分厚。

浅筋膜由疏松的结缔组织构成，内有神经、血管和腮腺管穿行。

面部的血供较丰富，主要来源于面动脉。起自颈外动脉的面动脉在下颌下腺深面前行，绕下颌骨下缘入面部。超声可在下颌缘和下颌下三角探及从下颌下腺深面穿出的面动脉（图3-1-2）。口腔颌面部静脉即由面前静脉及面后静脉汇合而成总静脉再流入颈内静脉（图3-1-3），由于其没有静脉瓣的特点，面前静脉通过眼静脉、翼静脉丛与颅内海绵窦相交通，因此面部炎症有向颅内扩散的可能。

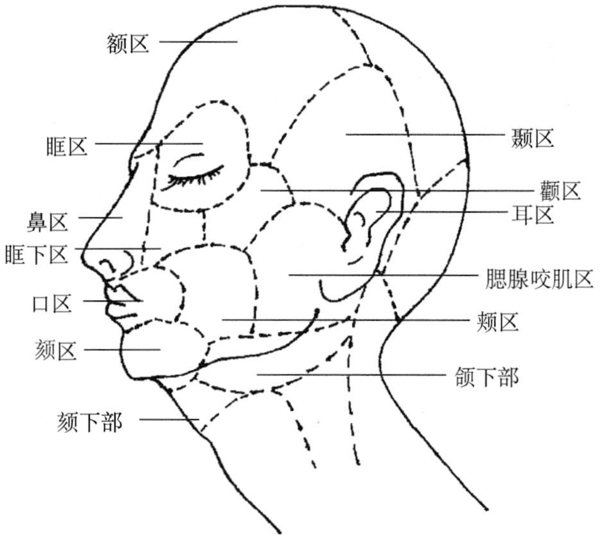

超声下肌肉组织回声较脂肪组织强，且回声较为粗糙，边界清晰，肌肉组织呈带状的包膜回声。各层肌纤维回声清晰，长轴切面上呈羽毛状或水纹状，短轴则呈斑点状。颌面部的咀嚼肌主要分为闭口和开口两组肌群。闭口肌群中，咬肌起于颧骨和颧弓下缘，止于下颌角和下颌支外侧面，为一短而厚的肌肉，其后外方与腮腺紧邻，超声下在腮腺前缘可见厚实的咬肌回声（图3-1-4），颞肌是起自颞骨鳞部颞凹、经颧弓深面止于喙突的扇形肌肉组织，超声下肌肉回声厚度较咬肌薄。开口肌群中主要有二腹肌、下颌舌骨肌和颏舌骨肌，二腹肌前后腹分别起自下颌二腹肌凹和颞骨乳突切迹，于舌骨处形成中间腱，其形成了下颌下三角的两边；下颌舌骨肌为扁平三角形肌，与颏舌骨肌共同作用具有提舌骨和向下牵引下颌的作用，超声可在颏下区横切，探查到两肌的横断面（图3-1-5）。

颌面部淋巴组织比较丰富，是重要的防御机构，包括颊淋巴结、眶下淋巴结、腮腺淋巴结等，这些淋巴结主要引流至下颌下淋巴结和颏下淋巴结。

涎腺结构及超声解剖详见本书第2章。

颌面深部的骨组织由于其皮质较厚且致密，其声阻抗较高，对声波的反射、吸收较强等特性，超声检查受到一定限制。只有在骨皮质发生病理学改变（破坏或压迫吸收后变薄）时，超声束才可通过皮质破坏的骨组织及其内部软组织进行扫查，清晰地显示骨内病变。因此超声在下颌骨肿瘤等骨肿瘤的检查中具有一定的临床

图3-1-1　颌面部解剖分区

（额区、眶区、颞区、鼻区、颧区、耳区、眶下区、腮腺咬肌区、口区、颊区、颏区、颌下部、颏下部）

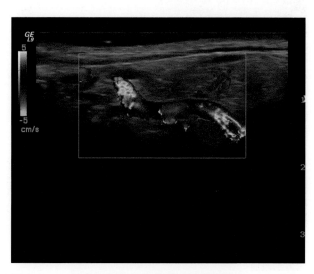

图3-1-2　超声下颌下三角内穿过的面动脉

价值。

二、颈部超声解剖

颈部上界为下颌下缘、下颌角、乳突尖、上项线和枕外隆突的连线，为与头面部分界，下界则以胸骨颈静脉切迹、胸锁关节、锁骨上缘和肩峰至第 7 颈椎棘突的连线与胸部、上肢、背部分界。

颈部解剖层次由浅入深分别为皮肤、浅筋膜、颈筋膜及肌肉，各层间有疏松结缔组织填充形成颈部间隙，其中颈筋膜可分为浅、中、深 3 层，其间包绕气管颈段、食管颈段及颈部大血管、甲状腺、下颌下腺、腮腺等成鞘。

皮肤分为表皮层和真皮层，超声声像图上可表现为条状高回声。皮下组织主要由脂肪组成，其超声表现为低回声，有筋膜包裹时，在筋膜与脂肪之间可显示高回声带。

颈部肌肉组成较复杂，其完成头颈部活动，参与吞咽、呼吸、发音等运动（图 3-1-6），其中胸锁乳突肌在颈部超声检查中是很重要的标记，它起于胸骨柄及锁骨上缘前 1/3，止于乳突，肌束较大，超声检查此肌时在颈侧由上而下动态扫查，肌束由后上方到前下方逐渐增宽，肌束内光点回声较其他肌肉粗（图 3-1-7）。肩胛舌骨肌在胸锁乳突肌深面，是与其交叉的细长带状肌，分为上、下腹和中间腱，在颈部三角的划分中有标志作用（图 3-1-8）。

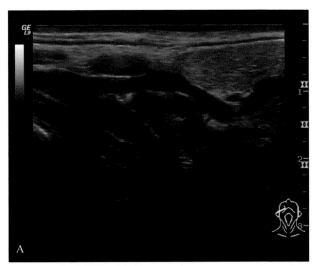
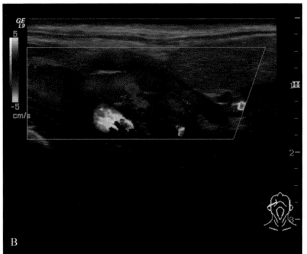

图 3-1-3　面静脉汇入颈内静脉声像图（A. 二维；B. 彩色）

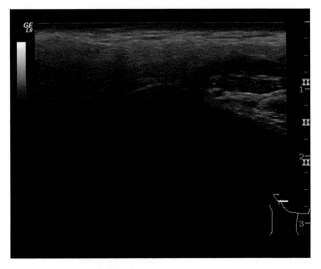

图 3-1-4　腮腺咬肌区横切声像图，可见部分腮腺和其前内方的咬肌

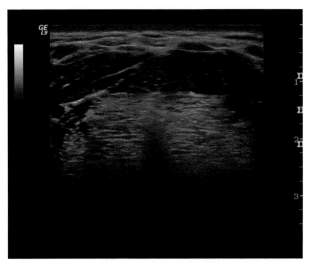

图 3-1-5　颏下部横切声像图，显示下颌舌骨肌和颏舌骨肌

胸锁乳突肌深面有颈动脉鞘（图3-1-9），由颈深筋膜3层包绕颈总动脉、颈内动脉、颈外动脉、颈内静脉和迷走神经形成的筋膜鞘，其中颈内静脉位于颈动脉的前外侧，迷走神经位于动静脉的后外方，颈总动脉在平甲状软骨上缘分为颈内动脉和颈外动脉，颈外动脉位于颈内动脉的前内侧（图3-1-10），上行中依次发出甲状腺上动脉、舌动脉及面动脉等，颈内动脉在颈部无分支。正常血管呈无回声管道状，动脉有厚壁、回声强、有搏动感，一般不易压扁，而静脉则反之，如加大增益，或血黏度高及血栓形成时，其内部可表现为流动的云雾形点状回声，在颈总动脉末端和颈内动脉起始处可见一膨大处，为颈动脉窦。沿颈动脉鞘向下可在锁骨上大窝（锁骨中1/3上方的凹陷）内见锁骨下动脉和静脉，右侧可见锁骨下动脉和颈总动脉共干于头臂干，鞘内另一重要组成——迷走

神经在超声纵切扫查下表现为中等条索状回声，内有线性平行回声（图3-1-11），横切面呈圆形中等回声结构，外为环状强回声，内有点状弱回声（图3-1-12），超声可在甲状腺背侧、食管前方探及迷走神经的分支喉返神经（图3-1-13）。

除了胸锁乳突肌，颈部还有几个重要的体表标志（图3-1-14）。位于颏隆突后下方的舌骨，以舌骨大角可定位舌动脉，舌骨也是颈部和淋巴结分区的重要分界线，在颏下方超声横切面上表现为弧形的强回声，后方回声衰减（图3-1-15）。甲状软骨位于舌骨下方，为板状软骨，上缘为颈总动脉分叉处，前正中线呈一定交角，突起形成喉结。超声下甲状软骨呈低回声，随着年龄增长，软骨会有骨化现象，回声有所增强，软骨前后可见线性平行软骨膜的高回声。在前正中位横切，可见软骨呈一定角度，其内为喉部结构，其前面附着带状肌（图3-1-16）。环状软骨是唯一完

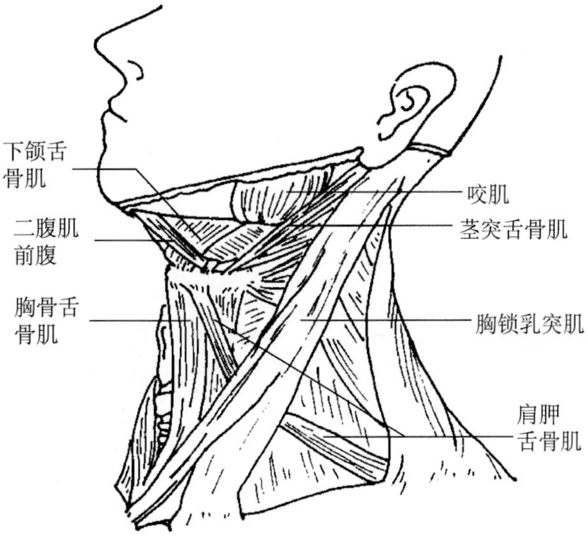

下颌舌骨肌
二腹肌前腹
胸骨舌骨肌
咬肌
茎突舌骨肌
胸锁乳突肌
肩胛舌骨肌

图3-1-6　颈部主要肌肉解剖

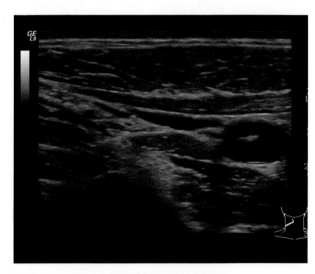

图3-1-8　肩胛舌骨肌的长轴切面声像图

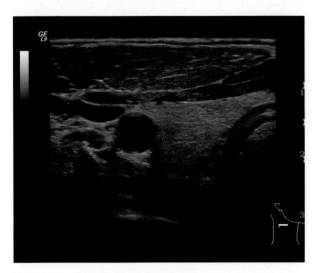

图3-1-7　胸锁乳突肌横断面声像图

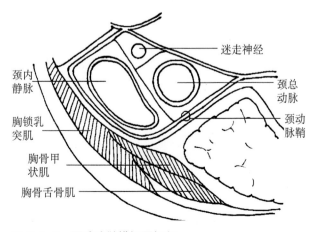

迷走神经
颈内静脉
胸锁乳突肌
胸骨甲状肌
胸骨舌骨肌
颈总动脉
颈动脉鞘

图3-1-9　颈动脉鞘横切面解剖

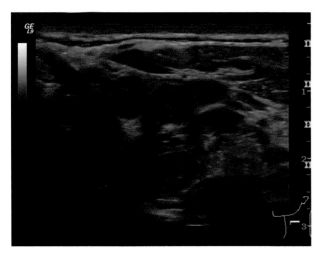

图 3-1-10　颈动脉声像图

注：左侧颈动脉分叉处上方外侧的颈内动脉和内侧的颈外动脉

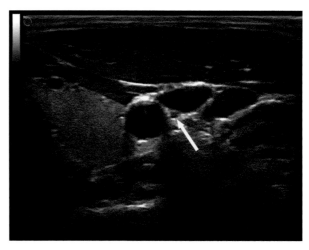

图 3-1-12　迷走神经横切面声像图

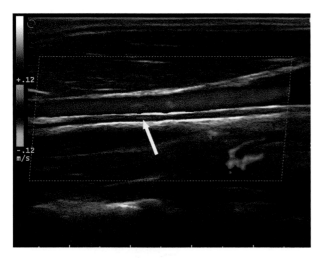

图 3-1-11　迷走神经纵切声像图（箭头示）

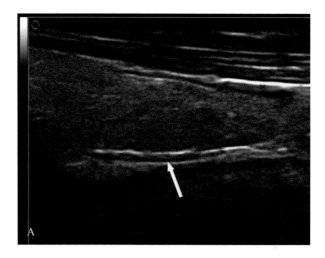

整的气管环，前窄后宽，其作为喉与气管、咽与食管的分界标志，位于甲状软骨下方，与甲状软骨之间有环甲膜（图 3-1-17）。超声下正中横切可呈现马蹄形低回声，后方回声衰减，低回声表面有线性高回声包绕。

　　颈部可分为固有颈部及项部两大部分。固有颈部以胸锁乳突肌前、后缘为界，又分为颈前区、胸锁乳突肌区和颈外侧区。其中颈前区以舌骨为标志分为舌骨上区和舌骨下区，前者包括颏下三角和下颌下三角，后者包括颈动脉三角和肌三角；颈外侧区以肩胛舌骨肌为标志分为枕三角和锁骨上三角（图 3-1-18）。临床上常首先根据肿块所处的颈部位置初步评估肿块的性质。

　　颈部淋巴结数目较多，由淋巴管连成网链，一般分为颈浅淋巴结和颈深淋巴结，浅部沿浅静脉排列，深部沿深血管及神经排列。颈淋巴结在超声下呈椭圆

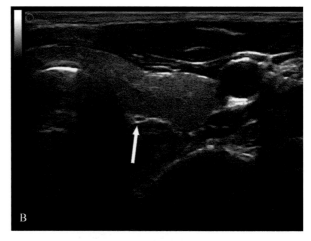

图 3-1-13　左侧喉返神经声像图（A. 纵切；B. 横切）

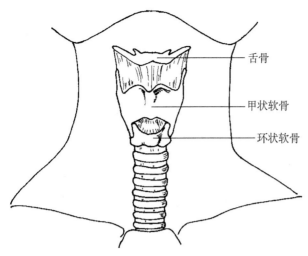

图 3-1-14　颈部主要骨性标志

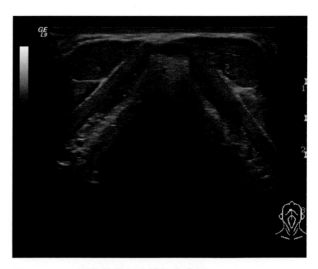

图 3-1-16　甲状软骨正中横切声像图

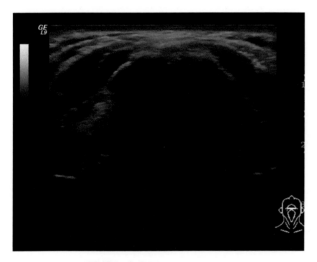

图 3-1-15　舌骨横切声像图

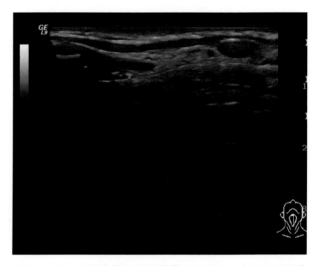

图 3-1-17　环状软骨和甲状软骨正中切面，中间为环甲膜

形或扁形，边界清楚，可见包膜回声，皮质呈低回声，回声分布均匀，淋巴结门结构呈条状稍高回声（详见颈部浅表淋巴结）。

三、颌面颈部筋膜间隙

颌面颈部具有复杂的而且相互连通的筋膜间隙，上达颅底，下可深入纵隔，其间为较疏松的结缔组织。

对于超声而言，可以观察到的主要间隙有咽旁间隙、下颌下间隙、颈动脉间隙、气管前间隙等。正常情况下超声只能探及这些间隙内的血管或界线肌肉、实质器官，在感染的情况下超声可以观察炎症累及间隙的范围、脓肿的形成情况及对血管的侵蚀程度。

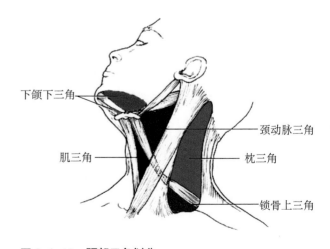

图 3-1-18　颈部三角划分

咽旁间隙似一锥形，其底部位于颅底、颞骨岩部，锥尖为舌骨，其后界为椎前筋膜，内界以咽上缩肌与扁桃体旁间隙相隔，外界为腮腺、下颌骨、翼外肌，前界为翼下颌缝，其以茎突为界分为茎突前间隙（肌间隙）和茎突后间隙（神经血管间隙），前者包含脂肪、淋巴结、颌内动脉、后牙槽神经、舌神经、耳颞神经，后者有颈动脉、颈内静脉、交感神经干及第Ⅸ、Ⅹ、Ⅺ、Ⅻ对脑神经通过。

下颌下间隙位于口底黏膜到二腹肌，前界为下颌舌骨肌和二腹肌前腹，后界为二腹肌后腹和茎突下颌韧带，内界是下颌舌骨肌和舌骨舌肌，外界为皮肤、颈阔肌和下颌骨（图 3-1-19）。超声可在下颌下三角区内扫查到此间隙，间隙内可见下颌下腺及下颌下淋巴结。

颈动脉鞘间隙前外界为胸锁乳突肌，后界为椎前间隙，内界为气管前间隙。

气管前间隙前界是颈深筋膜浅层，外、后界分别与咽旁间隙、颈动脉鞘、咽后间隙、椎前间隙相邻，其内包含了咽、食管、喉、气管、甲状腺（图 3-1-20）。

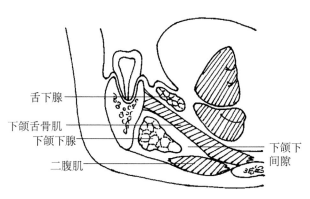

图 3-1-19　下颌下间隙

舌下腺
下颌舌骨肌
下颌下腺
二腹肌
下颌下间隙

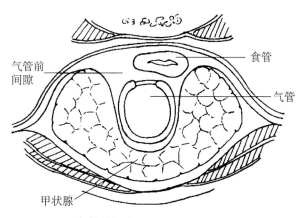

图 3-1-20　气管前间隙

气管前间隙
食管
气管
甲状腺

第二节　仪器调节和检查方法

一、仪器调节

超声仪的探头频率的选择原则是在保证穿透性的前提下，尽可能使用高频探头。故一般以 10MHz 或 12MHz 为宜，如肿块过大，则可用 3.5MHz 低频线阵探头。灰阶增益不宜过大，其调节以正常血管内呈无回声为基准，聚焦调节到肿块所在之深度。彩色多普勒血流超声用线阵小探头，多普勒频率为 5 ~ 6.5MHz。彩色增益调到最大灵敏度而不产生噪声，能量输出调到能显示所检查部位的最低水平。肿块内血流彩色显像稳定后，用脉冲多普勒检测血流参数，为获得准确的参数，应不断调整扫查方向，可能使声束与血管的夹角减小。

二、检查方法

患者的体位据肿块的不同部位而异，总之，以采取病变部位显示最为清晰的体位为原则。肿块过于表浅时，可选用 10MHz 以上的高频探头，如肿块突向体表，呈凹凸不平时，应用较多的耦合剂来避免接触不良之缺点。对肿块所在部位做纵横切面的扫查，同时以"十"字交叉法予以定位，必要时应采用深呼吸、改变体位、探头加压来确定肿块质地、内部性质及与周围组织的关系，同时需要注意与对侧的对比观察。此外，加压探头可减少肿块与皮肤间的距离，以改善肿块图像的显示质量（勿引起患者疼痛）。在获得理想的灰阶声像图后，加上 CFM。CFM 检查时应嘱患者浅呼吸和不做吞咽动作，以获取清晰的图像，探头施压应轻，以免静脉或实质内的小血管受压，致血流信号消失。血流信号稳定后，再用脉冲多普勒检测血流。多普勒检查时应不断调整扫查方向，尽可能使声束与血管的夹角减小。

三、观察内容

（一）灰阶超声

主要观察肿块的大小、边界、形态、有无包膜、内部回声强弱及均匀程度、后方回声及肿块与周围组织之间的关系。注意与正常侧组织的对照检查。

（二）多普勒超声

观察内容主要包括腺体内部的血流情况，如是占位性病变则应做血流的强度及分布的观察，病灶的 CFM 观察指标有病灶内的血流分级和血流的分布形式。脉冲多普勒的测量主要有 PSV、EDV、PI、RI 及 ACC 等。

第三节　颌面颈部软组织肿块的超声评估指标

一、病变的部位

（一）颌面颈部分区

颌面部根据解剖特点和临床应用需要，一般分为 12 个解剖区域，包括颧区、腮腺区、颏区、颌下区等。而颈部一般分为颏下三角和左、右下颌下三角及颈动脉三角、肌三角、枕三角和锁骨上三角。在实际工作中，对一些重要解剖标志如胸锁乳突肌、舌骨、颈动脉鞘、甲状腺等的识别在颌面颈部分区及肿块鉴别中具有重要作用。

颌面部占位性病变和感染性病灶可见于任何部位，但肿块的好发部位也各有不同，因此临床上常首先根据肿块所处的位置对肿块进行初步评估。

头面部多见的肿瘤有血管瘤、淋巴管瘤，特别在儿童多见。颈前中线处最常见的是甲状舌管囊肿，多位于口底舌部盲孔至胸骨切迹的颈中线部位，大部分都位于舌骨下方水平，占 72.28%，需要注意的是其与舌骨和甲状腺的关系，其一端通常与舌骨相连，而与甲状腺有分界。鳃裂来源部位的肿块要考虑鳃裂囊肿，腮腺区和下颌角以上是第 1 鳃裂囊肿的好发部位。下颌下腺后方、颈血管鞘浅面、胸锁乳突肌前缘的舌骨水平或其上下处是第 2 鳃裂囊肿的经典部位；颈根部则是第 3、4 鳃裂囊肿的好发部位。颈侧区常见的还有淋巴管瘤、颈动脉体瘤、血管瘤、神经鞘瘤等。颈部多见的有神经纤维瘤及脂肪瘤。

（二）颌面颈部层次

面部皮肤含有较多皮脂腺、汗腺和毛囊，是皮脂腺囊肿和疖肿的好发部位。颌面部皮下组织潜在间隙较多，因此颌面部感染易扩散至多个间隙。最常见的是牙源性感染；其次是腺源性感染，在婴幼儿中多见。皮下或黏膜下的较深部位常是皮样囊肿和表皮样囊肿的好发部位。局限型的血管瘤也常位于较表浅的皮下组织层。脂肪层内的肿块常首先考虑皮下脂肪瘤。肌间隔、肌肉深层的肿块可见于弥漫型血管瘤及脂肪肉瘤。

颈动脉鞘周围的肿块常需要考虑颈动脉体瘤、神经鞘瘤、神经纤维瘤等，位于颈动脉鞘浅面的肿块可为第 2 鳃裂囊肿；颈动脉分叉处后方是典型颈动脉体瘤的好发部位，肿瘤可包绕颈动脉分叉部（窦部）生长，偶见于颈内动脉和颈外动脉旁；神经鞘瘤一般压迫神经干而不浸润神经，因此一般位于血管鞘旁使血管移位但不包绕血管鞘；颈动脉瘤表现为颈侧区的搏动性肿块。另外还需要结合其他评估指标与颈侧区的淋巴结病变相鉴别。

皮样囊肿多位于口底、颏下、鼻根、眶外侧、耳下等皮下或黏膜下的较深部位或肌肉间隙。

二、病变的大小

颌面部和颈部由于常暴露在外，这些部位若出现肿块，即使较小，也常较早被发现。当然，肿块的大小仍有较大差异，从米粒至鹅蛋大小，甚至有如小儿头颅大小般突出在外。

超声检查时需要测量肿块长轴所在切面的长径、与长轴垂直切面的长径及与皮肤垂直切面的深度，取 3 个切面上各自的最长径记录，并以其中的最长径作为衡量肿块大小的标准。

肿块的大小不是鉴别肿块的病理类型的特异指标，但对鉴别良、恶性肿块仍有一定意义。

三、病变的数目

颌面颈部软组织肿块（除淋巴结）大多为单发，多发肿块可见于脂肪瘤、神经纤维瘤病、转移性肿瘤等。发生感染时，感染可局限于某一间隙内，由于颈部各相邻间隙间相互连通，感染也可经阻力较小的组织扩散至其他间隙，形成多间隙感染。

四、病变的形态

病灶的形态分为类圆形、椭圆形、长条形、纺锤形、不规则形或分叶状。病灶的形态规则，纵横比接近1的，归为类圆形。形态规则，纵横比 >1.3，归为椭圆形；形态规则，纵横比 >2.5，归为长条形；形态规则，中间较宽，两端逐渐变细归为梭形或纺锤形；形态不规则，向外呈三瓣或三瓣以上弧形突起的，归为分叶状；其余为不规则形。

颌面颈部肿块多呈类圆形或椭圆形，可见于甲状舌管囊肿、鳃裂囊肿、皮样囊肿（图3-3-1）、表皮样囊肿和大部分良性肿瘤，如血管瘤、脂肪瘤、神经纤维瘤、颈动脉体瘤等，也可见于恶性病变。分叶状肿块可见于脂肪瘤和恶性病变。梭形或纺锤形肿块常见于神经纤维瘤或神经鞘瘤。神经纤维瘤因与神经的连接方式具有特征性，较典型的表现为梭形低回声肿块中心有神经通过，近端和远端逐渐变细呈尾状结构，也称"吊床"征。而神经鞘瘤两端相连的神经干纵切面则显示为卵圆形肿瘤，一侧呈渐行变细的强回声锥形结构，也称"鼠尾"征。长轴方向与颈部纵轴一致的常见于神经鞘瘤，因其沿神经干生长。甲状舌管囊肿若出现瘘，该处可探及一由浅入深的条索状低回声区，低回声区一端与肿物相连，一端与皮肤相连。

五、病变的边界

根据病灶与周围组织的分界是否清晰，将病变分为边界清晰和边界模糊两类。

边界模糊的病变多见于炎症，因其与周边组织粘连（图3-3-2），也见于甲状舌管囊肿合并感染或瘘管形成时，囊肿边界变得不清，恶性肿瘤因其有侵袭性，浸润周边软组织，也表现为边界模糊。边界清

晰的病变包括大多数良性肿块、转移性淋巴结等。囊性水瘤的液性无回声区特征性地呈"触手状"突起而伸入筋膜间隙或肌肉内，有时甚至与筋膜或肌肉分界欠清。

六、病变的内部回声

将病变的回声强度与周围的颈部软组织回声做比较可以分为无回声、低回声、中等回声及高回声，如病灶内有几种不同的回声为混合回声。根据肿块内回声的分布可分为回声均匀和回声不均匀。

（一）无回声

无回声主要见于甲状舌管囊肿（图3-3-3）、鳃裂囊肿、皮样囊肿和囊性水瘤。

内部回声均匀、透声好的无回声肿块可见于黏液或浆液性囊肿，如囊壁为柱状上皮的鳃裂囊肿，少数可伴有稀疏点状回声。另外，囊性水瘤其内部透声一般较好，其间还有多条纤细的带状回声分隔。

若囊肿于短时间内迅速增大，囊壁毛糙不规则，

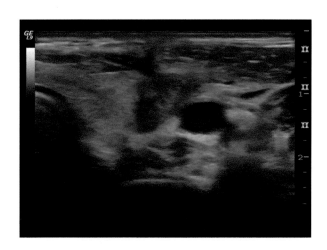

图3-3-2　颈部炎症感染侵犯甲状腺，边界模糊

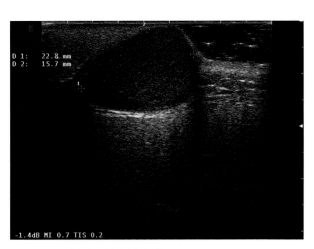

图3-3-1　椭圆形的皮样囊肿

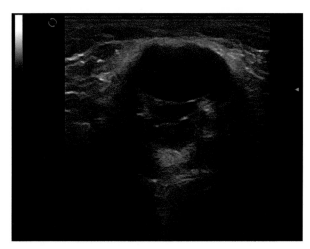

图3-3-3　无回声的甲状舌管囊肿

内部出现密集的细点状回声，其内部回声会变得不均匀，透声也较差，常见于囊状淋巴管瘤发生囊内血管破裂出血或感染使淋巴管阻塞。内部透声较差多为囊液黏稠呈浑浊液或乳状液的囊肿，如囊壁为鳞状上皮衬里的鳃裂囊肿，其无回声区内伴有数量不等的暗淡粗点状回声。另外，如皮样囊肿可呈现"脂液分层"结构。有时囊壁脱落物可在囊内呈低回声纤维条索状或线状、斑片状钙化，或为团块状强回声，影响到无回声的透声。事实上，颈部常见的囊性包块大都并非完全液性，无回声区的清晰度将随液性成分以外的成分增多而减低。

（二）低回声

颌面颈部软组织的大部分肿块表现为低回声，如神经鞘瘤、神经纤维瘤、颈动脉体瘤，也可见于炎症感染及少部分血管瘤、淋巴管瘤和脂肪瘤等。

低回声肿块之间回声分布仍有所差异。内部回声不均匀的情况较多，例如颈动脉体瘤，有时可以在瘤体内见囊状无回声区及不规则的无回声管状结构，改变探头方向，可见管道间互相连通。另外，典型"靶征"样结构见于神经纤维瘤，横切面中央回声偏高，边缘呈低回声环，这种声像图改变可能与病理所见的间质疏松细胞呈旋涡样排列有关。

此外，囊液黏稠混有其他成分或继发感染的囊肿会呈现为低回声（图3-3-4），此时肿块呈现出类似实质性肿块的低回声，特别是当后方无增强时，这种超声改变主要是由囊肿的细胞成分、胆固醇结晶、角蛋白所致。但仔细观察，仍可发现其内部表现为众多可漂浮移动的点状回声，呈碎屑状，此时，可用探头挤压肿块，观察其内部的点状回声活动情况，常可见其漂浮翻腾；也可用B-Flow模式，可见肿块内部的流动光点呈快速地移动，从而避免把囊肿误诊为实质性肿块。

（三）中等回声及高回声

中等回声及高回声见于实质性肿块，多见于脂肪瘤，其内部回声不均匀，呈典型的"条纹"或"羽毛状"图案，即内部见条索状、带状高回声与皮肤平行（图3-3-5），这是比较有特征性的回声特点。一般认为这种改变为脂肪瘤中的纤维性基质所致，因此典型脂肪瘤一般根据其特殊的回声表现较易诊断。这种改变还可见于血管平滑肌脂肪瘤、错构瘤等，但这些肿瘤根据其内部所含脂质成分的多少而呈现不同的回声。

（四）混合回声

一般囊实性肿块呈现为混合回声，有的内部伴有钙化，回声分布不均匀。混合回声多见于炎症感染和脓肿、血管瘤等。

炎症病变呈混合性回声，各期表现有所差异。早期其周围的皮下软组织层明显增厚，分界不清，是由于炎性渗出，组织坏死，周围组织炎性改变。大部分回声接近无回声区样低回声，如局部可见透声欠佳囊性回声；部分可见斑片状、可漂浮的高回声，可考虑有脓肿形成（图3-3-6）。而当此病变区低或无回声消失，囊壁塌陷，代之以不规则的杂乱回声或纤维条索状的回声带，或见点状、线状、斑点状钙化则考虑后期炎症的吸收、纤维化或肉芽组织形成。

当混合性回声内见多个枝条状或蜂窝状多囊性无回声区，需要考虑海绵状淋巴管瘤和血管瘤（海绵状血管瘤多见）。取头低位检查时，可见血管瘤内部无回声区扩大，其为扩张的血管，有时还可见伴有声影的点状强回声，其为窦内血液凝固成血栓并钙化而形成的静脉石回声（图3-3-7）。

七、病变邻近结构的位移

当肿块较大时，还可使颈部的其他正常结构有所移位。如鳃裂囊肿增大时可使颈动脉鞘内结构向后内

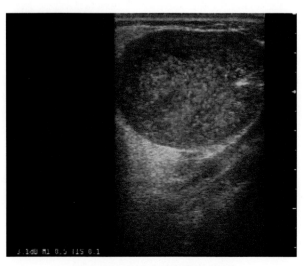

图3-3-4　继发感染后呈低回声的囊肿声像图

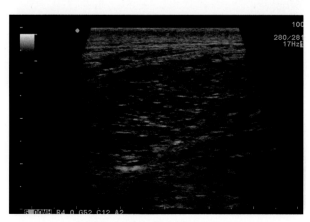

图3-3-5　中等回声的脂肪瘤声像图

侧移位；发生于颈动脉鞘附近的神经鞘瘤可以使颈动脉向前移位（图 3-3-8），造成颈总动脉与颈内静脉分离，部分亦可使颈总动脉分叉角度扩大；起源于迷走神经的神经鞘瘤则使颈内动脉向前和向内移位。

八、病变的可压缩性

肿块的可压缩性是指其形态可随探头挤压、说话或吞咽而改变，也是诊断的一个重要依据。可压缩的肿块常见于脂肪瘤、血管瘤、淋巴管瘤（主要为海绵状淋巴管瘤），皮样囊肿和表皮样囊肿的可压缩性更大。

九、病变的血供情况

彩色多普勒超声检查能提供肿块的血供情况，在一定程度上可鉴别囊性和实质性肿块。甲状舌骨囊肿、

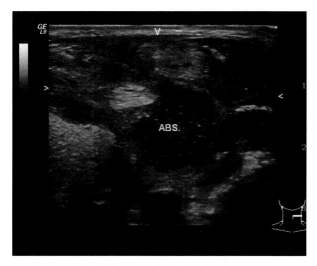

图 3-3-6　**呈混合性回声的成熟脓肿声像图**

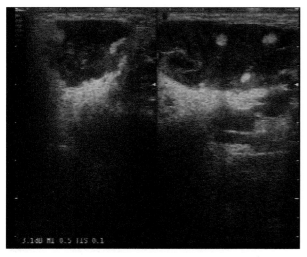

图 3-3-7　**内见钙化的混合性回声（血管瘤）**

鳃裂囊肿、皮样囊肿和表皮样囊肿内部均无彩色血流信号，周边的包膜处可能探及少量条状血流信号。囊肿在继发感染或长期慢性炎症的情况下，囊肿内部出现类似实质性的低回声，在 CDFI 造影检查下或可见条状或点状血流信号。肿块内部无血流信号的还见于脂肪瘤，其他如神经鞘瘤、神经纤维瘤、血管瘤、淋巴管瘤、颈动脉体瘤一般可探及血流信号。血流丰富的病变有颈动脉体瘤及恶性病变，如鳞状细胞癌、恶性神经鞘瘤或转移性瘤等，这可能与恶性肿瘤内部新生血管丰富有关。

当怀疑病变为血管瘤时，可让患者采取头低位，血管瘤内部的血管无回声区可扩大，且随探头的挤压和放松，血管暗区的血流信号可出现蓝色及红色的交替现象（加压蓝色为主、减压红色为主），这是海绵状血管瘤的特殊表现之一。蔓状血管瘤的加压试验亦为阳性，频谱多普勒检查不仅可检测到静脉血流信号，而且有动脉血流信号或动静脉瘘。

另外，肿块的血流方向也是判断肿块性质的一个方面。与颈动脉血流方向相同（即向颅侧），是颈动脉体瘤的特征性表现。血流呈涡流状、五彩镶嵌的则是颈动脉瘤的特殊表现。

十、其他临床指标

颌面颈部软组织肿块的种类繁多、病理类型复杂，超声检查时除了要仔细观察各项超声指标，也要熟悉各常见病变的临床表现，密切结合患者的年龄、病程、体征等有助于诊断。

婴幼儿首先考虑先天性肿块，青少年考虑炎症或病毒性淋巴结肿大，青壮年和中年人警惕恶性肿瘤，老年人绝大多数为转移性恶性肿瘤。病程数日的首先考虑炎症，但不能完全排除恶性肿瘤，数月病程为恶性肿瘤，数年者多数为先天性疾病。良性病变一般生

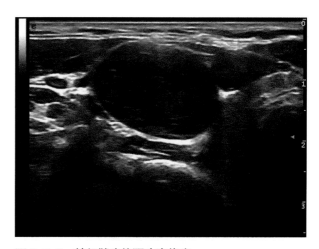

图 3-3-8　**神经鞘瘤使颈动脉前移**

长缓慢，对短期内迅速增大的肿块不能排除肿瘤恶变，这也可见于肿块出血囊性变。

查体时注意肿块与周围组织活动度的关系。活动度好的肿块首先考虑良性。活动度小，活动范围局限，特别是当肿块与周围组织有粘连的则先考虑炎症或倾向恶性肿块。比较有特征性的是与颈部长轴（血管鞘、神经干走行）呈垂直方向活动的神经鞘瘤或颈动脉体瘤，若肿块沿血管鞘或神经干平行方向活动，则一般可以排除这两种疾病。另外，甲状舌管囊肿可随舌骨活动而上下移动是其特征性表现。还要注意肿块表面

皮肤的变化，有红、肿、热、痛的首先考虑炎症。如表面皮肤呈现蓝色或紫蓝色，可触及搏动和震颤，则蔓状血管瘤的可能大。颈动脉三角区的肿块、颈动脉移位及神经功能障碍（如来源于迷走神经的神经鞘瘤，有时患者可出现声音嘶哑）是临床上诊断头颈部神经鞘瘤的经典标准。在附着于动脉鞘的肿块，可扪及搏动和闻及血管杂音，伴有肿块局部胀痛，晕厥、耳鸣、视物模糊、上腹部不适、阵发性心动过缓、血压下降等颈动脉窦综合征的常倾向为颈动脉体瘤。

第四节　颌面颈部炎性疾病

颌面部间隙感染是颜面、颌周及口咽区软组织肿大化脓性炎症的总称，本病多发生于婴幼儿，多来源于牙源性或腮腺源性感染。其临床症状以局部红、肿、热、痛为主要表现，严重时可伴有全身症状。颌面部间隙感染常为混合性细菌感染，病原菌以溶血性链球菌为主，其次为金黄色葡萄球菌，厌氧菌较少见。由于颌面部多个潜在间隙间相互连通，因此发生感染时，感染可局限于某一间隙内，也可经阻力较小的组织扩散至其他间隙，形成多间隙感染。

间隙感染的弥散期称为蜂窝织炎，化脓局限期称为脓肿。

一、蜂窝织炎

（一）临床概述

蜂窝织炎（cellulitis）感染区域患者有明显红、肿、热、痛症状，肿胀区域边界不清，质地较软，患者可有一定程度的颈部活动受限，病变发展中其扩散较快，不易局限，可伴有颈部淋巴结肿大伴压痛，可引起轻度的发热和全身症状。

（二）超声表现

受超声检查局限性的限制，超声仅能对较浅表、无骨等遮挡部位进行扫查。

病变区常可见皮下软组织层明显增厚，内部回声在早期由于炎性渗出，组织坏死，周围组织炎性改变，呈混合性低回声，分布不均匀，大部分回声接近无回声区样低回声，后方回声大多数增强，病变形态呈不规则形（图3-4-1）或类椭圆形，界线不清，可呈蟹足样向周围软组织延伸。若由外伤引起的颌面部炎症，往往可见病变区与皮肤相连，甚至形成窦道，囊腔内

可见少量的气体样回声。病变周边皮下软组织由于炎症浸润或水肿而增厚，回声增高。

彩色血流显像可在病变边缘和周边探及丰富的血流信号（图3-4-2，图3-4-3），少部分内部也可出现血流信号。

病变晚期，局部可形成脓肿（图3-4-4），其声像图表现见"脓肿"部分。部分严重患者脓肿可扩散至多个间隙，此时应逐个间隙进行扫查。

二、脓肿

化脓性炎弥散时称为蜂窝织炎，局限时称为脓肿（abscess）。化脓性炎使疏松结缔组织溶解液化，炎症产物充满其中，此时才出现明显的间隙。

一般化脓性感染的局部表现为红、肿、热、痛和功能障碍。炎症反应严重者，全身出现高热、寒战、脱水、白细胞计数升高、食欲缺乏等中毒症状。腐败坏死性感染的局部红、热体征不如化脓性感染明显，但局部软组织有广泛性水肿，腐败坏死性感染甚至产生皮下气肿，可触及捻发音。

最常见原因为牙源性感染，如下颌第三磨牙冠周炎、根尖周炎、颌骨骨髓炎等；其次是腺源性感染，可由扁桃体炎、唾液腺炎、颌面部淋巴结炎等扩散所致，在婴幼儿中多见。继发于创伤、面部疖痈、口腔溃疡和血源性感染者已少见。

（一）超声表现

在脓肿形成阶段，病变区出现液化，局部可见囊性团块，边缘欠清，囊壁增厚不光滑，囊腔内透声欠佳，部分其内可见斑片状、可漂浮的高回声（图3-4-5）。脓肿形成后在中晚期由于炎症吸收，纤维组织增多，

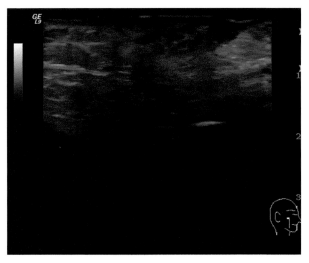

图 3-4-1　蜂窝织炎声像图

注：皮下软组织增厚，见局限性不规则低回声区，界线欠清

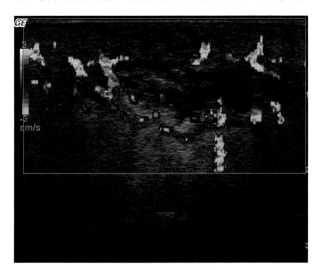

图 3-4-2　低回声区血流信号丰富

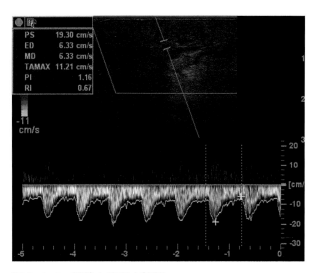

图 3-4-3　团块血流阻力较低

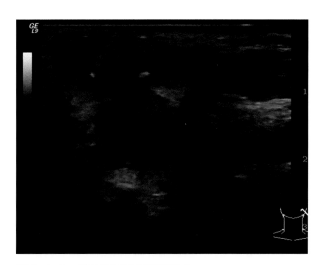

图 3-4-4　颌面部间隙内脓肿形成

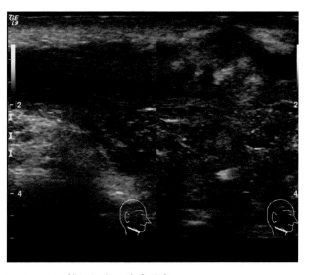

图 3-4-5　软组织皮下脓肿形成

原病变区异常低或无回声消失，脓腔塌陷，代之以不规则的杂乱点状回声或纤维条索状的带状回声，有时可见点状、线状、斑点状钙化。肿块后方回声无明显改变，周边由于周围纤维组织包裹形成粗而强的假包膜回声，但常不完整。

脓肿内部一般无血流信号，而脓肿壁周围血流信号则增多，血流阻力较低。

（二）鉴别诊断

脓肿需要与单纯性囊肿进行鉴别，脓肿的囊壁多为厚薄不均的表现，与周围正常组织可分界不清，而单纯性囊肿的壁通常薄而光滑。

中晚期的脓肿无回声消失，脓腔塌陷，整体呈一实质不均区，在声像图上与恶性肿瘤有相似性，鉴别诊断见表 3-4-1。

（三）要点

1. 病程时间较短，临床上有炎症特征的红、肿、热、痛。

2. 超声检查可见蜂窝织炎期间边界不清的蟹足状

混合性低回声，在脓肿形成期间可见假包膜回声形成，周围组织回声有水肿改变。

表 3-4-1　中晚期脓肿与恶性肿瘤的超声鉴别诊断

	中晚期脓肿	恶性肿瘤
临床表现	可有反复红、肿、热、痛等	短期内生长迅速，局部出现疼痛、麻木
内部回声	实质性回声为主，分布不均，有强回声斑	实质性回声，分布不均匀
形态	不规则形多见	分叶状或不规则形
边界	不清	欠清或不清
包膜	无或周围有粗强的假包膜回声	无或不完整
CDFI	较丰富	较丰富
周围组织回声	可有水肿，回声不均	无明显改变

第五节　颌面颈部囊性占位病变

一、鳃裂囊肿

鳃裂囊肿（branchial cyst）属于先天性腮腺囊肿，又称颈淋巴上皮囊肿。鳃裂囊肿常见于 10 ～ 40 岁，常为单侧，表现为无痛性肿块，质软，有波动感，受压不变形，生长慢，患者多无自觉症状。鳃裂囊肿恶变率极低。

根据鳃裂来源位置可将鳃裂囊肿分为上、中、下 3 组。上组位于腮腺区和下颌角以上，来自第 1 鳃裂；中组位于颈中上部，即位于胸锁乳突肌前缘舌骨水平或其上下，多来自第 2 鳃裂；下组则多位于颈根区，来自 3、4 鳃裂。第 1、2 鳃裂囊肿临床较多见。

组织学上鳃裂囊肿为胚胎鳃裂上皮残余组织所形成的畸形之一，因胚胎发育过程中鳃裂与鳃弓未完全融合或完全未融合形成。鳃裂囊肿囊壁厚薄不等，外层多为纤维结缔组织，内层为复层鳞状上皮（来自鳃沟的外胚层）或假复层纤毛柱状上皮（来自咽囊的内胚层），含有淋巴样组织；囊内为黄色或棕色的、清亮的、含或不含胆固醇的液体，而继发感染时，其内容物则较浑浊，甚至可呈豆腐渣样。此外，鳃裂囊肿继发感染后可致囊壁炎性肉芽组织增生。

（一）超声表现

第 1 鳃裂囊肿多位于腮腺内。第 2 鳃裂囊肿则多位于下颌下腺后方、颈血管鞘浅面、胸锁乳突肌前缘

的舌骨水平或其上下处，当它增大至数厘米时，向后可延伸至胸锁乳突肌之下，可使颈动脉鞘内结构向后内侧移位（图 3-5-1）。

鳃裂囊肿常为单发，形态呈椭圆形，部分可为不规则形。它边界清楚，囊壁较薄，一般不易被察觉，少数囊壁可较厚，甚至近囊壁的部位可见实性低回声，这主要是炎症和细胞的残屑所致。肿块后方回声多增强。

鳃裂囊肿内部多数为单腔，少数内部可有带状回声分隔。它不同于其他囊肿，囊壁组成的不同影响它的内部回声。鳃裂囊肿很少为完全液性，当囊壁为柱状上皮时，它的内容物为透明黏液或浆液，液性无回声区清晰，少数伴有稀疏点状结构，其多为无回声内伴均匀碎屑低回声；当为鳞状上皮时，内容物为不透明的浑浊液或乳状液，其呈不均质、内部有间隔的类似实质性回声（图 3-5-2），主要是由囊肿的细胞成分、胆固醇结晶、角蛋白所致，用探头挤压囊肿时，内部的点状回声会移动，以此可鉴别于实质性肿块；如 2 种形态上皮同时存在，液性无回声区清晰度将随鳞状上皮所产生角化物的增多而减低。当鳃裂囊肿继发感染或形成瘘管时，声像图表现为均质密集的暗淡点状回声并伴有强回声点浮游于液性无回声区中。

CDFI 可见周边包膜处有少许条状血流信号，囊肿内部无血流信号。

（二）鉴别诊断

鳃裂囊肿应与腺淋巴瘤、腮腺多形性腺瘤相鉴别，后两者均呈实质低回声肿物，且内部可见彩色血流信号；还应与颈淋巴管瘤相鉴别，颈淋巴管瘤内可见淋巴管粗细不一，由细变粗。对腮腺多形性腺瘤囊性变及潴留性腮腺囊肿鉴别困难者应在超声指引下穿刺活检。

（三）要点

1. 鳃裂囊肿是先天性病变，病程较长，为颈侧区无痛性、有波动感、质软肿块。

2. 超声显示颈侧区囊性回声，内透声欠佳，内部点状回声有浮动感可区别于实质性回声。

二、甲状舌管囊肿

甲状舌管囊肿（thyroglossal cyst）为先天性发育异常（congenital dysplasia），是胚胎时期未自行闭合的甲状舌管（thyroglossal tract）残存上皮分泌物积聚而成的一种先天性发育异常。甲状舌管囊肿多

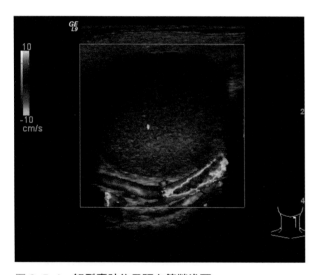

图 3-5-1　**鳃裂囊肿位于颈血管鞘浅面**

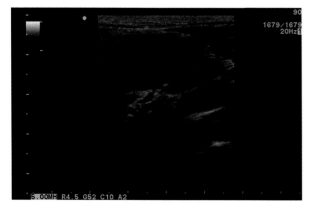

图 3-5-2　**鳃裂囊肿内部为类实性低回声**

见于 15 岁以下儿童，亦可见于成年人，是颈前部中线处最常见的良性肿物，多位于口底舌部盲孔至胸骨切迹的颈中线部位，以甲状腺上方的颈正中或略偏处多见。甲状舌管囊肿生长较缓慢，呈圆形，表面光滑，与皮肤及周围组织无粘连，通过条索状结构与舌骨体相连，因此可随吞咽或伸、缩舌而上下移动。甲状舌管囊肿的临床症状与其大小及位置有关，有时可继发感染，或因先天因素、感染破溃形成甲状舌骨瘘，甲状舌骨瘘若长期不治，可发生癌变。

病理学检查可见甲状舌管囊肿的内壁为复层鳞状上皮细胞或柱状上皮细胞，囊内含有淡黄色黏液样液，感染者可见炎性细胞。

（一）超声表现

甲状舌管囊肿在二维超声上常表现为：①一般形态规则，为圆形或类圆形，也可为分叶形；②多位于舌骨与甲状腺之间，大多数位于颈前正中，属于中央型；少数偏离颈前正中，为偏心型；③囊壁可为不明显（<1mm）、薄壁（1～2mm）或厚壁（≥2mm）；④内部回声可因囊内分泌物的不同及有无合并感染而表现多样（图 3-5-3）：a. 单纯囊性无回声，后方回声增强；b. 细密点状回声，囊内见稠密不一的细点状回声，轻压探头其可流动，后方回声增强；c. 细密点状回声及强回声后伴"彗星尾"征；d. 类实性回声，探头加压后可见点状回声轻微移动，后方回声增强不明显。

CDFI 显示肿块周边可探及血流及频谱，而囊内无明显血流，CDFI 有时可见囊腔内颗粒状内容物移动而产生的闪烁伪差。囊肿后方一般可见强回声表现的舌骨回声，它可随舌骨活动而上下移动。

当甲状舌管囊肿合并感染时，囊肿形态变得不规则，边界不清，囊壁增厚不光整，囊内透声差，内有散在性小点状强回声，部分囊肿几乎充满了颗粒状内容物，似实性肿块，向两侧的活动度大于上下活动度。CDFI 检查囊肿内可见条状或点状血流信号。若出现甲状舌骨瘘，该处可探及一由浅入深的条索状低回声区，一端与肿物相连，一端与皮肤相连。

（二）鉴别诊断

不典型的甲状舌管囊肿声像图应与异位甲状腺（ectopic thyroid gland）、甲状腺峡部肿瘤（isthmic tumor of thyroid）、淋巴结炎（lymphadenitis）、皮样囊肿（dermoid cyst）等相鉴别。应特别注意与异位甲状腺的鉴别。

1. **异位甲状腺**　异位甲状腺患者的颈前区可扪及肿块，其质地较韧，位置不固定，可向多个方向推动。超声检查时应同时探测双侧甲状腺大小及位置，明确肿块与甲状腺的关系，若双叶缺如应考虑异位孤立甲状腺的可能，避免盲目将其切除后造成患者术后黏液

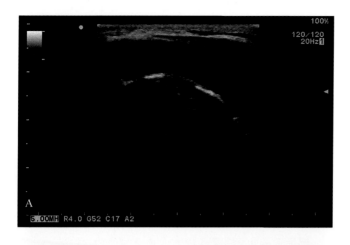

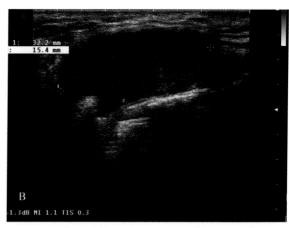

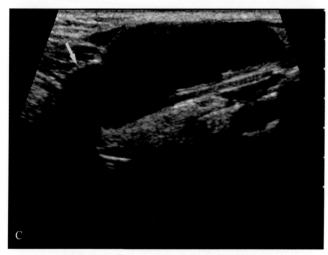

图 3-5-3　**甲状舌管囊肿声像图**

注：A. 壁较薄，透声可，内可见少许絮状低回声碎屑；B. 囊内见团状回声；C. 囊肿紧贴舌骨（箭头所指）下方，囊内为均匀低回声

性水肿的不良后果。声像图上，正常甲状腺区域可无甲状腺组织，颈前区皮下层内有类似甲状腺的回声结构，无正常甲状腺的形态，肿块可用探头推动。CDFI显示内部有点片状血流信号。

2. **皮样囊肿**　皮样囊肿与甲状舌管囊肿相比形态较规则，一般呈椭圆形，囊壁回声较明显，内部可见散在性分布强弱不一的点状回声，它较甲状舌管囊肿均匀，很少出现实质回声的乳头样物。

（三）要点

1. 甲状舌管囊肿为颈中部随吞咽上下活动的圆形光滑肿块，瘘管形成时可见颈中部瘘口。

2. 超声上表现为有囊壁的无回声灶，边缘偶见少许血流信号，感染时囊壁增厚不规则，另外，需要注意它与舌骨、甲状腺的关系。

三、颌骨囊肿

颌骨囊肿（jaw cyst）是指在颌骨内出现的一含液性的囊性肿物，可逐步增大致颌骨膨胀破坏。根据发病原因可分为牙源性及非牙源性两大类。在此主要介绍牙源性角化囊肿，又称为始基囊肿，占全部颌骨

囊肿的 3% ～ 12%，男性较女性多见。牙源性角化囊肿好发于下颌骨磨牙区和升支，多为单发，常沿下颌骨长轴方向生长。角化囊肿具有显著的复发性和恶变倾向。患者一般无症状，或囊肿增大后引起颌面部局部肿胀。

多数人认为颌骨囊肿的组织来源为牙板上皮剩余或 Serres 上皮剩余。肉眼观肿物为单囊或多囊，囊腔内大多可见黄、白色角蛋白样（皮脂样）物质。牙源性角化囊肿的主要病理改变：①衬里上皮为较薄的复层鳞状上皮；②基底细胞层边界清楚；③棘层较薄；④棘层细胞常呈细胞内水肿；⑤表层的角化主要是不全角化；⑥衬里上皮表面常呈波状或皱褶状；⑦纤维性囊壁较薄。

（一）*超声表现*

角化囊肿声像图常表现为沿颌骨长轴生长的单发单房囊性回声，边界清晰，形态尚规则或欠规则，囊壁较薄，内部回声以液性为主（图 3-5-4），透声一般欠佳，部分表现为混合回声（图 3-5-5），可能与角化囊肿曾继发感染或病史较长有关；颌骨膨胀性小，角化囊肿均沿颌骨长轴生长。由于超声传导特点，并不能清楚地显示囊性病变的骨壁破坏特点与形态、相

应牙根在囊腔内的位置、受压状况和吸收形态,但超声能够透过有骨皮质破坏的骨组织及其内部的软组织显像,以此确定有无骨穿透性病变及其破坏范围。

（二）要点

1. 颌骨囊肿增大会对骨质有膨胀性压迫,颌面部局部肿胀。

2. 超声上为沿颌骨长轴生长的单发单房囊性回声,边界清晰,囊壁较薄,超声不能清楚地显示囊性病变的骨壁破坏特点与形态、相应牙根在囊腔内的位置、受压状况和吸收形态,但可确定有无骨穿透性病变及其破坏范围。

四、皮样囊肿和表皮样囊肿

皮样囊肿和表皮样囊肿（dermoid cyst and epidermoid cyst）为胚胎发育时期遗留于组织中的上皮发展形成的囊肿,囊壁外为致密结缔组织。表皮样囊肿囊壁为复层鳞状上皮内衬,绕以纤维结缔组织,

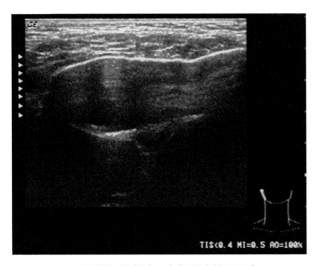

图 3-5-4　下颌骨角化囊肿,内部呈液性无回声

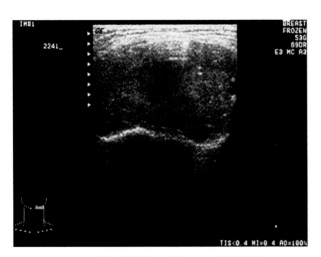

图 3-5-5　下颌骨角化囊肿,内部回声呈混合型

囊腔内有排列成层的角化细胞,偶可见钙化;而皮样囊肿囊壁较厚,除鳞状上皮外,尚有真皮、不等量的皮下组织和皮肤附件,囊腔内为脱落的上皮细胞、皮脂腺、汗腺及毛发等组织。

皮样囊肿和表皮样囊肿好发于幼儿或青春期,生长缓慢。发病部位多位于口底、颏下、鼻根、眶外侧、耳下等皮下或黏膜下的较深部位或肌肉间隙。囊肿呈类圆形,表面光滑,与表面皮肤无粘连,多柔软而有波动感,患者多无自觉症状。少数可发生恶变。

（一）超声表现

肿块呈圆形、类圆形或不规则形,边界清楚,囊壁回声较明显,囊肿内部回声可因内容物构成的成分不同而有所差异,如囊内物为均匀的液体,表现为一致性液性无回声区,也可伴强弱不一的散在性点状回声（图3-5-6）,部分甚至表现为"脂液分层"结构;如囊内液体包裹囊壁脱落物者,则表现为团块状强回声被液性无回声区所包绕;另外,部分囊肿内可出现钙化。囊肿形态随探头挤压、说话或吞咽可改变。根据不同组织成熟度、囊内角化物含量及是否合并破裂、感染,声像图表现可分为以下3种:①均质回声型;②不均质回声型;③混合回声型。

CDFI 显示囊肿内部无彩色血流信号。

此外,皮样囊肿可于骨缝间生长,常与骨膜相粘连,并伴有骨骼的改变,但由于超声对骨骼扫查的缺陷性,此时超声检查仅能探及囊肿的一部分,若要明确囊肿的侵犯范围则需要进行 CT 或 MRI 检查。

（二）要点

1. 囊肿表面光滑,与皮肤无粘连,柔软有波动感。患者多无自觉症状。囊肿可在颌面颈部不同部位发生。

2. 超声上肿块多为类圆形,边界清楚,囊壁回声较明显,囊肿内部回声可因内容物构成的成分不同而有所差异,囊内无血流信号。

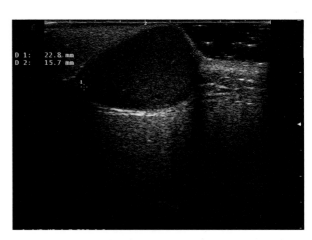

图 3-5-6　左耳背后皮样囊肿

第六节　颌面颈部肿瘤

一、神经纤维瘤

神经纤维瘤(neurofibroma)以成年人发病较多,儿童较少发生。单发者多见于上颈段神经的分布区,主要表现为皮下沿神经干分布的圆形或梭形瘤性结节,其质韧、光滑、可活动。患者有自发疼痛或触压引起相应神经分布区的麻木感及传导痛。多发者称神经纤维瘤病,与常染色体显性遗传有关。神经纤维瘤病分两型,较常见的是Ⅰ型,主要累及周围神经,称为外周围型神经纤维瘤病;Ⅱ型较少见,又称为双侧听神经纤维瘤。本病恶变率3%～6%。

神经纤维瘤发源于神经鞘细胞及间叶组织的神经内外衣的支持结缔组织。单发瘤体生长于神经内膜上,在神经中心的间隙沿神经走行,呈浸润性生长,可引起神经的肿大,但不破坏神经纤维,手术切除时要牺牲神经干。瘤组织内除有大量纤维组织增生外,还有大小不等的血管及条索状的粗大神经。神经纤维瘤与神经鞘瘤的不同处在于无完整的被膜及瘤细胞不呈栅栏状排列。

(一)超声表现

单发神经纤维瘤以颈前及胸锁乳突肌区多见。它多呈类圆形或梭形。因肿瘤无明显包膜,且呈浸润性生长,所以超声显示瘤体边缘不规整,肿瘤与周围组织界线欠清晰,部分神经纤维瘤可压迫神经形成假包膜,使其边界相对较清楚。神经纤维瘤内部呈偏低回声为主的混合性回声,横切面部分呈典型"靶征",即中央回声偏高,边缘呈低回声环,这种声像图改变可能与病理中间质疏松细胞呈旋涡样排列有关。神经纤维瘤发生出血及囊样变时,内部可见液性无回声区,但较为少见。神经纤维瘤与神经的连接方式具有特征性,较典型的表现为梭形低回声肿块中心有神经通过,近端和远端逐渐变细呈尾状结构。

CDFI显示瘤体血供欠丰富,频谱呈高阻型改变。

Ⅰ型神经纤维瘤按声像图表现分为多发结节型、丛状型和弥漫型三种类型。①多发结节型表现为皮下多发性低回声结节,边界清晰,呈圆形、卵圆形,CDFI可见各结节内部血流信号稀少;②丛状型一般累及较大范围神经干,声像图表现为肿胀增生的神经纤维扭曲变形,其呈"串珠样"排列的低回声结节,中间有神经干相连,CDFI显示结节内部血流信号均较丰富;③弥漫型表现为病变区皮肤及皮下脂肪层明显增厚,回声弥漫性增强,

典型表现为高低回声间杂有序的"羽毛状"排列或欠规整的"鱼鳞状"排列,CDFI显示病变区域丰富血流信号伴局部血管瘤样扩张。

(二)要点

1. 患者可有自发疼痛或触压引起相应神经分布区的麻木感及传导痛。

2. 超声探查显示神经纤维瘤位于颈前及胸锁乳突肌区,呈梭形或类圆形不均质低回声团块,部分有假包膜回声,横切面部分呈典型"靶征"样结构,其可见"进入"和"走出"的神经纤维。

二、神经鞘瘤

神经鞘瘤(neurilemmoma)来源于外周运动、感觉和脑神经鞘膜(视神经和嗅神经除外)的施万细胞,故又称施万瘤(Schwannoma)。该病多见于青壮年,无性别差异,25%～45%发生于头颈部。颈动脉三角区的肿块、颈动脉移位及神经功能障碍(如来源于迷走神经的神经鞘膜瘤患者有时可出现声音嘶哑)是临床上诊断头颈部神经鞘瘤的经典标准。本病罕见恶变。

神经鞘瘤起源于外周神经鞘,包膜完整,生长缓慢,呈偏心生长,压迫但不浸润神经,触诊时肿块的活动方向与神经干相垂直,外科手术时很容易完整切除肿瘤而不损伤神经干。当瘤体较大时,可出现坏死、液化、钙化、出血及透明样变等退行性病变,临床上常可穿刺出不凝固的血性液体。

(一)超声表现

神经鞘瘤多为单发,瘤体呈椭圆形、葫芦形或纺锤形,部分可呈分叶形,边界清晰,多数包膜完整。肿块后方回声可增强。偶有多发肿块,多发者可排列成串珠状。肿块实质呈低回声或中等回声,少数表现类似无回声,内部回声通常尚均匀(图3-6-1)。神经鞘瘤内部出现液性无回声及点片状、团状强回声是其较具特征性的表现。神经鞘瘤恶变时瘤体常较大(平均60mm),内部回声多不均匀,肿瘤边界不清,无包膜或包膜不完整,质地硬,瘤体不移动,可伴有周围淋巴结的肿大。

CDFI示肿块内部血流信号较丰富。病灶两端相连的神经干纵切面显示为卵圆形肿瘤一侧呈渐行变细的强回声锥形结构(图3-6-2)。

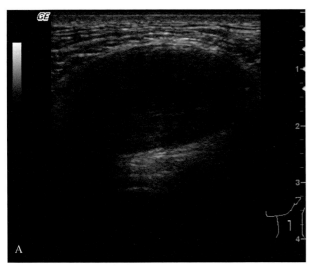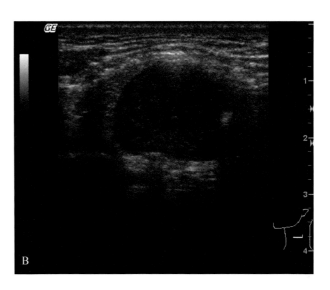

图 3-6-1 右侧颈部神经鞘瘤声像图

注：A. 形态呈椭圆形，边界清晰，内部回声不均，后方回声稍增强；B. 肿块内呈中等回声，分布尚均

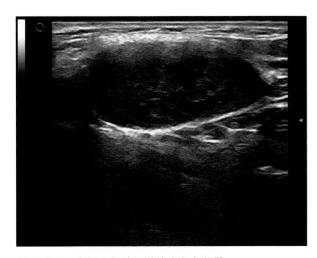

图 3-6-2 右侧颈部神经鞘瘤彩色多普勒

注：卵圆形肿瘤一侧呈渐行变细的强回声锥形结构

（二）要点

1. 颈动脉三角区的肿块、颈动脉移位及神经功能障碍（如来源于迷走神经的神经鞘膜瘤患者有时可出现声音嘶哑）是临床上诊断头颈部神经鞘瘤的经典标准。

2. 超声探查可见神经鞘瘤于颈动脉的深层，引起颈总动脉与颈内静脉的分离，肿瘤呈有完整包膜的低回声或中等回声，与神经干紧密相邻，但不通过神经纤维的中心，它的血供较神经纤维瘤丰富。

三、颈动脉体瘤

颈动脉体瘤(carotid body tumor)临床上较少见，好发于30～40岁，多为单发，双侧发病者占5%～20%，也可为多中心源性。患者一般无自觉症状，多以颈部包块就诊。少数患者可伴有肿块局部胀痛、晕厥、耳鸣、视物模糊、上腹部不适、阵发性心动过缓、血压下降等颈动脉窦综合征；肿瘤增大时可累及第Ⅸ、Ⅹ、Ⅺ及第Ⅻ对脑神经，其引起吞咽困难、声音嘶哑、伸舌时舌尖向同侧移位及霍纳综合征等。有的肿瘤可向咽部生长，口腔检查时咽侧壁饱满、膨隆。5%～10%颈动脉体瘤可发生恶变，较常见的转移方式为区域淋巴结转移，亦可存在远处转移。

颈动脉体瘤是原发于颈动脉体的一种化学感受器的实质性肿瘤，肿瘤来自副神经节组织的非嗜铬副神经节瘤，故亦称颈动脉体副神经瘤。颈动脉体瘤的发病原因，目前认为是慢性缺氧导致体内血液成分改变，刺激颈动脉体，使其代偿性增生，最终形成肿瘤。有文献报道10%～50%颈动脉体瘤具有家族性，它是一种外显率与年龄相关的常染色体疾病，非遗传性患者中，女性占绝大多数，而遗传性患者中性别差异无显著性。典型颈动脉体瘤位于颈总动脉分叉处后方的动脉外膜层内，生长缓慢，质地中等，呈海绵或分叶状，可包绕颈动脉分叉部（窦部）或颈内、外动脉。因颈动脉体瘤附着于动脉鞘，可向侧方移动，但在垂直方向活动受限。病理切片示肿瘤实质内富含血管及神经，因此在部分肿块可扪及搏动和闻及血管杂音。

（一）超声表现

颈动脉体瘤声像图可明确显示颈动脉与肿瘤的关系。正常情况下，颈动脉分叉处夹角＜150°，间距＜5mm。颈动脉体瘤的典型特征是颈动脉分叉处夹角增宽，颈外动脉向前内方移位，而颈内动脉和颈内静脉则向后外方移位（图3-6-3）；也有瘤体包绕颈动脉分叉部或颈内、外动脉，因而瘤体有波动性搏动，但肿瘤很少侵及颈动脉中、内膜，超声显示颈动脉中内膜表面较光整。

颈动脉体瘤一般单发，具有完整包膜，边界清晰，呈圆形或分叶状的均匀低回声，也有呈较高回声或中等回声，无钙化灶，有时可以在瘤体内见囊状无回声区及不规则的无回声管状结构，如改变探头方向，可见管道间互相连通。

CDFI 显示颈动脉体瘤内的囊状无回声区及无回声管状结构均为血管腔，肿瘤内部有丰富的血流，血流方向与颈动脉血流方向相同，均为向颅侧。但实际工作中发现部分颈动脉体瘤内部血流并不丰富。频谱多普勒显示肿瘤内血流均为阻力较低的动脉血流（图 3-6-4），绝大多数患者的颈外动脉内出现低阻血流（图 3-6-5）。

恶性颈动脉体瘤单纯依靠组织学诊断并不能完全确诊，因此当怀疑为恶性颈动脉体瘤时，应对局部区域的淋巴结进行扫查，根据其是否有局部淋巴结转移等排除恶性可能。

（二）鉴别诊断

颈动脉体瘤与来源于迷走神经的神经鞘瘤位置相似，两者的鉴别诊断见表 3-6-1。

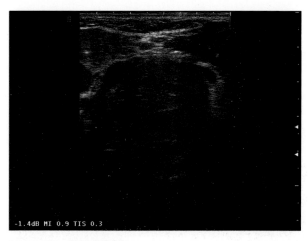

图 3-6-3　颈动脉体瘤

注：肿瘤压迫颈外动脉向前内方移位，颈内动脉向后外方移位

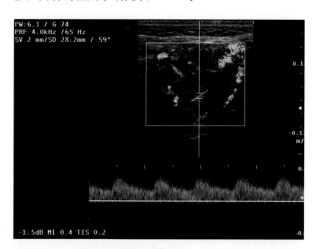

图 3-6-4　颈动脉体瘤频谱多普勒

注：肿瘤内部血流较为丰富，且为阻力较低的动脉血流

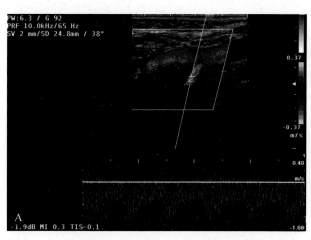

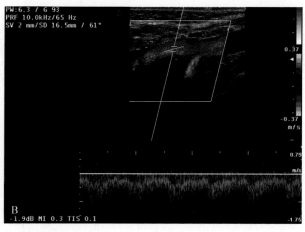

图 3-6-5　颈动脉体瘤的颈外动脉血流频谱均呈低阻血流（颈内外动脉频谱对照）

注：A. 颈外动脉频谱；B. 颈内动脉频谱

表 3-6-1　颈动脉体瘤与神经鞘瘤的鉴别诊断

	颈动脉体瘤	神经鞘瘤
部位	大多数位于颈动脉分叉处	颈动脉鞘深面多见
内部回声	低回声欠均匀	低回声，内可有散在小无回声区
与颈部血管的关系	大多数包绕颈动脉	颈部血管旁
质地	质地一般具海绵感	坚韧或较硬
CDFI	丰富或一般	少量血流信号

（三）要点

1．临床上可无自觉症状，少数有颈动脉窦综合征及肿瘤增大可累及第Ⅸ～Ⅻ对脑神经引起相应症状。

2．超声上肿块位于颈动脉分叉处，包绕颈动脉，呈现欠均匀的低回声团块，血流信号丰富，颈外动脉可探及低阻血流。

四、成釉细胞瘤

成釉细胞瘤（ameloblastoma，AM）是口腔颌面部最常见的牙源性肿瘤，占牙源性肿瘤的 59.3%～63.2%。1879 年 Falkson 首先描述此病。1929 年 Churchill 正式命名其为成釉细胞瘤。成釉细胞瘤常见于 30～49 岁，平均年龄 40 岁，男女无明显差异。成釉细胞瘤虽然为良性肿瘤，但具有局部侵袭性，术后容易复发，它的复发率可高达 50%～90%。少部分肿瘤可表现出恶性组织学特征和（或）临床行为。恶性成釉细胞瘤可发生颈部淋巴结或远处转移。

肿瘤多发于下颌骨，以下颌骨磨牙区和下颌骨升支为主，多数患者因颌面部肿胀畸形就诊，部分患者继发感染后出现疼痛，这时成釉细胞瘤需要鉴别于骨髓炎或面间隙感染。

成釉细胞瘤发生原因不明。一般认为，成釉细胞瘤起源于牙源性上皮或牙源性上皮剩余。它通常生长缓慢，随着其不断膨大，下颌骨骨密质逐渐受压、被吸收变薄。剖面常见有囊性和实性两部分，囊腔内含有黄色和褐色液体，实性区呈白色或灰白色。WHO 组织学分型将成釉细胞瘤分为 3 种类型，即一般型、单囊型和周边型成釉细胞瘤。

（一）超声表现

根据骨间隔情况等将成釉细胞瘤分为 4 型：多房型、蜂窝型、单房型和局部恶性破坏征型。

1．多房型　瘤体内见多条强回声骨间隔，分房大小往往相差悬殊，房呈椭圆形或圆形，成群排列且相互重叠（图 3-6-6）。

2．蜂窝型　其特点为瘤体内分房通常较小且大小基本相同，骨间隔较厚，常粗糙不规则。另外，当瘤体中蜂窝状小房与大房均存在时，如前者所占比例较多，在本文中把其归列为蜂窝型，反之则为多房型（图 3-6-7）。

3．单房型　此型少见，呈一实性肿瘤声像图，内部未见明显骨间隔强回声光带，肿瘤边界清（图 3-6-8）。

4．局部恶性破坏征型　下颌骨成釉细胞瘤具有侵袭性，因此当局部生长过快时，肿瘤可呈现类似恶性破坏征象的声像图（图 3-6-9）。

（二）要点

1．成釉细胞瘤为牙源性疾病，患者可有颌面部肿胀畸形，继发感染者可有疼痛。

2．超声上表现为囊实性回声，内有骨间隔，肿瘤呈现类似恶性破坏征象的声像图。

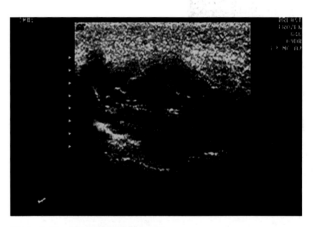

图 3-6-7　蜂窝型成釉细胞瘤

注：内可见条状强回声骨间隔，呈蜂窝状表现

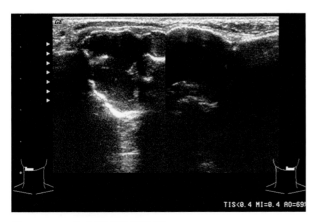

图 3-6-6　多房型成釉细胞瘤

注：内可见多条强回声分隔

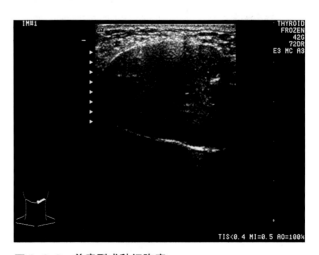

图 3-6-8　单房型成釉细胞瘤

注：呈实质性低回声，无明显条状骨分隔

五、颌骨骨肉瘤

颌骨源性恶性肿瘤可起源于颌骨的各种组成成分，病理上主要表现为颌骨骨质的不规则破坏，多穿破骨皮质边缘，在颌骨周围形成软组织肿块。

骨肉瘤在颅骨的发病率为 7%～10%，其中以颌骨为主，即颌骨骨肉瘤（jaw osteosarcoma），临床上其牙痛及皮肤感觉异常较局部颌骨肿胀畸形出现早，放疗为其主要诱因，骨纤维结构不良、Paget 病可能为其高危因素。病理上无论有多少肿瘤性软骨或纤维组织存在，只要见到肿瘤性成骨就称之骨肉瘤。

（一）超声表现

由于颌骨恶性肿瘤的生长特性，通常位于骨质内的瘤体边界模糊不清，超声往往难以明确显示其边界；当瘤体突破骨质后，在骨膜与未破坏的骨质表面之间生长时，超声则可以较为清晰地显示肿瘤的边界。肿瘤内部多以实质为主，边界不清，形态不规则（图3-6-10）。CDFI示肿瘤的血流信号较丰富（图3-6-11，图3-6-12）。

由于肿瘤可致颌骨吸收变薄。破坏严重者超声可见呈强光带表现的颌骨骨皮质局部中断、边缘不连续。同时常可见呈点（团）状强回声表现的类骨组织的存在及死骨回声。

（二）鉴别诊断

颌骨角化囊肿、颌骨成釉细胞瘤和颌骨骨肉瘤皆为颌骨来源的肿瘤，鉴别诊断见表3-6-2。

（三）要点

1. 患者可有放疗等诱因，病程短，肿瘤较早引起颌面肿胀畸形。

2. 超声下颌骨骨肉瘤为不均质的实质回声，内有死骨声像，边界不清，骨质侵犯后中断，骨膜增生，肿瘤血供较丰富。

六、鳞状细胞癌

在颌面颈部的软组织恶性肿瘤中，鳞状细胞癌（squamous cell carcinoma）最为常见，占所有上皮

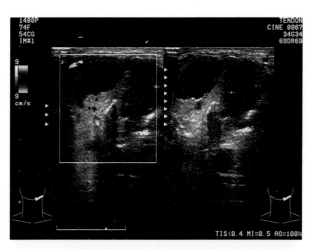

图3-6-9 局部恶性破坏征型成釉细胞瘤（肿块边界不清）

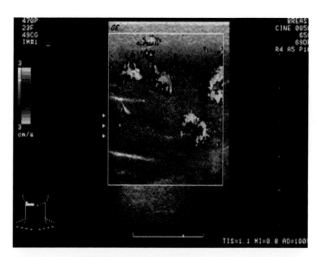

图3-6-11 肿瘤内血流信号较丰富

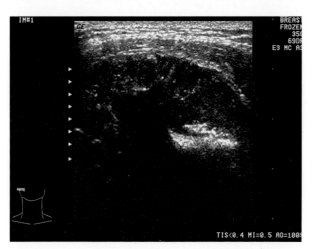

图3-6-10 下颌骨骨肉瘤声像图，呈不规则低回声区，边界不清

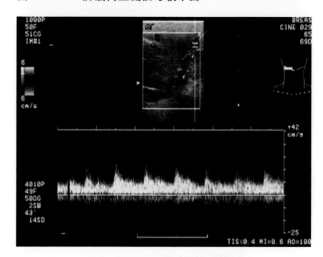

图3-6-12 频谱多普勒示动脉血流阻力较高

组织癌的 80% 以上，多发生于 40 ～ 60 岁成年人，男性多于女性。鳞状细胞癌在口腔颌面部的好发部位依次为舌、牙龈、颊、唇和口底，它常向区域淋巴结转移，以舌和口咽鳞状细胞癌向颈淋巴结转移最为多见。晚期鳞状细胞癌还可经血液循环向远处组织器官转移。

鳞状细胞癌为异常鳞状上皮增生，突破基底膜，侵犯下方结缔组织所致。根据鳞癌的组织分化程度，一般可将其分为 3 级：Ⅰ级恶性程度最低，分化相对较好；Ⅲ级恶性程度较高，分化较差；Ⅱ级恶性程度介于Ⅰ级和Ⅲ级之间，未分化癌的恶性程度最高。

口腔颌面部鳞状细胞癌的早期表现多为溃疡，以后病变向深层组织浸润，形成肿块，这类肿块可有压痛，边界不清，质地较硬，活动性差，鳞状细胞癌还可呈外生型表现，表面呈菜花状。不同部位的鳞状细胞癌所对应的临床表现与其侵犯的组织结构密切相关。舌和口底区的鳞状细胞癌常可使舌体运动受限。牙龈、颊和腭部的鳞状细胞癌常有颌骨骨质结构的破坏吸收。颊和腭区鳞状细胞癌可向颌面深部间隙侵犯，累及咬肌肌群，引起张口受限等。

（一）超声表现

声像图为软组织内椭圆形或不规则形的实质性低回声肿块，早期边界较清，内部回声分布尚均，可伴有散在分布的短棒状稍高回声，后方回声有衰减。后期肿块内部回声常不均匀，较大肿块内肿瘤组织出现坏死液化时，可呈混合回声。边界往往欠清或不清，甚至可侵犯周围结缔组织、软骨、骨膜及骨骼。例如当肿块来源于牙龈黏膜时，紧贴颌骨，往往会造成颌骨骨皮质连续性中断（图 3-6-13），而当肿块来源于舌根区黏膜时，则会侵犯舌根外肌群或口底软组织。CDFI 可见肿块内血流信号较丰富（图 3-6-14）。

鳞状细胞癌常可发生区域淋巴结转移，晚期可发生内脏转移，因此超声检查时同时需要对病变区引流淋巴结区域进行扫查。

（二）要点

1. 鳞状细胞癌可表现为溃疡并向深层组织浸润，也可为外生型肿块，表面呈菜花样。不同的部位肿瘤会引起相应的活动受限、骨质破坏。

2. 鳞状细胞癌超声上表现为软组织内不规则形的实质性不均质低回声肿块，后方回声有衰减，注意它对周围软组织、淋巴结、骨质的侵犯程度。

表 3-6-2　颌骨角化囊肿、颌骨成釉细胞瘤和颌骨骨肉瘤的鉴别诊断

	颌骨成釉细胞瘤	颌骨角化囊肿	颌骨骨肉瘤
好发年龄	青壮年	成年人	青少年
病史	缓慢	缓慢	可迅速增长
内部回声	多为囊实混合，有骨间隔	多为囊性，无骨间隔	实质性为多，内可有死骨声像
边界	清晰	清晰	多不清晰
颌骨骨质	有吸收变薄，无中断	可变薄，无中断	多有中断破坏
骨膜反应	无	无	可有，骨膜增厚等
CDFI	不丰富，多位于骨间隔内	无明显血流信号	常较丰富

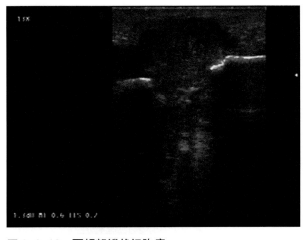

图 3-6-13　**面颊部鳞状细胞癌**

注：肿块边界不清，侵犯颌骨，颌骨骨皮质连续性中断

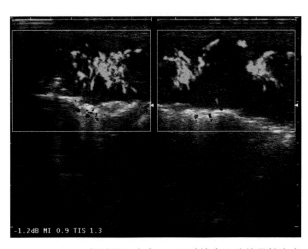

图 3-6-14　**牙龈鳞状细胞癌，可见肿块内血流信号较丰富**

第七节　颌面颈部其他疾病

一、脂肪瘤

脂肪瘤（lipoma）是一种最常见的体表良性肿瘤，是由成熟的脂肪组织构成的一种良性间叶组织肿瘤。除皮下外，脂肪瘤还可发生在肌间隔、肌肉深层等部位，颈部皮下脂肪瘤好发于如颈部、面部或口底的多脂肪区。其生长缓慢，病程较长，患者多无自觉症状，常无意中或体检时发现。脂肪瘤常为单发性，亦可为多发性，肿块大小不一，恶变罕见。

病理上，脂肪瘤肉眼观为扁圆形或分叶状，长轴与皮肤平行，包膜完整，质地柔软，脂肪瘤易被压缩，切面色淡黄，有油腻感。脂肪瘤镜下与正常脂肪组织的主要区别在于有包膜和纤维间隔。

（一）超声表现

脂肪瘤的超声表现为皮下软组织内长轴与皮肤平行的椭圆形或分叶形的实质性肿块，绝大多数边界清楚，但也有因包膜极其纤薄而表现为无明显边界的脂肪瘤。肿瘤回声强度不一，可为高回声、等回声或低回声，以高回声为主。其内部回声呈典型的"条纹状"或"羽毛状"图案，即内部见条索状、带状高回声，与皮肤平行（图3-7-1），这为脂肪瘤中的纤维性基质所致。肿块后方回声无明显改变。可压缩性亦是超声诊断脂肪瘤的重要方面。

CDFI显示肿块内基本无血流信号探及，仅有少数肿瘤内可探及少许点、线状血流信号（图3-7-2）。

（二）要点

1. 脂肪瘤好发于颌面颈部多脂肪区，患者多为无意中或体检时发现。

2. 超声上表现为皮下软组织层内可压缩的中等回声团块，边界欠清，脂肪瘤内部呈典型的"条纹状"或"羽毛状"。

二、颌面与颈部血管瘤

血管瘤（angioma）以小儿多见，大多数是女性。血管瘤可生长在身体任何部位，头面部可占55%，颈部5%。血管瘤的临床症状与其病理分型及发生部位有关，当其部位相对较浅者，表面皮肤常呈蓝色或紫蓝色，临床上常可触及一柔软肿块，其有压缩感，被压迫后可明显缩小，当压力解除后又迅速恢复原状，局部穿刺时可抽出暗红色血液。另外，根据肿瘤的生长范围其又分为局限型（部位表浅）和弥漫型（广泛浸润，可累及皮肤、皮下组织、肌肉乃至骨骼）。

血管瘤是一种起源于残余胚胎成血管细胞的先天性良性肿瘤或血管畸形，一般将其分为毛细血管瘤、海绵状血管瘤和蔓状血管瘤3种。其中海绵状血管瘤最常见，它由衬有内皮细胞的无数血窦所组成，大小形态不一，彼此相互交通，有时窦内血液可凝固成血

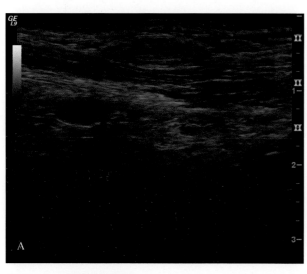
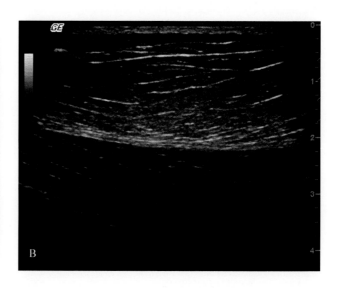

图3-7-1　脂肪瘤声像图

注：A. 脂肪瘤呈椭圆形中等回声，内可见"条纹状"回声；B. 脂肪瘤内可见带状高回声，与皮肤基本平行

栓且血栓可钙化成静脉石。蔓状血管瘤则是一种动脉和静脉直接交通的脉管畸形，病变区皮下扩张血管呈蔓状纡曲，蔓状血管瘤有明显压缩性和膨胀性，可触及搏动和震颤。

（一）超声表现

毛细血管瘤声像图常无特异性，表现为皮下软组织内低回声区，形态不规则，边界清楚，内部回声不均，偶可见小的液性无回声区，肿瘤有轻微压缩性。大部分因瘤体内流速过低，CDFI 探测不到血流信号，偶可显示红蓝相间的血流信号（图 3-7-3）。

海绵状血管瘤通常表现为边界清楚的囊实性肿块（图 3-7-4），少部分可表现为实质性回声肿块。肿块内部回声不均，其内见多个枝条状无回声区或蜂窝状多囊性肿物，无明显包膜。血管在头低位时无回声区可扩大，有时还可见伴有声影的点状强回声，其为窦内血液凝固成血栓且钙化而形成的静脉石回声。CDFI 常可显示静脉血流信号（常为低速血流）。超声加压试验即探头在逐步加压及减压时，彩色血流可

出现蓝色及红色的交替现象（加压蓝色为主、减压红色为主）。

蔓状血管瘤表现为范围较大、边界清楚的多囊性肿块（图 3-7-5），在多囊性无回声区内可见稀疏点状回声在流动，肿瘤有明显搏动，有时可找到为其供血的大血管。频谱多普勒检查不仅可检测到静脉血流信号，而且可见动脉血流或动静脉瘘信号。蔓状血管瘤加压试验亦为阳性。

（二）鉴别诊断

颈部血管瘤主要与颈部囊性肿块如囊性淋巴管瘤相鉴别。一般认为血管瘤在探头挤压后可呈现红蓝交替的彩色血流，这是其较特征性的表现，但囊性淋巴管瘤同样具有可挤压性，临床上部分淋巴管瘤挤压后也可探及红蓝彩色信号，分析原因其可能为混有血管瘤成分，或内部淋巴液被挤压后造成的流动，因此必要时可在超声引导下穿刺抽吸活检以明确诊断。

（三）要点

1. 血管表浅者，表面皮肤常呈蓝色或紫蓝色，触

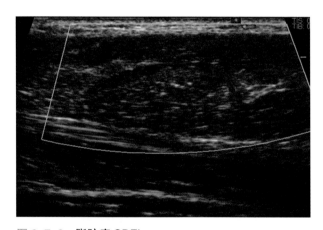

图 3-7-2　脂肪瘤 CDFI
注：肿块内探及少量血流信号

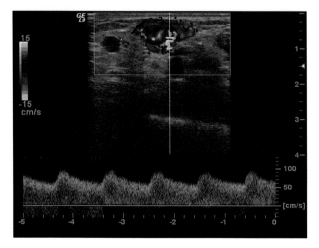

图 3-7-3　瘤体内动脉血流信号

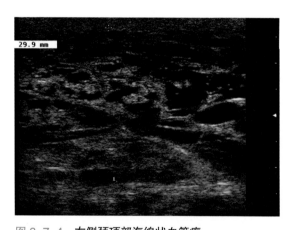

图 3-7-4　右侧颈项部海绵状血管瘤
注：多个枝条状无回声区或蜂窝状的囊实性肿块

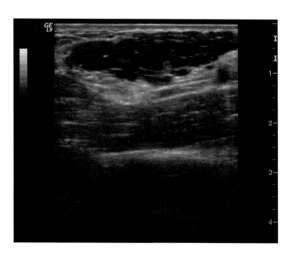

图 3-7-5　右侧颈部皮下蔓状血管瘤
注：范围较大，呈边界清楚的多囊性肿块，内部透声欠佳

及肿块柔软,其有压缩感,压迫缩小后可恢复,较大的蔓状血管瘤可闻及血流震颤音。

2.超声上探头挤压血管瘤后探测到红蓝交替的彩色血流是其较特征性的表现。

三、颌面与颈部淋巴管瘤

淋巴管瘤(lymphangioma)是淋巴管发育畸形所形成的一种良性肿瘤,常见于儿童及青少年,好发于舌、唇、颊及颈部,常表现为颈上 1/3 或锁骨上区生长缓慢、边界不明显、质地柔软的无痛性肿块。穿刺淋巴管瘤可有淡黄色的液体。目前还没有淋巴管瘤恶变的报道。

淋巴管瘤是淋巴管发育畸形所形成的良性肿瘤,病理上分为毛细管型、海绵状及囊性淋巴管瘤 3 种类型。

1.毛细管型淋巴管瘤 毛细管型淋巴瘤又名单纯性淋巴管瘤(simple lymphangioma),由淋巴管扩张而成,此扩张的淋巴管内含有淋巴液;其在皮肤多发,口腔黏膜发病也多见。毛细管型淋巴管瘤常如黄豆大小,色淡黄透明,破损时有黏液样液流出,有时其混有小血管而呈淡红或紫红色,毛细管型淋巴管瘤多为成群聚集。未破损淋巴管瘤表面光滑柔软且具有压缩性。

2.海绵状淋巴管瘤 海绵状淋巴管瘤(cavernous lymphangioma)最常见,淋巴管扩张更为严重,海绵状淋巴管瘤呈多个囊腔状。它发生在皮肤、皮下组织及肌间结缔组织间隙中。表皮颜色多无变化,海绵状淋巴管瘤有压缩性,很柔软,多房性囊肿彼此相通,其结构如海绵。发病以头颈最多,其次为下肢、臂、腋及躯干,唇舌发病的可形成巨唇(舌)症。

3.囊性淋巴管瘤 囊性淋巴管瘤(cystic lym-phangioma)是一种来源于胚胎的迷走淋巴组织,由扩张更加严重的淋巴管构成,其扩张形成多房性较大囊腔,囊腔内充满淋巴液,故又称囊性水瘤(hygroma)。囊性淋巴管瘤好发于颈部后三角区,但可延伸至锁骨后、腋下及纵隔等多部位,向上可延及颌下、口底等。它常似拳头般大,生长缓慢。由于囊性淋巴管瘤与皮肤无粘连,肿物表面皮肤无变化。它质地柔软,呈囊性,为分叶状结构,透光试验阳性,囊性淋巴管瘤有轻微压缩性。穿刺时可抽出草黄色透明液体,其很快凝固,与淋巴液性质相似。肿瘤未肿大压迫时临床上没有任何自觉症状,体积过大时视其部位而产生相关的症状。囊性淋巴管瘤易并发感染或发生囊内出血,并具有向四周蔓延生长的特点,可与周围组织相粘连。

(一)超声表现

毛细管型淋巴管瘤声像图表现并不典型,表现为皮下软组织局部一边界欠清、内部可见网状细带分隔的低回声区;若其位于皮肤浅层,突出皮肤表面,则超声下仅表现为点状低回声突起。

海绵状淋巴管瘤声像图表现为皮下、黏膜下或肌肉中间边界不清的蜂窝状或囊实性回声团块,其内部散在分布多个小液性无回声区,有时可见大量的细管状结构。此外,少数海绵状淋巴管瘤可能含有淋巴结结构或血管瘤组织成分,因此囊肿内部可见实质性回声。

囊性淋巴管瘤常位于颈部后三角区,表现为大小不等、形态多样、可压缩的薄壁囊性肿块,边界清晰,内部透声一般较好,其间有多条纤细的带状回声分隔(图 3-7-6)。常可见液性无回声区呈"触手状"突起伸入筋膜间隙或肌肉内,甚至与之分界欠清。若囊性淋巴管瘤发生囊内血管破裂出血或感染,其使淋巴管阻塞时,囊肿可于短时间内迅速增大,囊壁毛糙不规则、压缩性减低,囊肿内部出现密集的细点状回声,类似实质性回声。

CDFI 示肿块的周边及部分分隔内有少许短棒状或斑点状动静脉血流信号(图 3-7-7,图 3-7-8)。

超声检查还可用于对淋巴管瘤局部注射治疗进行随访,研究表明该法治疗后瘤体内回声较原先增强,无回声区范围缩小,多房结构消失。

(二)鉴别诊断

海绵状淋巴管瘤需要与单纯囊肿、静脉瘤、海绵状血管瘤等相鉴别,具体见"颌面与颈部血管瘤"部分。

(三)要点

1.多为颈后三角区的质软无痛肿块,病程时间较长。

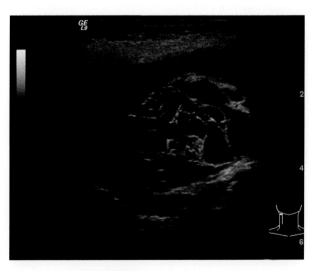

图 3-7-6 囊性淋巴管瘤

注:外形不规则,透声欠佳,内见分隔

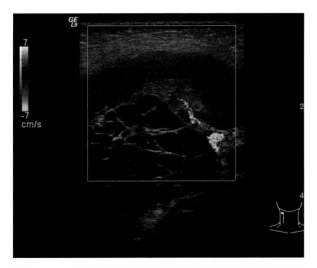

图 3-7-7　彩色多普勒示肿块部分分隔内有少许短棒状及斑点状血流信号

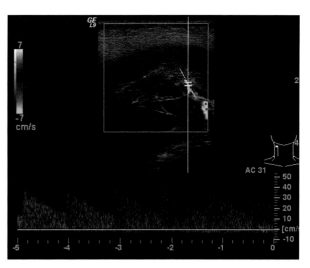

图 3-7-8　频谱示淋巴管瘤的血流阻力较低

2．透声好的多房囊性无回声团块，CDFI 示少许周边或分隔内血流信号。

四、毛母质瘤

毛母质瘤 (pilomatricoma) 又称钙化上皮瘤，是发生在皮肤真皮深部与皮下脂肪交界处的良性肿瘤，它来源于毛囊的毛基质细胞。临床误诊率高，有时可达 100%。毛母质瘤多见于儿童和青少年，以女性多见，通常单发，好发于头皮、面部和颈部。毛母质瘤多表现为无痛性肿块，界清，生长缓慢，直径一般不超过 3cm，质地较硬。其皮肤表面可正常或呈淡红、紫蓝色甚至呈水疱样改变。毛母质瘤被完整切除后预后良好。

肉眼观可见肿瘤多有包膜并且包膜完整，肿瘤多数与皮肤相粘连，为实性，切面呈灰白、灰红色，中心有坏死 (豆渣样) 物，或夹杂黄砂粒状物，钙化常见。镜下可见肿瘤细胞主要包括大量影细胞，其排列呈片

状，伴有嗜碱性粒细胞，其间质内有异物巨细胞反应并伴有局部钙化形成，可有炎细胞浸润。

（一）超声表现

依据二维超声表现分为实质有钙化型和无钙化型：①有钙化型的声像图表现为皮下低回声肿物，其边界清晰，内部回声不均匀且伴有散在点状、斑状强回声，甚至为完全的弧形强回声后伴声影，瘤体大多数为椭圆形，也可呈类圆形、不规则形，周边可见低回声包绕；②无钙化型的声像图表现为皮下低回声，边界清晰，内部回声有时不均匀且不伴有强回声，瘤体多数呈椭圆形，其长轴与身体长轴一致。

CDFI 显示多数瘤体内部及周边可见丰富血流信号，瘤体较小及弧形钙化类型瘤体内部则血供稀少。

（二）要点

1．皮下触及无痛性质硬肿块。

2．超声可见皮下低回声肿块，部分内部伴有点状、斑状强回声，CDFI 显示多数瘤体内部及周边可见丰富血流信号。

第八节　超声引导下颌面颈部肿块穿刺活检术

颈部肿块病种、病因较复杂，结合体征、影像学检查不能取代病理细胞学的检查，所以穿刺活检明确肿块性质、指导手术治疗方针显得十分重要，且穿刺活检诊断结果与术后病理的吻合程度相当高的。

颈部肿块的穿刺较其他腹腔肿块的操作简单易行，也易为患者接受，超声定位引导更能保证其操作的安

全性，并提高诊断准确性，因为颈部的血管等组织是较为丰富的，当肿块位置较深，体积较小，触诊不清，紧邻大血管，超声可助于选择合适的穿刺进针点、进针线路，避让血管。

含液性病灶可穿刺抽液，依据不同的液体性质提出诊断依据，如成釉细胞瘤穿刺囊液呈褐色，无脱落

细胞的黄白色角蛋白物质，蛋白总量高于牙源性囊肿；囊性淋巴瘤可吸出淡黄色淋巴清液；血管瘤可获易凝的血液；神经鞘瘤内可为不易凝的陈旧血。

（詹维伟）

参考文献

[1] Sun G, Hu Q, Tang E, et al. 2009. Diagnosis and treatment of accessory parotid-gland tumors. J Oral Maxillofac Surg，67(7)：1520-1523

[2] Bialek EJ, Jakubowski W, Zajkowski P, et al. 2006. US of the major salivary glands: anatomy and spatial relationships, pathologic conditions, and pitfalls. Radiographics，26(3)：745-763

[3] Lee YY, Wong KT, King AD, et al. 2008. Imaging of salivary gland tumours. Eur J Radiol, 66(3)：419-436

[4] Milic VD, Petrovic RR, Boricic Ⅳ, et al. 2010. Major salivary gland sonography in Sjögren's syndrome: diagnostic value of a novel ultrasonography score (0-12) for parenchymal inhomogeneity. Scand J Rheumatol, 39(2)：160-166

[5] Fischer T, Paschen CF, Slowinski T, et al. 2010. Differentiation of parotid gland tumors with contrast-enhanced ultrasound. Rofo, 182(2)：155-162

[6] Zenk J, Iro H, Klintworth N, et al.2009. Diagnostic imaging in sialadenitis. Oral Maxillofac Surg Clin North Am, 21(3)：275-292

[7] Kotecha S, Bhatia P, Rout PG. 2008. Diagnostic ultrasound in the head and neck region. Dent Update, 35(8)：529-530, 533-534

[8] Howlett DC, Alyas F, Wong KT, et al. 2004. Sonographic assessment of the submandibular space. Clin Radiol, 59(12)：1070-1078

[9] 詹维伟，燕山，龚雷萌. 1996. 浅表淋巴结的超声诊断. 中国医学影像学杂志, 4(1)：51-53

[10] 谭郁彬，张乃鑫. 2000. 外科诊断病理学. 天津：天津科学技术出版社：220-357

[11] Chikui T, Yuasa K, Tokumori K, et, al. 2004. Change of sonographic findings on cervical lymph nodes before and after preoperative radiotherapy. Eur Radiol，14(7)：1255-1262

[12] 刘复生，刘彤华. 1997. 肿瘤病理学. 北京：北京医科大学中国协和医科大学联合出版社：12-15

[13] Zenk J, Bozzato A, Steinhart H, et, al. 2005. Metastatic and inflammatory cervical lymph nodes as analyzed by contrast-enhanced color-coded Doppler ultrasonography: quantitative dynamic perfusion patterns and histopathologic correlation. Ann Otol Rhinol Laryngol，114(1 Pt 1)：43-47

[14] Lyshchik A, Higashi T, Asato R, et al. 2007. Cervical lymph node metastases: diagnosis at sonoelastography—initial experience. Radiology, 243(1)：258-267

第**4**章

甲状腺

第一节　甲状腺解剖及生理概要

甲状腺(thyroid)是人体最大的内分泌器官，它合成的甲状腺激素包括甲状腺素（T_4）和三碘甲状腺原氨酸（T_3）。甲状腺位于气管前，它分左右两叶，两叶由峡部连着，上端达甲状腺软骨中部，下端第六气管软骨环，峡部位于第二和第三气管软骨环之前，厚度因人而异，有的人峡部不发达，只见结缔组织（图 4-1-1）。

甲状腺重 20～30g。每侧叶长 4～6cm，宽 2.0～2.5cm，厚 1.5～2.0cm；峡部高宽各约 2cm，厚约 0.2cm。每叶又分为上下两极、内外两缘和前后两面，呈下宽上尖的锥体形。有些人峡部有一向上的锥状叶，长短不一，长者可达舌骨，锥状叶为胎生初期甲状舌管的残余物，随年龄增长而萎缩。

甲状腺血管分为动脉和静脉，甲状腺上、下动脉和静脉伴行。甲状腺的血供非常丰富，主要来自两侧的甲状腺上动脉和甲状腺下动脉，甲状腺上动脉是颈外动脉第一分支，沿喉侧下行，到达甲状腺两叶上极时，分成前后支进入腺体的前、后面（图 4-1-2）。甲状腺下动脉起自锁骨下动脉，呈弓形横过颈总动脉后方，再分支进入甲状腺两叶的背面（图 4-1-3）。有的人可有甲状腺最下动脉，起自头臂干或主动脉弓，在气管前面上行至甲状腺峡部或一叶下极。甲状腺共有三对静脉，即甲状腺上静脉、中静脉和下静脉。甲状腺上静脉自甲状腺上方发出，与甲状腺上动脉并行，并汇入颈内静脉，或在颈总动脉分支处汇入面总静脉。甲状腺中静脉有的缺如，有的很粗，常自甲状腺侧叶

的中下 1/3 交界处汇出，向外直汇入颈内静脉。甲状腺下静脉自甲状腺下方发出，分别汇入左右头臂静脉（无名静脉）。

在气管和食管两侧的沟内有喉返神经通过。喉返神经起自迷走神经，上行至甲状腺两叶的背面时交错于甲状腺下动脉之间。喉上神经亦起自迷走神经，分内、外两支。内支为感觉支，经甲状舌骨膜进入喉内，分布在喉的黏膜上；外支为运动支，下行分布至环甲肌，与甲状腺上动脉贴近。

甲状腺的淋巴管网极为丰富，引流的淋巴液较多，汇合流入沿颈内静脉排列的颈深淋巴结。气管前、甲状腺峡部上方的淋巴结和气管旁、喉返神经周围淋巴结也收集来自甲状腺的淋巴液。

甲状旁腺位于甲状腺两侧叶背面内侧，数目不定，一般有 4 枚，上下各 2 枚。腺体呈圆形或卵圆形，扁平，长 5～6mm，宽 3～4mm，厚约 2mm，重 30～45mg，黄褐色，质软。上甲状旁腺的位置较固定，约位于甲状腺两叶背面上 1/3 与中 1/3 交界处，相当于环状软骨下缘的水平。下甲状旁腺的位置不定，通常位于两叶背面下极下方约一横指处（图 4-1-4）。

甲状腺功能主要是分泌甲状腺激素和降钙素。由食物中摄入的无机碘化物经胃肠道吸收进入血流，迅速被甲状腺摄取并浓集。然后无机碘化物借助过氧化酶的作用释放出高活性游离碘；继借助碘化酶作用，游离碘迅速与酪氨酸结合成一碘酪氨酸（T_1）和二碘

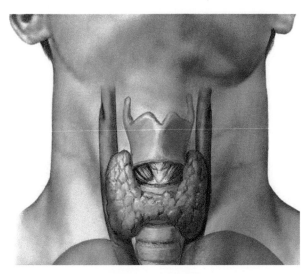

图 4-1-1　**甲状腺形态及其解剖位置**

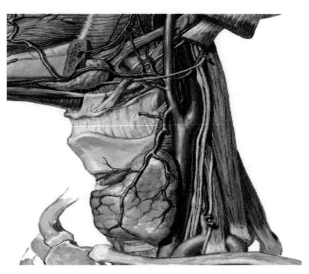

图 4-1-2　**甲状腺上动脉解剖**

酪氨酸（T_2）。一个分子的 T_1 和 T_2 耦联成三碘甲状腺原氨酸（T_3）；二个分子的 T_2 耦联成四碘甲状腺原氨酸（T_4）。T_3 和 T_4 都是甲状腺激素，与甲状腺球蛋白密切结合后，储存在甲状腺滤泡内的胶体中。甲状腺球蛋白的分子较大（分子质量约为 660kDa），不能透过毛细血管壁，甲状腺激素必须经蛋白水解酶作用才能与甲状腺球蛋白解离，释放入血液。血液中甲状腺激素 99.5% 以上与血清蛋白结合，其中 90% 为 T_4，10% 为 T_3。T_3 的量虽远少于 T_4，但 T_3 与蛋白结合较松，易于分离，且活性强而迅速，因而它的生理作用较 T_4 高 4～5 倍。

甲状腺激素能加速一切细胞的氧化率，全面增加人体的代谢，促进蛋白质、糖和脂肪的分解。如果甲状腺激素增多，会引起人体尿氮排出增加，肝内糖原降低，储蓄脂肪减少，使氧的消耗或热量的释放增加。另外，可促进尿量排出增多。甲状腺功能减退时，则会引起人体代谢率降低及体内水的蓄积，临床上出现黏液性水肿表现。

下丘脑和腺垂体调节甲状腺激素的合成和分泌（图 4-1-5）。

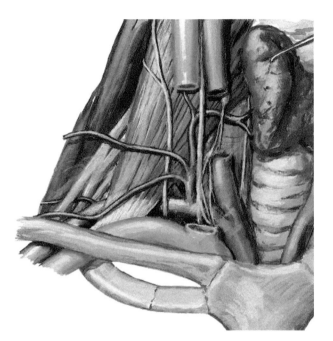

图 4-1-3　甲状腺下动脉解剖

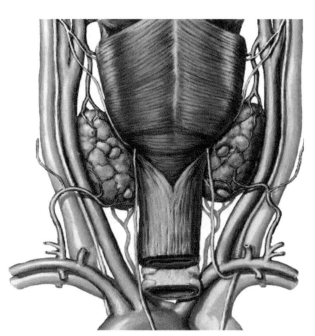

图 4-1-4　甲状旁腺形态及位置

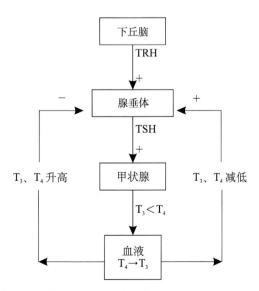

图 4-1-5　调节甲状腺激素分泌的反馈系统

注：TRH. 促甲状腺激素释放激素；TSH. 促甲状腺激素；+. 表示促进；-. 表示抑制

第二节　甲状腺超声检查方法

一、体位

采取仰卧位，颈后垫上枕头，使头略向后仰转向对侧，充分暴露颈前区。

二、仪器

采用高频探头，直接对甲状腺进行探测，最好使用彩色多普勒超声诊断仪。

三、检查方法

先从上向下横切扫查，取最大的横切面测量左右甲状腺的前后径和横径；再左右两侧叶纵切扫查，取最大切面测量上下径。从上向下扫查峡部，显示峡部最厚处测量厚度。需要反复从不同的角度对甲状腺进行纵切和横切，以仔细观察甲状腺形态、边界、内部回声及有无结节。对甲状腺内显示的异常回声要描述其部位、大小或范围、形状、边界、内部回声特征、有无钙化及钙化类型等。

甲状腺上动脉的彩色多普勒超声探测：通过颈动脉纵切和横切，显示颈外动脉第一分支即为甲状腺上动脉。

甲状腺下动脉彩色多普勒超声探测：取甲状腺的横切面，在充分暴露甲状腺峡部情况下，在甲状腺外侧颈总动脉深部有一条横向走行的动脉为甲状腺下动脉，然后纵切追踪观察其近端和远端。近端与甲状颈干连接，远端在甲状腺下极背侧分为上下两支。

彩色多普勒超声显示甲状腺内的血流供应程度，频谱多普勒测量甲状腺上、下动脉的血流速度、阻力指数等。

第三节　甲状腺正常声像图

一、甲状腺正常声像图

（一）甲状腺毗邻结构

甲状腺两侧叶前方显示的低回声为胸骨舌骨肌及胸骨甲状肌，外前方为胸锁乳突肌，两侧叶后方相对称的低回声为颈长肌，左侧叶颈长肌前方、甲状腺内后缘为食管，颈总动脉位于甲状腺后外方，颈内静脉在颈总动脉外前方。峡部的后方为气管，呈弧形强回声带，后方逐渐衰减呈无回声区。

（二）甲状腺被膜及实质

甲状腺横切呈蝶形，左右对称，纵切呈锥体状，上极尖小，下极较平整。甲状腺被膜为一高回声带，实质为细小密集、均匀分布的中等回声（图4-3-1）。

（三）甲状腺血管

甲状腺上动脉为颈外动脉第一分支，向内下方走行到达甲状腺上极后分为前、后、内三支。甲状腺下动脉起自锁骨下动脉分支甲状颈干，到达甲状腺下极背侧分为上、下两支。甲状腺上、下动脉的平均内径约2mm，收缩期峰值流速为20～30cm/s（图4-3-2）。

甲状腺静脉有三对。高频彩色多普勒超声检查显示甲状腺内血流分布稀疏，呈点状、条状血流信号。

二、甲状腺正常值

正常甲状腺侧叶上下径为4～6cm，前后径为1.5～2.0cm，左右径为2.0～2.5cm，峡部的前后径约为0.2cm，左右径约为2.0cm，上下径约为2.0cm。正常人甲状腺大小变异较大，高瘦者侧叶上下径可达7～8cm，而矮胖者侧叶上下径可小于4cm。甲状腺侧叶前后径差异相对较小，侧叶前后径不能超过2cm。甲状腺测量前后径意义最大，其次是左右径，一般不需要测量上下径。

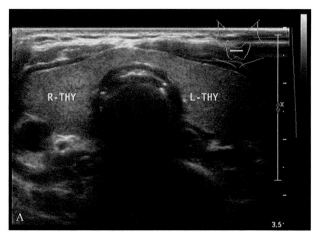

图 4-3-1 正常甲状腺声像图

注：A.甲状腺两侧叶横切二维声像图；B.甲状腺右侧叶纵切声像图

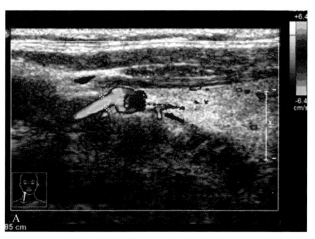

图 4-3-2 正常甲状腺上动脉 CDFI 与频谱多普勒

注：A. 彩色多普勒血流显像；B. 频谱多普勒显像

第四节　甲状腺疾病的超声表现

一、甲状腺先天性发育异常

甲状腺先天性发育异常(thyroid congenital abnormality)主要是指：甲状腺不发育或发育不良、异位甲状腺及甲状舌管囊肿。

（一）甲状腺不发育或发育不良

甲状腺不发育或发育不良(thyroid no development or dysplasia)造成合成甲状腺激素的一些酶缺乏，而导致甲状腺激素的合成障碍，临床表现是智力低下、生长发育迟缓和基础代谢低下。实验室检查可见 T_3 和 T_4 减低，TSH 升高，血清甲状腺球蛋白缺乏。甲状腺不发育的超声表现为在甲状腺部位探查不到甲状腺组织。甲状腺发育不良时超声显示甲状腺明显小于正常，而结构无明显异常，常合并异位甲状腺。

（二）异位甲状腺

异位甲状腺(ectopic thyroid)是一种胚胎发育异常的疾病，女性是男性的 4 倍，异位甲状腺可正常也可发育不良，发育不良时可见甲状腺功能减退，同时，异位甲状腺也可发生各种疾病。

超声声像图表现：①在甲状腺正常部位探查不到甲状腺组织，或甲状腺明显小于正常；②可在舌骨颈部、纵隔、胸骨后缘、心包旁、主动脉旁及卵巢和腹股沟区探查到异位甲状腺，90% 异位甲状腺位于舌根部；③异位甲状腺与正常甲状腺超声表现相同，为均匀密集中等回声，边界清楚；④异位甲状腺发生各种病变时，其声像图表现类似正常部位甲状腺疾病超声图像。

（三）甲状舌管囊肿

1. 病因　在胚胎的第3至第4周开始形成甲状腺，在咽底部（相当于舌盲孔处）的内胚胎层增殖，当形成甲状舌管后下降到正常甲状腺所在处，发育成甲状腺峡部和左右叶，而甲状舌管在胚胎5～6周时，即开始退化、闭锁、消失。一旦甲状舌管退化停滞，可在出生后有不同程度残留，部分扩张成甲状舌管囊肿（cyst of thyroglossal duct）。

2. 声像图表现

（1）在甲状腺上缘正中或左右侧，显示一个无回声区，见包膜完整，无回声区内可显示细小浮动弱回声光点，部分患者暗区内显示强回声光点（图4-4-1）。

（2）无回声区可呈圆形，也可呈不规则形（图4-4-2）。

（3）无回声区内有残留的甲状腺组织时，其内可显示正常甲状腺组织结构。

（4）当合并感染时，其内显示大小不等的强回声光点（图4-4-3）。

二、单纯性甲状腺肿

（一）概述

单纯性甲状腺肿（simple goiter）亦称地方性甲状腺肿或胶样甲状腺肿，少见，在我国偏远落后的山区农村较多。病变表现为单纯弥漫性肿大，甲状腺功能一般无改变，到后期多结节性肿大，即结节性甲状腺肿。

（二）病因病理及临床表现

碘的缺乏使腺垂体促甲状腺激素分泌增加，刺激甲状腺，使甲状腺代偿性肿大。在离海较远的山区的

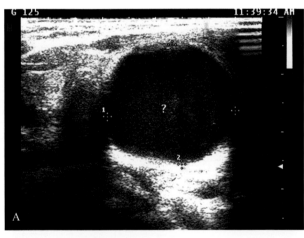
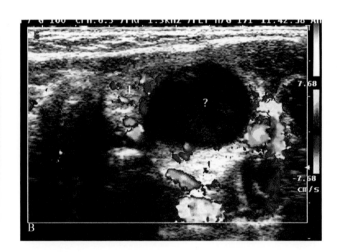

图 4-4-1　**甲状腺舌管囊肿声像图**

注：A.甲状舌管囊肿二维声像图；B.甲状舌管囊肿CDFI显示其内无血流信号

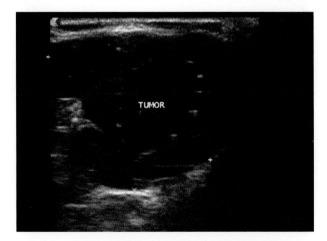

图 4-4-2　**不规则形甲状舌管囊肿**

图 4-4-3　**甲状舌管囊肿合并感染时内有强回声光点**

水和食物，所含碘量不足，造成较多人患此病。特别在青春期、妊娠期、哺乳期和绝经期，身体代谢旺盛，甲状腺激素的需要量增加，碘供应不足，使促甲状腺激素（TSH）分泌增多，促使甲状腺肿大。部分单纯性甲状腺肿的原因是甲状腺激素生物合成和分泌过程中某一环节出现障碍，使甲状腺所含物质中的过氯酸盐、硫氰酸盐、硝酸盐等妨碍甲状腺摄取无机碘化物，另外，磺胺类药、硫脲类药及含有硫脲的蔬菜（如萝卜、白菜）能阻止甲状腺激素生物合成，这些增强了腺垂体 TSH 的分泌，引起甲状腺肿大。有的单纯性甲状腺肿与隐性遗传有关，由于先天缺乏过氧化酶或蛋白水解酶，造成甲状腺激素生物合成或分泌障碍。单纯性甲状腺肿主要病理改变是甲状腺滤泡高度扩张，充满大量胶体，滤泡上皮细胞变为扁平，这显示出了甲状腺功能不足。单纯甲状腺肿一般临床表现是整个甲状腺无痛性弥漫性肿大，质软，表面光滑。

（三）声像图表现

1. 双侧甲状腺呈对称性不同程度弥漫性增大，包膜光滑。

2. 轻度单纯性甲状腺肿内部回声均匀（图4-4-4），病程较长或病变较重者，内部普遍回声不均匀，回声光点增强。

3. CDFI 显示双侧甲状腺血流无明显改变（图4-4-5）。

4. 甲状腺上、下动脉血流速度及频谱形态无异常。

（四）鉴别诊断

1. 与桥本甲状腺炎相鉴别　两者均为弥漫性肿大，桥本甲状腺炎回声不均匀，呈网状回声，多以峡部增厚明显。

2. 与毒性甲状腺肿相鉴别　毒性甲状腺肿有明显临床表现，CDFI 显示内部血流丰富，呈"火海"征，血流速度增快，而单纯性甲状腺肿无这些表现。

三、结节性甲状腺肿

（一）概述

结节性甲状腺肿（nodular goiter）是由于促甲状腺激素（TSH）的长期刺激使甲状腺组织反复增生，从单纯性甲状腺肿发展到后期形成单个或多个结节。它是一种良性增生性疾病，约占人群的5%。由于病变范围及病程的不同而表现复杂多样的声像图。结节一般多发，大小不等。

（二）病因病理及临床表现

由于长时间反复缺碘、补碘，引起甲状腺增生与复原反应交替进行，从而导致甲状腺肿大甚至变形，结节与纤维组织形成，因所处的病情阶段不同，少数腺上皮增生可形成乳头状结构，结节周围或结节间表现各不相同，结节内部可坏死出血、囊性变、纤维组织增生、钙化等。临床表现主要是甲状腺两侧叶不对称肿大，一般可触及多结节，其大小不等，质地不等，结节太大可有压迫症状。

（三）声像图表现

两侧甲状腺呈不对称性增大，包膜不光滑，腺体内部回声多增粗，内可见一个或多个结节回声，分布不均匀。结节内部回声多种多样，可呈低回声、等回声及稍高回声，这可能与腺泡数量其内部的胶质含量及纤维组织所占比例有关。结节也可呈囊性、囊实性、实性，内部可出血（突然明显增大）（图4-4-6）。结节边缘和内部可有弧形颗粒状斑状钙化伴声影（图4-4-7，图4-4-8）。少数腺上皮增生可形成乳头状

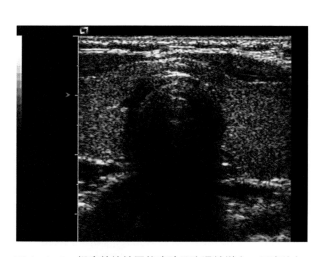

图4-4-4　轻度单纯性甲状腺肿呈弥漫性增大，回声均匀

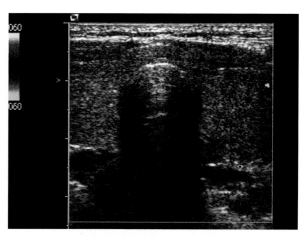

图4-4-5　单纯性甲状腺肿 CDFI 血流无明显改变

结构（图 4-4-9）。

1. 结节边界多清晰，包膜多不完整。

2. 结节以外的甲状腺组织可均匀或不均匀，或者显示散在的点状或条状的高回声。

3. CDFI 可显示结节周围环绕血管，以增生为主的结节内部血流信号可多可少，但结节周边血流信号多于内部，呈"彩球"状超声表现；若结节以退化为主，超声图像为囊性、囊实性，结节内多无血流信号或有少许血流信号（图 4-4-10）。结节周边和内部血流多无变化，少数患者可稍增快，阻力指数增高，尤其周边可呈高阻力型频谱，主要原因是肿大的滤泡、增生纤维组织等压迫小的血管所致（图 4-4-11）。

（四）鉴别诊断

结节性甲状腺肿必须与甲状腺腺瘤、甲状腺癌进行鉴别（表 4-4-1，表 4-4-2）。

特别要强调的是有相当一部分人的结节可出现钙化，需要与甲状腺癌的钙化相鉴别。增生结节的钙化

是由于结节出血后纤维化、类胶质浓缩钙化及草酸钙结晶、萎缩的滤泡发生钙化及血管壁的小钙化所致。结节的钙化一般呈弧形、环状、斑块状、粗大颗粒状，极少数可呈微小钙化，结节出现钙化时需要结合其他

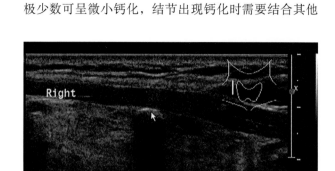

图 4-4-7　结节性甲状腺肿，可见结节内弧形钙化

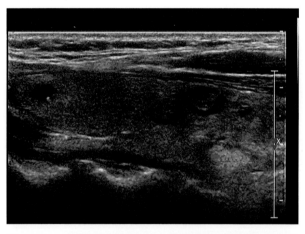

图 4-4-6　结节性甲状腺肿，可见甲状腺内结节回声多种多样

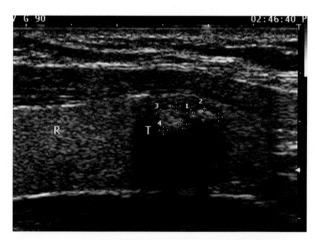

图 4-4-8　结节性甲状腺肿，可见结节内斑状钙化

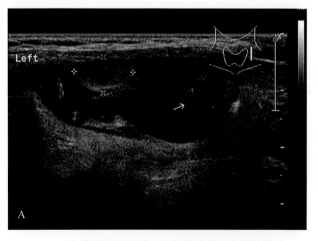

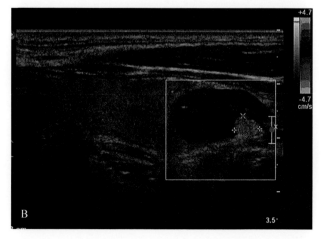

图 4-4-9　结节性甲状腺肿，可见结节内乳头状结构

超声图像特征进行分析。

四、甲状腺腺瘤

（一）概述

甲状腺腺瘤(adenoma)起源于甲状腺滤泡上皮组织，是甲状腺常见的良性肿瘤，病因不十分清楚。超声检查中甲状腺腺瘤有时难与腺瘤样增生、甲状腺滤泡癌瘤及滤泡性甲状腺乳头状癌相鉴别。

（二）病因病理及临床表现

甲状腺腺瘤一般有完整包膜，分三种主要类型：乳头状、滤泡状和 Hürthle 细胞性。根据滤泡大小又将分成巨滤泡性或胶质性、胎儿性或小滤泡性，以及胚胎性，还有非典型性腺瘤。乳头状腺瘤较少见，多呈囊性，又称乳头状囊腺瘤。滤泡状腺瘤最常见，它的组织高度分化接近正常组织。少部分病例可发生功能性甲状腺腺瘤（毒性腺瘤），出现甲亢症状，约有10%的腺瘤可以恶变。甲状腺腺瘤为甲状腺良性肿瘤，以女性多见，可发生于任何年龄，以中青年多发。甲状腺腺瘤生长缓慢，患者一般无自觉症状，多偶然发现，部分患者在体检时被医师发现。甲状腺腺瘤可突然出血，可引起肿物迅速增大。

（三）声像图表现

1. 甲状腺内显示圆形或椭圆形肿块，有完整、厚薄一致包膜，边界清、边缘光整，一般单发、极少多发(图4-4-12）。

2. 滤泡状腺瘤内可显示均质的低回声，但多为等回声或高回声，周边有声晕（图 4-4-13）。

3. 甲状腺腺瘤出现囊性变时显示囊实回声或囊性回声，实性部分可为低回声、等回声、高回声、不均匀回声，腺瘤边界清楚，有光滑的包膜（图4-4-14）。

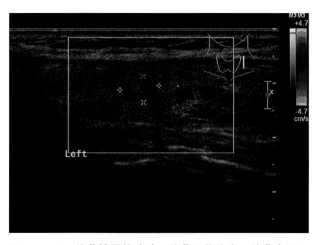

图 4-4-10　结节性甲状腺肿，结节退化为主，结节内无血流信号

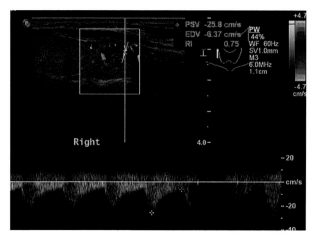

图 4-4-11　结节性甲状腺肿，少数结节周边高阻力型频谱

表 4-4-1　结节性甲状腺肿与甲状腺腺瘤鉴别

鉴别点	结节性甲状腺肿	甲状腺腺瘤
数量	多发多见	一般单发
形态	规则或不规则	圆形或椭圆形
边界、边缘	多清晰、整齐或不整齐	清晰，有包膜，光滑
内部回声	多混合回声或网状回声	多为等回声、高回声、囊实回声等
囊性变	常见	常见
晕环	有或无	常有
环绕血管	有或无	常有，大于1/2圈
周边血流阻力指数	可呈高阻力型	多呈低阻力型
钙化	常见，弧形、环状、斑片状、粗大颗粒状	少见

4. 后方回声可增强或无变化，出现粗大钙化时后方回声出现衰减。

5. CDFI 显示的周边声晕是环绕的血流信号，一般大于 1/2 圈，外周血流显像多于内部（图 4-4-15）。

6. 脉冲多普勒探测周边血流速度大于内部，周边和内部一般呈低阻力型频谱，内部血流峰值一般呈后移（图 4-4-16）。

（四）鉴别诊断

1. 与结节性甲状腺肿相鉴别　见结节性甲状腺肿章节。整个甲状腺回声均匀时出现单发性结节，有包膜，多为腺瘤。

2. 与甲状腺癌鉴别　后者无包膜，边界较模糊、边缘不整齐，内部呈低回声，一般可显示微小钙化，后方回声多衰减。内部血流多于周边，血管形态不规则、杂乱，呈高阻力型血流频谱。癌肿较大时可出现动静脉瘘时，同时可探测到高速低阻血流频谱。

3. 与滤泡型甲状腺乳头状癌鉴别　两者均有低回声晕，后者的晕不光滑且较厚，不是包绕的血管，内部血流较丰富，血管走行杂乱，阻力指数高。触诊了解肿块软硬度和活动度也可帮助诊断，最好进行超声下穿刺活检。

五、毒性弥漫性甲状腺肿

（一）概述

毒性弥漫性甲状腺肿（规范名为格雷夫斯病

表 4-4-2　结节性甲状腺肿与甲状腺癌鉴别

鉴别点	结节性甲状腺肿	甲状腺癌
数量	多发、多见	多为单发
形态	规则或不规则	多不规则
边界、边缘	多清晰、整齐或不整齐	多模糊、不整齐
内部回声	多混合或网状回声	低回声
囊性变	常见	一般无
晕环	有或无，薄均匀，光滑	少、较厚，厚薄不一，不光滑
环绕血管	有或无	无
内部血流	周边血流多于内部	内部血流多于周边
内部血流阻力指数	多低阻	高阻、少数高速低阻
钙化	常见、弧形、环状、斑片状、粗大颗粒状	多为微小钙化
后方回声	无变化、增强	多衰减、少数无变化或增强
颈部淋巴结转移	无	可伴有

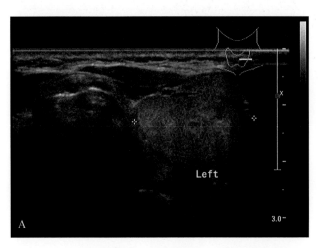
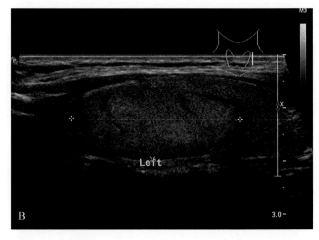

图 4-4-12　**甲状腺腺瘤，单发椭圆形，有较完整包膜（A. 横切面；B. 纵切面）**

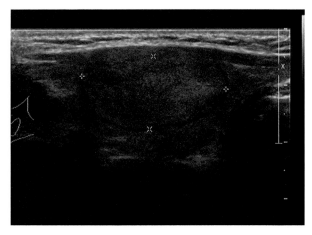

图 4-4-13 甲状腺腺瘤，呈等回声，周边有声晕

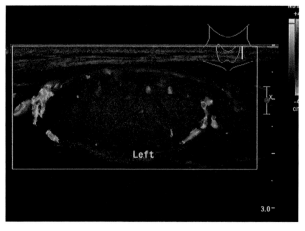

图 4-4-15 甲状腺腺瘤，CDFI 显示周边环绕血流信号

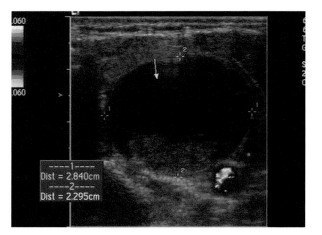

图 4-4-14 甲状腺腺瘤，囊性变，边界清，可见包膜回声

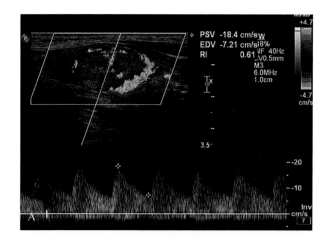

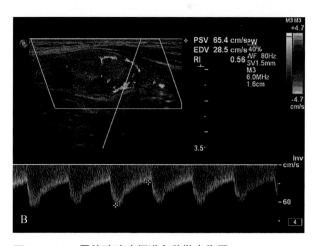

图 4-4-16 甲状腺腺瘤频谱多普勒声像图

注：A. 腺瘤血流内部频谱多普勒声像图；B. 腺瘤周边血流频谱多普勒声像图

Graves disease 或 Basedow 病）即突眼性甲状腺肿，指甲状腺呈高功能的一种器官特异性自身免疫疾病，表现为甲状腺激素分泌增加而导致的高代谢和基础代谢增加。

（二）病因病理及临床表现

该病为自身免疫疾病，研究证明，本病是在遗传的基础上，因感染、精神创伤等因素而诱发，属于抑制性 T 淋巴细胞功能缺陷所致的一种器官特异性自身免疫性疾病。发病机制现未完全阐明。

本病多见于 20 ～ 40 岁青年女性，男女比例约 1 ∶ 5。甲状腺体积弥漫性、对称性肿大，为正常甲状腺 2 ～ 3 倍，甲状腺质软，随吞咽上下移动，少数患者可出现甲状腺不对称肿大，由于甲状腺的血流量增加，其上下外侧可闻及血管杂音和扪及震颤，尤以腺体上部较明显。患者食欲增多但消瘦，乏力和易疲劳，脾气急躁，易生气，常失眠，双手常有细微而有节律

的颤抖，心动过速，心慌，怕热，易出汗。眼球突出，眼裂开大，皮肤温暖而潮湿，手掌出汗，手掌常为红色。血清 T_3、T_4 水平增高，促甲状腺素降低，甲状腺吸 ^{131}I 率增高，血清甲状腺刺激性抗体阳性。

（三）声像图表现

1. 甲状腺呈对称性、均匀或不均匀性肿大。

2. 两侧甲状腺边缘相对不规则，甲状腺可呈现分叶状，包膜欠光滑，边界欠清晰。

3. 上、下甲状腺动脉增粗，甲状腺内可显示扩张血管。

4. 年龄较大、病程较长者，双侧甲状腺可显示散在、局灶性低回声及高回声（图4-4-17）。

5. 经治疗反复发作者，甲状腺内回声不均匀，增强，出现增强光带，或出现散在网络状、蜂窝状回声，有的患者类似桥本甲状腺炎回声（图4-4-18）。

6. CDFI显示整个甲状腺血流供应明显增多，呈"火海"征，甲状腺包膜周围出现彩色血流包绕（图4-4-19）。

7. 甲状腺上、下动脉流速明显加快，阻力减低，甲状腺内动脉的血流速度增快，呈低阻力型血流频谱（图4-4-20）。

（四）鉴别诊断

1. 与桥本甲状腺炎鉴别　毒性弥漫性甲状腺肿与桥本甲状腺炎的鉴别诊断见表4-4-3。

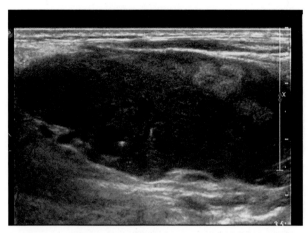

图4-4-17　毒性弥漫性甲状腺肿，可见甲状腺内散在、局灶性低回声及高回声

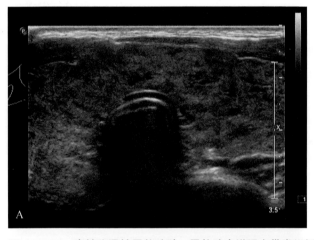
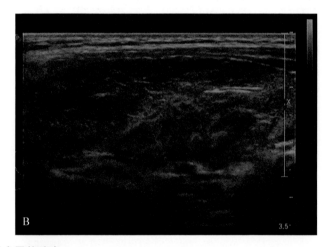

图4-4-18　毒性弥漫性甲状腺肿，甲状腺内增强光带类似桥本甲状腺炎

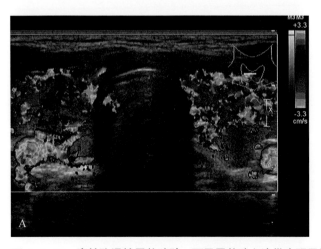
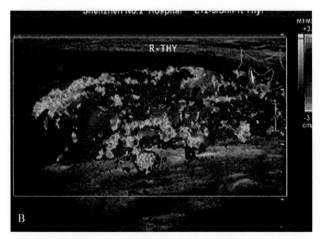

图4-4-19　毒性弥漫性甲状腺肿，可见甲状腺血液供应明显增多，呈"火海"征（A. 横切面；B. 纵切面）

2. 与亚急性甲状腺炎鉴别

（1）亚急性甲状腺炎只出现炎症区局部增大。

（2）亚急性甲状腺炎可见增大部呈片状低回声，边界较模糊。

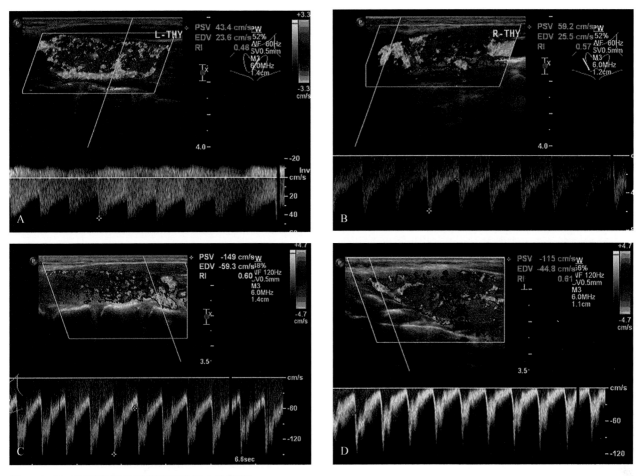

图 4-4-20　**毒性弥漫性甲状腺肿动脉血流频谱**

注：A. 甲状腺内动脉血流频谱多普勒声像图，Vp = 43cm/s，RI = 0.46；B. 甲状腺上动脉血流频谱多普勒声像图，Vp = 59cm/s，RI = 0.57；C. 甲状腺内动脉血流频谱多普勒声像图，Vp = 149cm/s，RI = 0.60；D. 甲状腺上动脉血流频谱多普勒声像图，Vp = 115cm/s，RI = 0.61

表 4-4-3　**毒性弥漫性甲状腺肿与桥本甲状腺炎的鉴别诊断**

	毒性弥漫性甲状腺肿	桥本甲状腺炎
相似点	弥漫性肿大，内部回声均匀或不均匀	
鉴别点		
肿大特点	以两侧叶长径增大为主	以峡部增大明显
内部回声	弥漫性减低，较均匀，治疗后回声增强，不均匀	整个回声减低，并出现散在条状高回声，部分呈网格状高回声
内部血供	"火海"征	"火海"征或轻、中度增多
甲状腺上动脉血流速度	流速明显加快，一般大于 100cm/s	流速轻、中度增快，一般小于 100cm/s
腺体弹性	软、压缩明显	坚硬、压缩不明显
症状和体征	甲亢	无或甲减
甲状腺功能	T_3、T_4 升高	T_3、T_4 正常或降低

（3）彩色多普勒显示亚急性甲状腺炎整个甲状腺血流供应无增加或病灶区轻度增加。

（4）亚急性甲状腺炎甲状腺上动脉流速正常或轻度增快。

（5）亚急性甲状腺炎探头挤压痛明显。

六、亚急性甲状腺炎

（一）概述

亚急性甲状腺炎（subacute thyroiditis），又称De QuerVain甲状腺炎、肉芽肿性甲状腺炎、巨细胞性甲状腺亚炎。

（二）病因病理及临床表现

本病的真正病因尚未完全被阐明，一般认为与病毒感染有关。主要理由为：①发病前常有上呼吸道感染史，发病率在夏季最高，这与肠道病毒的感染发病的高峰有相关性；②患者血中存在病毒抗体。病理切片见到透明胶质，其中有散在的灰色病灶，可见胶质有不同程度消失。显微镜下见病灶部出现肉芽组织，有大量炎症细胞、组织细胞和多形巨细胞。患者多为女性，年龄多在20～50岁。临床表现为甲状腺局部出现肿大，压痛明显，开始局限于甲状腺某一部位，后来累及一侧或对侧，早期血沉明显增快，甲状腺摄 ^{131}I 率明显降低，白细胞上升，血清 T_3、T_4、AST、ALT、CRP、TSH、γ 球蛋白等指标有不同程度增高，发病 7d 内达到高峰，随后出现 TSH 降低。特征性病变一般持续 2～3 个月，可自行缓解消失。

（三）声像图表现

1. 患侧甲状腺肿大，甲状腺与颈前肌之间的间隙模糊或消失。

2. 甲状腺内显示低回声区，其形状不规则，呈片状，边界较模糊，探头挤压下甲状腺疼痛（图 4-4-21）。

3. 甲状腺内低回声可单发或多发，多发低回声可相互融合，低回声区呈"冲洗"征（"wash-out"sign）（图 4-4-22）。

4. CDFI 显示病灶内血流轻度增多或无明显改变（图 4-4-23）。

（四）鉴别诊断

1. 与结节性甲状腺肿鉴别（见结节性甲状腺肿章节）　结节性甲状腺肿可出现低回声结节，其边界清楚且回声增强。彩色多普勒能显示结节周边血流供应多于内部。临床检查无挤压痛。

2. 与甲状腺癌鉴别（见甲状腺癌章节）　甲状腺癌为低回声，呈圆形或椭圆形，内多有微小钙化，内血流丰富，血流阻力指数增高。

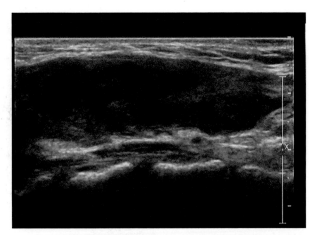

图 4-4-21　**亚急性甲状腺炎，可见病灶边界模糊，形状不规则呈片状**

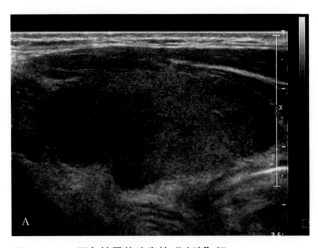

图 4-4-22　**亚急性甲状腺炎的"冲洗"征**

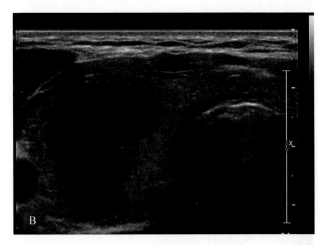

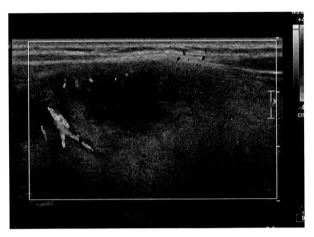

图 4-4-23 亚急性甲状腺炎，病灶内血流无明显改变

七、桥本甲状腺炎

（一）概述

桥本甲状腺炎（Hashimoto's thyroiditis）是慢性自身免疫性甲状腺炎，又称慢性淋巴细胞性甲状腺炎、淋巴瘤样甲状腺肿等。1912 年由日本国姓桥本（Hashimoto）的人首次报道，故命名桥本甲状腺炎。本病为一种自身免疫性疾病，多发生于中青年妇女，

男性少见，男女之比为 1：20 左右，本病常无特殊症状，患者主要因甲状腺弥漫性、不对称性肿大到医院就诊。

（二）病因病理及临床表现

甲状腺自身免疫反应始发于甲状腺抗原特异性 T 辅助细胞激活，激活的 T 细胞诱导 B 细胞分泌甲状腺抗体，其中最常见的是抗甲状腺过氧化物酶抗体（TPOAb），抗甲状腺球蛋白抗体（TgAb）和抗 TSH 受体抗体（TRAb）。这些抗体对甲状腺有直接的细胞毒害作用。甲状腺细胞的凋亡性破坏使激素合成受阻，碘化物的有机结合出现缺陷。甲状腺功能减退症发生前约有 90% 的甲状腺遭到破坏，细胞溶解使甲状腺球蛋白的释放增加。甲状腺内淋巴细胞浸润，血液循环中存在甲状腺自身抗体，本病可与其他自身免疫性疾病重叠出现。本病初期患者大多没有自觉症状，出现甲状腺肿大时可出现颈部压迫症状，部分患者因抗体刺激导致激素过量释放，而出现甲状腺功能亢进症状，但其程度一般较轻。体格检查时弥漫性肿大的甲状腺质硬如橡皮，表面光滑，边界清楚。

（三）声像图表现

1. 双侧甲状腺呈明显弥漫性增大，以前后径增大显著（图 4-4-24）。峡部一般明显增厚，少数患者峡

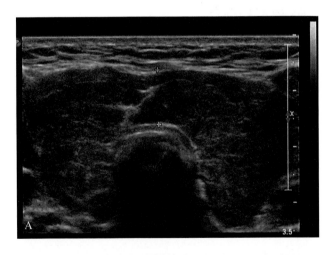

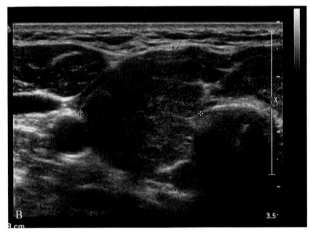

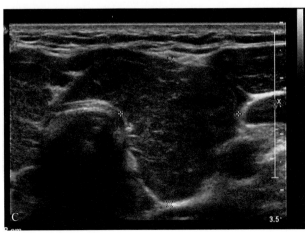

图 4-4-24 桥本甲状腺炎，可见双侧甲状腺增大

注：双侧甲状腺增大以前后径明显。A. 显示整个甲状腺弥漫性增大，峡部增大明显；B. 显示甲状腺右侧叶增大，内呈网格状；C. 显示甲状腺左侧叶增大，内呈网格状

部可不增大（图4-4-25）。病变后期可表现为甲状腺缩小（图4-4-26）。

2. 甲状腺回声多弥漫性降低，不均匀，内有条状高回声分隔，显示为网格状，回声特点大致可分成以下五种类型。

（1）弥漫性低回声型：整个甲状腺以低回声为主，明显肿大，低回声内夹杂点状、条状高回声（图4-4-27）。

（2）散在条线强回声型：双侧甲状腺回声不均匀，内见条状强回声，纵切时明显。

（3）网格状回声型：整个或局部甲状腺呈低回声，其内出现网格样改变（图4-4-28），可呈大小不一网格状。

（4）弥漫性小结型：超声显示大量小的低回声结节，其无包膜，边界清（图4-4-29）。

（5）散在结节型：实质部分点状回声增强增粗，内见大小不等结节，结节回声可高可低，结节可实性、囊性变，结节可含粗大钙化（图4-4-30至图4-4-32）。

CDFI显示：在病变早期，甲状腺内血流信号弥漫性增多，病程后期由于腺体纤维化，腺体内血流供应仅轻度增加或无明显增加。甲状腺上动脉血流速度增快，但明显低于甲状腺功能亢进症血流速度（图4-4-33）。

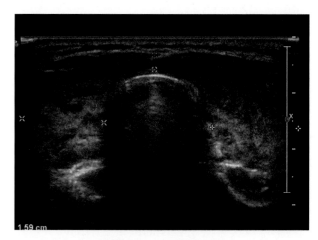

图4-4-25 桥本甲状腺炎，峡部不增大

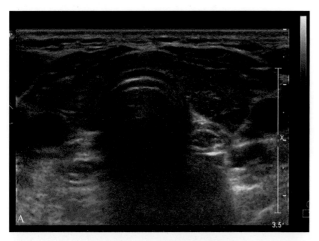

图4-4-26 桥本甲状腺炎病变后期甲状腺缩小（A. 横切；B. 纵切显示甲状腺右侧叶）

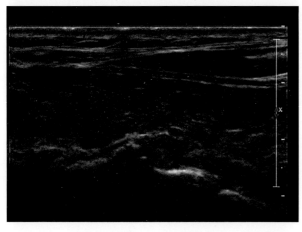

图4-4-27 桥本甲状腺炎，以低回声为主，其内有条状高回声

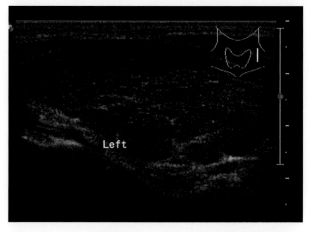

图4-4-28 桥本甲状腺炎，低回声内有网格样高回声

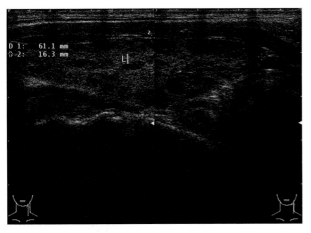

图 4-4-29 桥本甲状腺炎,可见小的低回声结节呈弥漫性分布

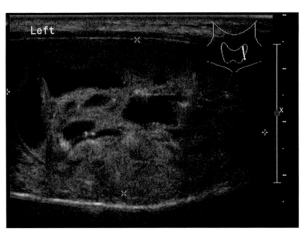

图 4-4-31 桥本甲状腺炎,可见结节囊性变

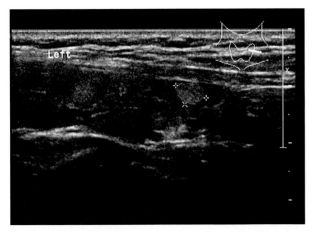

图 4-4-30 桥本甲状腺炎,可见散在稍高回声结节

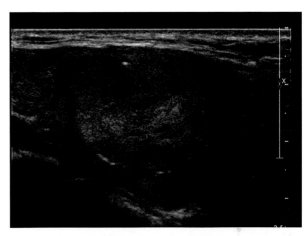

图 4-4-32 桥本甲状腺炎,可见结节钙化

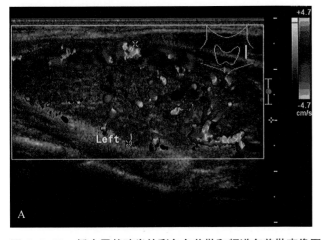

图 4-4-33 桥本甲状腺炎的彩色多普勒和频谱多普勒声像图

注:A.CDFI 可见早期血流弥漫性增多;B.甲状腺上动脉血流速度增快,但不如甲状腺功能亢进症增快明显(与 A 为同一患者)

（四）鉴别诊断

1. 与甲状腺功能亢进症鉴别　见甲状腺功能亢进症章节。

2. 与结节性甲状腺肿鉴别　结节性甲状腺肿峡部肿大不明显,内部回声不均匀,超声显示出结节,血流供应正常或轻度增加,流速不增快。

3. 与甲状腺癌鉴别　桥本甲状腺炎散在结节型因无包膜,低回声结节使其在二维图像上易被误诊为甲状腺癌,与甲状腺癌不同之处,结节内无微小钙化,内部血供不丰富,阻力指数低。一旦发现桥本甲状腺炎内出现低回声结节或微小钙化时,需要与甲状腺癌进行鉴别。

八、急性化脓性甲状腺炎

(一)概述

急性化脓性甲状腺炎(acute suppurative thyroiditis)是由细菌或真菌感染引起的,以儿童多见,随着抗生素的使用它变得极为罕见。

(二)病因病理及临床表现

急性化脓性甲状腺炎常见的病因有甲状舌管未闭、鳃裂囊肿及食管异物刺伤等。小孩患急性化脓性甲状腺炎多是梨状隐窝窦道所引起,90%位于左边。病变多呈局限性分布,初期有大量多形细胞和淋巴细胞浸润,可出现组织坏死和脓肿形成。临床表现为病变部位剧烈疼痛,患者畏寒、发热、吞咽困难和吞咽时颈痛加重。

(三)超声表现

1. 脓肿多位于甲状腺内侧中上部,呈不规则低回声、混合回声或无回声肿块,其后方回声增强,边缘不清晰,多模糊,壁增厚(图4-4-34)。

2. 梨状隐窝窦道和食管异物刺伤引起本病,在甲状腺上部内侧组织内出现脓肿并向下延伸,其内部显示气体回声(图4-4-35)。

3. 脓肿液化后可见脓液在挤压后流动。

4. 早期脓肿内部血流增多,中后期血流减少以致消失,血流阻力可较高(图4-4-36)。

(四)鉴别诊断

急性化脓性甲状腺炎主要是与亚急性甲状腺炎相鉴别。亚急性甲状腺炎患者不发热,炎症部位血流多轻度增多,病变内部不出现液化,甲状腺周围组织不会出现低回声或无回声肿块,结合临床表现易做出鉴

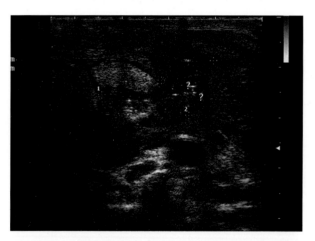

图4-4-34 甲状腺脓肿,肿大甲状腺内可见不规则混合回声肿块,其边缘模糊,壁增厚

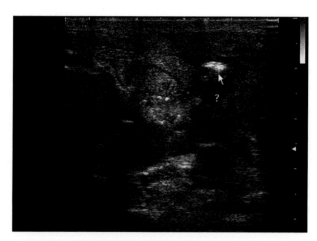

图4-4-35 甲状腺脓肿内部显示气体回声

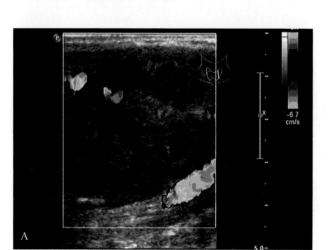

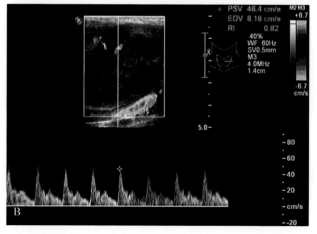

图4-4-36 甲状腺脓肿中后期可见周边血流较丰富,内部血流阻力可较高

注:A.脓肿中后期周边血流;B.脓肿中后期,内部血流阻力较高

别诊断。

九、甲状腺功能减退症

（一）概述

甲状腺功能减退症（hypothyroidism），简称甲减，是指组织的甲状腺激素作用不足或缺如的一种病理状态。女性发病多于男性，发病率随年龄增长而增高，在年龄大于 65 岁的人群中，显性甲状腺功能减退症的患病率为 2%~5%。

（二）病因病理及临床表现

1. 呆小病（克汀病）有地方性和散发性两种。

（1）地方性呆小病：因母体缺碘，供应胎儿碘不足，以致甲状腺发育不良和激素合成不足。

（2）散在性呆小病：见于各地，病因不明，母体无缺碘又无甲状腺肿等异常。

2. 幼年甲状腺功能减退症病因与成人患者病因相同。

3. 成年甲状腺功能减退症病因可分甲状腺激素缺乏和促甲状腺激素缺乏两种。

4. 从病理上划分，甲状腺功能减退症又分为两类。①原发性：甲状腺萎缩，其腺泡大部分被纤维组织所代替，腺泡上皮矮小，泡内胶质含量极少。②继发性：长期缺碘、甲状腺手术切除后、放射线治疗后或药物治疗后（抑制甲状腺素分泌）及下丘脑－垂体病变导致促甲状腺激素不足，使甲状腺生成甲状腺激素的功能减低。继发性甲状腺功能减退症病理可见腺体缩小，滤泡萎缩，上皮细胞扁平，滤泡腔充满胶质。

甲状腺功能减退症发生在胎儿和婴儿期时，引起身材矮小和智力低下，多为不可逆性。多数成年型甲状腺功能减退症起病隐匿，发展缓慢。可表现出一系列低代谢的症状和体征：浑身软弱无力，易疲劳，爱睡觉，怕冷，工作提不起精神，注意力不集中，记忆力下降，智力减退，食欲欠佳，腹胀便秘，心率减慢，严重时出现心包积液、黏液性水肿等。

（三）声像图表现

1. 甲状腺的大小因病因不同而有所不同，先天性甲状腺发育不良者甲状腺体积明显缩小（图 4-4-37）；缺碘或药物所致者甲状腺呈代偿性弥漫性肿大（图 4-4-38）；桥本甲状腺炎引起者，早期因淋巴细胞浸润，甲状腺肿大（图 4-4-39），后期滤泡破坏，纤维组织增生，体积缩小（图 4-4-40）；甲状腺功能亢进症经 ^{131}I 治疗后可发生甲状腺缩小，回声不均增强（图 4-4-41）。

2. 甲状腺位置异常。甲状腺可位于舌、舌下或舌骨与甲状软骨之间的喉前等部位。

3. 边界欠清晰，边缘不光滑。

4. 桥本甲状腺炎引起甲状腺功能减退症，可见内部回声降低，其呈网络状改变（图 4-4-42），甲状腺可出现单发或多发小结节，多数结节边界清晰，形态规则。

5. 双侧甲状腺血流供应可增多、无变化或减少。甲状腺功能减退症时甲状腺内血流供应可较丰富，部分病例可呈"火海"征，易误为甲状腺功能亢进症（图 4-4-43）。这种血流增多被认为是因为 TSH 分泌增加，导致甲状腺内腺体和血管代偿性增生。甲状腺上、下动脉血流速度无明显增快，不会出现甲状腺边缘被彩色血流包绕。后期血流供应明显减少。

（四）鉴别诊断

1. 与甲状腺功能亢进症鉴别　甲状腺功能亢进症时甲状腺明显增大，其血供呈"火海"征，甲状腺上动脉血流速度明显增快（图 4-4-44）。

2. 与单纯性甲状腺肿鉴别　单纯性甲状腺肿时甲状腺增大明显，血流供应无变化，无临床症状。

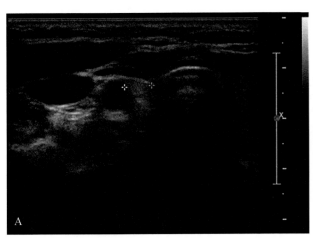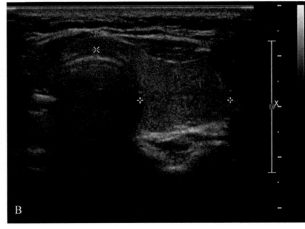

图 4-4-37　甲状腺功能减退症，可见先天性甲状腺发育不良

注：A. 甲状腺右侧叶先天性发育不良；B. 甲状腺左侧叶发育正常

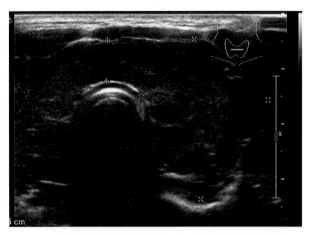

图 4-4-38 缺碘或药物所致甲状腺功能减退症,可见甲状腺呈代偿性弥漫性肿大

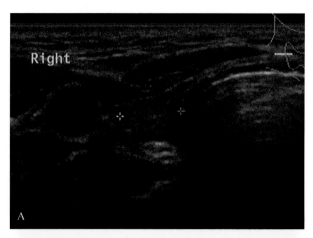

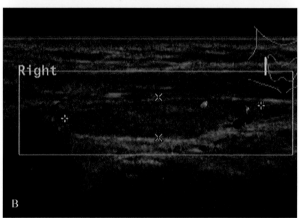

图 4-4-41 甲状腺功能减退症,甲状腺功能亢进症经 131I 治疗后甲状腺缩小

注:A. 横切面显示甲状腺右侧叶;B. 纵切面显示甲状腺右侧叶

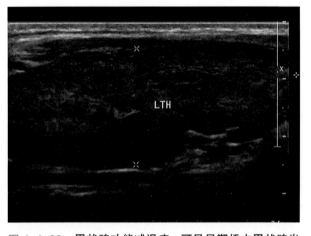

图 4-4-39 甲状腺功能减退症,可见早期桥本甲状腺炎引起甲状腺肿大

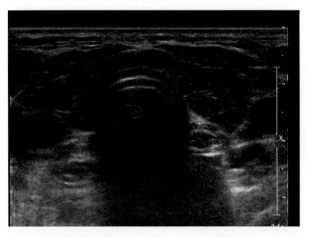

图 4-4-40 甲状腺功能减退症,可见后期桥本甲状腺炎引起甲状腺体积缩小

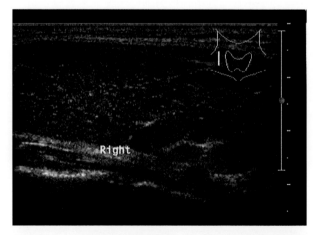

图 4-4-42 甲状腺功能减退症,可见桥本甲状腺炎引起甲状腺功能减退症,内部回声降低,呈网络状改变

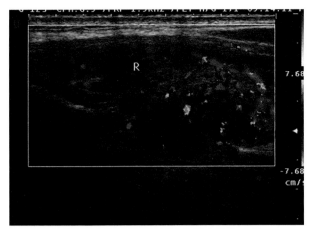

图 4-4-43　甲状腺功能减退症，表现为"火海"征

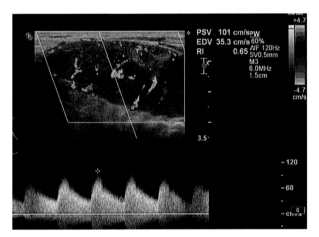

图 4-4-44　甲状腺功能减退症时甲状腺血流供应较丰富，与甲状腺功能亢进症相似

十、甲状腺癌

（一）概述

甲状腺癌（thyroid cancer）是人体内分泌系统最常见的恶性肿瘤，以女性多见，可发生在任何年龄，20 岁以下并不少见。有的学者认为，普通人群中 10% ～ 40% 有甲状腺结节，其中 5.0% ～ 6.5% 为恶性，单发性结节有 20% ～ 25% 为甲状腺癌，多发性结节合并甲状腺癌占 4% ～ 10%。癌结节 ≤ 1cm 时称为甲状腺微小癌，因其病灶小而不易触及。甲状腺微小癌发病隐匿，又称为隐匿性甲状腺癌。近年来，高分辨力彩色多普勒超声仪能检出小至 2 ～ 3mm 的甲状腺结节，这大大提高了临床不能触及的甲状腺微小癌的检出率。

（二）病因病理及临床表现

甲状腺癌按其病理类型分为以下几种。

1. 乳头状癌　乳头状癌(papillary adenoid cancer) 是甲状腺癌中最常见的类型，约占 60%，可发生

于各年龄段，以年轻女性多见，为低度恶性肿瘤，生长缓慢，预后较好。局部淋巴结转移较早，部分患者因最先发现颈部淋巴结肿大而到医院就诊。光镜下可见乳头呈分支状，乳头中心有纤维血管间质，间质内常见呈同心圆状的钙化小体，即砂粒体。乳头上皮可为单层或多层，癌细胞分化程度可不一，核常呈透明或毛玻璃状，无核仁（图 4-4-45）。乳头状甲状腺癌除经典类型外，还有多种亚型，包括滤泡型、弥漫性硬化型、高细胞型、嗜酸细胞型、柱状细胞型、实性型、筛状－桑葚样型等。不同亚型的甲状腺乳头状癌的临床特征和预后可能存在差异。

（1）滤泡型乳头状甲状腺癌：滤泡型乳头状甲状腺癌是继经典型乳头状甲状腺癌之后的第二常见乳头状甲状腺癌，约占乳头状甲状腺癌的 18%，与经典型相比，滤泡型患者更为年轻，肿物较大。

（2）高细胞型乳头状甲状腺癌：高细胞型乳头状甲状腺癌因其肿瘤细胞高宽比大于 2 而得名，占乳头状甲状腺癌的 3.8% ～ 10.4%。若肿瘤细胞中 50% 以上为高细胞，其胞质呈嗜酸性，胞核符合乳头状甲状腺癌特征时可诊断高细胞乳头状甲状腺癌。与经典乳头状甲状腺癌相比，高细胞型预后较差，易局部复发，淋巴结转移和死亡风险较高。确诊时患者年龄较大，肿瘤体积较大，常出现腺体外侵袭。

（3）柱状细胞型乳头状甲状腺癌：柱状细胞型乳头状甲状腺癌极其罕见。既往报道柱状细胞型易早期扩散，患者生存时间短，而近期有惰性柱状细胞型的报道，其预后与是否有腺体外浸润密切相关。由于该型缺乏典型乳头状甲状腺癌的细胞学特征，诊断困难。

（4）弥漫性硬化型乳头状甲状腺癌：弥漫性硬化型乳头状甲状腺癌少见，占乳头状甲状腺癌的 0.7% ～ 5.3%，本型多见于年轻人，易形成腺体外浸润，颈部淋巴结转移和肺部转移发生率较高，5 年生存率远低于经典型。

（5）实性型乳头状甲状腺癌：实性型乳头状甲状腺癌罕见，约占乳头状甲状腺癌的 3% 且缺乏特征性表现。乳头状甲状腺癌肿瘤细胞中巢样实性细胞超过 50% 时可诊断为实性型。此型 30% 以上发生于儿童及年轻患者，经血管转移和腺体外浸润较经典型乳头状甲状腺癌更常见。

（6）筛状－桑葚样型乳头状甲状腺癌：筛状－桑葚样型乳头状甲状腺癌通常与家族性腺瘤样息肉病（FAP）和 Gardner 综合征有关，常发生于年轻女性，男女比约为 1 ∶ 17。此型偶发病例多为单发病灶，而 FAP 患者常为多灶性，后者中 30 岁以下者患甲状腺癌的风险比正常人高 160 倍。筛状－桑葚样型

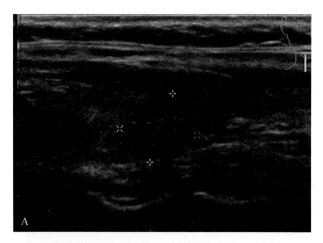

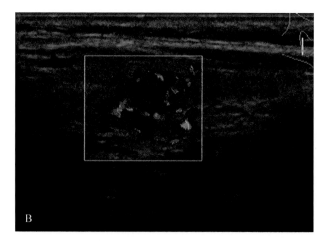

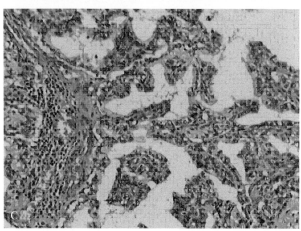

图4-4-45　甲状腺乳头状癌

注：A.二维声像图；B.彩色多普勒声像图；C.病理图

乳头状甲状腺癌患者中，约30%在4～12年可发展成FAP。因此，应建议确诊患者定期检查结肠镜，以提高结肠癌的早期检出率。

（7）嗜酸细胞型乳头状甲状腺癌：嗜酸细胞亚型乳头状甲状腺癌罕见，它的临床表现与经典型相似。嗜酸细胞型的特征表现包括细胞肿胀，胞质富含嗜酸性小颗粒体数量增多，可合并多种甲状腺疾病，包括桥本甲状腺炎、毒性弥漫性甲状腺肿、结节性甲状腺肿和甲状腺肿瘤。

（8）Warthin瘤样乳头状甲状腺癌：Warthin瘤样乳头状甲状腺癌与涎腺Warthin瘤的组织病理多相似。Warthin瘤样乳头状甲状腺癌与淋巴细胞性甲状腺炎相关，具有乳头样结构和嗜酸性细胞。Warthin瘤样乳头状甲状腺癌预后较好，较少发生淋巴结转移。

2．滤泡状癌　滤泡状癌(follicular adenoid cancer)的发病率居甲状腺癌的第2位，占9.9%～16.9%，本病多见于40岁以上女性，趋向于经血行转移，故多见远处转移，而颈部淋巴结转移不多见。镜下可见不同分化程度的滤泡，分化好的与腺瘤难区别，分化差的呈实性巢片状，癌细胞异型性明显，滤泡少

而不完整。少数病灶由嗜酸性癌细胞构成，称为嗜酸性细胞癌（图4-4-46）。

3．髓样癌　髓样癌(medullary cancer)起源于甲状腺组织内的C细胞，可见于各年龄段（5～80岁），40～60岁为高发期。本病占甲状腺癌的5%～10%，90%的肿瘤分泌降钙素，而发生严重腹泻和低钙血症，有的还同时分泌其他多种激素和物质。光镜下可见瘤细胞圆形或多角形、梭形，核圆形或卵圆形，核仁不明显。瘤细胞呈实体片巢状或乳头状、滤泡状排列，间质内常有淀粉样物质沉着。电镜下可见胞质内有大小较一致的神经分泌颗粒（图4-4-47）。

4．未分化癌　未分化癌(undifferentiated cancer)较少见，约占甲状腺癌的1.6%，50～60岁或以后发病率上升，女性多于男性。甲状腺未分化癌生长快，早期浸润和转移，恶性程度高，预后差。镜下可见癌细胞大小、形态、染色深浅不一，核分裂象多（图4-4-48）。

甲状腺癌病理类型不同，其临床表现各异。乳头状癌分化较好，生长缓慢，可多年无症状。患者一般在后期发现肿块到医院就诊，有的因为发现颈部肿大淋巴结而就诊。恶性程度高的髓样癌和未分化癌，肿

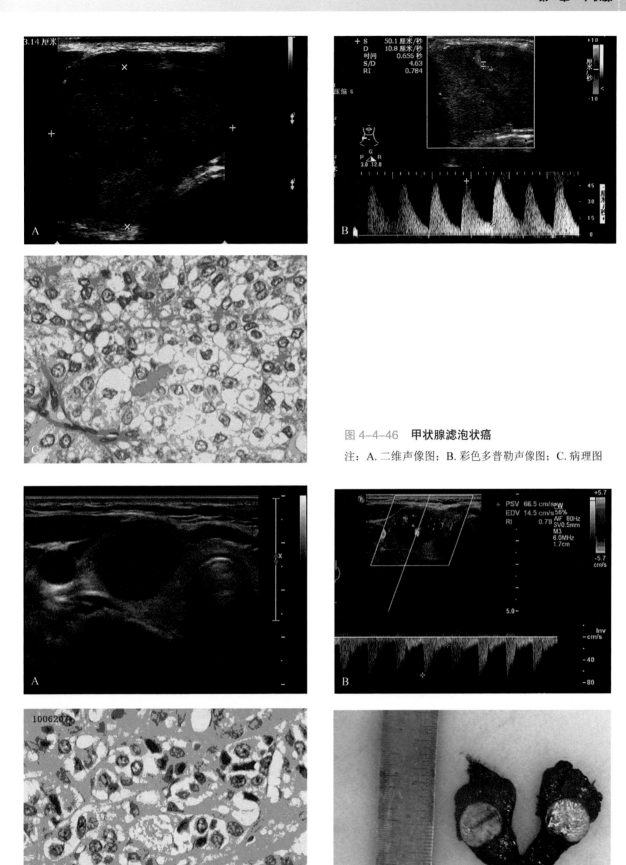

图 4-4-46　**甲状腺滤泡状癌**

注：A. 二维声像图；B. 彩色多普勒声像图；C. 病理图

图 4-4-47　**甲状腺髓样癌**

注：A. 二维声像图；B. 彩色多普勒声像图；C. 病理图；D. 标本

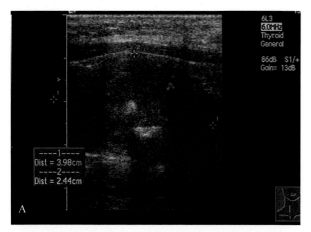

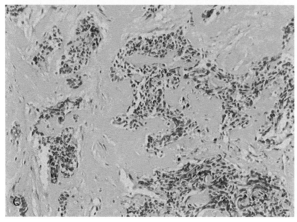

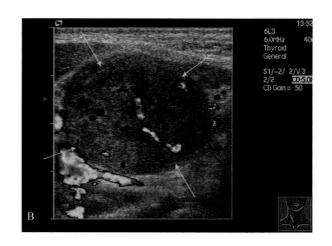

图4-4-48 甲状腺未分化癌

注：A. 二维声像图；B. 彩色多普勒声像图；C. 病理图

瘤进展快，患者易出现上呼吸和消化道压迫症状。

（三）声像图表现

1. 实质性低回声，不均质回声 甲状腺癌显示为低回声不均质肿块。甲状腺微小癌为极低回声（图4-4-49）。这种超声征象有其病理基础，甲状腺癌细胞大而重叠，间质少，很少形成引起强烈反射的界面，故病灶以低回声型多见。如果一个1cm肿块出现有囊性改变或出现较强回声一般应考虑良性。而肿块内部低回声不均匀是恶性肿瘤的重要特征，肿块越大，回声不均匀越明显（图4-4-50）。少数较大恶性肿瘤内呈混合回声或以无回声为主（图4-4-51）。

2. 多呈圆形、类圆形或不规则形 良性结节一般呈椭圆形、扁形、类圆形。较小的甲状腺癌多呈圆形或类圆形，较大的乳头状甲状腺癌呈不规则形，部分滤泡状甲状腺癌及乳头状甲状腺癌也可呈类圆形、椭圆形。靠近甲状腺边缘的甲状腺癌可呈椭圆形。

3. 纵横比≥1 甲状腺微小癌为圆形或类圆形，肿块的前后径与上下径的比值≥1（图4-4-52），这与在甲状腺癌早期细胞以前后方向分裂为主，左右和上下方向相对处于静止状态。边缘较光滑扁形的结节多为良性结节。

4. 边界多模糊 肿块无包膜，肿块越大，边界越

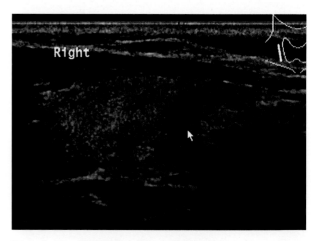

图4-4-49 甲状腺微小癌（为极低回声）

模糊（图4-4-53）。而甲状腺髓样癌边界可清楚。小于1cm的微小甲状腺癌边界可清楚。

5. 形态不规则 肿块越大，形态不规则越明显（图4-4-54）。肿块由于浸润性生长可导致边缘呈蟹足样改变（图4-4-55）。

6. 晕环 部分甲状腺癌可显示不规则、不完整、厚薄不均声晕，声晕是指环绕于结节周围的带状低回声或无回声。目前认为甲状腺癌声晕的出现可能与周边水肿、黏液变性等因素有关（图4-4-56）。厚薄不均，

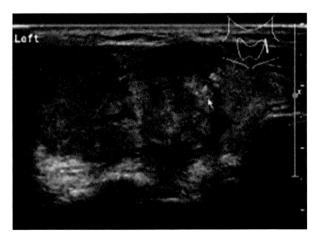

图 4-4-50 甲状腺癌内部低回声不均是恶性肿瘤的重要特征，肿块越大回声不均匀越明显

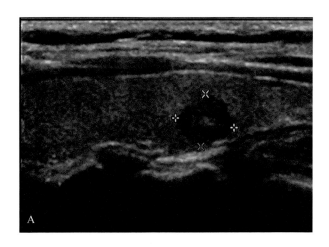

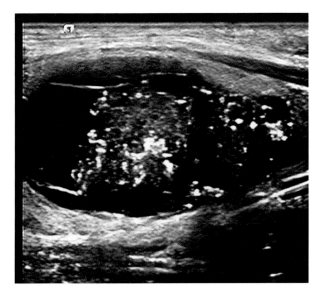

图 4-4-51 甲状腺癌内部出现无回声区

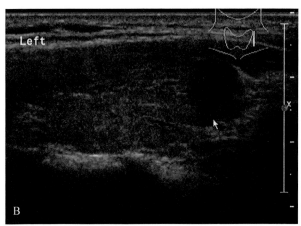

图 4-4-53 甲状腺癌肿块呈不均质低回声，边界模糊，无包膜

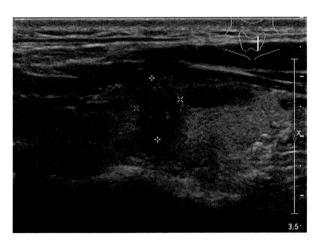

图 4-4-52 甲状腺微小癌，肿块的前后径与上下径的比值 ≥ 1

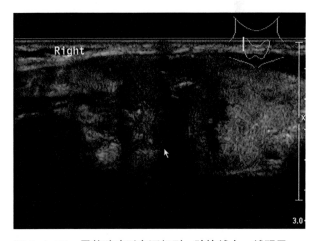

图 4-4-54 甲状腺癌形态不规则，肿块越大，越明显

内无环绕血流的晕环是甲状腺癌的一项特征表现。

7. 癌肿后方回声多衰减 一般癌肿内间质成分多于癌细胞成分，纤维化、钙化较多时更易出现衰减。癌细胞成分多于间质成分时癌肿后方回声可增强，两种成分相等时后方回声无改变（图 4-4-57）。

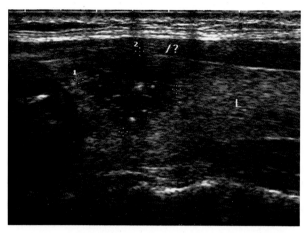

图 4-4-55　甲状腺癌，肿块形态不规则，呈蟹足样改变

注：体积较大的甲状腺癌明显

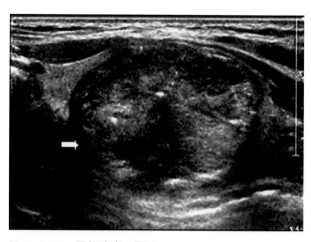

图 4-4-56　甲状腺癌，晕环

注：甲状腺癌可见厚薄不均的晕环，晕环是指环绕于肿块周围的带状低回声或无回声

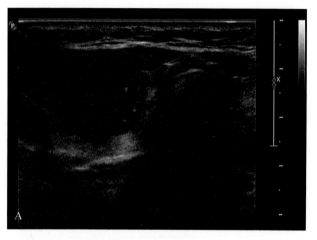

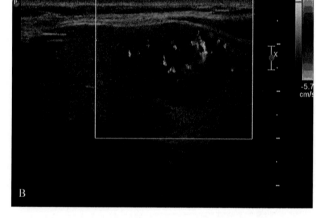

图 4-4-57　甲状腺癌，后方回声改变

注：A. 肿块内癌细胞成分多于间质成分，后方回声可呈增强或不变；B. 肿块内癌细胞成分与间质成分相等，后方回声无变化

8. 钙化　甲状腺癌的钙化分微钙化、粗钙化、环状钙化、混合钙化、局部堆积钙化及弥漫钙化。微钙化是指肿块内显示针尖样钙化（图 4-4-58），其多呈 1 ~ 2mm 的点状强回声，后方无声影，针尖样钙化可堆积在一起或散在分布（图 4-4-59）。30% ~ 42% 乳头状癌内可见微钙化，4% ~ 28% 内可见粗钙化（图 4-4-60），1.6% ~ 2% 内可见边缘环状、钙化。病理学研究显示，微钙化多为砂砾体组成，也可由细胞供血不足导致组织退变、坏死而使钙盐结晶沉积所致，但滤泡状癌多无钙化。圆形低回声肿块内出现粗大和细小钙化时多为甲状腺癌。环状钙化出现中断并伴有微钙化（图 4-4-61），内有高阻血流的肿块要高度怀疑甲状腺癌。弥漫微钙化是弥漫性硬化型甲状腺乳头状癌的超声图像特征。弥漫性硬化型甲状腺乳头状癌根据声像图表现分为三型。①弥漫均匀型：甲状腺背景回声较均匀，砂粒状微钙化弥漫性、较均匀地分布在甲状腺内，甲状腺中无结节，本型占该病理类型的 30% 左右（图 4-4-62）。此型易误诊为桥本甲状腺炎。②弥漫结节型：甲状腺内除可见含钙化的癌结节外，一侧或双侧甲状腺内可见呈"暴风雪"样微钙化。本型较多见，占该病理类型的 60% ~ 70%。③弥漫囊肿型：甲状腺重度增大，存在较大囊肿，其直径可达 3 ~ 5cm，囊肿壁和残余甲状腺组织满布砂粒状钙化。此型易误诊为结节性甲状腺肿，发现砂粒样钙化时需要认真寻找颈部转移淋巴结。本型极少见，占该病理类型的 3% ~ 5%，因为少见且以囊肿为主，极易误诊。

9. 血流　CDFI 显示肿块内血流供应丰富，明显多于周边，且肿块越大内部血流越丰富；血管形态不规则，分布杂乱（图 4-4-63），血流阻力指数增高，

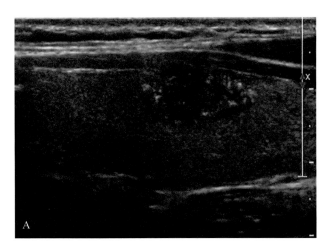

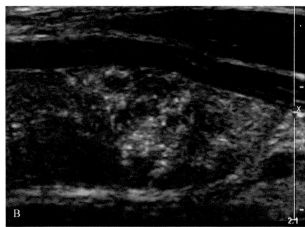

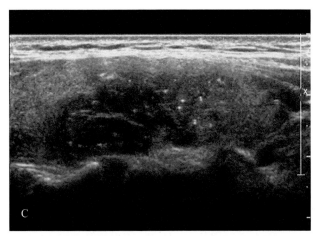

图 4-4-58　**甲状腺癌，针尖样钙化，后方无声影**

注：A. 肿块内针尖样钙化后无声影；B. 为 A 图放大后显示微小钙化堆积在一起

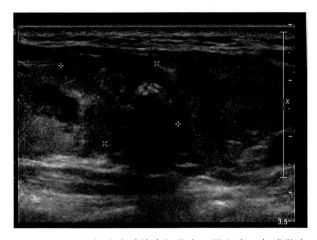

图 4-4-59　**甲状腺癌肿块内钙化多，堆积在一起或散在分布，肿块后方衰减**

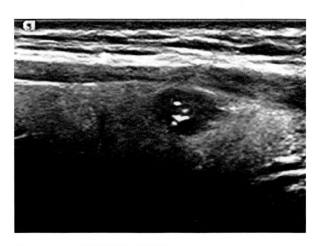

图 4-4-60　**甲状腺癌，粗钙化**

呈高阻力型血流频谱，上升陡直，峰值前移（图 4-4-64）。肿块较大者可出现动静脉瘘血流频谱，呈高速低阻频谱，同时超声也可探测到高阻力型血流频谱，需要多探测几条血管（图 4-4-65）。如果 1cm 左右的结节内充满血流信号，呈火球状，它多为良性功能性结节。1cm 左右的甲状腺癌内部应该只能显示少量

血管，因为甲状腺癌多为乳头状癌，恶性程度低，生长缓慢，结节内不可能长出很多血管。

10. 甲状腺滤泡状癌与甲状腺腺瘤的声像图区别　甲状腺滤泡状癌超声表现类似甲状腺腺瘤，单从二维图像上诊断有一定困难。甲状腺滤泡状癌边界清晰，有类似包膜回声，但形态呈轻微分叶状或不规则，肿块内部多数呈等回声或较高回声（图 4-4-66），少

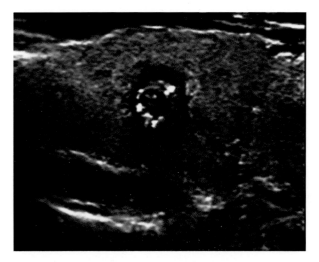

图 4-4-61　甲状腺癌内可见环状钙化出现中断

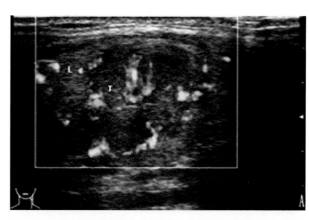

图 4-4-63　甲状腺癌，肿块越大内部血流越丰富；血管形态不规则，分布杂乱

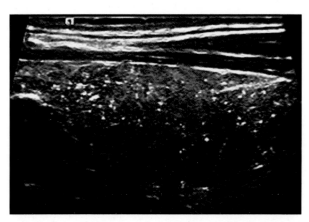

图 4-4-62　甲状腺癌，可见弥漫性分布微钙化无明显结节

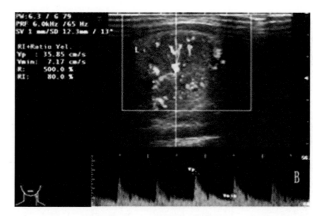

图 4-4-64　甲状腺癌，血流阻力指数增高，呈高阻力型血流频谱，频谱上升陡直，峰值前移

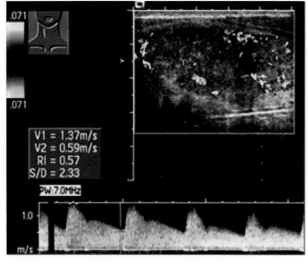

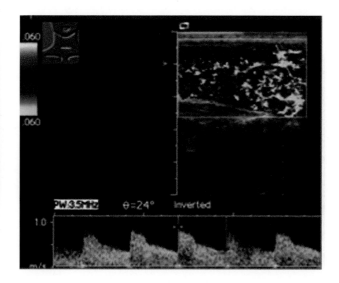

图 4-4-65　甲状腺癌，肿块内动静脉瘘血流频谱

注：高速低阻血流频谱

数呈低回声，多无钙化，图像表现类似于正常睾丸回声。肿块内部血流丰富，血管走行杂乱，CDFI 显示血流穿入肿块内，血流阻力指数高（图 4-4-67），肿块周边无血管包绕。而甲状腺腺瘤周围的晕环是环绕的血管，内部血流少于周边（图 4-4-68）。

11. 颈部转移淋巴结出现微钙化　甲状腺癌一般出现同侧颈部淋巴结转移，颈内静脉周围多发，淋巴结内多出现钙化（图 4-4-69），皮质呈向心性增厚，髓质回声变形、变窄、偏心以致完全消失，较大的淋巴结内可出现囊性变（图 4-4-70）。转移淋巴结血流丰富，显示不出血流的淋巴结多为增生淋巴结。

（四）鉴别诊断

1. 与结节性甲状腺肿相鉴别　结节性甲状腺肿

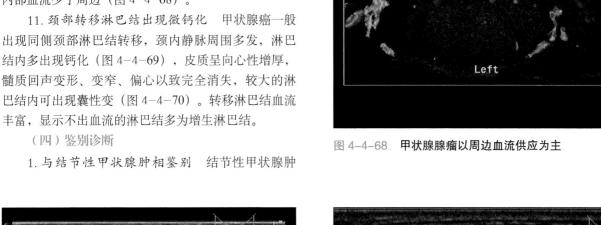

图 4-4-68　甲状腺腺瘤以周边血流供应为主

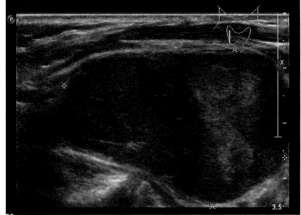

图 4-4-66　甲状腺滤泡状癌二维超声图像

注：边界显示清晰，有包膜回声，形态呈轻微分叶状，内部多数呈等回声或较高回声

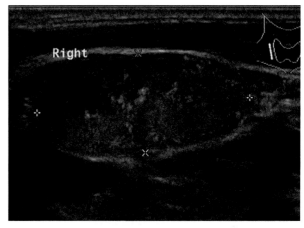

图 4-4-69　甲状腺癌转移淋巴结内微钙化

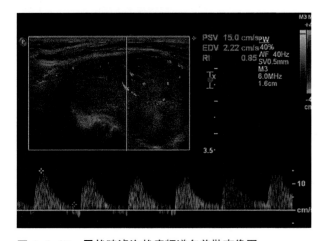

图 4-4-67　甲状腺滤泡状癌频谱多普勒声像图

注：肿块内部血流丰富，流速 15cm/s 血流穿入肿瘤内，血流阻力指数高

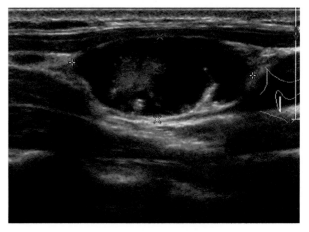

图 4-4-70　甲状腺癌转移淋巴结内囊性变

有 4% ~ 17% 的病例合并甲状腺癌。当两者并存时，千万不要只注意到大的增生结节，而忽略了癌结节，必须观察每个结节超声声像图特点，增生结节有不完整包膜，钙化较粗大，血流供应周边多于内部，内部血流频谱一般为低阻力型，一旦发现结节性甲状腺肿中出现低回声结节，应注意与甲状腺癌鉴别。

2. 与桥本甲状腺炎相鉴别　桥本甲状腺炎可出现低回声结节，也可合并甲状腺癌。超声检查时要观察结节有无包膜，内有无微钙化，血流供应丰富程度。

3. 与甲状腺腺瘤相鉴别　值得注意的是，在甲状腺癌的超声诊断中，各种病变的超声征象可存在交叉或并存造成诊断困难，如结节性甲状腺肿合并甲状腺癌时，结节性甲状腺肿内的良性结节均可表现为低回声，这时必须认真分析具备几条符合甲状腺癌的超声图像特征，如果符合 4 条以上就要高度怀疑甲状腺癌。甲状腺腺瘤和甲状腺癌结节内均可探及高速血流，不同之处是良性结节周边有血流环绕，周边血流多于内部血流，只要诊断时抓住甲状腺癌超声表现的主要特点，就能提高甲状腺癌诊断的准确性。甲状腺癌可一侧或双侧多发（图 4-4-71）。超声检查时要认真探查每个结节，分析其图像特点。

十一、超声诊断甲状腺疾病的现状及展望

甲状腺癌为常见的恶性肿瘤，发病率逐年上升，目前尚无明确的预防措施和控制手段，它的预后与早发现、早治疗密切相关。自从 20 世纪 90 年代以来，超声高频探头、彩色多普勒超声成像技术的临床应用，使甲状腺内 1cm 以下的微小甲状腺癌得到显示（图 4-4-72），可以进行快速准确诊断，超声技术已成为临床医师可信赖的首选诊断手段。

（一）超声在甲状腺癌诊断中的现状

甲状腺癌占全身恶性肿瘤的 1.5%，在尸解中，如果给予其特别关注，甲状腺癌的发生率高达 5.7%。随着超声医学的发展，甲状腺癌超声检出率逐年提高。

1. 甲状腺癌的二维和彩色多普勒超声显像特点　超声二维图像结合彩色多普勒超声技术能清楚显示出甲状腺病灶的形态、大小、边界、内部回声、微钙化、后方衰减、颈部淋巴结转移特征，以及内部血流信号、阻力指数等。国内外超声学者做了大量的研究，普遍认为甲状腺癌在二维和彩色多普勒超声图像上具有一些典型表现，如病灶形态不规则，边界不清晰，无包膜，呈低回声，内部有微钙化，血流丰

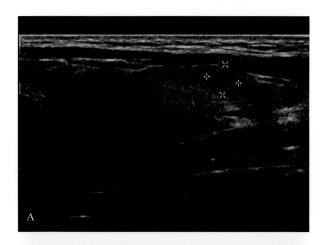

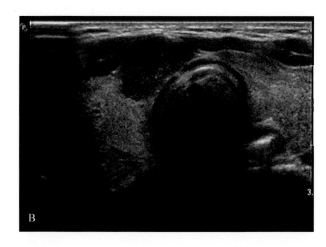

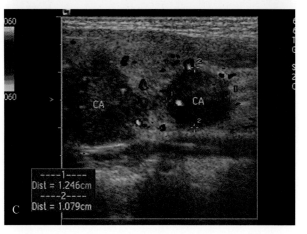

图 4-4-71　**甲状腺癌双侧多发**

注：A. 左侧叶中部肿块；B. 同一患者右侧叶近峡部肿块；C. 甲状腺癌一侧叶多发肿块

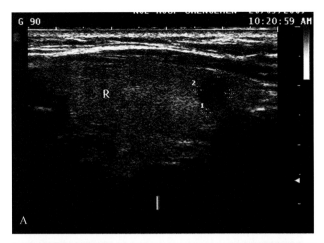

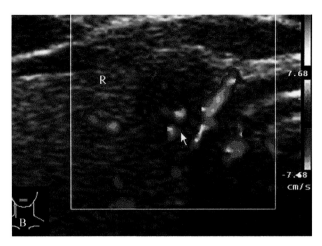

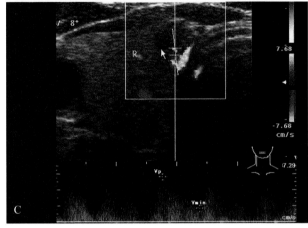

图 4-4-72　微小甲状腺癌的超声声像图

注：A. 二维声像图；B. 彩色多普勒声像图（与 A 为同一患者）；C. 频谱多普勒声像图（与 A 为同一患者）

富，阻力高，其中微钙化被认为是诊断甲状腺癌特异性最高的指标，有资料报道乳头状癌的微钙化可达93%～95%。

国内外学者对甲状腺肿块血流信号进行研究，均认为绝大多数恶性肿块内可探及较丰富的血流信号，并认为甲状腺癌内部血流信号与肿块大小相关，一般肿块越大，血流信号越丰富，血流信号分布不均匀，形态不规则，血流频谱显示收缩期峰值前移，收缩期上升下降速度增快，阻力指数常大于 0.7，较大肿块内可出现动静脉瘘，除可探及到高阻力血流频谱外，还可探测到高速低阻血流信号。

2. 甲状腺癌超声诊断现状　超声检查能清楚地显示出 1cm 低回声结节，如仪器分辨力高，医师经验丰富，对 0.5cm 的甲状腺癌也能做出诊断。二维超声显像上微小甲状腺癌形态可规则，边界清楚，有 10% 的微小甲状腺癌可见包膜回声，与甲状腺腺瘤和增生结节相鉴别有一定困难；部分甲状腺癌可合并增生结节和甲状腺腺瘤，在检查中有的人往往只注意到增生结节和腺瘤而忽视甲状腺癌的诊断。甲状腺癌可同时发生在甲状腺两侧叶，也可一侧叶多个病灶，这给诊断带来困难，易误诊为增生结节。由于甲状腺癌无明显临床症状，目前有的人还不重视甲状腺的超声检查，没有将其列入体检项目，往往只是在外科医师发现甲状腺增大或触及结节时才考虑做甲状腺超声检查。早期发现对甲状腺癌患者的生存率尤其重要，如何提高早期甲状腺癌及隐性癌检出率并对结节良恶性加以鉴别是超声学科当前研究的重点，有必要对甲状腺癌的超声显像特点进行更深的研究，总结出一套对甲状腺癌早期诊断行之有效的方法。

（二）甲状腺肿瘤超声造影

超声造影又称造影增强超声（contrast-enhanced ultrasound，CEUS），是利用直径小于红细胞的微气泡通过毛细血管时所产生的超声散射效应来显示实质组织灌注的一种新技术。超声造影剂的研制和临床应用的研究是当今超声医学领域最关注的热门课题，也代表了发展方向。有学者预言，超声造影是继实时三维超声成像和彩色多普勒成像之后，将在超声医学领域产生第三次革命。新型的超声造影剂声诺维（Sonovue），经静脉注射后能顺利通过肺毛细血管网进入左心系统，从而使肝、肾、乳腺、甲状腺等实质性器官充分显影，以观察组织血流灌注状态。与此同时，超声仪器工程上专用软件的开发如二次谐波成像、脉冲反相谐波成像、瞬间反应显像及对比脉冲系列成像技术等，使造影效果大为改善。国内外肝肾等实质器官超声造影研究已经广泛开展，对观察血流灌注状态和增强情况，对微小病灶的诊断均有很大作用，超声造影技术特别是时相分析，对肝内各种局限性占位病变的鉴别诊断有重要意义，其可与 CT 动态增强效果相媲美，且对肿块内血流灌注时相的动态测定更加精确，为肝肾等脏器内病变的定性定量诊断增加了新的指标和手段。

国内外学者在超声造影对甲状腺良恶性结节的研究方面做了一些工作，从目前的研究结果看还不能得出一致结论，有的研究结果表明，良恶性结节显影强度区别似乎不大，但是，他们发现良性结节显影时间下降支多规则且单相，恶性结节的下降支多不规则且呈多相，因此，通过分析时间 – 强度曲线发现，下降支对甲状腺结节的良恶性鉴别有可能提供有用的信息。

理论上，甲状腺癌血供大多比较丰富，彩色多普勒超声显像出现丰富血流信号，造影时，微气泡能灌注整个血管，应该能反映出结节内部血流灌注的情况，但是，无论国外学者还是国内学者，他们都报道，甲状腺癌（不管乳头状癌还是滤泡状癌）都可以表现为强化或不强化，而增生结节及腺瘤几乎都强化，因此，利用目前临床能行造影的超声仪器对甲状腺造影定性研究来鉴别良恶性结节意义不大。有待于进一步研制超声仪器和造影剂，这需要临床上做更多研究。

（三）三维彩色血管能量成像

甲状腺结节的三维彩色血管能量成像(three-dimensional color power angiography)检查是一种新的检查方法，有报道此技术能更形象、更直观显示低速细小新生血管，它对感兴趣组织或器官体积的精确测量及对其血流灌注的整体性评估在一定程度上弥补了二维超声的不足，具有较高的敏感性，显示的超声图像更接近瘤结节血供的真实分布情况，可区别出良恶性结节血管显像特点，为诊断提供更多可靠信息。但目前所用的三维成像速度慢，且通过三维检查并不是都能达到理想图像，因而它难以被接受。随着计算机技术的飞速发展，三维探头不断改进，三维成像操作简单化，成像速度加快，三维超声一定能发挥更好的作用。

（四）甲状腺肿瘤弹性成像

超声弹性成像(ultrasound elastography)是利用超声探查来获得与组织弹性有关参数，并通过图像反映出来的超声成像新技术、新方法，已有大量文献报道，弹性成像可以用在乳腺肿瘤良恶性的判定，在甲状腺肿瘤方面，国内外报道的不多，有的国外学者报道，超声弹性成像可以分别测定甲状腺及肿瘤的弹性系数，算出甲状腺与肿瘤弹性系数的比值，国外学者认为其

比值大于 4 的时候，提示甲状腺有恶性病变，超声弹性成像有一定的特异性和敏感性。

Siemens S2000 彩色多普勒超声仪，配有 9L4 线阵探头及 ARFI 软件。检查时，患者取仰卧位，充分暴露颈部，根据病灶大小、深度调节仪器使病灶显示清楚，观察及评估结节位置、形态、大小、内部回声及血流供应情况。切换到声触诊组织成像 (VTI) 模式，嘱患者平静呼吸，操作时取样框应包括病灶及周围组织，取样框大小为病灶的 1.5 ~ 2 倍，动作轻柔，避免挤压甲状腺组织，造成横向移动误差，使声束与结节垂直，取结节最大径，所有操作在甲状腺纵切面上进行，选取结节黑白显示重复性最好、黑白变化最清楚的图像。根据病灶区显示的黑白颜色所占比例，VTI 分级标准如下：1 级，结节几乎为白色，白色范围 > 90%；2 级，结节大部分为白色，可有少量黑色，白色范围在 50% ~ 90%；3 级，结节内白色与黑色范围相当；4 级，结节内以黑色为主，黑色范围 < 90%；5 级，结节内几乎为黑色，可有少许白色；6 级，结节整个为黑色，或内有点状白色但结节 VTI 图像范围超过二维超声图像。位于甲状腺中部的恶性结节，VTI 弹性成像有较高的敏感性和特异性，VTI 分级多在 4 级以上（图 4-4-73），且结节越大弹性成像分级越高。但对于甲状腺前缘及上下缘较小的少部分恶性结节，VTI 弹性成像不能真实反映出甲状腺癌的硬度，诊断必须结合二维超声及 CDFI。

1996 年 Sarvazyan 等提出可利用声波辐射产生的剪切波来探测生物体组织的弹性程度。目前该技术已发展至实时剪切波弹性成像(SWE)。SWE 是一项安全的声辐射脉冲控制技术。声科影像 (supersonic imagine) 公司 Aixplorer 的声威超声诊断仪器通过快速成像系统捕获、追踪剪切波得到实时的弹性成像图的同时通过系统定量分析系统 (Q-Box) 测量反映该组织弹性的数值——杨氏模量绝对值。根据胡克定律，

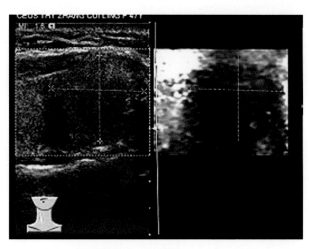

图 4-4-73　**甲状腺癌 VTI 声像图**

在组织的弹性限度内，组织的杨氏模量是仅取决于组织本身的物理特性。即组织的杨氏模量数值越大，则说明该组织的硬度越大即弹性越低。SWE 与以往的弹性成像相比，具有不需要人为施压、实时成像、定量测量及重复性佳的优点。测量获得的组织杨氏模量绝对值，可为该组织的弹性做出定量的判断。

（李泉水）

参考文献

[1] 李泉水 .2009. 浅表器官超声 . 北京：人民军医出版社：6

[2] 郑宗英，林新霖，柯晓刚，等 .2002. 桥本病及其合并症的超声表现 . 中华超声影像学杂志，11（3）：157-160

[3] 冯蕾，温建萍，舒虹，等 .2005. 结节性甲状腺肿大超声图像与病理对照分析 . 中国超声诊断杂志，6（8）：569-571

[4] 吕珂，姜玉新，张缙熙，等 .2003. 甲状腺结节的超声诊断研究 . 中华超声影像学杂志，12（5）：285-288

[5] 陈文，张斌，林发俭，等 .1998. 二维及彩色多普勒超声在亚急性甲状腺炎诊断及疗效判断中的作用 . 中国超声医学杂志，14（6）：52-54

[6] 范梅贞，冯宝香，丁福祥 .2005. 亚急性甲状腺炎二维及彩色多普勒超声诊断临床应用 . 中国地方病防治杂志，20（6）：378-379

[7] 李艳宁，李智贤，杨红，等 .2005. 二维及彩色多普勒超声对亚急性甲状腺炎急性期的诊断价值 . 中国超声医学杂志，21（7）：544-545

[8] 金蓉，李彦敏，李力，等 .2007. 彩色血管能量成像检测甲状腺癌血流及其与凋亡抑制因子的关系 . 中国超声医学杂志，23（12）：897-899

[9] Kuijuk A,Kupesic S,Anic T,et al.2000.Three-dimensional ultrasound and power Dopper improve the diagnosis of ovarian lesions.Gynecol Oncol, 76（1）：28-32

[10] Ku JH,Kwak L,Lee Hs,et al.2004.Expression of survivin,a novel inhibitor of apoptosis in superficial transitional cell carcinoma of the bladder. Jurol,171(2)：631-635

[11] 许春梅，韦海明，梁中骁，等 .2007. 原发性甲状腺功能亢进的甲状腺超声表现与病理对照 . 中国超声医学杂志，23（9）：658-660

[12] 张缙熙，姜玉新 .2000. 浅表器官及组织超声诊断学 . 北京：科学技术文献出版社，8：47-65

[13] Solbiatil,Ostiv, Coval,et al. 2001.Ultrasound of thyroid，parathyroid glands and neek lymph nodes. Eur Radiol,11：2411-2424

[14] Saller B,Moeller L,Corges R,et al. 2002. Role of conventional ultrasound and color Dopper Sonography in the diagnosis of medullary thyroid Carcinoma. Expclin Endocrinol Diabetes,110：403-407

[15] Frates MC,Benson CB,Doubilet PM,et al.2003. Can color Dopper Sonography aid in the prediction of malignancy of thyroid nodules?J ultrasound Med, 22：127-131

[16] 吴阶平，裘法祖 .2005. 黄家驷外科学 .6 版 . 北京：人民卫生出版社，2：809-825

[17] 李泉水，张家庭，田平，等 .2006. 甲状腺癌的声像图特征研究 . 中国医学影像技术，22（4）：554-556

[18] Ji ZB,Zhang H,Yu Q,et al.2002.Cray-Scal and Color Doppler flow imaging in diagnosis of thyroid carcinoma.Chin J Med Imaging Technol,18(7)：654-656

[19] Zhu XL,Li XY,Zhu Y,et al. 2003.Ultrasonographic diagnosis and misdiagnosis of thyroid carcinoma.Chin Ultrasonogr,12(7)：434-436

[20] Wu BY,Zheng ZY,Zou LQ.1997.Sonographic diagnosis and analysis of misdiagnosis of thyroid carcinona. Chinese J ultrasound Med,13(1)：51-53

[21] Rago T, Vitti P, Chiovato L, et al.1998. Rol of conrentional ultrasonography and color flow Dopper Sonography in predicting malignancy in 'cold' thyroid nodules. Eur J. Endocrinol, 138(1)：41-46

[22] Ren CC,Ling LS,Zou Q,et al.1998. Ultrasonography of thyroid calcific nodules and carcinoma.Chin J Med Imaging Techunol,14(6)：445-446

[23] 朱晓琳，李秀英，朱鹰 . 等 .2003. 甲状腺癌超声诊断及误诊分析 . 中华超声影像学杂志，12（7）：434-436

[24] Park SY,Kin EK,Kim MJ,et al.2006.ultrasonographyic characterstics of subactle cranulomation thyroiditis. Korean Radiol,7(4)：229-234

[25] 郭国强，李泉水，许晓华，等 .2008. 亚急性甲状腺炎二维及彩色多普勒血流显像特征及误诊原因分析 . 临床超声医学杂志，10（3）：178-181

[26] 李泉水，姜健，张家庭，等 .2009. 超声显像与甲状腺癌病理类型的关系及良恶性结节并在的鉴别诊断 . 中华医学超声杂志（电子版），6（4）：690-693

[27] 李泉水，张家庭，邹霞，等.2009.甲状腺微小癌超声显像特征的研究.中国超声医学杂志，12（10）：940-943

[28] 李泉水，郭国强，张家庭，等.2009.超声显像对桥本甲状腺炎的诊断价值.中国超声医学杂志,12（3）：233-235

[29] 李泉水，陈胜华，熊华花，等.2009.乳头状甲状腺癌超声表现特征.中国超声医学杂志，12（4）：354-357

[30] 李泉水，熊华花，陈胜华，等.2014.甲状腺结节VTI成像与纤维含量的相关性研究.中国超声医学杂志，30（11）961-963

[31] 徐细洁，李泉水，熊华花，等.2015.超声成像结合超声造影鉴别甲状腺良恶性病变.中国超声医学杂志，31（10）887-890

[32] 李泉水，徐细洁，陈胜华，等.2016,超声成像结合VTI弹性成像在甲状腺良恶性结节鉴别诊断中的作用.中国超声医学杂志，32（1）9-12

第 5 章

甲状旁腺

甲状旁腺为内分泌腺，主要调节钙的代谢，对维持机体血钙的平衡具有重要作用。20世纪90年代，高频彩色多普勒超声的普遍应用，使人们对甲状旁腺的形态、大小、内部回声及血流供应等有了深入的了解。

超声检查具有无创、方便及价廉等优点，能够较为准确地对甲状旁腺病变进行定位，可发现小至0.5cm的病变，其已发展成为公认的甲状旁腺疾病的首选影像学检查方法。

第一节　解剖生理与正常声像图

一、解剖

（一）位置

甲状旁腺位于甲状腺侧叶的后方，多居于甲状腺真假被膜之间。它的前方为甲状腺，后下方为颈长肌，内侧为气管，左内后方为食管，外侧为颈总动脉与颈内静脉。

上一对甲状旁腺与甲状腺侧叶共同来源于第四咽囊，在胎儿期移行甚小，因此位置比较恒定，多位于甲状腺侧叶后缘上中1/3交界处，相当于环状软骨下缘水平。

下一对甲状旁腺与甲状腺峡部及胸腺共同来源于第三咽囊，在胎儿期它们也可随胸腺降入纵隔，因此位置变化较大。大约有60%紧靠着甲状腺侧叶后缘的下极，约相当第四气管软骨环的高度；26%～39%可出现在甲状腺胸腺韧带中或见于胸腺舌叶；更为罕见的位于纵隔内的胸腺中，还有一些未下移的甲状旁腺位于颈上外侧区，沿甲状腺下极高度以上颈总动脉的行程分布。据Esselstyn等甲状旁腺手术统计，异位甲状旁腺约占20%。

（二）数目

甲状旁腺为扁圆形，90%人群有4个甲状旁腺，每侧上、下各2个，分别称为上甲状旁腺和下甲状旁腺。3%人群发现有3个甲状旁腺，一些人可多于4个。有时可在胸腺中发现第5个甲状旁腺。

（三）形态和大小

甲状旁腺呈棕黄色或暗红色，质软。它有薄层结缔组织被膜，血管、神经和淋巴管随结缔组织间隔出入腺体。成年人每个甲状旁腺重25～40mg，4个共重120～140mg。甲状旁腺多为卵圆形、豆形，也可为杆形、分叶状等。它平均长3～6mm，宽2～4mm，厚0.5～2mm。儿童甲状旁腺的重量和大小约为成年人的一半。

（四）甲状旁腺的血流供应

上一对甲状旁腺由甲状腺上动脉或甲状腺下动脉或两者的吻合支供应血流，下一对甲状旁腺由甲状腺下动脉分支供应。甲状旁腺的静脉回流同甲状腺的静脉，分别回流至颈内静脉和头臂静脉。

二、生理

甲状旁腺素由甲状旁腺主细胞分泌，具有升高血钙、降低血磷的作用。甲状旁腺素的分泌主要受血钙浓度的负反馈调节，并与甲状腺C细胞分泌的降钙素，以及$1,25-(OH)_2D_3$共同调节钙磷代谢，控制血浆中钙和磷的水平。其主要调节途径有以下几种。

（一）对骨的作用

1. **快速效应**　在甲状旁腺素作用后数分钟发生，主要是增强骨细胞膜上钙泵的活动，将钙转运入细胞外液，进而使骨质内的磷酸钙溶解。

2. **延缓效应**　在甲状旁腺素作用后12～14h发生。甲状旁腺素刺激破骨细胞活动增强，使骨组织溶解，骨钙大量入血。

（二）对肾的作用

促进肾远球小管对钙的重吸收，使尿钙减少，血钙升高；抑制近球小管对磷的重吸收，促进尿磷排出，血磷降低。

（三）对小肠的作用

甲状旁腺素增强肾内羟化酶活性，使$1,25-(OH)_2D_3$合成增加，促进肠道对钙、磷的吸收。

三、正常声像图

由于正常甲状旁腺体积过小（平均为5mm×3mm×1mm），且与周围组织不能形成良好的反射界面，故超声很难显示。有作者报道，正常甲状旁腺回声与甲状腺相近，多为边界清楚的卵圆形或圆形均匀的实性低回声，彩色多普勒显示无血流或少血流。

第二节　仪器调节和检查方法

一、仪器调节

通常选用频率为 7.5 ~ 12.0MHz 的线阵探头，为提高图像分辨率也可用更高频率的探头。当正常位置未能发现甲状旁腺时，可选用 3.5MHz 的扇形探头对患者锁骨后及胸骨后进行扫查寻找有无异位甲状旁腺。

二、检查方法

患者一般不需要特殊准备。通常患者取仰卧位，颈后垫以小枕使头略向后仰，充分暴露颈部。

（一）正常位置甲状旁腺的扫查

先自上而下对甲状腺进行横断扫描，在甲状腺内后方仔细寻找甲状旁腺，然后再对甲状腺进行纵向扫描，应特别注意甲状腺下极周围，有时较低位的下甲状旁腺病变易与周围的软组织结构混淆。

（二）异位于颈部的甲状旁腺病变的扫查

颈部的常见异位部位为甲状腺内、颈动脉鞘内、食管后、胸骨上窝等处，对这些可能异位的部位均应仔细扫查，并尽可能扩大颈部的扫查范围。

（三）锁骨或胸骨遮盖的异位甲状腺病变的扫查

锁骨后方、胸腺及前纵隔也是异位甲状旁腺的好发部位，应尽可能对这些部位进行扫查，特别是当患者有明显的甲状旁腺功能亢进的症状和体征而超声未发现正常位置的甲状旁腺增大时。应嘱患者做吞咽动作，使病灶提升；同时采用扇形探头（扫查方向朝向足侧）在胸骨上窝、锁骨上方进行探测，有可能发现异位于该处的病灶。但应注意，超声对这些异位部位的甲状旁腺病变的诊断能力有限。

第三节　甲状旁腺疾病

一、原发性甲状旁腺功能亢进

（一）病理和临床表现

原发性甲状旁腺功能亢进是由于甲状旁腺腺瘤、增生或腺癌自主性地分泌过多的甲状旁腺素，使血钙持续增高所致。

80% ~ 90% 的原发性甲状旁腺功能亢进是由于单发腺瘤引起，其他则由增生或多发腺瘤引起，由腺癌引起非常少见。实验室检查有高血钙（> 11mg/dl）和低血磷（<3mg/dl）。临床表现为疲乏、恶心、呕吐、骨骼疼痛、身材变矮、易发生病理性骨折及尿路结石或肾实质钙盐沉积。

（二）超声表现

1. 甲状旁腺腺瘤

（1）典型声像图表现

①肿瘤位于甲状腺与颈长肌、颈总动脉与气管之间，属于正常位置（图 5-3-1 至图 5-3-3）。

②与甲状腺实质回声相比，肿瘤为均匀低回声，边界清晰、规则，肿瘤可见包膜回声（图 5-3-4），

少数肿瘤内部可伴有钙化灶（图 5-3-5）。

③肿瘤形态为椭圆形、三角形或不规则形，它的长轴与身体矢状面平行（图 5-3-3）。

④肿瘤与甲状腺之间存在双层中强回声带，这可能是由于紧密相邻的甲状腺被膜与甲状旁腺腺瘤的包膜所致（图 5-3-5）。

⑤肿瘤前缘常有明显的血管绕行（实为甲状腺被膜血管），其可测出动脉频谱，并可见多条动脉分支进入瘤体内（图 5-3-6，图 5-3-7），内部一般可见丰富的血流信号（图 5-3-8）。有时可显示腺瘤的蒂部（图 5-3-9）。

（2）非典型声像图表现

①肿瘤邻近无甲状腺结构，属于异位。

②肿瘤与甲状腺实质的回声水平相接近，或内部出现囊性变（图 5-3-10）。

③肿瘤周边有低回声晕。

2. 甲状旁腺增生　超声可显示数个甲状旁腺不同程度增大，形态呈椭圆形或不规则形，内部为均匀低回声或等回声，一般无囊性变或钙化灶，血供不如

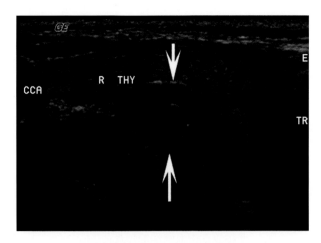

图 5-3-1　正常位置的甲状旁腺腺瘤（箭头）

注：THY. 甲状腺；TR. 气管；CCA. 颈总动脉

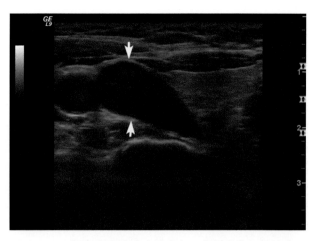

图 5-3-4　甲状旁腺腺瘤（箭头），内部为均匀低回声，边界清晰、规则

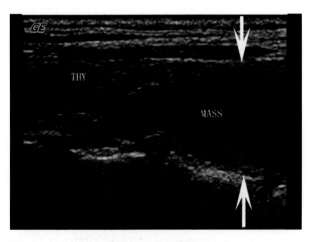

图 5-3-2　正常位置的甲状旁腺腺瘤

注：箭头所指腺瘤（MASS）位于甲状腺（THY）下极后下方

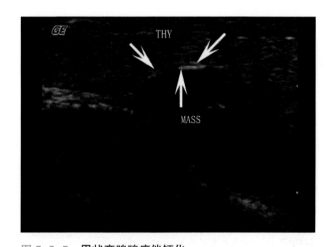

图 5-3-5　甲状旁腺腺瘤伴钙化

注：箭头分别指向甲状腺被膜和甲状旁腺肿瘤的包膜所致的双层中强回声带；MASS. 肿瘤；THY. 甲状腺

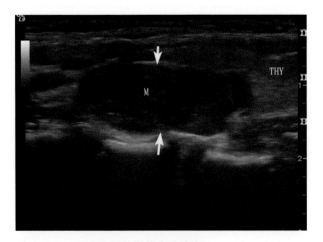

图 5-3-3　正常位置的甲状旁腺腺瘤

注：箭头所指腺瘤（M）位于甲状腺（THY）上极后方

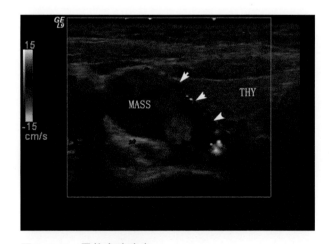

图 5-3-6　甲状旁腺腺瘤

注：甲状腺（THY）横断面扫查，箭头所指腺瘤（MASS）前缘可见环绕血管，而后缘无明显环绕血管

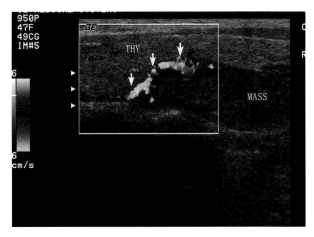

图 5-3-7　甲状旁腺腺瘤

注：甲状腺（THY）纵切扫查，箭头所指腺瘤（MASS）的前缘可见环绕血管，而后缘无明显环绕血管

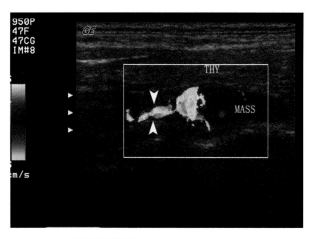

图 5-3-9　甲状旁腺腺瘤

注：腺瘤（MASS）的上极可见供应肿瘤的动静脉血管（箭头）（手术证实为肿瘤蒂部）；THY 为甲状腺

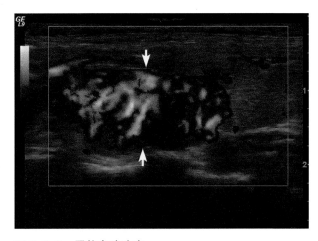

图 5-3-8　甲状旁腺腺瘤

注：箭头所指肿瘤内部可见丰富的血流信号

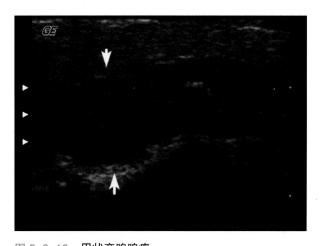

图 5-3-10　甲状旁腺腺瘤

注：箭头所指为肿瘤内部的囊性变区

腺瘤丰富（图 5-3-11，图 5-3-12）。

　　3．甲状旁腺癌

　　（1）肿瘤较大，形态不规则或呈分叶状。

　　（2）内部为不均匀低回声，可伴有囊性变或钙化灶。

　　（3）肿瘤可侵犯邻近的解剖结构，如甲状腺、血管或肌肉等。

　　（4）CDFI 显示癌灶内部及周边血供丰富，分布不均匀。

　　（5）可发现同侧颈部淋巴结转移灶，表现为多个淋巴结肿大，长短径之比小于 2，皮质为不均匀低回声，髓质强回声消失或变窄，CDFI 显示血流信号分布紊乱，非淋巴门处见穿支血管。

　　（三）诊断与鉴别诊断

　　1．甲状旁腺腺瘤与增生的鉴别　鉴别困难，张

氏统计 55 例甲状旁腺功能亢进患者，认为腺瘤一般大于 2cm，而增生一般小于 2cm；腺瘤一般为单发，而增生一般为多发。

　　2．甲状旁腺腺瘤与甲状旁腺癌的鉴别　肿瘤内部回声明显不均匀、有钙化灶、侵犯邻近解剖结构和颈部淋巴结转移灶提示甲状旁腺癌。

　　（四）其他检查

　　1．实验室检查　血钙大于 11mg/dl，血磷小于 3mg/dl，血甲状旁腺素增高，尿钙、尿磷增多。

　　2．放射性核素检查　放射性核素检查包括 [125]I 和 [75]Se 蛋氨酸计算机减影技术、[99m]Tc 和 [201]Tl 双重同核检影扫描、[99m]Tc-MIBI（甲氧基异丁基异腈），可检出 1cm 以上的病变和发现异位的病灶。

　　3．CT 和 MRI 检查　CT 和 MRI 对颈部的甲状旁腺病变定位意义不大。对异位于胸骨后的甲状旁腺

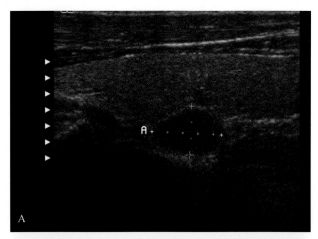

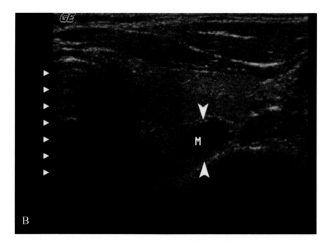

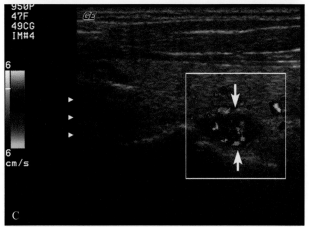

图 5-3-11　**甲状旁腺增生**

注：A. 颈部纵切灰阶图像，测量标记之间为增生结节，病灶大小为 1.1cm×0.8cm；B. 颈部横切灰阶图像，M 为甲状旁腺增生结节；C. 颈部纵切彩色血流显像，显示病灶内部血供丰富（箭头所示）

二、继发性甲状旁腺功能亢进

继发性甲状旁腺功能亢进是因严重肾功能不全、维生素 D 缺乏、骨病变等引起的低血钙所致的甲状旁腺代偿性肥大和功能亢进。甲状旁腺一般表现为增生，其声像图表现如前所述。

三、甲状旁腺功能亢进症危象

甲状旁腺功能亢进症患者血钙异常增高，同时有严重的临床危象表现。国外文献报道，此病占原发性甲状旁腺功能亢进症患者的 1.6% ～ 6.2%。血钙浓度 ≥ 3.75mmol/L。患者主要表现有厌食、恶心、呕吐、多饮、多尿、表情淡漠、精神萎靡、神志恍惚、昏睡或烦躁。它的声像图表现与原发性甲状旁腺功能亢进症相同。

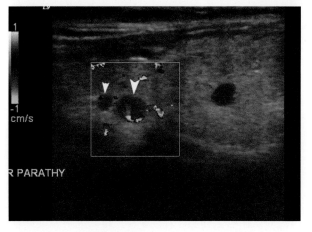

图 5-3-12　**甲状旁腺增生**

注：甲状旁腺多发增生结节，箭头分别指向 2 个增生结节，内部可见少许血流信号

病变的定位帮助较大。

4. 选择性甲状腺静脉取血测定　iPTH 浓度、血 iPTH 的峰值点反映病变甲状旁腺的位置，在增生和位于纵隔的病变双侧甲状腺上、中、下静脉血的 iPTH 值常无明显差异。

四、多发性内分泌腺瘤

多发性内分泌腺瘤的甲状旁腺功能亢进以增生为多见，也常见于腺瘤。它的声像图表现与原发性甲状旁腺功能亢进相同。

五、三发性甲状旁腺功能亢进

在继发性甲状旁腺功能亢进症的基础上，由于腺体受到持久和强烈的刺激，部分增生组织转变为腺瘤，自主地分泌过多的甲状旁腺素，见于肾移植术后。

第四节 甲状旁腺疾病的超声诊断临床价值

由于高频超声具有较高的分辨率，且有价廉、方便和无创伤性等优点，已成为致甲状旁腺功能亢进肿物术前定位的首选检查方法。综合国内外文献报道，高频彩色超声检查可显示 5mm 左右的病灶，对甲状旁腺疾病的诊断敏感性可达 90% 以上。如在颈部反复探测未发现肿大甲状旁腺，基本上能排除正常位置的甲状旁腺病变；如甲状旁腺功能亢进诊断明确，而超声在颈部未发现异常增大的甲状旁腺，则需要辅以 CT 成像、MRI、核素显像技术等检查手段寻找异位于胸腺内、甲状腺内、颈动脉鞘的结缔组织内、食管后及前纵隔等处病灶。

致甲状旁腺功能亢进病变的超声定位，除了与检查者的经验和仔细程度有关外，尚有以下几项重要影响因素。

1. 颈部正常组织结构的影响 早期虽有报道将颈长肌、食管等正常组织结构误认为甲状旁腺肿物，然而，由于超声仪的改善和对甲状旁腺的毗邻结构有较熟悉的认识，有经验的超声医师已很少犯这样的错误。可通过吞咽来鉴别食管。颈长肌为低回声，其内有许多平行排列的线状中强回声。

2. 肿物内部回声和边界的影响 多数甲状旁腺肿物为低回声，与甲状腺间有条状中强回声，其使甲状旁腺能较好地被定位。但当甲状旁腺肿物与甲状腺实质的回声水平接近时，肿物呈混合性回声或大部分囊性变时，可将它误诊为甲状腺结节。有些肿物周边有低回声晕，可与甲状腺结节相混淆。笔者曾遇见 1 例类似患者，周边低回声为周围组织粘连所致。

3. 肿物位置的影响 在超声检查中，正常位置的甲状旁腺肿物明显较异常位置的容易被发现和判断。笔者等（1994 年）曾报道 12 例异位甲状旁腺肿物，超声仅发现 2 例。由于异位甲状旁腺的发生率并不少见，占 10%～20%，所以对甲状旁腺可能发生的异位部位都应尽可能地进行扫查。可发生的异位部位有甲状腺上极之上、甲状腺内、食管气管沟内、咽及食管之后、颈动脉鞘内、甲状腺下极下方的脂肪组织内、纵隔等。超声可以显示异位于颈部的甲状旁腺肿物。采用扇形探头向足侧扫查，同时嘱患者做吞咽动作使肿物位置上移，有的异位于胸骨后或锁骨后方的甲状旁腺肿物也可显示。当超声判断这些部位的肿物来源有困难时，可行超声导向下穿刺活检。超声无法显示异位于胸骨后的甲状旁腺肿物时，应行 CT 或其他检查。

4. 肿物大小的影响 超声可以显示 5mm 左右的甲状旁腺肿物，尤其是位于正常位置和甲状腺的大小和结构正常的情况下。很显然，甲状旁腺肿物越大，超声越容易发现。但当甲状旁腺肿物巨大时，特别是同侧甲状腺受压移位、变小的情况下，与甲状腺肿物不易鉴别，应引起重视。

5. 肿物数量的影响 当多个腺体发生肿物时，超声常常难以全面正确地做出判断。因为，多个腺体受累常常是增生，而增生病灶一般较小，有的腺体仅轻微增大甚至正常大小，超声对增生的显示率较低。张氏（1992 年）统计 10 例甲状旁腺增生患者的超声敏感性仅为 35.7%。

6. 甲状腺肿大的影响 由于甲状腺肿大致使其腺体增厚，这样，为了显示甲状旁腺病变，迫使采用更低频率的探头，从而使分辨率降低；另外，靠近甲状腺背侧的甲状腺结节、甲状腺呈分叶状等因素都将给甲状旁腺肿物的辨认带来困难，尤其是在其病变较小的情况下。甲状腺结节与甲状旁腺肿物的超声鉴别要点见表 5-4-1。

7. 颈部外科手术的影响 由于颈部外科手术后解剖关系紊乱和瘢痕的影响，可造成假阳性。当然，有些患者曾因甲状旁腺功能亢进进行过颈部外科手术，术后又出现甲状旁腺功能亢进，多数是由于多发增生或异位所致。

表 5-4-1　甲状腺结节与甲状旁腺肿物的超声鉴别要点

	甲状腺结节	甲状旁腺肿物
部位	甲状腺内	甲状腺后方或异于其他部位
回声水平△	多种回声	低回声
囊性变	常见	少见
钙化灶	常见	少见
晕环	常见	一般无
甲状旁腺功能亢进	无	有

△．与甲状腺实质回声水平比较

第五节　甲状旁腺疾病的影像学检查比较

　　目前，临床常用的甲状旁腺功能亢进的病灶定位的检查方法有超声、核素显像、CT 和选择性甲状腺静脉取血测甲状旁腺素等。如前所述，超声可作为甲状旁腺疾病的首选检查手段，在临床上发挥重要作用。关于超声检查对甲状腺病变定位的优缺点前面已经叙述，不再赘述。

　　CT 成像速度快，分辨率高，易于发现软组织病变，对寻找异位甲状旁腺有明显优势，但对较小病变检出的敏感性和特异性尚不理想。超声和 CT 成像均属形态学检查方法，其检出率主要取决于腺体大小和病灶与邻近组织的密度差异，易受操作者经验的影响。

　　核素显像技术是利用甲状旁腺对药物的吸收与排泄速度进行显像，它的敏感性明显受病变大小与病变细胞活性高低的影响，对体积小（直径 <1cm）、位置深，低代谢（如有囊性变）和高代谢的病灶可能会漏诊。在诊断异位甲状旁腺方面具有一定优势。也有文献报道，核素对病理甲状腺组织，如甲状腺肿、慢性甲状腺炎、甲状腺肿瘤等亦有一定的亲和力，故可导致假阳性。

（李建初　刘　赫）

参考文献

[1] 张缙熙．1996．甲状腺、甲状旁腺超声检查 // 张武．现代超声诊断手册．北京：北京医科大学中国协和医科大学联合出版社：39

[2] 燕山．1994．甲状腺和甲状旁腺疾病的诊断 // 周永昌，郭万学．超声医学．北京：科学技术文献出版社：333

[3] 张缙熙，李建初．1994．B 超及彩色多普勒超声：原发性甲状旁腺功能亢进的定位研究（附 76 例报告）．中华医学杂志，74（10）：598

[4] 张缙熙，李建初．1992．B 超诊断多发性内分泌腺瘤（附 5 例报告）．中国医学影像技术，8（2）：5

[5] 李建初，张缙熙．1994．超声对异位甲状旁腺肿瘤及增生的诊断价值．中国医学影像技术，10（1）：23

[6] 李建初，张缙熙．1993．彩色多普勒超声在甲状腺疾病中的初步应用．中国超声医学杂志，9（3）：174

[7] 刘赫，姜玉新，张缙熙．2004．超声对甲状旁腺功能亢进症的诊断价值．中华超声影像学杂志，13（8）：581

[8] 陈维安，崔颖鹏，李春亿，等．2005．核素显像对甲状旁腺功能亢进的诊断价值．中华内分泌代谢杂志，21（6）：518

[9] Huppert BJ，Reading CC. Parathyroid sonography：imaging and intervention. J Clin Ultrasound，35：144-155

[10] Kamaya A，Quon A，Jeffrey RB. 2006．Sonography of the abnormal parathyroid gland. Ultrasound Quarterly，22：253

[11] Rodgers SE，Lew JI，Solo´rzano CC. 2008．Primary hyperparathyroidism. Current Opinion in Oncology，20：52-58

[12] Zhang JX，Li JC. 1994．Application of Color Doppler flow imaging in the localization of parathyroid adenomas. Chinese Medical Sciences Journal，9（3）：187

[13] Kalinin AP，Pavlov AV，Alexandrov YK，et al. 2013.The parathyglands imaging and surger. Springer. Verlag Berlin Herdebera，1-106

第6章

甲状腺疾病的介入性超声

甲状腺疾病的介入性超声工作主要有介入性超声的诊断和治疗。介入性超声诊断是指超声引导下经皮穿刺抽吸细胞学检查和超声引导下经皮穿刺组织学活检技术。在甲状腺疾病超声诊断方面，近年来由于甲状腺细针穿刺技术的应用拓展，大大提高了甲状腺良恶性结节的鉴别诊断率。介入性超声的治疗包括对甲状腺囊性病变的硬化治疗，对甲状腺实性或以实性为主的结节的化学、微波、射频和激光等热消融治疗，目前对于甲状腺良恶性结节的热消融治疗已然成为技术亮点及前沿。

第一节　介入性超声所使用的仪器和设备

一、超声仪器

要求使用的仪器图像清晰、分辨率高，彩色多普勒能显示出周围大血管走行和结节内部血流供应情况，需要高频探头。

二、穿刺探头和穿刺架

因甲状腺的位置比较浅表，在超声引导下介入诊断及治疗时多数医师采用徒手操作，也可使用高频穿刺探头或者配有穿刺架的高频探头进行穿刺。

三、穿刺及消融器械

现在消毒常用的针有多种类型，根据介入的需要对其进行选择。穿刺针根据外径大小，可分为细针和粗针两类，通常外径 ≥ 19G（对应国产 10 号针，外径 1.0mm）者称为粗针，而 < 19G 者称为细针。超声引导下的抽吸细胞学检查，用的是一次性细针，因甲状腺位置浅，一般可采用注射器替代细针；在组织学活检时目前临床上采用一次性活检针，应用最多的是自动活检枪和半自动活检针；甲状腺囊性病变的囊液抽吸、药物灌注及对非囊性结节的药物注射治疗，一般采用注射器，方便易行。甲状腺热消融治疗中的消融针包括微波消融针（图 6-1-1，表 6-1-1）、射频消融针（表 6-1-2）和激光光纤及 PTC 引导针（图 6-1-2）等。

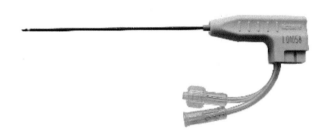

图 6-1-1　微波消融针（L 型）

表 6-1-1　微波消融针规格及型号

序号	规格	备注
1	φ1.4mm×100mm	L 型 3mm 针头
2	φ1.6mm×100mm	直型 3mm 针头
3	φ1.6mm×100mm	直型 5mm 针头

表 6-1-2　射频消融针参数及作用范围

国际规格（G）	针尖裸露（mm）	作用功率（W）	作用时间（min）	消融范围（cm×cm）
19	5	10	1	0.61×0.74
19	7	15	2	0.95×0.99
19	10	20	3	1.22×1.32
19	15	50	5	1.65×1.95
19	20	90	6	2.20×2.90

续表

国际规格 （G）	针尖裸露 （mm）	作用功率（W）	作用时间（min）	消融范围 （cm×cm）
18	5	12	2	0.66×0.73
18	7	25	3	1.01×1.05
18	10	45	5	1.30×1.50
18	15	110	6	1.80×2.10
18	20	135	8	2.30×2.98
18	25	165	10	2.70×3.48
18	30	175	12	3.01×3.90

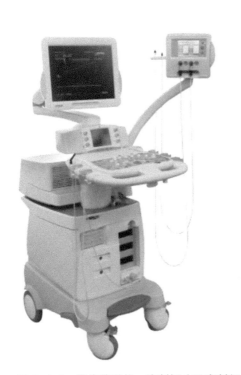
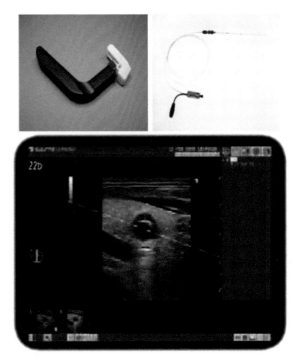

图 6-1-2　**激光消融仪、穿刺探头及穿刺架、激光光纤、超声下激光光纤**

注：激光消融系统包括集成激光介入超声系统，PTC 引导针（21G），激光光纤 φ300μm

第二节　甲状腺结节的超声介入诊断技术

一、超声引导下甲状腺穿刺技术概述

1. 穿刺点和进针路径的选择　甲状腺穿刺时一般选择横切甲状腺并从其中部或外侧进针，而在治疗时因穿刺针较粗及消融安全考虑多由峡部向外侧进针，注意避开血管和重要组织、器官和穿刺障碍物，尽量选择进针最近的部位。

2. 操作方法

（1）穿刺架引导穿刺：探头配有专用穿刺架，根据预设的穿刺路径，提高准确性，减少并发症。

（2）徒手穿刺：目前临床多应用此法，操作方便、灵活。这种方法依赖于穿刺者经验，操作时穿刺针与超声声束必须在同一切面上，要求实时显示穿刺过程中针尖的位置和走行。

3. 穿刺针具的监视　一开始进针就要注意观察

针尖，如果针尖显示不清，可轻微提插穿刺针，牵动穿刺针周围组织运动产生运动回声，也可改变探头扫查方向尽可能使声束和穿刺针方向垂直来显示针道和针尖。

4. 彩色多普勒的应用　彩色多普勒可观察到穿刺部位与大血管的关系，以及病变部位血流供应情况，有助于选择最佳穿刺部位，有效地避免损伤血管。

二、甲状腺细针穿刺

超声引导下甲状腺结节细针穿刺（fine needle aspiration，FNA）是目前对甲状腺结节评估最为准确、成本效益最佳的手段，甲状腺细针穿刺的推广应用很好地提高了良恶性结节的鉴别标准，通过对甲状腺细针穿刺适应证的定义，结合细胞组织学检查，可对良恶性结节的性质进行明确区分，提高临床诊断准确性，其被誉为术前诊断甲状腺结节的"金标准"，诊断特异性47.0%～98.2%，敏感性88.2%～97.0%。

1. 甲状腺细针穿刺适应证（《2015版American Thyroid Association，ATA指南》）

（1）高度／中度怀疑恶性的结节≥1cm（2009年ATA指南中可以对≥0.5cm的结节行FNA）。

（2）低度怀疑恶性的结节≥1.5cm。

（3）极低度怀疑恶性的结节≥2cm（如海绵征），不做甲状腺细针穿刺仅行超声观察也是合理地选择。

（4）不符合上述标准的结节和单纯的囊性结节不做甲状腺细针穿刺，超声见1cm以下的可疑结节，未见甲状腺外侵犯或可疑淋巴结可行密切的超声随访。

（5）超声发现可疑淋巴结时，建议对其进行穿刺并将冲洗液做甲状腺球蛋白测定。

（6）根据患者临床及超声表现高度怀疑为甲状腺癌时，可适当减小适于做穿刺的结节大小。

（7）如果结节未得到诊断，强烈推荐重复甲状腺细针穿刺。

（8）多发结节的恶性风险评估：患者有多发结节，其最大直径大于1cm时，评估方法同单发结节，如果每个结节的恶性风险不同，则需要行多个结节甲状腺细针穿刺；当多个结节最大径大于1cm时，应优先穿刺高风险结节；如果多个结节均为相似的极低或低度恶性风险，只穿刺最大结节或密切随访；TSH值低或正常，则提示多个结节中的某些结节为自主功能性，应结合核素扫描的结果对无功能或功能正常的结节进行穿刺，尤其是具有恶性超声特征的结节。

该指南并未完全排斥对直径小于1cm的结节行甲状腺细针穿刺，这主要因为甲状腺乳头状微小癌的临床进展易受年龄影响，对于小于40岁和大于60岁的

可疑患者，需要结合其临床表现和个人选择，酌情做甲状腺细针穿刺。美国临床内分泌医师协会、美国内分泌学会（AACE／ACE／AME）和意大利临床内分泌协会指南确定了对高危甲状腺结节大于1cm者常规推荐甲状腺细针穿刺，0.5～1cm者根据临床表现和患者的个人选择考虑甲状腺细针穿刺或者临床随访观察，但如有以下情况可考虑甲状腺细针穿刺：包膜下或气管旁的甲状腺结节，可疑淋巴结或者甲状腺外的侵犯，既往恶性甲状腺结节病史或家族史等。

2. 操作要点　AACE／ACE／AME指南推荐使用23～27G的细针进行甲状腺细针穿刺。主要使用技术包括抽吸法（利用负压抽取细胞）或非抽吸法（利用毛细现象获取细胞），每个结节至少取材2次。

3. 甲状腺细针穿刺的细胞病理学分类系统　目前推荐用Bethesda System对甲状腺细针穿刺结果进行规范分类：①不能诊断；②良性；③不典型细胞学结果的病变或不典型的滤泡状病变（AUS／FLUS）；④滤泡状肿物或疑似滤泡状肿物（该分类同样包括嗜酸性细胞瘤或者疑似嗜酸性细胞瘤的诊断）；⑤可疑恶性；⑥恶性。

三、甲状腺粗针穿刺

甲状腺粗针穿刺活检是应用具有切割作用的穿刺针对甲状腺组织进行穿刺取样供组织病理学检查，适用于细胞学检查未能明确结节性质的患者。

1. 适应证　甲状腺结节直径大于1cm；弥漫性甲状腺病变伴甲状腺Ⅱ度肿大或以上。

2. 禁忌证　意识障碍或不能配合治疗的患者；出血性疾病或有严重的凝血功能障碍，服用阿司匹林、氯吡格雷未停药者；怀疑血管瘤或者其他血管源性肿瘤；结节主体位于胸骨后或深达纵隔内，超声图像上难以避开大血管或病灶难以显示清楚；严重高血压未控制；甲状腺或者肿瘤组织血流异常丰富。

3. 术前准备

（1）完善术前检查：包括血常规、凝血功能、肝肾功能、术前四项等。

（2）指导患者签署知情同意书，嘱患者反复练习呼气后屏气动作配合穿刺。

（3）急救药品及器械。

（4）穿刺用品包括无菌穿刺包、无菌手套、2%利多卡因、标本固定液、穿刺架、穿刺针等。

4. 操作方法

（1）患者取仰卧位，垫高肩部，颈部过伸充分暴露颈前区。

（2）超声再次探查甲状腺，确定进针点及穿刺方

向，常规消毒铺巾，超声引导下 2% 利多卡因局部浸润麻醉至甲状腺被膜。

（3）操作者单手固定超声探头，助手持穿刺针协助操作者沿扫描平面斜形刺入，实时动态观察。

（4）当针尖到达合适部位时，按下穿刺针开关，迅速退针，用纱布压迫进针点。

（5）推动穿刺针针芯将组织条置于干净的硬纸上，观察其形态和组织量，一般穿 2～3 针，将组织条置于固定液中。

（6）穿刺结束后用无菌敷贴保护进针点，同时压迫双侧甲状腺 30min，常规复查超声有无出血。

5. 注意事项

（1）对于大小、位置不理想的病变，不宜盲目穿刺。

（2）穿刺后应及时压迫双侧甲状腺，以避免穿刺点出血或出血蔓延至对侧甲状腺组织。

（3）及时进行图像采集和病案记录。

第三节　甲状腺结节的超声介入治疗技术

一、甲状腺介入性超声患者的术前准备和术后随访

1. 治疗前病情评估

（1）使用超声评估需要治疗结节的数目、部位、大小、边界，并行超声造影进行术前结节的血流灌注评估。根据超声引导下甲状腺结节穿刺活检（细胞学或组织学）结果明确肿瘤性质；根据 T_3、T_4、TSH、TSAb 等血液指标评估甲状腺功能。

（2）评估 TNM 分期：根据影像学上肿瘤累及范围和远处转移情况，进行 TNM 分期。

2. 治疗前准备

（1）患者准备

①完善术前检查：包括血常规、凝血功能、肝肾功能、术前四项、心电图、超声检查、甲状腺穿刺病理结果和喉镜检查。

②术前禁食禁水 6h。术前排空膀胱。准备好静脉留置针，开放静脉道。向患者解释治疗目的和大致过程。有明显咳嗽者，术前 1h 服用可待因 30mg。如有使用抗凝药物（如阿司匹林等），至少应在停用 1 周后施行手术。

（2）术前准备：具备由国家食品药品监督管理局批准用于临床治疗的肿瘤消融设备和材料；超声诊断仪的高频探头中心频率宜在 10MHz 以上，所用超声设备必须具有彩色多普勒血流显像（CDFI 或 CDE）和超声造影功能；手术包和气管切开包、2% 利多卡因、碘酒和棉签、无菌手套、吸氧装置、吸引器、多功能监护仪和除颤仪，备好抢救药品；了解病史：询问患者病史，包括近期（1个月内）出血史、手术史、感染史、高血压史、糖尿病史、心脏起搏器置入等，必要时请相关科室人员协助治疗。

3. 术后随访

（1）术后 1、3、6、12 个月行超声检查随访，之后每半年至 1 年随访 1 次，有条件的单位可行甲状腺超声造影检查观察消融疗效，评价消融疗效标准：病灶体积缩小，彩色多普勒观察消融结节内无血流，造影示病灶内无造影剂灌注。计算结节体积公式为：体积 = 前后径 × 左右径 × 上下径 × π /6（π：圆周率）。结节体积缩小率（VRR）= [（术前体积 − 随访时体积）／术前体积 ×100%]。

（2）记录手术并发症及其治疗、恢复情况。另外，随访期间注意检测甲状腺功能指标、相应的肿瘤标志物及生化指标等。有条件医院，对于恶性结节，可术后 6 个月、1 年行甲状腺细针穿刺活检等。

二、介入性超声在甲状腺良性结节性疾病治疗中的应用

良性甲状腺结节包括增生性结节性甲状腺肿、结节性毒性甲状腺肿、甲状腺囊肿、炎症性结节和肿瘤性结节。治疗措施根据患者的年龄、性别、结节大小、位置、性质和其他因素等各异，可以手术切除，也可以采用药物、化学或者物理消融等方法。近年来射频、微波和激光消融等物理消融治疗在甲状腺良性结节治疗中得到了进一步的发展及应用，相较于传统甲状腺全切或次全切除手术，甲状腺热消融治疗技术不影响甲状腺功能，具有手术快捷、住院时间短、并发症少的优势，它的有效性及安全性也得到了业界肯定。2016 版美国临床内分泌专家协会（American association of clinical endocrinologists，AACE）指南文件中常规推荐射频或者激光消融治疗甲状腺良性结节（实性或混合性结节）。既往报道的对甲状腺囊

性结节行超声引导下高渗溶液治疗现已很少运用，本文在此不做详细介绍。

1. 超声引导下无水乙醇注射治疗

（1）适应证：甲状腺囊性结节（结节囊性变、甲状腺先天性囊肿、甲状腺腺瘤出血、囊性变），高功能甲状腺结节。

（2）禁忌证：有乙醇过敏史患者禁用；怀疑甲状腺癌者。

（3）仪器设备：穿刺架，7～9号针头，10ml注射器，无水乙醇，余见本章第一节。

（4）操作方法

①超声探查甲状腺结节并测量结节三径（A、B、C），根据三径估算结节体积（$V = A \times B \times C \times 0.52$），注射无水乙醇量一般为结节体积的20%～50%，根据乙醇的分布情况、患者耐受性和结节大小分次注入，乙醇注入量主要标准是弥散范围不超出结节范围。一般要多次注射，1周可进行1～2次。对于囊性或囊实性结节，先抽吸囊液，按抽液量的1/3～1/2注入无水乙醇冲洗。

②患者取仰卧位，垫高肩部，颈部过伸充分暴露颈前区。

③超声再次探查甲状腺，确定进针点及穿刺方向，常规消毒铺巾，超声引导下用2%利多卡因局部浸润麻醉至甲状腺被膜。

④操作者单手固定超声探头，助手持穿刺针协助操作者沿扫描平面斜形刺入，实时动态观察。

⑤对囊性结节先抽出囊液观察性状、颜色，留取标本；对于混合性结节，在抽液前后对实性部分穿刺进行细胞学检查，若证实良性病变可进行下一步治疗；对于囊性结节或囊实性结节，先抽尽囊液，用2%利多卡因2～4ml冲洗囊腔，防止无水乙醇刺激引起疼痛。

⑥对于囊性或囊实性结节，注入无水乙醇后，保留2～5min后抽出，重复2～3次至灌洗液澄清，留置0.5～1.0ml于囊内；对于实性结节，注入无水乙醇时观察其弥散范围。调节进针深度、旋转针尖方向、多点进针等使乙醇在结节内均匀弥散，至强回声覆盖结节，退针时可注入2%利多卡因2ml避免乙醇通过针道溢出至正常组织引起疼痛。

⑦穿刺结束后用无菌敷贴保护进针点，压迫双侧甲状腺15～30min，常规复查超声有无出血。

（5）注意事项

①一定要看到乙醇灌注弥散，显示不清时应停止注射。

②对靠近甲状腺后方的结节注射乙醇时，特别注意防止乙醇向后方溢出。

（6）并发症

①注射部位疼痛，大量注射时患者可能会有发热的情况。

②少部分人会出现轻度吞咽困难、头痛、局部出血。

③可出现一过性发音困难，有的可造成暂时性喉返神经损伤。

2. 超声引导下热消融治疗

（1）适应证

①单发或多发甲状腺结节，最大结节直径大于2cm，或有压迫症状和体征。

②甲状腺高功能腺瘤，拒绝核素治疗或有手术禁忌证；桥本甲状腺炎（影像学上可见肿块状）的减体积消融。

③外科术后残留结节再生或新生结节。

④特殊情况下的甲状腺结节：儿童、高龄或孕妇甲状腺结节，异位或孤立的甲状腺内结节；自身条件不能耐受开放手术治疗。

⑤患者拒绝手术，坚持微创介入治疗。

（2）禁忌证

①结节主体位于胸骨后或深达纵隔内，以致超声图像上难以规避大血管或病灶显示不清楚。

②有严重的凝血功能障碍，或服用阿司匹林、未停药者。

③病灶对侧声带功能不正常者。

④意识障碍或不能配合治疗的患者。

（3）仪器设备：见本章第一节。

（4）操作方法

①签署知情同意书，尤其应告知患者消融治疗过程中不做吞咽动作，否则可能出现喉返神经及喉上神经损伤导致发音困难、声音嘶哑、饮水呛咳等。

②患者取仰卧位，垫高肩部，颈部过伸充分暴露颈前区；超声再次探查甲状腺，确定进针点及穿刺方向，常规消毒铺巾，超声引导下用1%利多卡因局部浸润麻醉至甲状腺被膜；术者可坐在患者的头侧，也可坐在患者的右侧或左侧，因人而异。

③隔离液注射：为避免甲状腺周边重要组织器官受到热消融的影响，消融前在超声实时引导下向甲状腺周围潜在间隙注射隔离液（2%利多卡因：生理盐水＝1：4或者生理盐水），使潜在间隙被液体扩充开，制造液体隔离带，使其阻隔射频和微波热传导，减少穿刺损伤风险。

④射频／微波消融技术

单点消融技术：适用于直径小于1cm的结节，超声引导下避开血管将消融针穿刺至所需治疗结节的中央，一次彻底消融（强回声气化区完全覆盖消融病灶）。

移动消融技术：对于病灶较大单点消融无法完全

覆盖的病灶推荐使用"移动消融技术"，基本方法是进针至结节最下缘的最深部边缘，作用数秒，由深部至浅部，由下缘至上缘逐层消融直至强回声气化区完全覆盖消融病灶并超过病灶边界时为治疗终点。

⑤激光消融技术

确定消融模式：单光纤单点作用：8mm 以下的病灶一般用单光纤单点作用。单光纤多点作用：8～12mm 病灶一般用单光纤多点作用。多光纤多点同时作用：大于 12mm 病灶一般用多光纤多点同时作用。

超声引导下用 21G 套管针穿刺且避开血管至所需治疗结节的中央（针尖距离甲状腺包膜至少 15mm），然后将光纤从针芯内穿入至同样位置，将引导针退后 5mm，使光纤的尖端留在原来位置直接与组织接触。设置激光光源相关的参数（波长 1064nm、功率 5W），然后打开激光发射仪，即开始治疗（ND-YAG 激光消融仪设备：作用功率 2～5W，连续作用时间 5～10min）。总原则是从进针点远端向近端边退边消融，每次退针幅度 1.0cm 左右，超声实时监视治疗全程，随着激光光源能量的释放，光纤的尖端可出现不规则的强回声气化区，并且不断扩大，以该区域的面积完全覆盖结节并超过结节时为治疗终点。

⑥治疗结束后消融针道预防穿刺部位出血、降低针道种植风险。关闭射频/微波消融仪电源，记录治疗时间、消融参数及并发症。

⑦术后即刻超声造影（ultrasonic contrast），并与术前造影图像比较评价病灶消融范围，如有残余灶则补充消融。

⑧局部敷贴处理穿刺点，压迫双侧甲状腺止血，留观监测生命体征，观察有无声音嘶哑、饮水呛咳等喉返神经、喉上神经损伤症状和迟发出血表现。

（5）注意事项

①对于需要消融治疗的病灶，术前应明确病理诊断或用相应的影像学检查确诊。

②术前严格检查消融设备；对于有电子设备置入的患者，禁用单极式射频，需要改用双极式射频针或微波、激光消融。

③术前须训练患者呼吸及禁止吞咽动作，以配合操作，套管针和激光光纤进入甲状腺病灶后操作者及助手合作固定引导针及激光光纤，以避免针尖在甲状腺内滑动。

④在超声评估中不能确定神经组织的分布时，可采取纯利多卡因试验法，即向疑似神经组织的周围注射 2% 利多卡因，嘱患者吞咽、说话、饮水等确定相应的支配神经有无受累。

⑤术中密切监护患者生命体征，术后 12h 内应常规检测生命体征，先每 30min 至 1h 检测 1 次，症状平稳后改为每 2h 1 次。

⑥患者术中有难以忍受的不适时应减小消融功率或暂停消融。

⑦术中注意患者情况（呼吸、声音等）。

⑧必须有高质量的超声设备和引导穿刺系统，由经过严格训练并掌握丰富的理论和实践经验的超声专业医师完成。

⑨术后 6h 禁食，床头备气管插管及切开急救包。

（6）并发症

①出血及颈部血肿：出血及颈部血肿可见于小血管破裂，针道止血不彻底，凝血机制障碍等。术前应完善凝血功能检查，纠正凝血功能；术中应仔细操作，尽量避开血管，术中实时监测有无出血；此外术前应对患者行屏气训练，尤其穿刺针进入甲状腺包膜时叮嘱患者屏气禁止吞咽动作以免划伤甲状腺包膜引起出血；术后按压穿刺点部位 15～30min，必要时给予止血药物。若出血较多，用彩超或超声造影寻找出血点，在超声引导下激光消融止血往往非常有效。

②喉返神经及喉上神经损伤：禁忌双侧甲状腺病灶同时消融以避免双侧喉返神经损伤可能，术前仔细制定进针路线，尤其对靠近甲状腺后包膜结节，除调整进针方向角度外，注意"隔离带"注射术中应注意患者发音情况，如出现声音嘶哑或音调变化应立即停止消融。

③局部疼痛、颈部自限性活动障碍：热消融刺激神经，一般轻微，可自行缓解。

④局部皮肤烧伤和感染：严格按照无菌操作，消融针道时退针至皮肤时停止作用，防止灼伤皮肤。如有局部皮肤灼伤及出现感染则对症治疗。

（7）病例分析：甲状腺良性结节微波消融。患者，男，62 岁，右侧甲状腺囊实性结节，甲状腺细针穿刺证实右侧甲状腺良性滤泡结节（图6-3-1 至图6-3-4）。

三、超声引导下热消融治疗在甲状腺恶性结节治疗中的应用

恶性甲状腺结节可分为分化型甲状腺癌（differentiated thyroid carcinoma，DTC）（包括甲状腺乳头状癌、甲状腺滤泡状癌、低分化型甲状腺癌）和未分化型甲状腺癌，对于恶性甲状腺结节的治疗研究对象主要集中于分化型甲状腺癌。从疾病层面上来看，恶性甲状腺结节因可能存在的中央淋巴结转移的特性（20%～90% 的患者在确诊时即存在颈部淋巴结转移），往往在预防性中央区淋巴结清扫后才能得到明

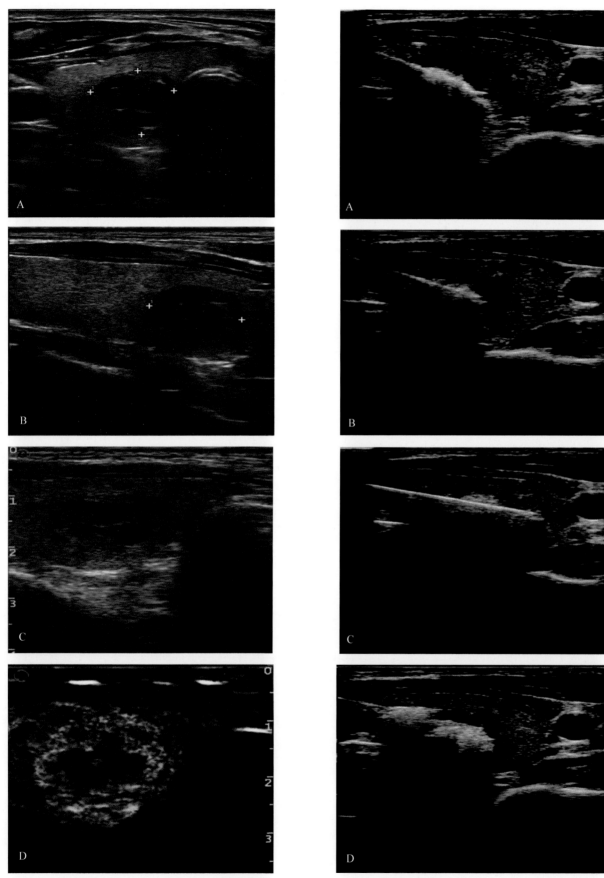

图 6-3-1　术前超声探及右侧甲状腺一不均质回声灶，大小约 1.4 cm × 1.3 cm × 1.7cm，术前超声造影示实性结节动脉期高增强

图 6-3-2　移动消融法

注：由结节深部至浅部、下缘至上缘逐层逐面消融，见强回声气化区覆盖结节作为治疗终点

腺微小乳头状癌诊断与治疗专家共识（2016 年版）

[5] Gharib H，Papini E，Paschke R，et al. 2010. American Association of Clinical Endocrinologists，Associazione Medici Endocrinologi， and EuropeanThyroid Association：medical guidelines for clinical practice for the diagnosis and management of thyroid nodules. Endocrine Practice，16 (Suppl 1)：1–43

[6] Lim HK，Lee JH，Ha EJ，et al.2013. Radiofrequency ablation of benign non-functioning thyroid nodules：4-year follow-up results for 111 patients. Eur Radiol，23：1044-1049

[7] Baek JH，Lee JH，Sung JY，et al. 2012. Complications encountered in the treatment of benign thyroid nodules with US guided radiofrequency ablation：a multicenter study. Radiology，262：335-342

[8] Rosenberg C，Puls R，Hegenscheid K，et al. 2009. Laser ablation of metastatic lesions of the lung：long-term outcome. American Journal of Roentgenology，192(3)：785-792

[9] Papini E，Guglielmi R，Gharib H，et al. 2011. Ultrasound-guided laser ablation of incidental papillary thyroid microcarcinoma： a potential therapeutic approach in patients at surgical risk. Thyroid： official journal of the American Thyroid Association，21(8)：917-920.

[10] Papini E，Bizzarri G，Bianchini A，et al. 2013. Percutaneous ultrasound-guided laser ablation is effective for treating selected nodal metastases in papillary thyroid cancer. The Journal of clinical endocrinology and metabolism，98(1)：E92-97

[11] Viola D，Materazzi G，Valerio L，et al. 2015. Prophylactic central compartment lymph node dissection in papillary thyroid carcinoma：clinical

第**7**章

乳 腺

乳腺疾病临床很常见，乳腺肿瘤是女性最常见肿瘤之一，乳腺癌已成为中国多数地区女性恶性肿瘤发病之首，而且发病高峰正是处于工作和劳动的重要年龄段。大量研究表明，乳腺癌的早期诊断和及早治疗直接关系到该病的预后，因此提高乳腺癌生存率、降低病死率的关键是早期发现。乳腺位置表浅，非常适合高频超声检查，而且不受乳腺结构致密、孕期或哺乳期的影响，超声仪器已在我国普及至乡村、厂矿等基层单位，所以超声已成为我国乳腺检查最常见、最实用的诊断技术。需要注意的是，乳腺超声检查非常依赖操作者的个人经验，因此，在选择适宜超声仪器的同时，还必须对超声医师进行培训。

第一节　解剖与正常声像图

乳腺实质起源于外胚层上皮芽，向间质组织内生长，出生后乳芽开始发育成以乳头为中心呈辐射样网状分支状乳管。女性月经前 3 ～ 5 年乳腺开始发育，乳管延长和增生，成熟小叶形成；随后的几年，结缔组织逐渐生长，脂肪组织缓慢增加。青春期乳腺发育快，至月经初潮发育成熟，乳腺、乳晕、乳头相继增大，乳腺受雌激素和孕激素刺激开始出现正常周期性变化。其特征是：月经前乳腺叶、腺泡和基质成分发生变化，乳腺水肿和血管充血，1 年后在乳头下可打及盘状物，少数由单侧开始。妊娠期，激素引起乳腺导管和乳腺叶组织特征性增生。在正常情况下，随着年龄的增长，乳腺组织可发生不同程度的退化，这种退化多发生在绝经前期，并以乳腺导管和乳腺叶的萎缩为主要特征。

一、乳腺的位置和形态

成年女性的乳房边界在外形上难以准确划定，但基部位置较固定。乳房的形状、大小和功能随种族、遗传、年龄、营养和机体的生长发育、妊娠等而发生较大的变异。就成年女性来讲，未生育者乳腺呈圆锥形，两侧大小相似，但非一定对称；已哺乳的乳房常趋于下垂且稍扁平；老年妇女的乳房因腺体萎缩，体积变小且松软。正常成年女性的乳房位于前胸壁两侧，在胸前第 2 至第 6 肋软骨之间、胸大肌的浅面，内至胸骨内缘，外起自腋前线或腋中线，内侧 2/3 位于胸大肌之前，外侧 1/3 位于前锯肌表面。有的乳房组织掩盖范围可能更大，有时薄层乳腺组织可上达锁骨，下达腹直肌前鞘，内及胸骨中线，外侧达背阔肌前缘，95% 的乳房其外上部分有一狭长的乳腺组织延伸至腋窝，称为乳腺的腋尾部（图 7-1-1），该部与胸肌的淋巴结相邻近。

乳头位于乳腺的中心，呈杵状突起，直径为 0.8 ～ 1.5cm。周围由色素沉着较深的乳晕包绕，直径 3cm 左右，乳晕区有许多呈小圆形凸起的乳晕腺，乳头和乳晕表面为角化的复层扁平上皮，即表皮，其深面的真皮深嵌于表皮基底面的凹陷中，它含有丰富的毛细血管且与皮肤表面接近。肤色较浅的年轻妇女，其乳头和乳晕呈粉红色；肤色较深呈淡褐色者，妊娠期间乳晕面积扩大。乳头双侧对称，通常青年女性乳头一般正对第 4 肋间或第 5 肋骨水平，略指向外下方，双侧乳头间距为 22 ～ 26cm。乳头表面有许多小窝，窝内为输乳管开口，称为输乳孔，直径约 0.5mm，是哺乳时乳汁排泌的出口。正常乳房内，每侧包含 15 ～ 20 个腺叶，每个腺叶又分成许多小叶，每个腺叶由 10 ～ 15 个腺泡组成。腺叶之间由脂肪及结缔组织分隔，每个腺叶有一根单独的腺管，其由乳头皮肤开口部起始向四周辐射，在乳晕深部输乳管扩大，形成直径为 5 ～ 8mm 的输乳窦，在乳头基底部为较窄的短乳管，而后为膨大的乳管壶腹，其后为大乳管，再分支为中小乳管，最后为末端乳管与腺泡相通（图 7-1-2）。乳腺叶间的纤维束连接腺体和皮肤，使其得到支撑，这些纤维束称乳房悬韧带（suspensory ligaments of breast）或 cooper 韧带。

成年人乳房包括皮肤、皮下组织与乳腺组织三种结构，乳腺组织位于皮下浅筋膜的深、浅层之间，由实质和间质组成，实质由管道系统构成，乳房各部的腺实质与间质含量不一，在上部和中央部，实质占优势，以外上部最多。由乳腺浅层至深层，依次为皮肤、浅筋膜浅层、皮下脂肪、乳房腺体（包括乳腺导管和结缔组织）、浅筋膜深层、胸大肌及肋骨等。

二、乳腺血管

1. 乳腺动脉　供应乳腺的动脉有胸廓内动脉的穿支、第 3 至第 7 肋间动脉前穿支及腋动脉的分支（图 7-1-3），这些动脉血管的分布有许多个体差异，在同一个体也非双侧对称。

2. 乳腺静脉　乳腺的静脉分深、浅两组，浅组皮下静脉位于浅筋膜浅层，分横走行和纵走行两种。

横走行的静脉向胸骨旁走行，在中线两侧有吻合；纵走行的静脉向锁骨上窝走行，注入颈下部的浅静脉，而后注入颈浅静脉。

三、与乳腺疾病有关的淋巴结、淋巴引流方向和途径

乳腺的淋巴是由皮肤和乳腺小叶间的浅、深两层淋巴管网和淋巴管丛组成的。浅层向乳头、乳晕下集中，而后再经毛细淋巴管注入深层淋巴管网。在胸前壁和外侧壁淋巴管呈扇形分布，集中走向腋窝，并注入腋淋巴结。乳腺外侧部的集合淋巴管向内侧走行，穿过胸大肌和第1至第5肋间隙注入胸骨旁淋巴结；乳腺底部的集合淋巴管，穿过胸大肌，经过胸肌间淋巴结或直接沿胸小肌上缘注入腋淋巴结尖群，亦可沿胸小肌下缘注入腋淋巴结中央群（图7-1-4）。

乳腺上部的部分集合淋巴管有时可穿过胸大肌，向上直接注入锁骨上淋巴结。乳腺各部淋巴引流并无恒定的界线，乳腺任何部位的淋巴液均可引流到腋淋巴结。一般认为，腋淋巴结接受乳腺淋巴引流的75%，胸骨旁淋巴结接收20%～25%。

前哨淋巴结是接受肿瘤区淋巴引流的第一个淋巴结，该淋巴结是肿瘤淋巴转移的第一站，如果肿瘤仅发生于前哨淋巴结，不需要清扫淋巴链第一站以外的淋巴结群。一般认为瘤细胞播散按淋巴回流顺序进展，跳跃式的转移罕见，其发生率低于2%。探查前哨淋巴结目前主要有3种方法：第一，术前淋巴闪烁摄影；第二，术前肿瘤注射蓝色染料；第三，用示踪剂与γ探头检测放射活性。已有学者开展以反转录 - 聚合酶链反应（RT-PCR）技术为基础的前哨淋巴结病理检查。

四、乳腺的正常声像图

正常乳腺声像图由皮肤、皮下脂肪层、腺体层、乳腺后间隙和胸壁组成（图7-1-5）。不同生理状态下声像图表现有所不同，其主要表现在皮下脂肪的厚度和腺体层回声的差异。

1. 皮肤 皮肤表现为一条平直带状稍强回声，厚度约2mm，光滑、整齐。乳头大小因年龄、发育及经产情况而异。年轻、乳房发育良好及未生育者，乳头较小，回声较低；哺乳后乳头增大，回声逐渐增强，边界清楚，形态规则。乳头后方常可看到阴影，称为乳头阴影，主要是由于声波穿过乳头内的致密结缔组织及输乳管周边的结缔组织吸收效应引起，如果探头加压或侧动探头，回声阴影会消失。不分泌乳汁时输乳管通常不明显，但在乳头下能看到扩大的输乳管，其为输乳窦，放射状扫查时容易看到输乳管由乳头向周边的分支状态。

2. 皮下脂肪层 皮下脂肪层介于皮肤和腺体层之间，除乳头外，腺体层均被脂肪组织覆盖。皮下脂肪厚度因年龄和肥胖程度不同而差异较大，通常随年龄增长皮下脂肪增厚。皮下脂肪呈低回声。穿行于其间的线状或隔膜状回声为Cooper韧带，一端连于皮

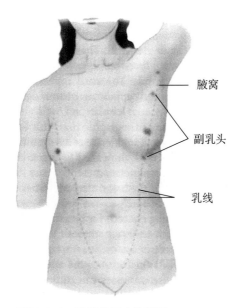

图7-1-1　**乳腺位置大体解剖**

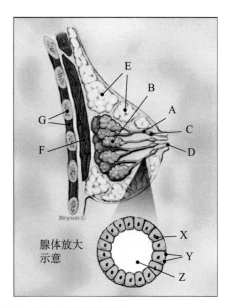

图7-1-2　**乳腺内部解剖结构**

注：A. 输乳管；B. 乳腺小叶；C. 输乳管窦；D. 乳头；E. 脂肪组织；F. 胸大肌；G. 肋骨；X. 正常腺体细胞；Y. 基底细胞膜；Z. 腺体中央

肤和浅筋膜浅层,一端连于浅筋膜深层,在韧带顶端之下常有阴影,其酷似肿瘤后方的阴影(图7-1-6),通过加压或改变探头角度,韧带下阴影就会消失,另外,这种阴影从韧带与浅层筋膜交接处向下延伸,也是其特点。Cooper韧带将皮下脂肪分隔为结节样低回声结构。Cooper韧带通常在老年女性容易显示;青春期由于皮下脂肪菲薄而不易显示。部分女性的皮下脂肪呈条状或团块状深入腺体内,腺体内可以见到局限性脂肪团。转动探头,多数腺体内脂肪可与皮下脂肪层相连接,腺体内局限性脂肪团不与皮下脂肪相连通(图7-1-7),应注意与肿瘤相鉴别。

3.腺体层 腺体层由导管系统与间质组成,含有纤维腺体组织和脂肪组织,腺体层回声高低与所含纤维腺体组织和脂肪组织的比例密切相关,而其比例因年龄、经产状态、妊娠、哺乳及停经与否而异。

哺乳后腺体层回声逐渐增强,大多呈强弱相间,分布较均匀。随年龄增长腺体回声逐渐增强变薄,老年女性腺体层萎缩变薄呈强回声。

4.正常乳腺导管 在非哺乳期处于闭合状态,绝大多数女性乳腺不显示导管的管壁和管腔暗区,仅在妊娠晚期和哺乳期可见扩张的乳腺导管呈管状暗区,管壁呈细的双线样较强回声,乳腺外带在哺乳期通常也不呈现导管的管状暗区。

正常情况下,腺体内血流信号稀少,可见稀疏点状或节段性细条状红、蓝血流信号,有时取样框内见不到血流信号。条状血流信号多见于Cooper韧带周围(图7-1-8)。

5.乳腺后间隙 乳腺后间隙在超声切面中呈线状或条状低回声,大多数女性的乳腺后间隙菲薄,两层筋膜相距较近,甚至相贴。老年妇女尤其是脂肪较厚的乳腺后间隙边界清晰。

6.胸壁肌层 胸壁肌层呈低回声,显示与解剖结构一致的肌纤维纹理,其排列整齐。肌筋膜为线状较强回声,其连续光滑。

7.肋骨 肋骨为薄片状强回声,后方回声衰减;肋软骨为低回声,短轴呈球形或椭圆形,边界清楚,

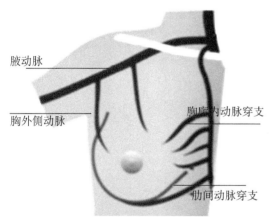

图7-1-3 乳房动脉解剖

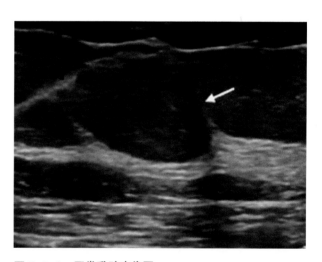

图7-1-5 正常乳腺声像图

注:白色箭头为Cooper韧带,黑色箭头为浅层的浅层筋膜

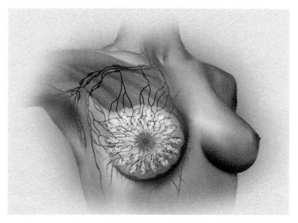

图7-1-4 乳腺淋巴引流

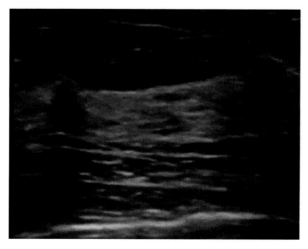

图7-1-6 Cooper韧带顶端之下阴影,酷似肿瘤后方的阴影

形态规则，由于后方回声衰减可与囊肿和纤维腺瘤鉴别；肋软骨钙化表现为低回声中心出现斑片状强回声。

8. 区域淋巴结　仔细扫查时正常腋淋巴结多数可被显示，高频探头可显示长度为 5 ～ 10mm，甚至更大的正常腋淋巴结。纵断面呈卵圆形，淋巴结皮质表现为位于被膜下的低回声，淋巴结髓质表现为中心较强回声，皮质低回声与髓质较强回声界面清楚。正常淋巴结血流信号稀少。胸骨旁淋巴结和胸肌间淋巴结通常不易显示。

9. 不同生理时期正常乳腺的超声表现

（1）青春期和年轻未生育妇女：大多数青春期和年轻未生育妇女双侧乳腺发育基本对称，青春期主要乳房结构是腺体层，皮下脂肪菲薄，Cooper 韧带不易显示。中央区回声较外周腺体回声相对较低（图7-1-9，图7-1-10），导管通常不被显示。随年龄增长，中央区低回声范围逐渐减小。大多数青春期乳腺中央区表现为粗大的强弱相间，外带表现为相对细密的强弱相间。较厚的腺体层，因较不成熟且回声较低，随着腺体组织的成熟，回声会加强，部分区域呈现蜂窝状图像（图7-1-11）。年轻女性的乳腺组织主要由纤维腺体组织构成，脂肪只占小部分或看不到（图7-1-12），随年龄的增长，乳腺所含脂肪的比例也随着增加。

（2）已生育妇女：生育后妇女乳腺腺体层厚度和回声个体差异较大。通常已生育妇女腺体回声逐渐增强，大多数表现为强弱相间，各象限分布均匀。随年龄增长，皮下脂肪逐渐增厚，腺体回声逐渐增强，腺体厚度逐渐减小（图7-1-13）。

（3）妊娠期和哺乳期：由于腺泡和乳腺导管显著增生，腺体层明显增厚。哺乳期中央区可见扩张的乳腺导管，内径为 2 ～ 4mm，甚至更宽呈囊肿状，管壁薄而光滑，管腔内为无回声，可清楚被显示（图7-1-14），有些管壁仍不能被清楚显示，外周部分导管不扩张（图7-1-15）。腺体组织回声可与皮下组织回声相同或稍高，部分区域回声可呈现高低混合。乳腺血管增多、增粗，血流速度加快。终止哺乳后，发生退化性改变，腺体层较哺乳期变薄，回声增强或强弱相间。

（4）绝经期及老年期：腺体层萎缩变薄，回声致密、增强，两层界面清晰（图7-1-16），看不出输乳管，可见到较多的皮下脂肪及腺体后脂肪，韧带容易被显示（图7-1-17）。乳头下（或乳头后）有明显的回声

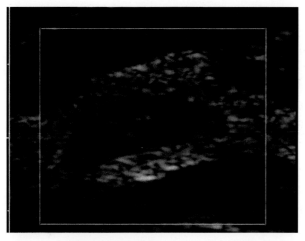

图 7-1-7　腺体内脂肪声像图

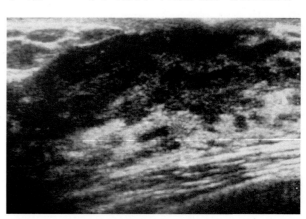

图 7-1-9　青春期乳腺中央区

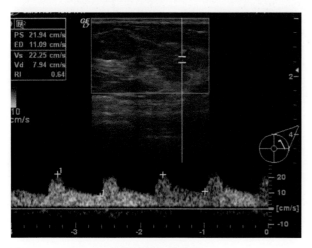

图 7-1-8　Cooper 韧带周围血流信号

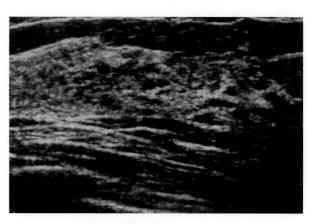

图 7-1-10　青春期乳腺外周区

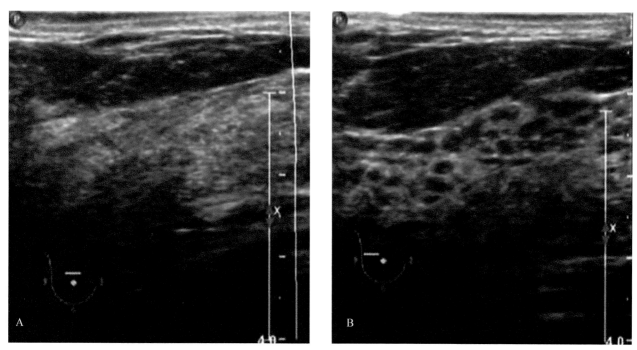

图 7-1-11　青春期乳头稍上方回声致密（A），外上方蜂窝状图像（B）

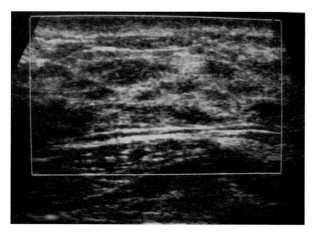

图 7-1-12　年轻女性脂肪层薄，腺体层厚

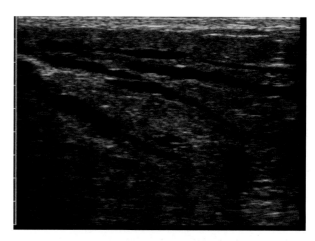

图 7-1-14　哺乳期，乳腺中央区导管扩张

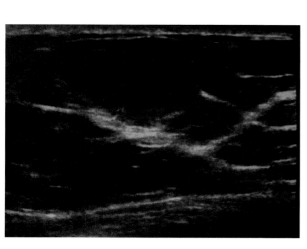

图 7-1-13　中年乳房丰满，脂肪厚，腺体薄

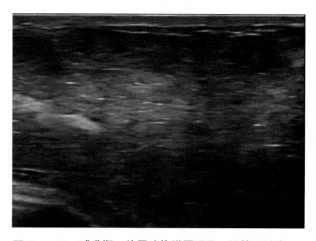

图 7-1-15　哺乳期，外周腺体增厚明显，导管不扩张

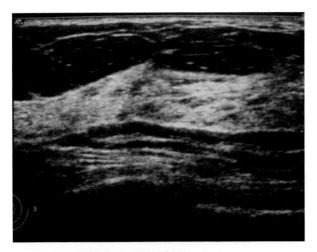

图 7-1-16　绝经期，腺体回声强

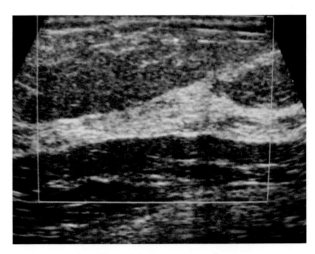

图 7-1-17　老年期，腺体变薄，回声致密增强

阴影，加大探头角度，大部分阴影消失。

五、乳腺解剖组织学与声像图

乳腺组织由实质和间质组合而成。实质包括乳腺导管、乳腺小叶、腺泡；间质由结缔组织、脂肪组织、血管、淋巴管等组成。从组织学上乳腺组织分为基质（stromal）和上皮－肌上皮（epithelial-myoepithelial）。基质成分包括脂肪和纤维结缔组织（包括韧带）。纤维结缔组织包绕着乳腺实质，基质纤维按其所在的位置分为两种类型：①致密的小叶间纤维，富含胶原，对性激素无明显的反应性，不随月经周期的变化而变化；②疏松的小叶内纤维，围绕在所属的小叶腺泡、终末导管及小叶内导管的周围，富含透明质酸，透明质酸是亲水分子，易进出上皮细胞。该区域的组织具有与乳腺上皮类似的生物学性质，它的分裂增殖可被雌激素等调节，和乳腺上皮一样，也随着月经周期的变化而变化，可随着小叶内腺泡和导管的增生而同时增生。各种成分的回声程度有所不同：根据灰阶谱，乳腺组织中钙化是强回声，致密纤维是高回声，脂肪、导管（包括疏松纤维）、终末单位是等回声（图 7-1-18）。需要注意的是：正常乳腺的导管（未显示导管壁时）和终末单位的回声程度与脂肪一致，导管不扩张时所显示的条状或蜂窝状等回声是导管周围的疏松纤维，终末单位包括上皮和小叶内的疏松纤维，它们也是等回声（图 7-1-19），只是不是在每个人都能够被显示或能够容易被识别。脂肪组织是均匀的等回声，每个人均有，且稳定存在，所以，乳腺病灶的回声程度以脂肪组织的回声做标准进行比较；致密的纤维组织是均匀的高回声，因含量不同而薄厚不一；因年龄、月经等原因，正常时乳腺各种组织的穿插分布往往呈现不均匀回声分布。

从位置上看，乳腺导管可在乳腺叶的后半部分，其前面（即皮肤侧）有更多的小叶和更长的小叶外小导管。因此，一幅超声图的前半部分和后半部分回声分布可以不同，前半部分可有更多的中等回声（图7-1-20），不要认为这是增生的表现。有的终末导管小叶单位可以在超声显示，表现为短的、稍长的或圆的中等回声，大小可达5mm，可出现肥大、数量增加或融合，使得中等回声的范围扩大，降低了超声发现小肿瘤的敏感性。

随着年龄的增长，韧带间的腺体逐渐退化，这使得韧带基底的腺体相对更多（图7-1-21），随着腺体萎缩进展，终末单位更易嵌入浅层的筋膜和韧带内，因此，该处的囊肿、实性结节在超声图上仿佛长在腺体前区的脂肪组织中（图7-1-22）。

乳腺导管的超声显示情况取决于导管周围疏松基质纤维组织的量、导管腔的膨胀程度和分泌物回声的高低，只有理想的环境下才显示高回声的管壁，长轴显示为两条（图7-1-23）或仅一条亮线（图7-1-24）。在高回声背景下，如果不显示导管壁，测量的管径往往比实际宽，因为显示的条状中等回声是导管周围疏松的基质纤维组织。注意：导管可很长，显示在脂肪或韧带后，甚至在纤维结缔组织和小叶萎缩以后，可以从乳头延伸到外上象限（图7-1-25）。乳晕区导管最容易显示，许多小叶导管显示在乳腺后半区。

不同生理时期对正常乳腺的超声表现产生影响，成年后乳腺实质与间质的数量呈动态变化，青春期腺体90%为间质，10%为实质；青春后期和未产妇腺体实质占30%；不妊娠经产妇腺体主要是发育分化较好的小叶。

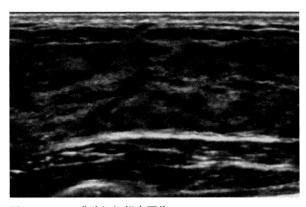

图 7-1-18　乳腺组织超声图像

注：高回声为致密纤维，蜂窝状中等回声为导管，不扩张时仅为导管周围的疏松纤维组织

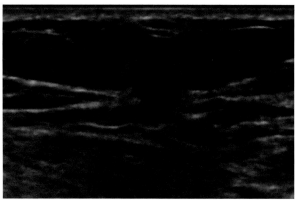

图 7-1-22　中等回声病灶仿佛在腺体前区

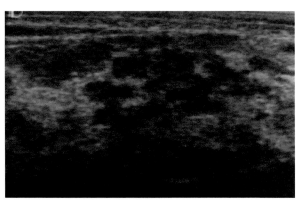

图 7-1-19　乳腺组织与超声图像

注：高回声内的中等回声为终末导管小叶单位

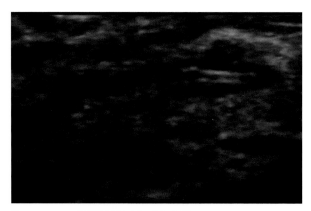

图 7-1-23　导管壁显示为两条亮线

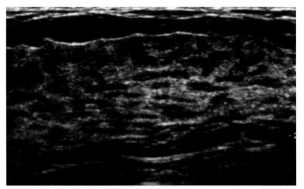

图 7-1-20　腺体区前半部分呈现更多中等回声的导管和小叶

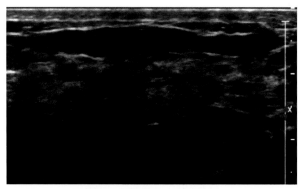

图 7-1-24　导管壁几乎显示为一条亮线

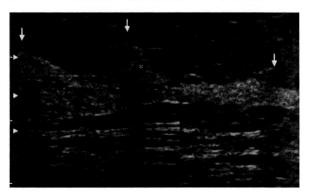

图 7-1-21　随年龄增长，韧带（箭头所指）间的腺体退化更明显

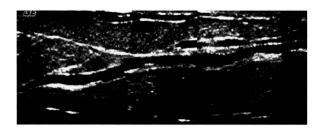

图 7-1-25　导管在韧带和脂肪后方可连续显示很长

第二节　仪器调节和检查方法

一、检查前准备

做乳房超声检查时，要注意受检者的隐私和心理反应，操作者举止要端庄，尤其男性操作者，以避免引起不必要的误会。检查前要问清主要病史再行必要的触诊。受检者一般不需要特殊准备。首先嘱患者充分暴露乳房，同侧手臂置于头部上方，这样由于臂的伸展而抬高乳房（尤其是乳房外侧），能避免乳房下垂和褶皱形成而影响检查，但不能举得太高，否则乳房向上牵拉会影响病灶的确切位置。如果乳腺较大，可在检查侧的肩膀下垫一枕头，使其稍偏向健侧；另外，还可充分暴露腋窝以便观察副乳和肿大淋巴结。检查腋窝时，上肢应尽量外展；检查锁骨上窝时，应将枕头放在患者的肩膀下面，使其头部仰向下后方，以充分暴露锁骨上窝及颈根部。

二、体位

1. 仰卧位　仰卧位为常规采用的体位，适用于乳房体积较小、乳房肿块定位、乳房紧张度较好的患者。

2. 侧卧位　如患者的乳房较松弛、患者乳房较大、病变位于外侧，仰卧位时不便于超声检查，可采用侧卧位。对于乳房外象限的探测，左侧卧位用于探测右侧乳房，右侧卧位用于探测左侧乳房；相反，对于乳房内象限的探测，可嘱患者侧向检查侧。

3. 坐位　如果肿块只有在直立姿势容易被摸出，患者可以采用坐位接受检查。

三、探头选择

常规使用线阵探头，常用探头的频率为 7 ～ 13MHz。若病变较表浅、乳房较小或病灶深度在 2.0cm 以内，频率可选 10 ～ 13MHz 或更高；对于乳腺体积较大、病变位置较深，可适当选用较低频率，如 7 ～ 8MHz。如所用超声检查仪配有宽频、变频探头，更有利于检查。

四、仪器调节

按仪器使用说明书进行调节，以图像清晰、层次分明为标准。

1. 设定检查条件，选择仪器内预设的小器官或浅表组织条件，最好是乳房检查条件。

2. 在进行二维灰阶超声检查时，适当提高对比度（contrast）、降低增益（gain），根据声像图中图像的情况调节时间增益补偿（TGC），使得不同深度的声感范围处于最佳状态，否则可能把实性病灶当做囊肿或把囊肿当做实性病灶，调整的方法是以皮下脂肪为准，使其呈现中等灰色。深度（depth）根据观察重点随时调节，以恰好包括整个乳腺或病变为宜，聚焦点（focus）应置于靶组织层面，使图像清晰，对于体积较小的病灶可选择局部放大（zoom）以观察其内部与其周边的细节，如果病灶较大，可选用宽景成像。

3. 进行彩色多普勒超声检查时，注意取样的大小和位置，大小以包括目标区稍大即可，尽量将观察目标显示在中央；滤波尽可能调低，以不出现血管壁杂波为宜；宜将标定的最大血流速度范围调低；适当提高彩色多普勒增益（color gain），以不出现彩色杂波为宜。

4. 进行脉冲多普勒检查时，多普勒取样在血流最明显处，取样容积（sampling volume）1.5 ～ 2mm，尽量在不同部位取样 1 ～ 3 次。脉冲重复频率（PRF）或量程的调节，以便于频谱形态的观察、参数的测量为标准，如果基线（baseline）过分靠上，可采用反转（invert）进行调节。由于血流速度受超声声束和血流方向夹角 θ 的影响，应对选择为条状走行的血流进行 θ 角的校正（angle correct），使 θ 角 $\leqslant 60°$；而肿块内呈点状的血流方向不能确定，则 θ 角可选择为 $0°$；如果在肿块内部探测到不止一处血流，可记录速度最高者。适度调节壁滤波，以既不出现血管壁等活动噪声又能保留基线附近信息为标准。

目前的中高档超声诊断仪可根据不同的检查部位、器官，自动地对能量输出、壁滤波的阈值、帧频等做出相应调整，故一般并不需要刻意调整或仅需微调即可。

五、扫查方法

（一）间接法

间接法是水囊或硅胶衬垫进行间接探测。根据病变的位置，采用仰卧位或侧卧位进行检查。除进行横切扫查外，还可采用纵切、斜切扫查，并与健侧乳腺进行对比观察。这种方法，可改善声束近场的图像质量。随着超声仪器特别是高频探头技术的发展，这种方法已基本不用。

（二）直接法

直接法是高频线阵探头直接放在乳房表面进行扫查。除进行横切扫查外，还可采用纵切、斜切扫查，并与健侧乳腺进行对比观察。本方法灵活、方便，但近场图像质量与间接法相比稍差。

常用的扫查方法有纵切法、横切法、放射状扫查法、旋转扫查法和斜切扫查法。

1. **纵切法** 从腋中线或腋前线乳腺尾部至胸骨旁，沿着乳房依次纵切扫查。当怀疑淋巴结转移时，要连同腋窝部一并扫查。

2. **横切法** 从乳房上象限的外周部分至乳房下皱褶，沿着乳房依次横切扫查。

3. **放射状扫查法** 沿着乳晕连续做放射状切面，可较好地显示乳房的导管。

4. **旋转扫查法** 当发现病变或可疑异常时，沿所查部位做旋转扫查，以便判断有无病变，该方法能较好地判定是脂肪还是结节、观察肿块的形态和周围组织的压迫及浸润情况，并测量肿块的大小和纵横比。

5. **斜切扫查法** 斜切扫查法主要用于检查乳头和乳头后方病变。

乳腺超声检查宜放足量的耦合剂，尤其是乳头附近。超声检查时，探头不可太用力，否则一些细小病灶变得不明显，或血流信号不易显示；但也不可太轻，否则在探头与皮肤之间容易造成阴影。超声扫查时，我们推荐复合扫查式，即放射状扫查与纵横扫查相结合的方式，对可疑病灶，必须用两个垂直的切面或更多的切面予以显示，使病灶图像具有可重复性（图7-2-1），也就是说，在观察肿物边缘或"包膜"回声时两个切面是不够的，应仔细评估其完整性。在检查乳头及乳晕后部位时，可采用适当加压、增加耦合剂和将探头放于乳头旁，使超声束以锐角进入乳晕后区，检查者可以使用另一只手在探头的对面推压，以使图像显示更佳。有时在检查快要结束时，再进行一系列横断面或矢状位的快速复查是必要的，尤其要仔细观察 Cooper 韧带的走行，有时可通过韧带走行的中断来识别微小肿瘤。

（三）乳腺病变的超声定位方法

1. **解剖层次定位** 大多数乳房部位的病变来自腺体层，少数来自皮肤、皮下脂肪层或胸壁层。在超声检查时，应描述病变所在的解剖层次。乳腺病变的超声定位首先是层次定位，病变在乳房的哪一层，是在腺体层还是脂肪层。这对于病变性质的判定，有很大的帮助，对临床诊断和治疗方案的选择有很大的指导意义。

2. **象限定位法** 以乳头为中心，经过乳头的水平线和垂直线将乳房分为外上、外下、内上和内下四个象限，乳头和乳晕所在区域为中央区。象限定位法适用于可触及的较大肿块的定位。乳腺腺体层厚度的测量可选择在外上象限。

3. **时钟定位法** 以乳头为中心，以12时钟位和病变距乳头的距离描述肿块的位置。一般为顺时针方向定位。此为目前最常用的描述乳腺病变位置的方法，多用于肿块较小特别是临床上扪诊阴性的小肿块定位（图7-2-2）。

4. **乳房内、中、外带** 以乳头为中心，直径30mm范围内为内带，30～60mm 为中带，大于60mm 为外带。

（四）乳腺肿块超声的判读征象

1. **肿瘤的形状** 肿瘤的形状可分为圆形、椭圆形、叶状、不规则形（图 7-2-3 至图 7-2-6）。形状为椭圆形或圆形时，大部分为良性肿瘤；而肿瘤的形状为不规则形时，则恶性肿瘤可能性大。叶状可分为大叶状及微小叶状。大叶状弧度通常不大，常见于良性肿瘤；边缘呈微小叶状被视为是恶性肿瘤的一个特征。

2. **肿瘤的边缘** 肿瘤边缘的探查主要是分辨肿瘤与周围组织的分界是否清楚或规则。常以清楚的、平滑的、不清楚的、微小叶状的、不规则、锯齿状的、角状边缘或针状突出的来描述肿瘤的边缘（图7-2-7）。有时肿瘤的边缘不是单一表现，如不清楚且不规则等。如果边缘为不清楚且不规则或角状边缘、针状边缘，则肿瘤为恶性的可能性较大。

细薄的较强回声性包膜常见于良性肿瘤。在单纯性囊肿或复合囊肿时，细薄的较强回声性包膜代表的是输乳管或乳腺小叶的管壁，其中可能存在一些细胞成分及纤维成分。但是在良性实质肿瘤（如纤维腺瘤），这种细薄的回声代表正常乳腺组织被肿瘤挤压形成的假包膜。如果边缘或包膜不清楚，则可能是恶性肿瘤

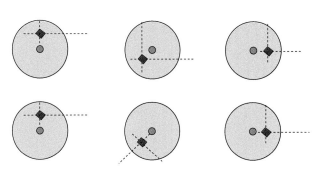

图 7-2-1 **乳腺病灶超声扫查方法**

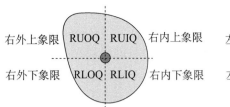
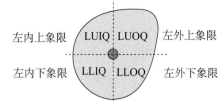

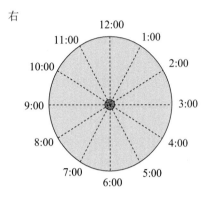
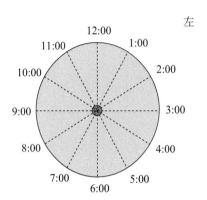

图 7-2-2　乳腺超声定位象限法与时钟法

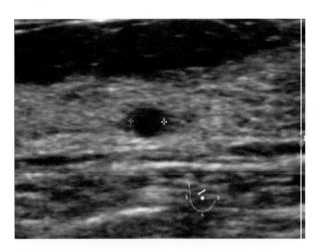

图 7-2-3　肿瘤形状为圆形

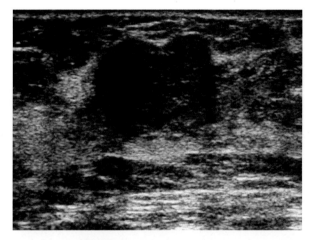

图 7-2-5　肿瘤形状为大分叶状

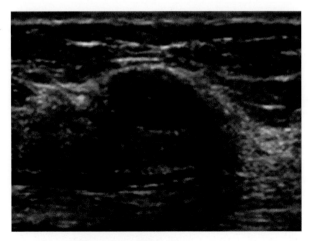

图 7-2-4　肿瘤形状为椭圆形

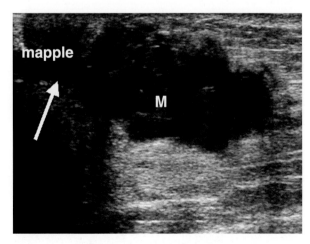

图 7-2-6　肿瘤形状为小分叶状（mapple 为乳头，M 为肿块）

向旁边的组织侵犯。

3. 肿瘤的内部回声 肿瘤的回声特点：可分为无回声、低回声、等回声、偏强回声（图7-2-8至图7-2-11）。回声的高低，一般是指与脂肪层的回声相比，两者相同即为等回声，低于后者即为低回声，高于后者即为偏强回声。也可与邻近组织（也就是脂肪或乳房的纤维腺体组织）的回声比较而得。

根据肿瘤内部回声的均匀性可分为均匀性、非均匀性。均匀性呈现均匀的回声分布；非均匀性是指肿瘤内部回声呈现不均匀性的回声分布。一般而言，均匀的（或均质的）肿瘤内部回声通常见于良性肿瘤，如纤维腺瘤、囊肿等。恶性肿瘤的内部回声通常为不均匀。

4. 肿瘤的后方回声 肿瘤后方回声可分为衰减、增强或无变化（图7-2-12）。如果衰减是在肿瘤后方，乳房病灶很可能为恶性肿瘤；当肿瘤后方呈现明显且较宽的单侧边衰减时，乳房病灶很可能为恶性肿瘤；两侧边衰减通常见于良性肿瘤。在某些不是恶性肿瘤的情况下，也会看到肿瘤后方回声衰减，如Cooper韧带、瘢痕、钙化、纤维组织、异物等，应加以注意。

Cooper韧带的顶端部分之下常有声影，这种阴影必须与肿瘤后阴影相鉴别。通常加以压力或改变探头方向，这种阴影会消失。另外，此类阴影从Cooper韧带与浅层筋膜交界处向下延伸，也可作为与肿瘤后阴影区分的依据。

5. 肿瘤的压迫性 肿瘤受压迫时，以二维超声观察压力对肿瘤形状及肿瘤内部回声的影响，以此判

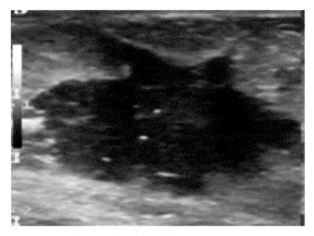

图7-2-7 角状边缘或针状突起

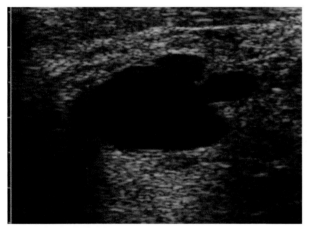

图7-2-8 肿瘤内部呈无回声

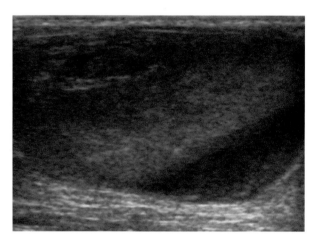

图7-2-10 肿瘤内部呈等回声

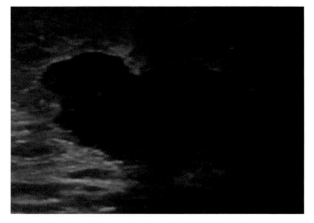

图7-2-9 肿瘤内部呈低回声

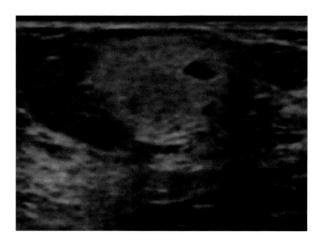

图7-2-11 肿瘤内部呈强回声

定肿瘤的良恶性。

大部分良性肿瘤的形状会随着压力而改变，但也有相当比例的良性肿瘤因位置较深或有较多的纤维成分，其形状不会随着压力而改变；如果肿瘤形状不会随着压力而改变时，应注意恶性的可能，但不能以此断言肿瘤为恶性；如果肿瘤内部回声因受到压力而表现为更均匀时，则肿瘤很可能为良性。肿瘤内部的弹性特征在良恶性鉴别中的价值将在另外章节中介绍。

6. 肿瘤内钙化　钙化有大小、形态和分布之分，灰阶超声微钙化常表现为点状强回声，高度提示乳腺癌，分布特点常为细线状、分支状、簇状、节段状或密集点状（图7-2-13，图7-2-14）；乳腺纤维腺瘤常为粗大棒状钙化（图7-2-15）。良性钙化的特点为杆状（如导管扩张）、爆米花样（如纤维腺瘤）、蛋壳样（如囊肿）和散在分布（图7-2-16至图7-2-19）。多数学者认为点状钙化（即X线针状钙化）是由于肿瘤影响局部钙磷代谢异常而形成的，可以位于肿块内，也可位于肿块周围结缔组织内；块状或粗颗粒状钙化在良恶性肿瘤内均可见到，被认为是一种退行性病变，可能是良性肿瘤细胞的坏死、脱屑和钙盐沉积造成的。

钙化点较大时，在其下方（后方）会有声影（图7-2-20），但较小的钙化因为小于声波的宽度，所以不会有声影。应该引起注意的是，不是所有的点状强回声都是钙化，应结合临床和声像图综合判断。超声发现钙化点时，以导管乳头状癌和浸润性导管癌多见。

8MHz、10MHz线阵探头的纵向分辨率分别为0.094mm和0.075mm，乳腺微小钙化灶的大小一般为0.02～1.6mm，平均0.29mm，因此高频超声理论上具有很高的微钙化检出能力，但其对微钙化的显示除受乳腺肿物回声特点、操作者个人经验影响外，还受仪器条件、微钙化位置和体积的影响。近来出现的MicroPure辅助诊断技术（称为萤火虫技术）是通

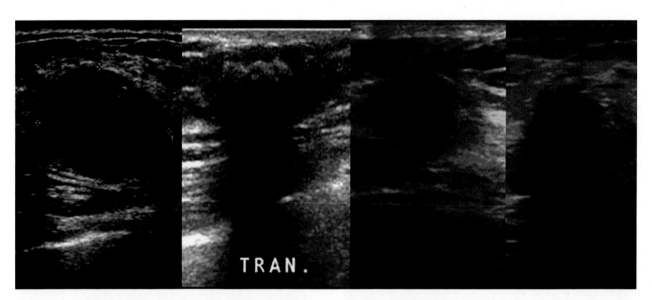

图7-2-12　肿瘤后方回声，依次为增强、衰减、无变化、衰减（TRAN. 横切面扫查）

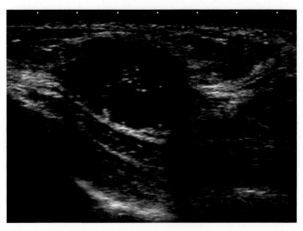

图7-2-13　浸润性导管癌微小簇状钙化

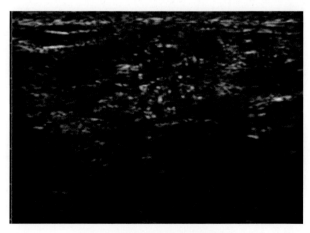

图7-2-14　浸润性导管癌密集点状钙化

过提取孤立高回声微结构、弱化斑点、平滑组织连接以增加微钙化可视度的影像方式，在图像上显示为微小亮点，亮点存在数目、大小、均匀度及分布存在差异，微小亮点密集程度越高、分布越不一致恶性可能性越大（图7-2-21），有望提高普通超声BI-RADS

分级3～4级患者的倾向性比率。

7. 肿瘤纵横比 肿瘤前后径与横径的比值有时可作为判断肿瘤良恶性的参考。大多学者认为当肿瘤的纵横比＞1，肿瘤可能为恶性；反之，当肿瘤的纵横比＜1时，肿瘤可能为良性（图7-2-22），但其价值需要结

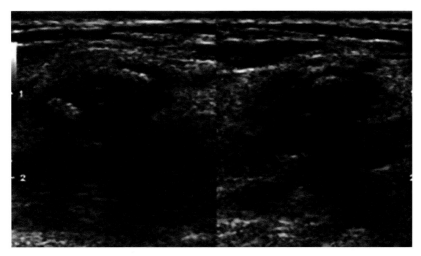

图7-2-15　纤维腺瘤粗大棒状钙化

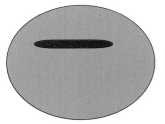

图7-2-16　杆状钙化

图7-2-17　爆米花样钙化

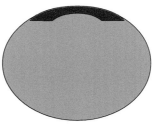

图7-2-18　蛋壳样钙化

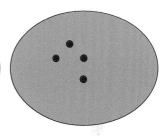

图7-2-19　散在点状钙化

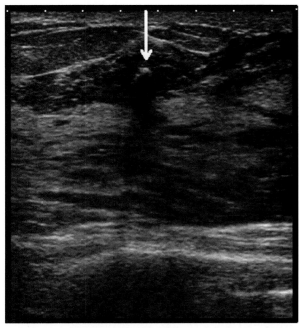

图7-2-20　浸润性导管癌灰阶图像，低回声灶内见强回声后伴声影（箭头）

图7-2-21　浸润性导管癌MicroPure图像，与图7-2-20为同一患者，低回声灶内见许多亮点

合其他征象。

8. **肿瘤的血流情况**　多数结果显示：乳腺癌血流信号检出率明显大于良性，尤其当肿块大于1cm时，良恶性肿瘤之间差别更明显，随着肿瘤的增大，血流检出率有增高的趋势，尤以良性肿块明显。在良性病变中，纤维腺瘤的血流检出率较高，乳腺增生则很少发现血流信号。

Alder等根据血流信号的丰富程度提出半定量标准，将乳腺病灶内（包括增生结节、炎性肿块、肿瘤等）的血流信号分为4级。0级，肿块内无血流信号；Ⅰ级，少量血流信号，即肿块内见点状血流信号，或一条棒状血流信号，长度小于肿块长径的1/2；Ⅱ级，

中量血流信号，即可见一条主要血管，长度大于肿块长径的1/2，或见2～3条小血管；Ⅲ级，血流丰富，即可见肿块内4条以上血管，或血管之间相互连通，交织成网（图7-2-23至图7-2-26）。

有些学者根据血流的起源、部位及走行特点把血流分为以下4型。Ⅰ型，单支血管到达肿块边缘；Ⅱ型，血流于肿块表面包绕走行；Ⅲ型，单支血管到达肿块内，分支或不分支；Ⅳ型，2条以上的血管辐射状向肿块内走行，分支或不分支（图7-2-27）。

恶性肿瘤血流丰富程度多为Ⅱ级或Ⅲ级，血流分布多为Ⅲ型或Ⅳ型；良性肿瘤多为0级或Ⅰ级，血流分布多为Ⅰ型。有学者认为，血流信号丰富程度对良

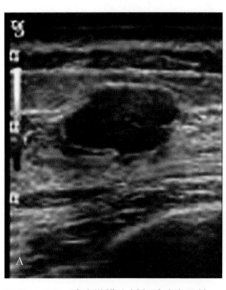
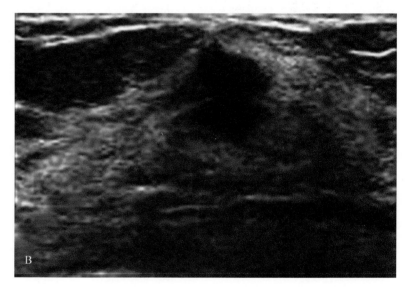

图7-2-22　**肿瘤纵横比判断肿瘤良恶性**

注：A.纤维腺瘤，纵横比＜1；B.乳腺癌，纵横比＞1

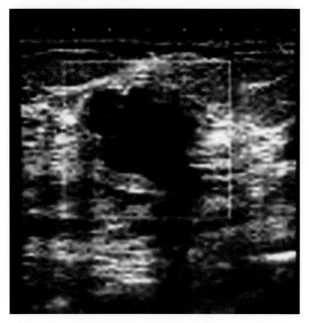

图7-2-23　**血流丰富程度 0 级**

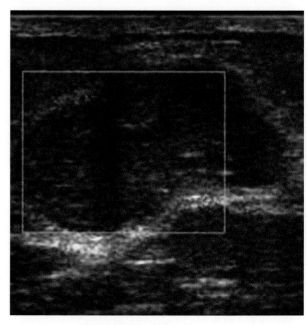

图7-2-24　**血流丰富程度Ⅰ级**

恶性鉴别以 2cm 以下的肿块较为清楚。

大多数学者认为，恶性肿瘤的收缩期最高血流速度大于良性肿瘤，且将速度为 20cm/s 作为良恶性鉴别的分界值。将阻力指数 RI ≥ 0.70 作为恶性肿瘤的阳性指标之一。

（五）乳腺超声结果的判读

乳腺超声检查的目的是发现乳腺内有无占位性病变，占位性病变是囊性还是实性，是良性还是恶性，依据超声的特性，可以采用"乳腺图像和报告数据系统"（breast imaging and reporting data system, BI-RADS），来说明超声检查的结果（表 7-2-1），此分类与 X 线摄影及 MRI 检查结果的 BI-RADS 分类系统相平行，依据此分类系统决定乳腺病灶下一步的处理方法。

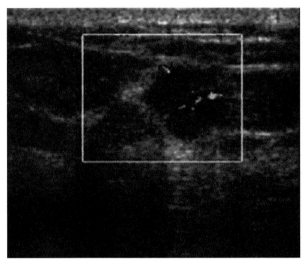

图 7-2-25　血流丰富程度 II 级

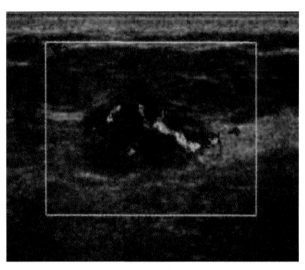

图 7-2-26　血流丰富程度 III 级

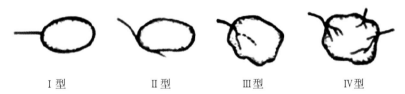

I 型　　　　II 型　　　　III 型　　　　IV 型

图 7-2-27　血流分型

表 7-2-1　BI-RADS 乳腺超声结果评估

分类评估	处理	恶性可能性
0 类：不易评估	需要其他影像检查	不适用
1 类：阴性	常规筛查	0
2 类：良性	常规筛查	0
3 类：可能良性	短期（6 个月）复查随访或继续监管	>0 但 ≤ 2%
4 类：可疑恶性	组织学诊断	>2% 但 < 95%
4A：低度可疑		>2% 但 ≤ 10%
4B：中度可疑		>10% 但 ≤ 50%
4C：高度可疑		>50% 但 < 95%
5 类：高度推荐恶性	组织学诊断	≥ 95%
6 类：已经活检证实为恶性	临床允许时外科切除	阳性／阴性

第三节　乳腺疾病超声表现

一、乳腺炎

本病多发生于产后哺乳的最初6周、断奶期间和产后3～4周，以初产妇为多。乳头及周围的破损，使细菌沿淋巴管侵入蔓延至乳管，乳汁淤积有利于入侵细菌的生长繁殖。继而炎症扩散至乳腺间质引起感染。其致病菌以金黄色葡萄球菌、链球菌为常见。乳腺炎也可发生在未哺乳的乳房。乳头过小或内陷、乳管本身的炎症、肿瘤及外在压迫，造成的乳管不通、排空不完全等是乳腺炎发生的常见病因。

（一）临床表现

1. 急性单纯性乳腺炎　初期主要是乳房胀痛，皮温高，压痛，乳房某一部位出现边界不清的肿块。

2. 急性化脓性乳腺炎　局部皮肤红、肿、热、痛，出现较明显的硬结，触痛明显，同时患者出现寒战、高热、无力、脉快等全身症状。另外，腋下可出现肿大、有触痛的淋巴结。实验室检查发现白细胞计数升高。

3. 脓肿形成　由于治疗措施不得力和病情的进一步加重，局部组织发生坏死、液化，大小不等的感染灶相互融合形成脓肿。脓肿可为单发也可为多房性。

4. 乳腺导管瘘　乳腺导管瘘较易发生在乳晕区域，导管与皮肤之间形成交通。它常见于非哺乳期脓肿引流、炎性肿块自发性溢液、乳腺导管扩张活检等

术后，患者常常有反复的脓肿形成和开口处溢脓。

（二）超声表现

1. 急性期　病变区域皮肤层增厚，皮下脂肪层回声增强，腺体呈不规则低回声结节状，边界不清，边缘回声可增强，内部回声分布不均，容易探及血流信号，多为Ⅱ～Ⅲ级，血管走行尚规则、自然。探头挤压时，局部有压痛。

2. 脓肿形成期　肿块内部呈一个或数个不均质的无回声区，但边界增厚且不光滑（图7-3-1）。脓液稠厚时无回声的腔内呈现星点状或云雾状弱回声发射，肿块内部也可呈多房性改变，脓肿边缘处可见血流信号（图7-3-2），呈低速低阻型频谱。

乳腺导管瘘：病变处可见条形管状结构，上端与皮肤层相通，下端与扩张的导管相通，管状结构壁增厚、毛糙，腔内透声差。

慢性炎症或脓肿液化不全时，内部可呈现不均质的点状或团状回声。

（三）鉴别诊断

1. 急性期应与乳腺癌相鉴别　乳腺炎多发生于哺乳期或产后的初产妇，在35岁以下多见，而乳腺癌多见于40岁以上；乳腺炎常有典型的炎性症状，而常见的乳腺癌一般无此症状；乳腺炎血流信号常规则自然，而乳腺癌血流信号粗细不一、走行不规则；乳腺

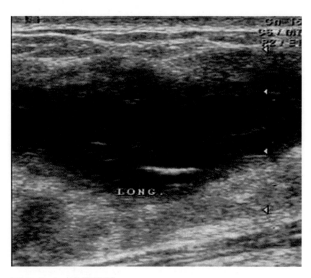

图7-3-1　乳腺脓肿
注：以液性无回声区为主，内可见条索状强回声；LONG为纵切面扫查

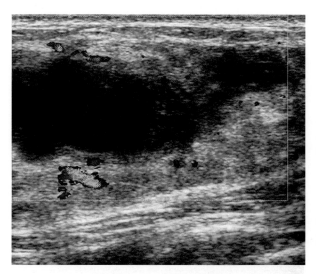

图7-3-2　乳腺脓肿CDFI，病灶周边血流信号较多

炎白细胞计数增高，而乳腺癌正常。

2. 脓肿应与乳腺囊肿相鉴别　当乳腺炎形成脓肿时，可见内部不均质的无回声区，但囊肿边界光滑、壁薄，内部呈均质的无回声区。即使囊肿感染，通常不会有明显的感染症状，周围常有低回声环，有时可见病灶与导管相连。

二、乳腺增生

乳腺良性增生性病变的病名尚未统一。最早于 1945 年由 Geschickter 在其专著中首次提出"乳腺结构不良症"的命名，随后 WHO 也采用了这一命名，只是在其分类中含有增生的内容。国内目前将本病俗称乳腺增生症。

乳腺增生的发生、发展与卵巢内分泌状态密切相关。当卵巢内分泌失调、雌激素分泌过多，而孕酮相对减少时，不仅刺激乳腺小叶单位增生，而且使末梢导管上皮增生，分泌物增加、潴留，引起导管扩张和囊肿形成，也因失去孕酮对雌激素的抑制而导致间质结缔组织过度增生与胶原化及淋巴细胞浸润。

临床上主要表现为双侧乳腺胀痛和乳房肿块。患者的共同特点可表现为疼痛的周期性，即疼痛始于月经前期，经期及经后一段时间明显减轻。有的疼痛呈弥漫性钝痛或为局限性刺痛，触动和颠簸加重，并向双上肢放射，重者可致双上肢上举受限；有的并无症状。两侧乳房同时或先后发生多个大小不等的结节，结节可为单一结节、多个结节或区段性结节。结节与周围组织界线不甚清楚，但与皮肤或胸大肌不粘连。触诊呈片状或结节状，大小不一、质地不硬和周围组织边界不清，可推动。肿块大小随月经周期变化，经期增大、变硬，经后缩小、变软。部分患者伴有乳头溢液。该病可不治自愈。尤其结婚后妊娠及哺乳时症状自行消失，但时有反复；绝经后能自愈。不典型增生存在

恶变危险，被视为癌前病变。

（一）诊断

根据乳腺增生症病理基础的不同阶段出现不同的形态变化，可分为如下三型。

1. 单纯小叶性增生　单纯小叶性增生为育龄妇女常见病，常在经前乳房胀痛、隐刺痛，其程度与月经周期有关。叩诊乳腺组织质地坚韧，肿块呈颗粒状、片状或结节状，界线不清。因为常常有疼痛症状，也有人称其为乳痛症，可属于生理变化的范围。

超声表现：乳腺组织增厚、变粗，小叶间纤维组织结构紊乱，回声分布失常（图 7-3-3），典型时腺体层的表现有学者称其为"豹纹"征或"斑马"征，末梢导管可有轻度扩张。该型超声不易明确诊断。

2. 囊性增生　囊性增生即乳腺囊性增生症。它多发于中年妇女，可有经前期乳房胀痛及月经紊乱。叩诊有坚韧的小结节，边界较清但不光滑，可有压痛，活动度好。

超声表现：受累腺体内可见大小不一的、数毫米到数厘米的圆形、椭圆形或分叶状无回声区，如果囊壁光滑完整，囊腔内透声较好，形成单纯性囊肿（图 7-3-4）；如果囊壁光滑且与导管相连，形成导管囊性扩张（图 7-3-5）；如囊液浑浊，内部透声差，超声表现似低回声结节；囊肿与其周边较强回声组织相间隔，构成"叠瓦"征。

3. 乳腺腺病　乳腺腺病由单纯性小叶增生和乳腺囊性增生继续发展而来，小叶内腺泡及纤维结缔组织中度增生或重度增生，小叶增大、多个小叶融合成块，呈肿瘤状。

（1）超声表现：腺体层增厚或不厚，组织结构紊乱，回声强弱不一，导管可轻度扩张（图 7-3-6）；腺体内可见一个或多个回声强度不等的瘤样结节，形态多不规则，内部回声不均匀或欠均匀，边界清晰或欠清晰（图 7-3-7，图 7-3-8）；血流信号不丰

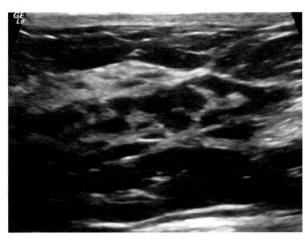

图 7-3-3　乳腺单纯小叶性增生声像图

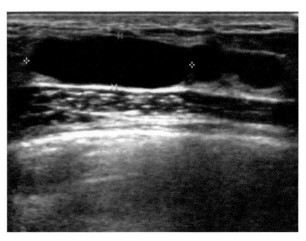

图 7-3-4　乳腺囊性增生声像图（形成单纯性囊肿）

富（图 7-3-9）。

（2）彩色多普勒超声：以上三型病变腺体内均无异常血流信号。有时乳腺腺体层内及结节内可探及少许血流信号，频谱为低速低阻型，阻力指数小于0.70。

（二）鉴别诊断

1. 本病若发生于单侧乳房，应与乳腺癌相鉴别。有些乳腺癌可有类似增生症的表现，但肿块固定不变，且有生长趋势，在月经周期变化中可表现增大，而无缩小趋势，周边有浸润性改变，内部可见微钙化点，发生转移可见淋巴结肿大。对两者难以鉴别时，应定期观察随访，必要时可行超声引导下穿刺活检行组织病理学检查。

2. 本病应与乳腺脂肪坏死相鉴别。后者好发于外伤后、体质肥胖的妇女，其肿块较表浅，位于脂肪层内，未深入乳腺腺体，肿块不随月经周期改变。

3. 本病应与乳腺囊肿相鉴别。乳腺囊肿典型的超声表现为腺体层内见局限性无回声区，薄膜完整、光滑，后方回声增强，两侧可见侧壁声影。

三、乳腺囊肿

（一）类型

乳腺囊肿分为单纯性囊肿、积乳囊肿（乳汁淤积性囊肿）、非典型性囊肿（复合性囊肿）三种。

1. 乳腺单纯性囊肿　乳腺单纯性囊肿为卵巢功能失调所致，主要在增多的雌激素作用下，乳腺腺泡与终末小导管上皮增生、局限性扩张，腺泡融合，不能维持分泌与再吸收的平衡，分泌物积聚，使终末小导管内压升高，以致管壁血供障碍，最终囊肿形成。囊肿壁内有一层扁平上皮，无增生表现，壁薄内含清亮液体。乳腺单纯性囊肿于30～50岁多见。病变较小时，无症状，大者多以乳房肿块就诊。触诊肿块为

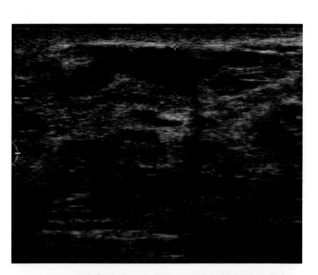

图 7-3-5　乳腺囊性增生声像图（形成导管囊性扩张）

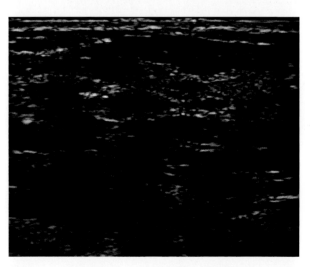

图 7-3-6　乳腺腺病，腺体层增厚，回声不均匀，导管扩张

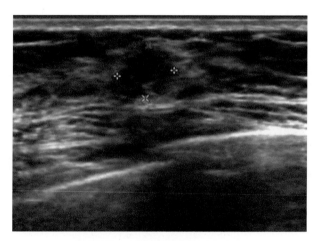

图 7-3-7　乳腺腺病，增生呈肿瘤样（一）

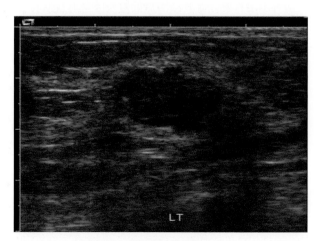

图 7-3-8　乳腺腺病，增生呈肿瘤样（二）

圆形或椭圆形，表面光滑，边界清楚。囊内张力高，触之有弹性感或光滑而较硬。

超声表现：乳腺腺体层内见无回声区，单发或多发。无回声区呈圆形、椭圆形或叶状，囊肿可大可小（图7-3-10，图7-3-11），外有完整、光滑的包膜或无包膜。无回声区后方回声显著增强，有的侧方声影明显，有的囊肿后方并无增强（图7-3-12），有时单纯性囊肿内部的前缘出现与皮肤平行的反射回声（reverberation echo），或在囊肿内部的后方有少许斑絮状的杂乱回声（clutter echo），囊肿合并感染时，囊壁增厚、回声毛糙、囊内透声差，可出现分层现象（图7-3-13）。

2. 积乳囊肿　积乳囊肿又称乳汁淤积性囊肿，常在哺乳期或之后发现，是哺乳期因一个腺叶的乳汁

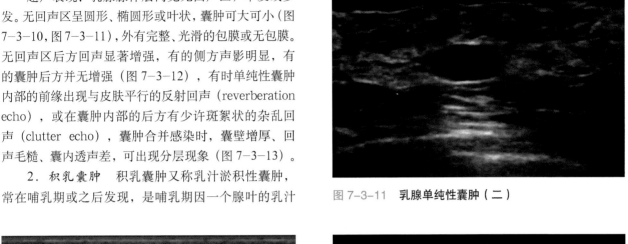

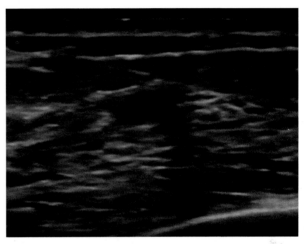

图7-3-11　乳腺单纯性囊肿（二）

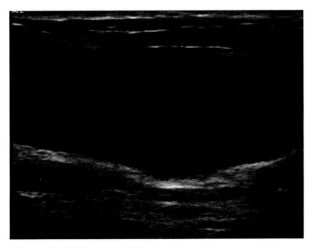

图7-3-9　乳腺腺病，增生呈肿瘤样，仅周边可见血流信号

图7-3-12　乳腺单纯性囊肿（三）
注：后方无增强

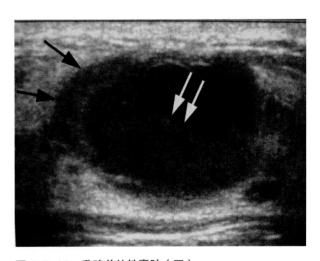

图7-3-10　乳腺单纯性囊肿（一）

图7-3-13　乳腺单纯性囊肿（四）
注：囊液与碎片间界面（白色箭头），周边低回声带（黑色箭头），其内抽出黄白色浑浊液体

排出不畅，致使乳汁在乳内积存而成。引起积乳囊肿的原因很多，但临床上较常见的是乳腺结构不良、炎症、肿瘤的压迫所造成。囊肿可继发感染导致急性乳腺炎或乳腺脓肿，如不继发感染可长期存在，囊内容物变稠，随时间的延长可使囊内水分被吸收而使囊肿变硬。囊肿壁由薄层纤维组织构成，内面覆以很薄的上皮细胞层，有些地方甚至脱落，囊内为淡红色无定形结构物质及吞噬乳汁的泡沫样细胞，囊肿周围间质内可见多量的单核细胞、类上皮细胞、多核巨细胞、淋巴细胞和浆细胞浸润，还可见小导管扩张及哺乳期腺小叶组织。

乳腺肿物为初始表现，单侧多见，肿物多位于乳晕区以外的乳腺周边部位。乳腺肿物呈圆形或椭圆形，边界清楚，表面光滑，稍活动，触之囊性感，且有轻度触痛，直径常在 1 ～ 3cm。腋下淋巴结一般不大。

超声表现：乳腺腺体层见囊性肿块，绝大多数单发，多数位于乳晕区以外。囊性肿块有完整包膜，较薄，完整光滑，其后方回声无明显增强；乳汁未完全浓缩，内部回声不均匀，可见密集的点状回声（图 7-3-14）；乳汁完全浓缩，内部呈偏强回声，且后方可有轻度声衰减；有时可出现水 - 脂分离现象；有时可见囊性肿块与乳腺导管相连通。

3. 非典型性囊肿　非典型性囊肿也叫复合性囊肿。

超声表现：超声表现比较复杂，可见圆形、椭圆形、分叶状或不规则形囊性肿块，单发或多发，边缘平滑、清楚或模糊，囊壁较厚或不规则，内部具有回声、隔膜（图 7-3-15）、结节状隆起，囊肿内可出现液体与碎片间界面，后方回声轻度增强或出现衰减表现。

彩色多普勒：乳腺囊肿内无血流信号，囊肿壁上偶见点状或棒状血流，为 0 ～ I 级。

（二）鉴别诊断

1. 本病应与乳腺脓肿相鉴别　后者常有典型的

病史和临床表现，声像图可见边界不整，壁增厚，内为不均匀的暗区，腋下淋巴结可肿大。

2. 本病应与乳腺囊性增生病相鉴别　后者常多发，不呈圆形，壁薄，双侧乳腺增大，乳腺囊性增生症与月经周期有关。

3. 本病应与其他乳腺低回声结节相鉴别　积乳囊肿和复合性囊肿，当受压时形状会发生一定的改变。存在油 - 液界面的囊肿在体位或外在因素的作用下，其内部回声会发生变化，变得浑浊，透声差。

四、浆细胞性乳腺炎

浆细胞性乳腺炎又称乳腺导管扩张症。由于乳晕下导管有阻塞，引起导管扩张，管壁上皮萎缩，管腔内积聚的类脂质等物质侵蚀导管壁，在管壁周围的脂肪组织内产生浆细胞浸润，造成导管周围脂肪组织出现坏死灶，受累及的乳腺小叶结构被破坏。

浆细胞性乳腺炎是一种非细菌性炎症，早期可无症状，或表现为乳头浆液性分泌物。临床可分为急性期、亚急性期、慢性期 3 个阶段。①急性期，乳房有红、肿、热、痛。乳腺内触及硬结，硬结边界不清、有触痛，病程一般为数周。②亚急性期，症状减轻、硬结缩小，病程可达数个月或数年。③慢性期，临床红、肿、热、痛症状消失，仅留下界线不清、质硬的肿块，病程迁延可达数年。

本病最常见于 35 ～ 40 岁的经产妇、非哺乳妇女，其次为绝经期妇女。早期症状为乳头溢液，溢液常为棕黄色或血性及脓性分泌物。检查时发现乳房肿物，多位于乳晕深部，质地坚硬，与周围组织有明显的固着性，并与乳腺局部皮肤粘连，呈"橘皮样"改变。多数发病比较迅速。白细胞计数不升高，分类正常，

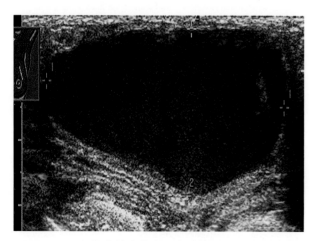

图 7-3-14　积乳囊肿声像图示内透声差，可见漂浮的点状中等回声

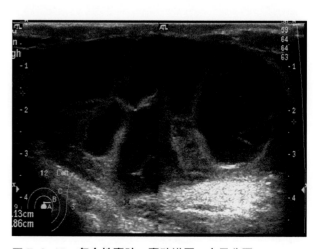

图 7-3-15　复合性囊肿，囊壁增厚，内见分隔

应用抗生素治疗效果不明显。发病初期可有不同程度的腋淋巴结肿大，但不硬，有压痛。

（一）超声表现

急性期表现为腺体内导管扩张，管腔内有时隐约可见实性回声，透声较差。

随病程进展，数周或数个月后在乳晕区腺体内可探及边界不清、形态不规整的低回声区（图7-3-16），或呈囊实混合性结节，成为浆细胞性乳腺炎"包块"，其回声强度往往比乳房皮下脂肪层低，并较表浅，常突破皮下脂肪层到达皮肤，这是此病的又一声像学特征。

另外，此类包块往往中心部位回声较强，周边回声较低；病灶内虽有囊形成分，但后方回声一般不增强，甚至衰减。

彩色多普勒：肿块内可检出动脉血流信号，多位于中心部位，血流信号丰富或不丰富（图7-3-17）。

脉冲多普勒：血流速度一般较低，有学者报道，峰值流速（17.2±8.57）cm/s，阻力指数0.60±0.07。

（二）鉴别诊断

1. 本病应与乳腺囊性增生相鉴别　乳腺导管扩张症以乳晕区及其近旁的乳腺大导管病变为主，而乳腺囊性增生病灶多位于乳房的外周部，外上象限居多。

2. 本病应与乳腺癌相鉴别　乳腺导管扩张的包块内液性暗区呈管状，乳腺癌肿块内的液性无回声区多不规则；乳腺癌肿块以实性低回声为主，乳腺导管扩张的包块内部回声为实性较强回声，与管状无回声区相间隔。

3. 本病应与导管内乳头状瘤相鉴别　导管内乳头状瘤受累乳导管多为一条，一般导管内透声较好，有实性回声团块。

4. 本病应与急性乳腺炎相鉴别　急性乳腺炎多

有明确哺乳史，腺体层内见局限的偏强回声团，边界不清，或壁厚的脓肿形成，囊内有沉积物回声，一般无导管明显扩张，炎性肿块内见散在的血流信号，脓肿内无血流信号。

五、乳腺纤维腺瘤

一般认为乳腺纤维腺瘤的发生常与以下因素有关：①性激素水平失衡，如雌激素水平相对或绝对升高，雌激素的过度刺激可导致乳腺导管上皮和间质成分异常增生，形成肿瘤；②乳腺局部组织对雌激素过度敏感；③饮食因素，如高脂、高糖饮食；④遗传倾向等。乳腺纤维腺瘤可发生于乳腺的任何部位，一般乳房上方较下方多见，外侧较内侧多见。它多为无意中被发现，往往是在洗澡时患者自己触及乳房内有无痛性肿块，亦可为多发性肿块，在双侧乳腺内同时或先后生长，但以单发者多见，肿瘤边缘光滑，呈圆或椭圆形，活动度大，质地坚硬，触诊有滑动感，无触压痛，肿瘤表面皮肤无改变，腋淋巴结不大。肿瘤一般生长缓慢，妊娠期及哺乳期生长较快。

乳腺纤维腺瘤的发病率在乳腺良性肿瘤中居首位，约占乳腺肿瘤的10%。乳腺纤维腺瘤可发生于任何年龄的妇女，好发年龄18～25岁，月经初潮前及绝经后妇女少见。乳腺纤维腺瘤是良性肿瘤，极少数可恶变，绝经期和绝经后期妇女恶变危险性提高。

（一）超声表现

1. 椭圆形（纺锤形）或轻微的分叶（图7-3-18），较小时可呈圆形。

2. 边界光滑、完整，有时边缘为很薄的较强回声包膜，较光滑。

3. 内部多为等回声或稍低回声，分布均匀。少数

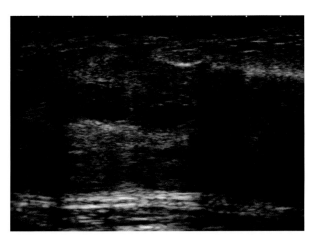

图 7-3-16　浆细胞性乳腺炎，弥漫性偏低回声区，见囊状扩张的乳管，内见中等回声

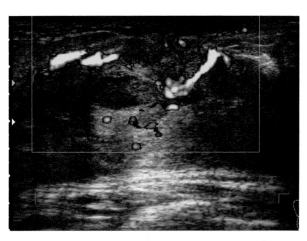

图 7-3-17　浆细胞性乳腺炎，病灶区血流信号丰富

纤维腺瘤内可见无回声区、粗颗粒状或棒状钙化等（图7-3-19），部分纤维腺瘤内有横向的条状较强回声。

4．部分纤维腺瘤后方有回声增强现象。

5．纤维腺瘤的横轴长度大于前后轴长度。

6．大多纤维腺瘤声像图存在双侧边阴影。

7．探头压迫时，部分纤维腺瘤会改变其形状。

彩色多普勒超声：体积较小的乳腺纤维腺瘤多无血流或少许血流（0～Ⅰ级），血流为点状或棒状；体积较大的纤维腺瘤内部血流信号可较丰富（图7-3-20）；纤维腺瘤内部血流多为低速低阻型，血流速度据报道多在20cm/s以下，阻力指数一般小于0.70。

（二）鉴别诊断

1．本病应与乳腺癌相鉴别　后者边界不整、不光滑，内部钙化呈点状，有浸润现象。

2．本病应与乳腺囊肿相鉴别　后者为无回声区，后壁回声增强。较小的纤维腺瘤（通常＜1cm），会表现为圆形的肿瘤，需要与复合囊肿相鉴别。当复合囊肿内部回声为分布均匀的等回声或低回声时，这种囊肿与圆形的纤维腺瘤很难区别，复合囊肿通常内部常有清楚的多条分隔。

3．本病应与乳腺增生结节相鉴别　后者边界不清、无包膜，结节后方回声无改变，疼痛与月经周期相关，双乳多发。

六、叶状良性肿瘤

叶状良性肿瘤为一种少见疾病，非洲黑种人妇女常患此病。本病的发生可能和体内雌激素水平失调有关。叶状肿瘤呈分叶状结构，由纤维组织和上皮组织组成，本瘤过去称为叶状肉瘤，实际上由于叶状肿瘤含有上皮成分，它并不是真正意义上的乳腺肉瘤，叶

状囊肉瘤和分叶状纤维腺瘤视为两个独立的疾病，前者为恶性，后者为良性，又将良性称为乳腺巨纤维腺瘤，但其有局部复发的风险。有调查显示，肿瘤的复发是由手术切缘是否仍有肿瘤决定，普遍认为所有良性肿瘤的复发均是由初治时切除不完全所致。

叶状良性肿瘤可发生于任何年龄的妇女，以中年妇女居多，平均年龄在45岁左右。最常见的临床表现为局部无痛性肿块，也有少数患者有刺痛或轻度胀痛。肿瘤生长一直是缓慢的，但大多数是一向缓慢而近期迅速增大（图7-3-21）。瘤体虽然很大但与周围组织及皮肤无粘连，个别病例可因瘤体巨大使局部皮肤变薄、发亮、充血，甚至因压迫而形成溃疡。乳头被推移，但很少发生回缩或溢液。少数患者可有腋淋巴结肿大。

（一）超声表现

肿块大多体积较大，最大者可达40～50cm，呈分叶状，少数可以是小到1cm的结节，肿瘤呈圆形或椭圆形，边界光滑完整，界线清晰，甚至常有包膜。肿块内部大多呈低回声，分布均匀或不均匀，一

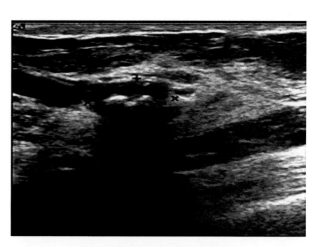

图7-3-19　乳腺纤维腺瘤内见粗大钙化灶

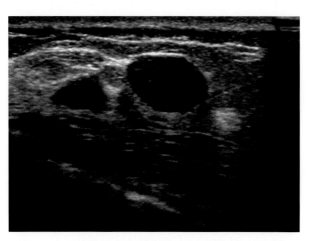

图7-3-18　乳腺纤维腺瘤呈椭圆形，有包膜，内部回声均匀

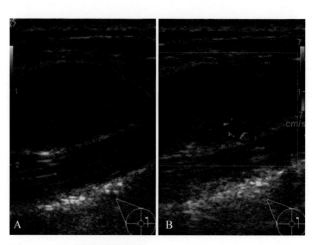

图7-3-20　乳腺纤维腺瘤

注：A.形态规则；B.肿瘤内血流信号丰富，走行规则

部分肿块内部可见无回声区，少数病例肿块内可见强回声或较强回声结节，肿块较大时内部常有呈强回声的分隔（图 7-3-22）。探头压迫时，会改变其形状，肿瘤有弹性感或囊性感，活动性好。后方回声增强，侧方回声减弱或消失。患侧腋下可有淋巴结反应性增生。

部分病例肿块内或分隔处可见明显的血流信号和皮下浅静脉扩张。

（二）鉴别诊断

1. 本病应与乳腺囊肿相鉴别　后者体积小，内部为透声较好的无回声区。

2. 本病应与乳腺纤维腺瘤相鉴别　后者肿瘤体积小，发病年龄相对较小，前者常有肿瘤迅速增长病史，常为单侧单发，确诊有赖于病理检查。

3. 本病应与乳腺癌相鉴别　相对而言，叶状良性肿瘤病程较长，体积较大，呈分叶状，部分呈囊性感，边界清楚，一般不侵及皮肤，无乳头内陷，很少有腋淋巴结转移。

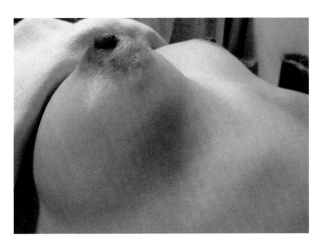

图 7-3-21　右乳巨大包块，表皮发红

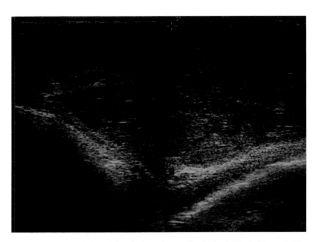

图 7-3-22　良性叶状肿瘤，低回声肿块边界清楚，内见分隔回声

4. 本病应与乳腺肉瘤相鉴别　主要通过穿刺活检或手术病理鉴别。

七、导管内乳头状瘤

导管内乳头状瘤又称大导管乳头状瘤、囊内乳头状瘤等，是起源于大导管上皮的良性肿瘤，极少数发生癌变，多发生于乳头及乳晕区，与机体内分泌功能有关，多见于 40 ~ 45 岁的经产妇女，挤压肿块时常见乳头有浆液或血性分泌物溢出。大体形态为乳晕下大导管扩张，腔内有淡黄色或浑浊的血性液体。导管壁有乳头状新生物突入腔内，乳头大小、形态不一。乳头细而尖者质脆易出血，有恶变可能。来自中心导管的乳头状瘤常伴增生。肿瘤常为单发，少数亦可累及几个大导管。

（一）超声表现

1. 在病变早期超声难以发现导管内乳头状瘤，或仅见乳晕区导管扩张。病程较长者，导管扩张明显，超声可发现在导管内壁有实性的乳头状物向腔内突起（图 7-3-23）。

2. 扩张的乳腺导管大多表现为囊状扩张。内壁连续性好，无中断或被侵蚀的征象。

3. 乳头状物一般为低回声或中强回声，形态尚规则，边界较清楚。

多普勒超声：瘤体较小时内部一般无血流信号，较大时可探及点状或棒状血流信号。

脉冲多普勒：常为低速低阻型。

（二）鉴别诊断

1. 本病应与乳腺囊肿相鉴别　后者肿块内部为无回声区，包膜较薄，无囊实性改变。

2. 本病应与乳头状癌相鉴别　两者均有乳头溢

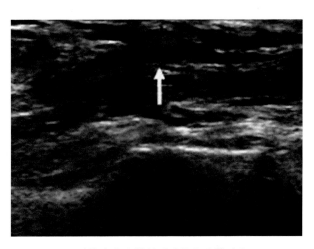

图 7-3-23　导管内有实性的乳头状物（箭头）

液，扩张的导管内见中等回声肿块。后者一般体积较前者大，形态不规则，肿块附着处导管壁较前者增厚、不规则，肿块回声减低、不均匀，多有明确的动脉血流信号。

八、乳腺错构瘤

乳腺错构瘤是一种残留的胚芽在出生后异常发育所形成的畸形生长物，由混合着不同数量的纤维、脂肪组织及乳腺导管和小叶组成。此瘤少见，多发生于30岁以上，国内也有报道1岁8个月发现的。此病常在无意中被发现，肿块大小在2～8cm，在瘤体密度减低的背景下出现密度不均匀是本病的X线征象。

（一）超声表现

乳腺错构瘤超声表现多样，通常为椭圆形或圆形，少数为分叶状。大部分表现为内部回声较均匀，也可为不均匀，高与低回声混杂存在（图7-3-24），内部回声强弱和分布取决于肿瘤内各种成分的不同比例，纤维成分越多，呈现越多的高回声。可压缩性是该瘤的另一特征，其程度取决于肿瘤内脂肪成分的多少。大部分较大肿瘤周边有细薄的包膜样回声，后方回声没有特点。

（二）鉴别诊断

1. 脂肪瘤　发病部位在皮下脂肪，回声以高回声为主，瘤体较小。

2. 纤维腺瘤　发病年龄较小，常为偏低回声，内部可有较大粗大钙化。

3. 乳腺癌　常形态不规则，边缘呈毛刺或蟹足样，内部回声减低，可有微钙化，内部可探及血流信号。

4. 叶状肿瘤　形态呈分叶状，回声较低，容易

复发是其特点。

九、乳腺脂肪瘤

脂肪瘤多位于皮下脂肪层内，多为单侧单发，也有两侧多发者，边界清楚，质软有弹性，病程发展缓慢，无临床不适。

（一）超声表现

常在皮下脂肪层内，表现为高回声结节，边界多数清楚，内部回声均匀（图7-3-25），也可呈现中等回声结节，使得超声不易分辨，这时通过占位效应加以识别，肿瘤具有可压缩性。内部不易探及血流信号。

（二）鉴别诊断

浅表脂肪瘤较易诊断，较深的脂肪瘤如果形体较大且生长较快时，需要与脂肪肉瘤相鉴别，鉴别时必须经活检或手术病理确诊。

十、乳腺脂肪坏死

乳腺脂肪坏死是手术或非医源性外伤引起的一种良性疾病，病变通常位于一侧乳房的皮下，形成紧靠皮肤的硬结。临床表现与乳腺癌相似。根据病变部位可分为皮下型和腺体型两种。

（一）超声表现

常表现为低或无回声结节，后方回声有或无增强，有时呈现极低回声内结节或可见带状高回声区。

（二）鉴别诊断

乳腺脂肪坏死主要与乳腺癌相鉴别，乳腺癌一般无外伤史，肿物不断增大或近来生长迅速。

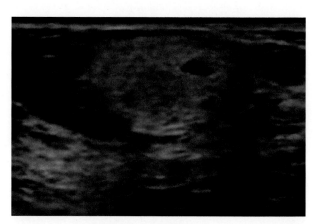

图7-3-25　乳腺脂肪瘤，呈高回声

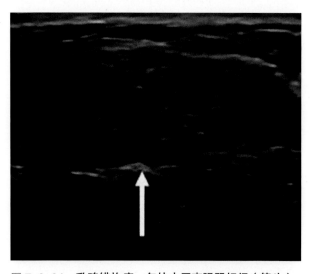

图7-3-24　乳腺错构瘤，包块内回声强弱相间（箭头）

十一、副乳

副乳是胚胎时期沿乳腺走行的非乳腺部位所形成的乳腺组织，常位于腋前线，多为单侧，副乳大小不等，外观腋下隆起（图 7-3-26），组织松软，有时触及肿块样，副乳与周围脂肪界线不清，少数可见到副乳头，但较正常乳头小。可有疼痛和发胀感，也可发生增生、腺病、纤维腺瘤甚至恶变，但不多见。

（一）超声表现

常在腋下等非乳腺部位探及乳腺腺体样回声，周围脂肪组织增多、增厚，常为片状或三角形分布，如果伴发增生，可见到类似乳腺增生的声像图改变（图 7-3-27）。

（二）鉴别诊断

副乳主要与腋下隆起的有或无肿大淋巴结或其他囊性或实性包块相区分，根据各自特点较易做出鉴别。

十二、脂膜炎

脂膜炎可能是一动态的炎性过程，多发生于中老年乳房较大者。病变部位在皮下脂肪层内，而腺体正常。由中性粒细胞、淋巴细胞导致脂肪组织细胞炎症，最后纤维化，萎缩性结痂。脂肪组织细胞浸润期脂膜炎也可呈肉芽肿性。脂膜炎随临床特点、关联的疾病、病理改变不同而可分为不同亚型。因亚型不同，其临床表现也不尽相同。发生于乳腺的脂膜炎，皮下结节是本病的主要特征。起始于皮下的部分结节向上发展，皮面可轻度隆起，呈现红斑和小肿；部分则潜于皮下，表面皮肤呈正常皮色，常与皮肤粘连，活动度小，结节疼痛和触痛明显。结节常成批发生，对称分布。经数周或数个月后结节自行消退，消退处局部皮肤凹陷并有色素沉着。结节每隔数周或数个月反复发作。

（一）超声表现

常于真皮层下见稍强回声区，形态不规则，后方略有回声衰减，内部回声欠均匀，可见点状或条状强回声，如脂肪液化，可于稍强回声区内见片状无回声（图 7-3-28）。乳腺腺体层无改变。

（二）鉴别诊断

1. **本病应与乳腺癌相鉴别**　前者多有明确的外伤史，病变位置较表浅，肿块内部呈中高回声，较少形成囊肿，皮肤与肿块界线不清，与深部组织界线清晰。乳腺癌病变主要在腺体层内，边界不规整，内部多呈

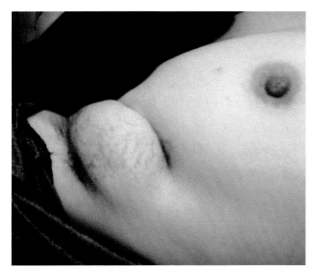

图 7-3-26　**右侧腋窝副乳**

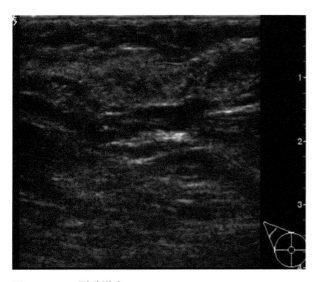

图 7-3-27　**副乳增生**

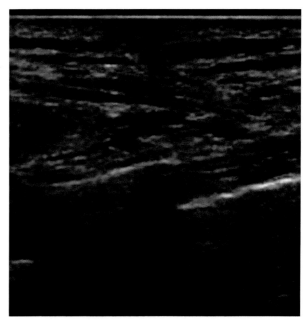

图 7-3-28　**脂膜炎，稍强回声区内见片状无回声**

低回声，癌肿可与皮肤、深部组织界线不清。

2．本病应与表皮样囊肿相鉴别　后者可位于皮肤层内，或部分位于皮肤内部分位于皮下脂肪内，或完全位于皮下脂肪内，它为圆形或椭圆形无回声区，包膜完整光滑，部分表皮样囊肿内部回声为稍强回声。

十三、乳腺内异物

乳房受到枪弹伤或弹片伤后的弹片残留，乳腺手术过程中手术器械的遗留，隆乳手术后隆乳材料的破溃或泄漏，这些物质进入乳房的腺体层或脂肪层内，均为异物。

（一）超声表现

1．如为金属　异物显示为点状、团状或环状强回声，其后方有"彗星尾"征。异物的超声图像与异物的形状相近。异物周围可见条状无回声区包绕（图7-3-29）。

2．如为非金属　异物的超声图像与异物的形状相近。回声中等，异物周围可见条状无回声区包绕。

3．如为硅化物（又称硅胶）等　在超声图像中表现为乳腺的腺体层内或脂肪层内见无回声或极低回声区（图7-3-30，图7-3-31）。

（二）鉴别诊断

1．较强回声异物应与Cooper韧带相鉴别　Cooper韧带连接于浅筋膜的深浅两面，与乳腺腺体层一般为近似垂直走向，角度较固定，另外旋转探头可显示全貌及与周围组织的关系。异物一般长度较短，周围见条状无回声区，另可见其与皮肤破口的位置关系。

2．较强回声异物应与钙化灶相鉴别　一般钙化多与一些乳腺疾病伴发，钙化性病灶多在乳腺肿块内。

3．低回声、极低回声或无回声异物应与乳腺囊性增生相鉴别　乳腺囊性增生时病变发生在腺体组织内，多位于双侧乳腺的外上象限或外下象限，它一般有明确的病史和症状。而前者有明确的隆乳史或外伤史，腺体层后方见无回声区，腺体层一般透声差，振动探头时可见破裂的包膜在无回声区内移动，腺体内的低回声、极低回声或无回声区与腺体后方的无回声区相连通。

十四、乳腺结核

原发于乳腺的结核很少见，最常见的发病年龄在20～40岁，常见于女性，多数已婚并生育。病程进展缓慢，可由肺或肠系膜淋巴结结核经血行传播所引起，或是由于邻近的结核病灶经淋巴循环逆行播散或直接蔓延而引起。初期乳内硬结表面光滑、边界不清，可推动。随着病变的进展，硬结相互融合成更大的肿块，此时切开肿块可见中心坏死（干酪样坏死）。有的干酪样坏死液化

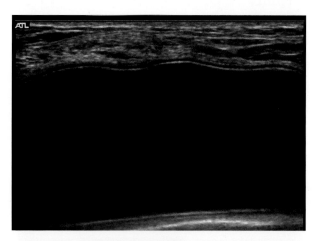

图7-3-30　乳腺隆乳术后声像图

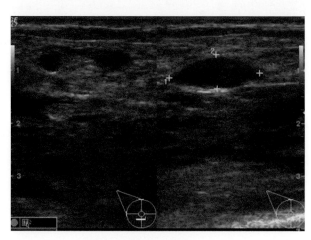

图7-3-31　乳腺隆乳术后假体渗漏

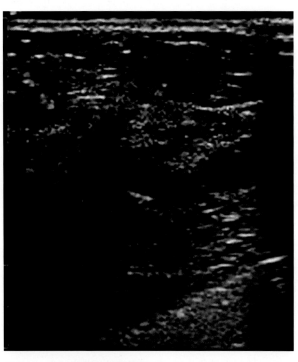

图7-3-29　金属异物强回声

形成脓腔,数个脓腔相互沟通,形成多发脓肿。如果穿透皮肤便形成经久不愈的窦道,流出结核性脓液,乳腺组织发生广泛性破坏。中年妇女的乳腺结核,多数易发展为硬化性病变,肿物切面可见纤维组织增生,但中心坏死区不大。同侧腋下淋巴结肿大。

（一）超声表现

1. 早期乳腺腺体层内见低回声病灶,病灶形态不规则,边界较清或欠清,可伴有液化,实性部分回声较均匀（图 7-3-32,图 7-3-33）。

2. 病程较长者病灶内可见斑状强回声钙化灶,其后方声影可不明显。

3. 病变晚期病灶可呈无回声区,其形态不规则,边界不清,实性部分回声尚均匀；液化不完全的病灶,内部回声不均匀,可见实性回声与无回声、强回声钙化斑混合分布,部分病灶破坏局部皮肤、脂肪层等,除引起它们坏死和溃疡外,还常有窦道与表皮相连通。

（二）鉴别诊断

声像图并无特异性,早期似肿瘤图像,不易与乳癌相鉴别。其鉴别点为除乳腺肿块以外,乳腺结核患者常出现其他结核病灶,最常见的是肋骨结核、胸膜结核和肺门淋巴结结核。此外,颈部及腋窝的淋巴结结核也较常见,身体其他部位的结核如肺、骨、肾结核亦非罕见。乳腺结核除肿块以外,即使其表面皮肤已经粘连并形成溃疡,也很少有水肿,乳腺结核发展较慢且病程长。

结核形成脓肿时,又似囊肿或肿瘤坏死液化的改变,诊断与鉴别诊断需要结合临床资料。

十五、男性乳腺发育

男性乳腺发育是指男性在各个年龄阶段因不同原因出现单侧或双侧乳腺发育。本病多见于青春期及老年期,多为单侧,少数为双侧。表现为一侧或双侧乳房增大,中央区隆起。原发性男性乳腺发育可见于新生儿、青春期及老年期。青春期男性乳腺发育一般为双侧对称性,大多可自行消退。老年男性乳腺发育者,常为不明原因出现单侧乳房增大,少数呈单侧乳房增大,乳房无明显肿块,形如青春发育期的乳房,虽然乳房发育明显,但乳头仍呈男性型。常在 1～2 年自行消失。

继发性男性乳腺发育可见于先天性无睾丸、Klinefelter 综合征（一种小睾丸疾病）、睾丸女性化、Reifenstein 综合征（一种不完全男性假两性畸形）、真两性畸形、病毒性睾丸炎、创伤后引起的睾丸萎缩、特殊类型的睾丸肿瘤、肾上腺肿瘤、甲状腺功能亢进症、重症性肝炎和肝硬化或 B 族维生素缺乏症、性腺功能减退和因前列腺癌、前列腺增生症或变性手术而长期服用雌激素者。

（一）超声表现

根据增生程度不同,其超声表现各异。

一般男性乳腺内不易看到乳腺腺体组织,过度发育时,患病侧可见乳腺组织回声,薄厚不一,增生明显时,可见类似女性乳腺增生的图像,有时在乳头、乳晕深面可见盘状低回声肿块（图 7-3-34）。

（二）鉴别诊断

1. 本病应与男性乳房皮下脂肪增厚相鉴别 后者男性的乳房皮下脂肪增多,呈对称性肥大隆起,并与乳房周围的脂肪组织相延续,无腺体层增厚。

2. 本病应与男性乳腺癌相鉴别 男性乳腺癌有明确的肿块,多为单侧肿块,肿块多呈偏心性、肿块压迫性差。

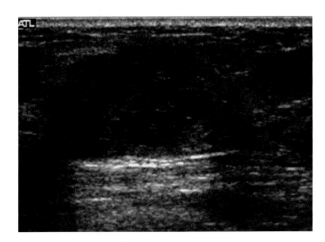

图 7-3-32 **乳腺结核**

注：边界不清,形态不规则,内可见透声区

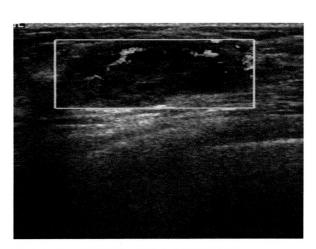

图 7-3-33 **乳腺结核,病灶内血流信号丰富**

十六、乳腺癌

乳腺癌是从乳腺导管上皮及末梢导管上皮发生的恶性肿瘤。病因尚未完全明了。病因学研究它与遗传、环境密切相关，与体内激素失调、外源性雌激素的应用、接触放射源等有关，还与饮食与肥胖等存在一定相关性。据我国统计，乳腺癌已成为妇女恶性肿瘤的第一位。男性也偶见患乳腺癌患者。早期无任何症状，最初表现为一侧乳房无痛性肿块，质硬，边界不清，多为单发，可以被推动。肿瘤逐渐长大时，可浸润筋膜或 Cooper 韧带，肿块处皮肤出现凹陷，继之皮肤有橘皮样改变及乳头凹陷。早期乳腺癌也可以侵犯同侧腋淋巴结及锁骨下淋巴结，通过血液循环转移，侵犯肝、肺及骨骼。

（一）超声表现

1．乳腺癌较小时，形态可规则或不规则；体积较大时，形态多不规则，呈小分叶状。

2．乳腺癌边界多不整，无包膜，边界呈毛刺、锯齿或蟹足状，界线往往不清（图 7-3-35），有时可见较强回声晕（图 7-3-36）。

3．肿块内部多呈实性低回声，分布不均，微小点状、密集或簇状分布的强回声钙化是其特征性表现（图 7-3-37）。

4．肿瘤后壁回声及后方组织回声减低或消失。髓样癌后方回声可轻度增强。

5．肿瘤纵横比大于1。

6．多数情况下，肿块内部没有无回声区。少数肿瘤中心发生液化坏死时，可见低回声或无回声暗区。

7．肿瘤压迫或浸润 Cooper 韧带造成移位或中断。

8．肿瘤发生转移，腋窝或锁骨上窝淋巴结肿大，也可经血行转移至肺、肝、骨等器官。

彩色多普勒超声：大多数肿块血流信号增多，呈条状或紊乱表现，多有穿入型或中心型血流，部分肿块内可见动静脉瘘。血流丰富程度为Ⅱ～Ⅲ级（图

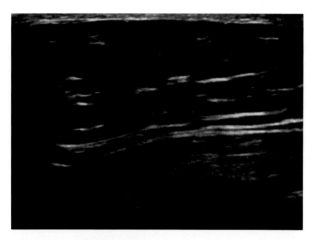

图 7-3-34　**男性乳腺发育**

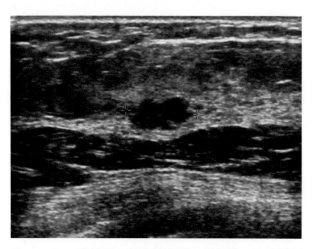

图 7-3-35　**乳腺癌，形态不规则，无包膜，边缘呈锯齿状**

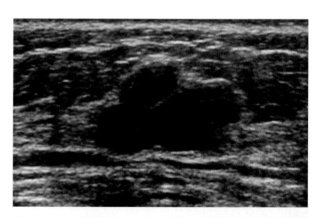

图 7-3-36　**乳腺癌，呈小分叶状，低回声，不均匀，周边呈强回声晕**

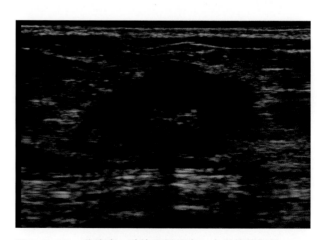

图 7-3-37　**乳腺癌，肿块呈低回声，内见簇状钙化**

7-3-38，图 7-3-39）。小结节血流丰富对诊断恶性意义大。

脉冲多普勒：血流速度较高，呈高阻型，峰值流速大于 20cm/s，阻力指数高达 0.7，甚至更高。

（二）各种类型乳腺癌的声像图表现

1. 髓样癌 髓样癌一般体积较大，直径可达 4～6cm，呈圆球形，界线清晰，髓样癌内部回声与脂肪层回声相近或部分为无回声，多位于乳腺腺体层的深面。髓样癌多有同侧腋下淋巴结肿大，后期肿块与皮肤界线不清。

2. 乳腺硬癌 乳腺硬癌一般体积不大，形态不规则，边界不整，界线不清，内部呈低回声或极低回声，肿块后方回声衰减。肿块可压迫性差。

3. 乳头状导管癌 乳头状导管癌常位于较大的导管内，肿块呈中等回声或低回声，形态不规则，部分边界呈蟹足状，肿块后方有回声衰减现象。

（三）鉴别诊断

乳腺癌是恶性肿瘤，主要应与良性病变进行区分（表 7-3-1）。

十七、乳腺黑色素瘤

黑色素瘤是一种高度浸润的恶性肿瘤，来源于表皮及真皮交界处的黑色素细胞，分为结节性黑色素瘤和浅表性黑色素瘤。前者占 15%～30%，为垂直生长，侵袭性强，预后差，预后往往与肿瘤厚度有关。后者占 70% 左右，它易被早期发现，中等厚度的与结节性黑色素瘤相比预后较好。黑色素瘤可发生于正常皮肤、先天性或后天性小痣。病变开始表现为色斑，以后逐渐高出皮肤，并不断扩大。黑色素瘤的厚度与患者的存活率有密切的关系。

（一）超声表现

1. 黑色素瘤呈低回声结节，能清楚地与高回声的真皮相区别（图 7-3-40）。

2. 大多数病例两侧边缘不光滑，而基底部界线一般可分辨。

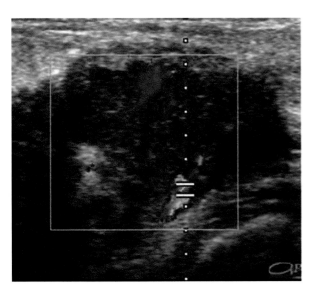

图 7-3-38 乳腺癌，内部血流紊乱，呈Ⅲ级

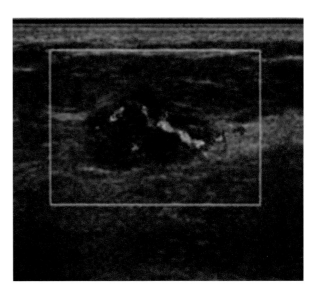

图 7-3-39 乳腺癌，内部血流呈条状，Ⅲ级

表 7-3-1 乳腺良、恶性病变鉴别

鉴别点	良性	恶性
轮廓与边缘	整齐、光滑、多有侧方声影、横向生长	不光整、粗糙、侧方声影罕见、纵向生长
包膜	有	无
内部回声	无回声或均质低回声	分布不均、呈实性衰减、点状钙化
后壁回声	整齐、增强、清晰	不光整、减弱、不清晰
肿物后回声	正常或增强	衰减
皮肤浸润	无	可有
组织浸润	无	可有

3．在溃疡型或疣状型的黑色素瘤，超声可见其入射回声中断，后缘轮廓不清。

4．通过与正常皮肤比较，可见乳腺黑色素瘤内有增多的血流信号。

（二）鉴别诊断

本病应与乳腺脂肪坏死相鉴别。

十八、特殊性乳腺癌

（一）髓样癌

髓样癌是一种特殊类型的乳腺癌，其形态学特点为肿瘤边界清晰，瘤细胞分化程度低，呈大片块状分布，无腺管结构，缺乏间质，并伴有大量淋巴细胞浸润。髓样癌占全部浸润性乳腺癌的 5%～7%，患者平均年龄为 45～52 岁。髓样癌是乳腺癌中分化较好的组织学类型，被认为有相对较好的预后，10 年生存率 50%～90%。髓样癌常见腋淋巴结转移，但通常数目少，局限于腋窝下组织。即使已有腋淋巴结转移，其预后仍好于普通型浸润性导管癌。髓样癌肿瘤长径中位数为 2～3cm，最新统计，79% 的髓样癌肿瘤长径 ≤ 2cm。与乳腺癌常见类型相比，髓样癌在乳房各象限的分布无统计学差异。由于髓样癌患者的年龄往往较年轻，肿瘤质地较软，并有明确的边界，临床及影像学检查均易与纤维腺瘤相混淆。

1．超声表现

（1）肿块大小：肿块长径中位数为 2～3cm。

（2）肿块形态：最多见的形态为圆形、椭圆形或分叶形。

（3）肿块边界：肿块的大部分区域边界清晰，肿瘤呈膨胀性生长，挤压周围组织形成假包膜；少部分区域边界模糊不清，系部分区域肿瘤边缘癌细胞向周围组织扩散所致。部分肿块呈小分叶状边缘改变，这是由于肿瘤生长速度不完全一致而形成的边缘改变。

（4）肿块内部回声：肿块内部回声分布不均匀，在致密的低回声中常可见无回声区（图 7-3-41）。这是由于髓样癌中癌细胞聚积较紧密，缺乏间质，癌巢中部常有出血、坏死（图 7-3-42）和（或）发生囊性变（图 7-3-43）所致。钙化灶少见。

（5）肿块后方回声：大部分肿块后方回声增强。这是因为髓样癌癌细胞极其丰富，间质少，所以声衰减少；再加上出血、坏死灶的形成，并发生囊性变所致。

（6）淋巴结：可出现同侧腋淋巴结肿大。

（7）彩色多普勒超声：肿块血流信号以 Ⅱ 级多见，肿块内部血管大都走行不规则，粗细不一（图 7-3-44）。

（8）弹性成像：超声弹性成像评分以 3 分多见（图 7-3-45），假阴性率较高。

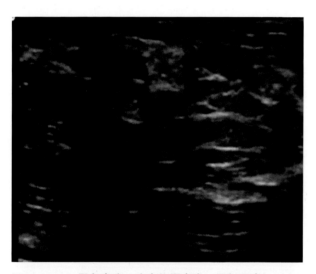

图 7-3-40　黑色素瘤，病变位置表浅，呈低回声

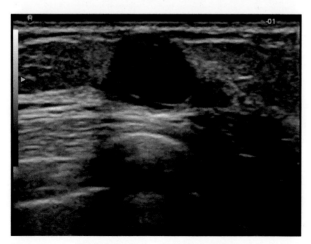

图 7-3-41　髓样癌灰阶图，在致密的低回声中见多处无回声区

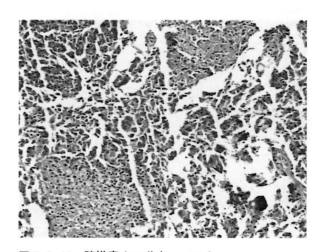

图 7-3-42　髓样癌（HE 染色　×100）

注：癌细胞呈大片块状分布，聚积较紧密，内部见出血、坏死灶

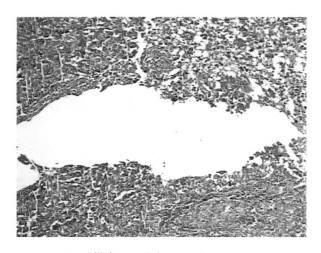

图 7-3-43 髓样癌（HE 染色 ×40）

注：肿瘤内部囊性变，形成癌性囊腔，囊腔周边癌细胞可见碎屑样坏死

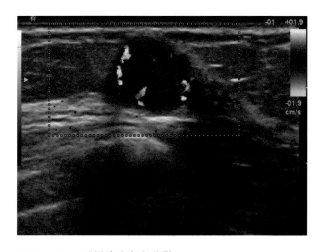

图 7-3-44 髓样癌彩色多普勒

注：血流信号Ⅱ级，血管走行不规则，粗细不一

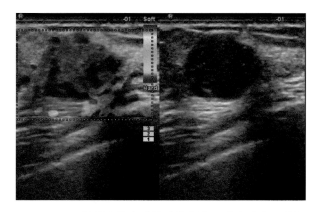

图 7-3-45 髓样癌超声弹性成像评分 3 分（改良 5 分评分标准）

2. 鉴别诊断 髓样癌在病理巨检中多以边界清晰改变为常见，又称实质性边界清晰癌，在影像学表现上常易与发生在年轻妇女中的良性肿瘤——纤维腺瘤混淆。有学者认为，从乳腺 X 线检查中得出髓样癌的诊断是不可靠的。仅有 17% 的髓样癌经乳腺 X 线检查被发现，仍有 83% 的患者通过自我体检或临床查体被检出，此大样本研究证实了上述观点。超声检查在灰阶超声及彩色多普勒超声方面有较强的特异性，阳性率较高。而超声弹性成像假阴性率较高，主要原因在于髓样癌中瘤细胞占 2/3 以上，间质成分少，且多有出血、坏死，部分肿瘤还可发生囊性变，因此髓样癌质地较软，致使弹性成像评分偏低而漏诊。

髓样癌与纤维腺瘤的超声鉴别要点：①包膜。髓样癌无包膜回声，呈膨胀性生长，挤压周围组织形成假包膜，部分区域边界可出现模糊不清；而大多数纤维腺瘤可见纤细、光滑的包膜回声。②小分叶状边缘。由于肿瘤生长速度不完全一致，部分髓样癌发生了小分叶状边缘改变；而纤维腺瘤无此改变。③无回声区。髓样癌内部回声分布不均匀，在致密的低回声中常可见无回声区，这是由于髓样癌中癌细胞呈大片块状分布，聚积较紧密，常有出血，癌巢中部常见大片坏死，部分肿瘤还可发生囊性变，形成癌性囊腔；而乳腺纤维腺瘤内部回声多较均匀，较少出现无回声区。④血流信号。髓样癌血流信号以Ⅱ级多见；而纤维腺瘤血流信号以 0～Ⅰ级多见。髓样癌肿瘤内部血管大多走行不规则，粗细不一；而纤维腺瘤肿块内部血管大多走行自然、规则。⑤淋巴结。髓样癌可出现同侧腋淋巴结肿大；而纤维腺瘤无腋淋巴结肿大。

（二）黏液癌

黏液癌又称黏液样癌或胶样癌，是乳腺癌中的罕见类型。其特征是细胞外含有大量黏液，而细胞内不含黏液。黏液癌产生黏液的细胞小、大小均匀，排列成簇状漂浮在黏液中。黏液癌被分为纯型和混合型两种类型。纯型黏液癌的主要成分必须是黏液。当肿瘤成分中存在另一种癌成分时（大多是浸润性导管癌）即为混合型黏液癌。纯型黏液癌占全部乳腺癌的 2%。黏液癌的一个重要特征是通常发生在绝经期妇女，患者的中位年龄 70 岁（21～94 岁），高于非特殊性乳腺癌。研究显示，黏液癌患者中纯型黏液癌比混合型黏液癌的预后好，10 年生存率为 80%～100%。混合型黏液癌病死率为 29%，纯型黏液癌病死率仅为 10%。混合型黏液癌腋淋巴结转移为 33%～46%，纯型黏液癌腋淋巴结转移为 3%～15%。晚期黏液癌也可发生远处转移。黏液癌肿块直径变化较大，1～20cm 不等，平均 3cm。黏液癌无特殊好发部位，在乳房各象限的分布无差异。通常表现为可触及的肿块。纯型黏液癌质地较软，活动性好。黏液癌影像学特征与乳腺良性病变相似，常表现为边界清晰的分叶状肿块影。

黏液癌细胞外黏液越多，其边缘越清晰，其影像学表现越趋向良性。肿块体积小的黏液癌分叶更明显。

1. 超声表现

（1）纯型黏液癌灰阶超声图像

①肿块大小：肿块直径变化较大，1～20cm不等，平均3cm。

②肿块形态：最多见的形态为分叶形或椭圆形，肿块小的以分叶型多见。

③肿块边界：大多数肿块边界清晰，癌巢周边被推挤的纤维结缔组织形成假包膜。部分肿块呈小分叶状边缘改变，这是由于肿瘤生长速度不完全一致而发生的边缘改变。

④肿块内部回声：内部回声杂乱不均，无回声区与低回声区交错分布（图7-3-46），低回声常呈多岛状排列。肿块内部回声与黏液湖范围及肿瘤细胞的多少密切相关（图7-3-47）。钙化灶少见。

⑤肿块后方回声：纯型黏液癌的主要成分是黏液，因此，大部分肿块后方回声增强。

⑥淋巴结：可出现同侧腋淋巴结肿大。

（2）混合型黏液癌灰阶超声图像

①肿块大小：肿块直径变化较大，1～20cm不等。

②肿块形态：最多见的形态为不规则形，部分肿块纵横径比值＞1。

③肿块边界：大部分肿块边缘毛糙，无包膜，边界呈锯齿状或蟹足状毛刺。少部分肿块边界比较清晰，边缘呈小分叶状改变。肿块周围见厚薄不均匀的高回声晕，它是肿块周围结缔组织增生反应的声像图表现。

④肿块内部回声：肿块内部呈低回声，分布不均匀。组织出血、坏死和（或）发生囊性变时可出现无回声区。部分肿块可见微钙化灶，呈砂粒状或簇状分布。

⑤肿块后方回声：肿块后方回声可表现为衰减、不衰减、增强及侧方声影等几种形式。这主要是由于肿块内的组织结构、声阻抗差和组织对声波吸收的程度不同所致。在细胞恶变过程中产生的胶原纤维组织＞75%时，表现为明显的回声衰减；反之不衰减。癌组织出血或坏死和（或）发生囊性变时，后方回声增强。侧方声影是由于肿块边界产生的多界面的介质与声波穿过时产生的折射和散射效应。

⑥淋巴结：可出现同侧腋淋巴结肿大。

彩色多普勒超声：肿块血流信号以Ⅱ级多见，肿块内部血管大多走行不规则，粗细不一（图7-3-48）。

弹性成像：超声弹性成像评分以3分和4分多见（图7-3-49），假阴性率较高。

2. 鉴别诊断　纯型黏液癌黏液含量高，黏液湖可使癌细胞不直接接触周围间质阻止癌细胞扩散，起到屏障作用。此型肿瘤生长缓慢，质地较软，再加上胶冻样物有一定的张力，压迫肿瘤组织向周围膨胀，使肿瘤边界比较清晰，临床及影像学检查均易与纤维腺瘤相混淆。超声检查在灰阶超声及彩色多普勒超声方面有较强的特异性，阳性率较高。而超声弹性成像假阴性率较高，主要原因是肿瘤中存在大量的细胞外黏液，因此黏液癌质地较软。

纯型黏液癌与纤维腺瘤的超声鉴别要点：①发病年龄。纯型黏液癌通常发生在绝经期妇女，患者的中位年龄为70岁（21～94岁）；而纤维腺瘤多发生在育龄期妇女，尤其是30岁以下的妇女。②包膜。纯型黏液癌无包膜回声，癌巢周边被推挤的纤维结缔组织形成假包膜；而大多数纤维腺瘤可见纤细、光滑的包膜回声。③小分叶状边缘。部分纯型黏液癌由于肿瘤生长速度不完全一致，发生了小分叶状边缘改变；而

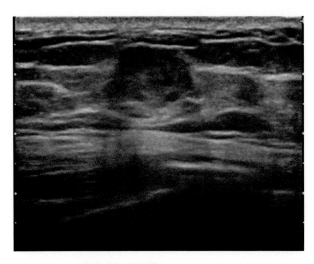

图7-3-46　黏液癌灰阶图像

注：内部回声杂乱不均，无回声区与低回声区交错分布

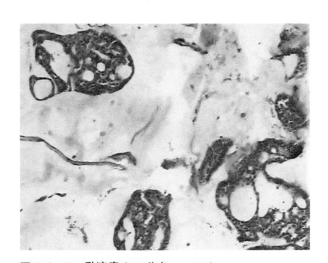

图7-3-47　黏液癌（HE染色　×100）

注：肿瘤细胞呈小团块状，漂浮在黏液"海洋中"，黏液组织超过1/3

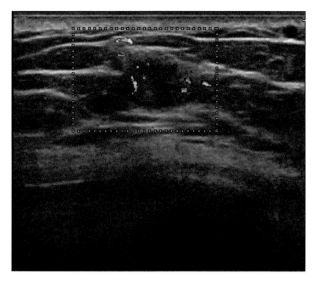

图 7-3-48　**黏液癌彩色多普勒**

注：血流信号Ⅱ级，血管走行不规则，粗细不一

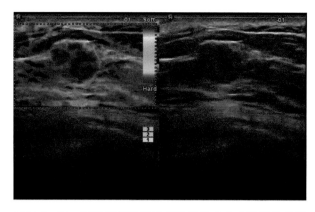

图 7-3-49　**黏液癌超声弹性成像评分 3 分（改良 5 分评分标准）**

纤维腺瘤无此改变。④内部回声。纯型黏液癌内部回声杂乱不均，无回声区与低回声区交错分布，这与黏液湖范围及肿瘤细胞的多少密切相关；而大多数纤维腺瘤内部回声均匀，较少出现无回声区。⑤血流信号。纯型黏液癌血流信号以Ⅱ级多见；而纤维腺瘤血流信号以 0～Ⅰ级多见。纯型黏液癌内部血管大多走行不规则，粗细不一；而纤维腺瘤内部血管大多走行自然、规则。⑥淋巴结。纯型黏液癌可出现同侧腋淋巴结肿大；而纤维腺瘤无腋淋巴结肿大。

混合型黏液癌在肿瘤成分中同时存在着黏液癌和浸润性导管癌。镜下细胞外黏液量减少，癌细胞和纤维间质有不同比例的增多，形成明显的浸润性生长的特点，发生淋巴结转移的可能性及预后与浸润性导管癌无明显区别。声像图表现同浸润性导管癌，容易与乳腺良性病变相鉴别。

（三）浸润性乳头状癌

浸润性乳头状癌是一种表现为乳头状结构的浸润癌，乳头有纤维血管轴心。在乳腺癌患者中乳头状癌较为少见，绝大部分为原位癌。乳头状癌的浸润成分包括乳头状癌的成分，但更为常见的是浸润性导管癌的成分。但乳头状癌浸润成分的细胞学特征与原位乳头状癌颇为相似。浸润性乳头状癌在浸润性乳腺癌中所占比例为 1%～2%。患者年龄为 41～86 岁（中位年龄为 73 岁），多见于绝经后妇女。浸润性乳头状癌的预后取决于分型和浸润的程度，但由于后者多为微小浸润，故总体来讲，均有相对较好的预后。绝大多数患者以乳腺肿块为首发症状就诊。少部分患者因乳头回缩或乳头溢液就诊。Fisher 等发现许多浸润性乳头状癌患者临床表现提示腋淋巴结转移，但病理学检查为良性反应性改变。浸润性乳头状癌的乳腺 X 线呈结节阴影，密度多样化，且常为分叶状。

1. 超声表现

（1）肿块形态：最多见的形态为圆形、椭圆形或不规则形。

（2）肿块边界：由于肿瘤呈膨胀性生长，肿块大部分区域边界清晰，少部分区域边界可出现模糊不清，系肿瘤少部分区域癌细胞浸润管壁所致。

（3）肿块内部回声：内部回声分布不均匀，表现多样化，主要有以下三种表现：①以无回声为主。内部见多个不规则低回声乳头状突起。这是由于肿瘤呈不规则乳头状，瘤体内或瘤体外见出血、坏死灶及分泌物，瘤体外见大片黏液所致。②以低回声为主。内部见数个小无回声区（图 7-3-50）。这是因为肿瘤呈膨胀性生长，几乎充填整个导管腔，瘤体内见出血、坏死灶所致（图 7-3-51）。③实性低回声。内部回声分布不均匀。这是由于肿瘤呈膨胀性生长，几乎充填整个导管腔所致。部分肿块内部可见钙化灶。

（4）肿块后方回声：部分肿块后方回声增强。这是由于部分肿瘤瘤体内或瘤体外见出血、坏死灶和（或）分泌物，瘤体外亦可出现黏液所致。

（5）肿块内侧乳导管：大多数肿块内侧乳导管纡曲扩张，透声差，可出现明显增厚的管壁，因为 75% 以上的病例存在导管原位癌，扩张乳导管的管壁上衬覆原位癌细胞（图 7-3-52），癌巢的中心部可出现出血、坏死灶和（或）脱落的癌细胞。

（6）彩色多普勒超声：肿块血流信号以Ⅱ级多见，肿块内部血管大多走行不规则，粗细不一（图 7-3-53）。

（7）弹性成像：超声弹性成像评分以 4 分和 5 分多见（图 7-3-54），部分也可表现为 2 分和 3 分，存在一定的假阴性。

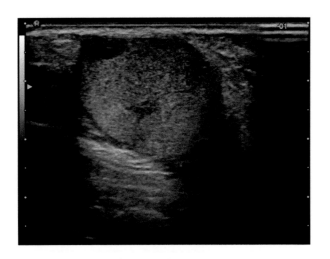

图 7-3-50　浸润性乳头状癌灰阶图

注：以低回声为主，内部见数个小无回声区

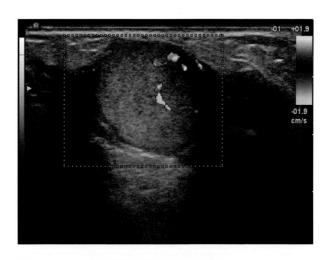

图 7-3-53　浸润性乳头状癌彩色多普勒

注：血流信号Ⅱ级，血管走行不规则，粗细不一

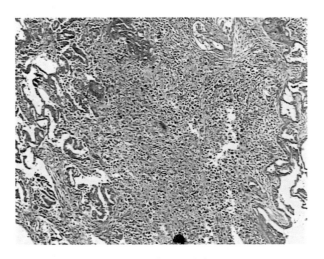

图 7-3-51　浸润性乳头状癌（HE 染色　×40）

注：肿瘤呈膨胀性生长，几乎充填整个导管腔，瘤体内见出血、坏死灶

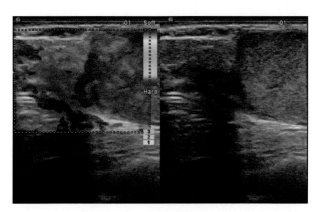

图 7-3-54　浸润性乳头状癌超声弹性成像评分 4 分（改良 5 分评分标准）

2. 鉴别诊断　大多数浸润性乳头状癌的超声检查在灰阶超声、彩色多普勒超声及弹性成像方面均有较明显的恶性征象，诊断乳腺癌阳性率高。但超声在囊内乳头状癌、囊内乳头状癌伴浸润和浸润性乳头状癌鉴别方面存在一定困难。部分浸润性乳头状癌由于瘤体内或瘤体外见大片出血、坏死灶及分泌物，瘤体外见大片黏液，肿瘤质地较软，致使弹性成像评分偏低而表现为假阴性。

部分浸润性乳头状癌易误诊为导管内乳头状瘤，两者的超声鉴别要点：①肿瘤大小。浸润性乳头状癌通常病变较大，临床可触及明显肿块；而导管内乳头状瘤大小虽可从几个毫米到 3 ~ 4cm 不等，但多数小于 1cm，临床一般难以触及肿块。②瘤体。浸润性乳头状癌一般为不规则乳头状突起，部分区域边界不清，内部回声分布不均匀；而导管内乳头状瘤多呈圆形或椭圆形，表面光滑，边界清晰，内部回声分布均匀。③导管。75% 以上的浸润性乳头状癌病

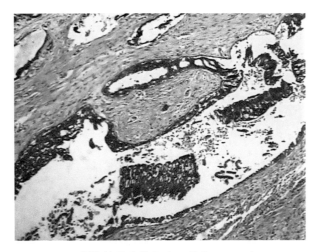

图 7-3-52　浸润性乳头状癌（HE 染色　×100）

注：肿瘤外周见明显扩张的乳导管，管壁上衬覆原位癌细胞

例存在导管原位癌，大多数浸润性乳头状癌内侧乳导管纤曲扩张，透声差，可出现明显增厚的管壁；而导管内乳头状瘤导管一般为均匀性扩张，管壁纤细、光滑，透声好。④瘤体血流信号。浸润性乳头状癌血流信号以Ⅱ级多见；而导管内乳头状瘤血流信号以0～Ⅰ级多见。浸润性乳头状癌肿块内部血管大多走行不规则，粗细不一；而导管内乳头状瘤肿块内部血管大多走行自然、规则。⑤导管管壁血流信号。浸润性乳头状癌明显增厚的导管管壁上常可见较丰富的血流信号；而导管内乳头状瘤导管管壁血流信号多为0级。

（四）炎症样癌

炎症样癌是指具有明显临床表现的一类特殊乳腺癌，由于原有浸润性癌引起淋巴管阻塞，而导致绝大多数病例真皮淋巴管内有明显的癌细胞浸润。组织学上，炎症样癌并无特殊的形态学特点，多表现为组织学Ⅲ级的非特殊型导管癌特征。炎症样癌属于晚期乳腺癌，临床分期为 T_{4d}。原发性乳腺癌中炎症样癌的发病率为 1%～10%。炎症样癌的发病年龄与非特殊性导管癌和其他乳腺癌类似。在采用全身性系统治疗前，炎症样癌的预后非常差，即使行乳房切除术，5 年生存率仍然在 5%以下。采用全身系统性治疗后，使 5 年生存率提高到 25%～50%。其临床特点为：病情发展极为迅速，一般为数周至数月，不会超过数年；至少有 1/3 的乳房皮肤受累变为红色甚至紫色，皮肤水肿变厚呈橘皮样变，可伴有"酒窝"征，皮温升高，在硬化皮肤的边缘可触及隆起。炎症样癌还可有其他特征性表现，如散在的红斑、胸壁小结节、乳房疼痛和瘀斑；50%的患者乳腺不能触及明显肿块。炎症样癌临床及影像学检查均容易与急性乳腺炎相混淆，这两种性质截然不同的疾病误诊率高达 50%以上。

1. 超声表现

（1）皮肤、皮下淋巴管：患侧皮肤层增厚＞3mm；皮下淋巴管扩张（图 7-3-55），部分病例可观察到扩张淋巴管内的癌栓，呈高回声结节（图 7-3-56），病理切片可见癌细胞浸润淋巴管（图 7-3-57）。

（2）肿块形态：最多见的形态为不规则形，部分肿块纵横径比值＞1。

（3）肿块边界：大部分肿块边缘毛糙，无包膜，边缘呈锯齿状或蟹足状毛刺；少部分肿块边界比较清晰，边缘呈小分叶状改变。肿块周围见厚薄不均匀的高回声晕，系肿块周围结缔组织增生反应的声像图表现。

（4）肿块内部回声：肿块内部呈低回声，分布不均匀。组织出血、坏死和（或）发生囊性变时可出现无回声区。可见沙粒状或簇状分布的微钙化灶。

（5）肿块后方回声：肿块后方回声可表现为衰减、不衰减、增强及侧方声影等几种形式。这主要是由于肿块内的组织结构、声阻抗差和组织对声波吸收的程度不同所致。

（6）淋巴结：常见同侧腋淋巴结肿大。

（7）彩色多普勒超声：血流信号异常丰富，呈"火海"征，CDFI 血流信号Ⅲ级（图 7-3-58）。肿块内部血管大多走行不规则，粗细不一。血流速度和阻力指数显著增高，Vmax＞30cm/s，RI＞0.78（图7-3-59）。

（8）弹性成像：超声弹性成像评分以 4 分和 5 分多见。

2. 鉴别诊断 炎症样癌的临床表现酷似急性乳腺炎，这两种性质截然不同的疾病误诊率高达 50%以上，以往仅能依赖于穿刺细胞学检查或切取病理组织

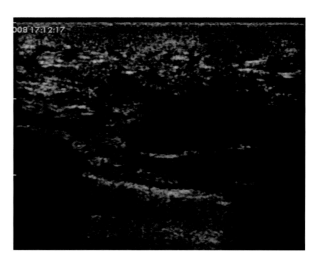

图 7-3-55　炎症样癌灰阶图，右侧乳房皮肤层增厚，皮下淋巴管扩张

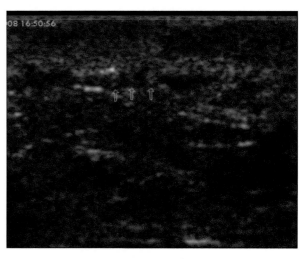

图 7-3-56　炎症样癌灰阶图，右侧乳房皮下淋巴管扩张，其内可见 3 个相邻的高回声结节

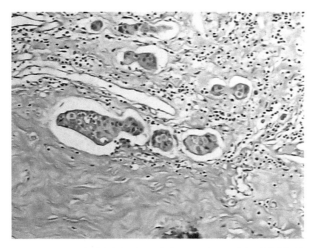

图 7-3-57　炎症样癌（HE 染色 ×200），癌细胞浸润淋巴管

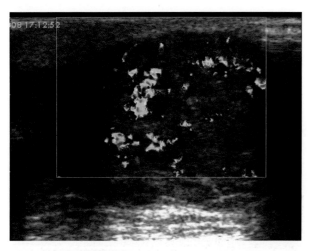

图 7-3-58　炎症样癌彩色多普勒，血流信号 Ⅲ 级，血管走行不规则，粗细不一

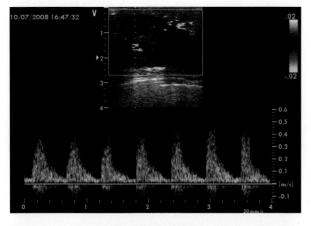

图 7-3-59　炎症样癌脉冲多普勒图，PSV 47.6cm/s；RI 0.91

明确诊断。超声检查在灰阶超声、彩色多普勒超声及超声弹性成像方面均有较强的特异性，诊断炎症样癌

阳性率较高。

炎症样癌系局部晚期乳腺癌中预后最差的一类。是否能进行手术治疗，取决于皮肤淋巴管是否受到侵犯，以往仅能依赖于皮肤活检予以证实。彩色多普勒超声检查可清晰显示皮下淋巴管是否扩张及有无癌栓形成，对治疗方案的选择具有重要意义。

炎症样癌与急性乳腺炎的超声鉴别要点：① 皮下淋巴管扩张。是诊断炎症样癌的可靠依据，这主要是由于癌肿侵及皮下淋巴管，至淋巴管回流障碍，乳腺皮下淋巴组织液淤积所致；急性乳腺炎未见皮下淋巴管扩张；② 肿块大小比值。超声测得的肿块大小较临床上触及的肿块小，这是诊断炎症样癌的另一可靠依据，因为触诊所及肿块的大小往往包括癌肿周围的水肿、炎性浸润及纤维化部分；一般急性乳腺炎超声测值符合或大于临床所触及。③ CDFI 比较。炎症样癌和急性乳腺炎均具有血流丰富及高速高阻的特点，但仔细观察仍可发现两者间的差异，这可能与病理生理学机制有关。乳腺癌可分泌一种"肿瘤血管生成因子"，它使肿瘤部位形成丰富的血管网。癌血管排列不规则，壁薄，分支不规则，形成袋状盲端及动静脉瘘。因此乳腺癌肿块内部血管大都具有走行不规则、粗细不一的特点；乳腺炎可刺激细胞释放组胺，它作用于微循环的 H_1 受体，引起血管扩张，使原来闭合的毛细血管床开放，血供增加。所以急性乳腺炎肿块内部血管具有走行规则、自然的特点。炎症样癌兼具乳腺癌和急性乳腺炎的双重病理生理学特征，所以才会出现异常丰富的血流信号"火海"征及显著增加的血流速度和阻力指数，成为诊断炎症样癌的重要指标。

（五）隐性乳腺癌

隐性乳腺癌是指以腋淋巴结转移为首发症状，而乳房触诊或影像学检查却检测不到原发灶存在的乳腺癌。这些隐性乳腺癌分期为"T_0N_1"（国际抗癌联盟／美国癌症联合会分期中的 Ⅱ 期）。隐性乳腺癌占全部乳腺癌的 0.3% ～ 1.0%，发病年龄多在 40 ～ 60 岁，左侧乳房多见。一般认为，隐性乳腺癌比有乳腺肿块并腋淋巴结转移的乳腺癌预后为好，多数报道 5 年存活率在 70% 左右。患者因发现腋窝肿块前来就诊。临床触诊淋巴结肿大，呈单发或多发，或相互粘连、固定，质地硬，在累及腋神经时可有疼痛，若压迫腋静脉，患肢可有水肿。乳房切除后，乳腺隐匿灶的病理检出率为 45% ～ 100%，多 > 50%。乳腺触及不到肿块。可能是由于乳房肥胖、瘤体微小、位置深在或癌灶呈片状生长等原因所致，男性隐性乳腺癌极为少见。隐性乳腺癌的乳腺原发瘤大小自镜下可见至直径 0.5cm，多 < 1.0cm。而腋窝及远处转移瘤一般直径为 2.0 ～ 5.0cm。此种原发瘤小而转移瘤大的现象可

能是由于两者的差异性生长所致。可能是在有些癌瘤的初期发展阶段，宿主的免疫能力有效地控制了它的生长。与此同时，癌瘤循淋巴道转移出去并在区域淋巴结内获得生长。理论上讲，原发瘤的抗原性强者，能引起机体强有力的免疫反应，该免疫反应控制了原发灶的生长，但控制不住转移灶的生长，这可能与癌瘤的抗原性在转移癌内发生了改变有关。因此由原发瘤唤起的免疫反应，对转移瘤不起作用。

1. 超声表现

（1）腋淋巴结大小：腋淋巴结转移癌一般直径为2.0～5.0cm。

（2）淋巴结形态：淋巴结形态异常，常表现为椭圆形、近圆形或不规则形，短径增大，长径／短径≤2。

（3）淋巴结边界：大多数淋巴结转移癌边界清晰，见纤细、光滑的被膜回声（图7-3-60）。少部分淋巴结转移癌边缘不清，提示肿瘤向被膜外浸润，此时肿瘤治疗后局部复发和远处转移的概率增大。

（4）淋巴结内部回声：皮质非均匀性增宽，最厚处的厚度至少为最薄处的2倍。皮质局部可向外突出＞2mm。皮质回声减低，分布不均匀。这种回声改变是由于淋巴结内大量异型的瘤细胞呈巢团状、片状浸润所致（图7-3-61）。部分淋巴结内部有液化或钙化。

（5）淋巴结门：淋巴结转移癌早期可显示淋巴结门，当瘤细胞弥漫性浸润淋巴结时，髓质常移位至淋巴结边缘或消失而导致超声难以辨认淋巴结门，故淋巴结门存在与否是良恶性淋巴结的重要区别之一。

（6）中晚期时淋巴结多融合。

（7）彩色多普勒超声：淋巴结转移癌血流信号丰富，以周边型血流分布为主，门部血流显示率偏低，血管大多走行不规则，粗细不一（图7-3-62）。

（8）弹性成像：超声弹性成像评分以4分和5分多见（图7-3-63）。

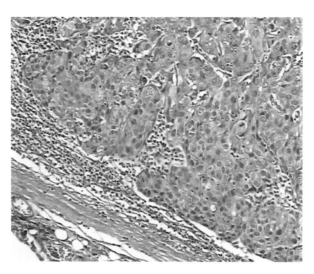

图 7-3-61　**淋巴结转移癌**（HE 染色　×100）

注：淋巴结结构破坏，大量瘤细胞呈巢团状、片状浸润，细胞核大、异型

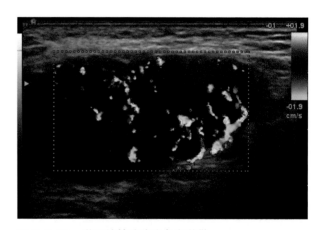

图 7-3-62　**淋巴结转移癌彩色多普勒**

注：血流信号丰富，血管走行不规则，粗细不一

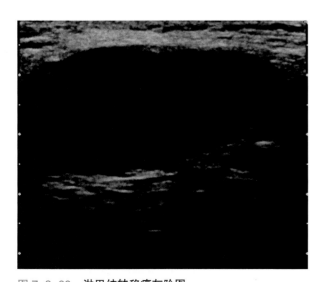

图 7-3-60　**淋巴结转移癌灰阶图**

注：淋巴结肿大，边界清晰，淋巴结门明显偏移，髓质回声消失

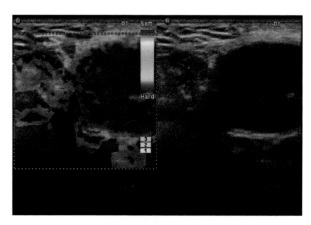

图 7-3-63　**淋巴结转移癌超声弹性成像评分 4 分（改良5 分评分标准）**

2. 鉴别诊断　在腋淋巴结肿大的病例中，多数为良性病变，约占76.4%。当触诊淋巴结肿大且质硬、无痛、位置固定，超声检查淋巴结形态异常、淋巴结门偏移、髓质回声消失、血流信号丰富、血管走行紊乱时，要考虑恶性病变。恶性病变可由原发肿瘤与转移肿瘤两种原因引起。但在女性患者中，发生于腋淋巴结的恶性病变以乳腺癌转移为多见。腋淋巴结转移癌在无任何原发灶征象的女性患者中，绝大多数原发灶位于乳腺的结论得到了公认。部分隐性乳腺癌检不出原发灶，一般认为多系灶过小、病检遗漏所致。此外，若术前应用化疗，可能有少数敏感病例，其癌细胞明显变性，在病理切片上不易辨认。此时若病理已确诊为隐性乳腺癌，仍应按乳腺癌的治疗原则处理。

（六）双侧乳腺原发癌

双侧乳腺原发癌是指双侧乳腺同时或非同时发生的原发性癌。同时性双侧乳腺原发癌是指在第一个原发肿瘤被发现2个月内另一侧乳腺新发现的乳腺癌。异时性双侧乳腺癌是指发生间隔大于2个月的双侧乳腺癌。时间间隔的长短国内外意见不一，有2个月、半年、1年和2年等不同标准，我们以《WHO（2003）肿瘤分类·乳腺及女性生殖器官肿瘤病理学和遗传学》为准。国外报道，双侧乳腺原发癌发生率为5%～15%，国内报道的为1.7%～6%。这种差异的原因是由于国内主要靠临床触诊发现，而国外则常在无症状或体征时，经影像学检查甚至做病理切片检查发现。单侧及双侧乳腺癌者发病年龄没有差别，但年轻是一个预后不良的因素。理论上两侧乳腺原发癌患者要比一侧乳腺癌患者的预后差，生存概率小，而同时性双侧乳腺原发癌患者比异时性双侧乳腺原发癌患者预后更差。有些学者则认为三者的整体生存率差异无统计学意义。

1. 超声表现

（1）肿块部位：双侧乳腺原发癌在双侧乳房腺体层内均可见肿块（图7-3-64至图7-3-71）。

（2）肿块形态：肿块最多见的形态为不规则形。

（3）肿块边界：大部分肿块边界不清，可见锯齿状或蟹足状毛刺；少部分肿块边界比较清晰，呈小分叶状边缘改变。肿块周边见高回声晕。

（4）肿块内部回声：内部呈低回声，分布不均匀。组织出血、坏死或发生囊性变时可出现无回声区。可见微钙化灶，呈沙粒状或簇状分布。

（5）肿块后方回声：肿块后方回声可表现为衰减、不衰减、增强及侧方声影等几种形式。这主要是由于肿块内的组织结构、声阻抗差和组织对声波吸收的程度不同所致。

（6）淋巴结：可出现同侧腋淋巴结肿大。

（7）彩色多普勒超声：双侧乳房腺体层内肿块血流信号以Ⅱ级多见，肿块内部血管大多走行不规则，粗细不一（图7-3-68，图7-3-69）。

（8）弹性成像：超声弹性成像评分以4分和5分多见（图7-3-70，图7-3-71）。

2. 鉴别诊断　由于双侧乳腺原发癌与复发、转移性乳腺癌在治疗和预后等方面都有明显的不同，因此提高认识水平，正确予以诊断尤为重要。避免漏诊和误诊应注意以下几个方面：①加强对双侧乳腺原发癌的警惕性。在单侧乳腺癌患者的诊治全过程中（包括初诊及随诊过程），应始终注意检查对侧乳腺。②注意原发癌和转移癌的鉴别。原发癌多位于对侧乳腺外上象限的实质内，呈浸润性生长，有毛刺，多单

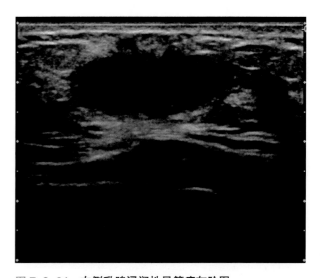

图7-3-64　右侧乳腺浸润性导管癌灰阶图

注：右侧乳房腺体层内肿块形态不规则，边界不清，见毛刺，周边见高回声晕，肿块内部呈低回声，分布不均匀

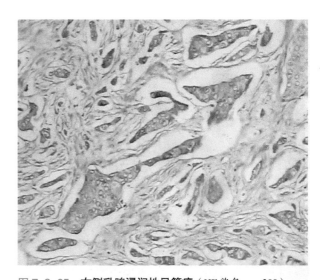

图7-3-65　右侧乳腺浸润性导管癌（HE染色　×200）

注：右侧乳腺肿瘤术后病理结果：右侧乳腺浸润性导管癌，组织学Ⅱ级，化疗反应2级

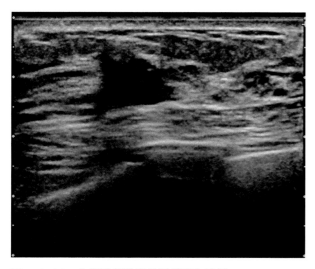

图 7-3-66 左侧乳腺浸润性导管癌灰阶图

注：左侧乳房腺体层内肿块形态不规则，边界不清，见毛刺，周边见高回声晕，肿块内部呈低回声，分布不均匀

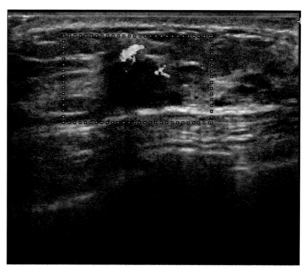

图 7-3-69 左侧乳腺浸润性导管癌彩色多普勒

注：血流信号Ⅱ级，血管走行不规则，粗细不一

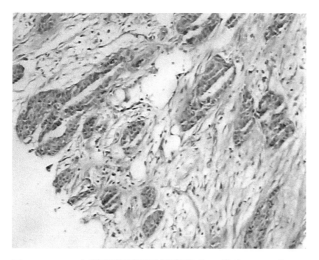

图 7-3-67 左侧乳腺浸润性导管癌（HE 染色 ×100）

注：左侧乳房肿瘤穿刺活检病理结果：左侧乳腺浸润性导管癌

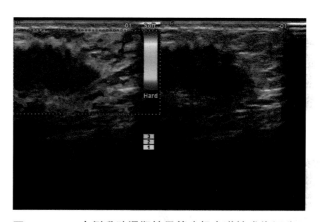

图 7-3-70 右侧乳腺浸润性导管癌超声弹性成像评分 4 分（改良 5 分评分标准）

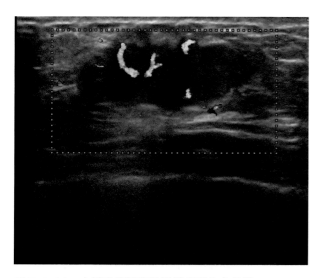

图 7-3-68 右侧乳腺浸润性导管癌彩色多普勒

注：血流信号Ⅱ级，血管走行不规则，粗细不一

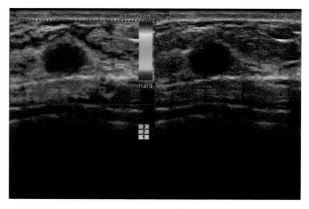

图 7-3-71 左侧乳腺浸润性导管癌超声弹性成像评分 4 分（改良 5 分评分标准）

发；而转移癌多位于中线附近或乳腺尾部的皮下脂肪内，呈膨胀性生长，边界较清，常多发。另外应避免"想当然"的思维方式。对于一侧乳腺癌出现与第一癌矛盾的浅表淋巴结转移，也应考虑有双侧乳腺原发癌的可能。③加强对乳腺癌患者的随诊工作。鉴于双侧乳腺原发癌中位间隔时间为 24 个月，对每例乳腺癌治疗后患者，强调每半年检查一次。

（七）乳头乳晕湿疹样癌

乳头乳晕湿疹样癌是指乳头的鳞状表皮内存在恶性腺上皮细胞，常与其下的导管内癌相关，后者常累及一个以上输乳管和较远处导管，在其下深部乳腺组织内可有或无浸润。不合并癌的乳晕湿疹样癌少见。乳头乳晕湿疹样癌常与皮肤的慢性炎症并存。本病可为双侧，男女均可发生，但男性相对多见。乳头乳晕湿疹样癌占全部乳腺癌的 1.0%～4.3%，病变下方连接浸润性癌的占 50.4%；有导管内癌的占 36.3%；不合并癌的占 13.3%。本病发病年龄为 28～82 岁，以 40～60 岁多见。乳头乳晕湿疹样癌的预后取决于是否存在其下导管内癌或乳腺深部组织浸润癌。乳头乳晕湿疹样癌最初的表现为红斑、轻度湿疹结痂，乳房皮肤片状改变，若不加以治疗，将进展为结硬皮、皮肤破坏、溃疡形成，伴渗出或乳头溢液。有时可伴刺痒感、瘙痒感、过敏、烧灼感或疼痛。皮肤改变通常始发于乳头并进一步蔓延至乳晕。若导管系统与乳晕直接连接，则本病可能会局限于乳晕，酷似湿疹。如果在病变乳头下方可触及到明显肿块，此时其下方的肿瘤 90% 以上是浸润性癌。相反，如果触不到明显肿块，则 66% 的病例局限于导管内。

1. 超声表现

（1）乳头形态及大小：病变乳头（图 7-3-72）

与正常乳头（图 7-3-73）相比较，病变乳头形态不规则，体积增大。

（2）病变乳头边界：病变乳头边界不清，这是由于乳头表皮不完整，上皮破坏脱落，部分区域上皮细胞被 Paget 细胞替代所致。

（3）病变乳头内部回声：乳头内部回声分布不均匀，部分病例可见乳头内部输乳管扩张。少部分病例乳头内部见微钙化灶。因为乳头部分区域上皮细胞被 Paget 细胞替代，其下方有充血扩张的血管及大量炎性细胞；乳头输乳管内衬覆原位癌细胞，癌巢的中心部可出现密集坏死区及微钙化灶。

（4）病变乳头深部乳腺组织：当乳头深部乳腺组织内出现导管原位或浸润性导管癌时，超声多表现出相应的声像图特征，最为多见的是乳头下方乳腺导管扩张（图 7-3-74），导管壁增厚、毛糙，导管内见无回声区，并可见沿导管方向分布的微钙化灶。

（5）彩色多普勒超声：病变乳头血流信号比对侧丰富（图 7-3-75）。

（6）这与乳头部炎性细胞浸润、血管扩张及肿瘤新生血管的形成（图 7-3-76）有关。

（7）弹性成像：超声弹性成像评分以 4 分和 5 分多见（图 7-3-77）。

2. 鉴别诊断　乳头乳晕湿疹样癌比较少见，临床表现以乳头、乳晕皮疹开始，初起多为乳头部过敏、瘙痒或烧灼感，或发现内衣被乳头分泌物所污染，可见皮色呈深红色，颗粒状，颇似湿疹样变化，极易被误诊为皮肤湿疹而延误治疗。鉴别要点：皮肤湿疹多见于中青年妇女，有奇痒，皮肤不厚，皮损较轻，渗出液为淡黄色液，按皮肤湿疹治疗，很快奏效；而乳头乳晕湿疹样癌多见于中老年妇女，皮肤变厚，皮损

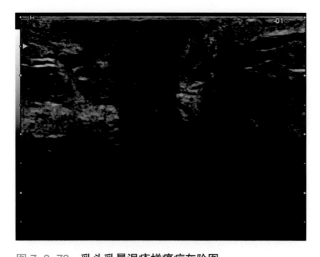

图 7-3-72　乳头乳晕湿疹样癌病灰阶图

注：左侧乳头形态不规则，体积增大，边界不清，内部回声分布不均匀

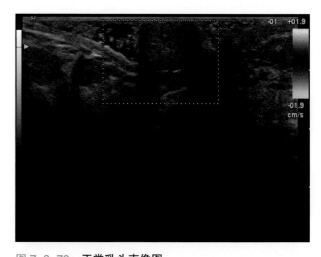

图 7-3-73　正常乳头声像图

注：右侧乳头形态规则，大小正常，边界清晰，内部回声分布均匀，血流信号不丰富

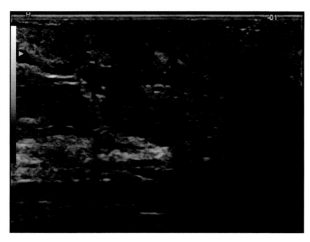

图 7-3-74 乳头乳晕湿疹样癌乳头深部导管原位癌灰阶图

注：左侧乳头下方乳腺导管扩张，管壁增厚、毛糙，导管内见无回声区，并可见微钙化灶

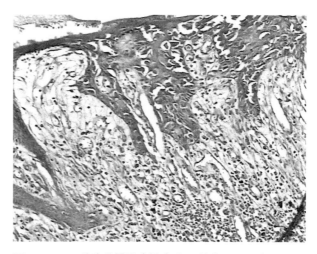

图 7-3-76 乳头乳晕湿疹样癌（HE 染色 ×100）

注：乳头表皮上部区见 Paget 细胞，其下方见充血扩张的血管及大量炎性细胞

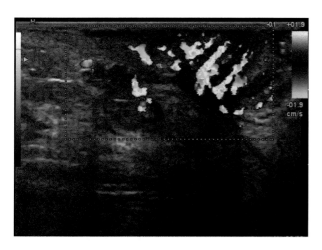

图 7-3-75 乳头乳晕湿疹样癌彩色多普勒

注：左侧乳头血流信号Ⅲ级，乳头下方病变导管区血流信号Ⅱ级，血管走行不规则，粗细不一

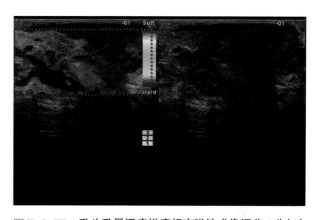

图 7-3-77 乳头乳晕湿疹样癌超声弹性成像评分 4 分（改良 5 分评分标准）

易出血，无奇痒，按皮肤湿疹治疗无效，或反复发作。当乳头糜烂经局部治疗无效时多应考虑乳晕湿疹样癌。

乳头乳晕湿疹样癌还应与晚期乳腺癌侵犯乳头相鉴别。两者的鉴别要点：①临床表现。乳头乳晕湿疹样癌临床表现以乳头、乳晕皮疹开始，病变乳头下方一般很难触及肿块。如能触及肿块，肿块一般也较小，不表现为乳头固定；而晚期乳腺癌乳房内肿块明显，肿块一般较大，侵犯乳头时才表现为乳头的发红、溃烂，并出现明显的乳头固定。②超声表现。乳头乳晕湿疹样癌的乳头与下方的腺体分界清晰。乳头深部乳腺组织可表现为导管原位癌，也可表现为浸润性导管癌的声像图改变；晚期乳腺癌侵犯乳头时乳头与下方的乳腺肿块界线消失。乳腺肿块表现为浸润性癌的声像图改变。③淋巴结。乳头乳晕湿疹样癌较少出现同侧腋淋巴结肿大；而晚期乳腺癌侵犯乳头时常见同侧腋淋巴结肿大。

（严松莉）

十九、乳腺恶性淋巴瘤

乳腺恶性淋巴瘤可为原发性和继发性，但两者都少见。区分原发性或继发性淋巴瘤缺乏形态学标准。原发性恶性淋巴瘤诊断标准如下：①足够充分的组织取材；②在乳腺组织内或邻近乳腺的组织中，存在淋巴瘤浸润；③除累及患侧腋淋巴结，无同时发生的淋巴结淋巴瘤；④不存在其他器官和组织的淋巴瘤病史。这些标准似乎过于严格，未给较高临床分期的原发性淋巴瘤留下余地。因此，一些学者将乳腺作为首发或主要发病器官，甚至累及远处淋巴结或骨髓转移的病例也归为原发性乳腺恶性淋巴瘤。原发性乳腺恶性淋巴瘤占同期乳腺恶性肿瘤的0.04%~0.53%，可在任何年龄发病，但大部分为绝经后妇女。男性发病极为罕见。原发性和继发性乳腺恶性淋巴瘤的肿块大小不一，最大直径可达20cm以上。统计资料显示，发生于右侧者较左侧多，即使双侧乳腺受累，其首发瘤也多在右侧乳腺。肿瘤单侧者多，近10%的肿瘤发生在双侧。临床特点与乳腺癌通常难以区分，肿瘤生长较快，病期较短，一般发病至就诊时间为1~12个月，平均为6个月。肿瘤多位于乳房外上象限或乳腺中央部，不伴乳头凹陷或溢液，无疼痛。肿瘤多为圆形、椭圆形或结节状，境界清楚，与皮肤、胸壁均无粘连，可推动，无橘皮样改变。肿块上方皮肤常呈青紫色为其特征性表现。肿块巨大时表面皮肤菲薄，血管显露，皮温较高。肿块破溃时，可呈菜花状或出现溃疡及脓性分泌物。腋淋巴结肿大多见。原发性乳腺恶性淋巴瘤的X线表现缺乏特异性，无毛刺、钙化或漏斗征及皮肤凹陷征等乳腺癌典型X线征象，确诊依靠病理。

（一）超声表现

1. **肿块大小**　肿块大小不一，最大直径可达20cm以上。

2. **肿块部位**　病变可以位于腺体层，也可位于皮下脂肪层。部分肿块可发生在双乳。

3. **肿块形态**　肿块可为圆形、椭圆形、分叶形或不规则形。肿块可以呈单结节状，也可以呈多结节状。

4. **肿块边界**　大多数肿块边界清晰（图7-3-78），因为肿瘤周边被推挤的纤维结缔组织形成假包膜（图7-3-79）。少部分肿块边界欠清，但无毛刺。

5. **肿块内部回声**　肿块内部呈低回声，分布欠均匀，无钙化灶。因为肿瘤主要由大量异型增生的淋巴样细胞及少许纤维结缔组织构成。

6. **肿块后方回声**　后方回声无衰减。

7. **淋巴结**　常可见同侧腋淋巴结肿大。

8. **彩色多普勒超声**　肿块血流信号以Ⅱ~Ⅲ级多见，肿块内部血管大多走行不规则，粗细不一（图7-3-80）。

9. **弹性成像**　超声弹性成像评分以4分和5分

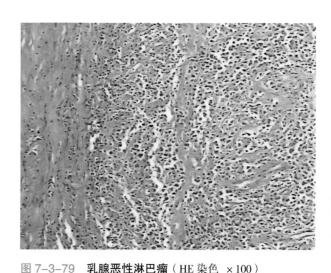

图7-3-79　乳腺恶性淋巴瘤（HE染色 ×100）

注：肿瘤边界清晰，周边可见被推挤的纤维结缔组织。肿瘤内部弥漫大量异型增生的淋巴样细胞及少量纤维结缔组织

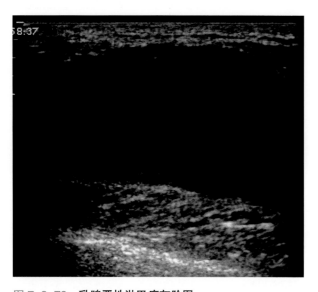

图7-3-78　乳腺恶性淋巴瘤灰阶图

注：肿块形态规则，边界清晰，见假包膜回声，内部回声分布欠均匀

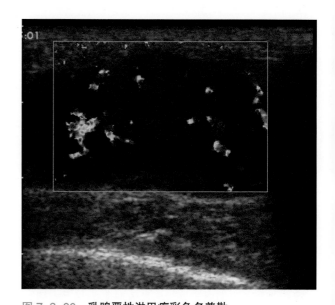

图7-3-80　乳腺恶性淋巴瘤彩色多普勒

注：肿块内部血流信号Ⅱ级，血管走行不规则，粗细不一

多见。

（二）鉴别诊断

乳腺恶性淋巴瘤临床及 X 线表现均缺乏特异性，当其边界不清时易误诊为乳腺癌，当其边缘光滑时易误诊为纤维腺瘤。超声检查在乳腺恶性淋巴瘤与纤维腺瘤的鉴别诊断方面具有较强的特异性，而在乳腺恶性淋巴瘤与乳腺癌的鉴别诊断方面存在一定困难。

乳腺恶性淋巴瘤与纤维腺瘤超声鉴别要点：①发病年龄。乳腺恶性淋巴瘤大多发生在绝经期妇女；而纤维腺瘤大多发生在育龄期妇女，尤其是 30 岁以下的妇女。②包膜。乳腺恶性淋巴瘤无包膜回声，肿瘤周边被推挤的纤维结缔组织形成假包膜；而大多数纤维腺瘤可见纤细光滑的包膜回声。③小分叶状边缘。部分乳腺恶性淋巴瘤由于肿瘤生长速度不完全一致发生了小分叶状边缘改变；而纤维腺瘤无此改变。④内部回声。乳腺恶性淋巴瘤内部回声分布欠均匀；而大多数纤维腺瘤内部回声均匀。⑤血流信号。乳腺恶性淋巴瘤血流信号以 Ⅱ ~ Ⅲ 级多见；而纤维腺瘤血流信号以 0 ~ Ⅰ 级多见。乳腺恶性淋巴瘤内部血管大多走行不规则，粗细不一；而纤维腺瘤内部血管大多走行自然、规则。⑥淋巴结。乳腺恶性淋巴瘤常见同侧腋淋巴结肿大；而纤维腺瘤无腋淋巴结肿大。

乳腺恶性淋巴瘤与叶状癌超声鉴别要点：①皮肤颜色。乳腺恶性淋巴瘤肿块上方皮肤常呈青紫色，无橘皮样改变；而乳腺癌皮肤无青紫色，晚期乳腺癌可出现橘皮样改变。②临床触诊。乳腺恶性淋巴瘤边界清楚，与皮肤、胸壁均无粘连，可推动，而大多数乳腺癌边界不清，可与皮肤、胸壁粘连。③超声检查。乳腺恶性淋巴瘤无“毛刺征”和钙化灶；而乳腺癌常可见“毛刺征”和钙化灶。

（严松莉）

二十、恶性叶状肿瘤

叶状肿瘤是一组类似于纤维腺瘤的局限性双向性肿瘤。其组织学特征为裂隙状分布的双层上皮被过度生长的富于细胞的间叶成分围绕，形成典型的叶状结构。此瘤于 1938 年由 Johannes Muller 首先报道并命名为叶状囊肉瘤，但强调其为良性。有此瘤可发生转移的报道后，才提出了恶性叶状囊肉瘤的名称。有人注意到有些肿瘤仅有局部复发，但不发生转移，后又提出交界性叶状囊肉瘤的名称。根据 1981 年 WHO 的乳腺肿瘤分类中阐述的观点，以及依据其组织学特征所预示的生物学行为，推荐使用中性概念“叶状肿瘤”，并根据组织学特征将其分为良性、交界性、恶性三种

类型。良性叶状肿瘤表现：间质细胞增多，只有轻度到中度的细胞异型性；有局限的肿瘤边界；处于有丝分裂期的细胞较少，一般处于有丝分裂期阶段的细胞每 10 个高倍镜视野下少于 4 个；缺少间质细胞过度生长。交界性叶状肿瘤间质细胞增多更为明显，且具有较高程度异型性，具有浸润边缘；每 10 个高倍镜视野有 4 ~ 9 个处于有丝分裂期的细胞，它也缺少间质细胞过度生长。恶性叶状肿瘤间质细胞的异型性更为明显，具有浸润边缘；每 10 个高倍镜视野有 10 个以上处于有丝分裂期的细胞；最重要的是它有一定区域间质细胞的过度生长，这是良性及交界性叶状肿瘤中见不到的。在大多数大规模研究中，50% 以上叶状肿瘤被归为良性叶状肿瘤。

叶状肿瘤占全部乳腺原发性肿瘤的 0.3% ~ 1%。叶状肿瘤好发于中年妇女，平均年龄为 40 岁，较纤维腺瘤年长 10 岁或更多。叶状肿瘤很少见于青春期女孩。恶性叶状肿瘤较良性叶状肿瘤年长 2 ~ 5 岁。高度恶性的叶状肿瘤可发生远处转移。但幸运的是这种转移很少发生，少于 5% 的叶状肿瘤可发生远处转移。如发生转移可转移至几乎所有的内脏器官，但肺和骨骼是最常见的转移部位，多为血行转移。腋淋巴结转移罕见。良恶性叶状肿瘤均可复发。复发多发生在 2 年内，而多数死亡病例发生在诊断后 5 年内。肿瘤有时还直接侵犯胸壁，造成纵隔受压。全部叶状肿瘤的平均复发率为 21%，其中良性、交界性和恶性叶状肿瘤分别为 7%、25% 和 27%。术后局部复发与边缘切除宽度密切相关。

叶状肿瘤通常为单侧、质硬、无痛性的乳腺包块，许多患者的乳腺肿瘤持续迅速生长，也有些患者长期稳定的乳腺结节突然急剧增大。大的肿瘤直径 > 10cm，可造成皮肤紧绷伴浅表静脉曲张，但溃疡少见。借助影像学检查，越来越多的 2 ~ 3cm 大小的叶状肿瘤被检测出来，但叶状肿瘤的直径平均大小为 4 ~ 5cm。影像学检查通常为圆形、边界清晰、含裂隙或囊腔的包块，有时伴粗糙的钙化灶。

（一）超声表现

1. 肿块大小　肿块的直径平均大小为 4 ~ 5cm。

2. 肿块表面皮肤　肿块表面皮肤变薄。系因肿块过大，使表面的皮肤受压所致。

3. 肿块形态　肿块最多见的形态为分叶形。

4. 肿块边界　肿块部分区域边界不清（图 7-3-81），因为恶性叶状肿瘤呈浸润性生长（图 7-3-82）；肿瘤部分区域边界清晰，因为此区域被致密、受压的正常腺体形成的假包膜包绕。

5. 肿块内部回声　肿瘤内出现囊性变是叶状肿瘤的特点，囊内含清亮液、血性液或胶冻状物。表现为肿块内部回声分布不均匀，常见多个大小不等的囊

性无回声区。肿块内部有时可见钙化灶。

6. 肿块后方回声　大部分肿块后方回声增强。

7. 彩色多普勒超声　肿块血流信号以Ⅱ～Ⅲ级多见，肿块内部血管大多走行不规则，粗细不一（图7-3-83）。肿块内部静脉曲张，静脉血流信号丰富。

8. 弹性成像　超声弹性成像评分以4分和3分多见（图7-3-84），存在一定的假阴性。

（二）鉴别诊断

文献报道，叶状肿瘤的生物学行为难以预测，组织学分类与临床过程及影像学表现具有非相关性，术前诊断率低，临床、影像检查及细针穿刺细胞学检查都很难鉴别良恶性叶状肿瘤或与纤维腺瘤的区别，有相当多患者的肿块切除包含着诊断性活检的意图。

超声检查在灰阶超声及彩色多普勒超声方面具有一定的特异性，皮肤变薄、肿块内部囊性无回声区及肿块内部静脉曲张是诊断乳腺叶状肿瘤的重要指标，不仅能提高乳腺叶状肿瘤的诊断准确性，而且对治疗方案的选择具有重要指导意义。

超声检查在弹性成像方面存在一定的假阴性，主要原因在于肿块内出现囊性变是叶状肿瘤的特点，囊肿内含清亮液、血性液或胶冻状物，肿瘤硬度偏低，致使超声弹性成像评分偏低而漏诊。

超声检查很难鉴别良性、交界性和恶性叶状肿瘤，但恶性叶状肿瘤与良性、交界性叶状肿瘤相比较，更容易出现边界不清，因为恶性叶状肿瘤呈浸润性生长，而不是向周围组织挤压性生长。

恶性叶状肿瘤与纤维腺瘤超声鉴别要点：①发病年龄。叶状肿瘤好发于中年妇女，平均年龄为40岁，

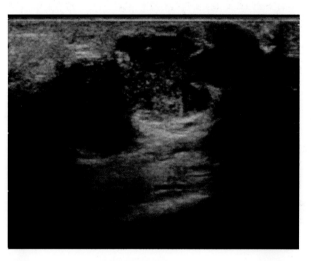

图7-3-81　**恶性叶状肿瘤灰阶图**
注：肿块呈分叶状，部分区域边界不清，内部回声分布不均匀，见多个大小不等的囊性无回声区

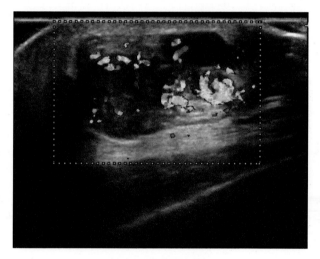

图7-3-83　**恶性叶状肿瘤彩色多普勒**
注：血流信号Ⅱ级，血管走行不规则，粗细不一

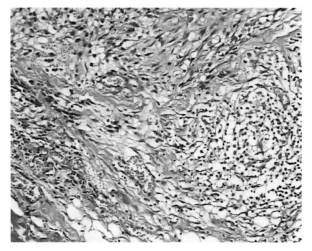

图7-3-82　**恶性叶状肿瘤**（HE染色　×100）
注：肿瘤部分区域向脂肪组织浸润

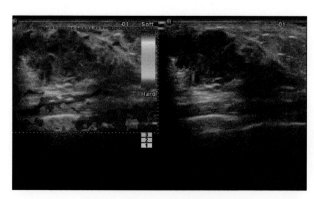

图7-3-84　**恶性叶状肿瘤超声弹性成像评分3分**（改良5分评分标准）

较纤维腺瘤年长 10 岁或更多。②生长速度。恶性叶状肿瘤生长可以较为迅速；而纤维腺瘤生长较为缓慢。③皮肤。叶状肿瘤过大可使表面的皮肤因受压而变薄，病期较晚的叶状肿瘤患者可出现皮肤溃疡和伤口迁延不愈；而纤维腺瘤无此改变。④包膜。因为肿瘤被致密、受压的正常腺体形成的假包膜包绕，恶性叶状肿瘤无包膜回声，肿瘤部分区域边界清晰。部分区域肿瘤边界不清，系恶性叶状肿瘤呈浸润性生长所致；而大多数纤维腺瘤可见纤细光滑的包膜回声。⑤肿瘤内部小囊性无回声区。Yilmaz 等报道肿块内出现囊性变是叶状肿瘤的特点，囊内含清亮液、血性液或胶冻状物；而纤维腺瘤内部很少出现囊性无回声区。⑥肿瘤内部静脉曲张。恶性叶状肿瘤有短期迅速长大的特点，常对周围组织造成挤压，静脉壁薄容易出现管腔狭窄，引起静脉回流障碍，肿瘤内部静脉曲张；而纤维腺瘤无此改变。⑦动脉血流信号。恶性叶状肿瘤血流信号以Ⅱ～Ⅲ级多见；而纤维腺瘤血流信号以 0～Ⅰ级多见。恶性叶状肿瘤内部血管大多走行不规则，粗细不一；而纤维腺瘤内部血管大多走行自然、规则。

（严松莉）

二十一、乳腺肉瘤

（一）乳腺血管肉瘤

乳腺血管肉瘤是由具有血管内皮细胞特征的肿瘤细胞构成的恶性肿瘤。乳腺血管肉瘤可分为以下亚型：①乳腺原发性血管肉瘤；②患侧乳腺根治术并发组织淋巴水肿后，上肢皮肤和软组织的继发性血管肉瘤——Stewart Treves（S-T）综合征；③乳腺根治术并局部放疗后，胸壁和皮肤的继发性血管肉瘤。④乳腺非手术治疗并放疗后，皮肤或乳腺或两者均继发血管肉瘤。血管组织肉瘤罕见，约占全部乳腺原发性恶性肿瘤的 0.05%。原发性血管肉瘤的患者年龄为 17～70 岁，平均 38 岁。肿块多位于乳房深部，常延伸至皮肤，但极少累及胸大肌。乳腺血管肉瘤通常表现为无痛性肿块，部分表现为乳房弥漫性肿大。当肿瘤累及被覆皮肤，皮肤呈红-蓝色改变。文献报道，影像学检查对诊断无明显帮助。除高分化血管肉瘤（Ⅰ级）外，大多数乳腺血管肉瘤是致死性的。血管肉瘤主要转移至肺、皮肤、骨和肝，腋淋巴结极少转移，放疗和化疗效果不佳。

1. 超声表现

（1）肿块大小：肿块直径 1～20cm，中位 5cm。

（2）肿块位置：肿块多位于乳房深部，常延伸至皮肤，但极少累及胸大肌。

（3）肿块形态：肿块形态不规则，大部分呈分叶形。

（4）肿块边界：肿块大部分区域边界清晰，因为肿瘤引发了周围的纤维组织反应；肿块少部分区域边缘不清，因为少许瘤细胞向周围组织扩散。

（5）肿块内部回声：内部回声分布不均匀，可见弥漫分布的众多大小不等的无回声区（图 7-3-85）。肿瘤由互相沟通的血管构成（图 7-3-86），血管腔大，充满红细胞，病理切片可见瘤体内出血、坏死灶（图 7-3-87）。

（6）肿块后方回声：后方回声增强。

（7）彩色多普勒超声：肿块血流信号以Ⅱ～Ⅲ级多见，肿块内部血管大多走行不规则，粗细不一（图

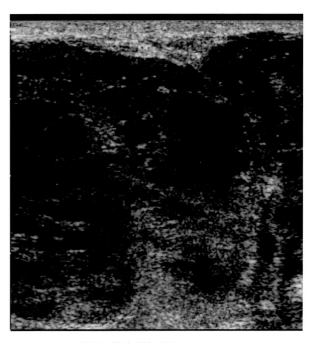

图 7-3-85　**乳腺血管肉瘤灰阶图**

注：肿块形态不规则，呈分叶形，内部回声分布不均匀，见众多大小不等的无回声区

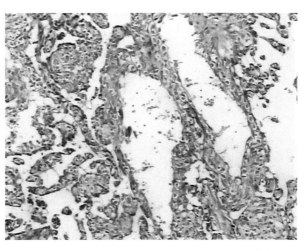

图 7-3-86　**乳腺血管肉瘤（HE 染色 ×100），肿瘤由互相沟通的血管构成**

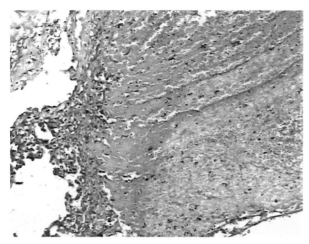

图 7-3-87　**乳腺血管肉瘤**（HE 染色 ×100），瘤体内大片出血，并可见局灶性坏死区

7-3-88）。

（8）弹性成像：超声弹性成像评分以 3 分多见，存在一定的假阴性。

2. 鉴别诊断　超声检查在灰阶超声及彩色多普勒超声方面具有一定的特异性。病灶内部弥漫分布的众多大小不等的无回声区，以及丰富、紊乱的血流信号是超声诊断乳腺血管肉瘤的重要特征。

但超声检查在弹性成像方面存在一定的假阴性，主要原因在于乳腺血管肉瘤由互相吻合的血管构成，血管腔大，充满红细胞，瘤体内有出血及坏死。肿瘤质软，致使弹性成像评分偏低而漏诊。

（二）乳腺脂肪肉瘤

脂肪肉瘤是一种由变异细胞构成的或呈黏液样的肿瘤，但至少含有一些脂肪母细胞。乳腺脂肪肉瘤的组织病理学特征和免疫表型与其他部位发生的脂肪肉瘤相同。脂肪母细胞的存在可确立脂肪肉瘤的诊断。任何一种类型的脂肪肉瘤均可在乳腺发生，包括多形性型、未分化型和黏液样型。乳腺脂肪肉瘤的发生率远比乳腺癌低，两者之比为 1：10 000。主要发生在 19 ~ 76 岁的女性（平均 47 岁），极少见于男性。乳腺癌放疗后发生脂肪肉瘤的病例也有报道。乳腺脂肪肉瘤可复发、转移，未见腋淋巴结转移的报道。文献报道 24% 死亡，6% 复发，70% 无复发。肿瘤直径 2 ~ 40cm，平均大小 8cm。部分边界清晰或有包膜，部分呈多结节状或有浸润性边缘。本病最常表现为生长缓慢、无痛性肿块，一般无皮肤改变及腋淋巴结肿大，偶尔见发生于双侧乳房。

1. **超声表现**

（1）肿块大小：肿块直径 2 ~ 40cm，平均大小 8cm。

（2）肿块形态：肿块形态规则，呈椭圆形。

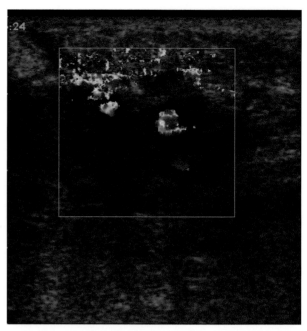

图 7-3-88　**乳腺血管肉瘤彩色多普勒，血流信号 Ⅱ 级，血管走行不规则，粗细不一**

（3）肿块边界：肿块大部分区域边界清晰或有包膜，少部分区域边缘较毛糙，系肿瘤部分区域有浸润性边缘所致。

（4）肿块内部回声：内部回声分布不均匀，以高回声为主，可见少许无回声区（图 7-3-89）。因为肿瘤内部可出现出血、坏死，并可发生囊性变，见图 7-3-90 病理切片。

（5）肿块后方回声：肿块后方回声增强。

（6）彩色多普勒超声：肿块血流信号以 Ⅱ 级多见，肿块内部血管大多走行不规则，粗细不一（图 7-3-91）。

（7）弹性成像：超声弹性成像评分以 3 分多见，存在一定的假阴性（图 7-3-92）。

2. 鉴别诊断　乳腺脂肪肉瘤最常表现为生长缓慢、无痛性肿块，质较软，边界清晰，临床及影像学检查诊断率均较低。超声检查在灰阶超声及彩色多普勒超声方面具有一定的特异性。但在弹性成像方面存在一定的假阴性，主要原因在于乳腺脂肪肉瘤质较软，并可出现出血、坏死和（或）囊性变，致使弹性成像评分偏低而漏诊。

乳腺脂肪肉瘤易与脂肪瘤混淆，两者的超声鉴别要点：①大小。乳腺脂肪肉瘤直径 2 ~ 40cm，平均大小 8cm；而脂肪瘤直径通常小于 5cm。②边界。乳腺脂肪肉瘤大部分区域边界清晰，少部分区域边缘较毛糙，因为肿瘤部分区域有浸润性边缘；而脂肪瘤边界清晰，有明显的包膜回声。③内部回声。乳腺脂肪肉

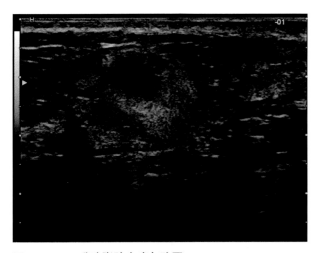

图7-3-89　乳腺脂肪肉瘤灰阶图

注：肿块形态规则，边界清晰，部分区域边缘较毛糙。病变内部回声分布不均匀，以高回声为主，可见少许无回声区

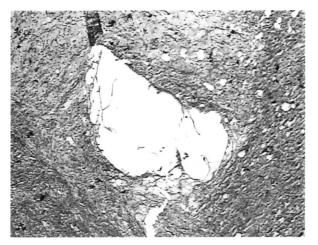

图7-3-90　乳腺脂肪肉瘤（HE染色 ×40），肿瘤内部囊性变

瘤病变内部回声分布不均匀，以高回声为主，可见少许无回声区；而脂肪瘤多表现为高回声结节，内部回声分布均匀。④血流信号。乳腺脂肪肉瘤血流信号以Ⅱ级多见；而脂肪瘤血流信号以0~Ⅰ级多见。乳腺脂肪肉瘤内部血管大多走行不规则，粗细不一；而脂肪瘤内部血管大多走行自然、规则。

（严松莉）

二十二、男性乳腺癌

　　男性乳腺癌是一种罕见的恶性上皮肿瘤，形态学上与女性乳腺癌相同。原位癌和浸润性癌均可发生，比例大约为1:25。男性乳腺癌大约占所有乳腺癌患者的1%，女性、男性乳腺癌的比例大约为100:1。

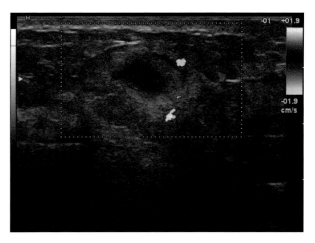

图7-3-91　乳腺脂肪肉瘤彩色多普勒

注：血流信号Ⅱ级，血管走行不规则，粗细不一

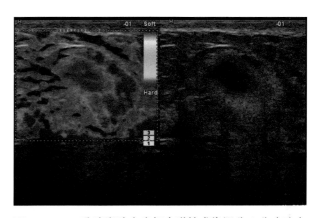

图7-3-92　乳腺脂肪肉瘤超声弹性成像评分3分（改良5分评分标准）

男性乳腺癌发病年龄在8~92岁，中位年龄为67岁，很少见于30岁以下。男性乳腺癌的发病年龄一般比女性乳腺癌晚10年。由于患者及医师警惕性低，男性乳腺癌的诊断常被延误，诊断时往往病期较晚。一般认为，男性乳腺癌的预后比女性差。男性乳腺癌每年的病死率占因癌症病死率的不到1%。大多数男性乳腺体位于乳晕区，因此男性乳腺癌典型表现为乳晕区无痛性肿块，乳房外上象限是第2个易发部位。男性乳腺癌多发生于左侧乳房，双侧男性乳腺癌非常少见（<1%）。乳头溢液不常见，而血性溢液与男性乳腺癌有关。其他的临床表现还有乳头回缩，乳头或皮肤溃疡，肿块与皮肤或肌肉固定，腋淋巴结肿大和少见的乳头乳晕湿疹样癌等。

（一）超声表现

1. 肿块位置　肿块多发生于左侧乳房。大多数肿块位于乳晕区，乳房外上象限是第二个易发部位。

2. 肿块形态　最多见的形态为不规则形，部分肿块纵横径比值＞1。

3. 肿块边界　大部分肿块边缘毛糙，无包膜，边界呈锯齿状或蟹足状毛刺（图7-3-93，图7-3-94）。少部分肿块边界比较清晰呈小分叶状边缘改变。肿块周边见厚薄不均匀的高回声晕，它是肿块周围结缔组织增生反应的声像图表现。

4. 肿块内部回声　肿块内部呈低回声，分布不均匀。组织出血、坏死和（或）发生囊性变时可出现无回声区。肿块内部可见微钙化灶，呈沙粒状或簇状分布。

5. 肿块后方回声　肿块后方回声可表现为衰减、不衰减、增强及侧方声影等几种形式。这主要是由于肿块内的组织结构、声阻抗差和组织对声波吸收的程度不同所致。

6. 淋巴结　可出现同侧腋淋巴结肿大。

7. 彩色多普勒超声　肿块血流信号以Ⅱ～Ⅲ级多见，肿块内部血管大多走行不规则，粗细不一（图7-3-95）。

8. 弹性成像　超声弹性成像评分以4分和5分多见（图7-3-96）。

（二）鉴别诊断

男性乳腺癌患者因乳腺组织较小，乳腺癌与乳头和皮肤密切接近，肿瘤很容易在皮肤、淋巴管播散，故提高对男性乳腺癌的认识及诊断水平至关重要。凡中老年男性乳房出现肿块，质地硬，边界不清，或伴有乳头回缩、糜烂，乳房皮肤改变，不管有无腋淋巴结肿大，均应排除癌的可能性。

男性乳腺癌应与乳房良性肿瘤相鉴别。男性良性

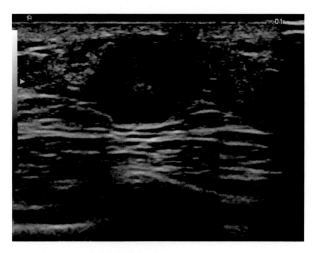

图7-3-93　**男性乳腺癌灰阶图**

注：肿块少部分区域边界不清，见毛刺，周边见高回声晕。肿块内部呈低回声，分布不均匀，见无回声区

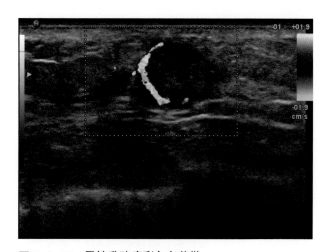

图7-3-95　**男性乳腺癌彩色多普勒**

注：血流信号Ⅲ级，血管走行不规则，粗细不一

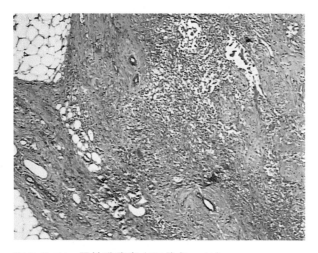

图7-3-94　**男性乳腺癌**（HE染色　×40）

注：肿瘤少部分区域边界不清，癌细胞呈蟹足样向周围组织扩散

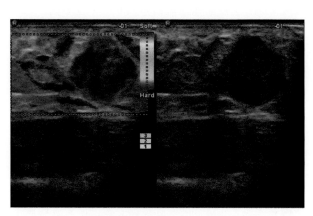

图7-3-96　**男性乳腺癌超声弹性成像评分4分**（改良5分评分标准）

肿瘤甚少见，主要是生长于该部位的脂肪瘤、表皮样囊肿、纤维腺瘤等。两者的鉴别要点：①临床触诊。男性良性肿瘤质地软或中等，边界清晰，活动性好；而乳腺癌触诊质地偏硬，边界不清，活动性差。②超声检查。男性良性肿瘤边界清晰，多可见纤细的包膜回声，血流信号多为 0～Ⅰ级，无腋淋巴结肿大；而大多数乳腺癌边界不清，见毛刺，少部分肿瘤边界清晰，呈小分叶状边缘改变。血流信号多为Ⅱ～Ⅲ级，可出现腋淋巴结肿大。

男性乳腺癌容易与男性乳腺发育混淆，超声鉴别要点：①临床触诊。男性乳腺发育质地软，边界清晰，活动性好；而乳腺癌触诊质地偏硬，边界不清，活动性差。②超声检查：男性乳腺发育在乳房区见腺体样回声，一般不会出现低回声结节，血流信号不丰富，无腋淋巴结肿大；而乳腺癌会出现边界不清的低回声结节，血流信号多较丰富，可出现腋淋巴结肿大。

（严松莉）

第四节　乳腺癌早期诊断及普查

乳腺癌是危害女性健康的常见恶性肿瘤，病死率高达 40% 以上，发病率和病死率居女性各类恶性肿瘤之首，呈现发病低龄化趋势。在全世界每年有 120 万妇女患乳腺癌，50 万人死于乳腺癌，发病率以每年 2% 的速度递增，我国现以每年 3%～4% 的速度递增，超出全球 1%～2%，目前我国发现乳腺癌的患者有 20 万左右，约占全球患者的 16.67%。乳腺癌对人类健康的严重危害已引起了世界卫生组织和医疗界人士的高度重视。我国北京、上海和武汉三大城市 1998—2002 年的乳腺癌发病率分别 45.0/10 万、54.9/10 万和 27/10 万，比 10 年前分别上升了 62.5%、56.9% 和 52.5%。我国从 20 世纪 90 年代开始强调乳腺癌早期诊断的意义，全国女性乳腺癌的总病死率由 20 世纪 70 年代的 4.9/10 万，下降至 20 世纪 90 年代的 3.8/10 万，降幅为 9.0%。因此，积极开展乳腺癌筛查和早期诊断，对提高乳腺癌生存率和降低病死率具有重要意义。

一、我国乳腺癌早期诊断的现状

乳腺癌早期诊断的定义与早期乳腺癌的定义不同，早期乳腺癌通常是指浸润性乳腺癌，即临床分期Ⅰ期和Ⅱ期乳腺癌。比Ⅰ期和Ⅱ期更早的乳腺癌是 0 期乳腺癌，0 期乳腺癌通常称为乳腺原位癌或非浸润性乳腺癌，主要是导管原位癌，也称导管内癌，是组织学上真正的早期乳腺癌。导管内癌是指癌细胞局限于导管基底膜内的非浸润性癌，病变可以延导管系统广泛蔓延，仍处于非浸润状态，故属于原位癌范畴。原位癌可分成 5 种类型：Ⅰ型，结节肿块型；Ⅱ型，导管扩张填充型；Ⅲ型，结构紊乱型；Ⅳ型，囊实型；Ⅴ型，单纯钙化型。乳腺癌在临床上能触及肿块即为临床发生，早期诊断是指临床发生之前获得的乳腺癌诊断，

包括早期发现疑似病变和进一步确定其性质，即早期发现和早期诊断。我国的标准是直径在 0.6～1.0cm 的乳腺癌称为小癌，直径在 0.5cm 以下者称为微癌，早期乳腺癌由于癌灶小，无任何症状，临床常触及不到肿块，因此早期乳腺癌只能靠仪器检查发现。

目前，衡量乳腺癌早期诊断水平的主要指标是：原位癌占所有乳腺癌的比例；次要指标是：Ⅰ期和Ⅱ期乳腺癌的比例。随着原位癌检出率的增加，Ⅰ期和Ⅱ期乳腺癌检出率也明显随之增加。1983 年以前美国原位癌仅占全部乳腺癌的 1%，随着乳腺 X 线摄片和超声检查乳腺筛查计划广泛开展，1996 年美国原位癌新发现病例已占乳腺癌新发现病例的 13%，到 2002 年原位癌占乳腺癌年新发病率的 21%。但是由于我国未广泛开展乳腺 X 线摄片和超声筛查，原位癌的检出率极低，1988—1997 年天津肿瘤医院诊治了 123 例原位癌，占全部乳腺癌的 2.1%，1972—1996 年复旦大学肿瘤医院的原位癌占所有乳腺癌的 1.9%，1991—2003 年占 7.8%，20 世纪 80 年代前Ⅰ期乳腺癌仅占 8%，Ⅱ期占 40%，90 年代后Ⅰ期占 18%～20%，Ⅱ期占 50%，北京肿瘤医院 1976—1985 年和 1986—1993 年的Ⅰ期和Ⅱ期乳腺癌比例分别为 22.9%、24.9% 和 50.1%、57.5%。我国从 20 世纪 90 年代开始强调乳腺癌早期诊断的意义，加强早期诊断技术引进和早期诊断观念的转变，到 21 世纪才见不少原位癌的报道。可见我国乳腺癌早期诊断整体水平与美国相比差距还是很大的。

二、乳腺癌早期诊断方法及评估

1. 乳腺癌自我检查和临床乳腺检查　虽然研究证实乳腺自我检查不能提高乳腺癌早期诊断率，也不能降低乳腺癌患者的病死率，但目前仍推荐妇女掌握

正确的乳腺自我检查，如自查发现异常可到专科医院复查，可作为早期发现乳腺癌的一种较为经济的方法。临床乳腺触诊检查可用于筛查和诊断，对于无症状的乳腺癌患者比较经济实用。但由于临床乳腺触诊检查敏感性较低，对于不可扪及肿块的乳腺癌检出率低，要结合其他诊断手段才能提高早期乳腺癌的检出率。

2. 乳腺X线摄片　乳腺线摄片（XG）已经成为乳腺癌诊断、筛查及随访过程中最常用的标准方法，其筛查对降低乳腺癌病死率起到一定的作用，得到了大多数学者的认可。乳腺X线摄片的优点是：能将临床上难以触及或触及但不典型的肿物成像，又能发现无肿块而仅有微小钙化的乳腺病变；既可诊断分析又可作为随诊的依据。诊断符合率约80%。然而，乳腺X线摄片可出现假阳性（0.7%～6%）和假阴性（20%～40%），乳腺X线摄片对致密型乳腺腺体中的病灶显像差，乳腺癌的遗漏率偏高。

3. 乳腺超声检查　随着近几年超声仪器分辨率和清晰度的提高，二维超声显像、彩色多普勒和能量多普勒技术的临床应用，乳腺癌的诊断符合率得到了明显的提高。该技术能显示病灶及病灶部位的一些钙化点和血流信号，为诊断提供更多的依据。由于其检查快捷、安全灵便，成为最易为患者接受的乳腺检查方法之一，更由于其诊断准确率的提高，在部分国家已把超声显像检查作为乳腺筛查重要手段。有报道，3626例乳腺致密型患者临床乳腺触诊检查和X线摄片均为阴性时，接受超声显像检查，发现乳腺癌11例（0.3%），其中9例直径<1cm。无论是大小还是分期上，对不能扪及的乳腺癌肿超声显像检查与乳腺X线摄片检查无差异。另有学者总结8103例致密型乳腺患者的乳腺超声显像检查也有类似的结果。因此，超声已作为乳腺癌筛查的重要手段。乳腺癌超声显像的主要表现如下。

（1）形态：形态不规则，镜下可见肿瘤组织直接浸润周围脂肪组织及纤维组织（图7-4-1）。

（2）方位：恶性肿瘤多为垂直位，前后径大于横径，呈圆形或站立生长（图7-4-2），而不是长轴与皮肤平行，呈平行生长（图7-4-3），扁形和椭圆形多为良性。

（3）边缘：边缘毛刺状、角征或蟹足样浸润周围组织，向外扩散（图7-4-4），1cm以下早期乳腺癌边缘毛刺短、细、小，甚至可以不显示毛刺，需要局部放大并结合其他特征进行诊断。

（4）边界：肿瘤周围呈高回声晕（图7-4-5），其内是肿瘤细胞混合了脂肪细胞或纤维组织，并引起纤维结缔组织反应性增生。

（5）内部回声：恶性肿瘤多呈不均匀低回声（图7-4-6）。肿瘤内部回声主要取决于癌细胞与间质比例，癌细胞比例大于间质比例呈低回声，癌细胞比例与间质比例相等为等回声，癌细胞比例少于间质比例呈强回声。

（6）微钙化：部分肿块内显示散在或密集的微钙化（图7-4-7）。活的癌细胞和坏死的癌细胞碎屑均可发生钙化，乳腺癌的微钙化产生与细胞变性坏死、肿瘤上皮细胞分泌及组织代谢异常等因素有关，恶性程度越高坏死及钙化就越明显，微钙化是<1mm点状强回声，恶性钙化在细胞和导管内，呈细小、堆积、大小不等、分布不均，而良性钙化粗大且位于间质。

（7）后方回声：恶性肿瘤后方回声多衰减（图7-4-8），乳腺癌后方回声与多种因素有关，肿瘤内钙化、纤维化与肿瘤内间质胶原成分大于癌细胞数量引起后方回声衰减，癌细胞多间质少后方回声增强。

（8）周围组织：肿块对周围组织有无影响，有无出现导管改变和Cooper韧带改变（变僵直或增厚），

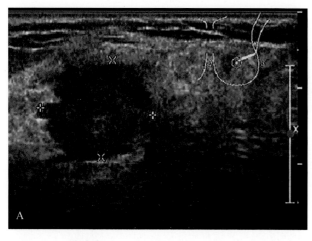

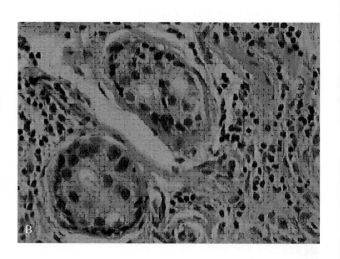

图7-4-1　乳腺癌

注：A. 乳腺癌肿块形态不规则；B. 癌细胞已突破基底膜

浅深筋膜有无破坏、水肿、结构紊乱，皮肤增厚（局部或弥漫性皮肤增厚。正常的皮肤厚度＜2mm，除外乳晕区）、皮肤收缩或不规则。

（9）肿瘤内部血流丰富及呈高阻力指数：彩色多普勒和能量多普勒显示恶性肿瘤内部血流信号丰富，肿瘤内部出现穿支型血流信号，血流多呈高阻力指数

（图7-4-9），较大的乳腺癌可检测到动静脉漏的血流频谱，呈高速低阻型。恶性肿瘤在肿瘤血管生成因素刺激下产生新生的毛细血管，血管数量较良性肿瘤多，故乳腺肿块血供丰富程度与肿块性质有关。乳腺的大多数供血动脉穿过腺体深部区域并朝皮下和乳晕区走行，即沿着乳房冠面走行，因此，彩超很难反映

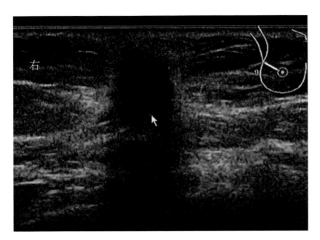

图 7-4-2　恶性肿瘤肿块呈站立生长

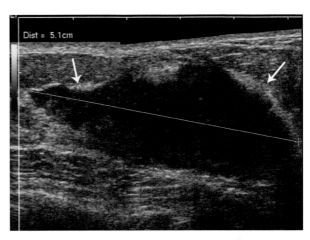

图 7-4-5　肿瘤周围高回声晕

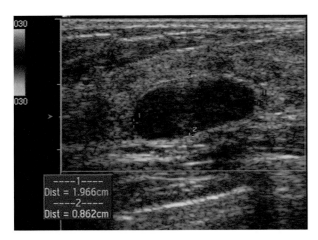

图 7-4-3　良性肿瘤肿块呈平行生长

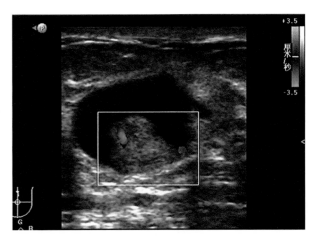

图 7-4-6　恶性肿瘤内部不均匀低回声

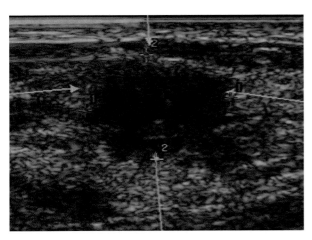

图 7-4-4　恶性肿瘤边缘毛刺状

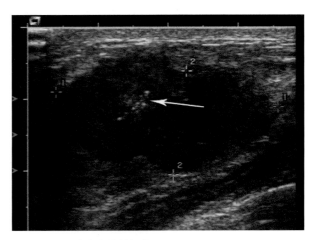

图 7-4-7　肿块内的微钙化

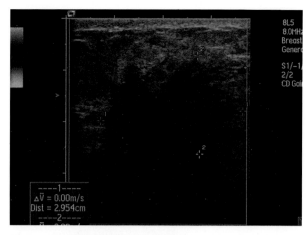

图 7-4-8　恶性肿瘤后方回声衰减

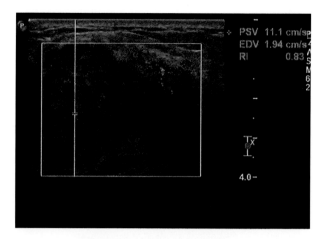

图 7-4-9　肿瘤内部穿支血流，阻力指数高

乳房及整个瘤体的血管分布情况，为使肿瘤的血流超声显像更清楚，应该强调探头不能重压肿块，采取不同角度扫查，增大彩色多普勒增益。三维重建能更准确地反映肿块血流数量，在乳腺良恶性肿瘤鉴别诊断上提供更多的依据。

为了提高超声医师诊断水平应该强调乳腺检查要规范，推广应用美国放射学会制定的"乳腺图像和报告数据系统"（breast imaging and reporting data system，BI-RADS），对乳腺病灶进行 BI-RADS 分类诊断，为临床诊断提供较明确的良恶性病变的分类量化依据。BI-RADS US 分类方法如下。

0类：评估未完成 [需要进一步的影像学评估和（或）与既往影像学检查结果相比较]。

1类：阴性（未发现病变，常规筛查）。

2类：良性（如1个或多个单纯性囊肿、乳腺内淋巴结、术后积液、乳腺植入物或至少经2年无改变的复杂囊肿／可能的纤维腺瘤，常规筛查，一年1次）。

3类：良性病变可能，恶性的可能 ≤ 2%，需要缩短随访周期（6个月）。例如超声表现为边缘光整、椭圆形和平行位的纤维腺瘤、单发的复杂囊肿、簇状小囊肿等。

4类：可疑恶性病变，需要活检明确。恶性可能为 > 2% 但 < 95%，4级分 a、b、c 三个亚类，如何评估 4 类的亚类，BI-RADS 未提供相应信息。

4a：低度可疑恶性，恶性可能为 > 2% 但 ≤ 10%。

4b：中度可疑恶性，恶性可能为 > 10% 但 ≤ 50%。

4c：高度可疑恶性，恶性可能为 > 50% 但 < 95%。

5类：高度提示恶性病变，需要组织病理学诊断。恶性可能性 ≥ 95%，如何评估 5 类，BI-RADS 未提供相应信息。

6类：已经由病理证实为恶性病变（采取相应措施）。

4. 乳腺磁共振成像检查（MRI）　由于 MRI 检查费用昂贵，检查时间较长，且需要静脉注射造影剂，属有创检查，因此，更多应用于高危人群（如有明显的乳腺癌家族史和乳腺癌保乳前后）的评估。

5. 乳管镜检查　乳管镜检查（FDS）是一种微型内镜，是乳管内病变最新的检测手段，在诊断、治疗和定位方面具有重要作用，乳管镜检查具有操作简便、微创、直接观察病变等特点，基本解决了乳头溢液的病因诊断问题。利用这种技术可检测发现 9% 的血性乳头溢液是导管原位癌引起，而 52% 的导管原位癌表现为血性乳头溢液，更重要的是以乳头溢液为主要表现的导管原位癌患者约有 50% 乳腺 X 线摄片未发现恶性钙化灶或肿块等癌性征象，如果没有开展乳管镜检查，这些以乳头溢液为主要表现的导管原位癌患者很容易漏诊。

6. 细针抽吸细胞学检查　细针抽吸细胞学检查简便、安全，准确率达 90% 以上。大宗资料表明，针吸穿刺不影响其治疗效果。

7. 空芯针活检　空芯针活检既有细针抽吸细胞学诊断法的简便和安全的优点，又具有切除组织活检的组织学诊断的准确性，还可做相关免疫组化检查。空芯针活检在临床广泛应用，尤其对新辅助化疗者最为适用。

三、乳腺癌的普查

根据世界卫生组织公布的统计资料显示，2000 年全球女性乳腺癌新发病人数超过 100 万，是全球女性发病率最高的恶性肿瘤。早发现、早诊断、早治疗是降低乳腺癌病死率的关键，WHO 已经把乳腺癌列入第二类防治标准，推荐进行大规模普查。

美国早在 20 世纪 60 年代就已经开展了乳腺癌的普查工作,我国的乳腺癌普查工作始于 20 世纪 80 年代。目前,乳腺癌普查最常用的影像学方法包括 X 线钼靶摄影、超声和红外线成像等,各种检查方法各有其优缺点。在我国的大中城市中,很多单位已把乳腺超声检查列为女职工体检的一个项目,每年组织女职工进行一次乳腺超声检查。有的女性为了能早期发现乳腺病变,每 3 个月或 6 个月自费到医院行乳腺超声检查。对于妊娠、哺乳期妇女及不宜接受 X 线照射者,超声诊断乳腺疾病的优势更大。对于早期的微小乳腺癌,如果超声医师缺乏经验,超声诊断尚有困难,容易在不清晰的图像中误判假阳性和假阴性。随着超声仪器分辨率的提高和超声医师经验的不断积累,超声在乳腺良恶性肿块的鉴别诊断中将起到越来越重要的作用。

四、目前存在的问题和面临的挑战

乳腺癌发病率上升是一个严重的问题,但政府、医务人员和公众可能并没有意识到它的严重性。在政府和保险公司推出增加妇女免费乳腺筛查计划之前,医疗机构则应提高一线医务工作者的乳腺癌预防意识,并进行早期乳腺癌诊断技术的培训。教育公众早期发现乳腺癌是可以治愈的。通过宣传有关乳腺癌的知识帮助公众减少对乳腺癌的偏见。

早期乳腺癌的治疗是比较容易和有效的、0 ~ I 期乳腺癌 5 年生存率近 90% 以上,而有淋巴结转移者存活率约 46%,远处转移者生存率仅为 10%。因此,降低乳腺癌病死率的关键在于能否早期诊断乳腺癌。美国 0 ~ I 期乳腺癌比例达 52%,0 期乳腺癌比例为 21%,而在我国早期乳腺癌的诊断比例整体还是很低。要改变我国早期乳腺癌诊断率较低的现状,首先要转变传统诊断观念,改变没有触摸到乳腺肿块就不做乳腺癌筛查的传统观念;要提高一线医务工作者早期诊断乳腺癌的水平;要建立我国妇女乳腺癌风险预测数字模型,对我国乳腺癌高风险的妇女最少 1 年进行一次乳腺 X 线和超声检查。

组织学检查是乳腺癌早期诊断的金标准。通过乳腺 X 线摄影和超声检查可以在临床触及肿块前查出乳腺异常,而如果在临床未触及肿块之前获及病理诊断,将是早期诊断的关键一步。20 世纪 80 年代手术切除活检仍是可扪及乳腺肿块的标准诊断方法,90 年代后经皮穿刺活检和超声引导下穿刺活检开始在临床应用于可触及和不能触及乳腺肿块的病理诊断。手术活检不再是标准方法。推荐术前获得病理诊断,特别是对早期乳腺癌的病理诊断,已成为乳腺癌现代早期诊断方法的趋势。

五、展望

乳腺癌筛查是目前解决乳腺癌早期诊断的重要手段,乳腺 X 线摄影、超声检查和超声引导下经皮活检"三联"诊断技术推广将提高早期乳腺癌检出的比例。学者们正在研制多种癌症早期诊断方法,如基因芯片技术,有希望把癌症控制在萌芽状态。

第五节　乳腺良恶性病变鉴别

乳腺内肿块病理种类很多,有增生结节、乳腺腺瘤、囊肿、错构瘤、导管内乳头状瘤、导管扩张症、叶状肿瘤和各种类型乳腺癌等。超声检查要掌握各种类型肿块超声显像特点和病理学基础,从而做出鉴别诊断。

一、慢性乳腺炎与乳腺癌相鉴别

慢性乳腺炎与乳腺癌鉴别见表 7-5-1,图 7-5-1 至图 7-5-3。

二、肉芽肿性乳腺炎与乳腺癌鉴别

肉芽肿性乳腺炎与乳腺癌鉴别见表 7-5-2,图 7-5-4,图 7-5-5。

三、乳腺囊性增生与乳腺囊肿鉴别

乳腺囊性增生与乳腺囊肿鉴别见表 7-5-3,图 7-5-6,图 7-5-7。

四、乳腺增生性结节与乳腺癌鉴别

乳腺增生结节与乳腺癌鉴别见表 7-5-4,图 7-5-8 至图 7-5-10。

表 7-5-1　慢性乳腺炎与乳腺癌鉴别

	慢性乳腺炎	乳腺癌
相似点	包块内部均为低回声	
鉴别点		
肿块边缘	毛糙	毛刺状、角征或蟹足状浸润
内部微钙化	无	多有细小钙化
肿块后缘回声	增强	多衰减
内部血流供应	不丰富	丰富，呈高阻力血流信号
临床症状	发热、压痛	无压痛

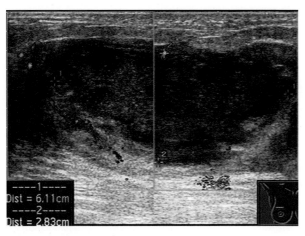

图 7-5-1　慢性乳腺炎彩色多普勒声像图

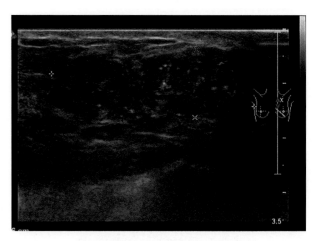

图 7-5-2　二维声像图示乳腺癌肿块内见微钙化

表 7-5-2　肉芽肿性乳腺炎与乳腺癌鉴别

	肉芽肿性乳腺炎	乳腺癌
相似点	肿块呈实性，无包膜	
鉴别点		
内部回声	可见多个散在分布无回声区、内部回声不均匀，出现岛屿状类正常乳腺稍高回声，肿块以片状低回声为主	内呈较均匀实性低回声
微钙化	多无	多有
肿块边缘	高回声环厚 4～9mm，周边环的厚度不一	环厚度为 2～4mm，厚度相差不大
血管走行	走行规则、自然，阻力指数低	走行不规则、粗细不一，阻力指数高

表 7-5-3　乳腺囊性增生与乳腺囊肿鉴别

	乳腺囊性增生	乳腺囊肿
相似点	乳腺内均可显示囊性无回声区	
鉴别点		
囊肿数目	多发	单发
内部回声	无回声	无回声，较大囊肿内可出现细小光点
囊壁	显示导管扩张，囊腔和导管可相通	囊壁光滑，呈圆形，囊腔与导管不相通
临床表现	周期性疼痛	无

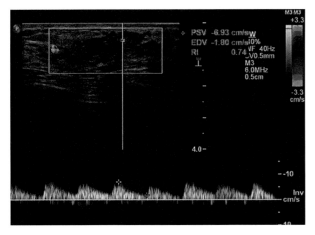

图 7-5-3 频谱多普勒示肿块内血流 RI 为 0.74

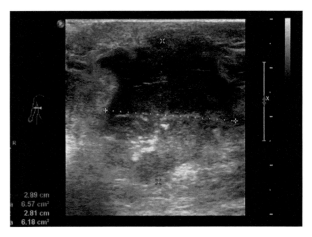

图 7-5-5 乳腺癌，内呈实性低回声

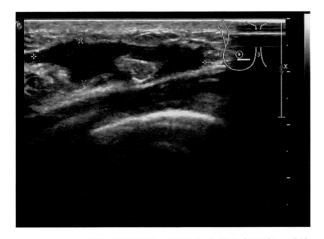

图 7-5-4 肉芽肿性乳腺炎，可见岛屿状稍高回声，肿块以片状低回声为主

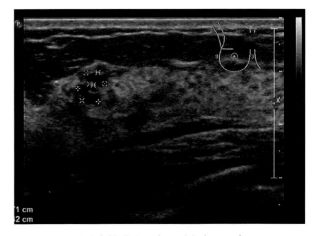

图 7-5-6 乳腺囊性增生，内可见多发无回声区

表 7-5-4 乳腺增生性结节与乳腺癌的鉴别

	乳腺增生性结节	乳腺癌
相似点	乳腺内均有低回声包块	
鉴别点		
病变部位	多为双侧，多发	多为单侧，局限性
肿块回声	无钙化	多有微钙化
边界	较清晰	毛刺、角征
后方回声	无改变	多衰减
彩色多普勒	一般无血供	血供丰富，呈高阻力型
临床表现	压痛	无压痛

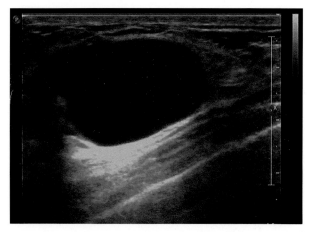

图 7-5-7　乳腺囊肿，内可见单发无回声区

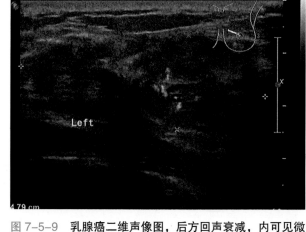

图 7-5-9　乳腺癌二维声像图，后方回声衰减，内可见微钙化

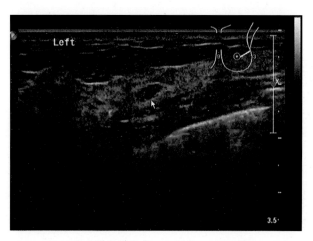

图 7-5-8　乳腺增生性结节，无钙化，边界清晰，后方回声无改变

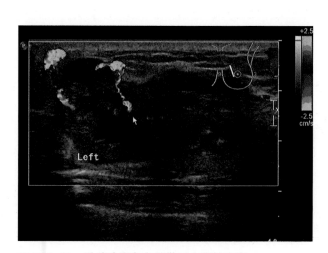

图 7-5-10　乳腺癌彩色多普勒示血供较丰富

五、乳腺纤维腺瘤与乳腺错构瘤鉴别

乳腺纤维腺瘤与乳腺错构瘤鉴别见表 7-5-5，图 7-5-11，图 7-5-12。

六、乳腺纤维腺瘤与乳腺增生结节鉴别

乳腺纤维瘤与乳腺增生结节鉴别见表 7-5-6，图 7-5-13，图 7-5-14。

七、乳腺纤维腺瘤与乳腺癌鉴别

乳腺纤维腺瘤与乳腺癌鉴别见表 7-5-7，图 7-5-15 至图 7-5-18。

八、乳腺硬化性腺病与乳腺癌鉴别

乳腺硬化性腺病与乳腺癌鉴别见表 7-5-8，图 7-5-19 ~图 7-5-22。

九、乳腺导管内乳头状瘤与导管内乳头状癌鉴别

乳腺导管内乳头状瘤与导管内乳头状癌鉴别见表 7-5-9，图 7-5-23 至图 7-5-26。

十、乳腺导管扩张症与乳腺导管内乳头状瘤鉴别

乳腺导管扩张症与乳腺导管内乳头瘤鉴别见表 7-5-10，图 7-5-27，图 7-5-28。

表 7-5-5 乳腺纤维腺瘤与乳腺错构瘤的鉴别

	乳腺纤维腺瘤	乳腺错构瘤
相似点	肿块边界清晰，有包膜	
鉴别点		
边界形态	椭圆形、圆形或分叶状	椭圆形，较扁
内部回声	低回声，较均匀	不均匀，有较致密强回声
后方回声	增强或无改变	无改变
数目	可多发	单发
彩色多普勒	可有较丰富、低阻力血流	无血流信号

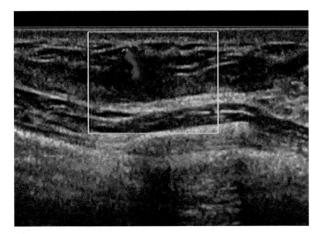

图 7-5-11 纤维腺瘤内见较丰富的血流信号

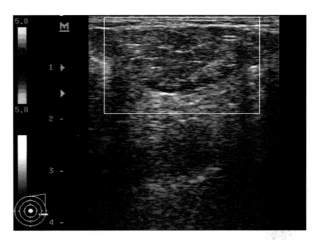

图 7-5-12 错构瘤内无明显血流信号

表 7-5-6 乳腺纤维腺瘤与乳腺增生结节的鉴别

	乳腺纤维腺瘤	乳腺增生结节
相似点	低回声包块	
鉴别点		
肿块边界	清晰有包膜	欠清晰，无包膜
形态	椭圆形、圆形或分叶状	椭圆形，可不规则形
后方回声	增强或无改变	无改变
数目	多单发	双侧多发
彩色多普勒	可有较丰富、低阻力血流信号	无血流信号

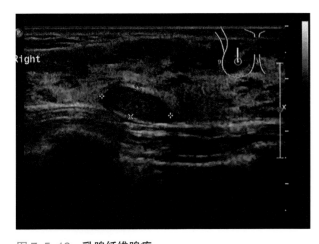

图 7-5-13 乳腺纤维腺瘤

注：形态呈椭圆形，边界清晰有包膜，后方回声稍增强

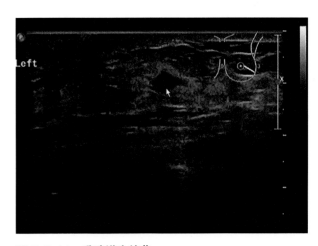

图 7-5-14 乳腺增生结节

注：内无血流信号，形态不规则，后方回声无增强

表 7-5-7　乳腺纤维腺瘤与乳腺癌的鉴别

	乳腺纤维腺瘤	乳腺癌
相似点		低回声肿块
超声鉴别点		
肿块形态	椭圆形或分叶状	不规则
肿块边界	清晰，有包膜	无包膜，边缘毛刺或呈角征
内部回声	均匀	不均匀，有微钙化
后方回声	可增强或不变	多呈衰减
侧方声影	有	无
彩色多普勒	可有血流信号，呈低阻力型	多丰富，呈高阻力型
临床鉴别点		
肿块性质	软	硬
活动度	好	粘连，活动度差

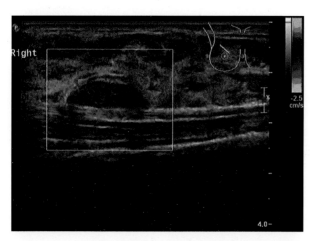

图 7-5-15　乳腺纤维腺瘤，彩色多普勒示其内无血流信号

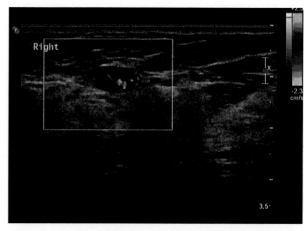

图 7-5-17　纤维腺瘤肿块内见较丰富的血流信号

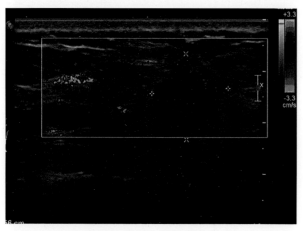

图 7-5-16　乳腺癌，未显示明显血流信号

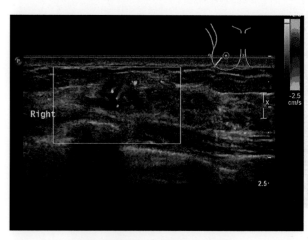

图 7-5-18　乳腺癌肿块内见丰富的血流信号

表 7-5-8 乳腺硬化性腺病与乳腺癌的鉴别

	乳腺硬化性腺病	乳腺癌
相似点	不规则，低回声，无包膜	
超声鉴别点		
肿块边界	毛糙	毛刺或角征
内部回声	一般无钙化	微钙化
后方回声	无衰减	多衰减
彩色多普勒	可较丰富，低阻力型	多丰富，高阻力型
临床鉴别点		
压痛	明显	无
硬度	软	硬
活动度	好	粘连

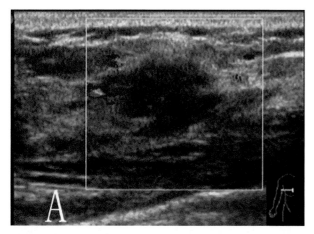

图 7-5-19 乳腺硬化性腺病，内部回声无钙化，后方回声无衰减

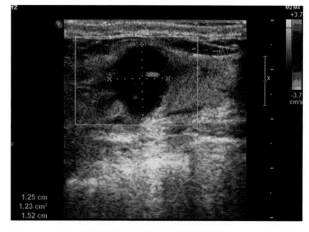

图 7-5-21 乳腺癌肿块彩色多普勒声像图

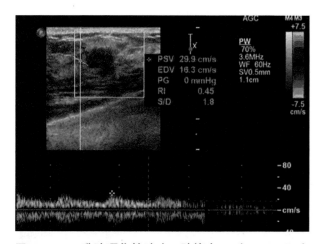

图 7-5-20 乳腺硬化性腺病，肿块内 RI 为 0.45，阻力指数低

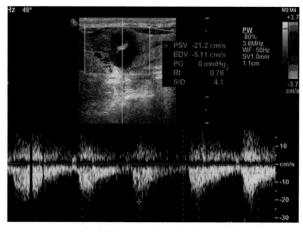

图 7-5-22 乳腺癌肿块内 RI 为 0.76，阻力指数高

表 7-5-9　乳腺导管内乳头状瘤与导管内乳头状癌的鉴别

	导管内乳头状瘤	导管内乳头状癌
相似点	均有乳头溢液，扩张导管内见中低回声肿块	
鉴别点		
肿块大小	小	较大
肿块边缘	较规则	不规则
肿块附着处导管壁	平整，回声强	增厚、不规则，后方回声衰减
彩色多普勒	无血流或少血流	多较丰富血流

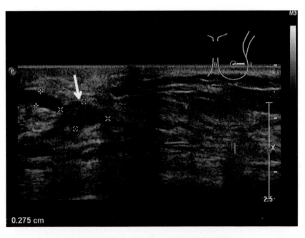

图 7-5-23　导管内乳头状瘤二维超声声像图

注：箭头所指为导管内乳头状瘤，肿块边缘较规则，肿块附
着处导管壁平整

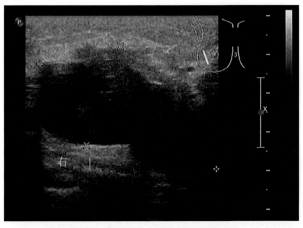

图 7-5-25　导管内乳头状癌二维超声声像图

注：肿块边缘不规则，肿块附着处导管壁不平整

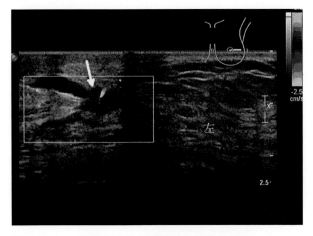

图 7-5-24　导管内乳头状瘤能量多普勒声像图

注：箭头所指为导管内乳头状瘤，内可见少量血流信号

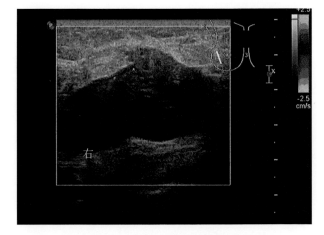

图 7-5-26　肿块内可见稍丰富的血流信号（彩色
多普勒声像图）

十一、乳腺导管内乳头状癌与其他乳腺癌鉴别

乳腺导管内乳头状癌与其他乳腺癌鉴别见表7-5-11、图 7-5-29、图 7-5-30。

十二、炎性乳腺癌与急性乳腺炎鉴别

炎性乳腺癌与急性乳腺炎鉴别见表7-5-12、图7-5-31、图7-5-32。

表 7-5-10　乳腺导管扩张症与乳腺导管内乳头状瘤的鉴别

	乳腺导管扩张症	乳腺导管内乳头状瘤
相似点	主要位于乳晕附近导管内，导管扩张	
鉴别点		
导管扩张	大导管呈蚯蚓状扩张	管壁局部呈乳头状突出或呈实性肿块，边界清
导管壁	早期轻度增厚，晚期壁明显增厚、毛糙，边界不清	内局部出现实性肿块
导管腔	扩张的管腔内布满密集高回声光点，可见缓慢移动	内局部出现实性肿块
CDFI 显示	有炎症反应时导管壁可出现丰富的血流信号，腔内不出现血流信号	管壁无血流信号，瘤内可见少许血流信号

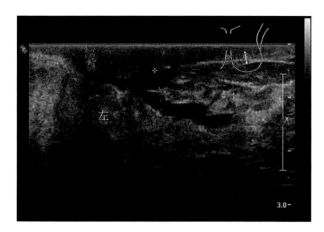

图 7-5-27　乳腺导管扩张症

注：扩张的导管内的高回声光点，可见缓慢的移动

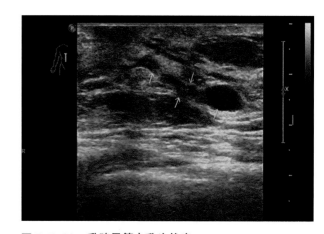

图 7-5-28　乳腺导管内乳头状瘤

注：箭头所指为扩张的导管内布满密集的点状回声，内可见实性肿块

表 7-5-11　乳腺导管内乳头状癌与乳腺其他乳腺癌的鉴别

	乳腺导管内乳头状癌	其他乳腺癌
相似点	低回声肿块、形态不规则、后方回声衰减、血供丰富	
超声鉴别点		
附着	附着于扩张导管内	肿瘤不在导管内
肿瘤前后壁增厚	有	无
肿瘤两侧有无液性暗区	多有	无
边缘毛刺	多无	有
临床鉴别点		
乳头溢液	有	无

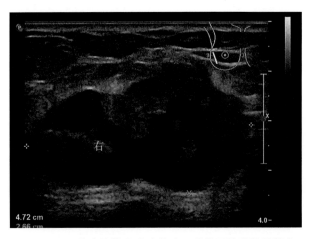

图 7-5-29　乳腺导管内乳头状癌，附着于扩张的导管内

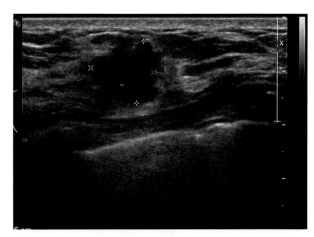

图 7-5-30　不在导管内的乳腺癌，肿块不在导管内，边缘有毛刺

表 7-5-12　炎性乳腺癌与急性乳腺炎的鉴别

	炎性乳腺癌	急性乳腺炎
相似点		均有皮肤红、热、痛
鉴别点		
皮肤回声	图像模糊，增厚明显	清楚，稍增厚
腺体回声	模糊不均，肿块显示清楚或不清楚	肿块边界粗糙，脓肿形成时有不规则无回声区
后方回声	衰减	增强
彩色多普勒	血流信号增多	无血流信号

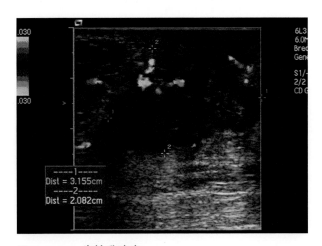

图 7-5-31　炎性乳腺癌

注：皮肤回声模糊，癌肿血流信号增多

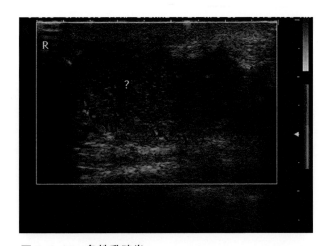

图 7-5-32　急性乳腺炎

注：皮肤回声清楚，稍增厚，图中问号为腺体内脓肿形成

十三、脂肪坏死与乳腺纤维腺瘤鉴别

脂肪坏死与乳腺纤维腺瘤鉴别见表 7-5-13，图 7-5-33，图 7-5-34。

十四、乳腺导管扩张伴局限性积乳与导管内乳头状瘤鉴别

乳腺导管扩张伴局限性积乳与导管内乳头状瘤鉴别见表 7-5-14，图 7-5-35，图 7-5-36。

表 7-5-13　脂肪坏死与乳腺纤维腺瘤的鉴别

	脂肪坏死	乳腺纤维腺瘤
相似点	均呈低回声，可出现钙化	
超声鉴别点		
位置	位于皮下而非腺体层	位于腺体层
内部回声	不规则低回声	较均匀低回声
边缘	无包膜，边界不整齐	边界较光整，有包膜
血液供应	无	可有
临床鉴别点		
外伤和挤压痛史	有	无

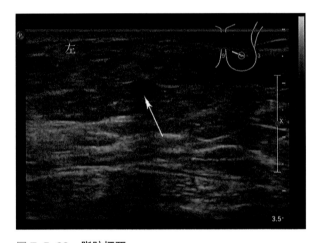

图 7-5-33　脂肪坏死

注：箭头所指为脂肪坏死区域，位于皮下脂肪层，无血供

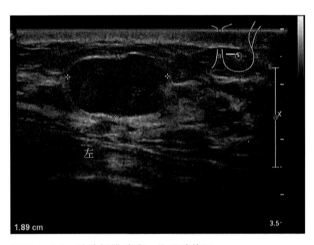

图 7-5-34　乳腺纤维腺瘤，位于腺体层

表 7-5-14　乳腺导管扩张伴局限性积乳与导管内乳头状瘤的鉴别

	乳腺导管扩张伴局限性积乳	导管内乳头状瘤
相似点	扩张导管内见实质性回声充填	
超声鉴别点		
实性回声团	挤压后明显，与导管分离	与导管无分离
血流信号	无	可有，病灶较大可显示低阻血流频谱
临床鉴别点		
乳头溢液	无	常有
病史	多见于哺乳期	与哺乳期无关

十五、乳腺结核与肉芽肿性乳腺炎鉴别

　　乳腺结核与肉芽肿性乳腺炎鉴别见表 7-5-15，图 7-5-37，图 7-5-38。

十六、乳腺结核与乳腺癌鉴别

　　乳腺结核与乳腺癌鉴别见表 7-5-16、图 7-5-39 至图 7-5-44。

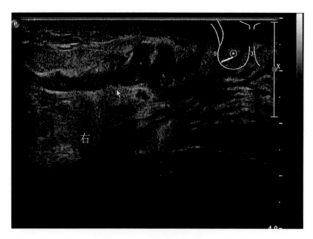

图 7-5-35 乳腺导管扩张伴局限性积乳

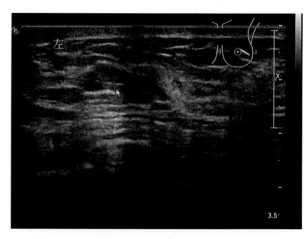

图 7-5-36 乳腺导管内乳头状瘤

表 7-5-15 乳腺结核与肉芽肿性乳腺炎的鉴别

	乳腺结核	肉芽肿性乳腺炎
相似点	结节形态不规则，片状或条块状，内部回声不均匀	
鉴别点		
钙化	较多见	少见
窦道形成	有	无
肿块内岛屿状强回声	无	有
肿块类型	长扁状，多有长角	呈片状

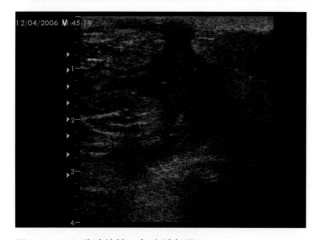

图 7-5-37 乳腺结核，与皮肤相通

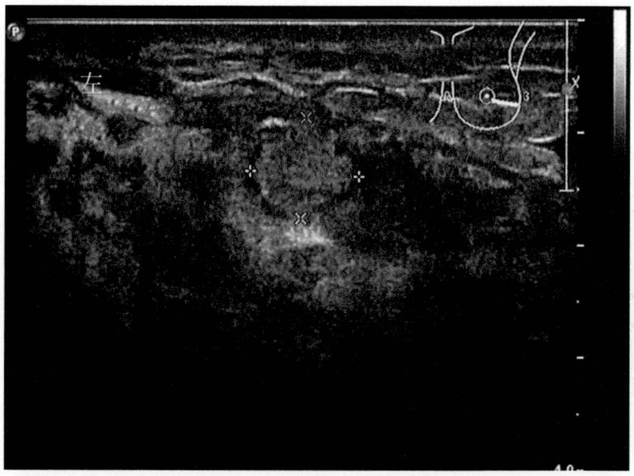

图 7-5-38 肉芽肿性乳腺炎，见岛屿状强回声区

十七、乳腺血管肉瘤与良性叶状肿瘤鉴别

乳腺血管肉瘤与良性叶状肿瘤鉴别见表 7-5-17，图 7-5-45 至图 7-5-49。

十八、乳腺良性叶状肿瘤与乳腺恶性叶状肿瘤鉴别

乳腺良性叶状肿瘤与乳腺恶性叶状肿瘤鉴别见表 7-5-18，图 7-5-50，图 7-5-51。

表 7-5-16　乳腺结核与乳腺癌的鉴别

	乳腺结核	乳腺癌
相似点	低回声内有钙化	
鉴别点		
边界	清或不清	清
弱或无回声区	有	低回声
形态	长条状，前方与皮肤相通	圆形或类圆形
窦道形成	有	无
角征	长	短
CDFI 显示	少许血流信号，低阻	丰富血流信号，高阻

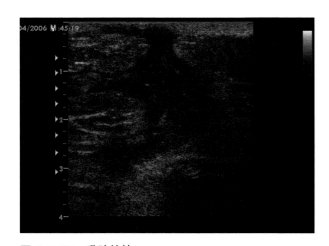

图 7-5-39　乳腺结核

（南昌市第三人民医院提供图片）

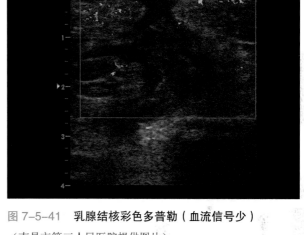

图 7-5-41　乳腺结核彩色多普勒（血流信号少）

（南昌市第三人民医院提供图片）

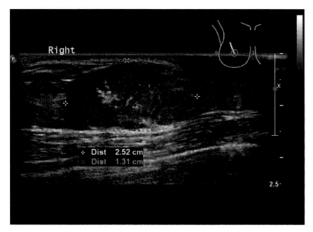

图 7-5-40　乳腺癌

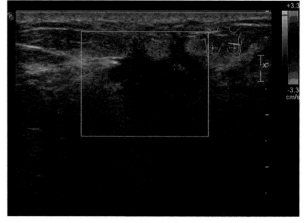

图 7-5-42　乳腺癌彩色多普勒（血流信号较丰富）

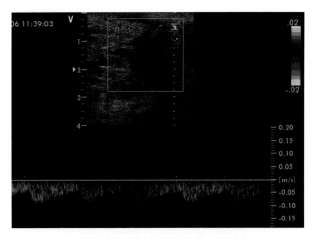

图 7-5-43　乳腺结核频谱多普勒图像，阻力低
（南昌市第三人民医院提供图片）

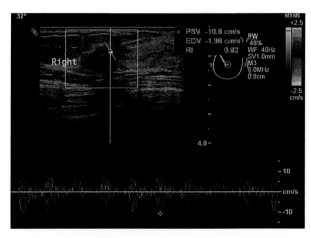

图 7-5-44　乳腺癌频谱多普勒图像，阻力高

表 7-5-17　乳腺血管肉瘤与良性叶状肿瘤的鉴别

	乳腺血管肉瘤	良性叶状肿瘤
相似点	分叶状，内有大小不等的点状无回声区	
鉴别点		
包膜	无	有
形态	不规则	多规则
内部囊性改变的形状	管状囊性改变	圆形或椭圆形囊性改变
内静脉扩张	无	有静脉
动脉血流信号	可丰富，紊乱	难显示动脉血流信号

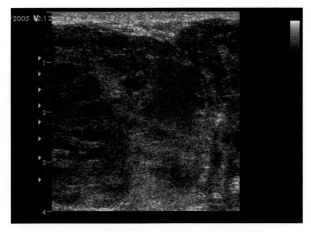

图 7-5-45　乳腺血管肉瘤，无包膜，形态不规则
（南昌市第三人民医院提供图片）

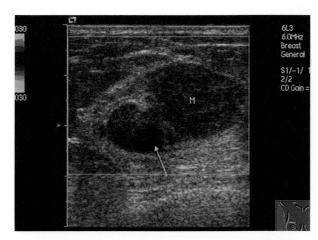

图 7-5-46　乳腺良性叶状肿瘤，有包膜，形态规则

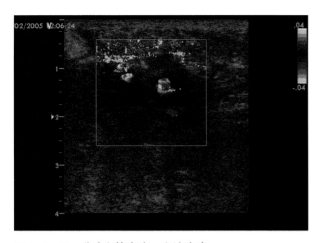

图 7-5-47 乳腺血管肉瘤，血流丰富
（南昌市第三人民医院提供图片）

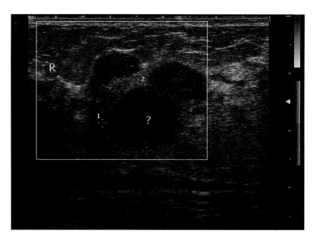

图 7-5-48 乳腺良性叶状肿瘤，未见明显血流信号

表 7-5-18 乳腺良性叶状肿瘤与乳腺恶性叶状肿瘤的鉴别

	良性叶状肿瘤	恶性叶状肿瘤
相似点	分叶状，包膜样回声，分布不均匀，内有大小不等的囊性无回声区	
鉴别点		
边界	清晰	部分边界不清晰
钙化	多无钙化	可见粗糙的钙化灶
CDFI	静脉曲张，静脉血流丰富	一般无静脉血流，出现丰富的动脉血流信号，血管走行不规则

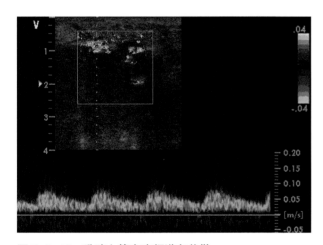

图 7-5-49 乳腺血管肉瘤频谱多普勒
（南昌市第三人民医院提供图片）

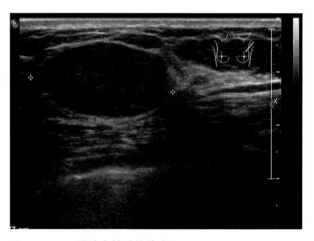

图 7-5-50 乳腺良性叶状肿瘤

十九、乳腺叶状肿瘤与纤维瘤鉴别

乳腺叶状肿瘤与纤维瘤鉴别见表 7-5-19，图 7-5-52，图 7-5-53。

二十、乳腺恶性淋巴瘤与肉芽肿性乳腺炎鉴别

乳腺恶性淋巴瘤与肉芽肿性乳腺炎鉴别见表 7-5-20，图 7-5-54 至图 7-5-58。

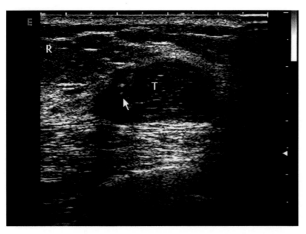

图 7-5-51 乳腺恶性叶状肿瘤，边界不清，可见钙化灶

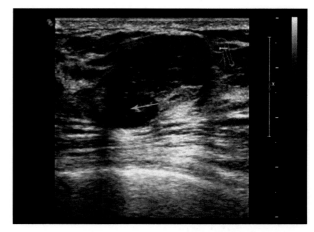

图 7-5-52 乳腺叶状肿瘤，肿瘤内可见囊性无回声区

表 7-5-19 乳腺叶状肿瘤与纤维瘤的鉴别

	乳腺叶状肿瘤	纤维瘤
相似点	低回声，包膜样回声	
鉴别点		
皮肤变薄	表面皮肤受压变薄	无
肿瘤内小囊无回声区	有	无
静脉曲张	有	无

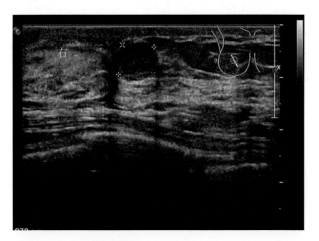

图 7-5-53 乳腺纤维瘤

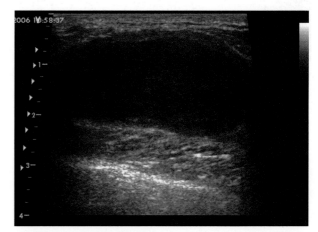

图 7-5-54 乳腺恶性淋巴瘤

（南昌市第三人民医院提供图片）

表 7-5-20 乳腺恶性淋巴瘤与肉芽肿性乳腺炎的鉴别

	乳腺恶性淋巴瘤	肉芽肿性乳腺炎
相似点	内部回声呈花瓣或岛屿状	
鉴别点		
肿块形态	块状不规则形	片状低回声为主
边界	包膜样回声可不清	高回声环，厚度不一
肿块个数	可多发，双侧	单发，单侧
CDFI	血流丰富，血管走行不规则，粗细不等，阻力指数高	走行规则，自然

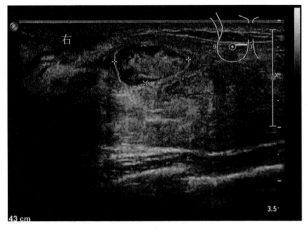

图 7-5-55　乳腺肉芽肿性乳腺炎，可见高回声环

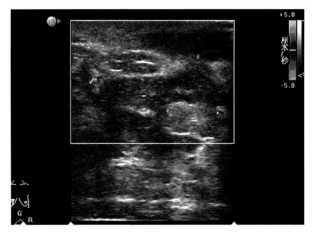

图 7-5-57　乳腺肉芽肿性乳腺炎，血管走行规则

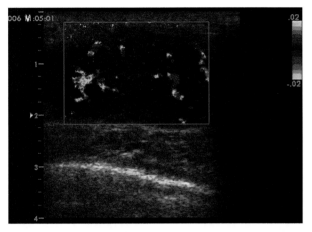

图 7-5-56　乳腺恶性淋巴瘤，血流丰富，走行不规则
（南昌市第三人民医院提供图片）

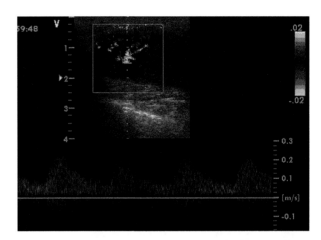

图 7-5-58　乳腺恶性淋巴瘤频谱多普勒图像，阻力高
（南昌市第三人民医院提供图片）

第六节　彩色多普勒超声在乳腺疾病中的临床应用及优缺点

一、临床应用

彩色多普勒超声的出现是超声发展史上的一项重大进展，彩色多普勒超声不仅可以显示乳腺内异常的解剖信息，还可以清晰地显示异常解剖部位的血供情况。1977 年，Wells 率先在乳腺癌中探测到多普勒信号，阐述了乳腺癌中的多普勒信号明显不同于正常腺体。20 世纪 80 年代中期以后，脉冲多普勒和彩色多普勒血流显像逐步应用于乳腺检查，不但能对血流信号进行定性分析，而且能对血流动力学的变化进行定量分析。Adler 对肿块内部血流信号按血流丰富程度进行分级：0 级，肿块内未发现血流信号；Ⅰ级，肿块内少量血流信号，可见 1 ～ 2 个点状或细棒状血管；Ⅱ级，肿块内中量血流，可见 3 ～ 4 个点状血管或一个较长的血管，其长度可接近或超过肿块半径；Ⅲ级，肿块内多量血流，可见 5 个点状血管或 2 个较长的血管。他认为良性肿瘤多为Ⅰ级以下，恶性肿瘤多为Ⅲ级以上。肿瘤血管内血流动力学定量指标主要有收缩期峰值血流速度（PSV）和阻力指数（RI），Peter 在研究乳腺良恶性肿瘤的血流动力学指标时得出，良性者 PSV 为（13±6）cm/s，恶性者为（22±12）cm/s，选择 PSV=20cm/s 为临界值鉴别乳腺肿瘤的性质，敏感性为 82%，特异性为 62%。目前绝大部分观点认为恶性肿瘤的 RI 明显高于良性肿瘤，Peter 以 RI=0.70 为临界值，鉴别肿块良恶性的敏感性为 82%，特异性

达 81%。

但是 CDFI 受探头挤压、检测部位、声束与血流夹角及血流速度快慢的影响，低流速及细小血流信号易丢失，有时 CDFI 鉴别良恶性肿瘤仍较困难。1993 年在国际上第一次发表的 CDE 技术弥补了这些不足之处，CDFI 检测不到或易流失的信号能为 CDE 摄取。CDFI 是建立在平均频移基础上的彩色显示，而 CDE 是利用多普勒原理提取流动红细胞的散射信号，用积分方法处理后，再经彩色编码，得到血管的血流图像，图像的获得只与流动红细胞的多少有关，而与流速和血流方向无关。由于 CDE 图像显示的是血流的能量信息而不是速度信息，故不能直观地显示血流性质，也不能显示血流方向，必须结合 CDFI 来得到更多的肿块内血流信息。

二、彩色多普勒超声诊断乳腺疾病的优点

1．无放射性、无创伤，可及时、重复扫查，尤其对于妊娠、哺乳期的妇女及不宜接受 X 线照射者，超声检查最为合适。

2．超声仪器轻便，不需要特殊场地要求，可进入社区、单位进行乳腺筛查。

3．对乳腺囊性和实性肿块的鉴别价值最大。同时对于哺乳期的乳腺肿块，超声可以区分是积乳、乳腺炎或肿瘤。对于实性肿块，彩色多普勒可以显示出肿块内部血流供应情况，频谱多普勒可以测量出阻力指数高低，从而判定出良恶性。超声医师检查时可结合触诊，体会肿块硬度和活动度，帮助区别良恶性肿块。

4．清楚地显示乳腺内部的细微结构，超声可以清楚地显示皮肤、皮下组织、腺体、胸大肌及肋骨等声像，

无论哪一层有病变，超声可以明确定位，并能看出肿瘤是否侵及到浅筋膜和胸大肌。

5．对于致密型乳腺、萎缩乳腺的肿块及乳腺边缘的肿块，超声可以准确发现和定位。

6．高频超声能显示出临床医师不能触及的微小病变，根据边缘毛刺、低回声、微钙化，内有高阻力血流信号做出微小乳腺癌的诊断。

7．对于腋窝和锁骨上淋巴结转移，超声可以提示有无肿大的淋巴结，看出转移淋巴结是分散还是融合，并准确定位，对乳腺癌分期起到一定的作用。

8．超声引导下穿刺活检，快速做出病理学诊断，对治疗方案的选择起到重要作用。

9．对微小乳腺癌，临床医师术中难于定位时，超声可术中引导。

10．超声可引导 Mammotome（麦默通）等微创手术，提高手术效果。

三、彩色多普勒超声诊断乳腺疾病的缺点

1．对于早期的微小乳腺癌，超声检查容易漏诊。

2．对于乳腺 X 线上显示的微粒样钙化点和毛刺样结构，超声不如 X 线显示清楚。

3．超声检查要求操作者具有一定的经验，注重手法技巧，且检查比较费时。

因此，超声与 X 线对乳腺的检查，由于成像原理及获得的信息不同，两者各有所长，应该有选择地单独或联合使用，以便提高对乳腺疾病的诊断水平。

（李泉水）

第七节　超声弹性成像在乳腺良恶性疾病诊断与鉴别诊断中的应用

生物组织的弹性（或硬度）与病灶的生物学特性紧密相关，对于疾病的诊断具有重要的参考价值。然而，传统医学影像模式不能直接提供弹性这一组织的基本力学属性信息。自 1991 年 Ophir 等提出超声弹性成像(ultrasonic elastography，UE)概念以来，超声弹性成像技术得到了迅猛发展并为临床医师广泛关注，已成为医学超声成像的一个研究热点。

一、超声弹性成像基本原理

超声弹性成像的基本原理是对组织施加一个内部

（包括自身的）或外部的动态或者静态／准静态的激励，在弹性力学、生物力学等物理规律作用下，组织将产生一个响应，例如位移、应变、速度的分布产生一定改变。利用超声成像方法，结合数字信号处理或数字图像处理的技术，可以估计出组织内部的响应情况，从而间接或直接反映组织内部的弹性模量等力学属性的差异。

超声弹性成像可大致分为血管内超声弹性成像及组织超声弹性成像两大类。乳腺超声弹性成像检查属于组织超声弹性成像。

有关组织超声弹性成像的技术较多，2015 年，世

界医学与生物学超声联合会制定的《超声弹性成像临床应用指南和推荐》中将应用于组织超声弹性成像的技术分为应变弹性成像和剪切波弹性成像两大类。

1. 应变弹性成像（strain imaging） 应变弹性成像采用的组织激励方法包括机械施压（包括生理性施压如血管搏动或呼吸运动等）和声辐射力脉冲，沿着探头的纵向（轴向）给组织施加一个微小的作用力时，由于各种不同组织（包括正常和病理组织）的弹性系数（应力／应变）不同，在加外力或交变振动后其应变（主要为形态改变）也不同，收集被测体某时间段内的各个信号片段，利用复合互相关方法对组织被激励前后反射的回波信号进行分析，估计组织内部不同位置的位移，从而计算出变形程度，再以灰阶或彩色编码成像。

目前，已研制成的超声弹性成像仪是以原有的超声彩色成像仪为基础，在设备内部设置可调的弹性成像感兴趣区(range of interesting, ROI)，比较加压过程中 ROI 内病变组织与周围正常组织之间的弹性（即硬度）差异。应变弹性成像所反映的并不是被测体的硬度绝对值，而是与周围组织相比较的硬度相对值。评估指标包括定性评分、应变率比值、EI/B 比值（弹性图病灶长径或宽径或面积／二位灰阶图病灶长径或宽径或面积）。

采用手法加压法时人为影响因素较多，产生的应变与位移可因施加压力的大小不同而不同，也可因压、放的频率快慢而不同。

2. 剪切波弹性成像（shear wave imaging） 有研究表明，组织的弹性模量可以与剪切波速度建立换算关系，即 $E=3\rho c^2$，其中 c 为剪切波速度，ρ 为组织密度，E 为组织的弹性模量。基于以上理论，Sandrin 等于 2002 年创立了剪切波速度成像系统。按检测指标或显示方式不同将其分为点式剪切波速度测量（包括瞬时弹性成像）和剪切波速度弹性成像。

瞬时弹性成像是利用脉冲激励，使生物组织内产生瞬时剪切波，瞬时弹性成像使用帧频高达 10 000 帧/s 的超快速超声成像系统采集射频数据，采用互相关方法来估计组织位移，从而得到剪切波在组织内的传播情况，其速度与组织弹性模量具有显著相关性。该技术具有无痛、无创、无并发症、价格便宜、临床应用方便、检查速度快等优点，检查时不依赖于操作人员，重复性好，可用于无创诊断肝纤维化，监测肝脏疾病的发展，还可用于评价抗病毒疗法或抗纤维化疗法。但该技术无二维切面成像功能，不能精确定位；影响因素多，受肝脏大血管、胆囊等非目标结构干扰；检测深度有限，且肥胖、腹水、肋间隙过窄者无法检测。

剪切波速度弹性成像是 1996 年 Sarvazyan 和 Emelinov 等提出的，他们利用调制的聚焦超声波束在生物黏弹性组织内生成声剪切波，使组织发生形变，由于聚焦区外辐射力迅速衰减，剪切波只局限于组织内部区域。因此，通过检测剪切波传播进行组织弹性估计，可消除边界条件的影响，简化弹性重构过程。它的主要优点是：可方便地利用聚焦超声波束的辐射力在深部生物组织局部区域内产生剪切波，并且利用剪切波传播距离有限的性质，解决生物组织弹性重构边界条件的统一问题，降低组织弹性重构的复杂程度，并可近似统一不同生物组织的弹性重构方法。

剪切波速度成像能够较准确地提供组织的定量弹性信息，但是也有其自身不可避免的缺点。首先，由于探头本身的振动及内脏器官可以发生相对位移，而它可以影响波速的准确测量，虽然 Sanrin 等对这种影响进行了校正，但是实际应用中可能造成的误差不可预知；其次，剪切波的衰减在腹水及肥胖的患者中仍然难以避免，从而限制了其应用范围；另外，脏器内部的大血管将有可能导致错误的结果。

此外，1998 年 Fatemi 和 Greenleaf 在《Science》杂志发表论文提出了超声激发振动声谱成像，后来被称为振动声成像（vibration sonoelastography）。超声振动声成像是一种目标对定点动态辐射力产生力学响应的弹性成像方法。该方法用两束有微小频差的共焦超声波聚焦于生物组织内部某处，使共焦区组织受到一交变辐射力作用而振动，从而向外辐射频率为微小差频的声波，称为超声激发声发射，该信号包括共聚焦区组织的弹性信息和可用于听器接受的声衰减信息，将其信号用于成像就可以得到振动声图像。振动声成像的优点是成像质量高，有良好的信噪比、对比度和横向分辨率，且无斑纹干扰，能同时反映组织声学性质的变化和组织弹性性质，成像原理简单，信号容易被获取，灵敏度高。其缺点为成像速度慢，不利于实时检测，且不直接表示物体单个力学特性，仅是物体硬度分布的一个相对图像。目前研究还处于初始阶段，仅对离体组织有实验研究。随着研究的深入，它可能在肿瘤的早期检测、肿瘤的热疗和高强度聚焦超声治疗过程的检测控制等方面发挥重要的作用。

二、超声弹性成像检查方法

目前，由于超声弹性成像仪器生产厂家所采用的超声弹性成像技术不同，其检查方法也有所不同。下面以应变弹性成像为例介绍乳腺超声弹性成像检查方法。

1. 感兴趣区域的调节　目前，已经研制成的超声弹性成像仪以原有的彩色多普勒超声诊断仪为基础，在设备内部设置可调的弹性成像感兴趣区（ROI）。收集该 ROI 中因外力作用后局部应变率的改变，以 > 25 帧 /s 的帧频取样，用 CAM 法形成弹性成像。CAM 法属于相对的、比较的方法，也就是比较病变区与周围正常区之间的弹性（或硬度）差别，故 ROI 应调节至病变区面积的 2 ~ 3 倍或以上。

2. 加压方法　目前，应用于临床的应变超声弹性成像多为手法加压。但手法加压法的人为影响因素较多，可因施加压力的大小不同和因压、放的频率快慢而产生不同的应变与位移。为解决这一问题，不同厂家采用了不同的标识来代表压力与压放频率的综合指标，如日本 HITACHI 公司所开发的仪器在显示屏上有代表压力与压放频率的综合指标（数字 1 ~ 7）显示，其中在 2 ~ 4 可较好地分辨组织的硬度，数字"1"表示外力指标过低，数字"5"以上表示外力指标过高，对组织硬度的反应均可能不准确。其他厂家也分别采用了以弹簧柱或波形反映压力和压放频率的综合指标。

3. 操作步骤

（1）常规实时二维灰阶超声检查：寻找病变区域；描述病变声像图特征；测量病灶大小（包括病灶最大直径、左右径、前后径、上下径等）。

（2）彩色多普勒血流显像检查：了解病变血供特征（可参照 Adler 分级描述血流分布特点），并进行频谱多普勒参数测定。

（3）超声弹性成像检查：根据病灶大小合理调节 ROI 范围，采用正确加压方法，细致观察，认真分析超声弹性成像图，对病变区硬度进行适当的评估。

4. 组织硬度超声弹性成像评估方法　由于各厂家采用了不同的色彩反映组织的相对硬度（如日立、GE、飞利浦等公司对相对硬度较小的组织以红色表示，相对硬度较大的组织以蓝色表示；而西门子、百胜公司则采用了与之相反的色标，即相对软的组织以蓝色表示，相对硬的组织以红色表示），因此，乳腺超声弹性成像图评估的方法也不尽相同。以采用日立技术的乳腺超声弹性成像检查为例，目前，国内外多参照日本筑波大学植野教授提出的弹性成像评分 5 分法进行评估。其标准如下。

1 分：肿瘤全体发生变形，图像显示为绿色（图 7-7-1）。

2 分：肿瘤大部分发生变形，但小部分没有变形，图像显示为绿色和蓝色混杂，以绿色为主（图

3 分：肿瘤边界发生变形，中心部分没有变形，图像显示病灶中心为蓝色，病灶周边为绿色（图 7-7-3）。

4 分：肿瘤全体没有变形，图像显示病灶整体为蓝色（图 7-7-4）。

5 分：肿瘤全体和周边组织都没有变形，图像显示病灶和周边组织为蓝色（图 7-7-5）。

目前，临床上多把实时组织弹性成像评分 4 分以上的肿瘤考虑为恶性（图 7-7-4，图 7-7-5），3 分以下考虑为良性病变（图 7-7-1 至图 7-7-3）。

三、超声弹性成像在乳腺良恶性疾病诊断与鉴别诊断中的价值

1998 年，Krouskop 等报道乳腺内不同组织的弹

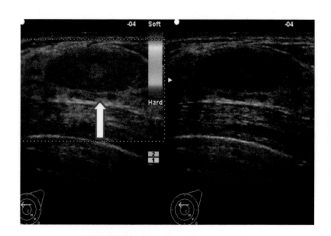

图 7-7-1　超声弹性成像评分 1 分

注：左为超声弹性成像图，肿瘤范围均显示为绿色（箭头），手术病理为纤维腺瘤

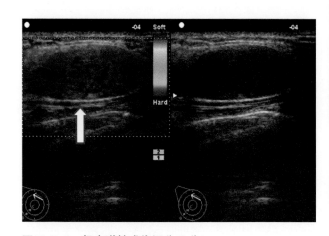

图 7-7-2　超声弹性成像评分 2 分

注：左为超声弹性成像图，肿瘤范围内显示为绿色与蓝色混杂，以绿色为主（箭头），手术病理为纤维腺瘤

性系数各不相同，从大到小为浸润性导管癌＞非浸润性导管癌＞乳腺纤维化＞乳腺腺体＞脂肪组织，从而奠定了乳腺超声弹性成像的应用基础。

　　日本 Itoh 等首先将应变超声弹性成像技术应用于乳腺疾病的鉴别诊断，提出了超声弹性成像乳腺组织硬度分级5分法，并采用超声弹性成像评分 ≥ 4分诊断为恶性，≤ 3分诊断为良性，对59例良性和52例恶性乳腺肿块的超声弹性成像研究中，诊断恶性病变的敏感性、特异性和准确性分别为 86.5%、89.8% 和 88.3%。Raza 等应用同样的技术评价175例患者的188个乳腺病灶，其中61个恶性病灶、127个良性病灶，超声弹性成像诊断恶性病变的敏感性、特异性分别为 92.7%、85.8%。Wojcinski 等组织3个研究中心（柏林、比勒费尔德和汉堡／萨尔），采用HITACHI 实时组织弹性成像技术，对779个乳腺病灶（全部获组织病理学证实）进行检查。超声弹性成像能将乳腺病变诊断的特异性由常规超声的76.1%提高到89.5%，阳性预测值由常规超声的77.2%提高到86.8%，特别是致密型乳腺中乳腺病变的超声弹性成像诊断特异性能达到92.8%。Barr 等组织6个研究中心采用实时组织弹性成像技术对578名女性患者共635个乳腺病灶（其中222个恶性或交界性病变，413个良性病变）进行了检查，分别测量同一切面弹性图像（EI）和B型图像（B）上病灶的最大直径，并比较其测值。以 EI/B ＞ 1判断为恶性，以组织活检为诊断金标准。数据显示：222个恶性病变中有219个 EI/B ＞ 1，413个良性病变中有361个 EI/B 比值＜ 1。以 EI/B ＞ 1判断为恶性，总体敏感性为 98.6%，特异性为 87.4%。各中心的敏感性为96.7% ～ 100%，特异性为66.7% ～ 95.4%。结果表明，弹性成像对乳腺恶性肿瘤具有较高的敏感性。各中心超声弹性成像检查的特异性差异可能在于弹性成像和测量病变的个体技术差异。因此，有必要在技术规范化方面深入研究。中山大学孙逸仙纪念医院 Zhi 等对370例患者共401个最大直径≤ 2cm 的病灶（其中良性病灶246个，恶性病灶155个）进行常规超声和实时组织弹性成像检查，研究表明，常规超声诊断的敏感性（90.3%）高于超声弹性成像（72.3%），但超声弹性成像诊断特异性（91.9%）高于常规超声（68.3%），差异均有统计学意义（$P ＜ 0.05$）。两者联合应用诊断的敏感性和特异性分别为83.9%和87.8%，诊断效能优于单独 BI-RADS-US。罗葆明等通过大量临床实践，在日本 Tsukuba 大学提出的超声弹性成像乳腺组织硬度分级5分法基础上，提出了改良5分法，并对512例患者共672个病灶的超声弹性成像进行了对照研究，分别采用日本 Tsukuba 大学5分法和改良5

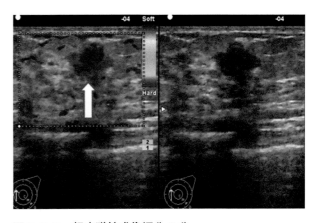

图 7-7-3　超声弹性成像评分3分

注：左为超声弹性成像图，显示肿瘤中央为蓝色，周边为绿色（箭头），手术病理为导管内乳头状瘤

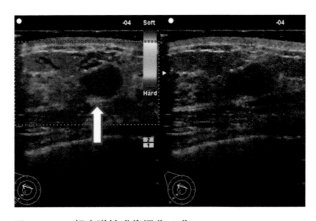

图 7-7-4　超声弹性成像评分4分

注：左为超声弹性成像图，肿瘤范围内整体显示为蓝色（箭头），手术病理为浸润性导管癌

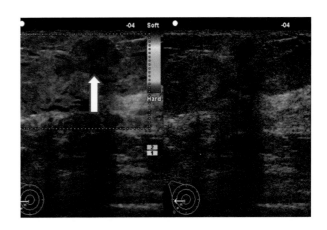

图 7-7-5　超声弹性成像评分5分

注：左为超声弹性成像图，肿瘤及周边组织均显示为蓝色（箭头），手术病理为浸润性导管癌

分法对每个病灶进行评价，结果显示，采用 Tsukuba 大学 5 分法诊断乳腺恶性病灶的敏感性、特异性和准确性分别为 72.6% 、94.9% 和 89.0%；而采用改良 5 分法诊断乳腺恶性病灶的敏感性、特异性和准确性分别为 87.2% 、94.1% 和 92.7%。研究表明，改良 5 分法能更全面评价乳腺病灶的超声弹性成像图表现，提高恶性病变诊断的敏感性和准确性。

虽然改良评分标准更方便于临床医师使用，但毕竟仍属于医师主观判断。由于检查医师的经验不一，有时会出现不同的医师对同一幅超声弹性成像图给出不同的评分，从而导致诊断结果的偏差。近年来推出的应变率比值测定技术使客观评价病灶硬度成为可能。中山大学孙逸仙纪念医院研究表明，以病灶同层乳腺组织作为对照进行应变率比值测定可以较好地反映病灶的相对硬度，并通过对 559 个乳腺病灶的研究表明，良恶性病变弹性应变率比值差异具有统计学意义，以应变率比值 3.05 为 ROC 曲线上的最佳临界点，依此诊断乳腺癌的敏感性为 92.4%(133/144)，特异性为 91.1% (378/415) ，准确性为 91.4% (511/559) 。对改良 5 分法评分为 3 分病灶，应变率比值测定法诊断准确性较评分法提高了 8.7%，4 分病灶提高了 4.8%；所有评分为 3 分和 4 分的病灶评分法的诊断准确性为 74.7%，比值法的诊断准确性为 80.5%，两者之间的差异有统计学意义。提示对于改良 5 分法评分为 3 分或 4 分的病灶，进一步用应变率比值测定法评价可提高诊断的准确性。

Au 等对 112 名妇女 123 肿块活检前行常规二维灰阶超声和剪切波弹性成像检查，目的是评价剪切波弹性成像定量检测乳房肿块的诊断效能和确定最佳判别参数。结果显示，79 个良性肿块的平均弹性模量、最大弹性模量和弹性系数分别为 24.8kPa、30.3kPa 和 1.90，44 个恶性肿瘤的平均弹性模量、最大弹性模量和弹性系数分别为 130.7 kPa、154.9 kPa 和 11.52 （$P < 0.001$）。平均弹性模量、最大弹性模量和弹性系数的最佳诊断截点分别为 42.5kPa、46.7kPa 和 3.56。剪切波弹性成像参数 AUC 均高于常规超声（$P < 0.001$），其中弹性系数的 AUC 值（0.943）最高。

尽管弹性成像诊断乳腺癌的准确性较高，但由于不同组织间的弹性系数存在一定重叠，因此存在一定的误诊率。如髓样癌内实质成分占了 2/3 以上，间质成分少，且多有坏死出血，质地较软；恶性病灶内部出现坏死液化也会导致弹性成像评分偏低而漏诊。而良性病变内并发的钙化、胶原化、玻璃样变和丰富的间质细胞也是造成弹性成像假阳性的主要原因。

四、超声弹性成像影响因素及对策

（一）超声弹性成像评分标准

目前在临床上大多采用日本筑波大学植野教授所介绍的 5 分法进行 UE 评分。但由于乳腺彩色弹性图表现的多样性与复杂性，该 5 分法尚不能包含所有乳腺病灶的超声弹性成像表现，如肿瘤病灶显示为绿色与蓝色相间且绿色和蓝色所占比例相近，有些图像表现为肿瘤病灶范围为蓝色但内有少许绿色，有些图像表现为肿瘤病灶显示为绿色和蓝色相间，以蓝色为主，且周边的组织显示为蓝色。由于超声弹性成像 5 分评分标准中缺乏对这些图像表现的描述分类，无法归于该 5 分法中的某一类，致使这部分病例发生了较大程度的误诊或漏诊。中山大学孙逸仙纪念医院等通过多中心研究，在原有 5 分法的基础上提出改良 5 分评分标准：1 分，病灶整体显示为绿色；2 分，病灶大部分显示为绿色；3 分，病灶范围内显示为绿色和蓝色所占比例相近（图 7-7-6）；4 分，病灶整体为蓝色或内部伴有少许绿色（图 7-7-7）；5 分，病灶及周边组织均显示为蓝色，内部伴有或不伴有绿色显示（图 7-7-8）。通过对 1194 个乳腺病灶的研究表明，采用新、旧评分标准对乳腺良、恶性鉴别诊断的准确性差异有统计学意义，使部分采用旧评分标准误诊的病例在采用新评分标准后得到正确诊断，且改良评分标准全面包含了乳腺病变的超声弹性成像图像表现，分类更加合理，使评分标准的临床应用更为简便、准确，减少了检查师生对原评分标准归类不典型的困惑。

应变率比值测定是基于自相关技术，通过比较 2 个感兴趣区域的弹性成像图，计算两者的应变率比

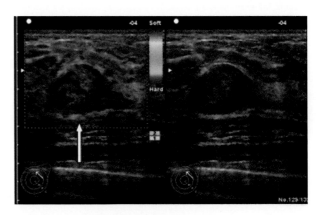

图 7-7-6　改良超声弹性成像评分 3 分

注：左为超声弹性成像图，肿瘤病灶显示为绿色和蓝色所占比例相近（箭头），参照日本筑波大学弹性成像评分 5 分法则无法归类，而改良超声弹性成像评分评为 3 分，病理为纤维腺瘤

值。前期试验研究表明：应变率比值测定与弹性比有很好的相关性。由于病灶弹性与其病理存在一定的相关性，因此，应变率比值测定可能用于鉴别病灶的良恶性。

（二）病灶大小的影响

Giuseppetti 等研究显示，超声弹性成像对于 2cm 的病灶检出的敏感性、特异性分别为 86%、100%。Yamamawa 等运用超声弹性成像不但能将小于 5mm 的非浸润性导管癌清晰显示出来，而且研究中还发现超声弹性成像对小于 3cm 的恶性病变检出率较高，而对于直径较大的肿瘤良、恶性鉴别能力有限。这可能与设置感兴趣区的大小有关（病灶太大时不利于将感兴趣区调节至病变区面积的 2 倍以上）。欧冰等比较了经手术病理证实的直径 ≤ 10mm

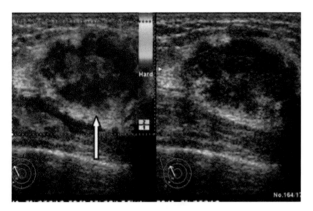

图 7-7-7　改良超声弹性成像评分 4 分

注：左为超声弹性成像图，表现为肿瘤病灶范围为蓝色，内有少许绿色（箭头），参照日本筑波大学弹性成像评分 5 分法则无法归类，而改良超声弹性成像评分为 4 分，病理为浸润性导管癌

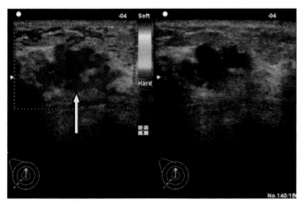

图 7-7-8　改良超声弹性成像评分 5 分

注：左为超声弹性成像图，肿瘤病灶显示为绿色和蓝色相间，以蓝色为主，且周边的组织显示为蓝色（箭头），参照日本筑波大学弹性成像评分 5 分法则无法归类，而改良超声弹性成像评分为 5 分，病理为浸润性导管癌

的 142 个乳腺病灶（Ⅰ组）和直径 > 10mm 的 421 个乳腺病灶（Ⅱ组）的超声弹性成像检查结果，发现Ⅰ组超声弹性成像诊断乳腺恶性病变的敏感性、特异性和准确性分别为 90.9%、99.2% 和 98.6%；Ⅱ组分别为 82.5%、97.6% 和 93.1%，两组相比差异有显著性。

（三）病灶位置的影响

从理论上讲，相同硬度的组织，在相同外力压迫下产生的位移量（变形），位置浅的要比位置深的大。然而，在进行乳腺超声弹性成像检查时，比较的并不是不同深度的不同组织的相对硬度，而是比较同一深度的病灶和周围相对正常的组织在一定外力压迫下所产生的变形是否相同，从而了解病灶与周围组织的相对硬度，并对病灶性质做出相应的判断。中山大学附属第二医院对 681 例患者共 885 个乳腺病灶进行了超声弹性成像检查，根据病灶底部距体表的距离 (D) 分为 3 组（Ⅰ组：D < 1cm；Ⅱ组：1cm ≤ D < 2cm；Ⅲ组：D > 2cm），UE 评分采用改良 5 分法：≤ 3 分判为良性，≥ 4 分判为恶性。结果表明：3 组患者超声弹性成像诊断恶性病变的敏感性、特异性、准确性无显著差异。但对于非常表浅的病灶（距体表 < 3mm）进行超声弹性成像检查时，由于感兴趣区难以涵盖整个病灶及受力不均等影响，有可能会影响到此类病灶诊断的准确性，故对于距体表 < 3mm 的病灶不推荐行超声弹性成像检查。

（四）肿瘤病理、物理性质的影响

尽管超声弹性成像诊断乳腺癌的准确性较高，但仍存在一定的误诊率，这可能是由于不同组织间的弹性系数存在一定重叠。如髓样癌内实质成分占了 2/3 以上，间质成分少，且多有坏死出血，质地较软；叶状囊肉瘤由于其内富含癌细胞，而纤维及胶原组织少，癌肿组织硬度较低，致使其弹性成像评分偏低而漏诊（图 7-7-9）。而良性病变内并发的钙化、胶原化、玻璃样变和丰富的间质细胞也是造成弹性成像假阳性的主要原因（图 7-7-10）。

沈建红等通过对手术病理证实的 475 个乳腺病灶的二维超声、彩色多普勒超声、超声弹性成像特征进行多因素回归分析，建立 Logistic 回归模型，筛选出了 7 个危险因素，并得出各项特征对诊断的影响方向为：随着病灶的弹性评分增高、边缘越不光滑、微小钙化的出现、血流信号越丰富、后方回声衰减，病灶为恶性的可能性越大。利用该回归模型预报 475 个乳腺病灶，以回归值 $P > 0.5$ 预报为恶性，$P ≤ 0.5$ 预报为良性，则预报正确率高达 94.74%。说明在诊断乳腺良恶性病灶方面，应在常规二维灰阶超声的基础上，结合彩色多普勒及超声弹性成像，提高乳腺疾病诊断

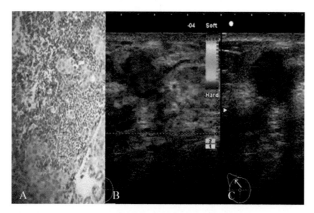

图7-7-9　叶状囊肉瘤组织病理及超声弹性成像

注：叶状囊肉瘤患者组织切片光镜下所见（HE染色），肿瘤富含癌细胞（A图）；改良超声弹性成像评分1分（B图），误诊为良性；常规二维超声病灶边界不规则，纵/横＞1，提示病灶为恶性（C图）

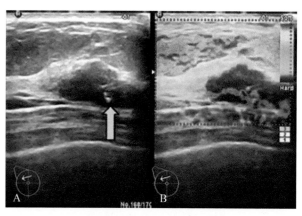

图7-7-10　纤维腺瘤合并钙化超声弹性成像

注：A.二维灰阶超声图，病灶内见强回声光斑（箭头）；B.超声弹性成像图，改良超声弹性成像评分4分，误诊为恶性。病理检查为纤维瘤合并钙化

的准确性。

　　然而，超声弹性成像仍只能较客观地评估乳房肿块的硬度，为乳腺良恶性肿瘤的鉴别诊断提供有用的信息，并不能直接判断乳腺肿瘤的病理性质。因此，应当正确认识超声弹性成像原理及正确掌握超声弹性成像检查方法，避免或减少主观因素造成误诊；进一步研究超声弹性成像表现的相应病理基础；在常规二维灰阶超声的基础上，结合彩色多普勒及超声弹性成像，提高乳腺疾病诊断的准确性。对于超声检查不典型的乳腺病灶仍有必要行穿刺活检以明确诊断。

（罗葆明）

第八节　剪切波速度弹性成像在乳腺病变中的应用

　　弹性成像技术作为现如今超声诊断系统中最受瞩目的一项新技术，不仅能够鉴别乳腺病变的良、恶性，还可以通过描绘病变的硬度分布来评估其组织学信息。弹性成像技术除了可以提供肿块病变的诊断和评估，还可以提供非肿块病变的诊断与评估。2013年第5版《乳腺图影和报告数据系统》（breast imaging and reporting data system，BI-RADS）正式纳入弹性成像相关术语，并且提出了适合于所有方法和仪器的描述词：质软（soft），质中（intermediate）和质硬（hard）。

一、剪切波速度成像

　　以Supersonic弹性成像模式（SWE）为例，它是近年发展起来的一项新的成像技术，采用马赫圆锥脉冲激励超声系统，通过测量局部组织的剪切波速度(m/s)实现了组织杨氏模量值（kPa）的推测。在相应的弹性图中，以彩色编码实时显示组织的二维硬度信息，颜色标尺由蓝渐变至红，红色表示质地软，蓝色表示质地硬，中间红蓝过渡，根据比例表示软硬的级差。弹性量程可根据需要调节，其中，乳腺条件下，系统默认量程为0～180kPa。除此之外，另有一些弹性成像系统并非实时显示弹性图像，如西门子的VTIQ技术，借由一次机械激励的发射实现单帧图像的获取。由于SWE激励源不再依赖于操作者且定量测量对观察者的依赖相对较低，诸多文献报道剪切波弹性成像技术的稳定性更优。

　　SWE评估乳腺病变有两种方法：定量法和定性法。

　　1.定量法　选用单位有杨氏模量E（kPa）和速度c（m/s）。利用仪器自带测量工具可以在获得感兴趣区内的相应弹性参数。以Supersonic为例，弹性参数主要包括平均值（E_{mean}）、最大值（E_{max}）、最小值（E_{min}）、标准差（Es）和平均值比率（E_{rat}）。

　　SWE对乳腺良、恶性病变诊断的应用价值已经被大量研究证实。2012年发表于《放射学》（Radiology）的大型多中心研究（BE1）表明，所有SWE特征都能有效地提高灰阶超声的诊断效能及特异性，在各个弹性定量及定性指标中，E_{max} 具有最高的诊断效能，以临界值 80kPa 鉴别 BI-RADS 3 类和 4a 类结节具有较高的特异性，能够降低不必要的穿刺活检。同时强调了 SWE 特征不应单独使用，结合弹性模量多参数指标的联合诊断是临床应用的发展趋势。

此外，诸多研究证实了恶性病变比良性病变的弹性值硬，但测量方法及所用定量参数则各有侧重。英国学者 Evans 一个小样本的研究中表明弹性定量方法有着与灰阶超声类似的诊断效能，其中 E_{mean} 是最有意义的定量参数，具有较高的一致性，以 50kPa 作为鉴别乳腺病变良、恶性的临界值具有最佳的诊断效能，其敏感性、特异性和准确性分别为 97%、83% 和 91%。韩国学者 Chang 等报道了 182 个乳腺病变的超声弹性成像研究，该研究发现最佳平均临界值 80.17kPa 的敏感性和特异性分别为 88.8% 和 84.7%。相关研究亦表明 Es 能够反映病变的异质性，以 12.1kPa 作为临界值展示了良好的诊断效能，其敏感性和特异性分别为 88.9% 和 89.7%。

除了对乳腺良恶性疾病的鉴别诊断外，定量参数也能有效地评估病变的组织学特征。Evans 等纳入 101 个乳腺癌患者的病灶进行弹性参数与病理结果的对照研究，研究中发现 SWE 平均硬度值越高的乳腺癌其预后越差，同时硬度值与病理分级、脉管侵犯和淋巴结转移高度相关（$P<0.05$）。浸润型乳腺癌组织的硬度高于具有惰性特征的癌组织，因此平均弹性值较高的乳腺癌提示了较差的预后特征。

2. 定性法　实时彩色编码的弹性图像能够提供病变硬度分布的定性信息，进而应用于乳腺病变的诊断。Tozaki M 等学者将 SWE 弹性图按照视觉模式分为 4 类：1 类图像显示为均匀的蓝色，2 类图像有垂直条纹伪像，3 类图像中彩色硬度区显示在病变周围，4 类图像中不均质的彩色硬度区域显示在病变内部。该研究显示模式分类法有着良好的诊断效能，将 1 类和 2 类界定为良性病变，3 类和 4 类界定为恶性病变，其诊断的敏感性和特异性分别为 91.3% 和 80.6%。另有研究表明，模式分类法与定量信息有着高度的相关性，与灰阶超声联合能够显著提高其特异性。

上海瑞金医院周建桥等提出了一种定性参数 "硬环征"（图 7-8-1），该征象是指剪切波弹性成像时，根据需要调节量程，在病变边缘区域观察到呈环状分布的高硬度区，常见于恶性病变。研究表明在所有定量及定性的弹性参数中，"硬环征" 显示出最高的诊断效能（AUC=0.918），同时联合诊断能够有效提高灰阶超声的特异性。

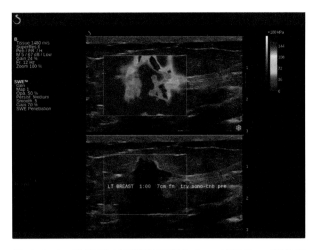

图 7-8-1　乳腺状态下默认量程为 1 ~ 180kPa，蓝色表示组织较软，红色表示，组织较硬

注：边缘侵袭性越强的部分，硬度越高，彩色模式下，可见"硬环征"，病理结果示浸润性导管癌

二、三维剪切波弹性成像

三维灰阶容积超声已经被广为认知，随着弹性技术的发展，三维弹性成像也得到发展和应用，以 Supersonic 为例，其高频三维剪切波 SLV16-5 探头，可以提供三维剪切波容积模式，在不同轴面可以获取多达 30 层的断层图像，帮助更全面了解病变整体的硬度分布信息。韩国学者 Lee 等的研究表明三维 SWE 与二维 SWE 在鉴别诊断乳腺良恶性疾病方面有着相似的诊断效能。两者各自与传统超声联合应用，能够提高超声成像鉴别乳腺肿物良、恶性的诊断效能。目前有关三维弹性的研究尚少、病例不多，有关不同测量切面及测量方法学的应用研究还需要进一步探索。

三、剪切波弹性成像的影响因素

剪切波在硬度较高的病变内部可能不能正常传播，因此相应的区域会发生彩色信号缺失，相应的参数也无法测量。但是，由于恶性肿瘤边缘的促结缔组织反应及肿瘤细胞的局部浸润，肿瘤的边缘较硬，彩色图像中恶性肿瘤边缘常表现为较硬的色标（红色），因此我们在测量中，取样框应该包含病变的边缘及相邻较硬的区域。

Chang 等对 312 个乳腺病变进行弹性成像研究，高质量的图像在鉴别乳腺良、恶性疾病上具有更高的敏感性，研究中就患者年龄、体重指标及灰阶超声下肿块大小、肿块深度和腺体厚度等指标与图像质量的相关性进行了分析。他们认为，肿块大小、肿块深度、腺体厚度和病理学分级图像质量有着显著的相关性，其中腺体厚度是图像质量最重要的影响因素。因此，SWE 对于较小乳腺并且位置较为浅表的小肿块可能会有更好的诊断效果。

（吴长君）

第九节　超声造影在乳腺疾病诊断与鉴别诊断中的应用

一、超声造影基本原理

超声造影（contrast-enhanced ultrasonography，CEUS）是利用造影剂使后散射回声增强，明显提高超声诊断的分辨力、敏感性和特异性的技术。随着仪器性能的改进和新型声学造影剂的出现，超声造影已能有效地增强人体多个实质性器官的二维超声影像和血流多普勒信号，反映和观察正常组织和病变组织的血流灌注情况。它被看为是继二维超声、多普勒和彩色血流成像之后的第三次革命。

（一）超声造影原理

血细胞的散射回声强度比软组织低 1000～10 000 倍，在二维图表现为"无回声"。超声造影是通过造影剂来增强血液的背向散射，使血流清楚显示，从而达到对某些疾病进行鉴别诊断的一种技术。由于在血液中的造影剂回声更均匀，而且造影剂是随血液流动的，因此不易产生伪像。

（二）超声造影剂

超声造影剂作为血管内血池示踪剂，能够提高低流量、低流速血流信号的检出，并通过正常组织和异常组织的灌注差异，提高超声诊断的敏感性和特异性。对于不同的应用，需要选用不同的造影剂。造影剂的分代是依据微泡内包裹气体的种类来划分的。第一代造影剂微泡内含空气，第二代造影剂微泡内含惰性气体。

以德国先灵（Schering）利声显（Levovist）为代表的第一代微气泡声学造影剂，其包裹空气的壳厚、易破，谐振能力差，而且不够稳定。当气泡不破裂时，谐波很弱，而气泡破裂时谐波很丰富。所以通常采用爆破微泡的方式进行成像。它利用爆破的瞬间产生强度较高的谐波。

以意大利博莱科（Bracco）声诺维（SonoVue）为代表的第二代微气泡造影剂，其内含高密度的惰性气体六氟化硫，稳定性好。造影剂有薄而柔软的外膜，在低声压的作用下，微气泡也具有良好的谐振特性，振而不破，能产生较强的谐波信号，可以获取较低噪声的实时谐波图像，这种低机械指数（MI 的声束能有效地保存脏器内的微泡，而不被击破，有利于有较长时间扫描各个切面。由于新一代造影剂的发展，使得实时灰阶灌注成像成为可能。

（三）超声造影技术

超声造影技术包括谐波成像、间歇谐波成像、闪烁成像、反向脉冲谐波成像、三脉冲序列反向脉冲成像、实时谐波成像、声波激发成像、次谐波成像和微血管成像等。目前主要运用的技术有以下两种。

1. 造影剂爆破成像法　使用第一代造影剂时，为了观察造影剂在血管脏器和组织中的分布信息，通常采用爆破微泡的方式，以获取丰富的谐波。

2. 低机械指数成像　当采用发射的超声，其机械指数（MI）低于 0.15 时，称为低机械指数。采用这种低于微泡被击破时的能量的超声波进行的造影称为低机械指数造影。这种方法可以实现血流连续谐波成像，也能减少组织谐波的干扰。该技术使用第二代造影剂。

二、乳腺超声造影检查方法

1. 患者取平卧位，双手上举，进行整个乳腺的扫查，确定实性病灶的数目和位置，观察其二维基本特点（包括病灶大小、形态、内部回声、边界、后方回声等），并进行彩色/能量多普勒和频谱多普勒检查，根据常规超声检查的初步结果，确定需要进行声学造影检查的乳腺病灶。

2. 启动造影模式，选定病灶进行造影时需要观察的切面（可以是病灶的最大切面、血供最丰富的切面或是形态不规则的切面），通常选择病灶的最大切面，以有利于测量造影剂增强前后的病灶范围。使用双幅显示方法，聚焦点位于病灶的后缘，设定机械指数（不同设备 MI 设置也不相同，以 PHILIPS iU22 为例，MI 设置为 0.06），通过肘前静脉注入微泡造影剂（目前在国内唯一能在临床使用的超声造影剂为 Sono Vue），用量暂没有统一标准，2.4ml、4.8ml 均有使用（以注射 4.8ml 为多），随后推注 5～10ml 的生理盐水。造影剂推注同时开始计时，并对整个造影过程进行存贮记录，一般记录 2min，而后再进行分析。造影过程中，检查者需保证探头位置固定，不要对乳腺肿物加压，同时让患者保持安静和平静呼吸。

三、超声造影在乳腺疾病诊断与鉴别诊断中的应用

虽然早期研究表明，注入造影剂后可明显提高彩色多普勒的敏感性和特异性，并借此为乳腺肿物良恶性鉴别、术后瘢痕和肿瘤复发的鉴别，以及腋窝反应性淋巴结与转移性淋巴结的鉴别提供诊断信息。但该方法对毛细血管级的血流显示仍不理想，且有研究表明多普勒血流参数和组织病理学分析的微血管密度间的相关性不强，因而认为多普勒超声只能显示病灶的宏观血管构造，而对病灶微观血管构造的了解需要借助新的影像学方法。

随着第二代造影剂（以 Sono Vue 为代表）的临床应用，以及造影技术的发展，实时灰阶超声造影因不依赖于多普勒技术，且 Sono Vue 直径小，稳定性强，是真正的血池造影剂，因此可以真实地反映肿瘤新生血管床的情况。目前，乳腺实时灰阶超声造影研究主要有以下两个方面。

1. 时间－强度曲线　通过仪器内置的软件，对于乳腺肿物增强的情况进行分析，绘出时间－强度曲线。研究分析的指标包括曲线上升支的斜率、达峰时间（反映造影剂进入肿物时间的快慢），峰值（反映造影剂在肿物内的聚集情况）、下降支斜率（反映造影剂消退的快慢）、下降支形态、曲线下面积等（图 7-9-1）。对于时间－强度曲线的分析方法，

主要有两种：一种是直接分析良、恶性肿物的时间－强度曲线差异（图 7-9-2）；另一种是通过分析良性肿物与周围正常乳腺的时间－强度曲线差异、恶性肿物与周围正常乳腺的时间－强度曲线差异，再进行比较（图 7-9-3，图 7-9-4）。与前一种分析方式相比，后一种方式较为客观。主要是由于造影剂进入乳腺病灶的时间，除了受到乳腺本身血供的影响之外，还与患者的血液循环、体重、心功能及造影剂推注的方式和速度相关。如进行乳腺病灶与周围正常乳腺组织的比较，则摒除了上述因素的影响。大多数研究表明：与良性肿瘤相比，恶性肿瘤上升支的斜率大，达峰时间短，峰值高，下降缓慢并且出现多态性，曲线下面积大。还有研究者对时间－强度曲线的形态进行了大致分类，概括为两种形态：速升缓降型和缓升速降型，良性肿瘤多为缓升速降型，而恶性肿瘤多为速升缓降型。两者之间的差别有统计学意义。亦有研究者将曲线形态分为尖峰状和圆钝山峰状，良性病灶多呈圆钝山峰状，起始段平缓，上升支缓慢或较陡直，维持一个短暂平台后再缓慢下降，下降较平缓，呈单相；而恶性病灶灌注曲线呈尖峰状，起始段成角，上升支陡直，下降支较平缓，单相斜形向下或多转折，呈多峰，即造影剂清除相为多相。对于时间－强度曲线形态的分类，实际上是对乳腺肿物微血管灌注情况的一种直观反映，其基础仍然是曲线参数的比较。

2. 造影增强模式　通过对乳腺实时灰阶超声造影进行记录，而后进行病灶增强模式的分析，从而做出良、恶性的判断。主要的观察指标包括以下几个。①乳腺肿物增强模式：根据肿物增强模式，可以分为

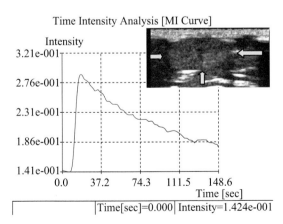

图 7-9-1　乳腺纤维腺瘤超声造影时间－强度曲线

注：小图为注入 SonoVue 后病灶呈均匀增强曲线（箭头所指）。大图为随机分析软件获得的超声造影时间－强度曲线（DU8，ESAOTE），可分析上升支的斜率、达峰时间、峰值强度、下降支斜率和曲线下面积

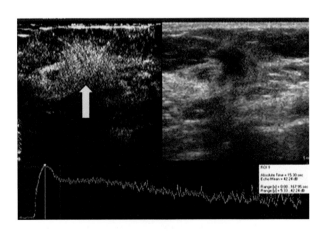

图 7-9-2　乳腺癌超声造影时间－强度曲线

注：通过在病灶内部选择一感兴趣区域（图中绿色框，箭头所指）可获得病灶内部超声造影时间－强度曲线，并进行分析（曲线右上方白色小框内数据为测值。iU22, PHILIPS）

没有增强、均匀增强、不均匀增强(包括病灶部分增强、病灶周边增强);②乳腺肿物增强开始时间:肿物增强的时间分为增强早于周边乳腺组织、增强与周边乳腺组织同步、增强晚于周边乳腺组织;③乳腺肿物增强范围:在乳腺肿物增强范围最大时,对肿物的范围进行测量,并与在二维模式下测量的肿物范围进行比较,可以分为造影时肿物增强范围大于二维模式下测量的范围,造影测得肿物增强范围等于二维模式下测量的范围;④乳腺肿物造影剂开始消退时间:包括消退早于周边乳腺组织、与周边乳腺组织同步消退、消退晚于周边乳腺组织。

经过近几年国内外对造影增强模式的研究,良、恶性肿瘤主要的鉴别要点为良性肿瘤多为均匀增强(图7-9-5),恶性肿瘤多为不均匀增强(图7-9-6)。研究表明,在乳腺恶性肿瘤早期,肿瘤可诱发大量新生血管,这些新生血管的形成往往早于肿瘤形态学上的变化。微血管密度(MVD)被认为是评价肿瘤血管生成的金标准,也是恶性肿瘤发生发展及预测肿瘤复发转移的重要因素。乳腺恶性病灶的 MVD 水平表现为数目多、边缘区域高于中间区域,对于有不均匀增强及中央缺损存在的病灶考虑恶性可能性大。然而,也有研究认为,仅周围增强提示病灶为恶性,而其他增强模式,如均匀增强、不均匀增强、局部增强等并不提供有意义的鉴别诊断信息;造影前后测量范围出现差异较多出现在恶性肿瘤(图7-9-7)。乳腺癌病灶增强后径线增大有可能是超声造影的重要特征,与肿瘤新生血管丰富,向周围浸润,造成造影后视觉轮廓增大有关。恶性肿瘤造影时边界欠清晰,而良性肿瘤常有完整清晰的轮廓;恶性肿瘤周边常出现放射

性增强(图7-9-8),纤维腺瘤多出现外周环状的灌注(图7-9-9);良、恶性肿瘤在造影初期,均出现明显增强,但到了延迟相,恶性病灶仍有中等程度弥漫性的造影剂聚集,即消退比较晚,但良性病灶

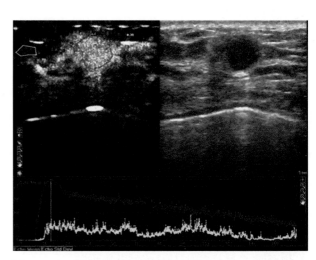

图 7-9-4　乳腺癌与周围组织超声造影时间—强度曲线

注:红色曲线为乳腺癌病灶时间—强度曲线,黄色为周围组织时间—强度曲线,两条曲线形态差异大(iU22, PHILIPS)

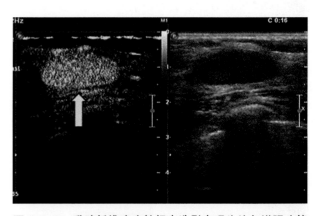

图 7-9-5　乳腺纤维瘤病灶超声造影表现为均匀增强(箭头)

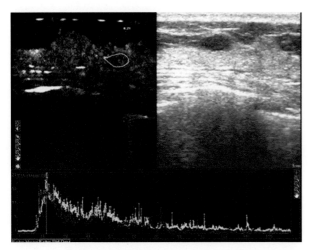

图 7-9-3　乳腺纤维腺瘤与周围组织超声造影时间—强度曲线

注:红色曲线为乳腺纤维瘤病灶时间—强度曲线,黄色为周围组织时间—强度曲线,两条曲线形态相似(iU22,HILIPS)

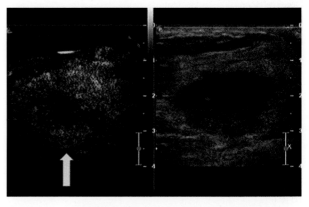

图 7-9-6　乳腺癌病灶超声造影表现为不均匀增强(箭头)

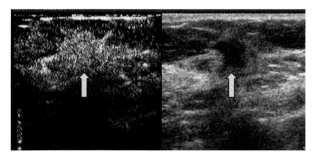

图 7-9-7　乳腺癌超声造影图

注：通过随机软件，在二维灰阶超声图上沿病灶边界勾画出病灶大小（右图箭头所指红色框），在灰阶超声造影图上会同步出现同样大小形态的红色框以指示相应病灶大小位置（左图箭头所指红色框），并根据造影前后测量范围出现差异判断病灶的良、恶性

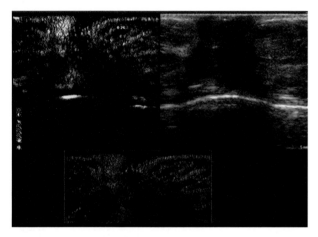

图 7-9-8　乳腺癌超声造影病灶周边表现为放射性增强

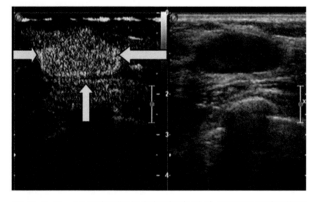

图 7-9-9　乳腺纤维腺瘤超声造影外周可见环状增强（箭头）

这种现象少见。

微血管成像（micro vascular imaging，MVI）技术是利用特殊软件，通过跟踪造影微泡的轨迹，对图像间的差异进行逐帧比较，明显提高了微血管显示

率，有利于显示小血管（即特别低速）的血流。通过该技术分析乳腺肿物的微血管结构，并对病灶的良、恶性做出鉴别。国内有研究人员进行了相关的研究，他们将乳腺肿物增强时表现出的微血管结构大致归为三类，即树枝状、发根状、蟹爪样。乳腺良性肿瘤的微血管结构大多为树枝状，恶性肿瘤的微血管结构大多为蟹爪样，而发根状的微血管结构在良、恶性病灶中都可以观察到。研究表明，乳腺良、恶性肿瘤的微血管结构间的差异有统计学意义，可用于乳腺肿物的鉴别诊断。

此外，三维超声与超声造影相结合的诊断模式，也受到了关注。与二维相比，三维超声能够更加立体观察病灶，与超声造影相结合，能够从不同角度更好地观察病灶的血流灌注情况，有利于鉴别诊断。Forsberg 等对 55 例乳腺病灶进行二维、三维及增强二维、三维超声检查，以组织病理为金标准，绘制上述检查方法的 ROC 曲线，结果表明三维超声造影对乳腺病灶的鉴别诊断准确率最高，而钼靶检查与三维超声造影结合后 ROC 曲线下面积从 0.86 增加到 0.90。经组织病理学证实，病灶的良、恶性与三维超声造影评估的血管密度有一定的相关性。

常规超声鉴别乳腺癌术后瘢痕与复发尤为困难。BAZ 等应用超声造影技术对 38 名乳腺癌术后患者瘢痕的良、恶性进行研究，发现常规二维超声下瘢痕转移灶可表现为无血流或少血流信号，当造影后出现血管数、增强程度、血管分布情况中任两项改变或病灶边缘增强情况时，提示瘢痕出现恶性转移，有效地提高了乳腺癌术后瘢痕复发的检出率和准确性。

有学者通过超声造影时间－强度曲线分析，探讨了浸润性乳腺癌患者的超声造影时间－强度曲线的灌注参数和临床病理因素之间的关系。研究表明，雌激素受体阴性肿瘤灌注参数值显著大于雌激素受体阳性肿瘤（峰值强度，$P=0.0002$；上升斜率，$P=0.006$；面积下的曲线下，$P=0.0006$）。Ki-67 峰值强度的变化与所有肿瘤（$r=0.54$，$P<0.0001$）、luminal 肿瘤（$r=0.43$，$P=0.0002$）、人表皮生长因子受体 2 阳性（$r=0.47$，$P=0.047$）及三阴性肿瘤（$r=0.55$，$P=0.043$）显著相关。提示超声造影灌注参数可以为高级别恶性肿瘤提供良好的预测价值，并有助于确定合适的治疗策略。

乳腺癌的新辅助化疗作为乳腺癌术前控制病灶进展、术后延长患者生存期的新方法，已逐渐被人们接受，但对化疗药物耐药的病灶，术前化疗不仅无法使患者获益，还会延误手术时机，因此，对其早期疗效的监测意义重大。目前对乳腺癌新辅助化疗后疗效监测多采用触诊、磁共振成像、二维超声等方法，对病灶大小及血供粗略测量，病灶体积的减小虽然是一种阳性指标，但是其灵敏度较低，磁共振成像效果虽好，但价格高，不适合普及推广。研究表明，超声造影有助于新辅助化疗疗效监测。新辅助化疗者治疗前后病灶增强方式有明显改变，表现为造影剂增强强度减低、灌注区域减小，表明治疗后肿瘤病灶内微血管灌注程度减低。如病灶在治疗后超声造影表现为无增强，可认为新辅助化疗后完全缓解。新辅助化疗前后超声造影时间－强度曲线分析表明峰值强度与病灶 MVD 呈正相关，可通过对其分析初步评估肿瘤微血管的丰富程度，间接评价化疗疗效。如造影治疗后病灶时间－强度曲线表现为上升时间延长、峰值强度减低、曲线下面积减小，表明化疗后，进入肿瘤病灶微血管的微泡流速减慢、流量减少、总量减低，即肿瘤内及周围血管数量减少，其评估效能与磁共振成像相当。因此，超声造影在评价新辅助化疗疗效方面有较高的潜在价值。

乳腺的前哨淋巴结是指最先接受整个乳房淋巴引流，最早发生转移的淋巴结。术前对淋巴结转移状况的正确评估，可决定手术是否清扫腋淋巴结，对患者的术后并发症如腋窝持续水肿、患侧手臂淋巴水肿、上臂感觉缺损、神经病变及肩膀僵硬等的形成及术后生活质量具有重大影响。常规超声检查对前哨淋巴结的定位及判断是否有前哨淋巴结转移作用非常有限。有研究表明，在乳腺肿块周围皮下注射或乳晕旁皮下注射超声造影剂后，造影剂可通过毛细淋巴管管壁渗透进入淋巴管进而流至淋巴结，表现为从注射部位发出条状增强回声，进而达到较高的前哨淋巴结显影效果，其定位效能与亚甲蓝相当。通过肘正中静脉注射造影剂，则良性淋巴结表现为均匀性增强，转移淋巴结表现为向心性不均匀增强或无增强，且造影后有径线扩大及病灶边缘放射状血管排列增强表现，与通过乳晕外侧皮下注射造影剂后得出的结果类似。考虑原因是转移的肿瘤细胞定植于淋巴结皮质的淋巴窦及小淋巴管内，随着肿瘤的增殖，逐渐压迫淋巴管，阻塞淋巴道所致。当淋巴管完全受压时，造影剂无法通过，转移性淋巴结可表现为不增强。

四、乳腺超声造影存在的问题

尽管初步研究表明，超声造影在乳腺肿物的鉴别诊断方面有一定的优势。然而，乳腺超声造影仅能观察二维超声可以探查到的乳腺病灶，二维超声观察不到的病灶，仅靠造影剂增强的短暂时间，很难对整个乳房进行扫查，从而发现病灶。而且，乳腺良、恶性肿瘤之间，在造影增强模式上存在一定程度的重叠，如乳腺癌和富血供的纤维腺瘤、乳腺炎症等。因而，仍然需要进一步的研究。目前，从造影剂剂型的选用到剂量的选定，以及最后的诊断指标，仍有待深入研究。

由此可见，乳腺超声造影作为一项新兴的超声检查技术，在乳腺肿物的鉴别诊断方面具有潜在的应用前景。然而，缺乏统一的诊断标准和应用指南是目前限制其应用的主要因素，有必要通过大范围的多中心研究，制定完整的诊断规范，促进超声造影在乳腺肿物鉴别诊断中的应用，与二维超声和彩色多普勒超声相结合，进一步提高超声诊断乳腺肿物的准确率。同时，通过计算机辅助软件的开发，避免在造影评估过程中的主观性，更好地提高其诊断效能。

第十节　三维超声在乳腺良恶性肿块鉴别诊断中的应用

乳腺超声检查安全、无辐射，可以显示 X 线探测不清的乳腺肿块，目前已成为乳腺钼靶有力的补充手段。但传统手持式超声(hand held ultrasonography, HHUs)操作者依赖性强、可重复性差，没有标准化的数字图像资料，操作者的临床经验、操作技巧、扫查切面是否全面标准等都会影响其诊断的准确性。1961 年 Baun 和 Greewood 在采集一系列平行的人体器官二维超声截面的基础上，用叠加的方法得到了人体器官的三维图像。随后，很多学者进行了这方面的研究工作。近年来，三维超声尤其是自动乳腺全容积扫查(automated breast volume scanner, ABVS) 可对整个乳腺进行自动三维重建，并标准化储存图像数据的成像系统，因此无操作者依赖性，可重复性好，在一定程度上弥补了 HHUS 的不足，因此在乳腺肿物诊治中得到了越来越广泛的应用。

一、三维的超声成像原理

计算机辅助超声三维成像是通过超声诊断仪，从人体某一部位的几个不同位置和角度按一定规律采集二维图像信息，然后将这些二维图像及它们之间的位置和角度信息输入计算机，由计算机进行处理后，重建三维图像，从而出现该部位或器官的立体影像，描绘出脏器的三维形态。

1. **立体几何构成法及表面轮廓提取法** 三维超声成像早期曾采用立体几何构成法或表面轮廓提取法。立体几何构成法是将人体脏器假设为多个不同形态的几何体组合，需要大量的几何原型，因而对于描述人体复杂结构的三维形态并不完全适合。表面轮廓提取法是将三维超声空间中一系列坐标点相互连接，形成若干简单直线来描述脏器的轮廓，该技术因所需计算机内存少且速度快曾用于心脏表面的三维重建，但由于其不具灰阶特征而难以显示解剖细节、受操作者主观因素影响较大等缺点，目前已很少应用。

2. **体元模型法** 体元模型法（voxel mode）是目前最具临床使用价值的新技术，它可对结构的所有组织及血流信息进行重建。在体元模型法中，三维物体被划分成依次排列的小立方体，一个小立方体就是一个体元。任一体元（v）可用中心坐标（x，y，z）确定，这里 x、y、z 分别被假定为区间 [1，Nv] 中的整数。二维图像中最小单元为像素，三维图像中则为体元，体元可以认为是像素在三维空间的延伸。与平面概念不同，体元空间模型表示的是容积概念，与每个体元相对应的数 V（v）叫作"体元值"，一定数目的体元按相应的空间位置排列即可构成三维立体图像。描述一个复杂的人体结构所需的体元数目很大，而体元数目的多少（即体元空间分辨率）决定了模型的复杂程度，因此体元空间模型法需要高精度和高速度的计算机系统。

二、三维超声检查方法

三维超声成像的基本步骤是原始图像采集、图像数据处理、三维图像显示。

（一）图像采集

高质量采集二维图像是三维重建至关重要的第一步。目前图像的采集主要通过以下几种方式完成。

1. **机械驱动扫查** 探头固定于机械臂上，由计算机控制电动步进马达，按选择的角度和速度做规定形式的运动。常见的有平行扫查法、旋转扫查法及扇形扫查法。①平行扫查法：探头由电动步进电机驱动，以预定的速度和预定的间隔运动采集图像，获得一系列相互平行等距的二维断面图像。②旋转扫查法：将探头固定于某一透声窗，探头围绕某一轴心旋转取图像，获得一系列相互均匀成角且中心轴相互均匀成角的二维断面图像。③扇形扫查法：探头固定于某一位置，以手动装置或计算机控制的电动驱动，做扇形运

动获取图像，其扫查间隔角度可调。可获得一系列相互均匀成角的二维断面图像。在机械驱动扫查中，探头按预先设定的逻辑轨迹运动，计算机容易对所获得的二维图像进行空间定位，数据处理及三维成像速度快，图像重建准确可靠。

2. **自由臂扫查技术** 将一个位置感应器固定在常规超声探头上，测定换能器在采样操作时的空间位置的变化。系统将这种带有空间和方位信息的二维图像转换成数字化信息并存入电脑，继而对其进行三维重建。最常用的是磁场定位扫查方式。该技术主要依靠一套磁声空间定位系统，由电磁场发生器、空间位置感测器和微处理器组成。由微处理器控制电磁场，发生器向空间发射电磁场。空间位置感测器被固定在探头上，操作者如同常规超声检查一样，手持带有空间位置感测器的探头进行随意扫查时，计算机即可感知探头在三维空间内的运动轨迹，从而获得每帧二维图像的空间坐标及图像方位。带有空间坐标信息和方位信息自由度参数的数字化图像被储存在计算机中，即可对所扫查结构进行三维重建。该技术操作方便灵活，扫查时间和范围可调，适用于一次性较大范围复合形式的扫查采样。此方法的缺点在于每一次使用时都必须对系统进行精确校正，扫查过程必须均匀缓慢，受人为因素影响较大。

3. **三维容积探头** 三维容积探头又称"一体化探头"，即将一个二维探头和一个摆动机构封装在一起，操作者只要将其固定于体表并指向所需扫查部位，系统就会自动采集三维数据，且不需要后处理即可获得三维立体数据库，并能立刻显像。此方式采样方便可靠，但其扫查范围较小，对于较大的病灶不能获得病灶的整体立体图像。该采集方法图像采集间隔越小，则填充像素点越少，图像灰度失真度越低。不同图像采集方式经处理可形成不同几何形状的立体图像数据集，从任意角度对立体数据库进行任意平面的剖切均能显示灰阶丰富、层次均匀的二维超声图像。

4. **ABVS 系统** ABVS 系统由主机、5 ~ 14 MHz 宽频自由臂探头及工作站构成。扫描探头长 154mm，一次扫描距离为 168mm，最大扫描深度为 60mm，因此每次扫查可获得最大为 168mm×154mm×60mm 的容积数据。扫描所获图像数据自动保存并传输到工作站进行实时三维重建。诊断医师可随时根据需要多方位对重建后的图像进行动态观察。

传统手持三维超声乳腺扫查方法：患者平卧位，双上肢上举自然放平，充分暴露乳房；先行二维超声检查，常规扫查双侧乳腺，了解乳腺病变情况，在获取病灶优质二维图像后，启动三维超声检查，根据情况调节扫查范围及扫查角度；采集图像时要求采集范

围应包括整个肿瘤及肿瘤周边部分正常乳腺组织。对于机械驱动扫查及自由臂扫查，要求能匀速扫查；而容积探头扫查则要求探头固定不动。

ABVS扫描时患者取仰卧位，检查者根据患者乳房的大小选择机器的最佳预设扫描条件，系统自动调整深度、增益、聚焦范围等以获得最佳图像质量。目前文献报道较多的是采用三次扫描方法，即每侧乳房常规完成正中位、内侧位和外侧位三个方位的扫描，乳房较大时另加上方位和下方位，每次扫描都包含乳头在内。也有学者提出四次扫描是最好的扫描方式，即对乳腺进行四个方位（包括外上位、外下位、内上位和内下位）的扫查。每个方位的扫查时间为55～65s，采集图像的层间距为0.5mm。每例患者（两侧乳腺）扫查时间为8～10min（两次扫描法）、10～15min（三次或四次扫描法），图像评估时间依诊断医师临床经验不同而异，需5～15min。

（二）三维图像重建

通过超声诊断系统从人体某一部位（脏器）的几个不同位置获取若干数量的二维图像，扫描获得的二维图像信息暂时储存在计算机内存中，计算机对按照某一规律采集的一系列分立二维图像进行空间定位及数字化处理，并对相邻切面之间的空隙进行像素插补（被插补像素的灰度值为其相邻像素灰阶的均值）平滑后，形成一个三维立体数据库。图像重建是一个很关键的步骤，直接关系到成像的成败和质量。

（三）三维图像的显示

1. 表面成像　表面成像是表面轮廓提取法的显示形式，早期包括网格型和薄壳型成像法，随着计算机技术的提高，轮廓成像的质量明显提高，图像越来越细腻，较广泛地用于含液性结构、被液体环绕结构及胎儿的三维成像。在乳腺疾病中，应用表面成像可以通过周边的液性回声更好地衬托出囊肿或导管内乳头状瘤等病灶的轮廓。

2. 透明成像　透明成像即总体显示，为体元模型法的显示形式，显示组织结构中所有的灰阶信息。采用透明算法，淡化软组织结构的灰阶信息，使之呈透明状态，既可显示脏器内部回声较强的结构，又部分保留周围组织的灰阶信息，使重建结构具有透明感和立体感，调节透明度可以突出希望清晰显示的部位和结构，其有三种模式：①最大回声模式。显示三维数据库内每条声束上的最强回声的结构。②最小回声模式。显示三维数据库内每条声束上的最低回声的结构。③X线模式。显示三维数据库内每条声束上的灰阶平均值，重建类似于X线检查的图像。对于乳腺的透明成像，可以提供可信的导管解剖、导管分支情况

及导管内病理结构信息、空间关系。透明成像还可以很好地显示活检穿刺针的位置。

3. 截面显像模式　截面显像模式是在同一个图像上同时显示从三维显像中获得的互相垂直的横、纵及冠状面截面图像。在这种显示模式上，我们可以同时获得三维图像中的多个信息，对病灶有一个较全面的基本认识。

4. 反向模式　反向模式是以与灰阶显示颜色相反的模式显示病灶。这种显示模式成像感兴趣区必须包括整个病灶，弱回声的乳腺病灶应用这种显像模式可以清楚地显示出病灶的形态。

5. 超声断层显像　与CT断层显像一样，超声断层显像（tomographic ultrasound imaging, TUI）可以选择不同层厚显示横、纵或冠状面三个切面的各个断层图像信息，可以对病灶有全面的认识。

6. 三维彩色多普勒血流成像（CDFI）、多普勒能量成像（CDI）　CDFI和CDI能立体多切面显示病灶内部及病灶周围血管的空间分布、数量。应用一种特殊的透明模式（glass body rendering），只显示病灶的CDFI或CDI血流情况，能很好地显示病灶内外整个血管结构情况。

三、乳腺三维超声良恶性肿块的鉴别

与二维超声相比，三维超声可更清晰地显示出病变的肿块内部结构与周边邻近组织的立体关系、浸润层次及肿块内部血管分布、走行情况，还能显示二维超声无法看到的肿物整体观。

（一）乳腺三维超声灰阶显像在乳腺疾病中的表现

1. 乳腺癌　二维超声显示肿块边界不规则，内部回声不均匀，部分肿块内可见强回声钙化点，无包膜。三维超声通过三个断面显示肿块边界模糊不整齐，呈菜花状、分叶状，凹凸不平，内部呈低回声，光点分布不均匀，常可见到砂粒状钙化等特点，周围组织呈蟹足样浸润或呈"毛刺征"（图7-10-1，图7-10-2）。

2. 乳腺纤维腺瘤　二维超声显示肿块呈低回声，形态规整，纵径小于横径（图7-10-3）。三维超声显示肿块常有完整的包膜，边界清晰，表面光滑，内部呈均质实质回声，与周围组织形成完整界面，肿块周围腺体回声正常（图7-10-4）。

3. 乳腺乳头状导管癌　二维超声显示乳腺导管扩张，内有斑块状或条索状肿块。三维超声显示肿块边缘不规则，可见斑块状条梭状肿物，管壁浸润明显，利用三维超声旋转肿瘤呈菜花状改变，导管扩张。

4. 乳腺导管内乳头状瘤　二维超声显示导管扩

张，内壁见有乳头状肿物。三维超声显示管壁上乳头状肿物更清晰，肿物边界清晰，周围腺体组织无浸润。

5. **乳腺囊性增生肿块** 二维超声显示双侧乳房内可见多个大小不等囊实性肿块，后壁回声增强。三维超声显示肿块无包膜，形态不规则，呈片状低回声区，可与周边乳腺导管相互延伸（图7-10-5）。

6. **乳腺单纯性囊肿** 二维超声显示囊肿呈圆形或椭圆形，内部透声好，后壁回声增强（图7-10-6）。三维超声显示囊壁光滑，边界清晰，内部透声好，有包膜，后方伴有明显增强效应（图7-10-7）。

（二）三维超声在乳腺良恶性肿块鉴别中的作用

三维超声在可以很好显示病灶立体情况的同时，还可以显示出二维超声无法观察到的冠状切面信息。在乳腺癌中，冠状切面上可观察到不同程度的强回声汇聚征，而良性肿物罕有此征象。此征象对乳腺恶性肿物的诊断具有较高的特异性。

"汇聚征"可以分为典型和不典型两种。典型的"汇聚征"表现为肿块的周边可观察到比较完整的中等或高回声环包绕肿块；肿块自身形态可以规则或不规则，周边可见条索状中等或高回声向外放射伸展；可见肿块周围正常组织不规则扭曲、纠集（图7-10-8）。不典型的"汇聚征"表现为肿块的周边没有较为完整的高回声环包绕，甚至没有边界；肿块形态多不规则，肿块周边可见"伪足""毛刺"等征象，条索

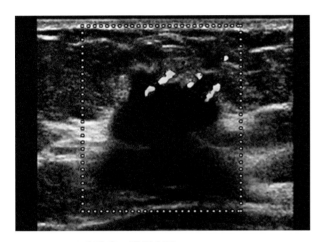

图7-10-1 乳腺癌二维超声图

注：二维超声显示肿块边界不规则，无包膜，后方回声轻度衰减衰减

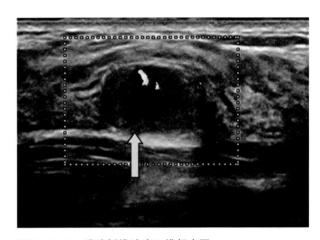

图7-10-3 乳腺纤维腺瘤二维超声图

注：乳腺纤维腺瘤二维超声显示肿块呈低回声，形态规整，纵径小于横径（箭头）

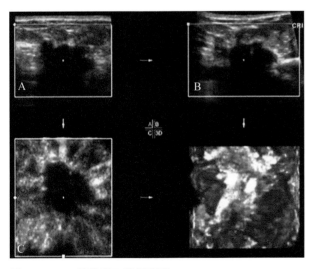

图7-10-2 乳腺癌三维超声图

注：与图7-10-1为同一患者。三维超声图横切面（A）、纵切面（B）和冠状切面（C）均显示病灶边界不整齐，呈分叶状，凹凸不平

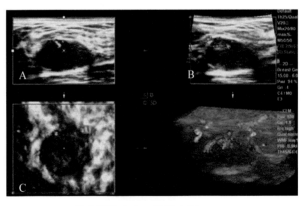

图7-10-4 乳腺纤维腺瘤三维超声图

注：乳腺纤维腺瘤三维超声图横切面（A）、纵切面（B）和冠状切面（C）均显示病灶与周围组织有完整界面，边界清晰，内部呈均质实质回声，病灶周围腺体回声正常

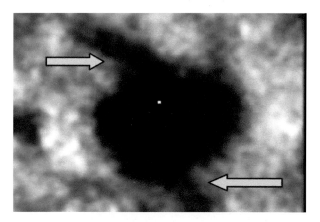

图 7-10-5　乳腺囊性增生肿块三维超声冠状切面图

注：三维超声显示肿块无包膜，形态不规则，呈片状低回声区，与周边乳腺导管相互延伸（箭头）

状的中等或高回声与之相互交错并向四周放射伸展；可见肿块周围正常组织不规则扭曲、纠集（图 7-10-9）。现有资料说明，"汇聚征"在浸润性导管癌及浸润性小叶癌等具有浸润性的癌肿中发现比例较高。乳腺的腺叶组织呈"放射状"排列，对于那些上皮源性的恶性肿瘤，当其浸润性生长时，冠状断面的观察可以在最大限度上提供肿块与周围正常腺叶组织及间质相互关系的信息。这种关系在矢状断面及横断面上比较难以进行完全的观察，因而浸润性恶性肿块在三维超声中出现"汇聚征"频率较高，而在二维平面上多数仅为"恶性晕"，甚至没有表现。这对于早期明确诊断恶性肿瘤具有重要意义（表 7-10-1）。

自 ABVS 应用于临床以来，使乳腺三维超声真正具有了临床实用价值。有研究表明，同时采用 ABVS

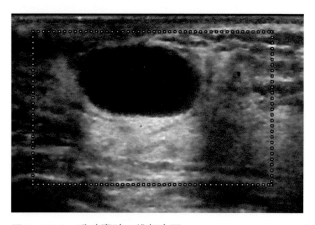

图 7-10-6　乳腺囊肿二维超声图

注：二维超声显示囊肿呈椭圆形，内部透声好，后壁回声增强

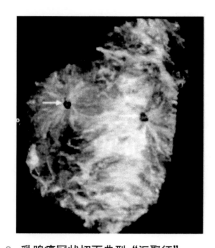

图 7-10-8　乳腺癌冠状切面典型"汇聚征"

注：肿块形态不规则，周边可见完整的高回声环包绕，周边可见条索状中等及高回声向外放射伸展

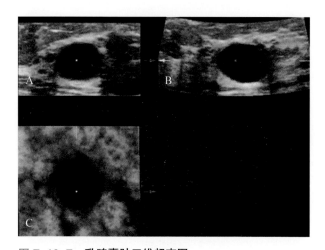

图 7-10-7　乳腺囊肿三维超声图

注：与图 7-10-6 为同一患者。三维超声图横切面（A）、纵切面（B）和冠状切面（C）均显示乳腺囊肿的囊壁光滑，边界清晰，内部透声好

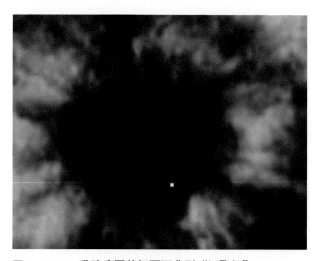

图 7-10-9　乳腺癌冠状切面不典型"汇聚征"

注：肿块的周边没有完整的高回声环包绕，周边可见"毛刺征"及条索状高回声向四周放射伸展

表 7-10-1 "汇聚征"在良恶性肿瘤鉴别诊断中的敏感性及特异性

研究者	敏感性	特异性	准确性	阳性预测值	阴性预测值
WaterMANN	54.7%	94.6%	71.8%	—	—
Rotten	91.4%	93.8%	—	96.9%	96.0%
顾继英	66.7%	93.3%	—	—	—
白志勇	52.8%	94.3%	—	90.4%	74.6%
周世崇	78.38%	94.94%	86.93%	—	—

和 HHUS 检查,ABVS 发现的病灶数多于 HHUS。对于小于 1cm 病灶,由于 HHUS 操作者的依赖性,当病变较小、患者乳房较大时,经验不足的医师因扫查过快或扫查不彻底而易漏诊。而 ABVS 工作站可重复动态慢速回放重建图像从而避免漏诊小病灶。此外,ABVS 可以探测到不同象限所有乳腺病灶,包括乳头下及腋窝的病灶。在病灶大小评估方面,ABVS 术前评估病灶的大小与组织病理学评估结果差异无统计学意义,优于 HHUS。对乳腺癌的诊断 ABVS 具有较高的敏感性,但特异性相对稍低,准确性与 HHUS 相当。也有学者通过比较 ABVS 与常规超声对乳腺微钙化的诊断价值,结果表明,ABVS 能提高超声对微钙化的检出率,特别是无肿块的微钙化。ABVS 的冠状面能直观显示微钙化分布范围,可提高超声对导管内癌的鉴别诊断能力。

新辅助化疗已广泛应用于乳腺癌临床治疗中,如何评价新辅助化疗的疗效就显得尤为重要。目前临床上评价化疗疗效的影像学检查方法主要包括乳腺 X 线摄影、PET / CT、MRI 及超声等。虽然 X 线摄影对病灶内微钙化显示较佳,但研究表明新辅助化疗后病灶内钙化无明确改变,且钙化形式与病理完全缓解没有相关性,而乳腺癌侵袭性生长及致密型乳腺的特点使 X 线对肿块大小的评估较差,因此,乳腺 X 线摄影对新辅助化疗疗效评价的价值不大。MRI 软组织分辨率高,对病灶大小的评估更准确,但其费用昂贵。常规超声检查因其经济、安全、简便,已广泛应用于新辅助化疗的疗效评价。然而,常规超声对病灶大小及疗效评价的准确性低于 MRI,且可重复性较差,易受检查医师主观因素影响。ABVS 不但克服了传统超声可重复性差及操作者依赖的缺点,而且具有三维成像的优势,可以分别在横轴位、冠状位及矢状位测量肿块最大直径,从而有望对病灶大小进行更准确的评估。且 ABVS 通过测量病灶体积变化可以更准确地评估疗效。

（三）三维彩色多普勒血流成像及能量多普勒成像在乳腺良恶性肿瘤的鉴别

三维彩色多普勒血流成像及能量多普勒成像能立体、完整地反映肿块的血供情况,从而有助于乳腺良、恶性肿瘤的鉴别诊断。利用三维重建后的肿瘤可任意角度、任意平面进行切割,并且可以根据需要切割肿瘤的外壳而保留肿瘤内部的血管血流情况,可见到肿瘤内部的整支血流情况及其在肿瘤内部的位置,可更为直观准确地反映肿瘤内部血供多少、是否有穿入血管、中心动脉等重要情况。

良性肿块的血管稀疏,多为肿瘤周边弧形、短条状血管或肿瘤内部稀疏的血管（图 7-10-10）,血管走行自然,管径粗细匀称,分支清晰,分布均匀。恶性肿块内部多可见丰富的血管,血管分布无规律,管径走行僵直,粗细不均匀（图 7-10-11）,有突然变细或主干较粗、分支呈须根样分布状,有整个肿块无明显主干而呈礼花样分布,有的可见血管从周围组织穿入肿瘤内部并穿过或到达肿瘤中心的肿瘤穿支血流。三维血流成像的另一优点是通过三维图像的观察,使肿瘤内、外血流的区分更为分明清楚,尤其对鉴别肿瘤边缘部位的血流归属有重要的辅助作用（表 7-10-2）。

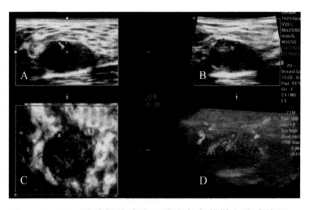

图 7-10-10 乳腺纤维腺瘤三维彩色多普勒血流成像图

注:乳腺纤维腺瘤三维彩色多普勒血流成像图横切面（A）、纵切面（B）和冠状切面（C）均显示病灶周边部见少许点状血流,三维重建于肿块周边见弧形、短条状血管,肿块内部血管稀疏（D）

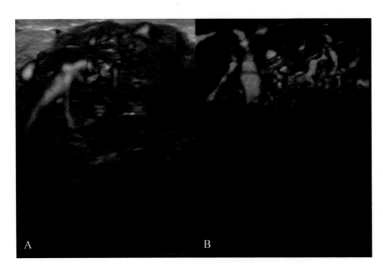

图 7-10-11　**恶性淋巴瘤二维和三维能量多普勒血流图**

注：三维能量多普勒血流图（B）较二维能量多普勒血流图（A）所显示的病灶内血流明显增多，且血管分布无规律，管径走行僵直，粗细不均匀

表 7-10-2　乳腺良恶性肿瘤的三维超声鉴别诊断

	乳腺良性肿瘤	乳腺恶性肿瘤
形态	规则	不规则
边缘	清晰	模糊，边缘不整
内部回声	均匀	不均匀，可见钙化
病灶周围组织	与周围组织形成完整界面，肿块周围腺体回声正常	与周围组织形成界面完整或不完整，周围正常组织不规则的扭曲、纠集
汇聚征	少见	多见
血流情况	肿瘤内部稀疏的血管，血管走行自然，管径粗细匀称，分支清晰，分布均匀	肿瘤内部血管丰富，走行僵直，管径粗细不均，分支多样，可见穿支血流

四、小结

乳腺肿块的超声诊断应以常规二维超声为基础，同时密切结合肿块中血流特征综合分析。而结合三维超声成像，则在一定程度上弥补了二维超声的不足，能提供更加丰富的三维空间信息，同时突破了传统超声对于冠状断面的扫查困难，可提供更加完整和准确的信息，有助于进一步提高超声鉴别诊断能力。尤其ABVS，可标准化储存图像数据，无操作者依赖性，可重复性好；可进行全乳动态扫描，直观全面地显示乳房解剖结构，能准确显示病灶位置和特征，尤其是冠状面上的一些特征性改变。因此 ABVS 可提供比 HHUS 更多的诊断信息，从而提高医师的诊断信心。ABVS 对病灶检出率较高，对恶性病变敏感而不易漏诊，有望成为一种很好的筛查方法。此外，ABVS 有望在手术方案的制订中发挥重要作用，具有评价乳腺癌新辅助化疗疗效的巨大潜能。因此，可依据患者的具体情况、病灶特征及检查目的选用或联合应用三维超声，以更好地服务于临床，造福患者。

（罗葆明）

第十一节 介入超声在乳腺疾病诊断与治疗中的应用

介入超声（intervention ultrasound）是在实时超声的动态监视下，直接经皮穿刺将穿刺针或导管准确地置入病灶、囊腔或管道结构中，以达到诊断或治疗的目的，1983 年在哥本哈根召开的世界介入超声学术会议上被正式确立为现代超声医学的一个分支。随着医学影像技术的进步和现代乳腺外科的发展，介入超声在乳腺疾病中的应用越来越广泛，从对乳腺病灶的诊断和定位，到病灶的治疗和评估，介入超声已深入到乳腺外科的各个方面，介入超声与乳腺外科临床的紧密结合，不仅推动了其在乳腺外科中的深入发展，而且提高了超声在医学模式从纯生物学模式向社会－心理－生物学模式转换中的地位，乳腺肿瘤传统的诊断治疗方法在诊断治疗疾病的同时，不可避免地对患者的生理及心理造成极大的创伤，而现代外科在治疗疾病的同时应尽可能地考虑患者的精神和心理健康，社会综合水平的进步促进了乳腺外科微创治疗的发展，而介入超声正是以其最小损伤达到最佳效果的有效手段。介入超声既有实时、灵敏度高，可动态观察病灶解剖结构及介入诊断与治疗的全过程等特点，又有引导准确、无 X 线损伤、操作简便和费用低廉等优点，因而迅速成为临床医学诊断技术中不可或缺的检查方法。目前介入超声在乳腺的应用主要有：①超声引导下的定位；②超声引导下的介入诊断；③超声引导下的介入治疗。

一、超声引导下的定位

高频探头的应用使临床触诊阴性的乳腺微小肿块发现率增高，精确定位是乳腺微小肿块准确定性诊断和治疗的保证。超声定位方式有如下几种。

（一）术前体表定位

体表定位是无创操作，简单方便，但在术中寻找病灶有一定的难度，为了确保病灶的切除，而又有过多切除正常乳腺组织的可能，容易导致术后乳房变形。

1. **适应证** 适用于肿块位置表浅和腺体薄、乳房活动度不大的患者。

2. **定位准备** 准备标记笔，正确摆放患者体位。

3. **操作方法** 采用十字交叉法在体表对乳腺病灶进行画线标记定位，当用高频探头超声扫查使乳腺病灶显示在图像中间时，在探头两边画出平行线，然后再用探头十字交叉重复画线一次，其"井"字样中心为病灶最佳体表定位点，测量并注明病灶在乳房的

钟点位置、病灶与乳头的距离，以及病灶和体表、病灶和乳腺后间隙的距离。

4. **注意事项**

（1）注意超声体表定位的体位与手术体位必须保持一致。

（2）肿块位置深、腺体厚和乳房活动度大的患者，如果行彩超体表定位，会因手术牵拉挤压使肿块位置变化大而导致寻找病灶困难。

（二）术前穿刺着色定位

着色定位是术前在超声引导下进行乳腺病灶穿刺、在病灶处注射亚甲蓝或者甲紫使病灶染色、手术时以染色处为病灶确认点来准确切除病灶的一种定位方法。

1. **适应证** 此方法适用于乳房各象限超声所能确认的小病灶。

2. **定位准备** 亚甲蓝或甲紫、局麻药及注射用针具。

3. **操作方法**

（1）首先超声扫查确定病灶部位，选定穿刺体位和穿刺路径。

（2）然后常规消毒铺巾，戴无菌手套，使用消毒探头或用无菌膜包裹探头，以 2% 利多卡因行局部麻醉。

（3）在超声引导下用 1ml 注射器穿刺，确认针尖进入到病灶表面或侧旁，边注射边退针，可推注 0.1 ~ 0.2ml 亚甲蓝或 0.05 ~ 0.1ml 甲紫，使病灶和针道着色标记，体表针眼涂色加深，局部涂碘酒，纱布覆盖固定。

4. **注意事项**

（1）注入着色的剂量不要太多，否则组织染色范围扩大，肿瘤难以辨认，致使手术切除组织过多。

（2）着色注射后应尽早手术，以免时间过长，着色剂扩散吸收致使病灶寻找困难或导致切除范围可能增大。

（三）术前穿刺导丝定位

用带有定位金属导丝的穿刺针在超声引导下进入病灶后，推入导丝，因定位导丝尖端有单钩和双钩之分，推出后导丝尖端则呈"∠"形和"Y"形展开（图 7-11-1）。单钩仅是单根定位导丝，双钩则由两根细金属丝扭紧而成，单钩定位导丝穿刺针退出后不可再进入重新定位，双钩定位导丝穿刺针退出后如果定位不满意还可将导丝尖端拉回针管内重新定位，这是单双钩定位导丝最主要的区别。定位导丝在退出穿刺针后导丝尖端就固定在病变处不易滑脱，导丝尾端

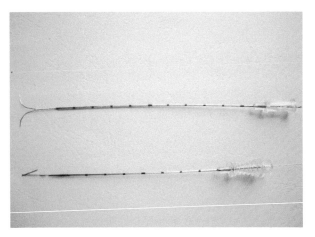

图 7-11-1　定位导丝

注：上图双钩定位导丝推出后导丝尖端呈"Y"形展开，下图单钩定位导丝推出后导丝尖端呈"∠"形展开

固定在体表，术中外科医师依据导丝尖端所处的位置来确认病灶，并以导丝为中心做楔形切除术。此种方法既减少了不必要的过多切除，更重要的是避免了因体位改变病灶位置关系发生变化而导致的漏切除。

1. **适应证**　此种方法适用于发生在乳腺各个区域超声能探查到的小病灶。

2. **定位准备**

（1）单钩或双钩定位导丝、局麻药。

（2）向患者说明导丝定位的目的，解释操作过程及可能引起的不适和可能发生的危险、并发症及意外，签署并保存知情同意书。

3. **操作方法**

（1）首先超声扫查确定病灶部位，选定穿刺体位和穿刺路径。

（2）然后常规消毒铺巾，戴无菌手套，使用消毒探头或用无菌膜包裹探头，以2%利多卡因行局部麻醉。

（3）不使用或使用穿刺导向装置，在超声引导下尽量小角度将定位针刺入病灶内部。如病灶位置过深紧靠后间隙，仅可穿刺到病灶的浅面以防对其深部组织的损伤，如果病灶位于乳头或乳晕深部，为避免手术损伤乳晕后方的输乳管，在乳晕之外斜行刺入到病灶。确认针尖位置时可旋转或轻微提插穿刺针，当针尖处于理想位置后向前推出定位导丝，同时轻柔、缓慢地退出定位针鞘，将定位导丝尾段反折，无菌纱布覆盖、固定。

4. **注意事项**

（1）尽量小角度穿刺定位，这样可使切除的正常乳腺组织最少。

（2）为避免穿刺针刺入过深，造成气胸等严重并发症，超声对于针尖的辨认至关重要。旋转或轻微提插穿刺针可帮助确认针尖位置。

（3）对于紧贴后间隙的病灶千万不可强行放置穿刺针于肿瘤的内部，甚至深面。

（4）穿刺定位后，体外导丝应予以固定保护，手术前患侧上肢应限制活动并严禁牵拉导丝。

（5）病灶切除后要检查导丝尖端是否包在组织内，并检查切除标本，以保证病灶被完整切除。

（四）术中定位

在有条件的医院手术中，在开放的切口内直接使用无菌高频探头进行术中病灶扫查定位，该法定位准确，患者可免去术前定位的麻烦和穿刺安放定位导丝的恐惧，但该方法费时，需占用超声科有限的设备与人员。

1. **适应证**　此种方法适用于乳房活动度大、临床触诊阴性、腺体过厚和位置过深的小病灶。

2. **定位准备**　最好使用消毒的术中高频探头，若条件受限，可用无菌袋或无菌套包裹高频探头和导线后使用。

3. **操作方法**　切口内扫查因病灶位置相对体表扫查表浅，仪器调节尽量使用较高频率，聚焦点要在合适位置，病灶确认可用定位探针指引。

4. **注意事项**

（1）使用包裹法隔离，在扫查前和扫查中应仔细检查注意无菌套有无破损，确保无菌操作。

（2）对切除的病灶标本要立即超声检查并与术前图像对比，判断病灶是否被切除。

二、超声引导下的介入诊断

医学影像技术的发展和广泛应用，使临床触诊阴性的乳腺病灶检出增多，其中有25%～40%为乳腺癌。超声引导下对乳腺病灶的穿刺活检以其定位准确、创伤小、确诊率高、花费低、简单方便、无电离辐射及诊断快捷等优点成为乳腺病变定性诊断的主要手段。超声引导下的细针穿刺抽吸活检（fine needle aspiration，FNA）、空芯针穿刺活检（core needle biopsy，CNB）和Mammotome微创活检（Mammotome minimally invasive biopsy，MMIBS）基本已代替了徒手活检、手术开放活检及大多数的X线立体定位活检。然而，当早期乳腺癌无明显结节而以微钙化为主要表现时，X线立体定位活检是必须的。

（一）细针穿刺抽吸活检

FNA是临床术前乳腺病灶定性诊断的主要方法之一，具有简便、易行、诊断快速、安全等优点，但是阳性率不高，且有一定的假阴性率。

1. **适应证**　适用于超声可显示的实性、囊性和混合性病灶，需要对其性质做出诊断者。

2. **禁忌证**　主要禁忌证是凝血功能障碍的患者，

严重的心肺功能不全、不能配合的患者为相对禁忌证。

3．术前准备

（1）向患者说明穿刺目的。

（2）解释操作过程及操作中可能引起的不适和可能发生的危险、并发症及意外，签署并保存知情同意书。

（3）检查凝血功能，包括血常规、出血及凝血时间和凝血酶原时间，还应做乙肝表面抗原及艾滋病相关检查。

（4）器械针具准备，有条件者可用专门的带负压抽吸针，也可用 20ml 的一次性注射器代替。

4．操作方法

（1）超声检查确定病灶部位，选定穿刺体位和穿刺路径。

（2）常规局部消毒铺巾，戴无菌手套，使用消毒探头或用无菌膜包裹探头，以 2% 利多卡因按穿刺方向行局部麻醉。

（3）不用穿刺引导装置，左手持探头显示病灶，右手持针紧贴探头侧缘使其针尖向病灶方向斜行进入皮下浅层。

（4）右手持针不动，左手侧动探头寻找针头，或左手持探头不动，右手持穿刺针轻微摆动或来回提插，使针尖、针杆进入显示切面，调整声束方向和穿刺针角度，使其穿刺针以合适角度朝向病灶并能在同一切面显示。

（5）当针尖刺入肿物时，用力回抽针栓使其呈负压，在保持负压的情况下，将针尖在肿物内提插移动，并前后左右更换针尖的方向（更换方向时针尖不能拔出皮肤）2～4 次。

（6）解除负压后迅速拔针，穿刺针斜面向下将针芯内吸取物置于载玻片，用 95% 乙醇固定后送病理检查。

5．注意事项

（1）穿刺细胞学检查或组织学检查一般不要在新近穿刺部位进行，否则会因炎性反应误导而出现诊断错误。

（2）为了获得足够标本，得到更多的组织或细胞，可在进针或退针途中应用旋转法，但针的移动范围一定限于病灶内部。

（3）针头退出皮肤时必须解除负压吸引，否则易使穿刺物进入针筒内或吸入血液，而不易注射到玻片上。

（4）细胞学检查结果必须取材准确，每次的检查结果只能代表本部位、本次诊断结果，如果仅凭 1～2 次不全面的穿刺细胞学涂片检查就否定一切的做法，可能会造成诊断错误。

（5）如果穿刺细胞学阴性而临床高度怀疑恶性，应重复穿刺或改空芯针穿刺活检和 Mammotome 微创活检以提高阳性率。

（二）空芯针穿刺活检

自 20 世纪 90 年代以来，CNB 已逐渐取代切除活检和细针抽吸细胞学检查，现已成为乳腺病灶病理取材的最主要方法。

1．适应证　超声所能显示的可疑恶性病灶和微钙化病灶。

2．禁忌证　主要禁忌证是凝血功能障碍的患者，严重的心肺功能不全、不能配合的患者为相对禁忌证。

3．术前准备

（1）要向患者说明穿刺目的。

（2）解释操作过程及可能引起的不适和可能发生的危险、并发症及意外，签署并保存知情同意书。

（3）检查凝血功能，包括血常规、出血及凝血时间和凝血酶原时间，还应做乙肝表面抗原及艾滋病相关检查。

（4）器械针具准备：美国产 BARD 自动活检枪，14G 或 16G、9cm 长活检针（图 7-11-2）。活检枪射程有 15mm 和 22mm 两档可调，一般常用 15mm。

4．操作方法

（1）超声检查确定病灶部位，设定穿刺体位和穿刺路径，选择标记合适的穿刺点。

（2）常规局部消毒铺巾，戴无菌手套，使用消毒探头或用无菌膜包裹探头，装好穿刺针的活检枪用无菌布包裹，检查取样槽大小，空枪试击发一次后重新拉两次到位，打开保险备用，在穿刺点以 2% 利多卡因按穿刺方向行局部麻醉，再用破皮针穿破皮肤至皮下。

（3）不用穿刺导向装置，左手持探头显示病灶，右手持活检枪针尖斜面向下，在穿刺点使其针尖向病灶方向斜行进入皮下浅层。

（4）右手持枪不动，左手侧动探头寻找针杆针尖，或左手持探头不动，右手持枪使穿刺针轻微摆动调整方向，使针尖、针杆进入显示切面，调整声束方向和

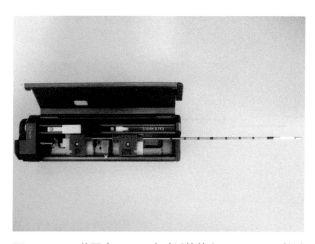

图 7-11-2　美国产 BARD 自动活检枪和 16G、9cm 长活检针

穿刺针角度，使其穿刺针以合适角度朝向病灶并能在同一切面显示。

（5）在超声指引下穿刺针尖进入病灶侧方，预测击发后穿刺针行针路径，评估击发后针尖所到部位的安全性，在满足既能获取病灶组织又能保证穿刺安全的情况下按压击发开关，迅速拔针，将组织条放置于无菌滤纸上，放入小瓶，每例取材 4～6 次，用 10% 甲醛固定，送病理组织学检查。

（6）穿刺完毕后穿刺点消毒、纱布敷盖，并按压 5min。

5．注意事项

（1）选择合适的穿刺点是 CNB 成功的第一步，选择穿刺点的目的是使病灶与穿刺点有一段合适的距离，好让穿刺针与胸壁之间有理想的角度，病灶与穿刺点的距离依照病灶所处位置的深浅而定，原则上病灶位置深距离要相对远，病灶位置浅距离要相对近。

（2）CNB 的成功，病灶与穿刺针准确对位是关键，因未用穿刺引导装置，操作者切记左手不动右手动或者右手不动左手动才能正确判断病灶与穿刺针之间的相互位置关系，才能正确调整两者的方向与角度。准确对位的标准切面应是病灶和穿刺针处于可以击发的合适位置，两者在同一断面都能显示（图 7-11-3）。

（3）注意针尖斜面对击发后穿刺针位置改变的影响。通常斜面向下，穿刺针向上漂移约 2mm（图 7-11-4）；斜面向上，穿刺针向下漂移约 2mm。穿刺针的漂移幅度与肿块质地相关，肿块质地越硬，漂移幅度越大，对于紧贴后间隙的病灶，斜面向下是必须的。

（4）穿刺针应沿探头长轴的方向进针，依据病灶的深浅正确估测和调整针与胸壁的角度。对于位置较深的病灶，更要注意针的位置，并强调穿刺针应尽量与胸壁平行，以免伤及胸肌。

（5）如果考虑病灶有恶性的可能，穿刺针道的选择应设在乳腺癌拟行术式的切除范围内。

（6）CNB 的阳性诊断率与取样次数呈正相关，建议每个病灶不得少于 4 针。

（7）CNB 存在一定的假阴性率（3.7%）、组织学低估及上皮移位等情况，因此，建议诊断 CNB 为非典型增生或原位癌的病例，临床应进一步做开放性活检或术中做冷冻切片检查。

（三）Mammotome 微创活检

Mammotome（麦默通）微创旋切系统于 1994 年问世，该系统应用之初主要用于微创活检，由于每次切取的标本量大，并且具有连续性，因此麦默通微创活检（MMIBS）不仅能够明确诊断，而且还能提供足够的病理组织，以检测多种肿瘤标志物。超声引导下的 MMIBS 具有微创、高准确率、低漏诊率的优点，因而可作为乳腺肿块术前定性诊断的金标准。有关 MMIBS 的详细内容参见本章第十二节。

三、超声引导下的介入治疗

近年来，超声引导下对乳腺病灶的介入性治疗进展迅速，应用广泛，主要体现在以下 3 个方面：①超声引导下囊性病灶的介入穿刺治疗；②超声引导下 Mammotome 微创旋切对乳腺良性病变的介入治疗；③超声引导下乳腺癌的介入治疗。

（一）超声引导下乳腺囊性病灶的介入穿刺治疗

超声对诊断乳腺囊性病灶敏感准确，定位抽吸、药物注射在超声引导下简单方便，疗效肯定，可避免不必要的手术。

1．适应证 较大的囊肿、脓肿，乳腺术后皮下积液或切口下积液。

2．术前准备

（1）向患者解释操作过程及操作中可能引起的不

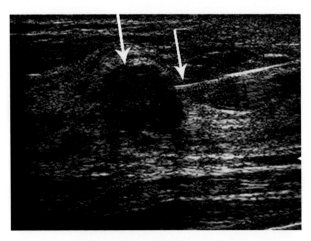

图 7-11-3 病灶与穿刺针准确对位的标准切面，病灶（左侧箭头）和穿刺针（右侧箭头）处于可以击发的合适位置

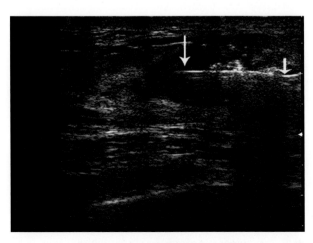

图 7-11-4 斜面向下击发后穿刺针向上漂移，长、短箭头分别指向击发前后穿刺针的位置

适和可能发生的危险、并发症及意外，签署并保存知情同意书。

（2）检查凝血功能，包括血常规、出血及凝血时间和凝血酶原时间，还应做乙肝表面抗原及艾滋病相关检查。

（3）器械针具和药品准备。

3．操作方法

（1）超声检查了解病灶的大小、位置、内部回声，选择合适的穿刺体位和穿刺途径，确认穿刺点。

（2）常规局部消毒铺巾，戴无菌手套，使用消毒探头或用无菌膜包裹探头，以2%利多卡因按穿刺方向局部麻醉穿刺点。

（3）左手持探头显示病灶，右手持穿刺针向病灶方向斜行进入囊腔抽吸液体。

（4）对囊肿，在超声监测下尽量将囊液抽尽后可注入无水乙醇，浸泡囊壁5min后再将乙醇抽出；对脓肿，可加用抗生素冲洗，对较大脓腔必要时可置管引流；对术后引起的积液抽尽即可。

4．注意事项

（1）将最先抽出的液体留作常规、生化、细胞学及细菌学检查。

（2）对乙醇过敏者不能用无水乙醇注射治疗。

（3）囊壁厚、内壁或有微钙化、囊内为血性液体者，注意排除罕见的囊内癌。类似的病灶不适宜行穿刺微创治疗，建议手术切除。

（4）多灶性囊实混合性病灶抗感染和穿刺疗效不佳，要首先考虑有无非哺乳期乳腺炎或乳腺结核的可能。

（二）超声引导下Mammotome微创旋切对乳腺良性病变的介入治疗

超声引导下Mammotome微创旋切与传统的局部切除术相比，以其微创有效、切除彻底、并发症少、不影响乳房外观为特点，目前已成为乳腺良性病变微创治疗的主要方法。

（三）超声引导下乳腺癌的介入治疗

1．乳腺癌微创治疗的探索和实验研究 乳腺癌诊断技术的进步使早期乳腺癌的检出率明显提高，采用微创的方法治疗早期乳腺癌，以最小的侵袭或损伤达到最佳的效果，是当代乳腺外科学者追求的目标。超声引导下对恶性肿瘤的介入治疗已经在肝脏很好地开展了，而对乳腺癌超声引导下的各种微创治疗到目前还仅处于探索和实验研究阶段，这是因为无论采用何种微创技术，在作为标准之前必须解决以下几个问题。

（1）微创治疗前原发肿瘤的活检：非手术疗法使原发肿瘤无法进行完整的组织学检查。而乳腺癌综合治疗方案的确定依赖肿瘤组织学诊断、分级、激素受体及其他肿瘤标志物的测定，而肿瘤标本只能依靠FNA、CNB和MMIBS获得。FNA和CNB因所获标本组织较少，与最终病理肿瘤分级可能不一致；MMIBS取材准确、标本量大，能够为微创治疗后的综合治疗方案提供较为准确的信息，但仍存在不同程度的病理低估问题。

（2）准确测定肿瘤大小：微创治疗的自身特点要求精确测定肿瘤大小、准确判断肿瘤边缘，以明确微创治疗的范围。如果超声作为微创治疗的引导手段，那么超声对肿瘤边缘的准确判断直接关系到微创治疗效果，肿块毛刺的有无和在不同切面上的变化特点将是超声引导的重点和难点。

（3）监测评定治疗效果：超声能否准确判断残留癌的存在是超声引导下微创治疗乳腺癌的另一难点。乳腺癌术前化疗的超声观察表明，超声对残留癌的确定不理想，虽然治疗前后超声图像的仔细对比观察也许对确定残留癌有帮助，但仍存在准确判断的困难。

（4）及时发现肿瘤复发：微创治疗后乳腺癌病灶的影像学变化、坏死组织与复发病灶有何差异，这些是否会影响患者的复查与随访，也是微创治疗后需要解决的问题。

目前，国内外对乳腺癌微创治疗的实验与研究方法有射频消融、微波消融、高强度聚焦超声、冷冻、激光、电化学、光动力、Mammotome微创旋切等，然而对于乳腺癌的微创治疗，尚无任何一种技术比手术切除具有更好的局部控制率和更高的生存率，也不能减少乳腺癌放疗的使用次数。

2．超声引导下射频消融在乳腺癌微创治疗中的应用 高强度聚焦超声治疗在我国发展很快，有些地区已正式应用于临床各种恶性肿瘤的治疗。下面重点介绍射频消融治疗（radiofrequency ablation，RFA）在乳腺癌微创治疗中的应用。

（1）RFA的原理与应用现状：RFA是一种微创性肿瘤靶向物理治疗技术，当射频发生器产生射频电流时，通过电极针上裸露的电极丝使其周围组织产生高速离子振动和摩擦，继而将电能转化为热能，其热能随时间向外周传导，从而使局部组织细胞发生凝固性坏死和变性，以达到消融治疗的目的。目前，RFA已成功应用于肝癌治疗，在肺癌、肾癌、前列腺癌及胰腺癌的治疗中也取得了显著效果。最重要的是应用中未见与该项消融技术相关的严重并发症的报道，也未见明显急性组织消融引起的毒性物质释放。

（2）乳腺癌RFA的适应证：乳腺癌RFA是在局部麻醉或全身麻醉下进行的（图7-11-5），对于乳腺恶性肿瘤射频消融的适应证，国内外学者研究认为：①肿瘤直径在2cm以内；②肿瘤距皮肤1cm以上；③肿瘤距胸壁1cm以上；④晚期肿瘤不易手术切除者；

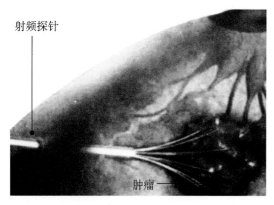

射频探针

肿瘤

图 7-11-5　射频消融治疗乳腺肿瘤

引自《乳腺肿瘤微创与功能治疗学》

⑤超声可明确清晰确定的肿瘤。

（3）乳腺癌 RFA 后的疗效评估：Jeffrey 等最先报道了 RFA 治疗乳腺癌的可行性研究。根据初步结果，Jeffrey 等认为 RFA 可以有效地导致乳腺癌细胞死亡，但最适用于小于 2cm 的肿瘤。Izzo 等使用超声引导 RFA 随后立即手术切除的方法，治疗了 26 例 Ⅰ 期、Ⅱ 期浸润性乳腺癌的患者。他们发现，26 例中有 25 例（96%）的肿瘤发生了完全凝固性坏死，一例患者在针杆附近有一小处镜下残留活性肿瘤，另一例患者由于肿瘤位于皮下，造成肿瘤上方皮肤全层烧伤。为了对 RFA 治疗后肿瘤活性进行有效性评估，Hayashi 等对 22 例患者在超声引导下行 RFA，并在 RFA 治疗 1 ~ 2

周后切除肿瘤，22 例中有 8 例的切除标本中有活性肿瘤残留，其中 3 例是超声未能确定的偏心型肿瘤，其他属于术前无法确定的多中心病变。研究者认为，这些多灶性肿瘤在传统的肿瘤扩大切除标本中无法检出，与仅行肿瘤扩大切除而未行放疗的乳腺癌患者近 30% 的复发率一致。

国内学者仇生龙等在对 19 例乳腺癌患者行 RFA 后，根据术前临床分期及患者要求，3 例进行保乳术，16 例行乳腺癌根治术，标本均行病理学检查，其中 17 例病理证实肿瘤完全消融，2 例病理报告残存组织中仍有肿瘤残余。经分析，肿瘤残余可能与消融范围不足、中心点定位不准确、伪像干扰致深部区域遗漏有关。

（4）乳腺癌 RFA 的应用展望：在目前的应用研究中，RFA 被认为是一种安全和易于耐受的消融治疗原发乳腺癌最有希望的方法，但要用 RFA 疗法完全根治乳房内癌巢还有一定难度。由于乳腺癌外形多不规则，而 RFA 难以像激光、高强度聚焦超声治疗那样对肿瘤适形立体精确定位治疗，目前治疗系统还不能测量治疗区域内温度，准确持续监测组织阻抗，使温度逐步升高至靶温度对于 RFA 的疗效显得非常重要。因此，与肿瘤切除术相同，RFA 后必须放疗。在今后的研究中如能证实 RFA 加放疗与保乳加放疗两者在生存期、局部复发率及预后等方面无统计学差异，RFA 将可能成为原发肿瘤局部治疗的方法应用于临床。

第十二节　超声引导 Mammotome 在乳腺肿块微创旋切中的应用

Mammotome（麦默通）微创旋切系统于 1994 年问世，1995 年 4 月获得美国 FDA 批准应用临床，Mammotome 最初是一种专门用于针对乳腺病变进行微创活检的系统，经过临床实践目前已发展到对乳腺良性病变的微创旋切，并且正在探索与研究对早期乳腺癌的微创治疗。

一、Mammotome 微创旋切系统的设备特点、引导方式与应用优势

（一）设备特点

Mammotome 微创旋切系统由旋切刀和真空抽吸泵两大装置组成（图 7-12-1）。旋切刀采用套管针方式组成，其主要特点是在外套针不退出体外的情况下，切出的标本不接触穿刺创道而经特殊装置通过内套针

的运动送出体外，这样既避免了 CNB 的反复穿刺，又能重复切割，并且每次切取的标本量亦远远大于 CNB（图 7-12-2），给病理组织学诊断提供了极大方便，对较小的乳腺肿块可将其完全切除。真空抽吸泵能将肿瘤组织吸向并嵌入到切割槽，利于肿瘤组织的逐条切割，并能吸出残腔内积血，避免形成血肿。

（二）引导方式

Mammotome 微创旋切目前主要有以下两种引导方式。

1. **钼靶立体定位引导**　钼靶立体定位引导的优点是能从水平、垂直、深度三维定位乳腺内的病变，引导准确、简便，能对微小钙化灶明确诊断。其缺点是钼靶立体定位引导穿刺和活检过程无法实时显示，并不完全适合中国妇女乳房小、乳腺致密、发病年龄小的特点。

2. **超声实时引导**　超声实时引导的优点：①定位、穿刺、旋切均在超声引导下实时进行；②只

要超声可显示，旋切刀就可准确对位、灵活、方便；③适合中国妇女乳腺特点；④费用相对较低，并发症低，漏切率低；⑤体位相对舒适，无放射线。其缺点是对不伴有结节的微钙化病灶不能显示、无法直接引导。

（三）应用优势

1. 微创与美容　随着生活水平的提高，患者除了要求切除病灶外，同时要求乳房的美观。Mammotome 旋切刀口仅 2 ～ 3mm，并且进针选择隐蔽性好，微创通道多数从后间隙进入，到达肿瘤部位，与传统手术锐性切开方式相比，最大限度地避免了乳腺小叶和导管的损伤，远期伤口瘢痕微小，外观效果满意，明显优于传统手术。

2. 高效与安全　Mammotome 微创旋切系统在局部麻醉下，可以由一个小切口切除几个甚至十几个超声能清楚显示的肿块，并能实时引导整个旋切过程，避免形成过多的瘢痕且少有并发症，这一优势是传统手术所不能比拟的。在整个微创手术过程中由于旋切刀基本上与胸壁平行，能使组织损伤减少，并能及时发现和清除血肿，提高了手术安全性。

3. 准确与彻底　无论肿瘤是微创活检还是微创治疗，由于超声实时引导，均能对肿瘤精确定位与彻底切除，既避免了多切又防止了漏切，比 CNB 能提供更可靠的病理组织学诊断、分级、激素受体及其他肿瘤标志物等重要信息，并且与开放性手术准确率一致，能为微创治疗后的综合治疗提供全面信息。

二、团队协作在 Mammotome 乳腺肿块微创旋切中的作用

（一）Mammotome 乳腺肿块微创旋切的引导操作模式

目前 Mammotome 微创旋切的引导操作模式有两种：一种是超声引导与微创旋切由外科医师一人操作，另一种是团队协作模式。微创旋切实施操作由 3 人共同完成，其中外科医师 1 名，超声医师 1 名，技师 1 名，3 人团队协作，各负其责。因专业分工的不同和实际操作的需要，外科医师不能很好地替代超声医师的作用，默契配合的团队协作能够保证整个手术过程真正做到全过程完全引导，比单人操作降低了手术难度、缩短了手术时间、减少了手术并发症。因此，团队协作比单人操作具有明显的优势。

（二）团队协作成员的职责与任务

外科医师负责局部麻醉、穿刺进刀、正确对位、扇形旋切；超声医师负责术前超声检查定位、术中超声指引、手助对位及固定加压、术后检查有无残留、出血；技师负责仪器操作、提取旋切样本，观察旋切样本组织颜色、性状及硬度，鉴别旋切出的样本组织（图 7-12-3）。

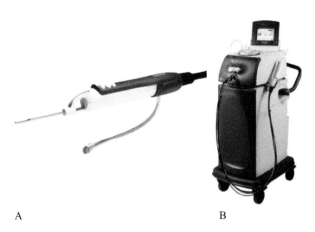

A　　　　　　　　　　　B

图 7-12-1　麦默通微创旋切系统（A. 旋切刀；B. 主机）

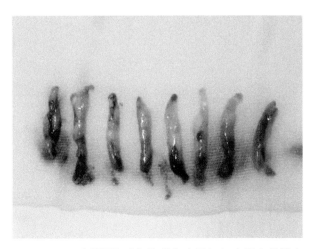

图 7-12-2　麦默通每次切取的标本量远远大于空芯针穿刺活检（CNB）

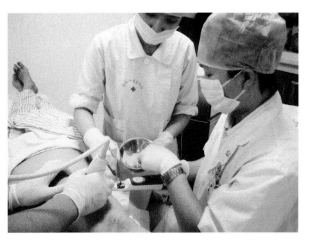

图 7-12-3　团队协作共同完成麦默通微创旋切，技师提取样本

（三）旋切刀和乳腺肿块的特点需要团队协作互相配合

目前使用的最大 8G 旋切刀取样槽长为 23mm，宽为 3mm。相对肿块而言，旋切刀取样槽小而肿块大，这就决定了肿块切除只能由深至浅、由近及远、扇形逐条切除。因此，对于大的肿块不可能一次对位完整切除。乳房属于体表半游离器官，加上很多肿块活动度大、质地较硬，不容易固定。旋切刀和乳腺肿块的上述特点使操作中定位易移位，切割易滑脱，扇形逐条切除时取样槽与残留肿块方位发生偏移，距离加大，理论与实践上要求实时对位。在乳房半游离，肿块活动度大、质地较硬时，技师推挤乳房，超声医师一手拿探头，另一手手助推挤、固定、加压肿块才能有效切割，否则，不是误切就是空切。团队协作能够保证整个手术过程真正做到全过程完全引导，全过程完全引导既能保证手术安全，又能在旋切中超声见块见槽、块下见槽、槽中见块、切中见线。如果没有超声医师的配合，外科医师单人操作，只能是间断性不完全引导，旋切中极易出现只见块不见刀、只见刀不见块、见刀见块不见槽，或者盲切。全过程完全引导能保证既不少切，也不多切，间断性不完全引导存在不是少切就是多切的可能。

三、Mammotome 微创旋切系统的应用方法

（一）适应证

1．超声可见的良性病变完全切除，替代切开活检。

2．超声可见的病灶或可疑微小钙化。

3．超声可见的钼靶片显示乳腺结构扭曲。

4．超声可见的病灶过小、过浅、过深，不适合常规空芯针活检的病灶。

5．超声可见的保乳术后可疑复发病灶。

6．超声考虑恶性而常规空芯针活检良性的病灶。

7．常规空芯针活检或细针穿刺抽吸活检的可疑恶性病灶。

（二）禁忌证

1．凝血机制障碍，有出血倾向者。

2．合并其他严重疾病全身状况衰竭者。

3．月经期间。

（三）术前准备

1．操作者应全面了解患者超声、钼靶摄片等影像学检查资料及病史。

2．手术应在住院条件下进行。

3．向患者解释操作过程及操作中可能引起的不适和可能发生的危险、并发症及意外，签署并保存知情同意书。

4．检查凝血功能，包括血常规、出血及凝血时间和凝血酶原时间，还应做乙肝表面抗原及艾滋病相关检查。

5．器械、针具及药品准备：美国强生公司生产的 Mammotome 乳腺微创旋切系统，8G、11G、14G 旋切刀，真空抽吸泵，控制器及相关软件，配高频探头的超声仪，利多卡因，肾上腺素等。

（四）操作方法

患者取仰卧位，患侧肩背部稍垫高，先用超声探测乳腺病灶，并准确体表定位，通常采用同侧腋前线皮肤切口，常规消毒，利多卡因加肾上腺素局部浸润麻醉，在超声引导下，选择合适角度，用 22G 长针头将局麻药注射到穿刺创道及病灶底部，在穿刺点用尖刀切开皮肤 0.2～0.3cm。取样器选择，肿块直径 < 1.5cm 采用 11G 取样器旋切，肿块直径 ≥ 1.5cm 采用 8G 取样器旋切。将 Mammotome 旋切刀沿乳房后间隙刺入并插到病灶后方，通过控制面板打开旋切窗，使其头端取样槽完全对准病灶，在超声引导监控下利用旋切刀和负压吸引装置将肿块逐条切割和取出，旋切刀可扇形旋转，以进行多次多处旋切，直至病灶完全切除。最后超声探测，明确无残留后终止旋切，采用真空抽吸清除局部积血后拔出旋切刀，穿刺点用止血贴黏合，病灶局部压迫 10min，随后用绷带加压包扎 24h。超声引导体表定位、局部麻醉、准确对位、扇形切割、残留鉴别及并发症处理具体方法如下。

1．术前超声检查体表定位

（1）体表定位与手术体位一致。

（2）超声扫查采用十字交叉法长、短轴垂直观察。

（3）认真做好体表标记。

（4）正确判断肿块所在层面，明确肿块离皮肤、后间隙的距离。

（5）设计确定最佳穿刺点，当有多个肿块时设计穿刺点要兼顾所有肿块。

（6）设计确定穿刺通道，是腺组织进针还是后间隙进针。

2．超声引导局部麻醉　如果因麻醉不好导致疼痛剧烈而中断手术，则会使手术变得被动，为了使手术能顺利进行，局部麻醉药的注入也有一定技巧。

（1）当确定由后间隙进针时，在麻醉针已到皮下、准备向肿块方向穿刺前一定要先行超声检查明确麻醉针是否位于后间隙，麻醉针过浅，在腺体层穿刺进针较难，更多的是麻醉针过深，已到胸大肌肌层，人瘦、胸壁薄、肋间隙宽，麻醉针易误入胸腔发生气胸。

（2）麻醉针在向肿块方向穿刺时，外科医师往往右手持针，左手抓起乳房，这时无超声引导，麻醉针一定要对准肿块方向，边推药边前行，有利于麻醉针

到肿块后方。在肿块后方后间隙适当增加给药量,增大后间隙的空间距离,这样可增大旋切刀操作的空间和安全性(图7-12-4)。

(3)麻醉远端应超过肿块远端1~2cm。由于旋切刀切割凹槽距离刀尖有1cm,故除在切除部位及针道注入局麻药外,还须在切除部位远端1~2cm处注入一定量的局麻药,以减轻疼痛。

(4)对于某些紧贴皮肤的病灶,应在皮肤与病灶之间注入少量局麻药,不但能减轻疼痛,而且能在皮肤与病灶之间造成一个间隙,避免损伤皮肤。

3. 超声引导旋切刀准确对位技巧

(1)旋切刀准确对位肿块有3个步骤。

①第一步:确认起始段,确认引导旋切刀位于后间隙或腺体层内。

②第二步:粗放引导段,确认引导旋切刀行走在肿块与穿刺点之间的连线上。

③第三步:精确对位段,确认引导旋切刀刀槽在肿块后方(图7-12-5)。

(2)准确对位就是使旋切刀与肿块始终处于同一声束平面内。如果见刀不见块或见块不见刀都说明旋切刀与肿块不在准确的旋切平面内,这就需要超声观察肿块和刀在上、下、头、尾的空间位置关系,当肿块位于刀的头侧或尾侧时刀尖要向头侧或尾侧偏移,不能误解误动为刀尾的偏移。精确对位采用刀找块和块找刀的方法确定准确旋切平面。

①刀找块:探头显示肿块不动,调整刀杆并与探头长轴平行,进入声束平面内。当块小、位置深、紧贴后间隙,而后间隙空间狭小时采用刀找块缓慢潜行进刀易准确对位。

②块找刀:刀不动,探头显示切割刀,可手助推挤肿块于刀上方,使刀和肿块处于同一声束平面内,称为块找刀。

4. 超声引导旋切刀切割技巧

(1)准确对位是旋切刀有效切割中最主要的技巧(图7-12-6)。

(2)活动度大、质地硬的肿块旋切过程中超声医师手助推挤、固定、加压,可准确对位,不易滑脱,明显提高每刀旋切样本量。

(3)手助推挤方向与刀槽方向要保持相对。

(4)立体切除,B超显示的仅为二维平面,故当一个层面切完后应扇形旋转刀槽,有利于肿块的完整切除,称之为立体切除。

(5)对于接近皮肤的肿块,探头要轻提,避免加压,必要时在肿块表面与表皮之间注射1%利多卡因,使之形成一个"隔离带",避免损伤皮肤。

(6)旋切过程中出现空切即无组织切割时,应考虑有以下几种可能:①旋切刀故障,传送装置有组织阻塞影响抽吸;②真空抽吸系统漏气;③肿块质地硬,切割时肿块滑脱弹起;必须及时检查处理或更换设备,

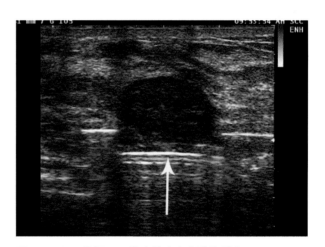

图 7-12-5　旋切刀刀槽(箭头)在肿块后方

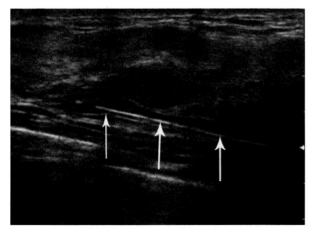

图 7-12-4　麻醉针(箭头)在肿块后方后间隙推注局麻药

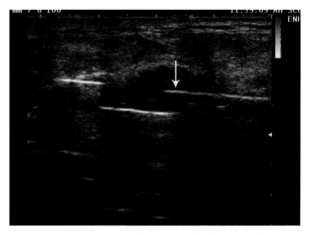

图 7-12-6　旋切刀在有效切割中,箭头所指为高回声切割线

或切割时加压，以保障手术顺利进行。

5. **病灶切除是否有残留的鉴别** 判断肿块是完全切除还是有残留要掌握以下几点。

(1) 标本上技师看不到肿瘤组织。

(2) 图像上超声医师扫查不到残留肿块。

(3) 外科医师触不到肿块。

此外，超声医师还必须排除积血、积气对超声扫查的影响。

6. **Mammotome 旋切术中及术后并发症的处理技巧**

(1) 术中疼痛：经穿刺点在肿块的底部和肿块浅面及周围注射麻醉药可减轻术中疼痛，麻醉药剂量与疼痛轻重差异显著。

(2) 术中出血：局部麻醉药加用肾上腺素，可延长麻醉药作用时间，收缩血管，减少手术区域及针道的出血。

(3) 术后血肿：血液未凝固前可用注射器抽出，血液已凝固而血肿较大者可以用 Mammotome 旋切刀清除。预防术后出血的主要手段包括肿块切除后抽吸残腔积血，挤压残腔积血，残腔与穿刺针道压迫10min，术后术区及针道加压包扎24h，加压要适当，绷带松紧要适合，患者不能过早活动。

(4) 进针方向要尽量平行胸壁，以预防气胸发生。

(5) 在超声的监控下，可明确针的部位，减少穿刺次数和将针放置在最佳位置，防止位置过深而损伤胸大肌甚至更深的组织，导致不易控制的出血。

(6) 对于将来有生育和哺乳需求的妇女，置入旋切刀时要避免针道经过乳晕下大输乳管道集中的区域，以免损伤大输乳管。

(7) 肿物考虑为恶性肿瘤时，肿瘤细胞可能沾染针道，微创术的针道应设计在乳腺癌根治术的术区范围内。如果用同一把旋切刀连续切除数个肿物，应先切良性肿块，最后可切可疑恶性肿块。

(8) 一把旋切刀只能施行一侧乳房的肿物切除术。

(9) 术后局部皮肤凹陷：术后腺体缺损过大会使残腔上方的皮肤缺乏支撑而向内凹陷，术后加压包扎时间过长可使残腔上方皮肤与残腔底部粘连，轻微的凹陷可以自然修复而消失，但明显的凹陷可以长时间存在。为预防术后皮肤凹陷的发生，残腔内可有适量的血肿。

(10) 皮肤切割：表浅的肿块应在皮肤与病灶之间注入少量局麻药，不但能减轻疼痛，而且能在皮肤与病灶之间增大间隙，避免损伤皮肤。

（五）注意事项

1. 既往超声诊断报告只能作为参考，不能作为确切的微创依据。术前超声医师必须再次超声扫查，准确定性、定数、定位。

2. 对高档机的超声报告使用低档机引导微创旋切，存在看不到、导不准、切不掉的可能。

3. 对可疑恶性钙化病灶微创活检标本应常规进行钼靶摄片。

4. 将微创切除的肿块个数告诉患者，避免医疗纠纷。

5. 应重视病理和影像学的一致性分析。一例成功的 Mammotome 乳腺病灶活检与治疗应该是乳腺外科、超声、钼靶、病理的团队协作与配合。由于真空辅助乳腺活检仍存在误诊，对 DCIS 、DCIS 伴早期浸润、不典型增生均存在不同程度的病理低估，虽然与乳腺癌组织学的异质性、钙化灶的大小、形态及病灶的选择有关，但对高度怀疑恶性的样本强调做重点标记，引起病理医师关注也非常重要。

四、Mammotome 微创旋切术对乳腺病变特点的考虑与分析

（一）肿块大小

1. 一般应将病灶控制在 2.5cm 以下。

2. 对于较大的肿块旋切刀的凹槽尽量对准肿块的短径，做扇形旋切时每次移动的幅度不能太大。

3. 大肿块不能悬于取样槽之上，必须使肿块一端镶嵌入槽内。理论上过大的肿块也能切除，但往往旋切次数太多，旋切刀变钝而不得不更换新刀，增加患者费用。

（二）肿块的数目

由于 Mammotome 装置本身并无止血功能，因此仅能通过术后局部加压包扎达到止血的目的，在多个肿块切除时，应注意以下几点。

1. 多个肿块建议先切小的，后切大的，因大的肿块切除出血多，影响后面小肿块的显示和切除。而一次切除的病灶数目过多可能造成止血不彻底。肿块数目过多一次切除还是分次切除，因人而宜，建议最好还是一次切除，注意加压包扎，防止发生血肿。

2. 在实际工作当中碰到最多的还是切除病灶数量较术前 B 超结果多，这可能与操作者术前的仔细 B 超检查定位有关。

3. 在术后将切除的肿块数量明确告诉患者，避免纠纷的发生。

（三）肿块的性质

1. 微创旋切应排除诊断明确的恶性肿瘤患者。

2. 有明确结节疑为恶性时，应首先在超声导向下

进行穿刺活检。

3．当肿物考虑为恶性肿瘤时，微创术的针道应设在乳腺癌拟行术式的术区范围内。

4．如果用同一把旋切刀连续切除数个肿物，应先切良性肿块，最后切可疑恶性肿块。

5．强调一把旋切刀只能施行一侧乳腺肿块切除术。

（四）肿块的质地

下述三类肿块，由于坚硬的肿块用旋切刀根本切不动，均不适宜采用微创旋切。

1．肿块的质地硬。

2．结节内有明显大的斑块样钙化或大的团块样钙化。

3．不伴有结节的孤立性大的斑块样钙化或大的团块样钙化。

（五）肿块的部位

1．根据病灶的部位，微创旋切的顺序应先周围后中央。

2．对于将来有生育和哺乳需求的妇女，置入旋切刀时要避免针道经过乳晕下大输乳管道集中的区域，以免损伤大输乳管。

3．病灶位于乳晕区，切除病灶不能过头，穿刺针道尽量避开乳晕区，以免切除后局部瘢痕挛缩出现乳头内陷。

五、超声引导 Mammotome 在乳腺难诊治疾病中的应用

早期乳腺癌、乳腺癌前病变、无结节微钙化、非哺乳期乳腺炎和导管内乳头状瘤是一组乳腺难诊治疾病。上述疾病虽各不相同，但诊断困难或者治疗困难或两者皆难，其临床特点为：①病灶小且隐匿，临床不能触及，影像学检出困难；②良、恶性不易鉴别；③极易误诊；④容易复发；⑤有的虽为良性病变，但久治不愈。乳腺难诊治疾病一直是乳腺外科临床研究的重要课题，Mammotome 微创技术的应用与发展既为超声医学和乳腺外科搭建了一个好的团队协作平台，又为乳腺难诊治疾病提供了微创诊治的重要手段。

（一）超声引导 Mammotome 在早期乳腺癌中的应用

到目前为止，超声引导 Mammotome 在早期乳腺癌中的应用仅局限在活检明确诊断的阶段，尚不能对明确诊断的早期乳腺癌作为常规的治疗手段加以应用。笔者在 3354 例 Mammotome 微创诊治中发现 ≤ 1cm 早期乳腺癌 52 例，对可疑恶性病灶的处理在 Mammotome 微创中应遵循以下原则：①超声所见可疑恶性病灶首先是空芯针穿刺活检；②超声考虑恶性空芯针活检良性或空芯针活检为可疑恶性的病灶 Mammotome 微创中建议扇形圆锥状完整切除病灶（图 7-12-7），切除范围应超过原发病灶边缘 1cm，并保证有一个安全的切缘；③旋切完毕后应在病灶部位置入标记夹；④对旋切出的可疑组织条样本应做好标记，作为病理检查的重点。

（二）超声引导 Mammotome 对乳腺癌前病变的微创活检与治疗

目前公认乳腺癌的发生发展是一个多阶段演进、多基因改变参与的渐进过程，在病因预防未取得明显成效的情况下，对乳腺癌的预防主要体现在对乳腺非典型增生的干预。然而，乳腺癌前病变因病灶小，临床触诊往往阴性，除乳头溢液和局限性腺体增厚是检出癌前病变的重要线索外，此类小病灶通常是根据超声检查或钼靶摄片而发现，对影像学微小异常病灶做定性诊断是乳腺外科临床经常需要面对的问题，FNA 和 CNB 仅仅提供诊断，况且 FNA 阳性率不高，易漏诊。传统常规的手术活检往往定位困难，仍会出现病灶未被切净的现象，且常会留下瘢痕，已不是应对日益增多的癌前病变小病灶的最佳方法。超声引导 Mammotome 对乳腺癌前病变的微创活检与治疗具有微创，引导定位准确、安全，患者易接受的优点，能以最小的损伤达到最佳的诊疗效果，是达到诊断治疗一体化的最佳手段（图 7-12-8）。根据笔者的应用实践表明，如何开展超声引导 Mammotome 对乳腺癌前病变的微创活检与治疗不存在技术上的困难，关键是超声如何诊断识别这类癌前病变小病灶的问题。

（三）超声与钼靶联合定位引导 Mammotome 对不伴结节的微钙化旋切活检

乳腺微钙化是乳腺外科临床和影像学关注的重点，超声诊断实践中钼靶所见的微钙化超声难以发现的病例很多，特别是对不伴结节的微钙化更是超声

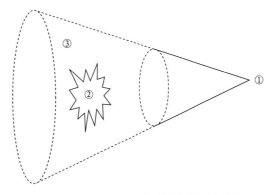

图 7-12-7　Mammotome 扇形圆锥状切除病灶
注：①皮肤穿刺点；②原发病灶；③切除范围

检查的重点和难点，以往这类不伴有结节的微钙化其良、恶性的鉴别只能依靠在钼靶下立体定位引导Mammotome微创活检或钼靶下导丝定位后手术活检来证实，然而钼靶立体定位虽有引导定位准确的优点，但也同时存在穿刺活检过程无法实时显示的缺点，超声引导具有实时显示的优点，也同时具有对不能显示的微钙化无法引导的缺点，怎样解决超声不能显示的微钙化超声介入引导的问题，一直是乳腺介入超声的难点。笔者在超声引导Mammotome微创活检的实践中采用双重引导的方法进行研究与探讨，利用钼靶对密度的分辨率和超声对组织的分辨率联合定位，较好地解决了这一问题。对超声不能显示的微钙化首先在钼靶下行金属导丝双钩定位，然后超声扫查显示定位导丝双钩定位点后，引导旋切刀到双钩定位点后方（图7-12-9），提拉抖动定位导丝，使定位点与旋切刀槽准确对位，准确对位后固定旋切刀位置不变，将定位导丝体外一端插入定位穿刺针尖，使穿刺针沿导丝方向重新刺入接近定位点，固定穿刺针，提拉定位导

丝，将定位导丝尖端双钩拉回到针鞘内拔出体外，再抽出穿刺针后进行定位点旋切。双重引导联合定位应注意：①定位导丝必须是双钩，因只有双钩导丝才能拉回到针鞘内退出体外；②局部麻醉时适当增加导丝定位点后方的给药量，增大定位点后方的空间距离，或者在旋切刀刺入时提拉导丝，避免旋切刀尖切割定位导丝；③对旋切出的组织条应再次钼靶检查，以确定是否有微钙化。

（四）非哺乳期乳腺炎 Mammotome 微创治疗

非哺乳期乳腺炎是妇女非哺乳期的一组炎性病变，病因不确切，临床和超声表现多样，与乳腺某些疾病有许多相似之处，术前误诊率高达61.1%，对乳房的破坏性很强，是仅次于乳腺癌的难诊治乳腺疾病。传统的治疗方法以手术治疗为主，方法单一，创伤大，缺乏人性化，患者常因反复开刀、长期换药、经久不愈，痛苦万分，是给患者造成心理创伤的一个重要因素。笔者将38例经穿刺抽吸和穿刺活检诊断为非哺乳期乳腺炎的患者，根据不同的临床分期和不同的超声分型，在综合治疗的同时，应用Mammotome微创为主的介入治疗手段进行治疗：①对不伴窦道形成的患者在超声引导下将旋切刀进入病灶后方，将病灶实质部分逐条切割取出，利用负压抽吸系统抽吸所有脓液（图7-12-10）；②特别注意对所见炎性包块及脓肿周围"蟹足样"炎性浸润灶应完全切除；③对与病灶相连的扩张导管及可疑病变导管也予以旋切取出；④对迁延不愈的皮肤溃疡及窦道形成者，采取超声引导下以窦道口为入口，行窦道搔刮及病灶旋切清除；⑤对多发病灶和潜行的隧道样结构及累及脂肪组织出现的脂肪变性坏死等，术前应详细检查，术中仔细标记，利用超声引导可见、Mammotome微创旋切抽吸可行的特点，达到充分清除病灶的目的。

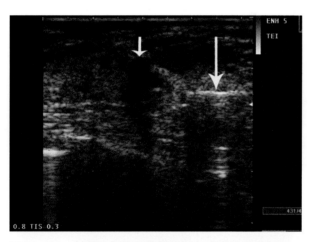

图7-12-8　短箭头指乳腺癌前小病灶，长箭头指旋切刀，病理导管上皮中至重度非典型增生

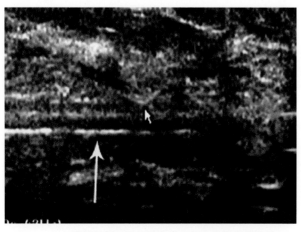

图7-12-9　短箭头指定位导丝尖端，长箭头指旋切刀

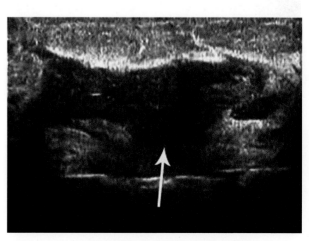

图7-12-10　利用负压抽吸系统抽吸脓液（箭头）

（五）超声与乳管镜联合定位引导 Mammotome 切除乳管内微小病变

乳管镜对诊断导管内微小病变具有较高的准确性，但乳管内微小病变术前 B 超检测部分可清楚显示，部分无法显示，笔者采用两种方法微创旋切：①可清楚显示的病变超声直接引导；②乳管镜确定有微小病变而超声无法显示的，笔者采用超声与乳管镜联合定位引导的方法，首先乳管镜确定有微小病变的导管，再插入定位钢丝，超声扫查显示定位钢丝确定病变导管后，引导旋切刀到定位钢丝后方（图 7-12-11），再拔出定位钢丝后旋切。实践表明，对于将来无生育和哺乳需求的妇女，超声扫查不到而乳管镜确定导管有微小病变的，超声与乳管镜联合引导微创旋切也是一种有效的治疗方法。

六、超声引导 Mammotome 在乳腺肿块微创旋切中尚待解决的问题

超声引导 Mammotome 对乳腺可疑恶性病灶微创旋切活检是完整切除还是仅行活检尚无统一认识，主要是出于肿块切除对乳腺恶性肿瘤预后影响的考虑。Diaz 等对 352 例接受了真空辅助活检、自动活检枪活检、触诊引导的大核芯针活检的乳腺癌外科切除标本进行了对比研究发现，接受真空辅助活检的外科切除标本中有 23% 的标本存在癌细胞的局部针道播散。Diaz 等研究还发现：核芯针活检后癌细胞转移的发生率和数量与活检到手术切除的时间间隔呈负相关，暗示转移的癌细胞不能存活，可能原因是宿主的免疫机制发生反应，清除了孤立在基质或活检针道中的残留肿瘤细胞；也可能是辅助放疗杀灭了由原发癌

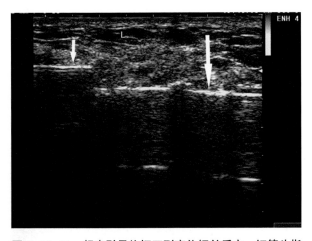

图 7-12-11　超声引导旋切刀到定位钢丝后方，短箭头指导管内定位钢丝，长箭头指旋切刀

转移来的肿瘤细胞。国内学者贾国丛行 38 例乳腺癌 Mammotome 活检，未发现针道种植。笔者所做 52 例乳腺恶性病灶 Mammotome 微创完全旋切后再做开放手术治疗，术中对原发病灶切缘进行病理检查，结果表明，Mammotome 活检时可以完整切除直径 0.8cm 大小的原发病灶，后续的保乳手术切缘阴性率高达 92%，而且穿刺针道均未发现癌细胞残留。笔者分析这与选择病灶小、团队协作保证病灶完整切除有关。对于活检是否增加肿瘤全身转移的机会，目前尚无资料证实，对 Mammotome 活检后创面切缘阴性的病理证实方法、穿刺针道是否因癌细胞移位种植转移等问题还存在争议，尚需进一步的研究。但笔者的个人意见是尽可能完整切除原发病灶，并且切除范围应超过原发病灶边缘 1cm，术后用高频超声检查确认无病灶残留。

真空辅助乳腺活检仍存在漏诊、误诊，切除的样本量越多则误诊率降低。Elsheikh 等对 110 例利用 Mammotome 活检诊断的 33 例非典型小叶增生和小叶原位癌进行了研究，活检后再进行外科切除，结果 13 例小叶原位癌中，4 例（31%）发现浸润性导管癌或小叶癌，20 例非典型小叶增生中，5 例（25%）发现有癌。由于真空辅助乳腺活检对 DCIS 、DCIS 伴早期浸润、不典型增生均存在不同程度的病理低估。虽然与乳腺癌组织学的异质性、钙化灶的大小、形态及病灶的选择有关，但对高度怀疑恶性的样本笔者强调做重点标记，引起病理医师关注也非常重要。

七、Mammotome 在乳腺肿块微创旋切中的应用展望

Mammotome 微创治疗给乳腺患者带来福音，团队协作超声引导 Mammotome 在乳腺病变微创旋切中的应用降低了手术难度，缩短了手术时间，减少了空切、漏切和多切，因此建议专业的超声医师参与 Mammotome 微创手术，并尽量使用高档彩超，避免对高档机的诊断报告使用低档机的术中引导带来看不见、切不到、漏切及误切的问题。一例成功的 Mammotome 乳腺病灶活检与治疗应该是乳腺外科、超声、钼靶、病理的团队协作与默契配合，这是 Mammotome 微创手术疗效的根本保证。团队协作为 Mammotome 微创手术带来更广阔的应用前景，也给乳腺外科和超声医师带来更多的诱惑。通过不断的实践探索与研究，希望将来 Mammotome 微创手术也能成为早期乳腺癌根治的一种选择。

第十三节　超声在评估乳腺癌患者预后中的应用

乳腺癌的预后分析研究是临床关注的传统课题，也是指导临床合理治疗的基础，更是患者及其家属需要了解关心的重要问题，随着对乳腺癌生物学特性研究的深入，人们逐渐认识到乳腺癌是一种全身性疾病，其预后与多种因素有关。虽然新的检测方法和预后指标不断出现，但原发肿瘤的大小、淋巴结转移情况及组织病理学类型和分级是目前公认的最重要的3个预后指标，这些指标都与超声检查与超声介入有关，理论上讲，各种预后因子的存在及其表达引起组织生物学特性改变，必定会引起瘤体的病理形态学和血流动力学变化，这就可以通过超声检测技术直接或间接反映出来。超声对病灶及淋巴结数量及大小测定、声像图特征检查及血流动力学分析是乳腺癌患者预后评估中的重要内容。

一、肿瘤大小

肿瘤大小已被反复证实为乳腺癌最重要的预后指标之一，乳腺癌患者的生存期因肿块体积的不同而呈一种台阶式的改变，肿瘤越大，生存期越短，它是与预后有关的准确地用数量来表示的重要的变量之一。肿瘤大小还与淋巴结转移及远处转移直接相关。Carter等在研究了24 740例乳腺癌患者的资料后发现，肿瘤直径≤2cm的患者，无论有无淋巴结转移，其5年总生存率为91.3%，2~5cm者为79.8%，>5cm者为62.7%。因此，肿瘤大小成为美国癌症联盟和国际抗癌协会制订的乳腺癌TNM分期体系中的重要因素。国外学者Fisher统计了肿瘤大小与手术后复发率的关系：肿瘤体积小复发率低，而体积大则复发率高，<1cm肿瘤术后10年的发病率低于10%，而>5cm肿瘤术后5年复发率则为24%。国内的研究结果也表明肿瘤超声最大径>2cm时发生腋淋巴结转移的危险度增加3.4倍，提示乳腺癌病灶超声最大径>2cm是预测腋淋巴结转移的独立性指标。

虽然超声检查能为临床TNM分期提供肿瘤大小及腋淋巴结转移情况，也能检出≤1cm的早期乳腺癌。然而到目前为止，任何一种肿瘤检出方法并未被视为一种独立的预后因素，但是高频彩超乳腺筛查发现的肿瘤一般较小且侵袭表现低，这一点是显而易见的，肿瘤体积是一重要的预后因素，尤其是在腋淋巴结未

受累时更是如此。乳腺高频彩超筛查发现具有预后良好的典型特征是体积较小、腋淋巴结未受累的肿瘤，特别是无淋巴结转移、无边缘毛刺的≤1cm的早期乳腺癌。乳腺高频彩超筛查不仅仅是一种被认可的有用的筛查手段，实际上它还可以对患者的预后进行初步评估。

二、肿瘤边缘"毛刺征"

乳腺肿块边缘"毛刺征"或"蟹足征"是典型乳腺癌最具特征的超声表现，其病理基础是肿瘤向周围组织浸润。现有的研究资料还表明肿瘤有毛刺与腋淋巴结转移呈正相关，因此超声检查肿块有无毛刺，毛刺是长、粗、大，还是短、细、小，直接反映了肿瘤有无侵袭性及侵袭性的强弱，也与患者预后密切相关。大于1cm的乳腺癌多为进展期乳腺癌，具有很强的侵袭性，毛刺征（蟹足征）可见于整个瘤体或只在局部存在，毛刺长、粗、大，并且长短不一，粗细不等，这种体积较大、边缘不规则、毛刺状的肿瘤极易发生淋巴结转移，预后差。而≤1cm早期乳腺癌则边缘无毛刺或毛刺短、细、小，很少发生淋巴结转移，预后好。笔者回顾分析了256例乳腺癌中≤1cm早期乳腺癌和>1cm乳腺癌在肿块边缘毛刺上的声像图差异，>1cm乳腺癌和≤1cm早期乳腺癌边缘毛刺显示率分别为73.46%、28.89%，在这组研究资料中>1cm乳腺癌211例，腋淋巴结转移89例，占42.18%，而45例≤1cm早期乳腺癌仅8例腋淋巴结转移，占17.78%，两者统计学分析有显著性差异。因此，笔者认为乳腺癌肿瘤边缘可分3类：①无毛刺；②毛刺短、细、小；③毛刺长、粗、大，并且长短不一，粗细不等（图7-13-1至图7-13-3），从超声角度三类不同肿瘤边缘可大致初步判断为肿瘤无明显浸润、有微小浸润和明显浸润，可作为超声分析患者预后的重要指标，供临床参考。

三、肿瘤内血流信号丰富程度

乳腺恶性肿瘤能释放肿瘤血管生成因子，刺激肿瘤组织产生新的血管分布，增加血管数量。这种血管有别于正常血管及良性病变，如纤维腺瘤内的血管，

它的血管管径小、壁薄，缺乏肌层，走行纡曲，分布不规则，灌注压低，易产生动静脉瘘，易形成血管栓塞，易造成淋巴回流障碍，从而为彩色多普勒及能量多普勒成像技术在乳腺癌中能探测到丰富的血流信号及分析其血流动力学改变奠定了病理学基础。在现有的研究中已证实乳腺癌肿瘤血管的生成及丰富程度与患者预后有关；恶性肿块的血流检出率与分级和肿块大小有关。当肿瘤不断增大、肿块内血流显示异常丰富，并且分布紊乱时，即标志着肿瘤细胞的快速增殖、局部侵袭及转移。因为恶性肿瘤的生长、发展及转移都是血管依赖性的，肿瘤血管显示越丰富，肿瘤细胞增殖能力越强，增殖的肿瘤细胞也更多地发生在新生血管周围，更具有转移潜能，预后越差（图7-13-4）。因此，彩色多普勒检查对肿瘤血管的评估也有预测预后的意义，乳腺肿瘤血流超声分级既表示了肿瘤血流丰富程度，又提示了预后上的差异。

四、淋巴结转移情况

腋淋巴结转移是乳腺癌的主要预后指标之一，与原发肿瘤的大小有关，≤ 1cm 的乳腺癌 20% 有转移，原发灶每增加 1cm 则增加 10% 的转移概率。淋巴结的数目与远处复发的危险性直接相关。癌细胞转移到腋下淋巴结，并在结内增殖，导致淋巴结数目、形态大小、结构和血流动力学的变化是一个渐进式动态过程。有文献报道，乳腺癌淋巴结转移有 10%～30% 为微小转移，这类有微小转移的淋巴结超声很难检出，甚至病理检查也有漏诊。然而，随着癌细胞在淋巴结内的不断增殖和对正常结构的侵犯，直接导致淋巴结体积和数量的改变，超声检出数量增多，检出率增高，因此可探及的淋巴结个数与淋巴结转移有关。为了评估患者的预后，国际上通常将腋淋巴结数划分为：阴性、1～3 个转移和 ≥ 4 个转移三组。显然第 3 组发生远处转移的概率高

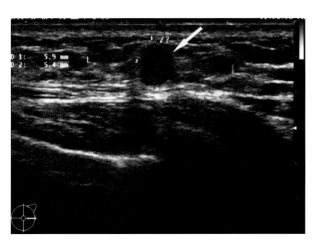

图 7-13-1　早期乳腺癌肿瘤（箭头），边缘无明显毛刺，病理导管内癌

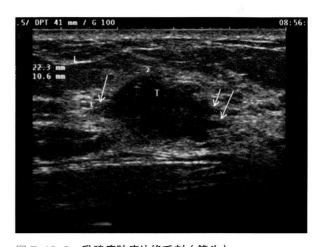

图 7-13-3　乳腺癌肿瘤边缘毛刺（箭头）

注：边缘毛刺长、粗、大，并且长短不一，粗细不等，病理浸润性导管癌

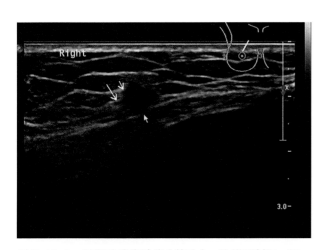

图 7-13-2　早期乳腺癌肿瘤（箭头），边缘毛刺短、细、小，病理导管内癌伴早期微小浸润

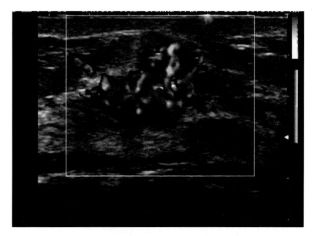

图 7-13-4　乳腺癌肿瘤血流异常丰富，血流分级 Ⅲ 级，病理检查示浸润性导管癌

于前两组，患者的预后也最差。2002 年美国肿瘤联合委员会（AJCC）颁布新的乳腺癌分期方法，考虑到腋淋巴结转移个数对生存率的影响，将 1～3 个淋巴结转移定义为 N_1，4～9 个定义为 N_2，≥ 10 个定义为 N_3。淋巴结也是提示需进行最长时间辅助治疗的预后因子。有 4 个以上淋巴结转移的患者与无淋巴结转移的乳腺癌患者相比，其复发的危险性增加 2.5 倍，需要进行辅助治疗。有关恶性淋巴结的超声特征（图 7-13-5），目前认为：①淋巴结长短径比＜ 2，比最大径≥ 7mm 更有意义；②形态上呈短椭圆形或有融合，边缘不规则，包膜可有切迹；③内部结构皮质增宽，髓质变形、移位、变窄甚至消失；④淋巴门缺失、偏心；⑤血流信号呈混合型或周边型血流；⑥多普勒频谱阻

力指数多＞ 0.65。淋巴结受累的声像图特征与病理基础一致，超声在诊断淋巴结转移方面具有重要价值，淋巴结转移及转移的数目是影响乳腺癌预后的决定性因素之一，淋巴结无转移者预后好，一旦出现转移则预后差，转移淋巴结的数目越多，预后越差。

乳腺癌的发生发展是一个多阶段演进、多基因改变参与的渐进过程，其预后为众人所关注，除传统的预后指标外，还有多种生物学指标应用于临床。超声作为影像检查技术有其局限性，仅能为临床提供患者肿瘤形态学和血流动力学的预后参考。乳腺癌患者准确的预后判断应该是常规的预后指标和多项生物学指标的联合检测与应用。

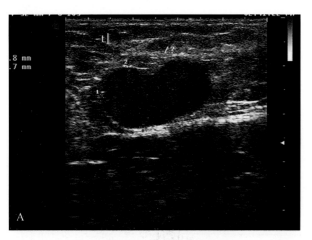
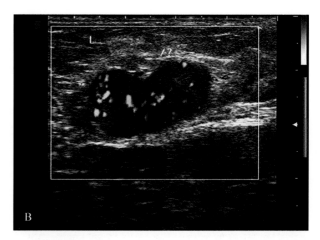

图 7-13-5　乳腺癌腋淋巴结转移，长短径比＜ 2（A. 髓质消失；B. 混合型血流）

第十四节　超声在乳腺癌手术过程和术后监测中的作用

一、超声在乳腺癌手术过程的监测作用

超声在乳腺癌手术过程的监测作用主要体现在术前体表定位，术中在开放的切口术中定位，术后对切出的标本即刻超声检查。这一方法主要应用于临床触诊阴性的小乳癌患者。对保乳手术该方法定位准确，对切出的新鲜标本超声即刻检查除能明确判断肿块是否被完整切除外（图 7-14-1），还能评估肿块到周围切缘的安全范围供临床参考。

二、超声在乳腺癌术后的监测作用

随着早期诊断、早期治疗及乳腺癌辅助治疗的不

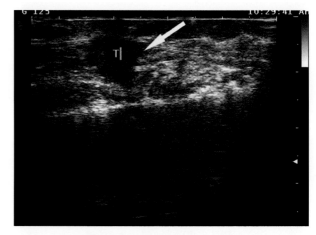

图 7-14-1　新鲜标本超声即刻检查，肿块（箭头）被完整切除，病理检查示浸润性导管癌

断完善，乳腺癌术后无病生存率和总体生存率都有了显著提升，但乳腺癌是一种全身性疾病，其术后复发转移问题尚未得到很好的解决，术后复发和转移仍然是导致乳腺癌患者死亡的重要原因，因此应用超声加强术后监测，提高复发和转移的早期诊断具有重要的现实意义。

（一）乳腺癌术后复发转移的发病情况

局部复发是指原发恶性肿瘤经局部切除及腋淋巴结清扫后，再次发生于同侧乳腺、胸壁和腋窝的肿瘤，多在术后 2 ~ 7 年发生。既可能是疾病进展的局部表现，又可能是发生远处转移的新的播散源。文献报道乳腺癌根治术后局部复发率为 10% ~ 30%，局部复发致死率可达 15%，而胸壁复发占所有局部复发的 50% 以上，复发率依次为胸壁、锁骨上窝、腋窝。肿瘤转移一般认为是肿瘤细胞从原发病灶扩散到继发部位，并在该处形成继发瘤（转移灶）称为转移。有研究认为局部复发与远处转移存在明显的相关性。术后局部复发可能是全身转移播散的前兆。术后复发者发生远处转移的危险是术后未复发者的 3 倍。人体任何器官和组织均可发生转移，但以骨转移最常见，占 49% ~ 60%，其他依次为肺、胸膜、软组织、肝和脑。

（二）乳腺癌术后复发转移的超声诊断

影像检查是乳腺癌复发转移的主要监测手段，放射性核素全身骨显像被公认为是早期发现骨转移灶最灵敏、最准确的方法。肺转移的检查方法主要是胸部 X 线摄影和胸部 CT 检查。而超声则能容易发现胸壁、锁骨上窝、腋下、肝等部位的复发病灶和转移灶，也可作为术后内分泌治疗过程中是否诱发子宫内膜病变的有效监测手段。

1. 胸壁复发病灶　使用高频超声能检出患者患侧皮下组织和胸壁肌层内低回声结节，结节边界欠清晰，形态不规则，内部回声欠均质，彩色显像结节内可见点、条血流信号，多普勒频谱阻力增高（图 7-14-2）。

2. 区域淋巴结转移　腋下和锁骨上窝转移性淋巴结肿大，直径 ≥ 7mm，长短径比 < 2，呈短椭圆形或有融合，边缘不规则，包膜可有切迹；内部结构皮质增宽，髓质变形、移位、变窄甚至消失；淋巴门缺失、偏心；呈混合型或周边型血流信号；频谱阻力指数多 > 0.65。

3. 肝转移　转移癌体积一般较小，常多发、散在分布，内部回声低，分布尚均匀，边界清楚，周边有特征性低回声晕环，呈"牛眼"征（图 7-14-3）。

（三）乳腺癌术后超声随访监测

乳腺癌术后复发转移主要集中在近期，术后两年以内是乳腺癌复发转移高峰期，应重点进行复查，加强预防。乳腺癌患者术后及放疗、化疗后必须做密切

的随访观察。超声两年内每 3 个月检查 1 次，3 ~ 5 年每 6 个月检查 1 次，5 年后可每年检查 1 次。超声主要是对乳腺、胸壁、腋窝、锁骨上窝、肝及腹腔腹膜后探查有无复发和转移，对内分泌治疗患者还要对子宫进行监测检查，重点观察子宫内膜厚度，排除月经周期对内膜厚度的影响，如内膜厚度（正常上限 5mm）> 5 ~ 8mm，应建议患者做内膜活检。

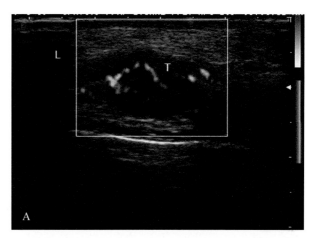

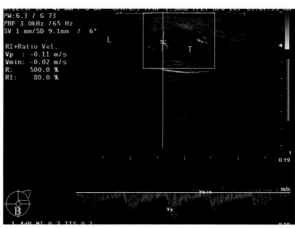

图 7-14-2　乳腺癌术后胸壁复发病灶

注：A. 病灶内血流信号较丰富；B. 病灶内血流阻力高

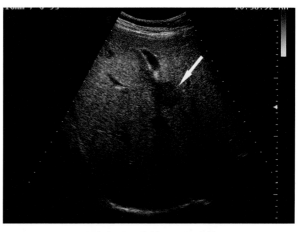

图 7-14-3　乳腺癌术后肝内转移病灶（箭头）

第十五节　超声在乳腺癌新辅助化疗中的监测作用

一、超声在乳腺癌新辅助化疗中的监测作用

超声在乳腺癌新辅助化疗(neoadjuvant chemo-therapy,NAC)中的监测作用是指超声在乳腺癌术前NAC中对乳腺癌病灶和腋转移性淋巴结的检查和评估。超声检查在乳腺癌NAC疗效评估中，其准确性优于临床体检，同时也略优于钼靶摄片，尤其是对致密型乳腺。随着医学影像学诊断技术的进步，CT、MRI和PET等也开始应用于乳腺癌病灶的评估。有研究资料显示，磁共振动态增强成像与术后病理评价结果的Kappa检测值达到0.949，初步的临床应用发现MRI和PET在对乳腺癌病灶的评估方面有更大的准确性，但目前其高昂的价格限制了这些新技术的应用。虽然超声受主观因素和仪器性能的影响较大，但《中国抗癌协会乳腺癌诊治指南与规范（2015版）》明确指出基线影像学评估是乳腺超声、乳腺X线下肿瘤的最长径（建议采用MRI评估），肯定了B超检查在乳腺癌NAC监测中的作用和价值。Forouhi等通过对比超声、钼靶与临床触诊三种方法测量肿瘤大小并与术后病理标本大小进行对照发现，超声是最准确实用的评估方法。国内张彦等研究显示，超声可用于早期评估NAC疗效。超声可重复性强，并且绝大多数医院都能进行超声检查，建议在对乳腺癌NAC时，在无远处转移灶的情况下，提倡常规应用超声检查进行乳腺癌病灶的评估。

二、乳腺癌新辅助化疗的概念、意义和疗效评估方法

1982年Frei提出了NAC的概念，是指在施行局部治疗（手术或放疗）之前应用的全身性化疗，也称为术前化疗、诱导化疗或初始化疗。《中国抗癌协会乳腺癌诊治指南与规范（2015版）》将NAC定义为在手术或手术加放疗的局部治疗前，以全身化疗作为乳腺癌的第一步治疗，然后再行局部区域治疗。目前，NAC已成为局部晚期乳腺癌治疗的标准治疗方案之一，疗程3～4个周期，因化疗方案不同而每个周期天数不一，多数方案每个周期为21d。目前认为NAC较术后辅助化疗有不同的作用，NAC的意义在于：① NAC是局部晚期乳腺癌或炎性乳腺癌的规范疗法，可以使肿瘤降期以利手术，或变不能手术为能手术；②若能达到病理完全缓解(pathological complete remission,PCR)，则预示较好的远期疗效，提高总生存期（overall survival,OS）；③对于肿瘤较大且有保乳意愿的患者可以提高保乳率。1979年WHO制定了双径线测量的疗效标准，并不断修改完善。1994年起，欧洲癌症研究所及治疗组织、美国国家癌症研究院及加拿大国家癌症研究院等，在回顾WHO疗效评价基础上，经过充分交流与讨论，改变了WHO双径测量方法，采用单径测量的数据，制定了实体瘤疗效评价标准(response evaluation criteria in solid tumors, RECIST)。2009年，RECIST修订版首次公布，与RECIST 1.0版一样，RECIST修订版运用基于肿瘤负荷的解剖成像技术进行疗效评估，故被称为1.1版。RECIST 1.1版主要针对靶病灶的数目、疗效确认的必要性及淋巴结测量等方面做了更新。用于判断疗效的可测量目标病灶从最多10个、每个器官5个改为最多5个、每个器官2个；目标病灶进展的定义增加了绝对值必须增加5mm；并将短径＜10mm的淋巴结视为正常淋巴结而不给予记录和随访，短径≥10mm到短径＜15mm的淋巴结被视为有病理意义的不可测量的非目标病灶。

RECIST将疗效评估对象分为两类病灶。①目标病灶：将能重复准确测量的病灶作为目标病灶，目标病灶治疗前后的大小变化是评估疗效的重要依据；②非目标病灶：构成有两个内容，一是超过5个以上所有可测量病灶，全部归入非目标病灶；其次是所有不可测量的病灶都只能列为非目标病灶，对非目标病灶不要求测量，但在基线及随访时，都应记录每一个非目标病灶是否存在或消失。

在疗效的参数及评估中，将所有目标病灶（不仅仅是乳腺癌病灶，还包括肺、肝、淋巴结及皮下等转移灶）的最长直径(longest diameter,LD)以厘米为单位相加，即成基线总和LD，基线总和LD是描述目标病灶疗效的唯一参数。完全缓解(complete remission,CR)指所有目标病灶消失。部分缓解(partial remission,PR)指以基线总和LD为参照，治疗后目标病灶LD总和缩小≥30%(以整个治疗过程中的最小总和LD，代表该患者在该方案中的疗效等级)。进展(progressive disease, PD)指如果治疗开始后，肿瘤

曾经缩小，则以所能达到的最小总和 LD 为参照；如治疗开始以来，LD 总和从未缩小过，则仍以基线总和 LD 为参照，只要目标病灶的 LD 总和增加 ≥ 20% 及其绝对值增加 5mm，或出现新的病灶，即为 PD。稳定 (stable disease,SD) 指目标病灶的 LD 总和缩小未达到 PR，或增大不足 PD。

非目标病灶的疗效评价标准中，CR 指所有非目标病灶完全消失及肿瘤标志物水平降至正常。非目标病灶不评 PR。SD(又称非 CR) 指一个或多个非目标病灶持续存在和（或）肿瘤标志物水平高于正常。PD 指出现一个或多个新病灶和（或）现有的非目标病灶明显进展。

三、超声在乳腺癌新辅助化疗监测中遵循的原则

超声在乳腺癌 NAC 疗效评估中的监测主要是治疗前精确测量乳腺原发灶和腋淋巴结（短径 ≥ 15mm）的最长径(多个肿块时取它们的最长径之和)，以及目标病灶和非目标病灶治疗中的动态变化，为临床提供准确的测量数据，其疗效等级的评估由临床综合评定得出。为避免超声监测主观性太强客观性欠佳的不足，超声监测应遵循如下原则。

1. 超声监测中坚持五同的原则，即从治疗前的超声基线检查开始坚持同一个超声医师检查、使用同一台超声仪器、采用同一种仪器条件、对同一目标病灶用同一测量断面，确保测量数据的可靠性和可重复性，使超声监测数据得到临床认同。

2. 超声监测复查的时机应在每个周期的最后一天进行，因肿瘤病灶在化疗中有可能先缩小而后增大，每个周期的动态观察，会因不同的复查监测时间而导致疗效等级的评估发生偏差。

3. 在 NAC 的疗效评价中，临床、影像学和病理学三种方法缺一不可，而将三者结果能有机地结合起来进行综合分析，对指导临床治疗才具有重要价值。化疗后，肿瘤细胞变性、坏死，肉芽形成，或瘤床区纤维组织增生、胶原化，由瘢痕组织替代，这种情况下，临床检查可触及肿块，超声监测有病灶，但因二维显像并不能将治疗后坏死组织和纤维组织增生与残余癌灶区分开来，在镜下可能无肿瘤病灶存在。在有远处转移灶的情况下，超声不可能脱离临床和其他影像检查进行独立的疗效评估。在无远处转移灶的情况下，超声监测数据是临床疗效评估的重要影像学依据，但仍然要结合临床与病理，避免发生临床无效而病理有效的现象。超声监测报告应注明监测周期、乳腺和腋窝目标病灶的最长直径 LD 每一个非目标病灶是否存在或消失，以及是否发现新病灶。

四、超声在乳腺癌新辅助化疗中的监测方法与病灶声像图变化

1. 超声在乳腺癌 NAC 中的监测方法　超声监测中采用相同的超声成像条件，使用同一台仪器测量原发灶的最长直径 LD、面积和体积，选取平行于乳腺腺体平面的最大径作为长径，与长径垂直的平行于乳腺腺体平面的最大径为宽径，与长径垂直的垂直于乳腺腺体平面的最大径为厚径，测量长、宽、厚三条径线，选取其中最大径作为该肿瘤的最长直径 LD，超声测量原发灶面积（长 × 宽）、体积（长 × 宽 × 厚）。依据 Adler 等血流分级标准对原发灶内血流进行评价对比。观测内容：新辅助化疗前后原发灶肿瘤的最长直径 LD、面积、体积改变及二维声像图变化；化疗前后原发灶内的血流分级变化；血流动力学方面测量肿瘤内动脉收缩期峰值血流速度(peak systole velocity,PSV)、动脉血流阻力指数(resistance index,RI)；腋淋巴结大小及内部血流变化情况。

2. NAC 后乳腺肿瘤原发灶的二维声像图变化　对化疗药物敏感的肿瘤，NAC 前后原发灶肿瘤最长直径 LD、面积和体积变化是二维声像图最主要改变。随着化疗的进行，肿瘤细胞逐渐被杀伤破坏，病理形态学可见肿瘤细胞的变性坏死、数量减少、肉芽组织伸入癌巢、间质纤维组织增生增多及纤维化，致使肿瘤形态变得更不规则，内部回声增多不均质，毛刺逐渐变短甚至消失，边界逐渐清晰，最终导致肿块变软，面积和体积逐渐缩小（图 7-15-1），甚至由瘢痕组织代替原癌组织坏死区，声像图上的改变可能由于乳腺癌本身的异质性导致药物发挥作用的程度及进展不同而有相应的变化。

3. NAC 后原发灶内血流分级及血流动力学变化　化疗有效的另一个显著变化就是原发病灶内部血流的改变。有研究表明，NAC 后血流灌注的改变较肿瘤本身大小的改变对于疗效的评价更有意义。化疗后肿瘤变性坏死，内部血管萎缩、塌陷、闭塞，肿瘤细胞增殖减慢，对肿瘤血管的外压减小，进而 CDFI 可观察到肿瘤内血流信号明显减少或消失，RI 亦降低（图 7-15-2）。肿瘤供血不足，进一步促进肿瘤变性坏死，因此病灶内血流信号的减少或消失及 PSV、RI 变化，对疗效判断及预后具有重要参考价值。但若新辅助化疗后肿瘤内部还有血流信号，则提示癌灶残留可能性大。

4. NAC 后腋下淋巴结的变化　化疗后转移淋巴结体积缩小或消失，其内可有髓质强回声，血流丰富程度减低或消失（图 7-15-3）。而化疗后转移淋巴结的持续浸润是乳腺癌预后不良的一个重要指标，因此对腋下淋巴结的观测可作为评价 NAC 疗效的重要参考指标。

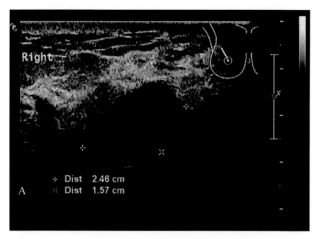
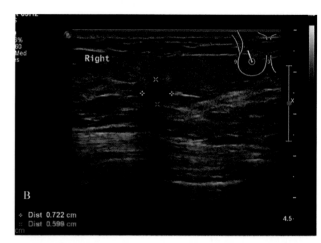

图 7-15-1　新辅助化疗后乳腺肿瘤原发灶明显缩小（A. 化疗前；B. 化疗后）

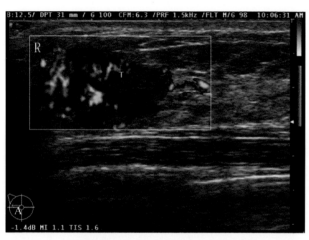
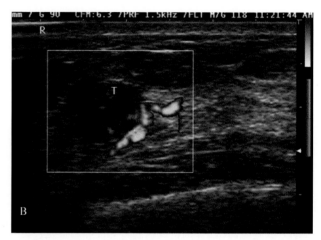

图 7-15-2　新辅助化疗后乳腺肿瘤原发灶内血流信号明显减少（A. 化疗前；B. 化疗后）

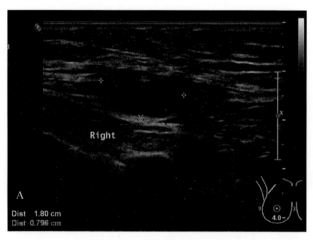
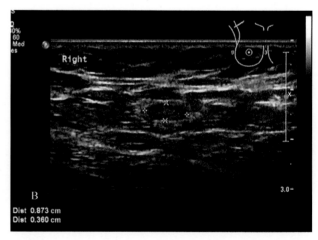

图 7-15-3　新辅助化疗后腋下淋巴结明显缩小（A. 化疗前；B. 化疗后）

超声在乳腺癌 NAC 疗效评估中最大难度在于精准测量目标病灶最长直径 LD，这与 NAC 后乳腺癌残留病灶的退缩方式有关。高志刚等将乳腺癌 NAC 后肿块的退缩方式分为两种：向心型缩小和树枝型缩小。向心型缩小表现为化学治疗后肿块呈单发结节，形态较规则，边界较清；树枝型缩小表现为化学治疗后肿块呈多发结节，形态不规则，边界不清晰，呈斑片状。李妙珊等认为准确测量树枝型退缩的病灶三维经线或最大经线的难度都较大，主要是由于病灶缩小后，仍以树枝样的形态分布在原来区域，表现为多发结节。所以单纯以病灶的最大径线来评估 NAC 的疗效是不全面的。国内学者将超声造影、弹性成像用于乳腺癌 NAC 在对其疗效评估中做了大量工作。有研究显示，针对测量 NAC 前后乳腺癌原发灶大小的改变，超声造影较常规超声更为准确，弹性成像评分、血流等级变化评效与术后病理评效具有较高的一致性。但这些探索与研究要得到临床认可并作为推荐使用的方法，还需超声工作者进一步努力。

第十六节　超声在乳腺癌诊断中存在的问题及展望

乳腺癌是女性最常见的恶性肿瘤，随着我国发病率逐年上升，超声作为我国乳腺检查最常用的手段受到临床高度重视，在病因预防未取得明显成效的情况下，乳腺癌的早期发现、早期诊断、早期治疗是提高治愈率减少病死率的关键，但遗憾的是目前早期乳腺癌的发现率仅为 25%，早期乳腺癌超声诊断检出率低是客观存在的事实，是目前超声诊断中存在的最主要问题。很显然，早期乳腺癌的诊断与鉴别是乳腺超声诊断中的重点和难点，因此有必要对早期乳腺癌超声诊断进行全面评估与分析。笔者通过回顾性研究一组资料，分析 256 例乳腺癌中 ≤ 1cm 早期乳腺癌和 > 1cm 乳腺癌的声像图差异，并与 65 例 ≤ 1cm 良性结节相对照，来探讨影响早期乳腺癌检出率的原因，目的是提高超声对早期乳腺癌的检出率和准确性。

一、早期乳腺癌的概念

何谓早期乳腺癌目前尚无明确统一的认识，有学者认为早期乳腺癌是指病变处于组织学或临床的早期阶段，癌局限于乳腺，癌无远处转移，无或甚少淋巴结转移，经治疗后 90% 以上可以长期生存。病理组织学诊断早期乳腺癌包括小叶原位癌、导管内癌、良性瘤的早期癌变和早期浸润癌。临床上的早期乳腺癌包括 T_0 期癌和微小癌，我国的标准是将直径为 0.6 ~ 1.0cm 称为小癌，直径在 0.5cm 以下者称为微癌。超声所讲的早期乳腺癌并不是病理组织学上的概念，而是与临床对照相应的直径 ≤ 1cm 触诊阴性的乳腺癌，早期乳腺癌由于病灶小，可无任何症状，临床常触及不到肿块，因此早期乳腺癌只能靠仪器检查发现，由于我国乳腺癌发病年龄比国外提前了 10 ~ 15 年，受致密型乳腺的影响，超声检查比钼靶摄片的应用更为广泛，特别是近年来高分辨率彩色多普勒和高频探头的应用使乳腺超声检查有了相当大的发展，超声对大的典型乳腺癌诊断已不困难，对乳腺癌的研究也从大病灶进入到了小病灶的新阶段。

二、影响早期乳腺癌超声检出率原因分析

（一）用典型乳腺癌的声像图标准诊断早期乳腺癌是影响检出率的主要原因

笔者的研究资料显示，如果用诊断典型乳腺癌的八大声像图标准诊断早期乳腺癌，将会导致较多的假阴性，因 > 1cm 乳腺癌与 ≤ 1cm 早期乳腺癌在声像图上有明显差异，两者在腋淋巴结转移、边缘毛刺、后方回声衰减等方面进行比较，其检出率有显著性差异（$P < 0.05$）。

1. **腋淋巴结转移**　在这组研究资料中 > 1cm 乳腺癌 211 例，腋淋巴结转移 89 例，占 42.18%，而 45 例 ≤ 1cm 早期乳腺癌仅 8 例腋淋巴结转移，占 17.78%，腋窝有恶性淋巴结存在，首先考虑乳腺癌，腋窝无肿大淋巴结，定然不能作为排除乳腺癌的依据。有学者认为乳腺癌腋淋巴结转移与癌结节大小、发生部位、边缘有无毛刺、血流丰富程度有关，≤ 1cm 乳腺癌 20% 有转移，原发灶每增加 1cm 则增加 10% 的转移概率。

2. **边缘毛刺**　在这组研究资料中 > 1cm 乳腺癌和 ≤ 1cm 早期乳腺癌边缘毛刺显示率为 73.46% 和 28.89%，> 1cm 乳腺癌边缘毛刺长、粗、大，并且长短不一，粗细不等（图 7-16-1），而 ≤ 1cm 早期乳腺癌无边缘毛刺征或毛刺短、细、小，有的甚至非常光滑（图 7-16-2），对于乳腺小肿块来说，单凭边界回声并不能作为鉴别良、恶性肿块的可靠指标。> 1cm 乳腺癌多为进展期乳腺癌，具有很强的侵袭性，毛刺征（蟹足征）可见于整个瘤体或只在局部存在，主要由于肿瘤向周围结缔组织内浸润生长所致。早期乳腺癌中较多见的

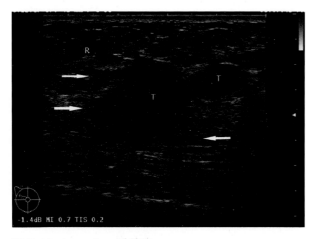

图 7-16-1　＞1cm 乳腺癌

注：边缘毛刺长、粗、大，并且长短不一，粗细不等，箭头所指为毛刺

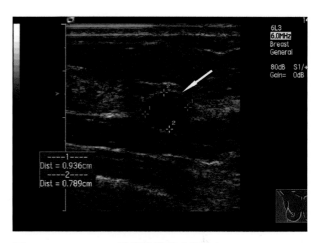

图 7-16-2　≤1cm 早期乳腺癌（箭头）

注：无边缘毛刺征，边缘非常光滑

乳腺导管内原位癌（ductal carcinoma in situ，DCIS）为局限在乳腺导管或终末小叶单位内的上皮细胞恶变，其病灶尚未突破基底膜，而乳腺导管内癌微小浸润（intraductal carcinoma with microinvasion，DCMI）为乳腺管内癌癌细胞突破基底膜侵入邻近组织或小叶间基质，其外侵范围也不超过 1mm。因此无浸润或微小浸润是 ≤1cm 早期乳腺癌无边缘毛刺征或毛刺短、细、小的病理基础，这也是与 ＞1cm 乳腺癌在二维声像图上的主要区别。因此，对早期乳腺癌边界回声的特点认识不清是早期乳腺癌漏误诊的一个重要原因。

3．后方回声衰减　在这组研究资料中＞1cm 乳腺癌和 ≤1cm 早期乳腺癌后方回声衰减显示率为 37.44% 和 15.56%，≤1cm 早期乳腺癌后方回声极少有衰减，对于后方无明显声衰减，可用 DCMI 及 DCIS 病变内纤维组织较少来解释，Moon 等研究还发现导管扩张、病变后方回声正常是 DCIS 常见的声像图表现。

4．纵横比＞1　这组研究资料中＞1cm 乳腺癌和 ≤1cm 早期乳腺癌纵横比＞1，显示率为 28.91% 和 13.33%。纵横比＞1 曾被认为是乳腺癌的特征，根据笔者资料显示，由于 ≤1cm 早期乳腺癌浸润性生长不明显，纵横径大致相等，纵横比降低，故以此来排除恶性的诊断将会导致较多的假阴性错误。

5．其他　在这组研究资料中，＞1cm 乳腺癌和 ≤1cm 早期乳腺癌在内部不均质低回声（93.36%、91.11%）、微钙化（51.66%、53.33%）、血流显示（96.68%、93.33%）、阻力指数＞0.7（72.51%、68.89%）等方面进行比较，其检出率无显著性差异（$P > 0.05$）。乳腺癌的内部回声与肿瘤细胞的来源、间质含量、有无钙化有关。微钙化的检出率与乳腺癌大小无明显关系但与钙化产生的机制有关，由于促血管生成因子的存在，致使癌性血管与正常血管不同，导致乳腺癌血流信号异常丰

富，阻力指数增高。

（二）对乳腺微钙化的检出在早期乳腺癌中的重要性认识不足，直接影响了早期乳腺癌超声诊断的发现率

1．超声能不能检出微钙化？是不是因为早期乳腺癌肿块小，未出现肿瘤细胞坏死就无钙化产生？微钙化的检出在早期乳腺癌的诊断中有何意义？临床实践和研究资料表明，超声能够检出微钙化，但并不是所有的微钙化超声都能检出，低回声结节背景是超声显示乳腺微钙化的先决条件，乳腺钙化是乳腺影像学诊断分析的重要内容，但以往钼靶乳腺摄影的研究很多，超声文献中对乳腺肿块微钙化的研究却较少，有的甚至认为超声不能显示乳癌结节中的微小钙化灶。Kasumi 等曾以碳酸硅取代微钙化点进行超声检测试验，证实在低回声背景下可探测到大小为 110μm 的小珠，而用钼靶摄影只能检测到 200μm 的小珠，该研究为超声显示乳腺肿块内微钙化提供了依据，提示高频超声能检测到比钼靶摄影更小的微钙化灶，因而也能根据乳腺钙化的声像学特点进行良、恶性疾病的鉴别诊断。现有的研究认为乳腺微钙化的超声显示与仪器高频超声性能和微钙化是否伴有结节密切相关。在这组研究资料中＞1cm 乳腺癌和 ≤1cm 早期乳腺癌微钙化显示率为 51.66% 和 53.33%，显示率与钙化背景有关，因为超声显示的乳腺肿块大多为低回声，特别是乳腺癌低回声与周围组织反差增大，强回声的微钙化在低回声的背景下易于显示，反之不伴有结节的微钙化在乳腺组织复杂的高回声背景下则很难观察到，即使是大的斑块状孤立性钙化超声扫查也易漏诊，如果注意仪器调节和扫查手法，超声对乳腺钙化的显示将提高，其显示率和准确性很大程度取决于检查者的经验和耐心。

2．乳腺钙化病灶的声像学特征与乳腺肿块良、恶性有着明显的关系，在笔者的另一组研究资料里微钙化中 83.3% 为恶性钙化，恶性钙化其声像学特征表现是

钙化病灶小，数量多，形状呈点状，分布呈簇状，后方无声影，无快闪伪像（图7-16-3）。斑块状钙化全部为良性钙化，在良性钙化中占43.3%。粗钙化在良性钙化中占36.7%，良性钙化中粗钙化和斑块状钙化共占80%，其声像学特征表现是钙化病灶粗大，数量少，形状呈斑状或团块状，分布呈局灶性，后方有声影，多有快闪伪像。

3. 乳腺良、恶性钙化这种形态学上的差异并非由钙化发生部位的组织性质决定，而是与钙化所发生部位的形态有关。在病理切片中已证实钙化灶是钙盐沉积形成，光谱分析证明钙盐为氢氧磷酸钙的化合物，并且认为恶性微小钙化灶分布在导管和腺泡实质内，而粗大的良性钙化则以间质居多，多发生在纤维组织、脂肪、血管、大汗腺、皮肤等乳腺间质内。在乳腺癌病理三大类型中较多见的导管癌正是来源于乳腺导管系统，特别是末梢导管，而较少见的小叶癌也有人认为是发生于小叶内导管。

4. 微钙化的检出率与乳腺癌大小无明显关系，但与钙化产生的机制有关。并不是仅有癌结节增大癌细胞坏死才能产生钙化，坏死细胞的矿化、肿瘤上皮细胞的分泌及组织代谢异常也可能是乳腺癌钙化的几个因素，说明活的癌细胞和坏死的癌细胞碎屑均可发生钙化。笔者认为"铸型模具"是导致乳腺良、恶性钙化声像学差异的重要原因。国外学者的研究也表明乳腺钙化病灶的形态与发生部位有关，Gajdos等对543例不能触及的乳腺癌影像检查中发现，乳腺恶性钙化在乳腺导管原位癌中非常常见，有68%的钙化发生在导管原位癌中。

5. 笔者的另一组研究资料结果显示，微钙化检出率在良、恶性病变之间存在显著性差异（$P<0.05$），微钙化、粗钙化、斑块状钙化三种类型的分布构成比在良、恶性病变之间存在极显著差异（$P<0.005$），斑块状钙化仅见于良性钙化，因此微钙化的检出可作为诊断恶性钙化的重要超声征象，而斑块状钙化则可作为良性钙化的特征之一。

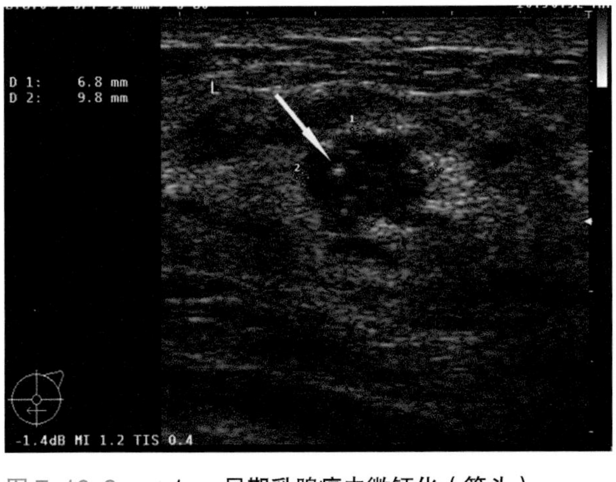

6. 超声检出微钙化虽然是超声诊断乳腺癌的一个重要征象，但并非所有微钙化都是恶性的，也并非所有的粗钙化都是良性的，也不是所有钙化超声都能检出，超声检查乳腺钙化存在局限性：①超声检查存在假阴性，超声对不伴有结节的微钙化、粗钙化很难检出，甚至孤立性的斑块状钙化也很容易漏诊；②超声检查存在假性钙化（图7-16-4，图7-16-5），并往往伴随有低回声的假性肿块，此征象主要是腺体内或腺体后区域脂肪内细条状韧带或筋膜的横断面所造成的假性钙化；③超声对乳腺钙化的检出率受人为因素影响较大，与检查者的经验和耐心有关，在乳腺增生明显、腺体致密且增厚增大、结构紊乱时尤其明显。

7. 与钼靶乳腺摄影相比，超声检查是断面成像，在无低回声结节的背景下微钙化很难检出，而钼靶摄

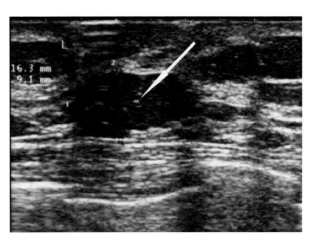

图7-16-4　腺体后区域脂肪低回声所致假性肿块内韧带或筋膜的横断面所造成的假性钙化（箭头）

图7-16-3　≤1cm早期乳腺癌内微钙化（箭头）

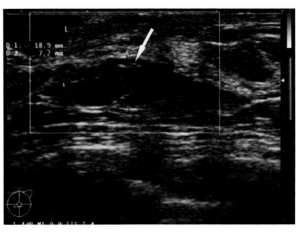

图7-16-5　转换探头切面，腺体后区域脂肪细条状韧带或筋膜呈线状高回声（箭头）

影则是整个乳腺的体积投影，对不伴有结节的微钙化钼靶摄影显然优于超声检查，这是早期乳腺癌超声检查最主要的局限性。但对伴有结节的微钙化超声检查和钼靶摄影具有同等的重要意义，对无钙化的结节超声优于钼靶摄影，超声检查联合钼靶摄影，可提高早期乳腺癌的检出率和准确性。

8. 笔者的这组研究资料显示≤1cm早期乳腺癌微钙化显示率（53.33%）比>1cm乳腺癌（51.66%）还要高，有些早期乳腺癌更是以微钙化为主要声像学特征，如果把乳腺微钙化的检出完全依靠钼靶摄影，不重视超声对微钙化的检出与研究，早期乳腺癌超声漏误诊则必然是在所难免了。

（三）忽视早期乳腺癌声像学分型在超声诊断中的重要作用与价值，就不能掌握早期乳腺癌超声诊断的重点与难点

1. 在乳腺癌手术方案选择中是全乳切除还是保乳手术？保乳术后能不能避免复发？是临床医师和患者都高度关注的问题，术前超声诊断是单结节病灶还是多结节病灶对手术方式的选择和患者预后至关重要。这里涉及两个概念，何为多灶性乳腺癌和多中心性乳腺癌？多灶性乳腺癌是指癌灶为同一起源的2个或2个以上病变的乳腺癌，这些肿瘤多位于同一象限内，各癌灶之间距离在3cm以内；多中心性乳腺癌是指癌灶为分别起源的2个或2个以上病变的乳腺癌，这些肿瘤多不在同一象限内，各癌灶之间距离超过3cm，多中心性乳腺癌罕见。多灶或多中心灶是保乳术后复发的一个重要原因，术前明确诊断意义重大。在这组研究资料中早期乳腺癌单个结节占71.1%，多个结节占11.1%，无明显结节以微钙化为主占17.8%。导管内原位癌源于单个腺体样结构，可以通过导管传至整个乳房，有学者认为2/3轻度至中度的导管内原位癌患者发生有多病灶疾病，具有间断性生长的特点，并且

认为肿瘤病灶差异可达1cm。这表明超声漏诊多结节病灶误诊为单结节病灶是乳癌保乳术后复发的一个原因，超声除要重视多病灶之外，而更要强调的是即使超声没有发现多结节病灶也不能完全排除隐匿性病灶。

2. 无明显结节而以微钙化为主要表现的早期乳腺癌在这组资料占17.8%。此种类型的早期乳腺癌漏诊了3例，占此型病例的37.5%，笔者认为此种类型的早期乳腺癌是超声诊断的难点，在无低回声结节背景下，微钙化光斑散在于高回声的乳腺组织之中，超声很难发现，漏误诊在所难免，这是早期乳腺癌超声检查最主要的局限性，应该给予高度的重视和理解。

3. 有关早期乳腺癌的声像学分型目前尚未有过报道，依据这组资料，笔者提出将早期乳腺癌分为单结节、多结节、无明显结节而以微钙化为主要表现形式的3种类型（图7-16-6至图7-16-8）。此种分型有助于超声医师掌握早期乳腺癌超声诊断的重点和难点，减少漏误诊，提高超声诊断的检出率和准确性。

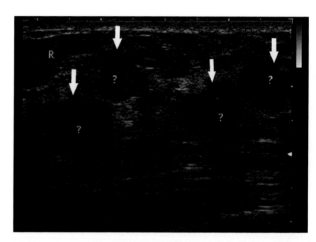

图 7-16-7　早期乳腺癌多结节病灶（?），箭头所指为癌结节

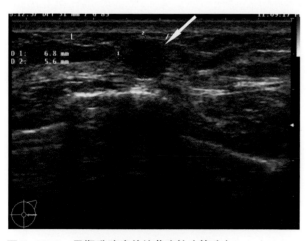

图 7-16-6　早期乳腺癌单结节病灶（箭头）

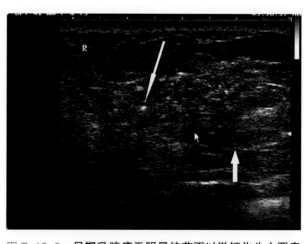

图 7-16-8　早期乳腺癌无明显结节而以微钙化为主要表现，箭头所指为微钙化

（四）探头重压导致了早期癌结节无血流显示的假象

对于早期乳腺癌血流的显示这组资料的结果与部分学者认为的检出率与肿块大小相关这个观点不完全一致，笔者认为与仪器性能和探查手法关系更大，对≤1cm的肿块使用能量多普勒并强调探头轻触不能重压是提高检出率的关键，≤1cm的早期乳腺癌纤维组织少缺乏支撑，结节柔软，加上肿瘤血管壁薄，缺乏肌层，弹性差，因而极易受压变形，因探头重压导致血流不能显示而得出结节无血流，这是≤1cm早期乳腺癌误诊为纤维腺瘤或增生结节的一个重要原因。阻力指数＞0.7这组资料虽然≤1cm早期乳腺癌和＞1cm乳腺癌显示率无显著性差异，但在≤1cm早期乳腺癌中舒张期无血流、舒张期反向血流这种典型的多普勒频谱尚未发现，是样本较少或是与早期乳腺癌病理血管的改变有关有待进一步研究。

（五）只重视大病灶而忽视小病灶的超声扫查

癌结节愈大，声像图愈典型，癌结节愈小超声扫查既难检出，又难鉴别，对于体积较大，增生明显的乳腺尤其如此。扫查不到位，无规律、间断性、跳跃式扫查造成较多的扫查死角或盲区，早期乳腺癌小病灶根本就没有进入超声视野，这是扫查手法存在的问题，强调有规律、上下左右、放射状和反放射状、连续性、拉网式扫查有助于避免出现扫查死角或盲区。

（六）将≤1cm早期乳腺癌误诊为≤1cm良性结节

进入超声视野的部分恶性小肿块边界可以比较整齐，甚至非常光滑，这又极易与小的增生结节和纤维腺瘤相混淆，极易误诊为良性小结节。然而，根据这组研究资料显示≤1cm早期乳腺癌和≤1cm良性结节在低回声边缘毛糙(91.11%、33.85%)、微钙化(53.33%、15.38%)、血流显示（93.33%、29.23%)、阻力指数＞0.7(68.89%、7.69%)等方面进行比较，其显示

率有显著性差异（$P<0.05$）这一结果，从上述四个方面可将≤1cm早期乳腺癌和≤1cm良性结节初步区别开来，≤1cm纤维腺瘤常有完整的包膜，导管内乳头状瘤有管状的边缘，乳腺增生症伴发纤维腺瘤样增生结节无完整包膜，但周围有增生的改变。≤1cm良性结节如伴钙化则主要为粗钙化和斑块样钙化，很少有≤1mm的微钙化，微钙化的检出可作为诊断恶性钙化的重要超声征象，而斑块状钙化则可作为良性钙化的特征之一。≤1cm结节血流的显示特别是穿支型血流的检出在良恶性鉴别中至关重要，这组资料中≤1cm早期乳腺癌穿支型血流检出率42.9%，而≤1cm良性结节穿支型血流检出率仅15.8%，Cosgrove等报道恶性肿瘤血管内的血流在直径1.0cm的乳癌就可观察到，Hocombe研究也表明，乳房纤维瘤只有当病灶＞1.3cm时才出现血流显像，对于＜1.3cm的肿块，只要出现血流信号，就可判断为恶性肿瘤。阻力指数＞0.7在乳腺癌的诊断与鉴别中是一个重要的参数指标，其诊断价值已得到大多数学者的公认，在≤1cm结节的鉴别诊断中具有同等重要的价值，≤1cm良性结节极少有阻力指数＞0.7，这与良性小结节血管仅为正常增粗，无静脉回流障碍有关。

三、直径≤1cm早期乳腺癌的声像图特征与诊断标准

许多研究资料表明，用典型乳腺癌的声像图标准诊断≤1cm早期乳腺癌显然不适合，低回声边缘毛糙、微钙化、穿支血流、阻力指数＞0.7（图7-16-9至图7-16-12），是≤1cm早期乳腺癌最主要的声像图表现，具有2项或2项以上的表现就可考虑为可疑癌结节，这组资料显示其准确性为77.8%。

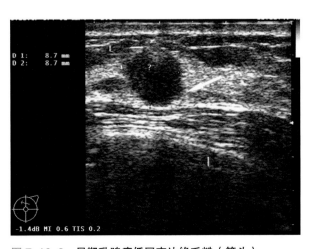

图7-16-9 早期乳腺癌低回声边缘毛糙（箭头）

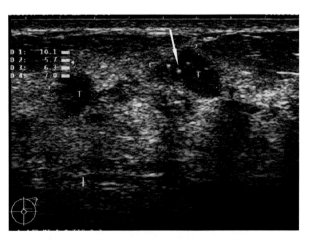

图7-16-10 早期乳腺癌多结节病灶，稍大癌结节内有微钙化（箭头）

四、≤1cm早期可疑癌结节的处理

对可疑早期癌结节超声引导下即时穿刺活检可早期明确诊断,穿刺活检有假阴性,这与所取组织标本少有关,对于钼靶检查有钙化超声扫查无结节应强调降低增益在对应部位仔细扫查,则有可能发现不伴有结节的微钙化,对此种类型的早期乳腺癌超声引导下Mammotome微创旋切活检是明确诊断的有效方法（图7-16-13）。

五、超声在早期乳腺癌诊断中的局限性

1. 乳腺癌的发生机制倾向于"多阶段发展模式"的假说,即经历一个增生→不典型增生→原位癌→浸润性癌的逐渐发展过程,处于不同阶段的乳腺病灶只有增大到一定体积和具有某些特征时才有可能被超声检出,对于太小的病灶超声检出难,良恶性识别更难。

2. 我国超声医师人员少、任务重是普遍存在的现象,时间与任务的矛盾在某种程度上也制约了小病灶的检出率,对于这一点,应该给予充分的理解。

3. ≤1cm早期乳腺癌超声检查易漏误诊,不伴有结节以微钙化为主要表现的早期乳腺癌超声更是极易漏诊,超声检查不如钼靶。

4. ≤1cm早期乳腺癌的检出率与仪器分辨率和检查者的经验与细心密切相关。

认识上的更新和诊断观念上的变化是提高≤1cm早期乳腺癌检出率避免漏误诊的前提。早期乳腺癌从一个癌细胞长到1cm需要3年时间,3年时间为超声检查提供了难得的机会,超声造影、弹性成像和三维超声的应用,可以提供更多的诊断信息,尤其是超声造影对于无明显结节而以微钙化为主要表现的早期乳腺癌诊断帮助可能更大,造影所显示的高增强结节和快上慢下型的时间－强度曲线,更真实地反映了早期癌结节形态结构和病灶血管床流入流出的变化（图7-16-14至图7-16-16）,极大地提高了诊断信心,

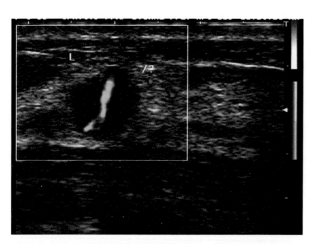

图7-16-11　与图7-16-9同一病例,早期乳腺癌穿支血流

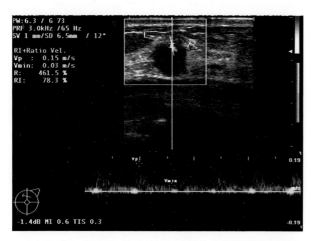

图7-16-12　与图7-16-9同一病例,早期乳腺癌阻力指数＞0.7

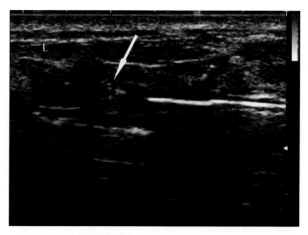

图7-16-13　超声引导下Mammotome微创旋切活检不伴有结节的微钙化（箭头）

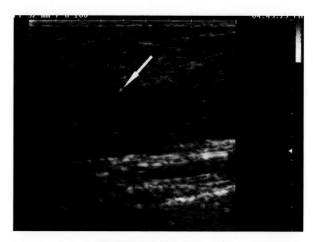

图7-16-14　无明显结节而以微钙化（箭头）为主要表现的早期乳腺癌

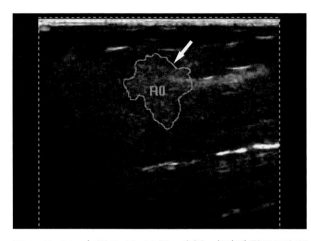

图 7-16-15　与图 7-16-14 同一病例，超声造影显示为明显的高增强结节（箭头所指），RO 为感兴趣区

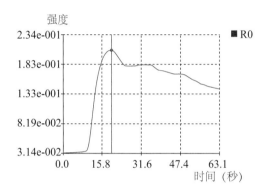

图 7-16-16　与图 7-16-14 同一病例，时间 - 强度曲线呈典型的快上慢下型改变

新技术的应用可以帮助人们更深入地研究探讨乳腺癌的大小及其发展演变在声像图上各个方面的变化关系，有助于提高早期乳腺癌的超声检出率和准确性，而对可疑癌结节超声引导下即时穿刺活检对早期明确诊断具有重要价值。

（张家庭）

参考文献

[1] Shiina T, Nightingale KR, Palmeri ML, et al. 2015. WFUMB guidelines and recommendations for clinical use of ultrasound elastography: Part 1: basic principles and terminology.Ultrasound Med Biol, 41(5): 1126-1147

[2] Barr RG, Nakashima K, Amy D, et al. 2015. WFUMB guidelines and recommendations for clinical use of ultrasound elastography: Part 2: breast. Ultrasound Med Biol, 41(5): 1148-1160

[3] Barr RG, Destounis S, Lackey LB 2nd, et al.2012. Evaluation of breast lesions using sonographic elasticity imaging: a multicenter trial. J Ultrasound Med, 31(2): 281-287

[4] Zhi H, Xiao XY, Ou B, et al. 2012.Could ultrasonic elastography help the diagnosis of small (≤ 2 cm) breast cancer with the usage of sonographic BI-RADS classification? Eur J Radiol, 81(11): 3216-3221

[5] Au FW, Ghai S, Moshonov H, et al. 2014. Diagnostic performance of quantitative shear wave elastography in the evaluation of solid breast masses: determination of the most discriminatory parameter. AJR Am J Roentgenol, 203(3): 328-336

[6] Lee SH, Chang JM, Kim WH, et al. 2014. Added value of shear-wave elastography for evaluation of breast masses detected with screening US imaging. Radiology, 273(1): 61-69.

[7] Piscaglia F, Nolsoe C, Dietrich CF, et al. 2012. The EFSUMB Guidelines and Recommendations on the Clinical Practice of Contrast Enhanced Ultrasound (CEUS): update 2011 on non- hepatic applications. Ultraschall Med, 33(1): 33-59

[8] Hu Q, Wang XY, Zhu SY, et al. 2015. Meta-analysis of contrast- enhanced ultrasound for the differentiation of benign and malignant breast lesions. Acta Radiol, 56(1): 25-33

[9] Masumoto N, Kadoya T, Amioka A, et al. 2016. Evaluation of Malignancy Grade of Breast Cancer Using Perflubutane- Enhanced Ultrasonography. Ultrasound Med Biol，42(5): 1049-1057

[10] Ahmed M, Purushotham AD, Douek M.2014. Novel techniques for sentinel lymph node biopsy in breast cancer: a systematic review. Lancet Oncol，15(8): 351-362

[11] Hoang JK, et al. 2013. Imaging of thyroid carcinoma with CT and MRI: approaches to common scenarios. Cancer Imaging，13: 128-139

[12] Wan CF, et al. 2012. Enhancement patterns and parameters of breast cancers at contrast-enhanced US: correlation with prognostic factors. Radiology，262(2): 450-459

[13] Wenhua D, et al. 2012. The clinical significance of real-time contrast-enhanced ultrasonography in the differential diagnosis of breast tumor. Cell Biochem Biophys，63(2): 117-120

[14] Saracco A，et al. 2012. Differentiation between

benign and malignant breast tumors using kinetic features of real-time harmonic contrast-enhanced ultrasound. Acta Radiol，53(4)：382-388

[15] Soran A, et al. 2014. The importance of detection of subclinical lymphedema for the prevention of breast cancer-related clinical lymphedema after axillary lymph node dissection; a prospective observational study. Lymphat Res Biol, 12(4)：289-294

[16] Marinovich ML, et al. 2013. Meta-analysis of magnetic resonance imaging in detecting residual breast cancer after neoadjuvant therapy. J Natl Cancer Inst，105(5)：321-333

[17] 曹小丽，等.2013.乳腺癌患者超声造影表现及其与微血管密度的关系.中华医学超声杂志，10(7)：590-595

[18] 罗佳，等.2015. CEUS 定量分析鉴别诊断乳腺肿瘤的价值及其与微血管密度的相关性分析.中国医学影像技术，31(10)：1545-1548

[19] 安绍宇，等.2013.常规超声联合超声造影鉴别诊断乳腺良恶性肿瘤.中国医学影像技术，29(11)：1774-1777

[20] 樊云清，丁永宁，黄选东.2013.皮下注射超声造影剂与美蓝定位乳腺癌前哨淋巴结的比较.临床超声医学杂志，15(11)：797-799

[21] 安绍宇，等.2012.超声造影预测乳腺癌腋窝淋巴结转移的多因素分析.中国医学影像技术，28(5)：934-938

[22] 张茂春，顾鹏.2012.超声造影判定乳腺癌前哨淋巴结的性质.中国医学影像技术，28(3)：516-519.

[23] 张萌璐，马步云.2015.乳腺癌新辅助化疗前后超声造影表现.中国介入影像与治疗学，12(1)：52-55

[24] 张林，等.2014.乳腺超声造影、彩色多普勒超声及磁共振灌注成像在评估乳腺癌新辅助化疗疗效中的对比研究.华中科技大学学报，43(4)：449-452

[25] Halshtok-Neiman O, Shalmon A, Rundstein A, et al. 2015.Use of automated breast volumetric sonography as a second- look tool for findings in breast magnetic resonance imaging. Isr Med Assoc J, 17(7)：410-413

[26] Chang JM, Cha JH, Park JS, et al. 2015.Automated breast ultrasound system (ABUS): reproducibility of masslocalization, size measurement, and characterization on serialexaminations. Acta Radiol, 56(10)：1163-1170

[27] Chen L, Chen Y, Diao XH, et al. 2013. Comparative study of automated breast 3D ultrasound and handheld B-mode ultrasound for differentiation of benign and malignant breast masses. J Ultrasound Med Biol, 39(10)：1735-1742

[28] Zhang J, Lai XJ, Zhu QL, et al. 2012. Analysis of eighty-one cases with breast lesions using automated breast volume scanner and comparison with handheld uh rasound. Eur J Radio1, 81(5)：873-878

[29] Wang HY, Jiang YX, Zhu QL, et al. 2012. Differentiation of benign and malignant breast lesions:a comparison between automatically generated breast volume scans and handheld ultrasound examinations. Eur J Radiol, 81(11)：3190-3200

[30] Golatta M, Franz D, Harcos A, et al. 2013. Interobserver reliability of automated breast volume scanner (ABVS) interpretation and agreement of ABVS findings with hand held breast ultrasound (HHUS),mammography and pathology results. Eur J Radio, 82(8)：332-336

[31] Kim YW, Kim SK, Youn HJ, et al. 2013. The clinical utility of automated breast volume scanner:a pilot study of 139 cases. J Breast Cancer, 16(3)：329-334.

[32] 郑逢洋，黄备建，严丽霞，等.2016.乳腺癌冠状面汇聚征和生物学行为指标间的相关性研究.中华超声影像学杂志，25(6)：496-501

[33] 包凌云，朱罗茜，孔凡雷，等.2012.自动乳腺全容积成像和常规超声对乳腺微钙化诊断的对比研究.中华超声影像学杂志，21(3)：220-223

[34] Mendelson, E.B. et al. 2013. ACR breast imaging reporting and data system, breast imaging atlas. 5th edn.Reston, VA: American College of Radiology

[35] Cosgrove, D.O. et al. 2012.Shear wave elastography for breast masses is highly reproducible. EurRadiol22：1023-1032

[36] Berg, W.A. et al. 2012.Shear-wave elastography improves the specificity of breast US: the BE1 multinational study of 939 masses. Radiology 262：435-449

[37] Gweon, H.M., Youk, J.H., Son, E.J. & Kim, J.A. 2013；Visually assessed colour overlay features in shear-wave elastography for breast masses: quantification and diagnostic performance. EurRadiol23，658-663

[38] Evans, A. et al. 2012. Invasive breast cancer: relationship between shear-wave elastographic findings and histologic prognostic factors. Radiology 263：673-677

[39] Yoon, J.H., Ko, K.H., Jung, H.K. & Lee, J.T. 2013.

Qualitative pattern classification of shear wave elastography for breast masses: how it correlates to quantitative measurements. Eur J Radiol82: 2199-2204

[40] Zhou, J. et al. 2014. Breast lesions: evaluation with shear wave elastography, with special emphasis on the "stiff rim" sign. Radiology272: 63-72

[41] Lee, S.H. et al. 2013. Differentiation of benign from malignant solid breast masses: comparison of two-dimensional and three-dimensional shear-wave elastography. EurRadiol23, 1015-1026

[42] 陈豪,张丽雅,周旭峰,等.2016. 磁共振动态增强成像和彩色多普勒超声对乳腺癌新辅助化疗效果评估的对比探讨.中国医学创新,13（6）：5-7

[43] 张彦, 陈翠京, 史秀云,等.2015. 超声检查早期评价乳腺癌新辅助化疗疗效的临床研究.临床肿瘤学杂志,20（10）：929-929

[44] 高志刚,谭旭艳,龚建平.2012.乳腺癌新辅助化学治疗后肿块退缩方式及相关因素分析.实用医技杂志,19（12）：1237-1239

[45] 李妙珊,冯占武,刘娟娟,等.2015. 超声评价三阴性乳腺癌新辅助化疗疗效的价值.中国超声医学杂志,31（12）：1067-1070

[46] 冷晓玲,黄国福,贾志莺,等.2015. 超声造影在乳腺癌新辅助化疗疗效评估中的应用价值.中华超声影像学杂志,24（11）：984-988

[47] Cao X，Xue J，Zhao B.2012. Potential application value of contrast-enhanced ultrasound in neoadjuvant chemotherapy of breast cancer.Ultrasound Med Biol，38(12): 2065-2071

[48] 董丽楠,宋海霞,李碧丽.2016. 彩色多普勒超声及超声造影在乳腺癌新辅助化疗疗效评估中的价值.转化医学杂志,5（2）：74-77

第 8 章

浅表淋巴结

自 1984 年 Bruneton 等率先使用高频超声探测颈部浅表淋巴结转移癌以来，国内外学者对超声这一无创性诊断手段在浅表淋巴结病变的应用研究已经进行了 20 余年，并取得一系列的研究进展。目前，超声对浅表淋巴结的评估手段已经得到很大程度的扩展，这些评估手段包括灰阶超声、彩色／能量多普勒超声、频谱多普勒超声、超声造影及超声弹性成像等，这些手段的综合使用显著促进了浅表淋巴结超声诊断的发展。

第一节　解剖与正常声像图

一、淋巴结结构的超声解剖

淋巴结（lymphonodus）形态呈圆形或豆形，大小不一，其表面粗糙，有许多淋巴输入管穿入，在结的另一侧向内凹陷，该处结缔组织较多，有血管、神经穿入，并有淋巴输出管穿出（图 8-1-1），超声上正常淋巴表现类似于肾，外形呈长条状或卵圆形的"靶样"结构（图 8-1-2），然而，正常的下颌下淋巴结及腮腺淋巴结及一些腋窝趋向于呈圆形，腹股沟区淋巴结较饱满，淋巴结门相对较大（图 8-1-3）。淋巴结的表面包有结缔组织的被膜，被膜由致密的纤维性结缔组织和少量散在的平滑肌组成，被膜的纤维伸入结内，形成网状的支架，称为小梁。被膜的超声显示为线状的中高回声，位于淋巴结门的一侧凹陷，对侧膨凸。内部的实质分为皮质和髓质，皮质位于被膜下面，为淋巴结实质的周围部分，由密集的淋巴小结组成，超声表现为低回声，皮质从声学上属于均匀性组织，故可以解释淋巴结皮质为什么呈低回声。由于皮质的淋巴小结为生发中心，儿童的淋巴小结还不稳定，故儿童下颌下腺区的淋巴结皮质通常较厚，而且易变。在髓质的深部，为淋巴结的中心部分，淋巴细胞密集成索，并且彼此相成网状，称为髓索。在髓索的周围有淋巴窦（lymph sinus）围绕，淋巴窦为淋巴管腔在结内扩大而成的结构，它将髓索与小梁分开。髓质内的小梁很不规则，也交织成网，其中有血管通行，故髓质是由髓索、小梁和淋巴窦 3 种结构共同组成。淋巴结中央见到的与周围软组织相连续的高回声结构，主要就是由髓质形成，当然其内的结缔组织、脂肪及出入淋巴结门的动静脉也是形成高回声的原因。在淋巴结超声学上，将这一高回声结构统称为淋巴结门（hilum of lymph gland）。

正常淋巴结由 1 支或 2 支淋巴结门动脉供血，管径平均 0.14mm，其在淋巴结门分支出微动脉，通过淋巴结髓质并在其内分支。通过小梁到达皮质的微动脉较少。一些分支最后到达包膜下皮质的毛细动脉弓。静脉血流始于副皮质区的后微静脉，这些微静脉组成较大的微静脉，向心性汇入淋巴结门的静脉主干，管径平均 0.14mm。动脉和静脉通常相互平行（图 8-1-4）。淋巴结的这些血管结构正常情况下灰阶超声一般难以显示，但在腹股沟较大淋巴结有可能被高分辨率超声所显示。彩色多普勒超声上正常淋巴结动脉血供显示为门部纵行的、对称放射状分布的结构，而不显示边缘血供。这和淋巴结的上述血供结构是对应的。淋巴结门动脉多为 1 支，偶可见 2 支（图 8-1-5）。多普勒超声显示血管内血流信号不仅与流速有关还与管径有关，因而其可以显示淋巴结门血管或是淋巴结门血管的第一级分支。淋巴结静脉的显示率要低于动脉，这与其流速较低有关。在正常淋巴结，多普勒超声一般无法非常清楚显示淋巴结血管的空间分布，但当淋巴结发生炎症，其血管扩张则血管结构就易于被多普勒超声显示。目前普遍认为淋巴结血流速度测量的临床意义不大。淋巴结血流的 PI、RI 值在淋巴结疾病鉴别诊断中有一定价值。正常淋巴结的 PI < 1.6，RI < 0.8（图 8-1-6）。

以上的淋巴结一切构造，都可因不同的生理或病理情况而有所改变，而且机体内不同部位的淋巴结，其构造亦不尽相同。在不同的解剖区域，正常浅表淋巴结的形态和内部结构有较大差异。一般颈部Ⅲ区、Ⅳ区淋巴结较为细长，淋巴结门较细小，呈细线状或条索状，也可缺如（图 8-1-7）。但颈部的Ⅰ区、Ⅵ区淋巴结外形较为饱满，部分淋巴结趋向于呈圆形，淋巴结门变窄，甚至趋于消失（图 8-1-8）。

二、淋巴结部位的超声解剖

（一）颈部

目前在国际外科学和肿瘤学上被普遍应用的颈部淋巴结分组法是美国癌症联合委员会（AJCC）的分组（图 8-1-9）。依据颈部淋巴结被肿瘤转移累及的范围和水平，AJCC 将颈部可扪及的淋巴结分为 7 个水平，或称为 7 个组。

Ⅰ区：包括颏下和下颌下淋巴结，由二腹肌前腹与后腹围绕，上界为下颌骨，下界为舌骨。

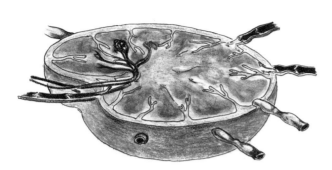

图 8-1-1　正常淋巴结解剖

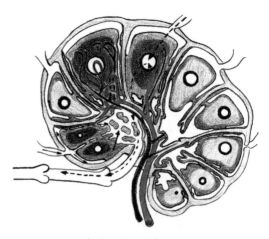

图 8-1-4　正常淋巴结血供解剖

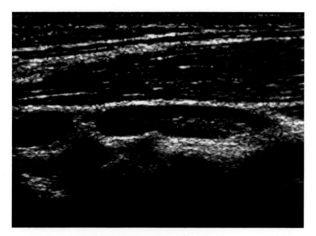

图 8-1-2　正常颈部淋巴结灰阶超声表现

注：淋巴结较扁长，淋巴结门纤细

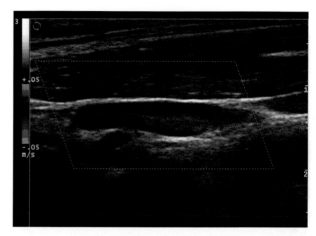

图 8-1-5　彩色多普勒探及正常淋巴结内淋巴结门血流

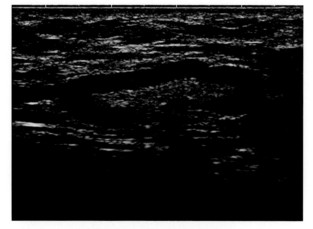

图 8-1-3　正常腹股沟淋巴结灰阶超声表现

注：淋巴结较饱满，淋巴结门相对较大

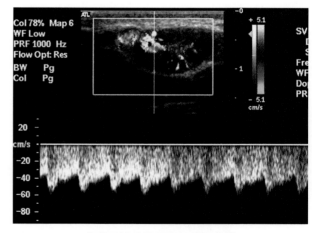

图 8-1-6　正常淋巴结动脉血流频谱多普勒

　　Ⅱ区：包含颈内静脉上组淋巴结，上界为颅底，下界为舌骨。

　　Ⅲ区：包含颈内静脉中组淋巴结，上界为舌骨，

下界为环状软骨下缘。

　　Ⅳ区：包含颈内静脉下组淋巴结，上界为环状软骨，下界为锁骨。

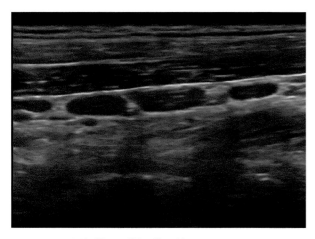

图 8-1-7 颈部Ⅲ区、Ⅳ区淋巴结

注：形态狭长，淋巴结门较细小，呈细线状或条索状

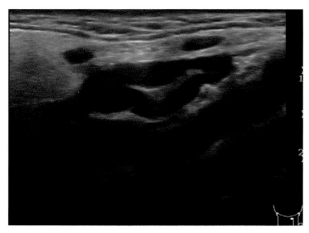

图 8-1-8 颈部的Ⅰ区、Ⅵ区淋巴结

注：形态较饱满，趋于圆形，淋巴结门变窄，甚至消失

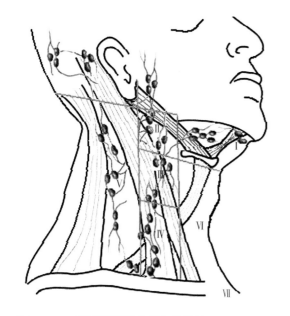

图 8-1-9 颈部淋巴结 AJCC 分组法

Ⅴ区：为颈后三角淋巴结，含淋巴结副神经淋巴结和颈横淋巴结，锁骨上淋巴结包括在内。其后界为斜方肌前缘，前界为胸锁乳突肌后缘，下界为锁骨，为了描述上的方便，Ⅴ区可进一步分为上、中、下三区，分别以舌骨水平和环状软骨下缘水平为界。

Ⅵ区：为颈前中央区淋巴结，包括喉前淋巴结、气管前淋巴结和气管旁淋巴结，上界为舌骨，下界为胸骨上切迹，外侧界为颈动脉鞘内侧缘。

Ⅶ区：为位于胸骨上切迹下方的上纵隔淋巴结。

尽管 AJCC 分组现已广泛应用于确定颈部淋巴结的位置，但有一些重要的淋巴结，如腮腺和咽后淋巴结没有被纳入此分组。

（二）腋窝

腋窝是手臂和胸壁之间的一个锥状凹陷，它的前界为腋前襞，由胸大肌下缘构成，后界为腋后襞，由大圆肌及背阔肌下缘构成，此二襞外侧端在臂部的连线为腋窝的外界，二襞的内侧端在胸壁的连线为其内界。

腋淋巴结位于腋窝内，20～30 个，可分为 5 群。

1. 外侧淋巴结群　沿腋静脉排列，收纳上肢浅、深淋巴管。

2. 胸肌淋巴结群　沿胸外侧血管排列，收纳胸、脐以上腹前外侧壁浅淋巴管和乳房外侧的淋巴管。

3. 肩胛下淋巴结群　在腋窝后壁沿肩胛下血管排列，收纳项、背部淋巴管。

4. 中央淋巴结群　位于腋窝中央脂肪组织内，收纳上述 3 群淋巴结的输出管。

5. 腋尖淋巴结群　沿腋静脉近段排列，收纳中央淋巴结的输出管，伴头静脉走行的淋巴管和乳房上部淋巴管。

（三）腹股沟区

腹股沟区淋巴结可分为腹股沟浅淋巴结和腹股沟深淋巴结两组。

腹股沟浅淋巴结有上、下两群，上群排列于腹股沟韧带下方并与其平行，收纳会阴部、外生殖器、臀部和腹壁下部的浅淋巴结；下群沿大隐静脉末端纵行排列，收集下腿前内侧及股的浅淋巴管，其输出管注入腹股沟深淋巴结。

腹股沟深淋巴结位于股静脉根部，收纳腹股沟浅淋巴结和腘淋巴结的输出管及股的深淋巴管，其输出管注入髂外淋巴结。

第二节　仪器调节和检查方法

一、仪器调节

超声仪器最好选择具备良好空间分辨率和时间分辨率，彩色/能量多普勒具有良好的血流敏感性。如具备灰阶超声造影功能、弹性成像功能则更有助于淋巴结的评估。用 7.5MHz 以上的线阵探头，极为浅表的淋巴结可选用高至 20MHz 的探头。

（一）灰阶

图像的调节应做到因人、因需而异。可根据需要来改变探头频率，皮下脂肪较厚者需适当调低，同一患者，目标区域距探头较近用较高频率，较远则可调低。除改变探头频率外，还可通过改变聚焦区域的位置和数量、增益及帧频来改善图像质量。单个聚焦虽可提高帧频，使图像更接近实时，但是淋巴结组织受呼吸移动影响较小，故宜采用多点聚焦以提高分辨率。高增益的二维图像可抑制血流信息，低增益的二维图像则相反。

（二）多普勒

多普勒超声检查应包括彩色和频谱分析，合理的参数调节将获得良好的多普勒显示效果。因为淋巴结血流速度偏低，多普勒脉冲重复频率通常调至低值，对于炎症、淋巴瘤等病变可适当调高；同样为了避免低速血流信号的丢失，壁滤波设置也应调到较低的程度；对于增益调节，通常上调到尚未出现噪声的程度；彩色取样框的大小在保证取样框涵盖目标区域的前提下，应尽量减小其大小，以迅速捕捉目标血流信息。脉冲多普勒取样容积的大小实际中很难实现正好包括目标血管的整个管腔；θ 角度的调整应使声束与血流尽量平行，如无法判断其血流方向时，θ 角度调整为零度。

（三）超声造影

只要管腔内有血液的流动或位移，通过超声造影技术就能清楚显示血流灌注充盈情况，合理调节各项参数以获得良好的显示效果，不同的超声仪器所带来的造影成像技术虽然不同，但都需调低机械指数以稳定微泡，保证成像的时间。不同的超声仪器的调节略有所不同，例如 ESAOTE 设置为 0.06 ~ 0.10；适当调整探头频率，获得足够的组织抑制并保持合适的穿透深度；图像的聚焦点通常调整到所需观察的水平稍下方；增益方面需要适当调低，不能过高，过大的背景噪声会影响观察造影剂的填充显示效果。

（四）弹性成像

弹性成像时，调节取样框大小，将病灶和周围组织包含在内，通常取样框范围大于病灶的 2 倍或以上，如病灶过大时，可将病灶的一部分置于取样框内。手动加压式超声弹性成像时手持探头在病灶部位垂直施压做微小振动，频率为每秒 2 次左右，解压施压深度为 1 ~ 2mm；使用心脏的舒缩运动、血管的搏动和呼吸运动等内部力学激励进行弹性成像的仪器，只需将探头置于目标病灶处即可实现弹性成像。仪器内部具有感受振动压力和频率的装置，当压力和频率综合指数达到理想范围时，仪器就会给予相应的提示，过大或过小均可使组织硬度的评估产生偏差。在理想的压力和频率振动下，取得较为稳定的图像方可进行弹性评估。

二、检查方法

患者取仰卧位扫查。

（一）颈部淋巴结

扫查颈部淋巴结时需颈下或肩下垫枕以充分暴露颈部，检查一侧颈部时嘱患者将头转向对侧以方便扫查。在颈部检查时为使检查全面而又系统性，可按照 Hajek 制订的颈部淋巴结超声分组顺序扫查（图 8-2-1），但尚需补充颈前区的淋巴结扫查。首先将探头置于下颌体下方扫查颏下和下颌下淋巴结，一般用横切，移动、侧动探头以全面扫查，向上侧动探头时需尽量使声束朝颅骨方向倾斜以显示被下颌体掩盖的一些下颌下淋巴结，可配合使用斜切和纵切；而后沿下颌支横切和纵切显示腮腺淋巴结；从腮腺下方开始，沿颈内静脉和颈总动脉自上而下横切，直至颈内静脉和锁骨下静脉的汇合处，以此显示颈内静脉淋巴链的颈上、颈中和颈下淋巴结，配合使用纵切和斜切，精确地评估任何一处的淋巴结与颈总动脉和颈内静脉之间的关系；探头向后侧移，横切锁骨上淋巴结；在胸锁乳突肌和斜方肌间，即沿副神经走行方向自下而上横切，直至乳突，显示颈后三角淋巴结。位于甲状腺下极尾部和深面的淋巴结检查常需做吞咽试验，应用这种声像图的动态观察法有助于淋巴结的检出及鉴别诊断。

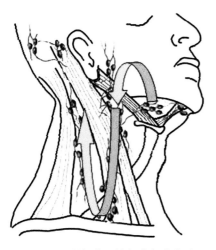

图 8-2-1　颈部淋巴结超声扫查程序

（二）腋淋巴结

扫查腋淋巴结时嘱患者手臂自然置于头部上方，充分暴露腋窝。按照五组腋淋巴结的顺序依次全面地做横切及纵切扫查。探头置于上臂内侧，沿腋静脉向腋窝顶部移动扫查外侧淋巴结和腋尖淋巴结，再由顶部移动至腋窝内侧壁扫查中央淋巴结。探头转为纵切，以腋窝顶部为轴线侧向扫查腋窝前壁的胸肌淋巴结和后壁的肩胛下淋巴结。

（三）腹股沟淋巴结

扫查腹股沟淋巴结时嘱患者双腿伸直略分开，充分暴露腹股沟区。分别沿腹股沟韧带和大隐静脉横向和纵向扫查，对淋巴结分别做横切和纵切检查。

第三节　淋巴结的超声评估指标及临床意义

一、灰阶超声

（一）解剖区域

正常淋巴结常见于下颌下、腮腺、上颈部、颈后三角、腋窝、腹股沟区域。非特异性感染的淋巴结一般出现在同一解剖区域，特异性感染的淋巴结结核及恶性淋巴瘤多累及整个解剖区域甚至相邻解剖区域。转移性淋巴结的分布区域有特征性（表 8-3-1）。对于已知有原发肿瘤的病例，转移性淋巴结的分布有助于肿瘤分级。而对于原发灶未能确定的病例，已证实的转移性淋巴结可能为原发肿瘤的确定提供线索。

（二）淋巴结大小

淋巴结纵切面的纵、横径线。在同一切面测量淋巴结的最大纵径 L 和横径 T（图 8-3-1）。横径的长短较纵径有价值。正常淋巴结大小的上限尚有争论，临床上通常以横径 10mm 为界值。

下颌下淋巴结和上颈部淋巴结通常较其他区域淋巴结大，这可能与口腔炎症有关。如果在二腹肌区域的淋巴结，其横径 > 8mm、在颈部其他区域横径 > 7mm 时，应考虑为恶性淋巴结，特别是怀疑有鼻咽喉的肿瘤时。非特异性炎性，淋巴结通常是纵横径均匀性增大。转移性淋巴结和感染性淋巴结可以较大。临床上，若已经明确有原发性肿瘤的患者出现淋巴结进行性增大，则高度提示转移。

（三）纵横比（L/T）

纵横比也称圆形指数（roundness index，L/T），在长轴切面上淋巴结的纵径（L）除以横径（T），它是声像图鉴别肿大淋巴结的最重要的指标。良性淋巴结多趋向于梭形、长椭圆形、长卵圆形，L/T ≥ 2（图 8-3-2）。但正常的下颌下及腮腺淋巴结趋向于圆形，约 95% 的下颌下淋巴结和 59% 的腮腺淋巴结 L/T ≤ 2。恶性淋巴结多趋向于圆形，L/T ≤ 2（图 8-3-3），但早期可能呈卵圆形。如果以 L/T 值 2 为界，超声区别正常反应性淋巴结和病理性淋巴结的敏感性为 81% ~ 95%，特异性为 67% ~ 96%。

（四）淋巴结边界

转移性淋巴结和淋巴瘤趋向于有锐利边界（图 8-3-4），这归因于淋巴结内肿瘤浸润和脂肪沉积的减少，这种改变增大了淋巴结和周围组织的声阻抗差。而严重反应性和结核性淋巴结由于结周软组织水肿和感染（腺周围炎）（图 8-3-5），使得淋巴结的边界通常较模糊。边界的锐利度无助于鉴别诊断。但如已

表 8-3-1　转移性淋巴结的一般分布

原发病	通常累及的淋巴结群
口咽、喉癌	颈内静脉淋巴链
口腔癌	下颌下、上颈部
鼻咽癌	上颈部、颈后三角
甲状腺乳头状癌	颈内静脉淋巴链
外阴癌、阴囊恶性肿瘤	腹股沟区
乳腺癌	腋窝、胸骨旁
胃癌、食管癌、胸腺癌	锁骨上区（左侧为主）

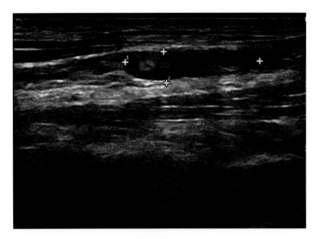

图 8-3-1　淋巴结大小测量方法

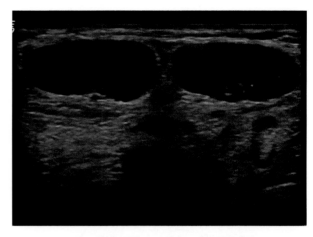

图 8-3-4　淋巴瘤淋巴结，边缘锐利，边界清晰

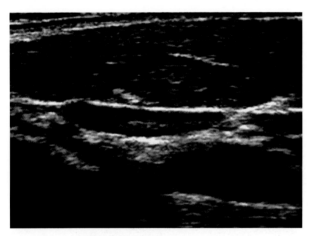

图 8-3-2　正常淋巴结，扁长，L/T ≥ 2

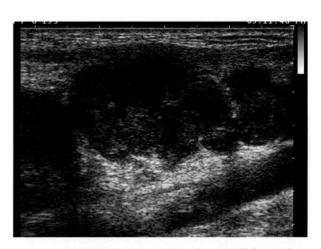

图 8-3-5　结核性淋巴结，边界不清，边界模糊，结内回声不均

（五）淋巴结门

淋巴门结构是淋巴结鉴别诊断的重要线索。淋巴结门可分为 3 种类型：①宽阔型，淋巴结门在长轴切面上呈椭圆形；②狭窄型，淋巴结门呈裂缝样；③缺失型，淋巴结中心的高回声带消失。

正常情况下，85% ~ 90% 的淋巴结有宽阔的淋巴结门。淋巴结门增大主要是淋巴管和血管数量增加，这与慢性炎症时的增生有关。淋巴结门回声的减低常与淋巴结的皮质受浸润有关。炎症活跃和恶性淋巴结可导致淋巴结门狭窄（裂隙样改变），甚至完全消失（图 8-3-6，图 8-3-7）。尽管转移性淋巴结、淋巴瘤和结核性淋巴结可导致淋巴结门消失，但在早期，髓窦还没有被完全破坏时也可显示淋巴结门回声（图 8-3-8）。值得注意的是甲状腺弥漫性疾病如甲状腺功能亢进、慢性淋巴细胞性甲状腺炎等第 6 组淋巴结常常表现为淋巴结门的消失，另一种淋巴结门消失的情况是由于大量脂肪浸润而使得整个淋巴结显示为高回声。

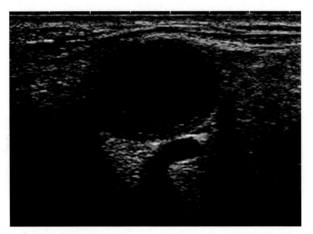

图 8-3-3　转移性淋巴结，外形趋圆，边界锐利，内回声尚均，淋巴门回声消失

确诊的恶性淋巴结出现不锐利的边界，则提示包膜外蔓延的可能，有助于患者预后的评估。

（六）淋巴结皮质（lymphonodus'cortex）

在淋巴结门回声可见的基础上，皮质也可分为3种类型：①狭窄型，长轴切面上，最宽处的皮质厚度小于淋巴门直径的1/2；②向心性宽阔型，皮质厚度大于淋巴门直径的1/2；③偏心性宽阔型，当皮质局限性增厚至少100%，即最厚处皮质至少是最薄处的2倍时。

狭窄型皮质几乎均见于良性淋巴结，只有9%的恶性淋巴结有狭窄的皮质，后者通常伴有转移所致的扩大的高回声淋巴结门。向心性宽阔型的淋巴结皮质多见于恶性淋巴结，但也可见于良性淋巴结，尤其是儿童的2、3区尤其明显，此时的淋巴结常有周边淋巴小结的肥大。偏心性宽阔型的皮质绝大多数见于恶性淋巴结，有时也可由皮质内的肉芽肿或局灶性的滤泡增生所致（图8-3-9），这在转移性淋巴结中经常可见。

国内学者吴芳等沿淋巴结门寻找髓质，采用轨迹法测量每一受检淋巴结的最大髓质面积与整个淋巴结面积，并计算其比值（Am/At）的ROC曲线得出Am/At鉴别良恶性淋巴结最佳界值为0.20，敏感度为81.4%，特异度为75.7%。

（七）内部回声（internal echo）

一般与毗邻肌肉相比较来定义淋巴结回声水平。回声强度有高低之分，而分布情况有均匀和不均匀之分，不均匀又分灶性液性无回声区和强回声点两类。正常淋巴结、反应性淋巴结、淋巴瘤和结核性淋巴结与毗邻肌肉比较呈显著的低回声。

淋巴瘤具有假囊性表现，但随着超声分辨率的提高，淋巴瘤表现为淋巴结内出现微小结节灶。淋巴瘤的回声强度常因化疗后纤维化而增强。恶性和结核性淋巴结的内部回声多变。除了甲状腺乳头状癌的转移趋向于呈高回声，转移性淋巴结通常呈低回声，因而高回声是判断甲状腺乳头状癌淋巴结转移的有效标志（图8-3-10）。无回声区常由转移的鳞状细胞癌液化坏死或由甲状腺的囊性乳头状癌、鼻咽部癌的转移性

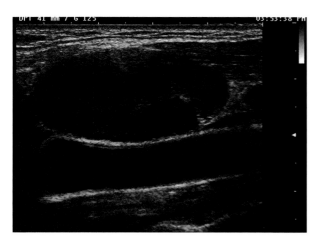

图 8-3-6　结核性淋巴结，淋巴结门回声虽然存在，但已发生裂隙样改变

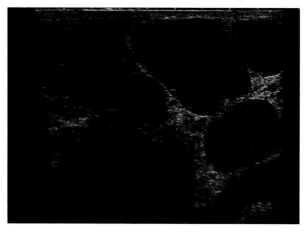

图 8-3-8　淋巴瘤淋巴结，病变早期淋巴结门结构存在

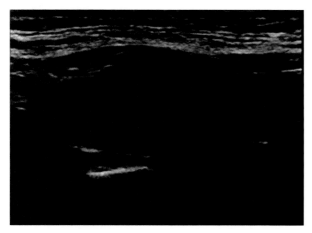

图 8-3-7　转移性淋巴结，甲状腺乳头状癌颈部淋巴结转移，淋巴门结构消失

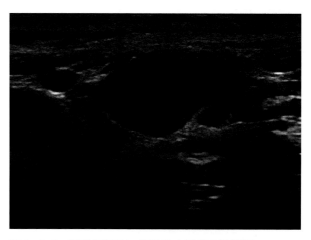

图 8-3-9　恶性淋巴瘤，淋巴结皮质偏心性增厚

淋巴结的囊性变所致。皮质部的大块钙化灶可发生在肉芽肿疾病或以放疗或化疗转移的淋巴结中。而在以甲状腺乳头状癌或髓样癌转移的淋巴结中可有微小钙化点。

（八）辅助特征（ancillary feature）

毗邻软组织水肿和淋巴结相互融合是结核性淋巴结的常见特征，在转移性淋巴结和淋巴瘤相对少见，可能是由于淋巴结周围炎性反应（腺周围炎）所致。此时淋巴结周围软组织水肿表现为弥漫的低回声区，筋膜回声缺失（图8-3-11）；异常淋巴结相互融合，其间为异常的软组织（图8-3-12）。该表现还可见于以前接受过颈部放疗的患者。

（九）与邻近血管的关系（the relationship between lymphonodus & neighbous blood vessel）

淋巴结肿大往往对周围血管有所影响，当肿大的淋巴结压迫血管时，可造成血管变形（图8-3-13），动脉波动减弱。如转移性淋巴结浸润到血管内时，直接征象为血管壁回声带被低回声所间隔，甚至波动消失。间接征象为淋巴结与血管接触的长度大于3.5cm或淋巴结包绕血管大于180°。超声诊断静脉浸润比较困难，但一旦颈内静脉内见到有血栓形成时，不管淋巴结有无增大，均应考虑为转移性淋巴结，而炎性淋巴结在排除颈内静脉内膜炎的情况下一般是不会引起血栓的。

二、多普勒超声

（一）淋巴结血流形式（vascular pattern）

主要观察淋巴结内彩色血流信号的分布形式，对淋巴结疾病的鉴别有重要价值。综合各种文献报道的

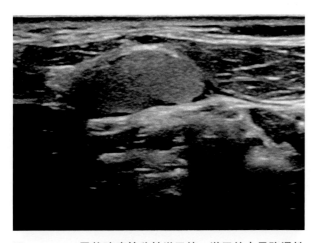

图8-3-10　甲状腺癌转移性淋巴结，淋巴结内呈弥漫性高回声

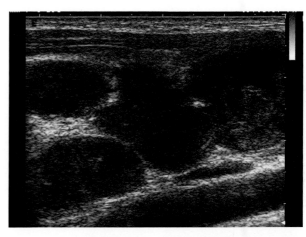

图8-3-12　结核性淋巴结，淋巴结相互融合是其普遍特征

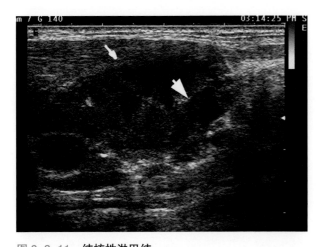

图8-3-11　结核性淋巴结

注：注意毗邻边界不清的低回声区（箭头），这和毗邻软组织水肿、腺周围炎相符合

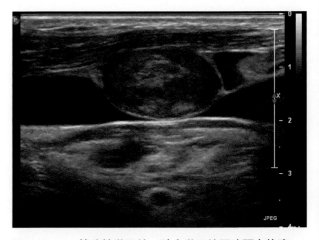

图8-3-13　转移性淋巴结，肿大淋巴结压迫颈内静脉

分类法，笔者将淋巴结血流分布分为以下 4 种类型。

1. 淋巴结门型血供　在淋巴结门高回声显示的前提下，血流信号沿淋巴结门分布；不能显示淋巴结门的情况下，血流信号从相当于淋巴结门的位置放射状分出（图8-3-14）。淋巴门型血供多见于良性淋巴结，但淋巴瘤的出现率也很高。

2. 中央型血供　血流信号位于淋巴结中央，多切面追踪均证实该血流信号不是来源于淋巴结门部（图8-3-15）。中央型血供，尤其是紊乱的中央型血供可见于恶性淋巴结。

3. 边缘型血供　血流信号位于淋巴结边缘，多切面追踪证实该血流信号不是来源于淋巴结门部，但可能证实其来源于淋巴结外周穿过包膜进入淋巴结，也有可能无法显示来源（图8-3-16）。边缘型血供对恶性淋巴结的诊断最有价值，但结核性淋巴结炎也见本型血供。

4. 混合型血供　同时显示上述 3 种血流类型的 2 种或 3 种（图8-3-17）。混合型血供可见于恶性淋巴结和结核性淋巴结炎。

本分型法虽综合了多家之长，但并非无懈可击，主要体现在对灰阶超声不能显示淋巴结门回声的"淋巴结门型血供"的判定上，因为判断"相当于淋巴结门的位置"相对容易产生分歧。相对而言，源于淋巴结门的血管其起源部较粗，血管有一定的长度或放射状分支。外周穿入的边缘型血供血管相对较细、较短、扭曲、不易见到分支，而且在邻近部位可见到多支相似的血流分布。

（二）血管阻力（vascular resistance）

尽管目前尚有一些争议，但多数观点认为 RI 和 PI 值对淋巴结疾病的鉴别有一定意义。一般认为转移性淋巴结比反应性淋巴结的 RI 和 PI 值高。但甲状腺乳头状癌颈部淋巴结转移的 RI 和 PI 值与其他转移性淋巴结相比相对较低。

RI 和 PI 正确测量的方法学很重要。测量淋巴结内血管阻力在方法上和血管取样上充满争议。第一个争议在于淋巴结的选择。一般认为应评估血管分布最丰富的淋巴结。但血供最丰富的淋巴结的血流情况能否代表该疾病的特征尚属疑问。第二个争议是 RI 和 PI 值的测量方法。国内外的报道中常用的方法有同一根血管多次取样、不同部位多次取样（3～8处）等，然后或取所得参数的平均值，或取最高值，或取最低值进行分析。方法不同，得到的同一病变的 RI、PI 值也有很大差异。后国外学者 S.S.HO 在 2001 年对不同的测量方法进行了比较分析指出，考虑到淋巴结可能只是部分被肿瘤组织取代，我们必须意识到在取样的时候可能会遗漏具有特征性血流动力学的血管；此外，

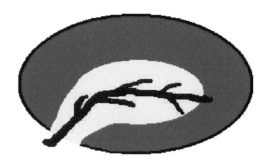

图 8-3-14　淋巴结门型血供模式

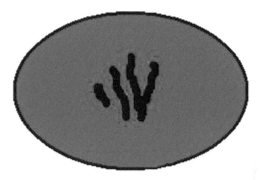

图 8-3-15　中央型血供模式

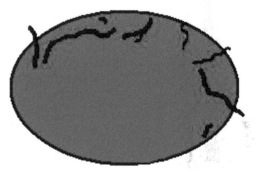

图 8-3-16　边缘型血供模式

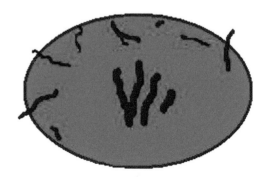

图 8-3-17　混合型血供模式

测量多根血管并取其平均值或选择性的测量都可能模糊原本有判断意义的数值。由此可见将淋巴结多普勒超声检查方法标准化的重要性，这尚有待于广大超声工作者的共同努力。笔者根据多年的淋巴结超声研究经验，推荐如采取多点测量，即在 3 个或 3 个以上不同的部位取样，选择最高 RI 和 PI 做分析。

淋巴结内血管阻力 RI 和 PI 测量的另一个难点是检查耗时长，需 10 ~ 15min，在日常工作中不容易作为常规检查方法。淋巴结内血管很细，频谱多普勒的评估较困难，不但对仪器的要求较高，还要取得患者的理解与配合。

三、淋巴结弹性图

（一）淋巴结弹性图分级

根据不同颜色（即不同相对硬度）将弹性图分为 0 ~ Ⅳ 级。Ⅰ 级，病灶区与周围组织呈均匀的绿色；Ⅱ 级，病灶区以绿色为主（绿色区域面积 50% ~ 90%）；Ⅲ 级，病灶区呈杂乱的蓝绿相间或病灶区以蓝色为主（蓝色区域面积 50% ~ 90%）；Ⅳ 级，病灶区几乎为蓝色（蓝色区域面积 >90%）。以 ≥ Ⅲ 级作为判断淋巴结恶性的分界线。转移性淋巴结弹性分级通常较高。淋巴瘤性淋巴结通常弹性分级较低。

（二）应变指数（strain index）

通过测量肌肉 – 淋巴应变比（muscle-to-lymph node strain ratio），即应变指数，可获得最佳的诊断准确性，尽管不同仪器计算所得数值有所不同，但对于鉴别转移性淋巴结和良性淋巴结，其平均应变指数的总体趋势仍有显著差异。转移性淋巴结的应变指数高于淋巴瘤淋巴结和反应性淋巴结，转移性淋巴结内转移灶的应变指数也大于残余正常淋巴组织。

四、超声造影

（一）浅表淋巴结的微循环灌注形态学

1. **淋巴结门灌注血管的显示** 将灌注时淋巴结内显示条索状增强区定义为淋巴结门血管（图 8-3-18）

分为显示淋巴结门和不显示淋巴结门灌注血管。一部分良性病变和淋巴瘤早期超声造影时淋巴结门血流显示率相对较高。超声造影如未显示淋巴结门血管，则首先要考虑转移性淋巴结和结核性淋巴结，因为这两种病变可对正常淋巴结门血管造成破坏。

2. **灌注模式** 将淋巴结灌注的模式分为 3 种类型：①整体灌注型，即淋巴结的整体同时出现灌注；②中央 – 边缘型，即淋巴结中央先出现灌注，随后在边缘出现灌注；③边缘 – 中央型，即淋巴结边缘灌注早于中央灌注。

上海瑞金医院的研究显示，有灌注的淋巴结大多数的灌注模式为整体灌注型，少部分为中央 – 边缘型。淋巴结的灌注模式对于鉴别良恶性淋巴结病变无价值。在理论上，转移性或结核性淋巴结的淋巴结门血供系统可被破坏，形成边缘血供。

3. **灌注的均匀性** 主要是观察有灌注区域增强的回声分布是否均匀一致。均匀性灌注常见于良性淋巴结病变和一部分淋巴瘤淋巴结。灌注不均常见于转移性淋巴结、结核性淋巴结、经过放化疗的淋巴结等。

4. **灌注缺损** 定义为同一淋巴结内出现局部无灌注的区域（图 8-3-19）。灌注缺损常见于转移性淋巴结、结核性淋巴结、经过放化疗的淋巴结等。放、化疗可以造成使淋巴结门血管显示率明显下降，甚至无灌注。

（二）浅表淋巴结的微循环灌注血流动力学

微循环灌注动力学的指标包括造影的显影时间、达峰时间、降半时间及峰值强度等。

1. **达峰时间** 时间 – 强度曲线开始出现上升支到曲线达到峰值所需的时间，即曲线的上升支所占的时间；达峰时间可反映造影时间强度曲线灌注的速率，达峰时间越长意味着灌注受到的阻力越大。上海瑞金

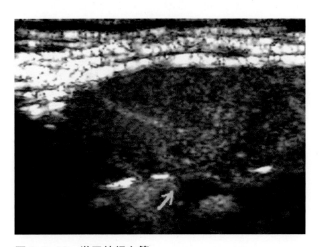

图 8-3-18　**淋巴结门血管**

注：表现为从淋巴结边缘向中央延伸的条索状高回声

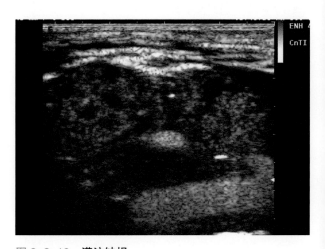

图 8-3-19　**灌注缺损**

注：淋巴结内出现斑片状无灌注区

医院的初步研究发现达峰时间是可鉴别不同淋巴结病变的有效指标。转移性淋巴结造影剂灌注的达峰时间较长。感染性或传染性疾病侵袭的淋巴结（如结核性淋巴结炎）达峰时间较短。从淋巴结血管的病理学或可解释上述的达峰时间的差异。

2. 降半时间 从曲线峰值下降到峰值和基础值之和一半所需的时间。上海瑞金医院的初步研究发现降半时间在转移性淋巴结和淋巴瘤淋巴结虽然有显著性差异，但是经过 ROC 曲线分析发现其用于鉴别转移性淋巴结和淋巴瘤淋巴结无显著性意义。

3. 显影时间 从注射造影剂即刻到时间强度曲线开始出现上升支的时间。

4. 峰值强度 曲线峰值时回声强度的灰阶值，理论上为 0 ~ 255。

第四节 淋巴结疾病

异常淋巴结通常有恶性和良性之分。早期研究认为超声可以区别正常与异常的淋巴结，但不能区别良恶性淋巴结，近年来的研究表明，高分辨率成像和彩色血流显像有助于良恶性淋巴结的鉴别。

一、恶性淋巴结 (malignant lymphonodus)

恶性淋巴结主要有转移性和原发性两大类，后者又可分为霍奇金病（Hodgkin disease，HD）和非霍奇金淋巴瘤（non-Hodgkin lymphoma，NHL）两大类。

（一）转移性淋巴结

转移性淋巴结（metastatic lymphonodus）在颈部肿块中，发病率仅次于慢性淋巴结炎和甲状腺疾病，约占颈部肿块的 3/4。原发灶绝大多数在头颈部，尤以鼻咽癌和甲状腺癌的转移最为多见。锁骨上窝转移性肿瘤的原发灶多在胸腹部，在胃肠道、胰腺肿瘤的颈部淋巴结转移，经胸导管多发生在左锁骨上窝。在颈部，60% 以上位于锁骨上区的淋巴结病为恶性淋巴结。

临床上出现质硬的肿大淋巴结，初起常为单发、无痛，可被推动，以后很快出现多个淋巴结，并侵及周围组织。此时，肿块呈结节状、固定，有局部或放射性疼痛。晚期溃破后，可出现感染、出血，分泌物带有恶臭。

1. 超声表现 转移性淋巴结外形趋向于圆形或不规则形，增大，长径常达 10mm 或以上。85% 纵横比（L/T）< 2。如有多个结节，一般不相互融合。77% ~ 100% 转移性淋巴结边界清晰（图 8-4-1）。如有包膜外浸润，则与周围组织无明确分界，可造成软组织水肿。

转移性淋巴结的皮质可不规则局限性增厚，导致淋巴结外形失常。皮质回声较正常强，但与邻近肌肉回声相比仍为低回声。转移性淋巴结内部回声常不均，这常为结节内凝固性或液化性坏死所致（图 8-4-2）。转移性淋巴结内可发生钙化。结内出现液性坏死常提示鳞癌或甲状腺乳头状癌的转移。淋巴结门回声存在

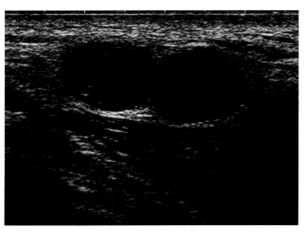

图 8-4-1 转移性淋巴结，肺腺癌颈部淋巴结转移，淋巴结边界清晰，相互紧贴但未融合

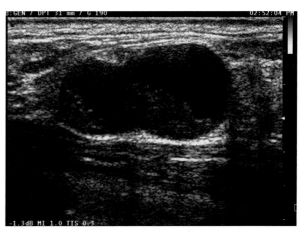

图 8-4-2 转移性淋巴结，鼻咽癌颈部淋巴结转移，淋巴结内部回声不均，出现囊性变，淋巴结门消失

主要见于转移的早期，髓质淋巴窦还没有被完全破坏而消失。此时的淋巴结门多呈狭窄形，偏心，结构紊乱，形态不规则。后期69%～95%转移性淋巴结其高回声淋巴门消失。应当注意淋巴结内发生钙化、凝固性坏死时回声表现可能类似于淋巴结门。

如甲状腺乳头状癌颈部淋巴结转移的超声特征与其他转移性淋巴结有不同之处。72%与肌肉相比其表现为高回声，这是由于结节内胶质的沉积所致。甲状腺乳头状癌转移回声不均的发生率尤其高，达47%，这归因于液性坏死、出血和钙化，其钙化发生率达50%～69%，较细小或呈点状，病理通常证实为淋巴结内的细砂粒样钙化或囊变区的胶体析出，因此淋巴结内出现特征性钙化是确定甲状腺乳头状癌的有用特征（图8-4-3）。甲状腺乳头状癌的转移性淋巴结可出现囊性变完全或部分囊性变，通常表现为囊变区透声差，壁厚，壁结节，内部粗细不均分隔，内见点状高回声。

淋巴结的转移是个动态的病理过程。恶性肿瘤是经过输入淋巴管到达淋巴结包膜下区域的局部边缘淋巴窦，因而淋巴结的形态大小回声完全可能正常，或仅表现为皮质的局限性增厚。随着大量的肿瘤浸润、坏死和结缔组织增生反应，淋巴结的结构变形。导致淋巴结内结构的变形。病变后来再蔓延至淋巴结门，淋巴结门受侵袭变窄或消失。中央坏死也可导致淋巴结门回声消失。另外，浸润性肿瘤的占位效应在淋巴结的每个地方并不一致，这就导致淋巴结外形的改变（L/T 比值改变）。

放疗和（或）化疗对转移性淋巴结的超声特征也会造成一定影响。根据上海瑞金医院的资料，未经放化疗的转移性淋巴结与经过放化疗的转移性淋巴结在体积上无显著性差异。未经过放化疗的转移性淋巴结大多边界清晰，边缘规则，淋巴结间不出现融合；经过放、化疗淋巴结则趋向于边界模糊，边缘不规则，约50%出现相互融合，淋巴结门消失的比例更高，回声更为不均匀。边界模糊可能是由于放、化疗造成的慢性炎细胞浸润所致，而放、化疗后瘤床内纤维组织增生或局限性瘢痕形成而导致的牵拉可能造成病变淋巴结边缘不规则。经过放、化疗和未经放、化疗的转移性淋巴结的淋巴结门结构特征、皮质回声、回声的均匀性均无显著性差异，这说明尽管经过了放、化疗，但淋巴结的恶性特征依然存在。

2. 彩色血流显像　一般认为，恶性淋巴结具有以下四种血管模式中的至少一种：①血管移位（displacement），以弯曲走行的结内血管为特征（图8-4-4）；②血管迷行（aberrant vessels），特征性表现为一根或数根中央血管，其与淋巴结的长轴或皮肤表面的夹角＞30°；③局灶性无灌注（focal absence of perfusion），表现为结内无血流信号区，而其余区域为高血供区（图8-4-5）；④包膜下血管（subcapsular vessels）（即边缘血管），主要以淋巴结边缘短节段血管为特征，这些短血管不是发自于淋巴结门血管或淋巴结纵行血管（图8-4-6）。

从血流的空间分布形式来看，一般认为转移性淋巴结特征性表现为边缘型血供或混合型血供（即同时有中央和边缘血管）。淋巴结门血管消失或偏心。三维能量多普勒超声可用来进一步证实上述血供分类。在三维能量多普勒超声上，血供模式很容易判定和得到一致认可。

根据上海瑞金医院的资料，有血供的转移性淋巴结100%出现边缘血管，57.8%出现淋巴结中央血管，44.4%出现淋巴结门血管，但这些淋巴结门血管大多出现偏移、扭曲。21.7%的转移性淋巴结表现为边缘

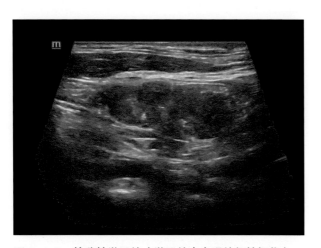

图8-4-3　转移性淋巴结（淋巴结内出现特征性钙化）

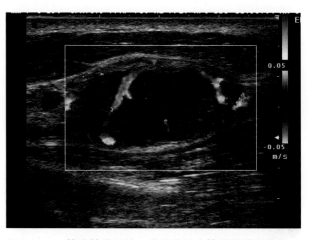

图8-4-4　转移性淋巴结，淋巴结门血管明显受压移位

型血管，76.1%表现为混合型血管（图8-4-7）。

　　彩色血流显像上转移性淋巴结的上述血流特点是有其病理学基础的。在肿瘤微小浸润的早期阶段，淋巴结结构破坏较少，故可以表现为正常淋巴结门血管。随着癌细胞的浸润，肿瘤细胞产生血管生成因子，诱导在肿瘤间隙的边缘、在肿瘤间隙内形成肿瘤血管，在超声上即表现为边缘血管。边缘区血供增多的另一个原因是晚期肿瘤浸润将破坏淋巴结门血流供应系统，结果导致从为先前存在的淋巴结边缘血管或淋巴结周围相连组织的血管获得血液供应。当肿瘤巢取代淋巴结组织时，先前存在的淋巴结血管也可能增生，在淋巴结中央形成与淋巴结门无明确联系的中央血管，大部分中央血管来源于肿瘤巢间隔的动脉和静脉。淋巴结血管系统破坏也导致超声无法显示淋巴结门血管。上海瑞金医院的研究还发现，与反应性淋巴结相比，恶性淋巴结的血管往往粗细不均，血管外形扭曲，走行不规则，有受压移位现象，其放射状分支往往不对称。这些征象与淋巴结血管的空间结构受破坏有关。

　　3. 频谱多普勒　淋巴结内微血管的过于细小，超出了多普勒超声的分辨率，但这些不可见的微血管床的信息可通过研究多普勒信号的波形，特别是阻力指数获得。

　　多数学者认为转移性淋巴结的血流阻力比良性淋巴结高。以RI 0.7～0.8为界值，其诊断敏感性为47%～80%，特异性为94%～100%；以PI 1.5～1.6为界值，其敏感性为55%～94%，特异性为97%～100%。多普勒血流指数取决于肿瘤新生血管的生物学性质，许多因素，如肿瘤细胞的组织学类型、淋巴结的受侵程度和新生血管的动、静脉系统都可影响肿瘤新生血管的生物学性质。因此不同恶性疾病的转移性淋巴结可能表现不同，而相同恶性疾病的转移性淋巴结的不同部位可能显示不同的血流特征。根据组织学类型的不同，转移性淋巴结的PI和RI值有差异。转移性淋巴结的血流阻力还有一个特点，即在同一结节内，通过分析最高和最低血流阻力值，可发现血流阻力差异较之良性淋巴结病明显较大。

　　转移性淋巴结的高血流阻力可能是因为肿瘤组织压迫、浸润和包裹血管。通过比较可以发现，在淋巴结门探及最高阻力血管的机会增加，可能的原因是在淋巴结包膜的限制下，肿瘤对先前存在的门部血管施加了压力。而在淋巴结内部实质内探及最小血流阻力血管的机会较大，这是因为该区域的肿瘤新生血管形成过程或是对局部免疫反应的血管舒张反应导致血管阻力下降，组织学发现低血流阻力和高血流阻力的转移性淋巴结的微动脉结构无区别。这些发现提示是肿瘤血管形成和肿瘤压迫影响了转移性淋巴结的血管阻力。转移性淋巴结血管密度与血管最低阻力指数呈负相关，这可能也是血管舒张反应所导致。

　　至于淋巴结血流的速度，普遍的共识是其对于诊

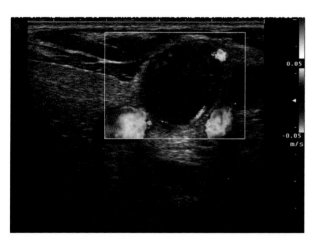

图8-4-5　转移性淋巴结，淋巴结内出现大片无灌注区

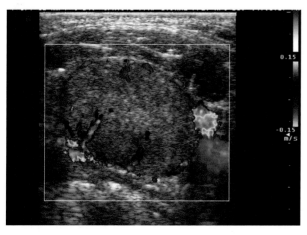

图8-4-6　转移性淋巴结，甲状腺乳头状癌颈部淋巴结转移，显示典型的边缘血管

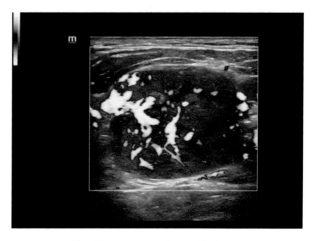

图8-4-7　转移性淋巴结（混合型血管瘤）

断和鉴别诊断的价值都不大。

4. **超声造影**　在理论上，转移性或结核性淋巴结可破坏淋巴结的正常淋巴结门血管供应系统，使得淋巴结从周围的其他血管系统获得血液供应，故应该有可能先出现边缘灌注，再中央充盈。国外 Rubaltelli 等研究表明 78%转移性淋巴结表现为从周边开始显著增强，但分布不均，内可见低或无灌注区，22%转移性淋巴结表现为增强微弱或缺乏。上海瑞金医院的研究显示转移性淋巴结有 2.2%表现为完全无灌注。导致这种情况的原因包括淋巴结血管阻塞造成淋巴结梗死、放化疗造成淋巴结内部完全坏死、化脓性炎症导致淋巴结完全液化坏死。淋巴结的灌注模式对于鉴别良恶性淋巴结病变无价值。同造影前传统超声技术诊断相比，鉴别诊断良恶性淋巴结的敏感性从约 80%提高到约 92%，特异性从约 76%提高到约 93%，准确性从约 78%提高到约 93%。

未经过放化疗的转移性淋巴结 80%造影时未显示淋巴结门血管，经过放化疗淋巴结则皆未显示淋巴结门血管。未经过放化疗的转移性淋巴结 56.3%造影时显示淋巴结门血管，经过放化疗淋巴结则 75%未显示淋巴结门血管。

转移性和结核性淋巴结病变对正常淋巴结门血管系统的扭曲和破坏可解释超声造影发现这两者淋巴结门血流显示率较低的现象。放化疗可以造成肿瘤床内中小动脉的血管内膜炎和血管周围炎，管腔狭窄或闭塞，使得淋巴结门血管显示率下降。

我们的研究显示，82.2%转移性淋巴结的灌注不均，且有较高的灌注缺损发生率（57.8%），这和 Rubaltelli 等的研究结论相似。这可能是由于转移性淋巴结的肿瘤细胞对淋巴结各个部位浸润的程度和对微血管系统的破坏不一，加之淋巴结内肿瘤浸润灶发生坏死所造成的。而当坏死灶比较大时，超声造影则可显示为灌注缺损。放化疗破坏肿瘤的血管后，可以导致该血管的局部供血区域发生凝固性坏死和缺血性坏死，造成灌注缺损。上海瑞金医院的初步研究发现达峰时间是可鉴别不同淋巴结病变的有效指标。降半时间在转移性淋巴结和淋巴瘤淋巴结虽然有显著性差异，但是经过 ROC 曲线分析发现其用于鉴别转移性淋巴结和淋巴瘤淋巴结无显著性意义。

达峰时间可反映造影时间－强度曲线灌注的速率，达峰时间越长意味着造影剂灌注的速率越慢，造影剂灌注受到的阻力越大。从淋巴结血管的病理学或可解释上述的达峰时间的差异。转移性淋巴结破坏了先前的淋巴结血管结构，为了获取营养肿瘤诱导肿瘤巢内形成窦状新生血管，这些肿瘤巢内小的窦状新生血管管径小、流速低，换句话说，肿瘤新生血管的功能低下，

因而在任何时间点，有血流通行的血管百分比较低，另外，肿瘤组织还会压迫和包裹血管，这些改变无疑加大了淋巴结的血流灌注阻力，因而造影剂灌注的达峰时间延长。

林清萍等研究乳腺癌患者的腋淋巴结的超声造影表现，通过 QontraXt 软件对腋淋巴结进行时间强度曲线分析。乳腺癌腋淋巴结转移癌患者淋巴结内高灌注区与低灌注区的差值（$SI_{max}-SI_{min}$）明显大于淋巴结无转移组，说明有转移组淋巴结内血流灌注的空间差异很大，而无转移组淋巴结各个区域灌注较均匀一致。这可能是淋巴结转移癌内形成大量的脆弱的新生血管，并易形成动静脉瘘，因而易形成快速、高灌注血流；但另一方面，由于肿瘤细胞的克隆性增殖、淋巴循环受阻或静脉回流障碍，导致淋巴结实质压力增大，故在淋巴结内形成速度减慢、低灌注区域。$SI_{max}-SI_{min}$ 反映淋巴结实质内不同区域血流灌注的离散度。

5. **超声弹性成像**　日本学者 Lyshchik 等研究发现颈部转移性淋巴结 63%硬度明显高于周围肌肉组织，37%硬度轻度高于周围肌肉组织，或和颈部肌肉相同，或低于颈部肌肉。日本学者 Furukawa 等进行的另一项研究得出相似的结论。研究者将淋巴结的弹性图分为四种类型：1 型或 2 型代表组织较软，3 型或 4 型代表组织较硬。结果显示，94.1%转移性淋巴结表现为 3 型或 4 型弹性图，100%良性淋巴结为 1 型或 2 型。

转移性淋巴结和良性淋巴结的平均应变指数有显著差异，转移性淋巴结为 4.4 ± 3.6，良性者为 0.8 ± 0.5，以 1.5 作为界值，可以取得鉴别转移性淋巴结和良性淋巴结最佳效果。85%转移性淋巴结的硬度和周围肌肉相比大于 1.5 倍，而 98%的良性淋巴结的硬度和周围肌肉相比小于 1.5 倍（$P<0.01$）。以应变指数大于 1.5 为界值，诊断的灵敏度为 85%，特异度为 98%，阳性预测值 96%，阴性预测值 92%，准确性 92%。

上海瑞金医院的初步研究也发现转移可导致淋巴结的硬度增加，转移性淋巴结的应变指数高于淋巴瘤淋巴结和反应性淋巴结，转移性淋巴结内转移灶的应变指数也大于残余正常淋巴组织，但应变指数的具体值和 Lyshchik 等的数据有相当大的差异，这可能是所采用的仪器的不同所导致。

根据 Lyshchik 等的研究，转移性淋巴结的 93%显示良好，这可能是由于和周围肌肉和其他结构相比，转移性淋巴结相对较硬，弹性特征差异较大。另外，和良性淋巴结相比，弹性图上转移性淋巴结 65%边缘不规则，52%边界模糊，这可能反映了转移性淋巴结和周围组织的弹性特征的巨大差异，或是纤维形成反

应导致在转移性淋巴结周围形成僵硬的环。

6. 要点

（1）在已知或未知原发病灶的前提下，颈部、锁骨上窝、腋窝、腹股沟等处出现无痛、质硬、固定的肿大淋巴结。

（2）超声上，转移性淋巴结增大，外形趋圆，纵横比（L/T）< 2，一般不相互融合，大部分边界锐利，皮质回声增高、不均匀。早期淋巴结门可存在，后期大多消失。与未经放化疗的转移性淋巴结相比，经过放化疗淋巴结则趋于边界模糊，边缘不规则，相互融合，淋巴结门消失的比例更高，回声更为不均匀。边缘区血供是转移性淋巴结最具特异性的血供形式。频谱多普勒显示阻力指数高。

（3）甲状腺乳头状癌转移的淋巴结可出现特征性钙化。囊性的转移淋巴结变通常提示肺鳞癌、甲状腺乳头状癌和鼻咽癌。

（二）恶性淋巴瘤

恶性淋巴瘤（malignant lymphoma）包括霍奇金淋巴瘤（Hodgkin lymphoma，HL）和非霍奇金淋巴瘤（non-Hodgkin lymphoma，NHL），目前普遍将恶性淋巴瘤分为三个主要亚型，即 HL、低度恶性 NHL、高度恶性 NHL。是原发于淋巴结和淋巴结以外的淋巴组织及单核 - 巨噬细胞系统的恶性肿瘤，多见于男性青壮年。临床上，肿大的淋巴结常首先出现于一侧或两侧的颈侧区，散在、稍硬、无压痛、活动尚可；以后，肿大淋巴结互相粘连成团，生长迅速。腋窝、腹股沟淋巴结和肝、脾均增大，并有不规则的高热。国内最常见的是非霍奇金淋巴瘤，占全部的 70%～80%。

1. **超声表现** 颈部淋巴结最易被淋巴瘤所累及。主要发生于颈后三角、上颈部和下颌下三角。表现为

淋巴结肿大，平均为 3cm，较大者可 ≥ 5cm，形态趋向于圆形，L/T < 2。淋巴结边界清晰。大多数淋巴结门消失（图 8-4-8）。

同转移性淋巴结相似，淋巴结门回声存在主要见于疾病的早期，髓质淋巴结窦还没有被完全破坏而消失（图 8-4-9）。此时的淋巴结门就可被显示，多呈不规则偏心狭窄型。中央坏死可导致淋巴结门回声消失。5%～8% 淋巴瘤的结节内见囊性坏死，中央坏死是中心母细胞和（或）中心细胞性淋巴瘤的特征性表现。淋巴瘤可先起源于淋巴结的局部，故皮质呈不规则增厚。Ahuja 等发现多数的淋巴结显示为不均匀的微小结节图像（图 8-4-10）。在 NHL 的滤泡型和弥漫型大细胞型间回声也没有显著区别。不论何种病理类型，大部分的淋巴结后方无增强效应。

放、化疗可以对淋巴瘤淋巴结的结构造成影响。根据上海瑞金医院的资料，经过放化疗淋巴结则可能出现边界不清晰、回声不均匀及淋巴结相互融合的比

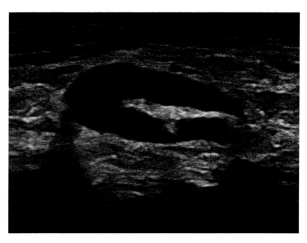

图 8-4-9 非霍奇金淋巴瘤淋巴结，颈部淋巴结肿大，淋巴结门结构尚存在

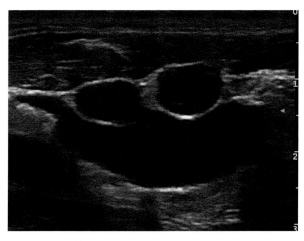

图 8-4-8 非霍奇金淋巴瘤淋巴结，颈部淋巴结肿大，淋巴结趋向于呈圆形，边界清晰，淋巴结门消失

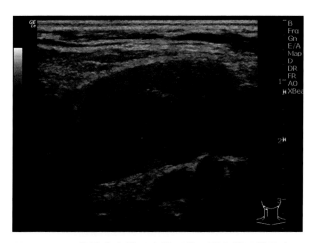

图 8-4-10 非霍奇金淋巴瘤淋巴结，颈部淋巴结肿大，淋巴结内可见呈微小结节图像

例增高，甚至出现钙化。也有研究发现化疗后，超声淋巴结显示率降低，淋巴结皮质变薄，L/T 变大（图8-4-11）。

2. 彩色血流显像　恶性淋巴瘤是所有淋巴结中血流最丰富的。恶性淋巴瘤虽然是恶性病变，但其血流分布既有恶性淋巴结病变的特征，又和良性病变相类似，大部分的淋巴瘤有存在淋巴结门血供和（或）边缘血管（图8-4-12）。当然，由于为恶性病变，肿瘤细胞的压迫、浸润也使淋巴瘤的血管形态学具有恶性病变的基本特征（图8-4-13），即具有以下四种血管模式中的至少一种：血管移位（displacement）、血管迷行（aberrant vessels）、局灶性无灌注（focal absence of perfusion）、包膜下血管（subcapsular vessels）（即边缘血管）。

淋巴瘤血管系统的彩色血流显像和良性淋巴结病的相似，可能的原因是与转移性淋巴结相比，其变性过程和结缔组织增生改变较不明显。淋巴瘤血供还有一个特征，即与转移淋巴结和反应性淋巴结相比几乎都是高血供。淋巴瘤淋巴结门血供和高灌注血供的特点使其不易发生结节内坏死，这一点与转移性淋巴结不同。恶性淋巴瘤仅有 5%～8% 发生结节内坏死，而在29% 的鼻咽癌转移性淋巴结可见结节内坏死。上海瑞金医院的资料显示淋巴瘤淋巴结 72.5% 呈淋巴门型血管，17.6% 呈混合型血管，3.9% 呈边缘型血管，5.9% 则未见血供。有血供淋巴结 93.8% 可显示淋巴结门血管，22.9% 显示边缘血管，这说明虽然肿瘤细胞对淋巴结血管结构的破坏较不明显，但一些淋巴瘤还是具备一些恶性淋巴结血供的特点。

经过放、化疗后，淋巴瘤的彩色血流信号较未治疗时明显减少，这可能与化疗直接作用于血管内皮细胞引起肿瘤血管变细或闭塞有关。

3. 频谱多普勒　淋巴瘤淋巴结的 RI 0.70～0.84，PI 1.20～2.20，稍低于转移性淋巴结。这可能是由于虽然同为恶性肿瘤，但淋巴瘤趋向于和反应

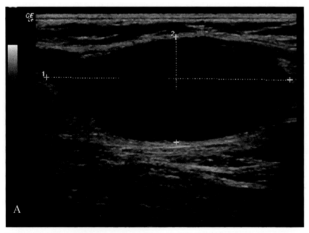
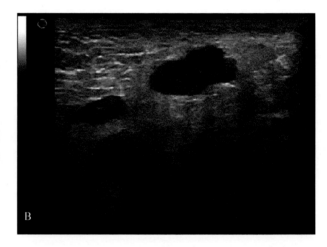

图 8-4-11　非霍奇金淋巴瘤

注：A. 化疗前；B. 化疗后。化疗后，左侧腹股沟区淋巴结体积较治疗前明显缩小，形态趋于不规则，边界模糊

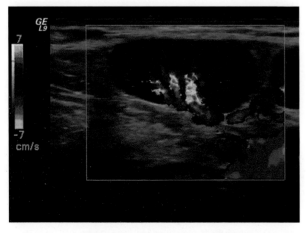
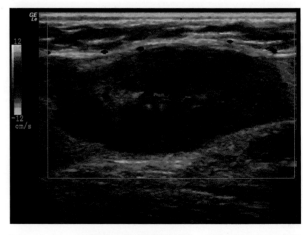

图 8-4-12　非霍奇金淋巴瘤淋巴结，颈部受累淋巴结显示典型淋巴结门血管

图 8-4-13　非霍奇金淋巴瘤淋巴结，颈部受累淋巴结同时显示典型淋巴结门血管和边缘血管

性淋巴结相似，能较好地诱导结节内新生血管形成，因而阻力稍低于转移性淋巴结。

根据上海瑞金医院资料，未放化疗淋巴瘤淋巴结 PI（1.18±0.32），RI（0.67±0.10），经放、化疗淋巴结 PI（1.31±0.44），RI（0.70±0.11），虽然经放、化疗淋巴结的阻力有增加趋势，但无统计学意义。但也有研究证明化疗后 NHL 淋巴结内动脉的 RI、PI 高于化疗前。

4. 超声造影　上海瑞金医院的研究显示淋巴瘤淋巴结 75% 灌注均匀，21.4% 出现灌注缺损。

大多数淋巴结的灌注模式为整体灌注型。约 9.7% 的淋巴瘤表现为完全无灌注，导致这种情况的原因包括淋巴结血管阻塞造成淋巴结梗死，放、化疗造成淋巴结内部完全坏死，化脓性炎症导致淋巴结完全液化坏死。

淋巴瘤淋巴结对血管系统的影响和反应性良性淋巴结病变有相似之处，使得灰阶超声造影时有相对较高的淋巴结门血流显示率。放、化疗破坏肿瘤的血管后，可以导致该血管的局部供血区域发生凝固性坏死和缺血性坏死，因而经过放、化疗的淋巴瘤淋巴结回声不均、灌注缺损及完全性无灌注的发生率增高，淋巴结门血管显示率下降。

5. 超声弹性成像　上海瑞金医院的初步研究发现，淋巴瘤淋巴结应变指数低于转移性淋巴结，但其诊断的可靠性有待进一步证实。

6. 要点

（1）临床上患者出现多部位无痛性、较硬的淋巴结肿大，生长迅速，伴有不规则的发热、肝脾大或血象的改变。

（2）超声检查，淋巴瘤通常表现为肿大、趋圆的低弱回声，L/T < 2，边界锐利，淋巴结门消失，或

呈不规则偏心狭窄形，少数可出现囊性坏死，彩色血流信号丰富。经治疗后，淋巴瘤淋巴结血供减少，可发生钙化。

二、良性淋巴结

良性淋巴结（benign lymphonodus）肿大主要有淋巴结反应性增生和结核性淋巴结炎两大类。

（一）淋巴结反应性增生

急性和慢性感染皆可引起淋巴结反应性增生（nonspecific lymphnoditis）。淋巴结由所属部位的某些急、慢性炎症可引起淋巴结出现急性和慢性炎性反应，如化脓性扁桃体炎、牙龈炎可引起颈部淋巴结肿大，初期淋巴结柔软、有压痛、表面光滑、无粘连，肿大到一定程度即停止。慢性较硬、能推动，最终仍可缩小或消失。

1. 超声表现　超过 50% 的肿大淋巴结可能是炎症所致。在颈部，良性淋巴结主要分布在颏下区、下颌下区和腮腺区。表现为淋巴结呈长圆形、椭圆形均匀性肿大，长径 > 5mm，通常为 10mm 左右，85% 的淋巴结 L/T > 2。通常可见淋巴结门（图 8-4-14）。仅 8% 淋巴结门回声消失，常出现于颈部及颌下。

皮质的回声强度低于毗邻肌肉回声，呈实质低回声，分布较均匀（图 8-4-15）。部分淋巴结可有液性暗区，通常无钙化的强回声。

同转移性肿瘤一样，感染性因子经过输入淋巴管到达淋巴结，这些输入淋巴管引流入位于淋巴结包膜下区域的边缘淋巴窦，因而良性病变的早期也首先累及皮质，后来则蔓延至淋巴结门。与转移性淋巴结不同的是，有害因子在早期就到达整个淋巴结，在淋巴结的各个部分同时导致反应性改变。病原体诱导淋巴滤泡内的淋巴细胞增生、淋巴窦扩张等，这些病理改

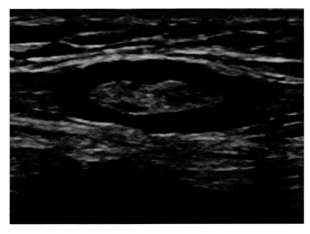

图 8-4-14　反应性淋巴结，颈部受累淋巴结呈低回声，淋巴结门正常可见

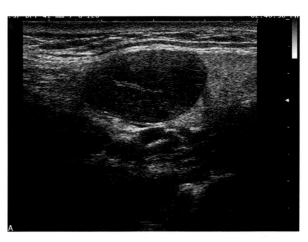

图 8-4-15　反应性淋巴结，颈部受累淋巴结呈低回声，分布均匀，淋巴结门狭窄

变导致淋巴结皮质增厚。这个征象见于65%的良性淋巴结。上述病理过程弥漫性的特征保存了淋巴结的外形（L/T > 2）和高回声的淋巴结门结构，尽管淋巴结的体积变大。淋巴结门主要由引流淋巴窦和淋巴管组成，由疏松的结缔组织支架所支持，如果感染持续，在淋巴结门将形成新的生发中心，组成新的淋巴滤泡。这些因素可能解释超声上淋巴结门回声的改变。

2. 彩色血流显像　反应性淋巴结在淋巴结门血流的显示较佳，这代表了血管进入淋巴结的正常入口，因此可见到放射性对称的淋巴结门型血供，淋巴结门血管不发生移位。有报道指出，96%的反应性淋巴结可见淋巴结门血供。在良性反应性淋巴结，弥漫性的病理过程特征保存了淋巴结的正常血管结构，在组织学上显示有完整的淋巴结结构、血管沿淋巴结门分布。淋巴结的动脉和静脉血管主干从门部进入淋巴结，分出多束微动脉和微静脉，沿淋巴结长轴排列（图8-4-16）。有4%反应性淋巴结表现为混合型血供（即同时出现淋巴结门血供和边缘血供）。

出现边缘血流可能是炎症导致周围相连组织血供增加，淋巴结包膜正常微动脉扩张或是正常微动脉的末梢分支增生。这些边缘血流可能被误判为恶性病变的血流。

也有报道指出部分良性淋巴结表现为无血流信号，这可能是由于组织的退行性变导致低灌注所致。一般而言，急性反应性淋巴结，血流速度加快，血管径增宽，超声显示的血供就增加；在慢性淋巴结炎，结节内纤维化导致血管阻力增加，血流减少，超声显示的血流也就减少。淋巴结的血管密度和淋巴结的大小呈正相关，可能代表炎性反应的强度。

如以无血流型和淋巴结门血流型作为良性病变特征，以混合血流型、点状血流型和边缘血流型作为恶性病变特征，将转移性淋巴结与良性反应性淋巴结病

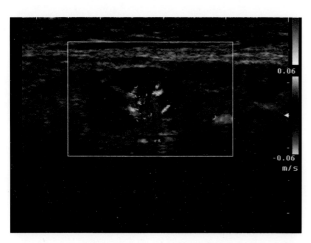

图8-4-16　反应性淋巴结，颈部受累淋巴结出现典型淋巴结门型血管模式

鉴别开来的准确率为88%，敏感性为89%，特异性为87%。

3. 频谱多普勒　反应性淋巴结的血流阻力较低，PI 0.85 ~ 1.10，RI 0.57 ~ 0.66，根据上海瑞金医院资料，反应性淋巴结 PI（1.05±0.74），RI（0.59±0.13）。由此可见，反应性淋巴结的血管一般呈低阻力状态，这是由于水肿和血管舒张导致毛细血管网的血流明显的增加。

4. 超声弹性成像　Lyshchik 在其研究过程中主要观测淋巴结是否部分或完全能被显示，淋巴结是否比周围肌肉暗，边缘是否规则或中度不规则。边界清楚是否超过50%及张力系数是否大于1.5等5项指标。结果发现，多数的良性淋巴结和周围肌肉结构的硬度相似，弹性特征差异微小，因而在以灰阶方式显示时有相似的亮度，在弹性图上出现67%淋巴结不能清晰显示的现象。肌肉的张力系数较淋巴结的张力系数更准确。良性结节的平均张力系数为（0.8±0.5）。98%的良性淋巴结的小于1.5，而85%的转移淋巴结的大于1.5。

5. 要点

（1）常有局部的急、慢性炎症引起，引流区域触及单个或多个柔软、光滑的肿块，可有压痛，活动度好。

（2）超声上表现为淋巴结椭圆形均匀性肿大，L/T > 2，淋巴结门宽阔。彩色多普勒可见到放射性对称的淋巴结门型血供，淋巴结门血管不发生移位，RI 在 0.6 左右。

（二）结核性淋巴结炎

结核性淋巴结炎（tuberculous lymphadenitis）多见于儿童和青年人。结核杆菌大多经扁桃体、龋齿入侵，少数继发于肺或支气管的结核病变。但只有在人体抗病能力低下时，才能引起发病。全身表现为低热、盗汗、食欲缺乏、消瘦等全身中毒症状，局部可触及多个大小不等的肿大淋巴结，初期，肿大的淋巴结较硬，无痛，可推动。病变继续发展，可发生淋巴结周围炎，使淋巴结与皮肤和周围组织发生粘连；各个淋巴结也可互相粘连，融合成团，形成不易推动的结节性肿块。晚期，淋巴结发生干酪样坏死、液化，形成寒性脓肿。脓肿破溃后，流出豆渣样或稀米汤样脓肿，最后形成一经久不愈的窦道或慢性溃疡；溃疡边缘皮肤暗红、潜行，肉芽组织苍白、水肿。

1. 超声表现　多累及整个解剖区域及相邻解剖区域。在颈部，结核性淋巴结炎最常发生于颈上组、颈中组、颈下组和锁骨上窝组，另外颌下、颈后三角区也较为多见。淋巴结肿大，其程度较非特异性淋巴结炎重。外形也通常呈圆形，L/T<2，平均1.16。根据受累淋巴结内部的超声表现，可以将其分为均质型、

粗大光点型、网状结构型和混杂型四种类型，其中混杂型占大多数。由于淋巴结周围水肿和炎性反应，导致结核性淋巴结炎的边界模糊，但病变早期或治疗后淋巴结边界较为清晰（图 8-4-17）。病变淋巴结大多同时出现两种及两种以上多种类型的声像图表现，表明淋巴结内同时存在不同病理时期的结核病变。病变早期，淋巴结以炎性渗出为主，故包膜光整，内部结构无明显破坏，皮髓质分界清晰，皮质呈低回声，分布均匀，表现为匀质型。随着淋巴结组织增生和结核结节形成，髓质逐渐受压形成偏心窄带状或树枝状高回声，甚至消失，而皮质回声增粗，分布不均。当发生干酪液化坏死可形成囊性无回声区，淋巴结内囊性坏死的出现可高度提示结核性淋巴结炎。晚期或抗结核治疗后，凝固性坏死及纤维化可形成粗糙的高回声区，钙化可形成斑片状或团状强回声（图 8-4-18）。76%～78% 的淋巴结由于髓质的破坏，淋巴结门消失。23% 的结核性淋巴结炎伴有后方回声增强，这也归因于结内的囊性坏死，且坏死面积较大。

　　从淋巴结的分布、外形、大小和内部结构这些特征，不能将结核性淋巴结炎与转移性淋巴结相鉴别。能将两者鉴别开来的超声特征是结节融合及毗邻软组织水肿。毗邻软组织水肿和淋巴结融合是结核性淋巴结的常见特征，约 50% 结核性淋巴结伴软组织水肿，约 60% 发生融合，这些在转移性淋巴结和淋巴瘤相对少见。据说这是由于淋巴结周围炎性反应（腺周围炎）所致。但必须注意毗邻软组织水肿和淋巴结融合也可见于以前接受过颈部放疗的患者。另外，干酪样坏死物可穿破淋巴结至周围软组织内形成脓肿或窦道，表现为低回声或无回声。

　　2. 彩色血流显像　尽管结核性淋巴结炎为良性病变，但其血管分布模式，如淋巴结门血管移位、

混合型血供、无血供区和边缘血供，与转移性淋巴结的特征相似。12%～24% 只显示边缘血管而中央部位血管缺失（图 8-4-19）。41%～50% 的结核性淋巴结炎表现为只有淋巴结门血供，淋巴结门血管多数偏心移位（注意源自淋巴结门的偏心变形血管可与边缘型血管相似）（图 8-4-20）。76% 显示异常的淋巴结中央血管（变形放射状或迷行的多灶血管）。19%～76% 的结核性淋巴结炎显示混合型血供，即同时有边缘血管和中央或淋巴结门血管（图 8-4-21）。6%～41% 的结核性淋巴结炎不能探及血流信号。

　　多普勒超声能显示偏心性的门部血流灌注。81% 的结核性淋巴结炎有明显的占位效应和淋巴结门血管移位，而在反应性淋巴结不见此征象。在所有的病例，这些血管移位是由于局灶性坏死区，在灰阶超声上，这些坏死区可以显示。因此，淋巴结门血管移位是一个将结核性淋巴结炎和转移性淋巴结鉴别开的特征。

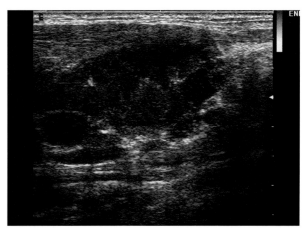

图 8-4-18　结核性淋巴结，颈部受累淋巴结外形不规则，边界模糊，内部可见大片液化坏死区及斑片状钙化强回声区

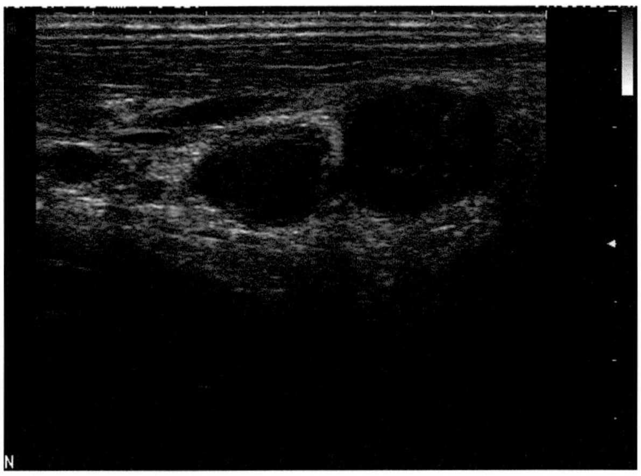

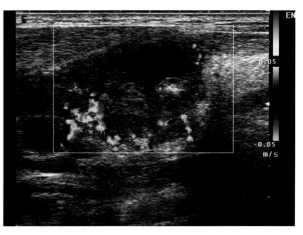

图 8-4-17　结核性淋巴结，颈部受累淋巴结外形趋圆，边界尚清晰

图 8-4-19　结核性淋巴结，淋巴结只显示边缘血管，而中央部位血管缺失

结核性淋巴结炎的血管形成过程与恶性淋巴结的形成过程类似。组织学提示结核性淋巴结炎和恶性淋巴结的微动脉无区别。结核破坏淋巴结组织时，先前存在的淋巴结血管可能增生，结果导致淋巴结中央形成迷行血管。结核破坏淋巴结门血流供应系统，结果导致从先前存在的淋巴结边缘血管或淋巴结周围相连组织的血管获得血液供应。在结核性淋巴结炎的淋巴结边缘实质和包膜处可观察到微动脉。彩色血流图上有时可见从淋巴结边缘发出向心性迷行血流信号，这种征象支持上述推论。

6%～41%的结核性淋巴结炎不能探及血流信号。无血供区可能是由于肉芽肿性坏死，肉芽肿性坏死可能导致淋巴结内血管的消失。无血供区可能也反映了疾病的后期阶段，当治疗开始，纤维变性和透明样变性可压迫和闭塞结节内血管。其中的88%可见淋巴结内大面积囊性坏死（横切面上＞50%的面积囊性坏死）和结节内坏死相关联的淋巴结内无血供有助于将结核性淋巴结同恶性淋巴结、反应性淋巴结相鉴别。

3. **频谱多普勒**　通过PI和RI的测量，结核性淋巴结炎可以与恶性淋巴结相鉴别。由于感染导致血管舒张，结核性淋巴结炎RI（0.64～0.71）±0.4，通常＜0.8，PI 1.03～1.34。低于转移性淋巴结。

4. **要点**

（1）浅表淋巴结结核占肺外结核病的首位，临床上出现颈部等处的融合、固定、无痛性肿块，晚期可破溃流脓。患者可有其他部位的结核病灶或结核感染病史，伴有乏力、盗汗、午后低热、消瘦等结核全身中毒症状，结核菌素试验（PPD）和（或）结核抗体阳性。

（2）超声上表现为多部位的、成串的淋巴结肿大，外形趋圆，内部回声不均匀，表现为低回声、无回声、强回声混杂，淋巴结门偏移、狭窄或消失，淋巴结边界模糊，互相融合。彩色血流信号常显示为混合型。RI＜0.8。淋巴结内部出现囊性无回声及钙化粗大强回声、边界模糊、相互融合是本病的特征性表现。

（三）组织细胞坏死性淋巴结炎

组织细胞坏死性淋巴结炎（histocyte necrotizing lymphadenitis，HNL）是一种良性自限性疾病，1972年由日本学者Kikuchi和Fujimoto首先报道，故本病又称Kikuchi-Fujimoto病（Kikuchi-Fujimoto disease，KFD）。HNL主要累及颈部淋巴结，在病理上表现为特征性的坏死性淋巴结炎。HNL好发于年轻女性，亚洲地区是高发区，本病可能和病毒感染及免疫异常有关，临床上大多表现为颈部淋巴结肿痛，发热，周围血白细胞下降。组织病理学主要表现为副皮质区片状或融合的坏死灶，有大量的核碎片，有淋巴网状内皮细胞浸润，但不出现粒细胞浸润现象。

1. **超声表现**　病变多发生在颈部，常为单侧累及，有文献报道88.5%患者为颈后三角淋巴结异常。颈部同一解剖区域淋巴结常多发受累，这些受累的淋巴结体积明显增大，相互之间未见融合征象，淋巴结周围软组织声像图无改变，组织病理学显示这些淋巴结皆有完整而较薄的包膜结构，这说明HNL基本局限于淋巴结内。多数淋巴结T/L＞0.5，因而有恶性淋巴结病变的外形特征。淋巴结边缘回声皆锐利、清晰，这和组织病理学显示淋巴结具备完整而较薄的包膜结构有关。在回声方面，病变淋巴结一般表现为均匀低回声，这说明受累淋巴结内坏死造成的声学界面的改变尚不能为目前的灰阶超声技术所显示。多数淋巴结可见淋巴结门回声，组织病理学上可见这些淋巴结有正常的淋巴结门结构（图8-4-22）。

2. **彩色血流显像**　淋巴结多显示为丰富淋巴结门型血管。在组织病理学研究中，病变淋巴结的血管结

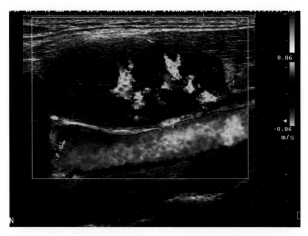

图8-4-20　**结核性淋巴结，淋巴门血管受压移位，注意和边缘血管相鉴别**

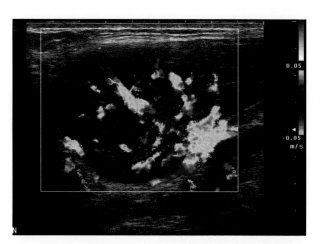

图8-4-21　**结核性淋巴结，淋巴结呈混合型血管模式，同时可见边缘血管、中央血管和淋巴结门血管**

构多正常，淋巴结门部位可见较宽的血管结构，未见血管受压、管腔闭塞等征象，这说明 HNL 淋巴结血管结构基本未受影响，但炎症过程可导致血管的扩张，故彩色多普勒上 HNL 淋巴结的血管模式的改变和反应性淋巴结、淋巴瘤淋巴结的血管模式相似（图 8-4-23）。

3．**频谱多普勒**　淋巴结的 RI、PI 值和反应性淋巴结相似，而低于淋巴瘤及转移性淋巴结，这是由于和反应性淋巴结一样，HNL 淋巴结也是一种炎性的病理过程，炎症反应导致血管扩张而造成血流阻力下降。根据上海瑞金医院资料，HNL 淋巴结血管的 RI 平均（0.59±0.05），PI 平均（0.91±0.11）。

4．**要点**

（1）本病可能和病毒感染及免疫异常有关，临床上大多表现为颈部淋巴结肿痛、发热、周围血白细胞下降。

（2）超声上发现同一解剖区域淋巴结常多发受累，一般表现为趋圆的均匀低回声，L/T<2，淋巴结体积增大，边界光整，无融合，淋巴结门清晰，血供呈低阻型，较丰富。

（四）猫抓病

猫抓病（cat-scratch disease）是由猫抓伤或咬伤导致巴尔通体（Bartonella）感染引起的以皮肤原发病变和局部淋巴结肿大为特征的一种自限性传染病。本病以青少年多见。人被猫抓伤约 2 周后，在抓伤的皮肤周围可出现红色丘疹。约 4 周后，在抓伤部位的近端出现淋巴结肿大，约 1/3 的患者出现多个部位的淋巴结受累，淋巴结肿大最常见的部位是颈前、腋窝、腹股沟、股部和关节周围，4～8 周后消失。在疾病晚期，显微镜下可见形成特征性的肉芽肿性微脓肿。用 Warthin-Starry 银染色显示在淋巴窦内及微脓肿周围的巨噬细胞质中，可见黑色的颗粒状或杆状细菌，

这对于诊断至关重要，有助于与淋巴结核、组织细胞坏死性淋巴结炎、淋巴结肉芽肿和霍奇金淋巴瘤等病变相鉴别。

1．**超声表现**　受累淋巴结主要位于颈部、耳后、肘部、腋下及腹股沟等部位，如果颈部受累，肿大淋巴结可出现于颈中、颈上、颈后三角、颈前区、下颌下区及腮腺区。据 Ridder 等报道，86% 表现为单个淋巴结肿大，受累淋巴结 56% T/L ≥ 0.5，100% 为低回声，59% 回声均匀，25% 淋巴结门存在，20% 出现囊性坏死，59% 出现后方回声增强，97% 周围软组织正常（图 8-4-24）。当发生化脓时，淋巴结常发生融合，边界模糊，后方出现回声增强。Garcia 等报道在淋巴结 100% 为低回声，89% 后方回声增强，这些特征和 Ridder 等的报道相似，但 Garcia 等发现 91% 呈多发淋巴结肿大，100% 周围软组织回声增强，这和前者的报道有相当大的差异。国内学者报道受累淋巴结 L/T>2，皮质回声减低，后方可有回声增强效应，淋

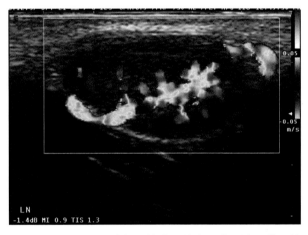

图 8-4-23　**组织细胞坏死性淋巴结炎，淋巴结呈淋巴结门型血管模式**

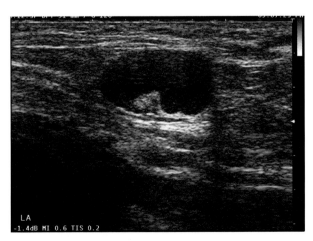

图 8-4-22　**组织细胞坏死性淋巴结炎，颈部受累淋巴结边缘规则，边界清晰，内部呈低回声，淋巴结门可见**

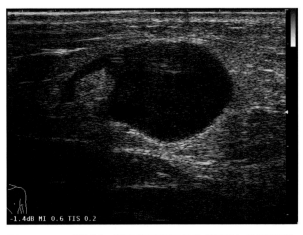

图 8-4-24　**猫抓病，腋窝受累淋巴结边缘规则，边界清晰，内部呈低回声，后方伴增强效应**

巴结门结构多存在。

2. **彩色血流显像** 据 Ridder 等报道，在彩色和能量多普勒超声上，多数的猫抓病淋巴结不能显示内部血供，这可能是由于猫抓病淋巴结的病理特征所决定，因为在病变发展过程中，淋巴结内先后出现微脓肿和脓肿，因此，只有在病变的早期阶段才有可能探及血流信号。但 Garcia 等则得出截然不同的结论，该研究者发现 100% 的淋巴结出现血流信号，并指出这是由于巴尔通体感染导致淋巴结内新生血管形成所致。国内有报道 59.78%～70% 受累淋巴结内可显示彩色血流信号（图8-4-25），且较丰富，多数呈树枝状，血管走行规则且无扭曲。

3. **频谱多普勒** 作为一种炎性病理过程，猫抓病淋巴结的血流阻力较低，据报道其 RI 平均 <0.6，$PSV<26cm/s$。

4. **要点**

（1）有猫、狗等动物抓伤史，数周后出现颈部、肘部、腋窝、腹股沟等处淋巴结肿大，伴或不伴压痛。

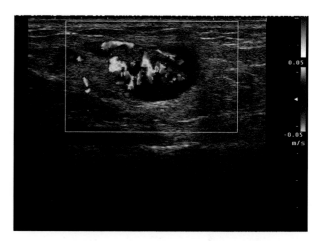

图 8-4-25 **猫抓病，淋巴结呈淋巴结门型血管模式**

（2）超声显示单个或多个肿大淋巴结，椭圆形，淋巴结门结构多存在，淋巴结皮质呈低回声，后方回声可有增强效应，彩色血流信号丰富且较规则。周围软组织回声基本正常。

第五节　淋巴结疾病超声新技术

淋巴结超声的新技术，推动了淋巴结诊断与治疗的发展。除了超声实时弹性成像与超声造影，亦包含介入超声中的介入性诊断与介入性治疗：声辐射力脉冲弹性成像（acoustic radiation force impulse，ARFI）技术与剪切波弹性成像技术（shear wave elastography，SWE）。

超声可疑淋巴结的超声引导下介入性诊断（细针穿刺、粗针穿刺）是必要的，如是超声显示淋巴结门消失、高回声、钙化、囊性变等异常淋巴结的超声特征时，可考虑行超声引导下细针穿刺抽吸活检（ultrasound-guided fine needle aspiration biopsy，US-FNAB）。US-FNAB 具有安全性好、准确性高的特点，敏感性为 65%～98%。如果整个淋巴结在声像图上均显示异常，则针尖在整个淋巴结的任何一处都可以得到想要的穿刺标本。如果淋巴结内部结构正常，仅仅是周边部有所怀疑，针尖则应当被引导至穿刺淋巴结内的可疑成分。如果淋巴结是部分囊性部分实性，针尖应当穿刺入实性的血管部分从而获得细胞，进行细胞学评估。另外，细针穿刺洗脱液中的甲状腺球蛋白含量可与细胞学分析互为补充，从而提高细针穿刺的敏感性。由于 US-FNAB 取材组织较碎而少，只能做细胞学诊断，不能满足组织病理学诊断需要。

粗针穿刺目标结节长径应大于 15mm，以防穿刺针穿透淋巴结，组织切割针配用活检枪，其快速和有力的切割不会引起组织的挤压伪像，可获得高质量的标本进行病理学诊断，取材满意率较高。进针点应避开淋巴结髓质结构或中央液化坏死区，尽量选择皮质进针取材。当标本不连续呈碎屑样时，应从病灶实质部分重复穿刺。粗针穿刺易造成损伤周围组织及穿刺部位出血、感染等并发症。

消融技术是一类微创技术的总称。凡是不将病灶切除拿出体外，而让其保留在原有解剖位置，仅令其发生细胞和组织坏死，最终达到病变明显缩小或消失的方法，统称为消融。消融包括化学消融（无水乙醇化学消融等）、热消融（激光、射频、微波等）、放射消融（^{125}I 粒子置入放射消融等）和生物消融。文献报道以肝、甲状腺病变激光消融为主导，其中也包含了肾、前列腺、肺、颈部等多领域的治疗。超声引导下淋巴结消融具有局部麻醉简便快捷、患者痛苦小、术后恢复快、住院时间短等优势，同时有效降低了再次手术的风险，尤其适用于不能耐受手术、手术后复发，或对美容美观有要求的患者。目前主要用于超声提示甲状腺癌术后颈部淋巴结转移，经细针穿刺细胞学证实者，转移淋巴结数一般≤3枚，转移区域≤2处，淋巴结体积一般< 2ml。Arne Heilo 等对 109 个甲状腺乳头状癌转移性淋巴结进行了超声引导下经皮无水乙醇注射（PEI）治疗，84% 的淋巴结完全消失或退化。激光消融则采用超声实时监测，通过发射光纤引导到消融目标物，激光系统发射激光，利用激光产生的热效应，对病灶进行消融。

西门子公司开发的 ARFI，能获得感兴趣区内的低频剪切波速度（shear wave velocity，SWV）（单位：m/s），包括声触诊组织量化（virtual tough tissues quantification，VTQ）和声触诊组织成像（virtual touch tissue imaging，VTI）技术。与以往的实时弹性成像不同，ARFI 技术扫查期间无须手动加压，组织硬度信息可以数字形式呈现，更具有客观性和重复性，可更广泛地应用于临床。多项研究得出 SWV 能有效鉴别淋巴结良恶性，VTI 通过图像色彩直观地显示了淋巴结的质地信息，VTQ 技术以定量的方式更为准确地显示了淋巴结疾病的质地变化。转移性淋巴结组织较硬，而淋巴瘤较软，弹性硬度较低；反应性淋巴结硬度介于两者之间，属于中等硬度。

SWE 则是由法国声科影像（supersonic imagine）推出，又称声科剪切波成像（supersonic shear wave imaging，SSI），结合了实时弹性成像实时显像和 ARFI 量化的优势，同时弥补了 ARFI 中 VTQ 技术取样框无法调整的缺陷。SWE 诊断转移性淋巴结的灵敏度为 48.4% ～ 91%，可能由于目前研究样本一般较小，结果差异大。其次，颈部淋巴结恶性疾病种类繁多，无法简单从硬度来判断疾病的性质。超声新兴技术的应用可以作为常规超声技术的补充，使淋巴结的诊断更加全面和客观。

（詹维伟）

参考文献

[1] Bruneton N，Roux P，Caramella E，et al. 1984. Ear, nose, and throat cancer: ultrasound diagnosis of metastasis to cervical lymph nodes. Radiology，152(3)：771-773

[2] Vassallo P，Wernecke K，Roos N，et al. 1992. Differentiation of benign from malignant superficial lymphadenopathy: the role of high-resolution US. Radiology，183(1)：215-220

[3] 詹维伟，燕山，龚雷萌. 1996. 浅表淋巴结的超声诊断. 中国医学影像学杂志，4(1)：51-53

[4] 侯新燕，张武. 1996. 浅表淋巴结病变彩色超声检查的临床应用. 中国超声医学杂志，12（增刊）：38-42

[5] Ahuja AT，Ying M. 2005. Sonographic evaluation of cervical lymph nodes. AJR Am J Roentgenol，184(5)：1691-1699

[6] Ying M，Ahuja A. 2003. Sonography of neck lymph nodes. Part Ⅰ: normal lymph nodes. Clin Radiol，58(5)：351-358

[7] Ahuja A，Ying M. 2003. Sonography of neck lymph nodes. Part Ⅱ: abnormal lymph nodes. Clin Radiol，58(5)：359-366

[8] Rubaltelli L，Khadivi Y，Tregnaghi A，et al. 2004. Evaluation of lymph node perfusion using continuous mode harmonic ultrasonography with a second-generation contrast agent. J Ultrasound Med, 23(6)：829-836

[9] Evans RM，Ahuja A，Metreveli C. 1993. The linear echogenic hilus in cervical lymphadenopathy -a sign of benignity or malignancy? Clin Radiol，47：262-264

[10] Ahuja AT，Chow L，Chick W，et al. 1995. Metastatic cervical nodes in papillary carcinoma of the thyroid: ultrasound and histological correlation. Clin Radiol，50：229-231

[11] Ahuja A，Ying M，King W，et al. 1997. A practical approach to ultrasound of cervical lymph nodes. J Laryngol Otol，111：245-256

[12] Na DG，Lim HK，Byun HS，et al. 1997. Differential diagnosis of cervical lymphadenopathy: usefulness of color Doppler sonography. AJR Am J Roentgenol，168(5)：1311-1316

[13] Tschammler A，Gunzer U，Reinhart E，et al. 1991. The diagnostic assessment of enlarged lymph nodes by the qualitative and semiquantitative evaluation of lymph node perfusion with color-coded duplex sonography. Rofo Fortschr Geb Rontgenstr Neuen Bildgeb Verfahr，154(4)：414

[14] Tschammler A，Wirkner H，Ott G，et al. 1996. Vascular patterns in reactive and malignant lymphadenopathy. Eur Radiol，6(4)：473-480

[15] Ho SS，Ahuja AT，Kew J，et al. 2000. Differentiation of lymphadenopathy in different forms of carcinoma with Doppler sonography. Clin Radiol，55(8)：627-631

[16] Ho SS，Metreweli C，Ahuja AT. 2001. Does anybody know how we should measure Doppler parameters in lymph nodes?Clin Radiol，56(2)：124-126

[17] Maurer J，Willam C，Schroeder R，et al. 1997.

Evaluation of metastases and reactive lymph nodes in Doppler sonography using an ultrasound contrast enhancer. Invest Radiol，32：441-446

[18] Yang WT，Metreweli C，Lam PK，et al. 2001. Benign and malignant breast masses and axillary nodes：evaluation with echo-enhanced color power Doppler US. Radiology，220(3)：795-802

[19] Rickert D，Jecker P，Metzler V，2000. Color-coded duplex sonography of the cervical lymph nodes：improved differential diagnostic assessment after administration of the signal enhancer SHU 508A (Levovist). Eur Arch Otorhinolaryngol，257(8)：453-458

[20] Ahuja AT，Ying M，Yuen HY，et al. 2001. 'Pseudocystic' appearance of non-Hodgkin's lymphomatous nodes：an infrequent finding with high-resolution transducers. Clin Radiol，56(2)：111-115

[21] Rubaltelli L，Proto E，Salmaso R，et al. 1990. Sonography of abnormal lymph nodes in vitro：correlation of sonographic and histologic findings. AJR Am J Roentgenol，155(6)：1241-1244

[22] Esen G，Gurses B，Yilmaz MH，et al. 2005. Gray scale and power Doppler US in the preoperative evaluation of axillary metastases in breast cancer patients with no palpable lymph nodes. Eur Radiol，15(6)：1215-1223

[23] Tschammler A，Ott G，Schang T，et al. 1998. Lymphadenopathy：differentiation of benign from malignant disease—color Doppler US assessment of intranodal angioarchitecture. Radiology，208(1)：117-123

[24] Bruneton JN，Normand F，Balu-Maestro C，et al. 1987. Lymphomatous superficial lymph nodes：US detection. Radiology，165(1)：233-235

[25] Ahuja A，Ying M，Yang WT，et al. 1996. The use of sonography in differentiating cervical lymphomatous lymph nodes from cervical metastatic lymph nodes. Clin Radiol，51(3)：186-190

[26] Ahuja AT，Ying M，Yuen HY，et al. 2001. Power Doppler sonography of metastatic nodes from papillary carcinoma of the thyroid. Clin Radiol，56(4)：284-288

[27] Chikui T，Yuasa K，Tokumori K，et al. 2004. Change of sonographic findings on cervical lymph nodes before and after preoperative radiotherapy. Eur Radiol，14(7)：1255-1262

[28] Ahuja A，Ying M，Yuen YH，et al. 2001. Power Doppler sonography to differentiate tuberculous cervical lymphadenopathy from nasopharyngeal carcinoma. AJNR Am J Neuroradiol，22(4)：735-740

[29] Steinkamp HJ，Wissgott C，Rademaker J，et al. 2002. Current status of power Doppler and color Doppler sonography in the differential diagnosis of lymph node lesions. Eur Radiol，12(7)：1785-1793

[30] Magarelli N，Guglielmi G，Savastano M，et al. 2004. Superficial inflammatory and primary neoplastic lymphadenopathy：diagnostic accuracy of power-doppler sonography. Eur J Radiol，52(3)：257-263

[31] Ellegala DB，Leong-Poi H，Carpenter JE，et al. 2003. Imaging tumor angiogenesis with contrast ultrasound and microbubbles targeted to alpha(v)beta3. Circulation，108(3)：336-341

[32] Zenk J，Bozzato A，Steinhart H，et al. 2005. Metastatic and inflammatory cervical lymph nodes as analyzed by contrast-enhanced color-coded Doppler ultrasonography：quantitative dynamic perfusion patterns and histopathologic correlation. Ann Otol Rhinol Laryngol，114(1 Pt 1)：43-47

[33] Lyshchik A，Higashi T，Asato R，et al. 2007. Cervical lymph node metastases：diagnosis at sonoelastography—initial experience. Radiology，243(1)：258-267

[34] Arne Heilo,Eva Sigstad.2011. Efficacy of Ultrasound-Guided Percutaneous Ethanol Injection Treatment in Patients with a Limited Number of Metastatic Cervical Lymph Nodes from Papillary Thyroid Carcinoma. J Clin Endocrinol Metab, 96(9)：2750–2755

[35] 孙晓东，王霄.2015. 超声弹性成像技术在淋巴结疾病诊断中的研究进展.中国医疗设备，30(6):81-83

[36] Choi YJ,Lee JH,Lim HK,et al. 2013. Quantitative shear wave elastography in the evaluation of metastatic cervical lymph nodes.Ultrasound Med Biol,39(6)：935-940

[37] Bhatia KS,Cho CC,Tong CS,et al.2012. Shear wave elasticity imaging of cervical lymph nodes.Ultrasound Me Biol,38(2)：195–201

[38] Wojcinski S, Dupont J, Schmidt W, et al.2012. Real-time ultrasound elastography in 180 axillary lymph nodes: elasticity distribution in healthy lymph nodes and prediction of breast cancer metastases. BMC Med Imaging, 12(7)：35-38

第 **9** 章

阴 囊

阴囊位置浅表，通过触诊或其他简单的检查（如透光试验）可以获得一些疾病的初步诊断，但大多数的阴囊疾病不容易获得明确诊断。彩色多普勒超声具有方便价廉、分辨率高等优点，具有其他影像技术所不能替代的优势，使许多睾丸附睾疾病能够得到明确诊断，包括阴囊急症的鉴别诊断、睾丸肿瘤的早期发现及不育症病因的判断等。

第一节 解剖生理与正常声像图

一、阴囊的解剖与正常声像图

（一）阴囊的解剖

阴囊为一囊袋结构，位于耻骨联合下方。阴囊中间有一阴囊隔将阴囊分为对称的左右两部，内各含有睾丸、附睾和精索等。阴囊壁共有6层结构，包括皮肤、肉膜、精索外筋膜、提睾肌、精索内筋膜和睾丸鞘膜壁层（图9-1-1）。

（二）阴囊的正常超声表现

大多数阴囊壁仅显示为厚薄一致的单层结构，壁内呈中等回声。高分辨率（12MHz以上频率）的探头能够区分出皮肤、肉膜和睾丸鞘膜壁层（图9-1-2），但难以显示精索外筋膜、提睾肌及精索内筋膜。

二、睾丸的解剖生理与正常声像图

睾丸具有产生精子和分泌雄激素的功能。精子由曲细精管上皮生成，从原始的精原细胞开始，经过逐级分裂，形成初级精母细胞、次级精母细胞和精子细胞，最后发育成精子。睾酮由睾丸的间质细胞产生，促进精子的生成与成熟，促进男性器官的发育，以及促进蛋白质合成。

（一）睾丸的解剖

睾丸呈卵圆形，可分内外两面、前后两缘和上下两极。除睾丸上极后部和后缘外，睾丸的大部分表面由被膜包裹，睾丸鞘膜脏层、白膜和血管膜共同构成睾丸被膜。白膜质地坚韧，位于鞘膜脏层下。血管膜为疏松的结缔组织层，位于被膜的最里层。睾丸鞘膜腔由睾丸鞘膜脏层与鞘膜壁层围绕而成，内有少量液体，润滑睾丸。

大部分睾丸表面光滑，白膜于睾丸后缘中部凹陷，在睾丸实质边缘形成睾丸纵隔、呈条索状。由纵隔发出睾丸小隔，伸入并分隔睾丸实质，形成锥形小叶。每个睾丸含有200～300个锥形小叶，每个小叶内有1～4条极度盘曲的曲细精管，于近纵隔处曲细精管延续为直细精管，后者汇入睾丸纵隔交织成睾丸网（图9-1-3，图9-1-4）。

（二）睾丸的正常超声表现

睾丸表面光滑，正常成年人睾丸鞘膜腔内可见到少量游离液体，透声好。纵切面，睾丸呈卵圆形；横切面，呈近圆形。睾丸实质回声分布均匀，呈中等回声。睾丸纵隔呈高回声，纵切呈条索状，横切呈圆形或三角形，位于睾丸后外侧、实质边缘（图9-1-5，图9-1-6）。

三、附睾的解剖生理与正常声像图

附睾具有吸收、分泌、储存、运送、成熟精子等功能。大部分的睾丸分泌液被附睾上皮重吸收，附睾

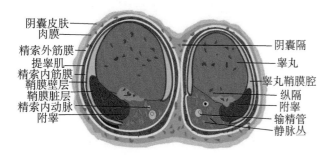

图9-1-1　正常阴囊断面

阴囊皮肤
肉膜
精索外筋膜
提睾肌
精索内筋膜
鞘膜壁层
鞘膜脏层
精索内动脉
附睾
阴囊隔
睾丸
睾丸鞘膜腔
纵隔
附睾
输精管
静脉丛

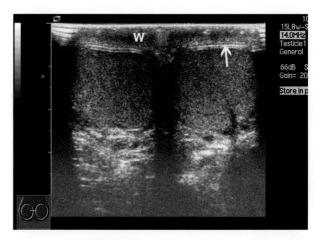

图9-1-2　正常阴囊壁

注：W. 肉膜，呈低回声；箭头指向睾丸鞘膜壁层和脏层

能分泌甘油磷酸胆碱、肉毒碱、糖蛋白、雄激素及多种酶，这些物质促进精子的成熟。精子进入附睾内，可存活 1 个月。附睾管的自发节律性的收缩，促使精子向输精管运动。

（一）附睾的解剖

附睾附着于睾丸后外侧缘，其两侧面和顶端为睾丸鞘膜脏层所覆盖。附睾可分为头部、体部、尾部和返折部。附睾头部圆钝、体部狭小、尾部扁圆，返折部延续于附睾尾部，并向后上返折。睾丸输出小管连接睾丸网和附睾管，附睾头部主要由输出小管组成，附睾体、尾部、返折部内为附睾管（图 9-1-4）。

（二）附睾的正常超声表现

沿附睾长轴纵切，头部和尾部（含返折部）分别附着于睾丸上下极，其形态膨大，体部狭小、连于两者之间。横切面，附睾各部呈扁圆形或圆形。头部含输出小管，其回声近似于睾丸，体尾部、返折部回声略低于头部（图 9-1-7，图 9-1-8）。

四、精索、附件的解剖与正常声像图

（一）精索、附件的解剖

精索始于腹股沟外环、止于睾丸后缘，呈条索状，

被覆精索鞘膜，内含有精索内静脉、蔓状静脉丛、动脉及输精管等。输精管延续于附睾返折部的附睾管，行走于精索背侧。精索直径小于 1cm，输精管内径小于 1mm（图 9-1-3）。

大多数的睾丸、附睾各有 1 个附件，分别附着于睾丸上极和附睾头部，其形态多呈卵圆形，也可有其他形状，其长径小于 1cm（图 9-1-3）。

（二）精索、附件的正常超声表现

精索显示于阴囊根部、睾丸后上方。纵切面，精索形态呈条索状，内可见到数条管状样结构，上段走向较平直，下段纤曲。输精管位于精索背侧，走行平直，管壁厚、管腔小。横切面，精索形态呈圆形或椭圆形，边界清晰，内可见到数个管腔断面（图 9-1-9）。

成年人附件容易显示，大多数附件形态呈卵圆形，通过蒂部连于睾丸上极或附睾头。大多数附件为实性，其回声近似于睾丸，少数呈囊性。小儿的附件

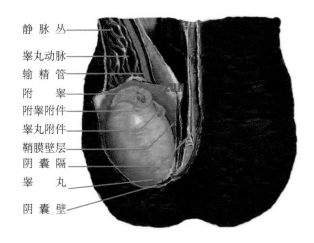

图 9-1-3　阴囊解剖

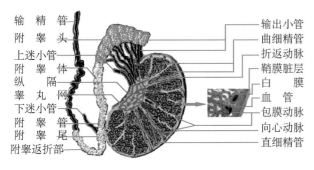

图 9-1-4　睾丸与附睾解剖

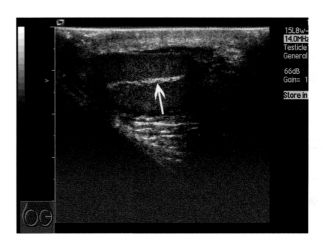

图 9-1-5　正常睾丸（纵切），睾丸纵隔（箭头）纵切呈条索状高回声

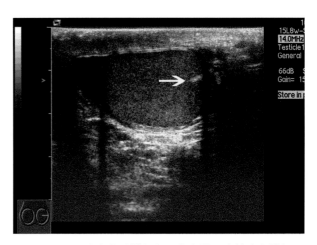

图 9-1-6　正常睾丸（横切），睾丸纵隔（箭头）横切呈椭圆形高回声

仅在睾丸鞘膜腔积液时，才容易显示（图9-1-10，图9-1-11）。

五、阴囊血管的解剖与正常声像图

（一）阴囊血管的解剖

阴囊血管主要包括睾丸动脉、输精管动脉、提睾肌动脉和蔓状静脉丛、精索外静脉和输精管静脉。大部分睾丸和附睾头部的血液由睾丸动脉供应，输精管、附睾体、尾部和睾丸下部的血液主要由输精管动脉供应，提睾肌及其筋膜的血液主要由提睾肌动脉供应。睾丸动脉与输精管动脉之间有分支相交通。蔓状静脉丛主要收纳睾丸和附睾的血液。精索外静脉主要收纳提睾肌及其周围组织的血液，它与蔓状静脉丛之间有分支相交通。输精管静脉主要收纳输精管及其周围组织的血液。

1. **动脉系统** 睾丸动脉（或称精索内动脉）

来自腹主动脉，经腹股沟管外环穿出，沿精索走行，于睾丸后上方分为睾丸支和附睾支，睾丸支再分成数支穿过睾丸门（纵隔）进入血管膜层形成包

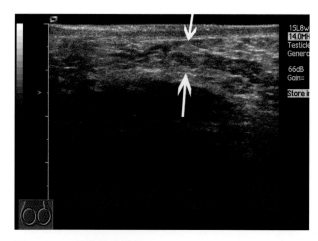

图 9-1-9　正常精索纵切

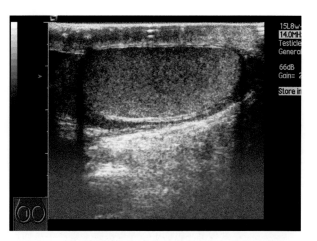

图 9-1-7　正常附睾纵切，显示附睾头部、体部和尾部

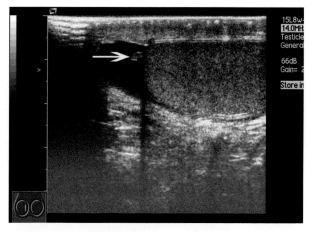

图 9-1-10　正常睾丸附件

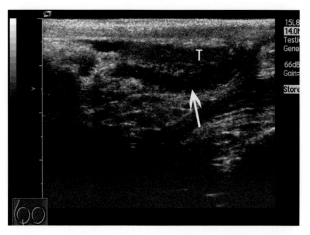

图 9-1-8　正常附睾纵切，T.附睾尾部；箭头指向附睾返折部

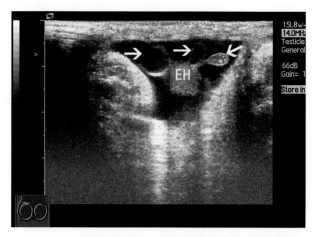

图 9-1-11　正常附睾附件，EH，附睾头部；箭头指向附睾附件

膜动脉。包膜动脉绕行于包膜，并沿睾丸小隔分支出朝向纵隔的向心动脉，有的包膜动脉也可在进入睾丸实质形成穿膈动脉，行至对侧包膜下后，再发出向心动脉。向心动脉还可折返入睾丸实质形成离心动脉。附睾支分成数支进入附睾头部。输精管动脉来自膀胱下动脉，穿过腹股沟管，沿输精管周围分布。提睾肌动脉来自腹壁下动脉，分布于阴囊壁内。

2. 静脉系统　蔓状静脉丛起源于睾丸及附睾周围，由 10～12 支小静脉相互吻合形成，并围绕睾丸动脉上行，于阴囊根部汇合成数条走向较平直的精索内静脉，经腹股沟管后，汇合成精索内静脉主干，在腹膜后左侧精索内静脉汇入左肾静脉，右侧精索内静脉汇入下腔静脉。提睾肌静脉（或称精索外静脉）位于蔓状静脉丛后方，走行平直，穿过腹股沟管后，汇入腹壁下静脉。输精管静脉穿过腹股沟管后，汇入膀胱下静脉。蔓状静脉丛内径小于 1.5mm，精索外静脉内径小于 2.0mm（图 9-1-12）。

（二）阴囊血管的正常超声表现

睾丸动脉位于精索内，上段走向较平直，下段纡曲，血流信号明亮。包膜动脉围绕睾丸边缘分布，睾丸横切时常常显示于两侧边缘。穿膈动脉穿行于睾丸实质内，走行平直，常有反向颜色的静脉伴行。向心动脉、离心动脉多显示为点状或条状不连续的血流信号，高分辨率彩色多普勒能够显示出其走行，呈扇形分布。输精管动脉走行弯曲，分布于输精管壁上。精索外动脉位于蔓状静脉丛后方，走行平直，血流方向与睾丸动脉一致（图 9-1-13 至图 9-1-15）。

附睾头、尾部的血流信号呈点状，体部血流不易显示。高分辨率彩色多普勒能够显示附睾内动脉血流信号为条状（图 9-1-16）。

睾丸动脉、包膜动脉及向心动脉均为低阻型血流频谱，收缩期舒张期峰值流速、阻力指数呈逐级降低。输精管动脉和精索外动脉为高阻型血流频谱，收缩期呈等腰三角形，舒张期血流不易显示（图 9-1-17 至图 9-1-19）。

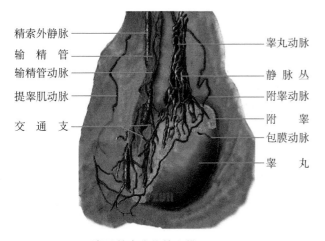

图 9-1-12　**阴囊及其内容物的血供**

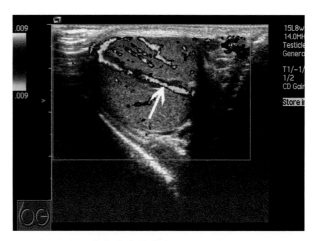

图 9-1-14　**正常睾丸穿膈动脉**

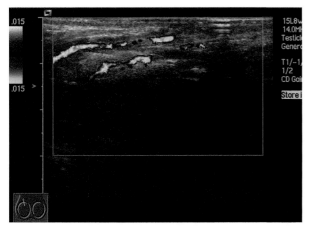

图 9-1-13　**正常睾丸动脉、精索外动脉**

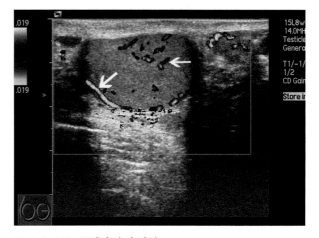

图 9-1-15　**正常睾丸内动脉**

注：斜箭头，包膜动脉；横箭头指向向心动脉

蔓状静脉丛位于睾丸动脉周围，呈网格状分布。精索外静脉位于精索内静脉及静脉丛后方，走向平直。平静状态时，不易显示出蔓状静脉丛、精索内静脉及精索外静脉内的血流信号。深吸气时，这些静脉内可见少量回流信号（图9-1-20）。

多普勒检测血流参考值，精索内动脉：$v_m=(0.15\pm0.04)$ m/s，RI=0.73 ± 0.07；包膜动脉：$v_m=(0.11\pm0.08)$ m/s，RI=0.59 ± 0.08；向心动脉：$v_m=(0.09\pm0.03)$ m/s，RI=0.54 ± 0.08；精索外动脉：$v_m=(0.12\pm0.05)$ m/s，RI=0.94 ± 0.08。

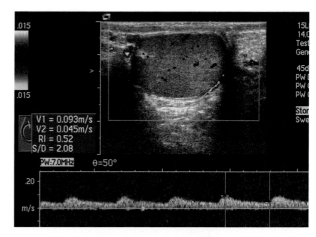

图 9-1-18　正常睾丸包膜动脉血流频谱

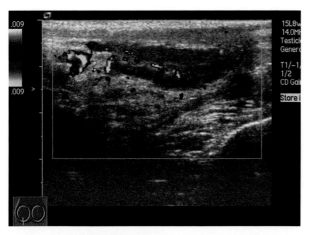

图 9-1-16　正常附睾尾部血流

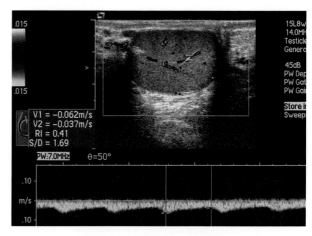

图 9-1-19　正常睾丸向心动脉血流频谱

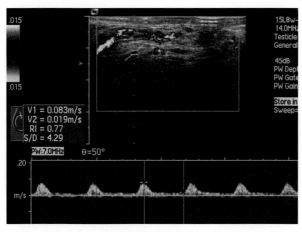

图 9-1-17　正常精索外动脉血流频谱

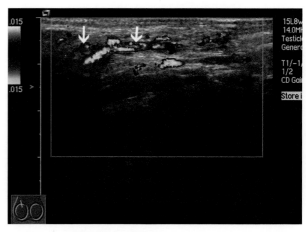

图 9-1-20　蔓状静脉丛血流

第二节　仪器调节和检查方法

一、仪器调节

阴囊超声检查，常选用 8～14 MHz 频率的线阵探头，以宽视野（5cm）、梯形成像的探头为佳。对于明显肿大的阴囊，应选用 3～6 MHz 频率的凸阵探头。

将成像模式调节至仪器内预设的小器官或睾丸条件，并根据患者自身的情况，分别调整灰阶成像的频率、增益、STC 及聚焦点，以能够清晰显示阴囊前后壁、睾丸包膜为佳，同时睾丸、附睾呈均质回声。

观察睾丸、附睾的血流分布时，分别调节彩色多普勒的各参数功能，包括频率、速度、增益、聚焦、取样框及壁滤波等。彩色多普勒血流量常为 3～10cm/s，脉冲多普勒血流量程也应调节至适当范围，尽可能减小多普勒取样线与被测血管之间的角度（小于 60°）。机械指数（MI）、热力指数（TI）均应小于 0.2。

超声造影，选用浅表器官／睾丸造影成像模式，适当调节造影频率、增益，使用低机械指数（＜0.2）进行造影。

二、检查方法

（一）患者准备

患者一般无特殊准备。精索静脉曲张检查前，让患者掌握 Valsalva 试验的动作要领。隐睾患者检查前要适当充盈膀胱。

（二）检查方法

一般取仰卧位进行检查，但检查睾丸下降异常、精索静脉曲张及斜疝时，应加用坐位、立位及辅加 Valsalva 动作，以利于判断。

检查时，患者充分暴露外阴部，并将阴茎上提、固定，可用毛巾将过分下垂的阴囊托起。检查时，探头要轻放于阴囊皮肤上，应多加耦合剂，让探头与皮肤充分接触，同时应尽量避免刺激阴囊，以减少睾丸的移动、蠕动。

双侧对比扫查睾丸、附睾及阴囊壁、鞘膜腔、附件、精索等，观察各结构的形态和内部回声，必要时测量其大小。除了纵切、横切外，还要进行多切面、按解剖结构序贯扫查，以避免遗漏小病灶。

彩色多普勒观察睾丸、附睾及精索内血流的走行、分布及方向。于阴囊根部纵切精索，分别显示睾丸动脉、输精管动脉和提睾肌动脉，在睾丸动脉周围，寻找精索内静脉、蔓状静脉丛及其后方的精索外静脉。于睾丸边缘寻找包膜动脉。应用不同的呼吸状态，以利于精索内静脉及蔓状静脉丛血流方向、流量的观察。

三、正常值测量

显示睾丸最大纵切和横切面，分别测量长径和厚径、宽径。正常成年人睾丸长径 3.5～4.5cm，厚径 1.8～2.5cm，宽径 2～3cm。

显示附睾最大纵切面，分别沿头部顶端、体部和尾部尾端表面做一切线，垂直于切线测量其厚径。正常附睾头部的厚径小于 1cm，附睾体部的厚径小于 0.5cm，尾部的厚径小于 0.8cm。

站立位，纵切精索内、外静脉，寻找其最大内径。纵切或横切蔓状静脉丛，寻找其最大内径。正常蔓状静脉丛内径小于 0.15cm，精索外静脉内径小于 0.2cm。

测量皮肤至睾丸鞘膜壁层的垂直距离，阴囊壁厚度小于 0.5cm。

脉冲多普勒频谱，用于阴囊各动脉血流动力学参数的检测，也可计算精索内静脉及蔓状静脉丛的反流时间。

第三节　睾丸疾病

一、急性睾丸炎

睾丸具有丰富的血液供应和良好的淋巴循环，其抗感染能力很强，因而临床上单纯急性睾丸炎较少见。经血行感染、淋巴管感染和输精管道逆行感染是引起急性睾丸炎的3种主要途径。近年来，由于淋球菌及衣原体感染者的增加，使其发病率也有所增多。急性非特异性睾丸炎和急性腮腺炎性睾丸炎是临床上较为多见的睾丸炎。急性睾丸炎，由于阴囊肿痛明显，临床检查容易与睾丸扭转相混淆。彩色多普勒超声检查有助于两者的鉴别，还可排除是否合并睾丸肿瘤等其他阴囊疾病。

（一）病因病理及临床表现

1. 病因病理　睾丸炎的原因多而复杂，包括非特异性、特异性、病毒性、螺旋体性、自身免疫性等。急性非特异性睾丸炎主要是因精囊、前列腺等细菌性炎症逆行感染所致。急性腮腺炎，其病毒经血行播散至睾丸，而继发睾丸自身免疫反应，严重者可发生睾丸萎缩。炎症轻者，睾丸水肿、充血；重者，可出现脓肿甚至睾丸梗死。

2. 临床表现　急性非特异性睾丸炎多发生于一侧睾丸。急性腮腺炎性睾丸炎，单侧发病或双侧发病，有流行性腮腺炎的病史，一般在腮腺炎发生后3～7d发病。急性睾丸炎，临床表现为患侧阴囊红肿、疼痛，且少数可波及腹股沟和下腹部。有的患者伴有寒战、高热或排尿困难、血尿、疲乏等。睾丸附睾触诊不清，压痛明显。血常规检查，白细胞增高。

（二）超声表现

一侧或双侧睾丸体积肿大，实质回声不均匀。有的病例，睾丸内可呈斑片状回声，无明显边界。重症病例，睾丸可出现液性无回声区，边界不清晰，内含细点状回声。

彩色多普勒显示，睾丸内血管扩张，血流信号丰富，可呈条状、扇形分布，脓肿区内无血流信号显示。频谱多普勒检测，睾丸动脉、包膜动脉及向心动脉的血流速度明显加快，呈高速低阻型血流。

阴囊壁增厚，回声不均匀，血流信号增多。睾丸鞘膜腔少量积液（图9-3-1，图9-3-2）。

当炎症波及附睾、精索时，可出现相应的超声表现。

（三）鉴别诊断

急性睾丸炎要注意与睾丸扭转、睾丸肿瘤相鉴别。睾丸扭转，睾丸体积明显肿大，实质回声不均匀，但血流信号明显减少，或消失。睾丸弥漫性肿瘤或肿瘤完全占据睾丸时，整个睾丸充盈血流信号，但其分布杂乱。

二、睾丸结核

睾丸结核是男性生殖系统结核病的一种少见类型，

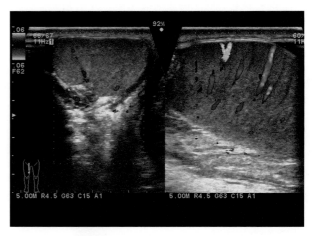

图9-3-1　急性睾丸炎

注：左侧睾丸肿大，回声不均匀，血流信号明显增多，阴囊壁增厚

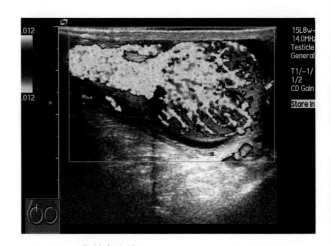

图9-3-2　急性睾丸炎

注：睾丸肿大，血流信号丰富，呈扇形分布，精索增粗，血供增多，鞘膜腔少量积液

以青壮年人为主，早期由于症状体征不典型而不易确诊。睾丸结核大多继发于其他部位结核，如肺结核、肠结核及泌尿系统结核播散等，尤以附睾结核直接蔓延为多见。近年来，随着结核病发病率的上升及超声技术在临床应用日趋广泛和成熟，睾丸结核的检出率也逐渐上升。

（一）病因病理及临床表现

1. 病因病理　睾丸结核主要继发于肾、前列腺、精囊、输精管、附睾等器官的结核。病理表现：急性期，炎症渗出、结核性肉芽肿、干酪样坏死，形成结节型睾丸结核，严重者结节液化形成脓肿，也可破坏包膜及阴囊壁。经抗结核治疗，干酪病灶纤维化、钙化，少数也可全睾丸钙化。

2. 临床表现　急性发作期，表现为全身乏力、低热等结核中毒症状，一侧睾丸肿胀，疼痛明显，睾丸附睾触诊不清。病程可反复发作。结核晚期，阴囊皮肤破溃、流脓。

同时并发前列腺、精囊结核的患者，可有尿频、尿急、尿痛、血精等症状。

（二）超声表现

急性发作期，睾丸体积增大，呈不均匀低回声，内见低回声结节，单发或多发散在分布，边界不清。彩色多普勒显示结节内血流信号较丰富。脓肿形成时，可见含细点状的液性暗区，边界不清楚，内无血流信号显示，当脓肿破入鞘膜腔时，可见含大量细点状回声的鞘膜积液。慢性期，病灶呈等高回声，分布不均匀，有的可见斑片状强回声（图9-3-3，图9-3-4，图9-3-5）。

当并发附睾、输精管结核时，可出现相应的超声表现。

（三）鉴别诊断

早期睾丸结核的超声表现不典型，应结合相关症状、体征及病史，以获得明确诊断。结节性睾丸结核应注意与睾丸肿瘤相鉴别。原发性睾丸肿瘤，无特异症状、体征；继发性睾丸肿瘤，有白血病、淋巴瘤等原发肿瘤病史。也需要与急性睾丸附睾炎引起的睾丸局灶性梗死相区别。

三、睾丸扭转

睾丸扭转为泌尿外科常见急症之一，临床上容易与急性睾丸附睾炎相混淆。放射性核素或MRI检查、诊断睾丸扭转耗时、价格贵，临床不适用。目前，临床上诊断睾丸扭转，应用最广的方法是彩色多普勒超声检查，它简便、价格低廉、准确性高，并能够判别扭转睾丸的缺血程度。青少年睾丸扭

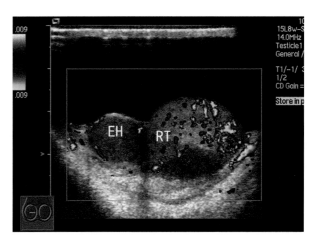

图9-3-4　**睾丸附睾结核**
注：右侧睾丸（RT）内斑片状低回声，附睾头（EH）呈低回声，鞘膜腔积液

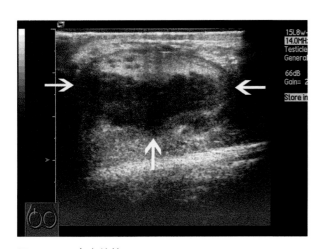

图9-3-3　**睾丸结核**
注：睾丸（箭头）内见低回声结节，融合成片

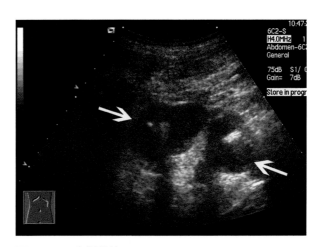

图9-3-5　**左肾结核**
注：图9-3-3，图9-3-4，图9-3-5为同一患者，左肾形态不规则，肾内结构紊乱

转，其程度及所选择的治疗方式都可能对患者将来的生育能力产生影响。因此，保护患者生精功能的关键在于是否能够准确地判断扭转后睾丸的缺血程度、预测扭转复位后睾丸的存活力并选择合适的治疗措施。超声技术在此领域将发挥着重要的作用。

（一）病因病理及临床表现

1. 病因病理　睾丸扭转与阴囊先天性解剖发育异常密切相关，包括精索过长、精索鞘膜附着异常形成"钟摆式"睾丸及睾丸引带缺如等。深睡眠、剧烈运动、撞击等状态，可使阴囊过度收缩而诱发扭转的发生。睾丸扭转可分为鞘膜外扭转和鞘膜内扭转两种方式。鞘膜外扭转，临床上少见，多发生于新生儿，隐睾扭转也为鞘膜外扭转；鞘膜内扭转，临床上多见，多发生于婴幼儿、青少年。

睾丸扭转可分为完全扭转和不全扭转。完全扭转，精索血管内的血液被快速彻底阻断，睾丸组织缺血、呈干酪样坏死，扭转时间超过6h，睾丸不易被救活。不全扭转可分为：①早期（数小时内），睾丸内静脉回流部分受阻，动脉供血不受阻；②中期（数小时至数天），静脉回流明显受阻，动脉供血部分受阻；③晚期（数天后），静脉回流完全受阻，动脉完全受阻。不全扭转，睾丸组织淤血缺氧、血管内血栓广泛形成、直至缺血坏死。临床上常见的睾丸扭转类型为不全扭转中、晚期。

2. 临床表现　睾丸扭转时，患侧阴囊剧痛，随后皮肤发红、肿胀。体检，阴囊触痛明显，Prehn征阳性。可伴有恶心、呕吐、发热等症状。经消炎镇痛治疗后，阴囊红肿可消退，但睾丸变硬，体积逐渐缩小。少数不全扭转的病例，扭转的精索可自行松解，但也容易再发作。

（二）超声表现

睾丸完全扭转：发作时，睾丸轻度肿大，实质呈不均匀低回声，精索扭曲成团，睾丸内无血流信号显示。数天后，睾丸体积开始回缩（图9-3-6）。

睾丸不全扭转早期：精索扭曲增粗，睾丸体积、实质回声无明显变化，或体积轻度肿大、但实质回声均匀，睾丸内血流信号减少不明显。此期，睾丸内动脉可呈低阻型的血流频谱。超声造影，睾丸实质内造影剂呈"慢进慢退"，但峰值强度差无明显变化（图9-3-7）。

睾丸不全扭转中期：睾丸明显肿大，实质回声不均匀，可出现小片状低回声区，血流信号明显减少。睾丸内动脉呈高阻型血流频谱，甚至出现舒张期反向血流。超声造影，实质内造影剂分布不均匀，"慢进慢退"更明显，峰值强度差明显减低（图9-3-8）。

睾丸不全扭转晚期：睾丸明显肿大，实质内出现放射状或小片状低回声区，血流信号消失。超声造影，睾丸实质内无造影剂显示（图9-3-9）。

慢性扭转：数月后，睾丸萎缩，实质内回声不均匀，可伴有钙化回声，无血流信号显示。

睾丸扭转后自行松解：睾丸形态及回声无明显改变，但血供较健侧睾丸明显增多，睾丸内动脉为高速低阻型血流频谱（图9-3-10）。

睾丸扭转其他相关超声表现：附睾肿大，回声不均匀，无血流信号显示。精索末段扭曲呈"线团"征，并可嵌入"睾丸门"而形成"镶嵌"征，无血流信号显示。阴囊壁增厚，回声不均匀，扭转中、晚期，阴囊壁血管增生、血供增多。睾丸鞘膜腔少量积液。

（三）鉴别诊断

大多数的睾丸扭转，根据相应的超声表现及症状体征，容易做出明确诊断。但要注意以下几点。

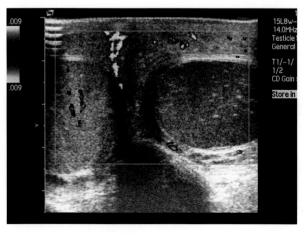

图9-3-6　睾丸完全扭转

注：左侧睾丸扭转（急性），睾丸缩小，实质呈不均匀低回声，无血流信号显示

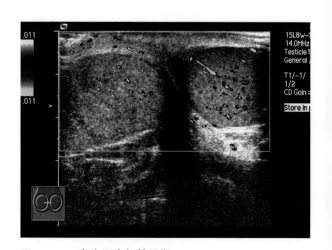

图9-3-7　睾丸不全扭转早期

注：右侧睾丸轻度肿大，血流信号减少不明显

1. 睾丸不全扭转早期，由于超声表现不典型而容易误诊。当阴囊疼痛明显，而睾丸血供无明显增多时，要注意不完全扭转的可能。观察精索形态或密切随访有助于确诊。

2. 睾丸扭转后自行松解，睾丸形态及回声可无明显改变，血供也较健侧睾丸明显增多，与急性睾丸炎的表现相似。扭转自行松解时，阴囊疼痛明显减轻，此征象有助于鉴别。

四、睾丸附睾附件扭转

睾丸附睾附件扭转是阴囊急症事件之一，Colt 于 1922 年首先描述了本病的特征。目前，睾丸附睾附件扭转的发生率已居儿童阴囊急症之首，以年长儿童多见。临床上，附件扭转不易与睾丸扭转相区别，据统计，临床术前附件扭转诊断率不到 20%。通过高频彩色多普勒超声检查，绝大多数睾丸附睾附件扭转能够获得

明确的诊断。据我们的研究结果及文献的报道，大多数的附件扭转的病例可以通过非手术治疗获得痊愈。

（一）病因病理及临床表现

1. 病因病理　阴囊内附件可分为睾丸附件、附睾附件、迷走小管和旁睾。超声检查中，常见到的附件为睾丸附件和附睾附件。睾丸附件为 Müller 管的残留体，附睾附件为 Wolf 管的残留体。附件扭转的发生与其形态、附着部位、睾丸活动度及外力的作用有关。附件多呈卵圆形，直径 2 ~ 5mm，有的附件蒂部细而短，在外力的作用下容易发生扭转。扭转的附件，淤血肿胀，严重者缺血坏死，附件附着处周围组织充血水肿。

2. 临床表现　睾丸附睾附件扭转以少儿多见，8 ~ 13 岁是高发年龄，青年人少见。扭转发作时，一侧阴囊突发红肿、疼痛，有的患儿阴囊皮肤表面可见"蓝点"征，阴囊根部有明显的触痛。

（二）超声表现

睾丸或附睾附件肿大，多位于睾丸上极旁、附睾

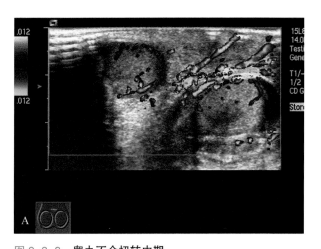

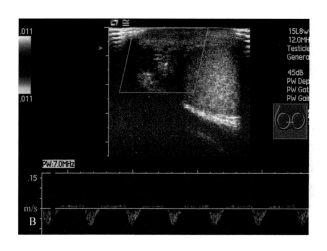

图 9-3-8　**睾丸不全扭转中期**

注：A. 左侧睾丸肿大，实质回声不均匀，睾丸内血供减少，睾丸周围血供增多；B. 精索内动脉见舒张期反向血流

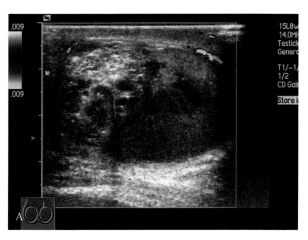

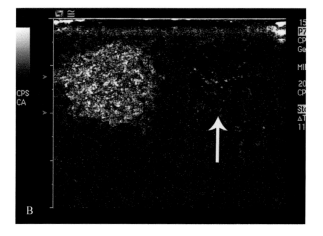

图 9-3-9　**睾丸不全扭转晚期**

注：A. 睾丸实质内出现小片状低回声区，血流信号消失，扭曲的精索呈高回声，嵌入睾丸形成"镶嵌"征；B. 超声造影，右侧睾丸内无造影剂显示

头旁或两者之间，触痛明显。内部回声不均匀，边界清楚，无血流信号显示。附睾附件的扭转，可导致附睾头充血水肿，体积增大，回声不均匀，血供增多。睾丸附件扭转，一般不导致睾丸回声和体积的变化。伴有患侧阴囊壁增厚及睾丸鞘膜腔少量积液（图9-3-11，图9-3-12）。

（三）鉴别诊断

附件扭转要注意与睾丸扭转、急性附睾炎相鉴别。睾丸附睾附件扭转，睾丸血供正常或增多。睾丸扭转，睾丸血供减少或消失。急性附睾炎，附睾明显肿大，血供丰富，炎症也可波及附件，使附件肿大，回声增强不均匀，其内有少量的血流信号。

五、睾丸外伤

睾丸外伤依其损伤方式分为开放性和闭合性损伤。刀具、枪弹等所致的穿通伤为开放性损伤，各种外力撞击所致的多为闭合性损伤。闭合性损伤常因阴囊壁淤血、睾丸鞘膜腔积血使临床触诊难以判断睾丸损伤程度，彩色多普勒超声检查能够快速可靠地区分损伤类型，超声造影无造影剂显示的睾丸组织提示缺血或坏死。睾丸损伤的治疗原则为尽可能保存有生机的睾丸。超声检查可为临床选择不同的治疗方式提供依据。

（一）病因病理及临床表现

1. 病因病理　睾丸的损伤多为钝击所致的闭合性损伤。闭合性睾丸损伤包括原位睾丸损伤和睾丸脱位。原位睾丸损伤根据其损伤的程度，可分为钝挫伤、挫裂伤和破碎。睾丸脱位，指睾丸脱离阴囊，被挤入腹股沟或阴囊附近皮下。睾丸钝挫伤，白膜完整；睾丸挫裂伤，局部白膜缺损，少量睾丸组织溢出；睾丸

破碎，睾丸大部分组织碎裂、溢出。

2. 临床表现　外伤后，阴囊肿胀、疼痛，皮肤淤血青紫，睾丸附睾触诊不清、触痛明显。

（二）超声表现

1. 睾丸钝挫伤　睾丸体积无明显增大，包膜连续、无缺损，包膜下出现少量积液，局部实质回声不均匀，无明显边界，多位于包膜下。损伤区血流信号稀疏或无血流信号显示，其周围实质血流信号可增多（图9-3-13）。

2. 睾丸挫裂伤　睾丸肿大，形态不完整，局部包膜回声缺失，其内实质回声不均匀，其周围可见溢出睾丸实质或与血块混合，呈等回声或不均匀回声。伴有鞘膜腔积液，可含有絮状物回声（图9-3-14）。

3. 睾丸破碎　睾丸失去其椭圆形形态，轮廓不清楚，内部回声杂乱，间有不规则液性暗区。血流信号杂乱或消失（图9-3-15）。

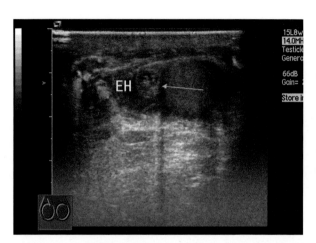

图9-3-11　附睾附件扭转，EH. 附睾头，肿大回声不均；箭头指向扭转的附件

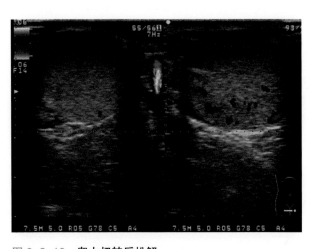

图9-3-10　睾丸扭转后松解

注：左侧睾丸扭转后自行松解，睾丸轻度肿大，血供较健侧增多

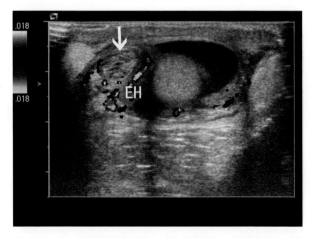

图9-3-12　附睾附件扭转，EH. 附睾头，血供增多；箭头指向扭转的附件，回声不均，无血供，阴囊壁增厚，鞘膜腔积液

4.睾丸脱位 外伤一侧阴囊内未见睾丸回声,于腹股沟区、甚至腹内探及睾丸,也可见于阴阜、股内侧皮下组织。大多数脱位睾丸的体积无明显增大,包膜连续、无缺损,回声均匀或轻度不均匀。

（三）鉴别诊断

睾丸钝挫伤的局灶性回声改变可与睾丸局灶性炎症或肿瘤相区别,应注意鉴别。此外,要引起警惕的是外伤也可导致睾丸扭转。

六、睾丸肿瘤

睾丸肿瘤,临床上并不多见,仅占全身恶性肿瘤的1%,但是20～40岁的青年人最常见的实性肿瘤,大多数属于恶性。肿瘤标记物AFP、β-HCG的检查有助于睾丸肿瘤性质的判断,应用这两种瘤标检查,90%以上精原细胞瘤瘤标阴性,90%以上非精原细胞

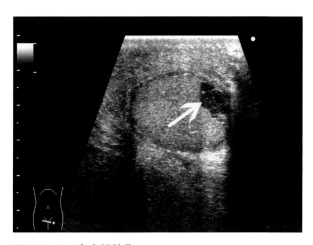

图9-3-13 睾丸钝挫伤

注:睾丸包膜无缺损,包膜下出现少量积液（箭头）

瘤瘤标阳性。瘤标也可作为肿瘤疗效的观察指标。由于睾丸易受放射线损害,因而CT不宜作为常规检查方法。文献报道,高频彩色多普勒超声对睾丸肿瘤检出率接近100%,是临床上检查睾丸肿瘤的首选方法。

（一）病因病理及临床表现

1.病因病理 睾丸肿瘤病因不清楚,可能与种族、遗传、隐睾、化学致癌物质、内分泌等因素有关。

（1）恶性睾丸肿瘤:包括原发性睾丸肿瘤和继发性睾丸肿瘤。原发性睾丸肿瘤可分为生殖性和非生殖性,睾丸肿瘤大多数为生殖性肿瘤,包括精原细胞瘤、胚胎癌、畸胎瘤（成熟型、未成熟型）、绒毛膜上皮癌、卵黄囊瘤等。其中以精原细胞瘤最为常见,占35%～71%,多发生于30～50岁,肿瘤多呈实性,质地较均匀,瘤内可有出血、坏死液化、纤维化及钙化等;畸胎瘤占4%～9%,好发于青少年,瘤内可见大小不等的囊腔、实质组织、软骨岛及骨刺等,组织分化不良则为畸胎癌;胚胎癌约占20%,多见于15～29岁,肿瘤呈实质,质软,伴有广泛的出血与坏死,肿瘤可突破白膜侵及附睾及精索,预后差;卵黄囊瘤多见于婴幼儿。大约40%的生殖性睾丸肿瘤为两种以上组织类型组成的混合性生殖细胞瘤。睾丸非生殖性肿瘤以间质性肿瘤多见。

（2）继发性恶性睾丸肿瘤:主要见于白血病、恶性淋巴瘤睾丸浸润,罕见其他脏器原发癌转移至睾丸。

（3）睾丸良性肿瘤:临床上不多见,主要有表皮样囊肿、间质性肿瘤等。

2.临床表现 睾丸小肿瘤无自觉症状,往往在超声检查中被发现。大肿瘤,睾丸呈不同程度肿大,沉重,质地坚硬,表面可呈结节状,可与阴囊粘连,阴囊皮肤表面常有血管纡曲。部分患者伴有隐痛,当肿瘤出血、坏死时,出现急剧性疼痛。白血病睾丸浸

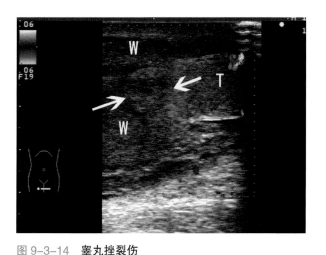

图9-3-14 睾丸挫裂伤

注:T.睾丸形态不完整;箭头指向损伤区;W.阴囊壁血肿

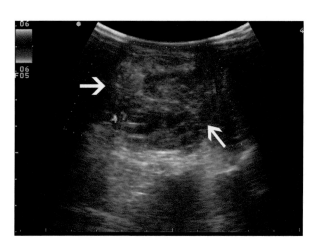

图9-3-15 睾丸破碎（箭头）

润多表现为阴囊红肿、疼痛。

原发性恶性睾丸肿瘤以淋巴结转移为主，可转移至腹股沟及腹膜后淋巴结。卵黄囊瘤、50%～70%胚胎癌、畸胎癌患者血清AFP升高；绒癌和40%～60%胚胎癌HCG阳性，5%～10%精原细胞瘤HCG阳性。

（二）超声表现

睾丸小肿瘤，其体积正常。大肿瘤，睾丸不同程度肿大，不同病理类型的睾丸肿瘤，其内部回声也不一致。

大多数精原细胞瘤呈椭圆形，内部为均质低回声，边界清楚。部分肿瘤也可呈分叶状，局部边界不清，内部回声不均匀，有的可见少量液性暗区或钙化斑。肿瘤内部血供丰富，血管走行杂乱，血流速度加快（图9-3-16）。大多数畸胎瘤呈椭圆形，边界清楚，肿瘤内部以囊性为主，可见多房囊腔，内含有细点状回声及团状强回声等。肿瘤房隔内可见少量血流信号（图9-3-17）。

卵黄囊瘤、胚胎癌、绒毛膜上皮癌等其他原发性睾丸肿瘤，大多数瘤体呈圆形或椭圆形，边界清楚或不清楚，肿瘤内部回声强弱不均，或含有少量液性暗区，也可见到钙化斑。瘤体内血供丰富，血管分布杂乱。睾丸包膜模糊不清，提示肿瘤向包膜外浸润（图9-3-18至9-3-20）。

继发性睾丸肿瘤，以双侧性多见，睾丸体积不同程度肿大，转移灶呈多发、低回声结节，边界清楚；也可呈散在斑片状，回声不均匀，边界不清楚。睾丸内血供增多（图9-3-21）。

良性睾丸肿瘤，以单发为主，形态呈圆形或椭圆形，边界清楚，内部多为高回声，分布均匀或不均匀，瘤内可见少量血流信号分布。表皮样囊肿有其特征性的表现，形态呈圆形，周边为厚壁，边界清楚，内呈"洋葱"样改变，瘤内无血流信号显示（图9-3-22）。

（三）鉴别诊断

睾丸肿瘤应与睾丸结核、局灶性炎症或坏死相鉴

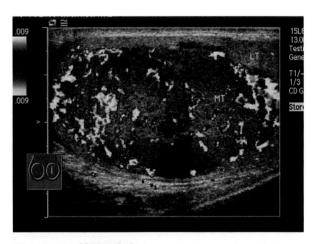

图9-3-16　精原细胞瘤
注：左侧睾丸肿大，肿瘤占据整个睾丸，血供丰富

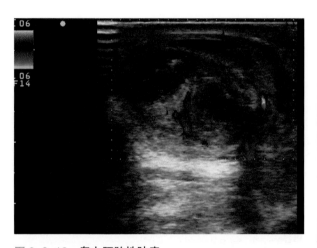

图9-3-18　睾丸胚胎性肿瘤
注：肿瘤占据整个睾丸，内部回声不均，含有液性区

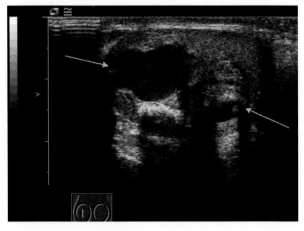

图9-3-17　睾丸畸胎瘤

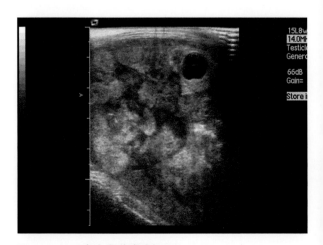

图9-3-19　睾丸卵黄囊瘤坏死
注：肿瘤占据整个睾丸，内部回声强弱不均，含有少量液性区

别：结核、局灶性炎症或坏死，病灶形态不规则，边界不清，无明显肿块感，有结核或炎症等相关病史的佐证。分析肿瘤的形态、边界、内部回声及血供情况，结合 AFP、β-HCG 的检查结果等，有助于睾丸良性与恶性肿瘤的鉴别。

七、睾丸囊肿

（一）病因病理及临床表现

睾丸囊肿可分为白膜囊肿、单纯性囊肿和睾丸网囊肿，单纯性囊肿主要由于生精小管局部阻塞、扩张而形成的，睾丸网囊肿主要因睾丸网局部阻塞、扩张而形成的，白膜囊肿发生于睾丸白膜内，并向表面生长，囊液为无色透明液体。

睾丸囊肿无特异症状，当合并出血、感染时可出现阴囊胀痛。白膜囊肿位于睾丸表面，容易触及，无囊性感，无触痛，形似硬结。单纯性囊肿和睾丸网囊肿位于睾丸内，不易被发现。

（二）超声表现

单纯性囊肿位于睾丸实质内，睾丸网囊肿位于睾丸纵隔内，白膜囊肿位于睾丸鞘膜脏层内，并向表面隆起。囊肿以单发多见，形态多呈圆形或椭圆形，少数形态不规则，囊壁薄，边界清晰，囊内透声好，囊肿后方回声增强。巨大囊肿可占据整个睾丸，当合并出血、感染时，囊内出现细点状、絮状回声（图9-3-23，图9-3-24）。

（三）鉴别诊断

睾丸囊肿应注意与睾丸静脉瘤样曲张及动脉瘤相鉴别。

八、睾丸先天性下降异常

睾丸先天性下降异常是男性生殖系统常见的疾病，在男性新生儿中发病率达 5%，并有不断上升的趋势。根据睾丸的位置和移动情况，睾丸下降异常可分为隐睾、阴囊高位睾丸、滑行睾丸、回缩睾丸和异位睾丸。

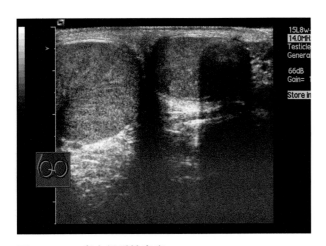

图 9-3-20 **睾丸间质性索瘤**
注：左侧睾丸内见高回声团块，后伴声影

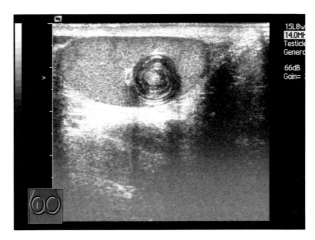

图 9-3-22 **睾丸表皮样囊肿**

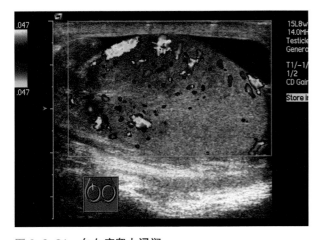

图 9-3-21 **白血病睾丸浸润**
注：右侧睾丸内见斑片状低回声，血供丰富

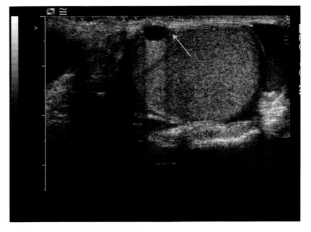

图 9-3-23 **睾丸白膜囊肿**

对睾丸异常下降的不同方式，所选择的治疗方式也不相同。隐睾、异位睾丸必须尽早手术，继发性（因斜疝等手术引起的睾丸回缩）也必须手术治疗，其余可以先用激素（如 hCG 等）治疗。滑行睾丸在使用绒毛膜促性腺激素（hCG）治疗后，约 60% 患者的睾丸可固定于阴囊内。

（一）隐睾

1. 病因病理及临床表现 隐睾指出生后睾丸未降入阴囊而停留于同侧腹股沟皮下环以上的腹股沟内或腹膜后。隐睾病因复杂，包括精索过短、睾丸引带异常及腹股沟管发育不良等。以单侧隐睾多见。大约 3/4 的隐睾位于腹股沟，大约 1/4 的隐睾位于腹膜后。隐睾曲细精管退变、萎缩，精原细胞数量少，精管周围纤维化，这些变化随年龄增长而加重，严重者使生精功能下降，甚至不育。隐睾容易恶变。

自幼一侧或双侧阴囊空虚，或于患侧腹股沟区触及椭圆形团块，质地中等，表面光滑，可滑动，无触痛。

隐睾可伴发恶变、扭转或炎症。隐睾恶变，其体积明显增大，或伴有疼痛。隐睾扭转或急性炎症，腹股沟区红肿、胀痛明显，隐睾触诊不清。

2. 超声表现 一侧或双侧阴囊内未见到睾丸回声，隐睾多位于同侧腹股沟内及腹内环附近，也可位于盆腔及腹膜后。隐睾体积小于同龄组正常睾丸，其形态呈椭圆形，包膜光滑，边界清楚，内部呈均匀低回声。体积大的隐睾内可见到少量血流信号。有的腹股沟内隐睾周围可见到少量鞘膜积液。在 Valsalva 动作、咳嗽等外力作用下，隐睾可沿腹股沟滑动（图 9-3-25，图 9-3-26）。

隐睾恶变时，其体积增大，肿块大多数呈椭圆形，内部为不均质低回声，边界较清楚，血供丰富。有的肿瘤可占据整个睾丸，回声不均匀，或有少量液性区或钙化斑，肿瘤内部血供丰富，血管走行杂乱（图 9-3-27）。

隐睾合并扭转或急性炎症时，睾丸体积增大，回

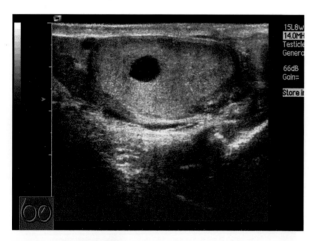

图 9-3-24　睾丸囊肿

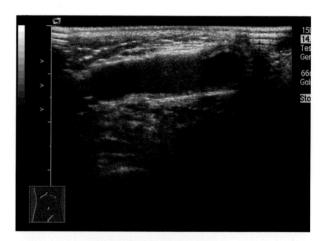

图 9-3-26　腹股沟隐睾伴发鞘膜积液

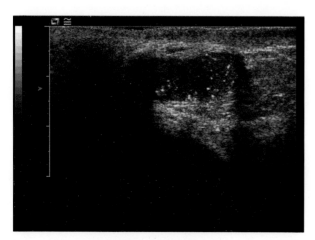

图 9-3-25　腹股沟隐睾伴发微小结石

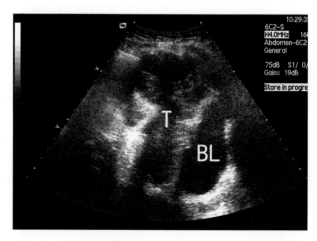

图 9-3-27　盆腔隐睾恶变（T. 恶变的隐睾；BL. 膀胱）

声不均匀，其周围可见积液。扭转的隐睾内无血流信号显示，而急性炎症的隐睾内血流信号则明显增多。

3．鉴别诊断 大多数的隐睾可获得定位诊断。体积小的隐睾难以寻找，尤其是腹膜后的小隐睾不容易被发现。腹股沟或腹膜后肿瘤伴隐睾者，要警惕隐睾恶变的可能。

隐睾与腹股沟或腹膜后肿大的淋巴结的鉴别：淋巴结位置固定，良性肿大的淋巴结有皮髓质结构。在外力作用下，腹股沟隐睾可滑动。

（二）滑行睾丸

1．病因病理及临床表现 出生后，睾丸未固定在阴囊内或位于同侧腹股沟内，在外力作用下，睾丸在腹股沟与阴囊之间滑动，即为滑行睾丸。其病因包括精索过短、睾丸引带异常、腹股沟管发育不良等。

2．超声表现 滑行睾丸以双侧多见，位于腹股沟内，或位于阴囊内。睾丸体积相似或略小于同龄组，睾丸实质回声均匀。外力作用下，睾丸可在腹股沟与阴囊之间滑动（图9-3-28）。

3．鉴别诊断 滑行睾丸与隐睾相鉴别，在外力作用下，睾丸滑动于腹股沟与阴囊之间；而隐睾相对位置固定。

（三）异位睾丸

1．病因病理及临床表现 异位睾丸临床少见，指睾丸未降入阴囊而异位于同侧腹股沟及腹膜后以外的其他部位。大多数异位睾丸位于阴阜、会阴部或大腿根部内侧的皮下软组织内，或异位于对侧的腹膜后、腹股沟及阴囊内。

2．超声表现 一侧阴囊内未见到睾丸回声，睾丸异位于同侧腹股沟及腹膜后以外的其他部位，其形态呈卵圆形，包膜光滑，边界清楚，内部呈均匀低回声，其体积小于同龄组的正常睾丸。若睾丸异位于对侧阴囊内，其大小回声与健侧睾丸相似（图9-3-29）。

3．鉴别诊断 异位的睾丸要注意与肿大的淋巴结及皮下肿块相鉴别，参见"隐睾"部分内容。

（四）回缩睾

1．病因病理及临床表现 回缩睾指出生后睾丸已降入阴囊内，后因其他原因而回缩并固定于腹股沟管内。回缩睾临床少见，回缩的原因不十分清楚，有的是因腹股沟区外伤（包括手术等），使精索损伤、挛缩，以致睾丸回缩。一般要通过手术，回缩睾才得以返入阴囊。

2．超声表现 一侧阴囊内未见到睾丸回声，同侧腹股沟内探及睾丸回声。其体积小于同龄组正常睾丸，边界清楚，内部呈均匀低回声。

3．鉴别诊断 回缩睾需要结合病史进行诊断，主要与隐睾相鉴别。

九、睾丸发育不良

正常成年男子两侧睾丸体积并不是完全等大，个体变异较大，体积大者可超过20ml，小者可接近10ml。睾丸发育不良，睾丸体积小于10ml，可分为原发性和继发性。原发性睾丸发育不良在人群中发病率较高，患者无生育能力。

（一）病因病理及临床表现

原发性睾丸发育不良，其主要原因是染色体异常所致，如克氏综合征；继发性睾丸发育不良的原因包括内分泌异常、创伤、胚胎期睾丸血液供应障碍、感染等。原发性睾丸发育不良为双侧性，继发性睾丸发育不良，可见于双侧或单侧。发育不良的睾丸不能产生精子和分泌足量的男性性激素。

（二）超声表现

双侧或单侧睾丸，其体积明显小于同龄组或健侧

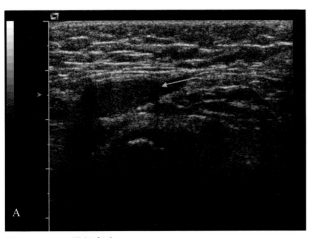
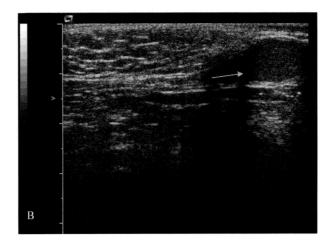

图9-3-28 滑行睾丸
注：A.睾丸位于腹股沟内；B.外力挤压，睾丸滑入阴囊

睾丸，多小于30%以上。睾丸位于阴囊内，表面光滑，回声均匀，血流信号明显少于正常睾丸（图9-3-30）。伴有附睾发育不良。

（三）鉴别诊断

睾丸发育不良要与睾丸萎缩相鉴别，睾丸萎缩是指在患急性睾丸炎、阴囊外伤或睾丸扭转后，睾丸体积逐渐缩小，内部回声不均匀。

十、多睾畸形

多睾是指人体内存在2个以上的睾丸，临床上较罕见。第一例多睾是在1880年由Ahlfeld于尸检中发现的。1895年，Lane报道了首例术中发现的多睾。大多数多睾是在手术中确诊的，高频超声能够发现多睾，但文献报道的例数不多。

（一）病因病理及临床表现

多睾可能是因胚胎期生殖嵴的异常分化而致。临床上以三睾多见，左侧多睾较右侧常见。大多数多睾是在婴幼儿及青少年期被发现，临床上无任何症状。多余的睾丸，大多数位于阴囊内，少数位于阴囊外其他部位。

（二）超声表现

多余的睾丸位于阴囊内或其他部位，其体积小于或近似于主睾丸，但明显小于健侧或同龄组睾丸，主睾丸体积也小于健侧或同龄组睾丸。多余的睾丸呈圆形或卵圆形，回声及血流分布与正常睾丸相似（图9-3-31）。

（三）鉴别诊断

位于腹股沟内或腹膜后的多睾要注意与淋巴结区别，而阴囊内的多睾要注意与睾丸旁肿瘤相区别。除了观察多余睾丸的形态、回声及血流分布外，还要认真识别阴囊内睾丸体积、形态是否正常。

十一、睾丸微小结石

1987年，Doherty首次描述了睾丸微小结石的声像图特征。2000年，福建医科大学附属协和医院于国内首次报道了睾丸微小结石的超声表现与诊断。随着高频率探头的普及应用，睾丸微小结石的检出率逐渐增高。睾丸微小结石具有特征性的超声表现，可能与不育症有一定的关系。它是一种良性病变，但要定期随访，以防恶变的可能。

（一）病因病理及临床表现

睾丸微小结石原因不明，可能与精索静脉曲张、隐睾、睾丸发育不良及不育症等疾病有关。微小结石，呈多发性，位于退化的生精小管内，呈球形，其中心为生精小管上皮细胞的碎屑，糖蛋白和钙盐呈环形分层沉积在碎屑上，外周包绕数层胶原纤维样组织。

临床上，睾丸微小结石患者无特异的症状、体征。

（二）超声表现

睾丸实质内出现众多点状强回声，呈散在分布，后无声影，直径在1mm以下，以双侧多见，睾丸体积正常，内部血流无异常表现。附睾形态回声可正常。可并发于精索静脉曲张、隐睾及睾丸发育不良等疾病（图9-3-32）。

（三）鉴别诊断

睾丸微小结石应注意与睾丸钙化相鉴别，钙化呈局灶性分布，形态表现为短棒状、斑点状、小片状强回声或其他形状。

十二、睾丸内静脉曲张

1992年，Weiss A.J.等首次报道了睾丸内静脉曲张，其发生率为0.5%～1.7%。彩色多普勒超声是睾

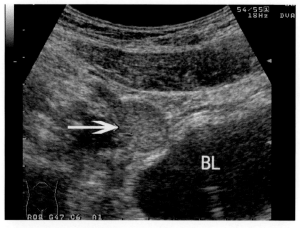

图9-3-29　异位睾丸

注：异位睾丸（箭头）位于膀胱（BL）前

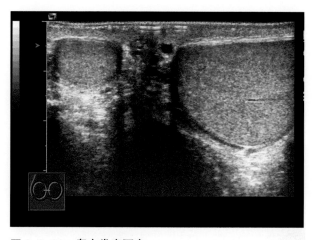

图9-3-30　睾丸发育不良

注：患者21岁，患侧睾丸体积明显小于健侧

丸内静脉曲张的最佳诊断方法，精索静脉曲张伴发睾丸内静脉曲张时，加重睾丸淤血，并使精索静脉内含肾上腺代谢产物的血液倒流入睾丸，进一步损害睾丸的生精功能。

（一）病因病理及临床表现

睾丸内静脉曲张的主要原因是由于睾丸内小静脉静脉瓣或静脉壁括约功能受损及精索静脉曲张。精索内静脉内含肾上腺代谢产物的血液可经曲张的蔓状静脉丛、睾丸内静脉而流入睾丸组织内，造成睾丸生精功能的损害。

大多数的睾丸内静脉曲张无特殊的临床表现，重度曲张的患者可出现睾丸胀痛。

（二）超声表现

正常睾丸内静脉小于 1mm，扩张时其内径多超过 1mm，分布于睾丸实质内，或睾丸边缘，或混合存在。彩色及脉冲多普勒检查，扩张的静脉内可见反向血流，Valsalva 试验时，反流尤为明显。同时伴有同侧的精索静脉曲张（图 9-3-33，图 9-3-34）。

睾丸内静脉曲张的彩色多普勒超声分级：①Ⅰ度，仅在 Valsalva 动作时，睾丸内单条静脉轻度扩张（内径≥1.0mm），并充盈反向血流；②Ⅱ度，睾丸内单条或多条静脉轻度扩张（最大内径＞1.5 mm）、无反流，深呼吸有少量反流，在 Valsalva 动作时，反流加重；③Ⅲ度，平静状态下，睾丸内多条静脉明显纡曲扩张，可见少量反流，Valsalva 动作时加重。

（三）鉴别诊断

睾丸内静脉曲张应注意与睾丸包膜周围蔓状静脉丛扩张、睾丸囊肿、睾丸网扩张及睾丸内假性动脉瘤相区别，特别是当静脉扩张呈囊状、同时血流淤滞时，不要误为肿瘤。

十三、睾丸网扩张

（一）病因病理及临床表现

睾丸网扩张由先天性睾丸网发育异常或睾丸输出管道梗阻引起的。先天性睾丸网发育不良所形成的扩张，多为双侧性、普遍性扩张，常伴有输出小管的发育不良、扩张。附睾头部的肿块压迫输出小管时，也可导致睾丸网扩张，但程度较轻。睾丸网扩张，临床无特殊表现，但可导致不育。

（二）超声表现

睾丸网扩张时，睾丸纵隔区扩大，内可见"网格"样液性区，"网格"内无血流信号显示。先天性睾丸网扩张，多为双侧性，"网格"结构可占据大部分睾丸。位于睾丸门与附睾头之间的输出小管也可呈"网格"样扩张（图 9-3-35）。

（三）鉴别诊断

睾丸网扩张要与睾丸内静脉扩张、睾丸网囊肿及睾丸囊实性肿瘤相鉴别。

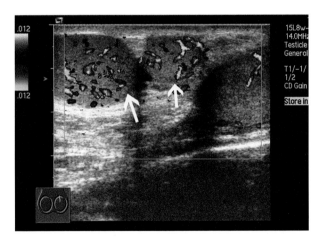

图 9-3-31　三睾畸形，右侧阴囊内为双睾丸（箭头）

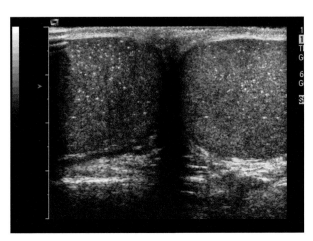

图 9-3-32　睾丸微小结石

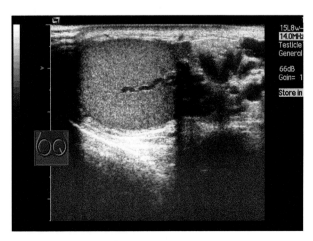

图 9-3-33　睾丸内静脉曲张

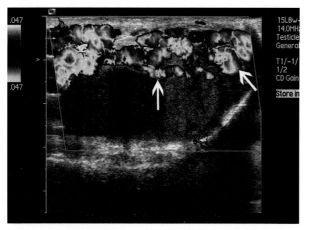

图 9-3-34　睾丸内静脉曲张，竖箭头：睾丸内静脉曲张；斜箭头：精索静脉曲张

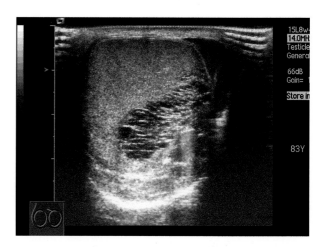

图 9-3-35　睾丸网扩张

第四节　附睾疾病

一、附睾炎

附睾炎可分为急性和慢性，是青壮年男性泌尿生殖系常见疾病之一。急性附睾炎主要表现为阴囊红肿、疼痛；慢性附睾炎多由急性附睾炎治疗不当迁延所致，也可继发于前列腺炎。双侧化脓性附睾炎，可导致患者不育。

急性附睾炎，于发病 24h 以内明确诊断，及时治疗，效果较理想，1～2 周症状逐渐消失，治疗不及时，需数周或更长时间方可恢复。

超声检查有助于急性附睾炎的明确诊断，并能够帮助了解炎症的范围和程度，还可排除是否合并其他阴囊疾病，如睾丸肿瘤等。

(一)病因病理及临床表现

急性附睾炎主要由细菌感染引起，常继发于精囊炎、前列腺炎和尿道炎。急性附睾炎多始于附睾尾，少数病例感染可扩散整个附睾。急性附睾炎早期是一种蜂窝织炎，附睾肿胀，水肿充血。重者，可出现小脓肿。附睾脓肿可致附睾管及周围组织纤维化、管腔阻塞。慢性附睾炎主要由急性炎症迁延而致。

急性附睾炎，阴囊坠痛、肿胀，常突然发生，行走或站立加剧，疼痛可放射至腹股沟区。阴囊触痛明显，附睾触诊不清。数小时内附睾体积可增大 1 倍。有的患者出现发热、白细胞升高等。慢性附睾炎多表现为附睾硬结、隐痛，以尾部多见。

(二)超声表现

1. **急性附睾炎**　附睾局部或弥漫性肿大，以附睾尾部肿大多见，病灶无明显边界，内部回声不均匀，以低回声多见，彩色多普勒显示血供明显增多。脓肿出现于炎症区域内，呈液态，内含细点状回声，无血流信号显示。

急性附睾炎，可伴发精索增粗，血管扩张，血流速度加快。也可使同侧睾丸内血流信号增多，但其体积及回声均无明显变化（图 9-4-1，图 9-4-2）。睾丸鞘膜腔可存在少量积液。阴囊壁增厚，回声不均匀，血供增多。

2. **慢性附睾炎**　大多数病例，炎症局限于附睾尾部，尾部轻度肿大，回声不均匀，回声偏高，病灶无明显边界，血供无明显增多（图 9-4-3）。阴囊壁、精索回声多无改变，一般不引起睾丸鞘膜腔积液。

(三)鉴别诊断

急、慢性附睾炎应与附睾结核相鉴别，附睾结核有反复发作史，或有结核史，如肺结核、泌尿系结核等。慢性附睾炎应与附睾肿瘤、附睾精子肉芽肿相鉴别，附睾良性肿瘤，内部回声均匀，边界清晰；恶性肿瘤，内部回声不均匀，边界不清楚，血供丰富，无感染症状；附睾精子肉芽肿，有外伤或炎症史，抗炎无明显疗效。

为明确诊断，可在超声引导下对附睾结节进行穿刺活检。

二、附睾结核

附睾结核是最常见的男性生殖系结核，常并发于泌尿系结核。附睾结核的治疗原则，早期使用抗结核药物治疗，若疗效不佳者，或有脓肿形成，则可行手术切除附睾。附睾结核可扩散至睾丸、阴囊，附睾管和近端输精管的阻塞是附睾结核的主要后遗症，临床表现为少精或无精及不育。

（一）病因病理及临床表现

结核杆菌的感染，开始于前列腺及精囊，然后沿输精管逆行至附睾尾。经血行感染的附睾结核，病灶可始于附睾头或附睾尾。病理表现：急性期，大量结核杆菌及白细胞浸润，小管坏死，结核性肉芽肿、干酪样坏死及脓肿形成等；慢性期，病灶局限，纤维化或钙化。

临床上最多见的是附睾尾部结核。急性发作期表现为附睾肿胀，疼痛明显，附睾触诊不清；慢性期主要表现为附睾尾部结节。有反复发作病史。

（二）超声表现

急性发作时，附睾局部不规则性肿大，内部回声不均匀，以低回声多见，病灶无明显边界，血供明显增多，血流速度加快，病灶也呈弥漫性分布于整个附睾。脓肿形成时，病灶内出现含细点状的液性暗区，其边界不清晰。慢性期，病灶多为局限性，边界不清晰，以高回声多见，分布不均匀，有的可见钙化斑强回声，血供不丰富（图9-4-4至图9-4-6）。

（三）鉴别诊断

附睾结核应与附睾炎、附睾肿瘤、附睾精子肉芽肿相鉴别，参见"附睾炎"部分内容。

三、附睾囊肿

（一）病因病理及临床表现

附睾囊肿是因输出小管或附睾管局部阻塞扩张而形成，以附睾头多见，体部及尾部很少发生。囊肿直径数毫米至数厘米，多为单一囊腔，单发或多发。精

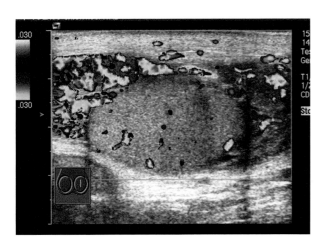

图9-4-1 急性附睾炎，附睾弥漫性肿大，回声不均，血供丰富

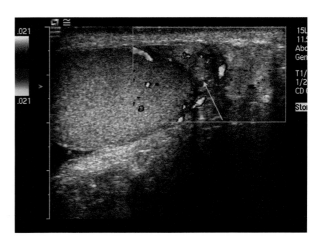

图9-4-3 慢性附睾炎

注：附睾尾部炎症结节（箭头），无明显边界，血供不丰富

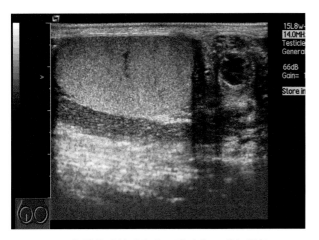

图9-4-2 急性化脓性附睾炎，脓肿位于附睾尾部

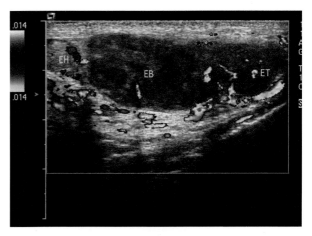

图9-4-4 附睾结核，附睾体尾部结核（EB，ET），病灶呈低回声、弥漫性分布于体尾部

液囊肿，多因输出小管扩张而形成，位于附睾头及周围，囊液内含有大量精子。

附睾小囊肿无特异症状，不易被发现。大的附睾囊肿容易触及，表面光滑，质较软，囊性感，无触痛，有坠胀感。有的囊肿触之形似小硬结。

（二）超声表现

附睾囊肿单发或多发，常位于附睾头内，多为单一囊腔，圆形或椭圆形液性暗区，囊壁薄，内呈无回声。大的附睾头囊肿，后方有声增强效应，还可压迫输出小管，导致输出小管及睾丸网扩张。精液囊肿体积多大于1cm，位于附睾头内或附睾头旁，囊液含有大量细点状回声（图9-4-7，图9-4-8）。

（三）鉴别诊断

附睾囊肿应注意与囊状附件及精索囊肿相鉴别。囊状附件位于附睾头旁，带蒂、可漂浮。精索囊肿也可位于附睾头旁，并压迫附睾头，关键在于识别囊肿的来源。

四、附睾精子肉芽肿

附睾精子肉芽肿是精子自附睾管溢出、进入周围间质所引起的，多发生于青壮年，临床上并不少见，但容易与附睾慢性炎症、结核相混淆，病程较长，多在1年以上，极少数可自愈。双侧附睾精子肉芽肿可导致不育。

（一）病因病理及临床表现

附睾精子肉芽肿，主要病因是炎症或外伤使附睾管破裂、精子溢入附睾间质，由精子及其所含的耐酸性类脂引起的肉芽肿反应。精子外溢的机制可能是附睾管壁的破裂、溃疡、变性等损伤，精子动能增强和精子淤积、管内压增高。肉芽肿多见于附睾尾部。间质内精子被组织细胞吞噬，嗜酸性粒细胞、浆细胞、巨噬细胞、纤维细胞聚集，最后形成瘢痕。

临床主要表现为附睾局部硬结，可伴有轻微疼痛，抗炎治疗无效，病程迁延。

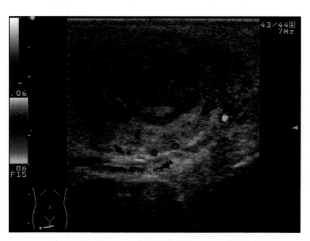

图 9-4-5　附睾结核，附睾尾部结核，脓肿形成

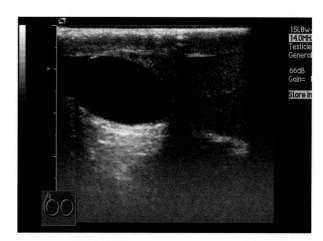

图 9-4-7　附睾头囊肿

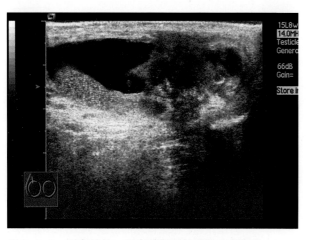

图 9-4-6　附睾结核，附睾尾部结核扩散至阴囊壁

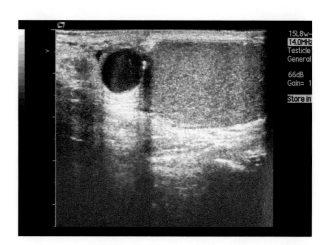

图 9-4-8　附睾精液囊肿示附睾头囊肿，囊腔可见大量细点状回声

（二）超声表现

附睾局部轻度肿大，多见于尾部，单发多见。精子肉芽肿的形态、回声依其不同的病理时期而改变，大多数病灶内部回声不均匀，较杂乱，形状欠规整，边界不清晰，病灶内可见少量血流信号（图 9-4-9）。少数呈囊实性，有的周边为不规则厚壁。

（三）鉴别诊断

附睾精子肉芽肿应与慢性附睾炎、附睾结核及附睾肿瘤相鉴别，参见"附睾炎"部分内容。

五、附睾肿瘤

附睾肿瘤临床甚为少见，可发生于任何年龄组，但以青壮年多见，多数为单侧性病变。附睾肿瘤大约 80% 为良性肿瘤，以腺样瘤居多，其次为平滑肌瘤及囊腺瘤；20% 为恶性肿瘤，主要为肉瘤和癌，胚胎性横纹肌肉瘤、恶性淋巴瘤、恶性黑色素瘤、纤维瘤恶变少见。肿瘤可经淋巴、血行途径转移。

（一）病因病理及临床表现

附睾肿瘤的发生可能与损伤、感染、放射线、化学致癌物质等有关。

附睾良性肿瘤，呈圆形或卵圆形，表面光滑，边界清楚，以单一肿瘤细胞为主，完整包膜，质地均匀，少数良性肿瘤可由多种瘤细胞混合而成。恶性肿瘤无包膜，表面不光滑呈结节状，界线不清，常常侵及周围组织。

临床主要表现为附睾局部结节，以附睾尾部居多，单发为主，质韧，无压痛或轻微压痛。良性肿瘤，生长缓慢，无明显疼痛，部分伴有阴囊隐痛或下坠感。恶性肿瘤呈浸润性生长，生长迅速。

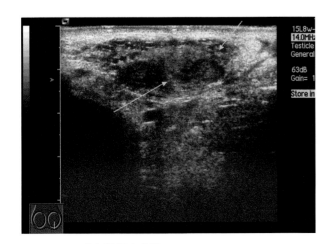

图 9-4-9　**附睾精子肉芽肿**

注：附睾尾部回声不均匀结节（箭头），边界不清

（二）超声表现

附睾局部肿大。良性肿瘤表现为圆形或椭圆形，边界清楚，有的可显示完整的包膜。瘤体以实性为主，回声分布均匀，以低至稍高回声多见，血供不丰富（图 9-4-10）。囊腺瘤，瘤体以液性为主，可见分隔及少量血流信号（图 9-4-11）。恶性肿瘤，其形态多表现为不规则，边界不清楚，回声不均匀，内部血供较丰富。

附睾体尾部肿瘤可伴有附睾管扩张。

（三）鉴别诊断

附睾肿瘤应与慢性附睾炎、附睾结核及精子肉芽肿相鉴别，参见"附睾炎"部分内容。

六、附睾淤积症

附睾具有储存和运送精子的功能，输精管阻塞后，精子、睾丸液及附睾液不能排出而滞留于附睾管内，

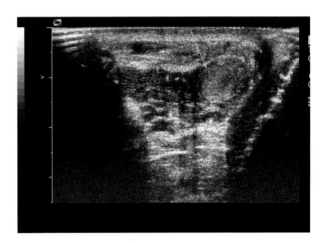

图 9-4-10　**附睾腺样瘤**

注：附睾尾部高回声结节（箭头），边界清楚，伴有附睾管扩张

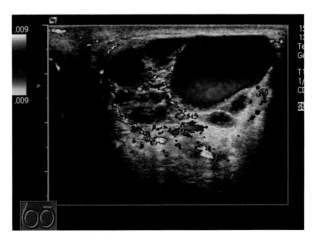

图 9-4-11　**附睾囊腺瘤**

引起附睾肿大称为附睾淤积症。发病后，可影响患者的生活和工作。当身体抵抗力下降时，容易并发感染。

（一）病因病理及临床表现

输精管结扎术是附睾淤积症的最常见的原因，输精管的梗阻或缺如也可引起精子、睾丸液及附睾液的囤积和附睾管的扩张，形成附睾淤积症。临床上主要表现为双侧或单侧附睾肿大、胀痛，于久立、长途行走或性交后症状加重。触诊，附睾肿大、表面光滑，与周围组织无粘连。合并感染时，症状体征与附睾炎相似。

（二）超声表现

双侧或单侧附睾均匀、弥漫性肿大，附睾管扩张，分辨率高的仪器的图像可显示为"细网格样"改变，有少量血流信号显示（图9-4-12）。可伴有输精管的扩张。

（三）鉴别诊断

附睾淤积症主要与弥漫性急性附睾炎和附睾结核相鉴别。后两者附睾内血供丰富，回声不均匀，但附睾管无扩张。

七、附睾畸形

附睾具有储存精子、促进精子成熟、增强精子动能的作用。附睾的畸形，可引起附睾正常功能的改变，单侧附睾异常者，不影响生育，双侧畸形者则导致不育。附睾畸形多并发于隐睾，对于单侧隐睾，对侧附睾是否也有畸形的可能，尚未定论。

附睾过长（长襻附睾），指附睾长度是相应睾丸长径的2倍以上，也属于附睾畸形的范围。

（一）病因病理及临床表现

引起附睾畸形的病因尚不清楚，可能与胚胎发育

过程中内分泌功能失调有关。附睾是由中肾管、中肾小管发育衍化而来，当这两者不发育或发育不良时，则造成各种形式的附睾畸形。包括长襻附睾，附睾头与睾丸不连接，附睾部分未发育或闭锁，附睾尾与输精管不连接等。临床主要表现为附睾形态不完整和不育。

（二）超声表现

附睾头部或尾部不与睾丸连接，整个附睾游离者多见于长襻附睾，可伴有附睾形态异常。附睾部分未发育或闭锁表现为附睾局部缩窄，以体尾部缩窄多见。附睾离断表现为头部与体尾部不相连，或头体部与尾部不相连。附睾与输精管不连接可见到返折部与输精管不延续。附睾离断或缩窄近端的附睾管明显扩张（图9-4-13，图9-4-14）。

（三）鉴别诊断

附睾畸形，主要与继发性附睾形态异常相鉴别，如术后、炎症所引起的形态改变。

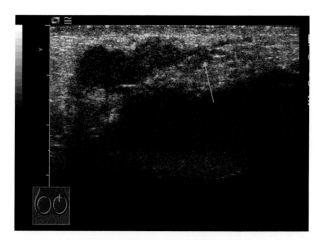

图9-4-13　附睾发育异常，附睾体尾部不发育（箭头）

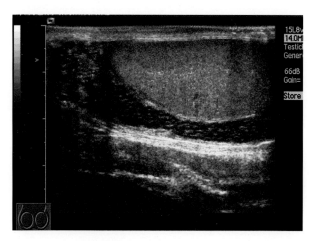

图9-4-12　附睾淤积症

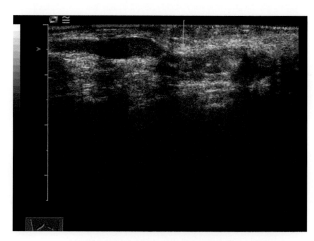

图9-4-14　附睾发育异常，附睾体尾部缩窄（箭头）

第五节 精索疾病

一、精索静脉曲张

在男性人群中，精索静脉曲张发生率为10%~20%，而在继发性不育症患者中的发病率高达70%左右。精索静脉曲张削弱睾丸的生精功能，引起男性不育。精索静脉曲张结扎能够改善患者的精液质量，但精索静脉的曲张程度影响患者手术后精液质量的改善。彩色多普勒超声不仅能够可靠地评估精索静脉的曲张程度，还能预测患者术后精液质量是否可以得到改善。临床研究表明，彩色多普勒Ⅰ级反流患者术后的精液质量无明显改善，而Ⅱ级、Ⅲ级反流患者可获得明显疗效。

（一）病因病理及临床表现

1. **病因病理** 精索静脉曲张是由于精索内静脉静脉瓣缺如或关闭不全，导致精索内静脉血液反流，以致蔓状静脉丛扩张、伸长、纡曲。蔓状静脉丛内血液淤滞，使睾丸静脉压和温度升高，睾丸内微循环发生改变，最终导致睾丸生精细胞大量凋亡，各级生精细胞数量减少，精子密度、活力、活动率下降，畸形精子增加。

2. **临床表现** 精索静脉曲张多见于青壮年，近年来临床报道表明，该病在青少年中的发病率有上升趋势。轻度曲张，患者可无任何症状，临床触诊不易被发现。重度曲张，阴囊坠胀感明显，站立、行走时症状加重，伴有胀痛，体检可触及增粗的精索，阴囊表面可见到纡曲膨胀的静脉。

（二）超声表现

单侧或双侧精索内静脉及蔓状静脉丛扩张，蔓状静脉丛最大内径超过1.5mm，Valsalva试验时，静脉内可见反向血流，反流时间超过1s。严重曲张者，蔓状静脉丛血管走向杂乱，并延及睾丸附睾后方的静脉，管腔内血液缓慢流动，可伴有精索外静脉的扩张、睾丸体积缩小、睾丸鞘膜积液等。蔓状静脉丛和精索外静脉之间交通支开放时，Valsalva试验可使精索外静脉回流增多。

（三）精索静脉曲张的彩色多普勒超声分级

0级，Valsalva试验蔓状静脉丛血液反流时间小于1s，蔓状静脉丛静脉最大内径小于1.5mm。

Ⅰ级，仅Valsalva试验反流阳性，蔓状静脉丛静脉最大内径大于1.5mm（图9-5-1）。

Ⅱ级，深呼吸反流阳性，Valsalva试验反流加重，蔓状静脉丛纡曲扩张（图9-5-2）。

Ⅲ级，平静呼吸反流阳性，Valsalva试验反流加重，蔓状静脉丛明显扩张（图9-5-3）。

（四）精索静脉曲张的彩色多普勒超声分型

根据蔓状静脉丛血液的回流途径，将精索静脉曲张分为以下几种类型。

1. **回流型** 占大多数，反流的血液沿精索内静脉回流，外静脉无扩张。多见于Ⅰ~Ⅱ级静脉曲张，主要原因是精索内静脉瓣关闭不全或缺如（图9-5-4）。

2. **分流型** 部分反流的血液通过精索外静脉回流至髂外静脉。多见于Ⅱ~Ⅲ级静脉曲张，主要原因是精索内静脉瓣关闭不全或缺如，使大量的血液淤积，静脉压升高，导致蔓状静脉丛、精索外静脉之间交通支开放（图9-5-5）。

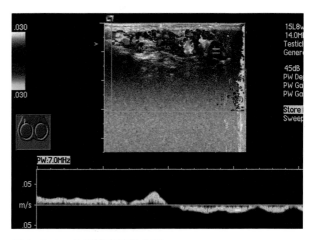

图9-5-1 Ⅰ级精索静脉曲张

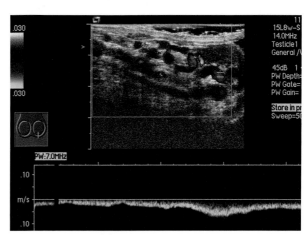

图9-5-2 Ⅱ级精索静脉曲张

3．淤滞型 蔓状静脉丛扩张明显，但反流不明显。可能是由于精索内静脉受压（如近端钳夹征），使血液回流受阻，而导致静脉瓣相对（轻度）关闭不全（图9-5-6）。

（五）鉴别诊断

蔓状静脉丛曲张要注意与扩张的阴囊后壁静脉相鉴别。从灰阶图像上，蔓状静脉丛有时难以与阴囊后壁静脉相区别，两者不同体位下其内径均可有明显增宽。彩色多普勒有助于识别阴囊后壁静脉，它一般不出现反流。

二、急性精索炎

（一）病因病理及临床表现

单纯性急性精索炎很少见，多伴发于急性睾丸附睾炎，主要是由细菌感染所致。精索水肿、充血，血管扩张，精索鞘膜分泌增多。

临床主要表现为阴囊红肿、胀痛，触诊精索变粗、质硬、触痛明显，常伴有急性睾丸附睾炎的表现。

（二）超声表现

精索增粗，直径大于1cm，回声增强，分布不均匀。精索内血管扩张，血流速度加快。精索走向清晰，其周围鞘膜腔可有少量积液（图9-5-7）。常伴有急性睾丸附睾炎的声像图改变。

（三）鉴别诊断

急性精索炎应与精索扭转区别，临床触诊两者均可表现为精索增粗，触痛明显。精索扭转，扭转的精索内无血流信号显示。

三、精索外伤

（一）病因病理及临床表现

精索损伤大多数是因手术的不慎而引起的，外力的碰撞也可导致精索损伤。外伤后，精索肿胀、充血，血管破裂可形成血肿。

外伤后，精索部位肿胀，有明显的胀痛，或有皮

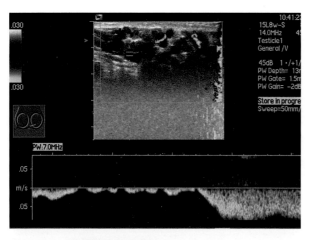

图9-5-3 Ⅲ级精索静脉曲张

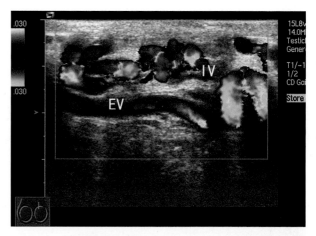

图9-5-5 精索静脉曲张（分流型），Ⅳ.蔓状静脉丛；EV.精索外静脉

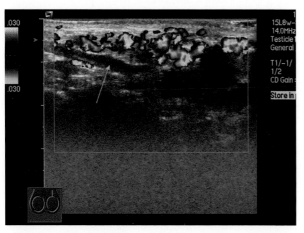

图9-5-4 精索静脉曲张（回流型），外静脉（箭头）无扩张

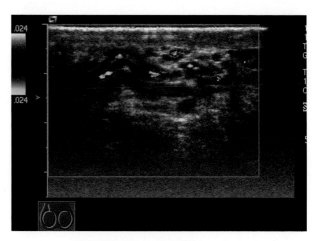

图9-5-6 精索静脉曲张（淤滞型）

肤淤血。触诊似一椭圆形肿物,质地中等,无明显边界。

（二）超声表现

损伤的精索增粗,回声强弱不均,局部鞘膜不清晰,精索内血管扩张,血供增多。精索血肿表现为椭圆形或不规则液性暗区,内含大量细点状或絮状物回声。损伤处皮肤水肿增厚（图9-5-8）。

（三）鉴别诊断

精索外伤应与急性精索炎相鉴别,后者无腹股沟或阴囊根部的外伤或手术史。

四、精索肿瘤

精索肿瘤是睾丸外阴囊内最多见的肿瘤,包括输精管、骨骼肌、筋膜和血管等组织来源的肿瘤,以原发性为主,多见于中年人,横纹肌肿瘤则主要发生于婴幼儿和青少年。精索肿瘤分为良性和恶性,良性肿瘤约占70%,恶性肿瘤约占30%。精索肿瘤多始发于阴囊内精索末端,临床检查不易确定其部位,因而又称为"睾丸旁肿瘤"。精索恶性肿瘤可通过局部浸润、淋巴系统和血行而转移。

（一）病因病理及临床表现

精索肿瘤的病因至今不明。精索良性肿瘤包括脂肪瘤、纤维瘤、平滑肌瘤、精索囊肿、黏液瘤等,精索恶性肿瘤包括肉瘤、精原细胞瘤、恶性间叶瘤等。肿瘤形态多样,良性肿瘤可呈球形或分叶形,也可沿腹股沟生长而成索状,瘤体质软有弹性,为生长缓慢、无痛性肿块。恶性肿瘤,形态多不规则,表面不平滑,边界不清,质地坚硬,生长迅速。

（二）超声表现

精索肿瘤位于阴囊根部、睾丸上方或腹股沟内,以实体瘤多见,瘤体形态不一,可呈圆形或椭圆形,也可为条索状。良性肿瘤,形态规则,边界清楚,瘤内回声均匀,血供不丰富。恶性肿瘤,形态不规则,边界不清楚,瘤内回声不均匀,血供丰富。脂肪瘤表现为高回声,精原细胞瘤表现为低回声。精索囊肿,形态呈圆形或椭圆形,囊壁清晰,囊内少有分隔,囊肿后方有声增强效应。伴有感染或出血时,囊内可出现细点状或絮状物回声（图9-5-9,图9-5-10）。

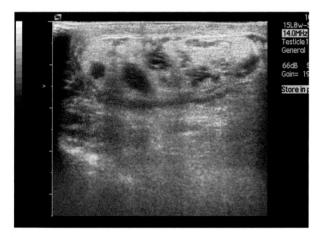

图9-5-7 急性精索炎

注:精索增粗,回声不均匀,血管扩张

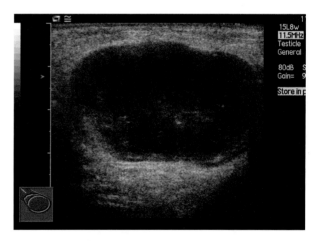

图9-5-9 精索精原细胞瘤

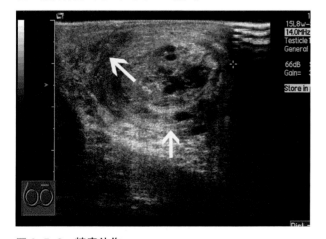

图9-5-8 精索外伤

注:精索横切,精索（竖箭头）增粗,阴囊壁水肿（斜箭头）

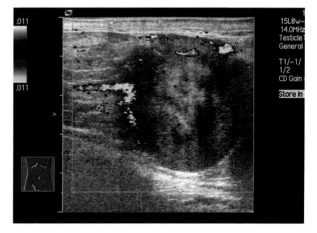

图9-5-10 精索血管肌纤维母细胞瘤

（三）鉴别诊断

精索肿瘤应注意与精索周围肿瘤进行鉴别，尤其是与附睾肿瘤相鉴别。主要根据肿块与精索的关系加以判断。条索状精索肿瘤应与大网膜斜疝相鉴别，大网膜可随腹腔压力的变化而滑动。精索囊肿要与精索鞘膜积液相鉴别，囊肿位于精索一侧，而鞘膜积液围绕精索周围。

第六节　鞘膜疾病

一、睾丸鞘膜腔结石

（一）病因病理及临床表现

睾丸鞘膜腔结石，临床并不少见，大多数于阴囊超声检查时被发现，多数伴有睾丸鞘膜积液，无鞘膜积液的结石少见。睾丸鞘膜腔结石的成因，主要是由睾丸鞘膜腔的坏死萎缩的组织及积液析出物等有形成分经钙化后形成。

患者一般无自觉症状，大的结石表现为阴囊内能移动的硬结。

（二）超声表现

睾丸鞘膜腔往往有不同程度的积液，结石位于积液中，可移动，单个或多个。结石大多数为椭圆形，也可有其他形状，多为数毫米大小，呈点状、团状强回声，可见声影（图9-6-1）。

（三）鉴别诊断

睾丸鞘膜腔结石主要与睾丸鞘膜壁钙化灶相鉴别，钙化灶不移动。

二、鞘膜积液

正常睾丸鞘膜腔内含有少量浆液，以利于睾丸的滑动，当液体聚集过多时则形成鞘膜积液。鞘膜积液，通过临床触诊、透光试验可获得明确诊断。当睾丸鞘膜腔积液伴有鞘膜壁慢性炎症时，临床检查就不容易与阴囊其他疾病进行鉴别，尤其是无法判断是否合并如睾丸附睾肿瘤等。交通性鞘膜积液也易与腹股沟斜疝相混淆。阴囊的感染，可通过交通性鞘膜积液引起急性腹膜炎。腹腔内的转移癌也可通过交通性鞘膜积液种植于睾丸鞘膜腔。

（一）病因病理及临床表现

腹膜伴随着睾丸下降、经腹股沟管进入阴囊过程中，形成了一盲袋结构，即鞘膜突。鞘膜的浆膜面具有分泌功能，可分泌液体，并通过浆膜面的静脉和淋巴系统予以吸收。当分泌过多或吸收减少时，鞘膜囊内的液体超过正常量时则形成鞘膜积液。

出生后精索周围的鞘膜即自行闭锁，如不闭锁则可产生精索鞘膜积液。睾丸附睾周围的鞘膜突形成睾丸鞘膜腔。睾丸及其附属物的炎症、阴囊内淋巴管阻塞、外伤及低蛋白血症等均可导致睾丸鞘膜积液。精索下段的鞘膜积液与睾丸鞘膜积液相通，则形成混合性鞘膜积液。如鞘膜积液与腹腔相通，则形成交通性精索鞘膜积液或交通性睾丸鞘膜积液。

鞘膜积液可单侧或双侧，为无痛性包块。精索鞘膜积液包块位于阴囊根部和（或）腹股沟内，呈椭圆形或梭形。睾丸鞘膜积液，阴囊肿大，触及呈囊性感，缓慢持续压迫其大小无变化，大量积液时睾丸附睾触不清，透光试验可阳性。交通性鞘膜积液，缓慢持续压迫包块时，其体积可缩小乃至消失。当鞘膜积液伴发感染、出血时，有明显的疼痛。

（二）超声表现

1. 睾丸鞘膜积液　积液发生于单侧或双侧鞘膜腔内。少量积液，液体聚集于睾丸上下极周围。大量积液，液体环绕睾丸周围（除后缘外）。单纯的鞘膜积液，液体呈无回声，阴囊、睾丸及附属物结构回声正常。伴有炎症、出血时，鞘膜腔内出现细点状、带状及絮状物回声。慢性炎症，鞘膜壁明显增厚。其他阴囊疾病所引起的积液，同时有相应疾病的超声表现（图9-6-2）。

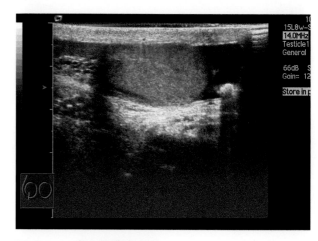

图9-6-1　睾丸鞘膜腔结石

2．精索鞘膜积液　积液发生于精索周围，呈椭圆形或长圆形液性包块，内呈无回声，边界清楚，持续压迫其大小无变化。伴有炎症、出血时，鞘膜腔内出现细点状、带状及絮状物回声。

3．混合性鞘膜积液　积液发生于精索下段周围及睾丸鞘膜腔内，两者相通（图9-6-3）。

4．交通性鞘膜积液　积液发生于精索周围和

（或）睾丸鞘膜腔内，缓慢持续压迫时，积液量明显减少乃至消失（图9-6-4）。交通性鞘膜积液可伴发斜疝。

（三）鉴别诊断

鞘膜积液应与精索囊肿相鉴别，囊肿位于精索或睾丸附睾一侧，无包绕征象。注意各类型鞘膜积液之间的鉴别。

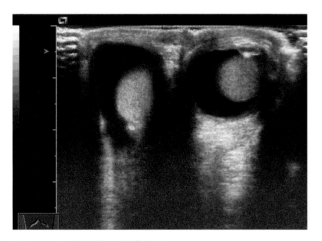

图 9-6-2　**双侧睾丸鞘膜积液**

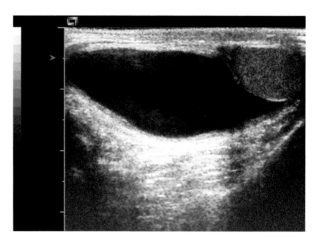

图 9-6-3　**混合性鞘膜积液**

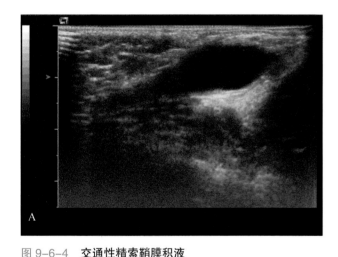

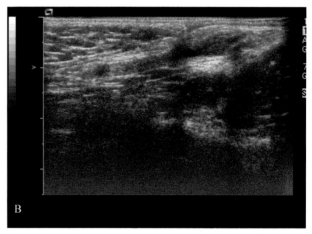

图 9-6-4　**交通性精索鞘膜积液**

注：A.精索鞘膜积液挤压前；B.挤压后积液明显减少

第七节　阴囊其他疾病超声表现

一、阴囊炎症

（一）病因病理及临床表现

单纯性阴囊炎症见于阴囊皮肤破损、毛囊感染所致的细菌直接侵犯阴囊壁而引发阴囊蜂窝织炎、丹毒

等。临床上较多见的是急性睾丸附睾炎所并发的阴囊炎症。炎症发生时，阴囊壁水肿、充血，少数可形成脓肿。

临床发病较急，阴囊发红、肿胀，疼痛明显。脓肿形成时，阴囊壁局部明显增厚，触及有波动感，可

伴有畏冷、发热等全身感染症状。

（二）超声表现

一侧阴囊壁增厚，少数为双侧性，炎症区域回声不均匀，无明显边界，血流信号明显增多。脓肿形成时，可见含细点状回声的液性暗区，形态不规则，边界不清晰，内无血流信号显示。同侧睾丸鞘膜腔内出现积液，内含细点状回声，可漂动。少数脓肿可破入鞘膜腔（图9-7-1）。

伴有急性睾丸附睾炎的超声表现见图9-7-2。

（三）鉴别诊断

阴囊炎症应与阴囊水肿、阴囊结核相鉴别。阴囊水肿时阴囊无明显红肿、胀痛，增厚的阴囊壁内可见"分层"征，血供不丰富。阴囊结核主要继发于睾丸附睾结核，有相应的结核症状体征及睾丸附睾结核的超声表现。

二、阴囊结核

（一）病因病理及临床表现

阴囊结核继发于睾丸附睾结核，大多数是由附睾结核直接浸润引起的，病程反复发作，病灶反复破溃、愈合，形成窦道。脓性分泌物抗酸杆菌阳性。

阴囊局部增厚，可触及硬结，红肿热痛。附睾增大、并与阴囊皮肤粘连。脓肿形成时，阴囊可触及波动感，皮肤破溃流脓。

（二）超声表现

阴囊壁局部增厚，病灶回声不均匀，边界不清，血供可增多。脓肿形成时，可见不规则液性暗区，内含细点状回声，无血流信号显示。当脓肿破入鞘膜腔时，鞘膜积液中可见大量细点状回声。施加外力，病灶内的脓液可经窦道流入鞘膜腔（图9-7-3）。

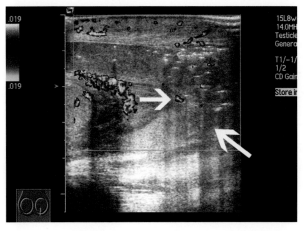

图9-7-1　阴囊脓肿，阴囊壁增厚，内见不规则液性区（箭头）

（三）鉴别诊断

阴囊结核应与阴囊炎症相鉴别，参见"阴囊炎症"部分内容。

三、阴囊水肿

（一）病因病理及临床表现

阴囊水肿是因阴囊壁静脉或淋巴系统回流障碍所致，常继发于下腔静脉回流障碍、营养不良、低蛋白血症、包皮嵌顿、腹股沟区或盆腔手术及结缔组织病等。阴囊壁血液或淋巴液回流受阻，组织液渗入组织间隙内，导致阴囊壁增厚、水肿。

患者自觉阴囊肿胀、下坠感，活动受限，阴囊皮肤色浅、发亮，水肿严重时可埋没阴茎。部分患者可合并感染。

（二）超声表现

阴囊壁弥漫性增厚，低回声带均匀分布于各层组

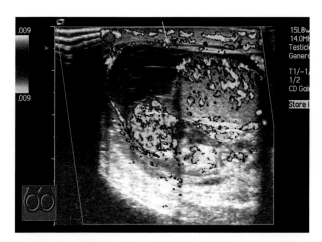

图9-7-2　阴囊炎症，阴囊壁增厚，血供丰富，伴有急性睾丸附睾炎

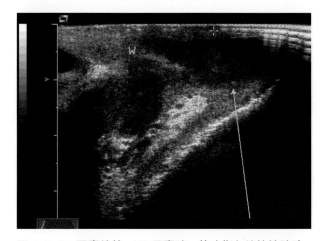

图9-7-3　阴囊结核，W.阴囊壁；箭头指向结核性脓肿

织间，形成"组织分层征"。大多数水肿的阴囊壁内无明显血供，伴发感染时，血供可增多。往往伴有不同程度的睾丸鞘膜腔积液（图9-7-4）。

（三）鉴别诊断

阴囊水肿应与阴囊炎症、阴囊结核相鉴别，参见"阴囊炎症"部分内容。

四、阴囊外伤

（一）病因病理及临床表现

因抓、擦、蹭等引起的阴囊外伤程度较轻，多局限于皮肤表面。阴囊部被棍棒、石块、器械等撞击及踢伤可导致阴囊壁充血、水肿，甚至血管破裂而形成血肿。

外伤后，阴囊肿胀，皮肤出现淤血斑，阴囊血肿可引起明显的胀痛。

（二）超声表现

阴囊壁局部增厚，回声不均匀，无明显边界，血供增多。血肿形成，阴囊壁出现不规则液性暗区，含有细点状或絮状回声。睾丸鞘膜腔有不同程度的积液，可伴有睾丸附睾的损伤（图9-7-5）。

（三）鉴别诊断

阴囊外伤与急性阴囊炎相鉴别，本病有外伤史。

五、阴囊象皮肿

（一）病因病理及临床表现

阴囊象皮肿多发生在丝虫病流行区，主要是因班氏丝虫寄生或死亡沉积于外阴部的淋巴管内，引起淋巴管内膜炎症而阻塞管腔，使淋巴回流受阻。病程长，反复发作，最终导致阴囊淋巴管弥漫性阻塞，组织缺氧、水肿、增生、纤维化，阴囊皮肤增厚、粗糙。

阴囊象皮肿，早期表现为反复发作的阴囊弥漫性淋巴管炎，阴囊肿胀、发红、疼痛等，数日内可消退，症状反复发作。晚期，阴囊明显肿大，皮肤及皮下结缔组织增厚坚韧，表面干燥或出现囊疱、液体渗出。由于阴囊肿大，患者行走极为不便，容易造成阴囊破损及感染。阴囊象皮肿还可伴发睾丸鞘膜积液及下肢水肿等。

（二）超声表现

阴囊象皮肿早期，阴囊壁增厚，回声不均匀，血流信号明显增多，类似急性炎症改变。晚期，阴囊明显肿大，增厚的壁内可见纡曲扩张的管状结构，内含有密集细点状回声，壁内血供不丰富，而挤压、纡曲、扩张的淋巴管，其内能显示液体流动的彩色信号。睾丸鞘膜腔内可见积液。当病变累及精索时，精索增粗，回声增强（图9-7-6）。

（三）鉴别诊断

阴囊象皮肿应与阴囊炎症、阴囊水肿、阴囊蔓状血管瘤及其他疾病导致阴囊淋巴管炎相鉴别，丝虫病病史是鉴别的要点。

六、阴囊肿瘤

（一）病因病理及临床表现

阴囊肿瘤临床少见，可分为良性与恶性。良性肿瘤包括囊肿、血管瘤、淋巴血管瘤、痣等，恶性肿瘤有Paget病、癌、黑色素瘤等。以阴囊癌较为多见，主要由于局部接触致癌物质（如煤烟、沥青、酚油等）后诱发。

阴囊良性肿瘤多呈缓慢生长、无痛性结节或肿块，可向表面隆起。大的肿瘤，阴囊有坠胀感及疼痛等。

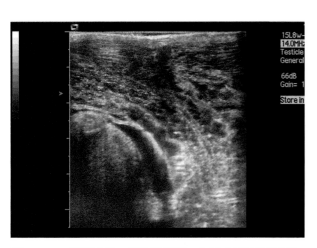

图9-7-4 阴囊水肿，阴囊壁增厚，内呈"组织分层征"

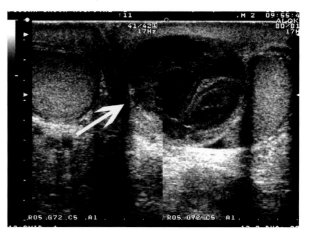

图9-7-5 阴囊外伤，阴囊壁增厚，内见血肿（箭头），左侧睾丸受压

蔓状血管瘤，阴囊局部皮肤呈紫色，肿块无明显边界，甚至可扩展至阴茎、会阴部。阴囊癌，早期常表现为疣状或丘疹状隆起，无疼痛，质硬。晚期肿块突起，表面溃疡，伴出血、坏死，分泌脓性液体，可向腹股沟等处淋巴结转移。

（二）超声表现

1. 阴囊血管瘤　蔓状血管瘤，阴囊壁局部或弥漫性增厚，肿块沿阴囊壁生长，形态不规则，边界不清晰。内可见到蔓状纤曲的管状结构，具有压缩性，可伴有静脉石。彩色多普勒显示肿块内以静脉血流为主（图9-7-7）。

阴囊纤维血管瘤，阴囊壁局部增厚，肿块呈椭圆形，边界清晰，内部回声不均匀，可见少量血流信号（图9-7-8）

2. 阴囊囊肿　单纯性囊肿，呈圆形，囊壁薄而清晰，内部呈无回声（图9-7-9）。皮脂腺囊肿，形态呈圆形，边界清楚，内部呈类实性改变，无血流信号显示。

3. 阴囊癌　早期，瘤体体积小，多为低回声结节，边界较清楚，内无明显血流信号。晚期，瘤体形态不规则，边界不清晰，内部回声不均匀，可见到较丰富血流信号。

（三）鉴别诊断

阴囊蔓状血管瘤主要与阴囊象皮肿相鉴别。阴囊象皮肿的纤曲扩张的管状结构内无血流信号，并有相应的临床症状与病史。

超声检查容易区别阴囊的囊实性肿块，但不易判断肿瘤的病理类型。

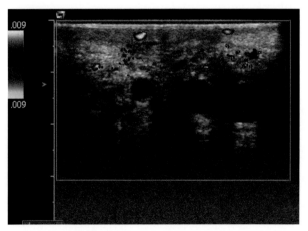

图 9-7-6　阴囊象皮肿

注：有丝虫感染史，阴囊壁内见纤曲扩张的管状结构

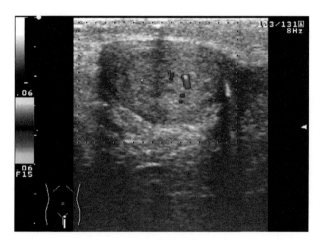

图 9-7-8　阴囊纤维血管瘤

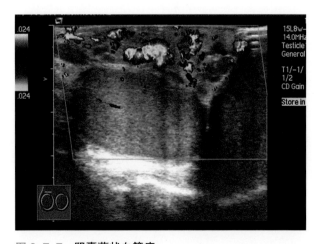

图 9-7-7　阴囊蔓状血管瘤

注：阴囊前壁血管瘤，蔓状纤曲的管状结构见静脉血流信号

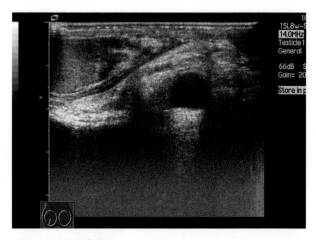

图 9-7-9　阴囊囊肿

（薛恩生）

参考文献

[1] 林礼务，林新霖，薛恩生 .2006. 浅表器官与血管疾病彩色多普勒超声诊断图谱 . 厦门：厦门大学出版社

[2] 姜玉新，李建初 . 2007. 周围血管和浅表器官超声鉴别诊断图谱 . 南昌：江西科学技术出版社

[3] 薛恩生，林礼务，叶真，等 . 1997. 正常阴囊的彩色多普勒超声检测 . 中国超声医学杂志，13（10）：22-24

[4] 薛恩生，林礼务，叶真，等 . 2002. 正常成年人附睾的彩色多普勒超声表现及其检测方法研究 . 中华超声影像学杂志，11（8）：485-487

[5] 薛恩生，林礼务，叶真，等 . 1996. 精索静脉曲张症的彩色多普勒研究 . 中华超声影像学杂志，5（6）：277-279

[6] 薛恩生，林礼务，叶真，等 . 1998. 彩色多普勒超声对阴囊急症的诊断价值 . 中华泌尿外科杂志，19（1）：25-27

[7] 薛恩生，林礼务，叶真，等 . 2000. 精索静脉反流的彩色多普勒超声检测 . 中华超声影像学杂志，9（2）：104-106

[8] 薛恩生，林礼务，叶真，等 . 1998. 精索扭转的彩色多普勒超声诊断 . 中华超声影像学杂志，7（6）：350-360

[9] 薛恩生，林礼务，叶真，等 . 2000. 睾丸微小结石症的超声表现及其临床意义 . 中华超声影像学杂志，9（8）：467-469

[10] 薛恩生，林礼务，叶真，等 . 2000. 睾丸损伤的超声分型及其临床应用评价 . 中华超声影像学杂志，9（12）：736-738

[11] 薛恩生，林礼务，俞丽云，等 . 2001. 高频彩色多普勒超声对睾丸坏死的诊断研究 . 中华超声影像学杂志，10（8）：483-485

[12] 薛恩生，林礼务，叶真，等 . 2002. 睾丸附睾附件扭转的高频彩色多普勒超声研究 . 中华超声影像学杂志，11（11）：676-679

[13] 薛恩生，林礼务，叶真，等 . 2003. 高频彩色多普勒超声对近段输精管道梗阻部位与病因的诊断研究 . 中华超声影像学杂志，12（11）：739-741

[14] Aizenstein RI，Didomenico D，Wilbur AC，et al. 1998.Testicular microlithiasis: association male infertility.J Clin Ultrasound，26：195-198

[15] Chung TJ，Yao WJ. 2002.Sonographic features of polyorchidish. J Clin Ultrasound，30（2）：106-108

[16] Dogra VS，Rubens DJ，Gottlieb RH，et al. 2004.Torsion and beyond new twists in spectral Dopplerevaluation of the scrotum.J Ultrasound Med 23：1077-1085

[17] Vasilios S，Charalampos L，Elias P，et al. 2006. Ultrasound findings of intratesticular varicocele. Report of a new case and review of the literature. Int Urol and Nephrol，38：115-118

第10章

阴茎

第一节 解剖生理与正常声像图

一、阴茎解剖

阴茎主要由海绵体组织构成，包括 1 个尿道海绵体和 2 个阴茎海绵体。尿道海绵体位于阴茎腹侧，其前端膨大为阴茎头，后端膨大为尿道球。阴茎海绵体位于阴茎背侧，并行排列，其前端变细，嵌入阴茎头内，后端分离，在尿道球两侧形成阴茎脚。左右阴茎海绵体联合处的背侧和腹侧各有一纵沟，背侧沟较浅，容纳血管、神经，腹侧沟与尿道海绵体相邻。

海绵体表面被有包膜，包括白膜和筋膜。白膜位于内侧，致密坚韧，白膜外侧为深浅两层、松软的筋膜。白膜在阴茎海绵体之间内伸，形成阴茎梳状隔，隔的前部薄且不完整，有许多裂隙，后部厚而完整。阴茎海绵体白膜厚 1～2mm，尿道海绵体白膜厚 0.2～0.4mm。尿道位于尿道海绵体中央，尿道壶腹位于尿道球内，舟状窝位于阴茎头内，两者均为尿道局部膨大形成的。

阴茎的动脉主要有深动脉和背动脉。阴茎深动脉左、右各 1 条，走行于阴茎海绵体中央，螺旋动脉为阴茎深动脉分支，垂行于主干，进入海绵体窦。阴茎背动脉有 2 条，走行于阴茎海绵体背侧沟内、白膜与筋膜之间，主要供应阴茎海绵体和被膜的营养，阴茎背动脉末端相吻合并发出分支营养阴茎头。此外，阴茎还有尿道动脉、尿道球动脉，各动脉之间均有广泛吻合。

阴茎的血液主要由背深静脉和深静脉回纳。阴茎背深静脉仅有一条，走行于阴茎背动脉之间。阴茎深静脉走行于阴茎海绵体深部，但不与阴茎深动脉伴行，每侧有 3～4 条以上（图 10-1-1 至图 10-1-3）。

二、生理概述

阴茎是男子的交媾器官。阴茎具有丰富的血管、神经，性刺激后，通过初级勃起中枢形成完整的神经反射弧，阴茎深动脉扩张、供血增多，同时静脉系统回流减少，海绵体窦扩张充血，使阴茎勃起，完成性交功能。阴茎深动脉供血不足，或静脉系统回流增多，都可导致血管性阳萎。

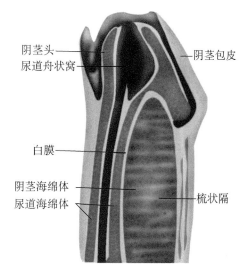

图 10-1-1 阴茎纵断面

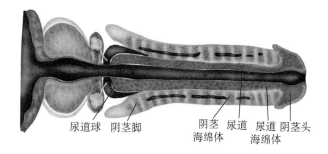

图 10-1-2 阴茎冠状断面

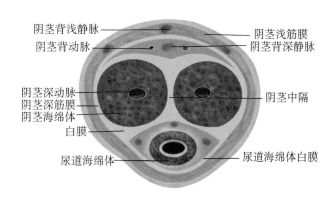

图 10-1-3 阴茎横断面

三、阴茎的正常声像图

阴茎纵断面，海绵体呈长条状，均匀、略低回声，三条海绵体回声相似。腹侧横断面，尿道海绵体位于前方，阴茎海绵体位于其后，三者呈"品"字形排列。

阴茎皮下组织呈略低回声，近似于尿道海绵体。白膜呈高回声，纵断面阴茎海绵体之间的白膜可呈梳状。尿道位于尿道海绵体内，纵断面呈条带状高回声，无排尿时尿道闭合。

阴茎海绵体动脉位于海绵体中央，阴茎背深动脉位于皮下组织与阴茎海绵体之间，背深静脉位于其间。阴茎海绵体动脉管腔不易显示（图10-1-4，图10-1-5）。

阴茎充血状态，海绵体增粗，动静脉管腔明显扩张，海绵体窦扩张。动脉流速加快，阻力指数增高，两者随充血时间和状态而变化（图10-1-6）。

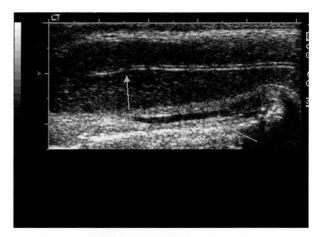

图 10-1-5　正常阴茎纵断面声像图

注：阴茎深动脉（竖箭头）位于海绵体中央，背深静脉（斜箭头）位于海绵体后方

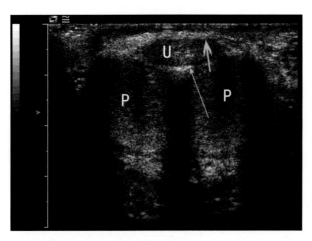

图 10-1-4　正常阴茎横断面声像图

注：尿道海绵体（U）和阴茎海绵体（P）呈"品"字形排列；白膜（箭头）

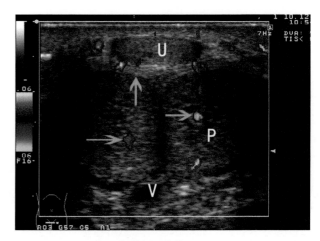

图 10-1-6　正常阴茎横断面声像图

注：阴茎勃起状态，阴茎海绵体内血窦明显扩张，背深静脉（V）扩张。竖箭头．白膜；横箭头．海绵体动脉；U．尿道海绵体；P．阴茎海绵体

第二节　仪器调节和检查方法

一、仪器调节

检查阴茎应选用 10 ～ 14MHz 频率的线阵探头，选择仪器内预设的小器官或睾丸条件，适当调节频率、增益、聚焦点及 STC，清晰显示阴茎皮下组织、海绵体、白膜及尿道的结构。

适当调节彩色多普勒频率、速度、增益、取样框、聚焦及壁滤波，以利于观察海绵体深动脉、阴茎背深动静脉的血流分布。多普勒血流量程调节在低速范围，多普勒取样线与被测血管之间的夹角应小于60°。

二、检查方法

患者无须特殊准备，应在能够保护患者隐私的环境中进行，让患者在平静状态下完成检查。

患者一般取仰卧位，充分暴露外阴部，将阴茎拉直、平放于阴阜上，探头置于阴茎腹侧，纵切、横切阴茎，分别观察阴茎皮下组织、三条海绵体、白膜及尿道的结构和内部回声。为了避免遗漏小病灶，也可将探头置于阴茎背侧进行扫查。彩色多普勒观察阴茎血管的分布及血流方向，纵切阴茎海绵体，分别显示海绵体深动脉、阴茎背深静脉，尽可能显示其全程。脉冲多普勒检测各血管的血流动力学参数。

阳萎患者检查前，准备好罂粟碱等药物。

第三节 阴茎疾病

一、阴茎纤维性海绵体炎

阴茎纤维性海绵体炎也称 Peyronie 病、阴茎硬结症。由于阴茎海绵体白膜的病损斑块，勃起时阴茎向受损侧弯曲，影响性交的完成。阴茎纤维性海绵体炎发病率约388.6/10万，多发生于45～60岁人群，以40～50岁发病率高。物理检查，X线阴茎海绵体造影，病变处有充盈缺损及钙化影，MRI 可发现炎症病灶、硬结的大小。超声检查能够观察病损斑块的程度和范围，简便可靠。

（一）病因病理及临床表现

1. **病因病理** 本病病因不明确，包括创伤、遗传因素、免疫因素等。阴茎的炎症及多次轻度损伤可能是本病的诱因。其他疾病如动脉硬化、糖尿病、痛风和维生素 E 缺乏等也可促使其发生。

主要病理改变为白膜及周围结缔组织淋巴细胞和浆细胞浸润，组织增生和胶原纤维化，呈斑片状或结节状，初期增长较快，以后减慢，无恶性变倾向。严重者，病损斑块可钙化或骨化。触诊，病灶呈索状或块状，质地坚硬。

2. **临床表现** Peyronie 病好发于中年人，而在年轻人和老年人中较少见。阴茎出现斑块或索状硬结，轻微触痛，勃起痛及阴茎弯曲。病损斑块一般不累及尿道，无排尿困难。

（二）超声表现

病灶多位于阴茎背侧、白膜处，大小及数量不一，边界多不清。白膜增厚，病灶呈斑片状、索状、块状或结节状，内部呈低回声、高回声，有的伴有钙化灶，无明显血流信号显示（图10-3-1至图10-3-3）。

（三）鉴别诊断

阴茎纤维性海绵体炎要注意与阴茎癌、阴茎结核相鉴别。阴茎癌主要发生于阴茎头部，阴茎海绵体受侵犯时可出现硬结，呈不均匀回声，阴茎头包皮内同时存在异常回声团块。阴茎结核非常少见，海绵体内结核可形成局部纤维化改变，但往往伴有阴茎皮肤溃疡，溃疡分泌物检查可发现结核杆菌。

二、阴茎癌

阴茎癌，临床上并不少见，为男性生殖系统常见的恶性肿瘤之一，其发病率受民族、卫生习惯等因素影响而不同，亚洲、非洲、拉丁美洲等地区的发病率较高。阴茎癌多发生于中年人，尤为包皮过长者多见，阴茎乳头状瘤后期可进展为鳞状细胞癌。

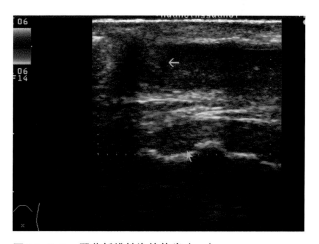

图 10-3-1 **阴茎纤维性海绵体炎（一）**

注：阴茎纵切，海绵体内可见一高回声斑（箭头），边界不清

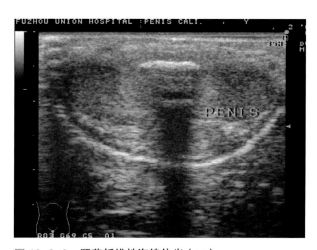

图 10-3-2 **阴茎纤维性海绵体炎（二）**

注：阴茎横切，结节位于海绵体之间，呈强回声，后伴声影

（一）病因病理及临床表现

1. **病因病理** 包茎或包皮过长是阴茎癌的主要诱因，包皮垢的长期刺激是主要病因。癌肿可侵犯阴茎海绵体。儿童时期行包皮环切术，其阴茎癌发病率明显低于成年人再行包皮环切术阴茎癌的发病率。以鳞状细胞癌最常见，95%以上的癌位于包皮内，可侵及阴茎筋膜、阴茎海绵体、阴囊等，也可通过腹股沟淋巴结、血液转移。

2. **临床表现** 阴茎癌常起始于包皮内，早期不易被发现。当癌肿隆起、溃疡时，分泌恶臭液体。发生淋巴结转移时，腹股沟可触及肿块。阴茎癌极少侵犯尿道海绵体和膀胱，患者排尿困难少见。

（二）超声表现

阴茎头包皮内出现回声不均匀团块，多为低回声，团块边界不清，内可见少至中等量血流信号。癌肿可突破白膜、侵及阴茎海绵体，形成不规则的团块（图10-3-4，图10-3-5）。淋巴结转移时，腹股沟可见到肿大的淋巴结。

（三）鉴别诊断

阴茎癌应注意与阴茎乳头状瘤、阴茎结核相鉴别。阴茎乳头状瘤也好发阴茎头部，肿瘤生长缓慢，带蒂或无蒂，边界清楚，活检予以明确诊断。阴茎结核也可发生阴茎头部，病灶周围质硬，也可向海绵体内侵犯，但往往伴有阴茎皮肤溃疡，溃疡分泌物检查可发现结核杆菌。

三、包皮嵌顿

（一）病因病理及临床表现

包茎或包皮过长者，将包皮强行上翻而又未能及时复位，狭小的包皮口紧卡在阴茎冠状沟上，导致包皮远端和阴茎头的血供障碍，形成包皮嵌顿。水肿后

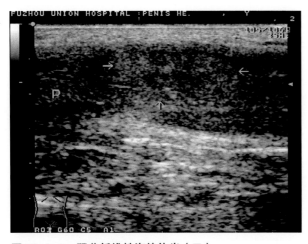

图 10-3-3 **阴茎纤维性海绵体炎（三）**
注：阴茎纵切，海绵体（P）内见一不均匀高回声斑（箭头），边界不清晰

的包皮进一步压迫冠状沟的血管，最后导致包皮、阴茎头的糜烂、坏死。

（二）超声表现

阴茎头肿大，回声不均匀，内无血流信号。阴茎皮肤肿胀，严重者肿胀可累及会阴皮肤，低回声带分布于肿胀的各层组织间，形成"组织分层征"，无明显血流信号（图10-3-6）。

（三）鉴别诊断

包皮嵌顿应与单纯阴茎皮肤水肿相鉴别。

四、阴茎囊肿

（一）病因病理及临床表现

阴茎囊肿好发部位以冠状沟最多见，其次为阴茎背部。可分为单纯性囊肿、表皮样囊肿和淋巴管囊肿。

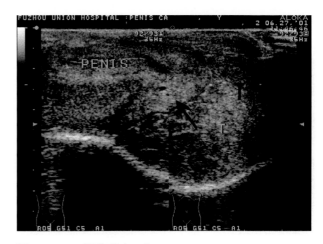

图 10-3-4 **阴茎癌（一）**
注：阴茎头纵切，癌体（T）位于包皮内，包绕阴茎头（箭头），形态不规则，回声不均匀

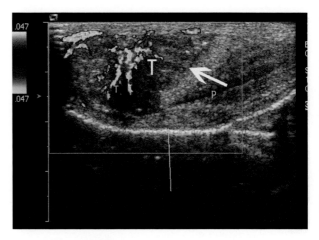

图 10-3-5 **阴茎癌（二）**
注：阴茎头纵切，癌体（T）浸润阴茎头（箭头），形态不规则，回声不均匀，血供丰富

发育异常和外伤是其主要原因。临床主要表现为阴茎无痛性肿物，生长缓慢，表面光滑，质软，有波动感。

（二）超声表现

阴茎头部或阴茎背部，可见一圆形、椭圆形或管道样囊状肿物，边界清晰。单纯性囊肿、淋巴管囊肿内呈无回声，表皮样囊肿内呈类实性改变，回声不均匀，无血流信号显示（图10-3-7，图10-3-8）。

（三）鉴别诊断

阴茎表皮样囊肿应与扩张的阴茎静脉相鉴别，表皮样囊肿应与肿瘤相鉴别。

五、阴茎闭合性损伤

阴茎损伤分为闭合性损伤和开放性损伤，闭合性损伤又分挫伤、折断、绞窄、脱位。临床上阴茎损伤并不多见。阴茎勃起时海绵体充盈血液，海绵体组织脆性增大，性生活不当或撞击均可导致阴茎的闭合性损伤。

（一）病因病理及临床表现

外力作用于阴茎，可导致闭合性损伤。轻者，阴茎皮肤形成青紫色瘀斑，重者形成皮下、海绵体淤血、血肿，伴有剧痛。后期，可形成血肿机化、假性动脉瘤或继发感染形成脓肿。

（二）超声表现

阴茎肿胀，皮下软组织增厚，受损区回声增强、不均匀，无明显边界，血供增多。血肿呈中、低混合回声，内无血流信号。局部白膜及海绵体形态不完整（图10-3-9，图10-3-10）。

假性动脉瘤，受损区海绵体出现液性区，多普勒显示，内可见动脉血流，能发现与之相通的海绵体动脉（图10-3-11）。

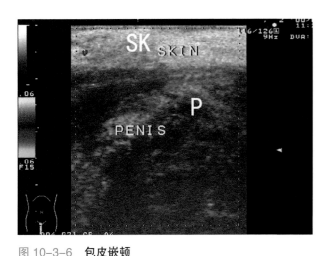

图10-3-6 **包皮嵌顿**
注：阴茎皮肤（SK）水肿，阴茎头（P）肿大，回声不均匀，内无血流信号显示

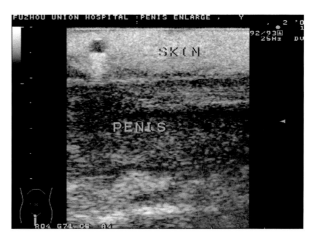

图10-3-8 **阴茎囊肿**
注：囊肿位于阴茎皮下，呈圆形，边界清楚，后方回声增强

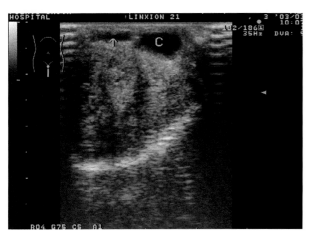

图10-3-7 **阴茎淋巴管囊肿**
注：阴茎头内可见囊性区（C），呈圆形，边界清楚，其旁另见扁条状囊性区，两者相通

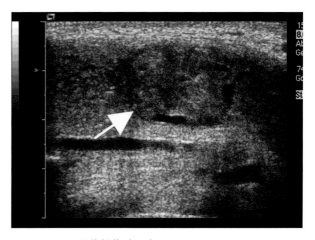

图10-3-9 **阴茎损伤（一）**
注：阴茎纵切，阴茎海绵体内见一血肿（箭头），边界不清晰，内可见液性暗区和絮状物

六、血管性阳萎

阴茎的勃起功能依赖阴茎动脉和静脉，任何影响阴茎动、静脉血流的因素均可导致阳萎。阳萎分为心理性和器质性，器质性阳萎包括血管性、神经性、内分泌性、药物性等。大多数阳萎患者是因为阴茎动、静脉血流循环障碍造成。药物注入联合彩色多普勒超声检查是目前诊断阳萎的主要方法之一。在阴茎根部压迫、阻断阴茎静脉回流，于一侧阴茎海绵体内注射罂粟碱 30mg 和酚妥拉明 1mg，局部压迫 2min，以预防发生血肿，5min 后解除压迫，并刺激阴茎勃起。检测的阴茎血管包括阴茎海绵体动脉和阴茎背深静脉。

（一）病因病理及临床表现

血管性阳萎可分为动脉性阳萎和静脉性阳萎。动脉性阳萎多见于腹主动脉、双侧阴部内动脉及其分支动脉粥样硬化引起的血管狭窄、阻塞；静脉性阳萎主要见于静脉瓣关闭不全、海绵体间静脉漏等。

（二）超声表现

1. 阴茎正常勃起时，阴茎海绵体动脉收缩期峰值流速大于 30cm/s，阻力指数大于 0.85，阴茎背深静脉为间断或低速静脉血流（图 10-3-12）。

2. 动脉性阳萎，阴茎海绵体动脉收缩期峰值流速小于 30cm/s，阻力指数大于 0.85，阴茎背深静脉为间断或低速静脉血流（图 10-3-13）。

3. 静脉性阳萎，阴茎海绵体动脉收缩期峰值流速大于 30cm/s，舒张期流速大于 7cm/s，阻力指数小于 0.80，阴茎背深静脉扩张、持续大量回流（图 10-3-14）。

4. 混合性阳萎，阴茎海绵体动脉收缩期峰值流速小于 30cm/s，舒张期流速大于 7cm/s，阻力指数小于 0.80，阴茎背深静脉持续明显回流（图 10-3-15）。

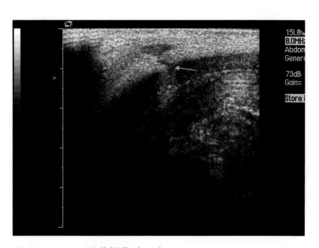

图 10-3-10　阴茎损伤（二）

注：阴茎纵切，皮下组织增厚、见一小血肿，白膜断裂（箭头）

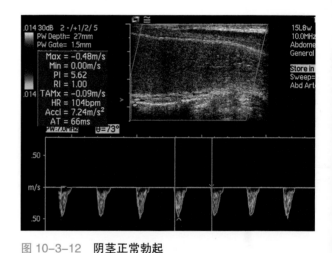

图 10-3-12　阴茎正常勃起

注：阴茎海绵体动脉收缩期峰值流速 =48cm/s，阻力指数 =1.00

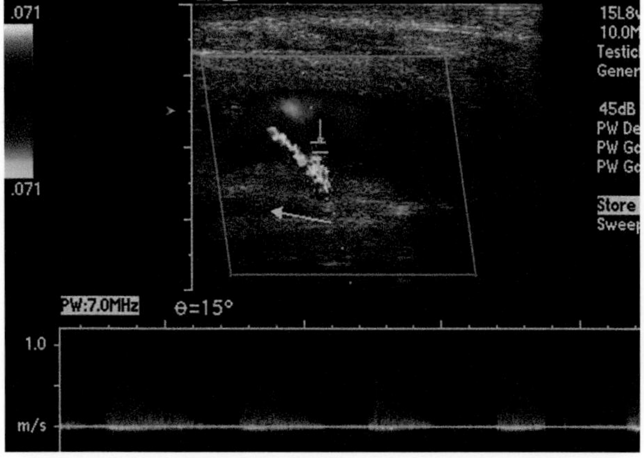

图 10-3-11　阴茎假性动脉瘤

注：外伤后，阴茎海绵体内出现一液性区，彩色多普勒见一动脉血流灌入

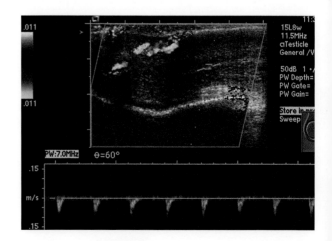

图 10-3-13　动脉性阳萎

注：阴茎海绵体动脉收缩期峰值流速 =10cm/s，阻力指数 =1.00

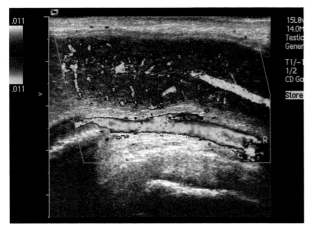

图 10-3-14　**静脉性阳萎**

注：阴茎海绵体动脉扩张，血流速度明显加快，阴茎背深静脉扩张、持续大量回流

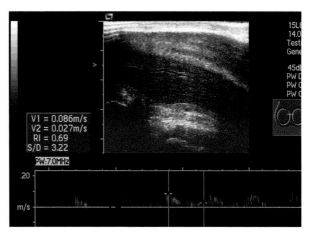

图 10-3-15　**混合性阳萎**

注：阴茎海绵体动脉收缩期峰值流速 =8.6cm/s，阻力指数 =0.69

（薛恩生）

参考文献

[1]　林礼务，林新霖，薛恩生 .2006. 浅表器官与血管疾病彩色多普勒超声诊断图谱 . 厦门：厦门大学出版社

[2]　詹维伟，蒋跃庆 .2000. 血管性阳痿的药物性阴茎双功能超声研究 . 中国医学影像技术，16（3）：231-233

第11章

腹外疝

第一节　解剖生理与病理

腹外疝系腹腔内容物自某处腹壁薄弱或缺损处突入腹壁，以突出的解剖部位命名，其中以腹股沟斜疝发生率最高，占90%以上，股疝次之，占5%左右，较常见的腹外疝还有腹壁切口疝、脐疝和白线疝，此外，尚有腰疝等罕见疝。疝囊内常含肠管、肠系膜、部分大网膜，偶有其他组织。高频超声检查可明确疝的位置、大小、形状，估计疝囊口的直径。另外，疝的内容物也能大致分辨，如疝内容物为大网膜，表现为实质性稍高回声；如疝内容物为肠管，则呈稍低回声，动态观察可见蠕动和气尾征。

一、局部解剖

1. **腹股沟管解剖**　腹股沟管在正常情况下为一潜在的管道，位于腹股沟韧带的内上方，大体相当于腹内斜肌、腹横肌的弓状下缘与腹股沟韧带之间。在成年人管长4～5cm，有内、外两口和上下、前后四壁。内口即内环或称腹环，即腹横筋膜中的卵圆形裂隙；外口即外环，或称皮下环，是腹外斜肌腱膜下方的三角形裂隙。管的前壁是腹外斜肌腱膜，在外侧1/3尚有部分腹内斜肌；后壁是腹横筋膜及其深面的腹膜壁层，后壁内、外侧分别有腹横肌腱（或联合肌腱）和凹间韧带。上壁为腹横腱膜弓（或联合肌腱），下壁为腹股沟韧带和陷窝韧带。腹股沟管内男性有精索，女性有子宫圆韧带通过，还有髂腹股沟神经和生殖股神经的生殖支。

2. **直疝三角**　又称Hesselbach三角，亦称腹股沟三角，是由腹壁下动脉构成外侧边，腹直肌外缘构成内侧边，腹股沟韧带构成底边的一个三角形区域。此处腹壁缺乏完整的腹肌覆盖，且腹横筋膜又比周围部分为薄，所以是腹壁的一个薄弱区。腹股沟直疝即在此由后向前突出，故称直疝三角。直疝三角与腹股沟管内环之间有腹壁下动脉和凹间韧带（腹横筋膜增厚而成）。

3. **股管**　位于腹股沟韧带下方的位置，即人体股（又称大腿）的根部。与腹股沟管相比，股管的位置相对低些。股管是人体一个狭长的漏斗形间隙，长1～1.5cm，内含脂肪组织、疏松结缔组织和淋巴结。股管的上口称为股环，直径约为1.25cm，前方为腹股沟韧带；后缘为耻骨梳韧带缘和股静脉，内缘为腔隙

韧带。股管下口为卵圆窝，位于腹股沟韧带内侧下方（图11-1-1）。

二、病因

腹外疝的发生与该处腹壁强度降低和腹内压增加两大因素有关。

（一）腹壁强度减弱

腹壁强度减弱属于解剖结构原因，是疝发生的基础，有先天性和后天性两种情况。先天性的如腹膜鞘状突未闭、腹内斜肌下缘高位、宽大的腹股沟（Hesselbach）三角、脐环闭锁不全、腹壁白线缺损等，有些正常的解剖现象，如精索或子宫圆韧带穿过腹股沟管，股动静脉穿过股管区，也可造成该处腹壁强度减弱。后天获得性原因有手术切口、引流口愈合不良、外伤、炎症、感染、手术切断腹壁神经等原因。

（二）腹内压增加

腹内压增加是一种诱发因素，原因很多，如慢性咳嗽（如吸烟者和老年人支气管炎）、慢性便秘、晚期妊娠、腹水、排尿困难、婴儿经常号哭、举重者、经常呕吐及腹内肿瘤等。

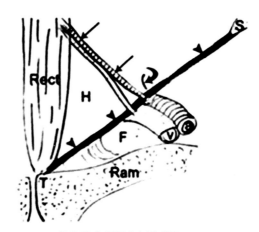

图11-1-1　从腹腔内所见右侧腹股沟

注：腹股沟韧带起源于髂前上棘（S）并插入耻骨结节（T）；直疝三角（H）由腹直肌外侧缘（Rect）、腹壁下动脉（直箭头）、腹股沟韧带内侧（箭头）所界定，F所示股管；Ram所示耻骨上支；弯箭头所示之处为腹股沟管深环的开口

（引自：中国超声医师 CUDA. ORG.CN）

三、病理解剖

典型的腹外疝由疝环、疝囊、疝内容物和疝被盖四部分组成。

1. **疝环**　它是疝囊从腹腔突出的"口"，多呈环形，亦即相当于腹壁薄弱或缺损处。各类疝多依疝环部位而命名，如腹股沟疝、股疝、脐疝等。

2. **疝囊**　疝囊是腹膜壁层经疝环而突出的囊袋结构，可分为囊颈、囊体、囊底3部分。囊颈指疝囊与腹腔相连接的狭窄部，位置相当于疝环，由于肠内容物经常经此而进出，故常受摩擦而增厚，特别在老年患者，病史长，受佩用疝带的软压垫压迫，可使囊颈格外肥厚坚韧。囊体是疝囊的膨大部分，是疝内容物留居之处。囊底指疝囊的顶端部分。

3. **疝内容物**　即指从腹腔突出而进入疝囊的脏器和组织。常见的内容物多是活动度大的，以小肠占首位，其次是大网膜，其他有盲肠、阑尾、乙状结肠、横结肠、膀胱、卵巢、输卵管、Meckel憩室等，但较少见。

4. **疝被盖**　指疝囊以外的腹壁各层组织，通常由筋膜、肌肉、皮下组织和皮肤组成，可因疝的部位尚有所增减。上述各层组织常因疝内容物出入、留居而被扩大或受压，以致萎缩、变薄。

四、临床病理类型

（一）按疝内容物的病理变化和临床表现分类

按疝内容物的病理变化和临床表现，腹外疝可分为下列类型。

1. **可复性疝**　凡疝内容物很容易回入腹腔的，称为可复性疝。

2. **难复性疝**　疝内容物不能完全回入腹腔但并不引起严重症状的，称为难复性疝，常因疝内容物（多数是大网膜，也有小肠）反复疝出，表面受摩擦而损伤，与疝囊发生粘连所致。

3. **嵌顿性疝**　疝内容物突然不能回纳，发生疼痛等一系列症状者，称为嵌顿性疝。

4. **绞窄性疝**　嵌顿性疝如不及时解除，致使疝内容物发生血液循环障碍甚至坏死者，称为绞窄性疝。虽然腹股沟疝较股疝常见，但后者发生嵌顿多出1倍。儿童的疝，由于疝环组织一般比较柔软，嵌顿后绞窄的机会较小。

（二）按部位分类

按部位可分为腹股沟疝、股疝、腹壁切口疝、脐疝。

1. **腹股沟疝**　是指腹腔内脏器通过腹股沟的缺损向体表突出所形成的疝，是各种疝中的最常见类型，包括腹股沟斜疝和腹股沟直疝，其中以斜疝最多见，占全部腹外疝的90%左右。疝囊经过腹壁下动脉外侧和腹股沟管突出，向内、向下、向前斜行经过腹股沟管，可进入阴囊，称为腹股沟斜疝。男性多见，男女比例约为15:1，以婴幼儿及老年人发病率最高。

腹股沟直疝系指腹腔内容物从腹壁下动脉内侧、经直疝三角区由后向前突出，不经过内环，也不进入阴囊，直疝三角的三边由腹壁下动脉（外侧边），腹直肌外缘（内侧边）和腹股沟韧带（底边）所构成，其发病率较斜疝为低，约占腹股沟疝的5%，多见于老年男性，常为双侧，多呈类圆形或半球形。绝大多数属后天性，主要病因是腹壁发育不健全、腹股沟三角区肌肉和筋膜薄弱。肿块不进入阴囊，由于直疝颈部宽大，极少嵌顿，还纳后可在腹股沟三角区直接扪及腹壁缺损，咳嗽时指尖有膨胀性冲击感，可与斜疝相鉴别。双侧性直疝时疝块常于中线两侧互相接近。

2. **股疝**　脏器或组织经股环突入股管，再经股管突出卵圆窝为股疝。股疝的发病率占腹外疝的3%~5%，多见于40岁以上妇女，因为女性骨盆较宽，联合肌腱和陷窝韧带较为薄弱，以致股管上口宽大松弛所致。另外，多次妊娠也是次要因素。疝囊进入股管止于股血管之旁侧，小肿物在股内侧、腹股沟韧带下或耻骨联合之旁，增大时，疝囊移向上方，以致不易与斜疝相鉴别，由于疝囊颈狭小，当咳嗽增加腹压时，局部咳嗽冲动感不明显。在腹外疝中，股疝嵌顿者最多，高达60%，一旦嵌顿，可迅速发展为绞窄性疝，引起局部明显疼痛。

3. **腹壁切口疝**　腹壁切开术后，该处愈合组织纤弱易发生疝，以下腹部中线切口发生率较高。多数切口疝无完整疝囊，故疝内容物常可以与腹膜外腹壁组织粘连而成为难复性疝，有时还伴有部分性肠梗阻，切口疝的疝环一般比较宽大，很少发生嵌顿。

4. **脐疝**　由脐环处突出的疝称为脐疝。临床上分为婴儿脐疝和成人脐疝两种，前者远较后者多见。由于疝环一般较小，周围瘢痕组织较坚韧，因此较易发生嵌顿和绞窄。

第二节 检查方法

一、仪器

首选高频线阵浅表探头，频率一般在 6～8MHz 为宜。

二、检查前准备

患者无须特殊准备，但如果腹股沟区包块已还纳回腹腔时（如可复性腹股沟斜疝），此时超声检查有可能发现不了疝的位置。所以最好是在腹股沟疝疝出的时候检查，以提高阳性率。

三、检查体位与方法

患者采用仰卧位、站立位多切面探查，充分暴露包块区域，检查之前可见的定向标志有脐、髂前上棘、耻骨联合和大腿近端。注意观察包块的部位、形态、大小及随腹压变化情况、疝内容物回声、疝囊颈与周围组织及精索、阴囊的关系，彩色多普勒探查腹壁下动脉与疝囊颈的关系及囊内容物有无血流信号。乏氏动作增加腹压是超声检查的重要组成部分，在屏气增加腹压的过程中，疝内容物相对于超声探头的运动方向有助于确定疝的诊断及类型，尤其是无肠道和积液的脂肪性疝。

第三节 超声表现

超声观察腹外疝的内容主要包括疝的部位、范围、疝大小及随腹压变化情况、疝内容物回声与阴囊及腹壁下动脉的关系、疝囊内有无积液等。

一、腹外疝声像图表现

1. *腹壁探及疝囊* 腹壁或阴囊内探及异常混合性包块，腹腔内容物通过疝环与疝囊相通，疝囊大小不一，可复性疝随体位及腹腔压力而变化，当直立位、屏气增加腹压或婴幼儿啼哭时，疝囊突出和增大；当压力减小时，疝囊缩小，疝内容物滑入腹腔。

2. *疝环* 仔细扫查疝环内径，观察疝囊颈与腹壁下动脉的关系，以鉴别腹股沟斜疝与腹股沟直疝。直疝的疝囊颈位于直疝三角内，即腹壁下动脉的内侧，斜疝的疝囊颈位于腹壁下动脉的外侧，股疝的疝囊颈位于腹股沟韧带外下方、股静脉的内侧。

3. *疝内容物的超声表现* 最常见的疝内容物为小肠，大网膜次之，少见的有阑尾、大肠、膀胱等。疝囊内部回声因疝内容物不同而表现各异，内容物为肠管则表现为一段肠腔折叠，或两段与多段肠腔降入，呈多层中强回声，见蠕动纡曲的肠管，腔内有浑浊、流动的液状物或气泡的点状强回声，随蠕动的肠管来回流动或翻滚，囊内肠壁的小血管为多条红、蓝色动静脉血流（图 11-3-1）。疝内容物为大网膜则表现为模糊的斑点样、或短粗的条索状中强回声，边界不清，多伴有积液（图 11-3-1），彩色多普勒显示为短小星点状血流信号。肠系膜脂肪则呈现比周围脂肪更强的回声。疝的内容物除了肠袢，有时可以是膀胱和液体而呈无回声，部分患者会有睾丸鞘膜积液，呈无回声，量多少不等，衬托出疝囊清楚的边缘。

二、腹壁切口疝、脐疝声像图

腹部手术史，切口瘢痕处腹壁薄弱，可出现腹壁切口疝，表现为腹腔内容物经切口瘢痕处突出于皮下的，大小可随腹压变化而变化（图 11-3-2）。先天或后天因肥胖、腹部膨胀、腹水、妊娠，脐部出现一小圆形肿物为脐疝，多为可复性疝。触诊时可及环形开口，内容物可为大网膜的一小部分及脂肪，偶含肠或胃壁一部分，腹压增加时明显，超声表现为上腹中线或脐窝圆形肿物，表面有腹膜为疝囊，囊内可见肠蠕动及液气泡的活动，平卧位变小或消失（图 11-3-3）。

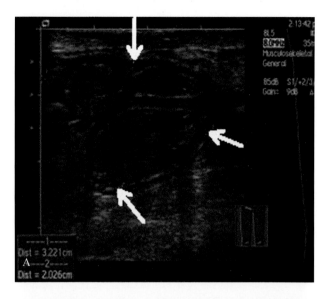

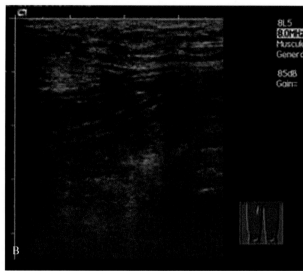

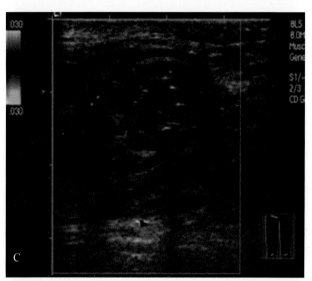

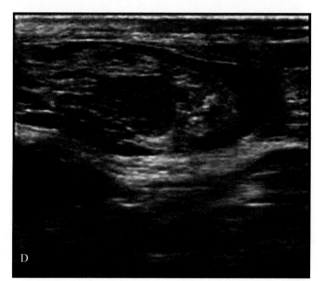

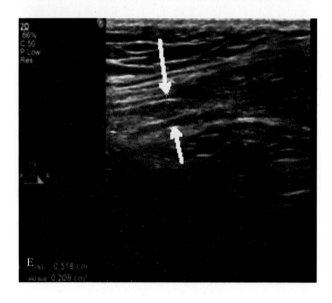

图 11-3-1　疝内容物

注：A. 右侧腹股沟区可见一大小约 32mm×20mm 的混合回声包块，为多段肠腔折叠，呈多层中强回声，动态观察可见肠管蠕动及肠内容物翻滚；B. 同一患者，疝囊内容物通过腹股沟区一宽约 11mm 的疝颈与腹腔相通，探头加压疝内容物可回纳入腹腔内；C. 彩色多普勒显示疝内容物肠壁动静脉星点状血流信号；D. 30 岁男性，右侧腹股沟内侧近阴囊上方可见一个约 59mm×23mm 的杂乱回声团，并可见少量液性暗区；E. 同一患者，疝内容物通过一宽约 5mm 的疝囊颈与腹腔相通

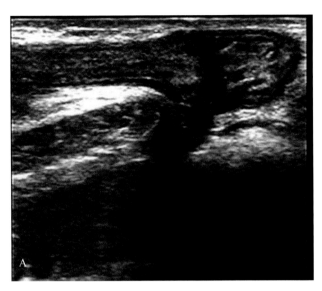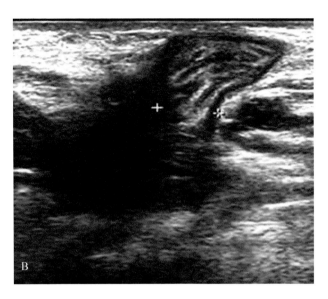

图 11-3-2 腹壁切口疝

注：A. 66 岁男性，腹壁切口疝，左下腹壁手术史，切口处探及肠管从腹腔经一宽约 6.9mm 的疝囊颈突向皮下软组织内；
B. 同一患者，腹腔肠管疝入腹壁下，大小可随腹压变化而变化

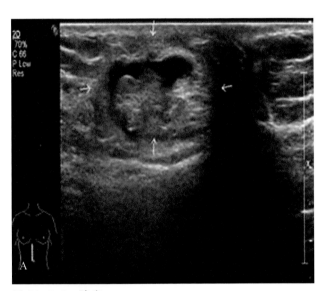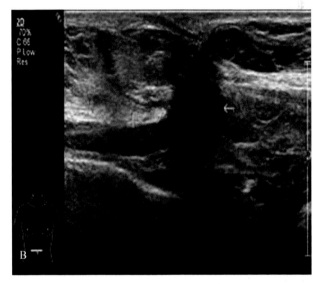

图 11-3-3 脐疝

注：A. 46 岁女性脐疝，纵切腹壁脐周（脐上）皮下软组织层内可见一大小约 28mm×17mm×23mm 的包块（箭头），内部可见肠管样回声及少许液性无回声区；B. 同一患者，横切可探及一宽约 4mm 的管道与腹腔相通，乏氏动作后见肠管蠕动，包块大小随腹压变化而变化，疝囊内肠管可回纳腹腔

第四节　鉴别诊断与临床意义

一、鉴别诊断

1. 腹股沟直疝与腹股沟斜疝相鉴别　腹壁下动脉（髂外动脉发出，与腹壁下静脉伴行）是术中分辨腹股沟直疝和斜疝的解剖学标志，超声亦可通过观察疝囊颈的位置、疝囊突出途径及疝囊颈与腹壁下动脉的关系鉴别腹股沟直疝与斜疝。腹壁下动脉的探查，患者平卧位，探头置于腹股沟区下腹壁腹直肌中外 1/3 交界处，利用二维超声结合彩色多普勒血流成像寻找并确认腹壁下动脉，随即沿其追寻扫查至腹股沟

区，探头取横切扫查直至清晰显示腹壁下动脉自髂外动脉发出的起始部及腹股沟韧带。嘱患者做深吸气后屏气以增加腹压，腹股沟斜疝从腹壁下动脉外侧疝出后，疝囊走行于腹股沟管内环必将腹壁下动脉向后方推挤，自其前方通过（图11-4-1）。反之，腹股沟直疝沿直疝三角由后向前将壁层腹膜顶起，并不经过内环，除疝口位于腹壁下动脉内侧外，疝囊还将其向外前方推挤（图11-4-2）。

　　2. 股疝与腹股沟疝相鉴别　腹股沟斜疝位于腹股沟韧带的上内方，呈梨形，而股疝则位于腹股沟韧带之下外方、股静脉的内侧，多呈半球形（图11-4-3）。疝块回纳后，用手指紧压腹股沟管内环、嘱患者站立或咳嗽，腹股沟斜疝时疝块不再出现，而股疝则复现。腹股沟斜疝的突出部位为腹股沟管，而股疝的突出部位为股管。腹股沟直疝位于腹股沟韧带上方，手指检查腹股沟直疝三角，腹壁有缺损。腹股沟斜疝的疝囊只会向阴囊部扩展，而股疝无论大小都不会进入阴囊。

　　应注意的是，较大的股疝除疝块的一部分位于腹

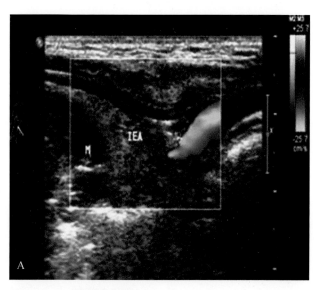
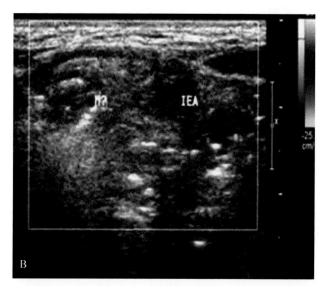

图 11-4-1　腹股沟斜疝

注：A. 5岁男孩，右侧包含肠管、脂肪的腹股沟斜疝（M），彩色多普勒显示腹壁下动脉（IEA）长轴自髂外动脉发出，疝囊颈位于腹壁下动脉的外侧，右侧为内侧；B. 同一患者，探头旋转90°，腹壁下动脉（IEA）短轴切面，清楚显示疝囊颈（M）位于其外侧，疝囊将IEA向后方推挤，右侧为内侧

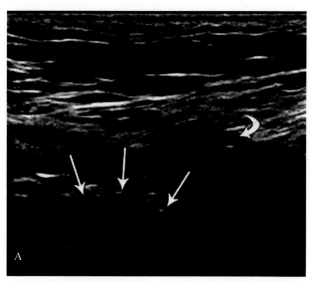
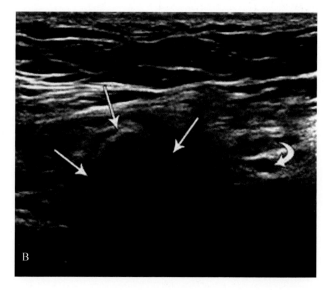

图 11-4-2　腹股沟直疝

注：A. 40岁男性，左侧腹股沟直疝。屏气增加腹压之前所示的腹膜脂肪纹（直箭头）在腹壁下动脉（弯箭头）内侧，左侧为内侧；B. 同一患者，屏气增加腹压后可见直疝（直箭头），伴有朝向探头方向的运动，疝囊颈位于腹壁下动脉（弯箭头）的内侧
（引自中国超声医师，CRDA．ORG.CN）

股沟韧带下方以外，一部分有可能在皮下伸展至腹股沟韧带上方。用手指探查外环是否扩大，有助于两者的鉴别（表 11-4-1）。

3. 腹股沟斜疝还需与以下疾病相鉴别

（1）睾丸、精索鞘膜积液：无论是交通性或非交通性睾丸或精索鞘膜积液，声像图均为液性无回声包块，易于鉴别。

（2）腹股沟内隐睾：声像图表现为腹股沟管内椭圆形稍低回声肿块，边界清楚，内部回声均匀，如加上彩色多普勒，隐睾内可见小血管在内穿行并可测及频谱。

（3）腹股沟区异常淋巴结肿大：声像表现为腹股沟区多个呈串珠状排列的椭圆形低回声包块，边界清楚，内部回声均匀或不均匀，可见淋巴结门样结构，包块不能沿腹股沟管进入阴囊。

（4）腹股沟区局部皮下纤维病或脂肪瘤：声像图特点为肿块位于皮下，不能沿腹股沟管进入阴囊，肿块边界清除，内部回声均匀。

二、临床意义

临床触及腹股沟区或腹壁切口处、脐周异常包块时，超声探及腹腔内容物疝入腹壁即可诊断腹外疝。内容物为肠管呈多层中强回声、肠腔内容物滚动，肠壁有多条彩色血流，大网膜降入疝囊，呈中粗、模糊的斑点样或短条索状中强回声，后方边界不清，彩色血流呈星点或短线状。根据其大小是否随腹腔压力变化而变化及疝内容物是否能回纳腹腔，可诊断可复性疝或嵌顿疝。疝囊内血流信号的有无，可用于判断血管有无受压、血流是否通畅。根据腹壁下动脉与疝囊颈的关系，并与临床结合可鉴别斜疝与直疝，股疝与腹股沟疝常不易区别，应结合临床诊断。疝囊内结构不清、无气体，或疝内肠壁无血流彩色，注意与脂肪瘤相鉴别。

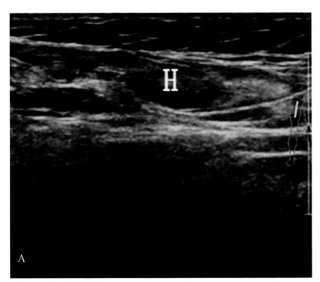
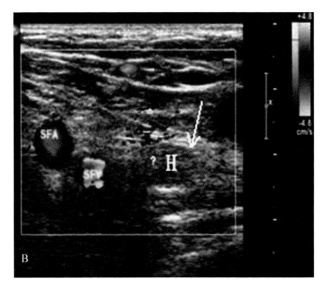

图 11-4-3　股疝

注：A. 32 岁男性，右侧股疝（H），纵切显示右侧大腿根部可见一长约 39mm 的长条形异常混合回声团块，其间尚可见液体暗区，此异常团块回声可与腹腔相通；B. 同一患者，横切面显示股浅静脉（SFV）内侧旁股疝（H，直箭头），右侧为内侧

表 11-4-1　腹股沟斜疝、直疝及股疝的鉴别诊断

	斜疝	直疝	股疝
发病年龄	多见于儿童及青壮年	多见于老年人	多见于中老年妇女
突出途径	经腹股沟管突出，可进阴囊	由直疝三角突出，不进阴囊	经股管突出，不进阴囊
疝块外形	椭圆或梨形，上部呈蒂柄状	半球形，基底较宽	管状或纺锤状
回纳疝块后压住内环	疝块不再突出	疝块仍可突出	疝块仍可突出
精索与疝囊的关系	精索在疝囊后方	精索在疝囊前外方	精索在疝囊内上方
疝囊颈与腹壁下动脉的关系	疝囊颈在腹壁下动脉外侧	疝囊颈在腹壁下动脉内侧	疝囊颈位于股静脉旁
嵌顿机会	较多	极少	最多

（熊华花）

参考文献

[1]　吴在德，吴肇汉．2006.外科学．6版．北京：人民卫生出版社

[2]　周永昌，郭万学．2006.超声医学．5版．北京：科学技术文献出版社，743-745

[3]　盛明洪，周兴祥，殷军，等．2007.腹外疝的超声诊断价值．临床超声医学杂志，9（2）：124-125

第 12 章

肛门及直肠

近年来，随着人们生活水平的提高，生活节奏和饮食结构的改变，肛周疾病的发病率呈上升趋势，尤其是肛管直肠周围脓肿（肛周脓肿）和肛瘘，虽为良性病变，但发病率高、症状重、易复发，严重影响人们的生活质量。随着超声仪器和超声医学的迅速发展，

超声在肛周疾病的诊断价值得到了广泛认可。特别是经直肠超声的应用，因其具有经济快捷、操作简便、成像清晰等优势，可为临床提供丰富的诊断信息，已成为肛周脓肿和肛瘘的首选检查方法之一。

第一节　解剖与正常声像图

肛管是消化道的末端，关于肛管的范围目前有两种观点：解剖学家认为肛管上端起自齿状线，下端止于肛缘，长度1.2～1.5cm，称解剖学肛管；外科医师则认为肛管上端起自肛管直肠环，下端止于肛缘，长度3.5～4cm，称外科学肛管。由于以齿状线作为界线，描述清楚，肉眼易识别，且对直肠癌外科手术有重要的临床意义，故临床以解剖学肛管常用。

肛管（图12-1-1）被肛门括约肌包绕，平时处于收缩状态，有控制排便的作用。肛管周围有肛门内外括约肌、联合纵肌和肛提肌等（图12-1-2）。肛

门内括约肌为平滑肌，由肠壁环形肌增厚形成，有协助排便的作用，但无括约肛门的作用。联合纵肌一般认为是由直肠壁的纵行肌和肛提肌下部的一部分组成，两者一起形成纤维性隔，分隔肛门内、外括约肌，向下分散止于皮肤。肛门外括约肌为骨骼肌，围绕于肛门内括约肌的外下方，受意识支配，有较强的控制排便功能。肛提肌是直肠下段周围形成盆膈的一层宽而薄的肌肉，属于随意肌，由耻骨直肠肌、耻骨尾骨肌及髂骨尾骨肌构成（图12-1-3）。肛提肌起自骨盆两侧壁，斜行向下止于直肠壁下部两侧，呈漏斗形，

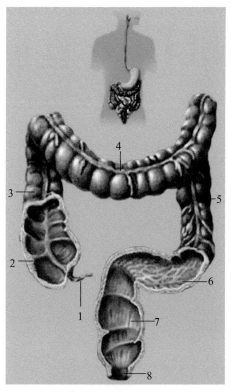

图12-1-1　肛管直肠解剖关系
注：1.阑尾；2.盲肠；3.升结肠；4.横结肠；5.降结肠；6.乙状结肠；7.直肠；8.肛管

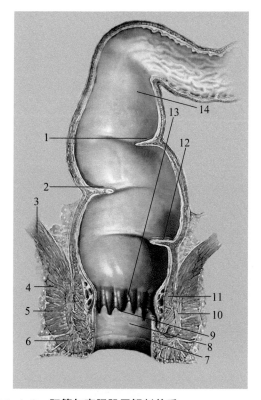

图12-1-2　肛管与直肠肌层解剖关系
注：1.上直肠横襞；2.中直肠横襞；3.肛提肌；4.肛门外括约肌深部；5.肛门外括约肌浅部；6.肛门外括约肌皮下部；7.白线；8.肛管；9.齿状线；10.联合纵肌；11.肛门内括约肌；12.下直肠横襞；13.肛柱；14.直肠

对于承托盆腔内脏、协助排便，括约肛管有重要作用。肛门外括约肌、联合纵肌、肛门内括约肌和肛提肌共同构成一围绕肛管的强大肌环称为肛管直肠环（图12-1-4），此环对肛管起着极为重要的括约作用。如手术时不慎切断，将导致肛门失禁。

肛管、直肠的周围存在着一些由脂肪结缔组织填充的间隙（图12-1-5），易感染形成脓肿，具有重要的临床意义。位于肛提肌以上的有骨盆直肠间隙、直肠后间隙；在肛提肌以下的有肛门周围间隙、浅部肛管后间隙、深部肛管后间隙、坐骨直肠间隙。

直肠肛管的供应动脉以齿状线为界，其上主要是肠系膜下动脉的终末支——直肠上动脉，其次为来自髂内动脉的直肠下动脉和骶中动脉。约22%人体存在直肠中动脉，起源于髂内动脉，经侧韧带供应直肠下部；齿状线以下的血液来自两侧阴部内动脉的分支——肛管动脉。齿状线上、下动脉之间有丰富的吻合支。直肠、肛管静脉的分布与动脉相似，以齿状线为界分为两个静脉丛：直肠上静脉丛和直肠下静脉丛。

直肠肛管的淋巴引流以齿状线为界，分上、下两组。

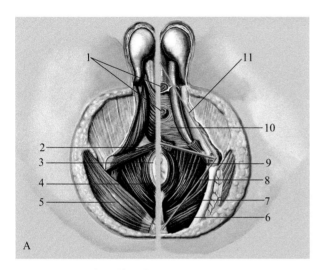
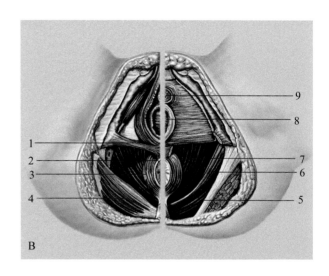

图 12-1-3　肛提肌的组成

注：A. 1. 尿道；2. 会阴浅横肌；3. 肛管；4. 外括约肌；5. 臀大肌；6. 尾骨肌；7. 髂骨尾骨肌；8. 肛门三角；9. 髂骨尾骨肌；10. 会阴深横肌；11. 尿生殖三角；B. 1. 会阴浅横肌；2. 肛管；3. 外括约肌；4. 臀大肌；5. 尾骨肌；6. 髂骨尾骨肌；7. 耻骨尾骨肌；8. 阴道；9. 尿道

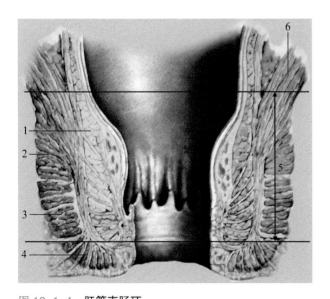

图 12-1-4　肛管直肠环

注：1. 内括约肌；2. 外括约肌深部；3. 外括约肌浅部；4. 外括约肌皮下部；5. 肛管直肠环；6. 肛提肌

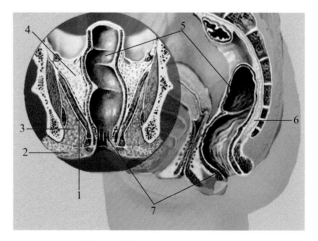

图 12-1-5　肛周各间隙

注：1. 肛提肌；2. 肛门周围间隙；3. 坐骨肛管间隙；4. 骨盆直肠间隙；5. 直肠；6. 直肠后间隙；7. 肛管

上组在齿状线以上，有三个引流方向：向上沿直肠上动脉到肠系膜下动脉旁淋巴结，这是直肠最主要的淋巴引流途径；向两侧经直肠下动脉旁淋巴结引流到盆腔侧壁的髂内淋巴结；向下穿过肛提肌至坐骨直肠间隙，沿肛管动脉、阴部内动脉旁淋巴结到达髂内淋巴结。下组在齿状线以下，有两个引流方向：向下外经会阴及大腿内侧皮下注入腹股沟淋巴结，然后到髂外淋巴结；向周围穿过坐骨直肠间隙沿闭孔动脉旁引流到髂内淋巴结。上、下组淋巴有吻合支，因此，直肠癌和肛管癌有时可转移到腹股沟淋巴结。

齿状线以上属内脏神经支配，交感神经纤维来自腹下丛和肠系膜下丛，副交感神经纤维来自盆内脏神经，无痛觉；齿状线以下属脊神经支配，由来自骶丛的阴部神经分支肛神经支配，对疼痛敏感。

一、肛管内部结构

1. 肛柱　肛管上段内面可见 6～10 条纵行的黏膜皱襞即肛柱，由肛门括约肌收缩而形成。

2. 肛瓣　相邻两肛柱下端连有半月形的黏膜皱襞，称肛瓣。

3. 肛窦　两肛柱下端与肛瓣相连形成的许多囊袋状小隐窝，称肛窦。肛窦开口向上，深 3～5mm，肛窦有储存黏液润滑大便的作用。肛窦底部有肛腺开口，肛腺开口通过肛腺导管与肛腺相连（图 12-1-6），肛腺通常位于肛管皮下、内括约肌层或联合纵肌层。

4. 齿状线　由肛瓣的边缘和肛柱下端共同围成的

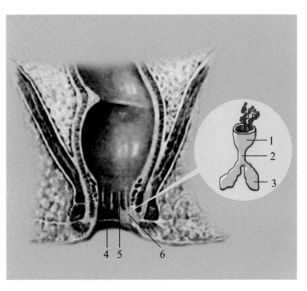

图 12-1-6　肛隐窝及肛腺

注：1. 肛隐窝；2. 肛腺导管；3. 肛腺；4. 肛瓣；5. 肛柱；6. 肛腺所在位置

锯齿样的环状线，称齿状线，是肛管与直肠的分界线，是重要的解剖标志，具有重要的临床意义。齿状线以上被覆着黏膜，为单层柱状上皮；齿状线以下被覆着皮肤，为复层扁平上皮。

5. 痔环　齿状线下方宽约 1cm 的环形区域，光滑而有光泽，也称肛梳，其皮下有痔外静脉丛（图 12-1-7）。

6. 白线　位于肛缘上方约 1cm，是肛门内、外括约肌的交界处。肛门指检时，此处可触及一环形浅沟，即白线，也称括约肌间沟。

二、肛管正常声像图

肛管由内向外的 5 层结构依次为肛管皮肤层或黏膜层、内括约肌、内括约肌和联合纵肌间的脂肪组织、联合纵肌、外括约肌（图 12-1-8）。纵切面超声图像上，肛管的这 5 层结构（图 12-1-9）由内向外依次为高回声、低回声、高回声、低回声和高回声。肛门外括

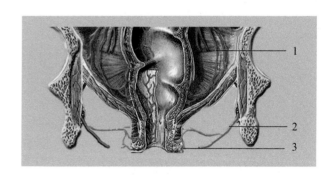

图 12-1-7　扩张的痔外静脉丛

注：1. 直肠下静脉；2. 肛周静脉；3. 痔外静脉丛

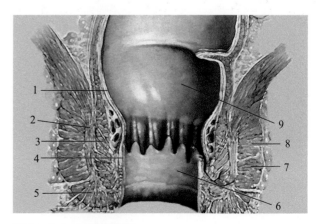

图 12-1-8　肛周各肌层

注：1. 直肠黏膜；2. 联合纵肌；3. 内括约肌；4. 肛管皮肤；5. 外括约肌皮下部；6. 肛管；7. 外括约肌浅部；8. 外括约肌深部；9. 直肠下段

约肌并非全程包绕肛门内括约肌，其下缘位置比内括约肌低（图12-1-10）。肛门内括约肌属于平滑肌，其厚度男性和女性有一定差异，男性为（1.8±0.5）mm，女性为（1.9±0.6）mm。儿童肛门内括约肌的厚度与年龄无相关性，老年人可增厚。肛门内括约肌在纵切面超声图像上呈条带状低回声，横切面呈包绕肛管的环状低回声（图 12-1-11）。肛门外括约肌属于骨骼肌，其厚度在男性和女性亦有一定差异，男性（8.6±1.0）mm，女性（7.7±

1.1）mm。肛门外括约肌分为皮下部、浅部、深部，在纵切面超声图像上肛门外括约肌皮下部呈向内翻折的"鱼钩"状（图12-1-12A）。在超声横切面图像上，肛管外括约肌于肛管上部层面呈环形的高回声（图12-1-12B）。肛提肌宽而薄，纵切面超声图像较横切面更为清晰，表现为斜行的束状低回声（图12-1-13）。联合纵肌很薄，声像图表现呈窄带样低回声。

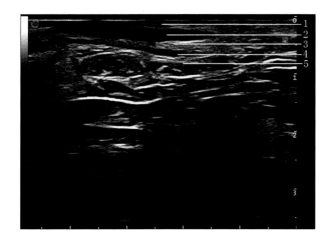

图 12-1-9　肛管各肌层声像图

注：由内向外 1~5 依次为肛管黏膜层、内括约肌、内括约肌和联合纵肌间的脂肪组织、联合纵肌、外括约肌

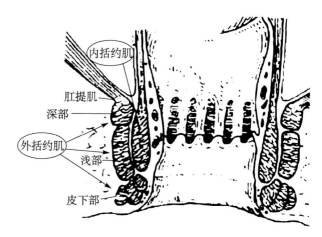

图 12-1-10　肛门外括约肌下缘较内括约肌下缘低

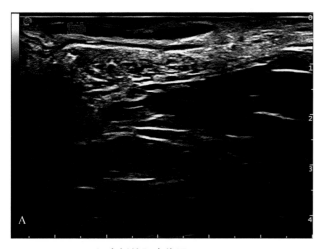

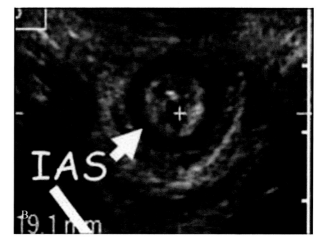

图 12-1-11　肛门内括约肌声像图

注：A. 肛门内括约肌纵切面，其下缘较外括约肌低，图中 IAS 为肛门内括约肌；B. 肛门内括约肌横切面，呈环状（箭头），图中 IAS 为肛门括约肌

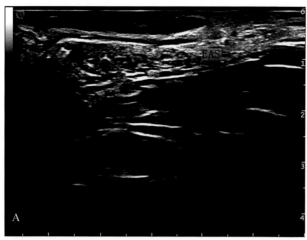

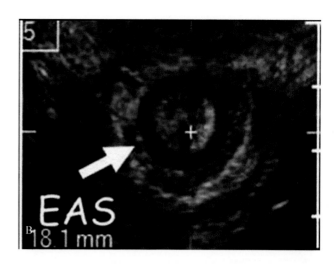

图 12-1-12　肛门外括约肌声像图

注：A.肛门外括约肌纵切面，呈"鱼钩"状，图中EAS为肛门外括约肌；B.肛门外括约肌横切面，呈环状包绕内括约肌（箭头所示）图中EAS为肛门外括约肌

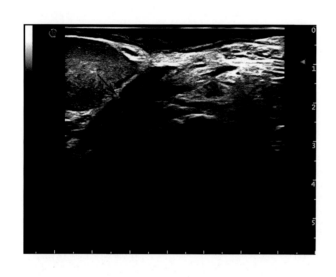

图 12-1-13　肛提肌纵切面声像图

第二节　检查方法

肛周疾病的超声检查方式主要包括经体表超声检查和经直肠超声检查。

一、检查前准备

1. 了解病史及其他相关的检查资料。

2. 确认患者无经直肠超声检查的禁忌证　①肛管、直肠狭窄；②直肠或乙状结肠内异物未取出；③严重心肺疾病；④孕妇；⑤不能配合检查者等。

3. 嘱患者检查前2h用开塞露或温水灌肠1～2次，以清除直肠内的粪便。

二、检查过程

首先向患者做好解释工作，说明检查的目的，消除患者紧张情绪。检查时，患者取左侧卧位，双腿屈曲，将探头充分涂抹耦合剂后，套入一次性薄乳胶套内，于乳胶套外表面前端和侧面充分涂抹耦合剂。嘱患者放松肛门，将探头以缓慢旋转的方式，循肛管直肠的生理角度插入肛门。首先进行线阵模式纵向扫查，由浅入深行360°旋转，直至发现病灶，线阵模式检查后转换为凸阵模式横向扫查。通过线阵和凸阵模式相结合，综合确定病灶的大小、形态、边界、内部回声、解剖位置、起源及血供情况，并注意观察病灶所在或邻近肠壁受累情况，以及病灶周围有无肿大淋巴结。

第三节　肛周脓肿

肛管直肠周围脓肿，简称肛周脓肿，是指肛管直肠周围软组织或周围间隙发生的急性化脓性感染。本病青壮年居多，男性多于女性。其特点是起病急骤、疼痛剧烈，脓肿破溃或切开引流后常形成肛瘘。

一、病因病理及临床表现

肛周脓肿多数由肛腺感染引起。肛腺位于内、外括约肌之间，开口于肛窦；肛窦开口向上，腹泻和便秘等因素可引发肛窦炎，进而感染累及肛腺引发括约肌间隙感染，可导致括约肌间隙脓肿。直肠肛管周围间隙为疏松脂肪结缔组织所填充，感染易蔓延、扩散。感染向上蔓延可达肛提肌上方的直肠周围，形成高位肌间脓肿或骨盆直肠间隙脓肿；向下可达肛周皮下，形成肛门周围脓肿；向外穿过外括约肌，可形成坐骨直肠间隙脓肿；向后可形成肛管后间隙脓肿和直肠后间隙脓肿。

肛周脓肿常见的致病菌为大肠埃希菌、金黄色葡萄球菌、链球菌和铜绿假单胞菌等，偶有厌氧菌和结核杆菌，常为多种病原菌的混合感染。取脓液进行细菌培养，若结果为大肠埃希菌或厌氧菌时，说明感染多来源于直肠，属于腺源性感染；若结果为金黄色葡萄球菌，说明感染多来源于皮肤，属非腺源性感染。

肛周脓肿临床表现如下。

1. 肛门周围脓肿　感染经外括约肌皮下部扩散至肛门侧方或后方的皮下部引起。病变处红肿，有硬结和压痛，主要症状为肛周持续性跳动性疼痛，行动不便，坐立不安，全身感染症状不明显。

2. 坐骨直肠间隙脓肿　感染经外括约肌向外播散至坐骨直肠间隙引起，表现为持续性胀痛，逐渐加重，排便和行走时疼痛加剧，可有排尿困难。全身感染症状明显，如发热、寒战、乏力、头痛、恶心等。

3. 骨盆直肠间隙脓肿　全身症状重而局部症状不明显，初期多就有全身感染症状，如发热、寒战、乏力等。局部症状多表现为直肠坠胀感，便意不尽，可有钝痛，常伴排尿困难。

4. 其他　括约肌间隙脓肿症状与肛门周围脓肿相似；而直肠后间隙脓肿、高位肌间脓肿、直肠黏膜下脓肿由于位置较深，局部症状大多不明显，主要表现为直肠和会阴部坠胀感，有钝痛，排便时加剧，有时有不同程度的全身感染症状，指检常可触及硬性肿块。

二、超声表现

1. 根据脓肿发生的时间，可将脓肿分为脓肿形成前期、脓肿形成期和脓肿形成后期。

（1）脓肿形成前期（图 12-3-1）：即炎症期，病变部位表现为实质性的低回声区，无流动感，边界不清，内部回声不均，周围软组织明显肿胀。CDFI：病灶内和周围可探及丰富的血流信号。

（2）脓肿形成期（图 12-3-2）：病灶部位表现为不规则形的液性回声，流动感明显，张力较高。脓肿完全液化时表现为无回声；当脓腔内含有较多坏死组织碎屑时，透声不良，呈低回声或混合回声，甚至可表现为高回声。因病发区域为疏松的脂肪结缔组织，多无明显的脓肿壁，周围软组织明显肿胀。仔细观察

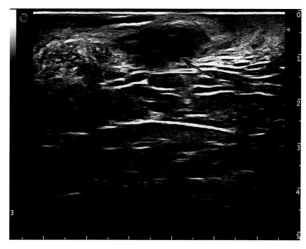

图 12-3-1　肛门脓肿形成前期

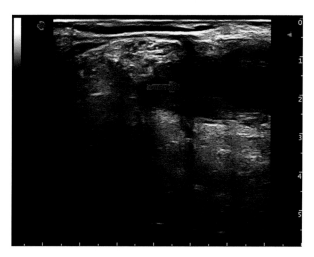

图 12-3-2　肛门脓肿形成期

脓肿周边，多可见通向肛管齿状线区域呈管道样低回声的瘘管，如初次发病，多为一条，瘘管末端即为内口。CDFI：液性回声区域无血流信号显示，而病灶周围可探及丰富的血流信号。

（3）脓肿形成后期：即慢性期，因脓肿已破溃或已形成肛瘘，可见由脓腔通向肛缘体表的一条或数条呈管道样低回声的瘘管（图12-3-3），脓腔内的脓液明显减少，可有分隔形成。

2. 根据脓肿发生的解剖部位，可将脓肿分为肛提肌上部脓肿和肛提肌下部脓肿。前者包括骨盆直肠间隙脓肿、高位肌间脓肿和直肠后间隙脓肿，后者包括肛门周围脓肿、括约肌间隙脓肿。直肠黏膜下脓肿因位置较特殊，可位于肛提肌上方，也可位于肛提肌下方。肛门周围脓肿范围较小，多不规则（图12-3-4）；直肠黏膜下脓肿范围较小，多呈椭圆形（图12-3-5）；括约肌间隙脓肿和高位肌间脓肿多为梭形（图12-3-6）；坐骨直肠间隙脓肿和骨盆直肠间隙脓肿范围多较大，可穿破肛管后间隙和直肠后间隙，形成马蹄形的脓腔（图12-3-7），且骨盆直肠间隙脓肿可由坐骨直肠间隙脓肿向上扩散穿破肛提肌形成（图12-3-8）。上述脓肿的液性回声可表现为无回声、低回声或混合回声，少数表现为高回声，流动感明显。

三、鉴别诊断

1. 急性坏死性筋膜炎　坏死性筋膜炎的声像图表现为皮下浅筋膜层（肌层的浅方）分布广泛的液性回声，内部混有大量气体样强回声，声像图具有一定的特异性。

2. 肛管癌或直肠癌　其声像图表现为肛管壁或直肠壁不规则的低回声或极低回声团块，局部的肠壁层次消失，其内可探测到丰富的血流信号。

3. 血栓痔　血栓痔的声像图表现为局限于肛管表层的混合回声团块，因血栓和少量血肿形成，内部可见低至无回声区，同时多伴有肛管表层的明显增厚。

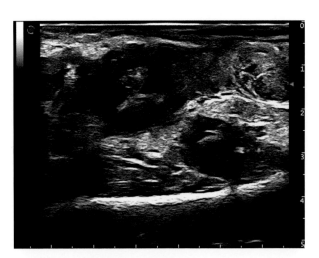

图 12-3-3　**肛周脓肿形成后期**

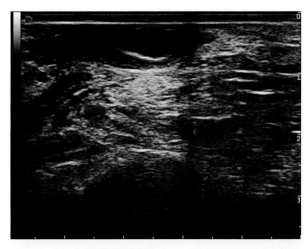

图 12-3-5　**直肠黏膜下脓肿**

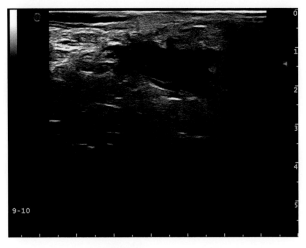

图 12-3-4　**肛门周围脓肿**

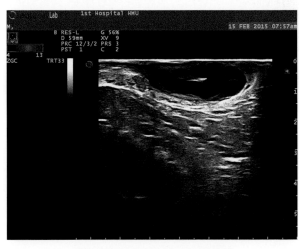

图 12-3-6　**括约肌间隙脓肿和高位肌间脓肿**

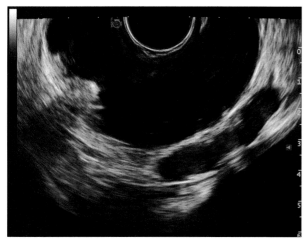

图 12-3-7　坐骨直肠间隙脓肿和骨盆直肠间隙脓肿（马蹄形脓腔）

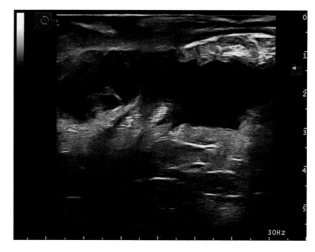

图 12-3-8　骨盆直肠间隙脓肿

4. 藏毛窦　藏毛窦发生于骶尾部皮下浅层软组织，表现为皮下浅层软组织通向骶尾部体表的低回声窦道，不与肛管和直肠相通，与深方的骶尾骨分界清晰，低回声窦道内常有线样高回声即内部的毛发。

四、超声引导下介入治疗

对于因白血病、糖尿病、心力衰竭等基础疾病不能耐受手术，或脓肿液化良好、无明显瘘管和内口，不愿接受外科手术的患者，可采用超声引导下介入治疗。具体方法是患者取左侧卧位，常规消毒铺无菌巾，超声选择穿刺点后利多卡因局部浸润麻醉，实时超声引导下穿刺针进入脓腔中央（图 12-3-9），尽量抽尽脓液，然后用敏感抗生素或生理盐水反复冲洗脓腔，直至冲洗液清亮，抽尽冲洗液退针，无菌辅料覆盖穿刺点。术后静脉滴注或口服敏感抗生素。术后一周复查超声，如脓腔内有新形成的脓液，可再次行超声引导下介入治疗。

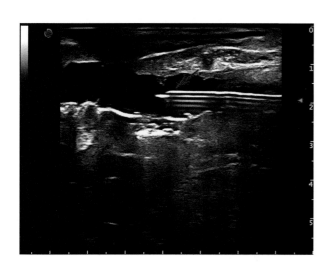

图 12-3-9　实时超声引导下穿刺针进入脓腔中央（箭头）

第四节　肛　瘘

肛瘘是指肛管或直肠与肛周皮肤相通的肉芽肿性管道，由内口、瘘管、外口三部分组成。内口通常位于直肠下段或肛管，多为一个；外口在肛管皮肤，可为一个或多个。经久不愈或间歇性反复发作是肛瘘的主要临床特点。肛瘘属于常见的肛周疾病之一，可发生于任何年龄，以青壮年居多。术前确定瘘管的走向和内口的位置对于手术的设计、保护肛门功能和降低术后复发率至关重要。经直肠超声对于显示瘘管的走行和定位内口具有较高的准确率。

一、病因病理及临床表现

（一）病因病理

肛瘘多数由肛周脓肿引起，内口多位于齿状线区域的肛窦，脓肿的自行破溃或切开引流处形成外口，排空脓液后的脓腔形成瘘管。因此，肛瘘和肛周脓肿是一种疾病的两个阶段，肛周脓肿是疾病的初期，即急性期；而肛瘘是疾病的末期，即慢性期。少数病例则开始即以肛瘘形式发病。肛瘘外口位于肛周皮肤上，愈合较快，但脓腔未愈而出现假愈合，于是脓肿复发，反复自行破溃或切开，形成多处瘘管和外口，使肛瘘复杂化。

结核、溃疡性结肠炎、克罗恩病、恶性肿瘤、肛管外伤也可诱发肛瘘，但较少见。

（二）临床表现

肛瘘外口流出少量脓性、血性或黏液性分泌物为主要症状。由于分泌物的刺激，肛门部会出现潮湿、瘙痒，有时形成湿疹。外口愈合后，瘘管内的脓液不断增多，会出现疼痛，可伴有发热、寒战、乏力等全身感染症状，和肛周脓肿症状相似。待脓肿自行破溃或切开引流后，症状缓解。上述症状常间歇性反复发作。

二、超声表现

（一）肛瘘的分类

1. 根据瘘管位置的高低和瘘管数量的多少　分为高位和低位及单纯性和复杂性肛瘘。1975年全国肛瘘协作组制定的肛瘘统一分类标准如下（图12-4-1至图12-4-3）。

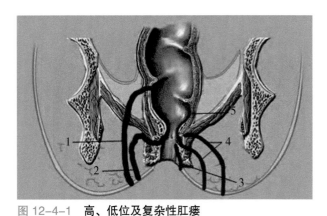

图 12-4-1　高、低位及复杂性肛瘘

注：1.高位肛瘘；2.低位肛瘘；3.皮下肛瘘；4.复杂性肛瘘；5.黏膜下肛瘘

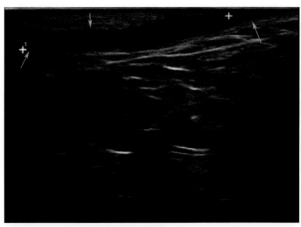

图 12-4-2　单纯性肛瘘声像图

注：箭头所指为瘘管走行方向

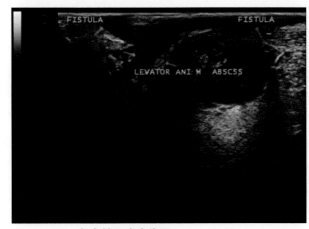

图 12-4-3　复杂性肛瘘声像图

注：可见多个瘘管，图中 FISTULA 为肛瘘

（1）低位肛瘘：是指瘘管在外括约肌深部以下。①低位单纯性肛瘘：只有 1 个瘘管，1 个内口和 1 个外口；②低位复杂性肛瘘：有多个瘘口和瘘管。

（2）高位肛瘘：是指瘘管在外括约肌深部以上。①高位单纯性肛瘘：只有 1 个瘘管。②高位复杂性肛瘘：有多个瘘口和瘘管。

2. 根据瘘管与括约肌的关系　目前最实用的是 Parks 分类法，根据瘘管与括约肌的关系将肛瘘分为 4 类（图 12-4-4）。

（1）括约肌间型肛瘘：最常见，占 55.9% ~ 70%，多由肛门周围脓肿引起。瘘管走行于内、外括约肌之间，内口位于齿状线附近，外口位于肛缘附近（3 ~ 5cm），多为低位肛瘘。少数此型瘘管可向上延伸，在直肠环肌和纵肌之间形成盲端或穿入直肠形成高位括约肌间瘘。此类肛瘘因不累及外括约肌，故手术切

除后，肛门功能不受影响（图 12-4-5）。

（2）经括约肌型肛瘘：较常见，占 21.3% ~ 25%，多由坐骨直肠间隙脓肿引起。瘘管穿过外括约肌，经坐骨直肠间隙，开口于肛周皮肤，可为低位或高位肛瘘（图 12-4-6）。

（3）括约肌上型肛瘘：为高位肛瘘，少见，仅占 3.4% ~ 5%。瘘管在括约肌间向上延伸，穿过肛提肌，向下经坐骨直肠间隙，到达肛周皮肤形成外口。此型肛瘘手术难度较大，处理不当常导致术后肛门功能不良（图 12-4-7）。

（4）括约肌外型肛瘘：为高位肛瘘，最少见，仅占 1% ~ 2%。瘘管向上穿过肛提肌，经骨盆直肠间隙开口于直肠；向下经坐骨直肠间隙，开口于肛周皮肤。常因克罗恩病、肠癌或外伤所致，也可由骨盆直肠间隙脓肿合并坐骨直肠脓肿破溃后形成（图 12-4-8）。

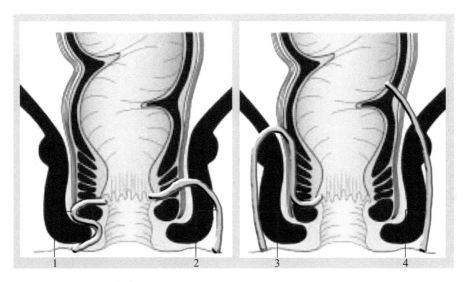

图 12-4-4　Parks 分类法

注：1. 括约肌间瘘；2. 经括约肌瘘；3. 括约肌上肛瘘；4. 括约肌外肛瘘

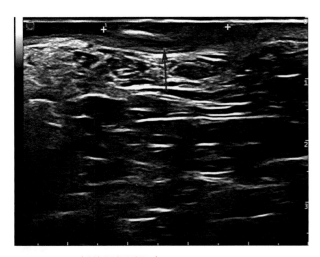

图 12-4-5　括约肌间型肛瘘

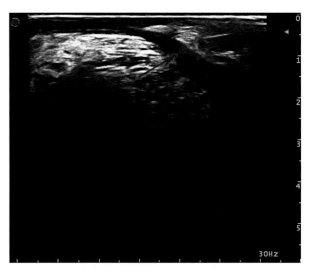

图 12-4-6　经括约肌型肛瘘

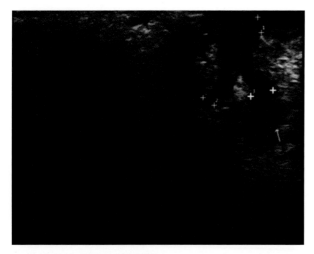

图 12-4-7　括约肌上型肛瘘

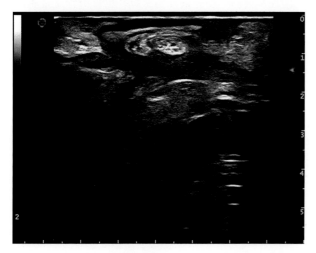

图 12-4-8　括约肌外型肛瘘

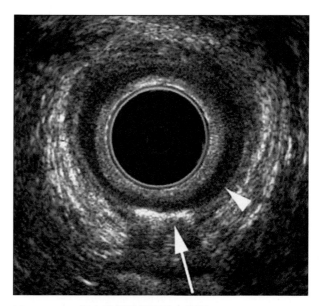

图 12-4-9　超声造影诊断肛瘘声像图

注：线状高回声为瘘管走行方向，如箭头所示

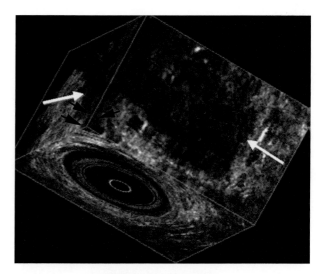

图 12-4-10　三维超声诊断肛瘘声像图

注：黑色箭头所指示瘘管走行，白色箭头为脓肿范围

（二）肛瘘超声诊断

1. 肛瘘声像图表现　发作期时，瘘管的声像图表现为管状低回声，其内可见无回声或低回声的脓液，部分病例可见气体样强回声；间歇期时，由于瘘管内脓液的排空和纤维结缔组织增生表现为管状高回声或等回声；沿瘘管向深部追踪，可发现瘘管末端的内口，表现为黏膜层局部隆起或凹陷；沿瘘管向浅部追踪，可见瘘管末端于肛周皮肤形成的外口。瘘管可粗可细，长轴切面呈长管状，短轴切面呈类圆形。CDFI：急性期时，瘘管周围常有丰富血流信号；间歇期时，瘘管周围血供恢复正常。

2. 超声造影检查　超声造影检查是沿外口注入超声造影剂，如过氧化氢，造影剂可使瘘管显像更加清晰，提高支管、内口的显示率（图 12-4-9），但检查过程相对复杂，且有一定的痛感。

3. 三维超声检查　三维超声检查是在二维超声的基础上发展起来的，可同时从 6 个不同角度获取病变部位三维立体成像技术（图 12-4-10），可更加直

观地显示瘘管的形态、走行和空间位置关系。

三、鉴别诊断

1. 化脓性汗腺炎　是一种皮肤及皮下组织的慢性炎性病变，范围广泛，呈弥漫性或结节状，局部皮肤常隆起，声像图可见皮下浅层软组织有多条窦道，相互交错，连于皮肤上的多个破口，其特点是窦道较浅，不与肛管和直肠相通。

2. 毛囊炎和疖肿　初期为红、肿、痛的小结节，声像图表现为皮肤层或皮下脂肪层的低回声区或液性回声区，有时可形成窦道，但范围局限，不与肛管和

直肠相通。

四、小结

经直肠超声因其操作简便、可重复性强、成像清晰、价格低廉，准确率高，已成为肛瘘术前评估的首选影像学检查方法之一。近些年，随着三维超声和超声造影技术的日趋成熟，超声对肛瘘尤其是复杂性和复发性肛瘘瘘管的显示将更加精准和完善，可以提供更加直观的三维立体图像，可以使瘘管的走行和内口显示得更加清晰，为最大限度保护肛门功能和降低复发率提供有力保障。总之，随着超声医学的进一步发展，超声必将成为肛周疾病诊疗的一个重要组成部分，发挥更大作用。

（吴长君）

参考文献

[1] 黄乃健 .1996. 中国肛肠病学 . 济南：山东科学技术出版社，708-728

[2] 吴阶平，裘法祖，黄家驷 .2000. 外科学 .6 版 . 北京：人民卫生出版社，1157-1160

[3] 吴在德 .2002. 外科学 .5 版 . 北京：人民卫生出版社，546-550

[4] 高煜，张文杰，殷胜利，等 .2001. 肛瘘的 MRI 诊断 . 临床放射学杂志，20（1）：56-58

[5] 张士荣，房文辉，李方 .2005. 肛周脓肿与肛瘘的超声诊断 . 中国现代普通外科进展，8（3）：140

[6] 杜联芳，杨梦玲，王泽 .2003. 高频超声诊断肛周脓肿的价值 . 中华超声影像学杂志，12（1）：56

[7] 潘农，张竹君，周乐平，等 .2003. 超声诊断肛门直肠周围脓肿 . 中华超声影像学杂志，12（7）：423-425

[8] 陈文卫，石华，赵玉荣，等 .2004. 经直肠超声在直肠周围脓肿中的应用研究 . 中华超声影像学杂志，13（2）：154

[9] 赵跃华，祝小璐，杨光，等 .2002. 经直肠腔内超声检测正常人肛管直肠声像图 . 上海医学影像杂志，11（4）：263-264

[10] 张玉国，陈文卫，郭瑞强，等 .2008. 彩色多普勒超声在直肠周围脓肿中的诊断价值 . 临床超声医学杂志，11（10）：770-771

[11] 姜宏，于洪娜，陈红刘，等 .2008. 经直肠超声引导治疗深部直肠周围脓肿 . 中华超声影像学杂志，17（3）：274

[12] 林湘涛，郑笑娟，王洪梅 .2008. 经会阴高频超声与经直肠超声联合应用在诊断肛门直肠周围脓肿中的价值 . 医学影像学杂志，18（8）：920-922

[13] 吕艳锋，王建新，贝绍生，等 .2010. 三维腔内超声对肛周脓肿的诊断价值 . 中华超声影像学杂志，19（6）：548-549

[14] 江军波，陈浠溪，王磊，等 .2005. 超声诊断在肛门直肠周围脓肿的应用价值 . 中国超声诊断杂志，6（2）：143-145

[15] 王超，赵晖，付士地，等 .2007. 超声诊断在肛周脓肿、肛瘘中的应用价值 . 北京中医药大学学报（中医临床版），14（6）：13-14

[16] 粟晖，张家庭，田平，等 .2004. 肛周感染性疾病的超声分型和声像图特征 . 中国超声医学杂志，20（8）：609-611

[17] 盛光，白新华，郑凯，等 .2008. 高频彩超在肛周脓肿与肛瘘的临床应用 . 结直肠肛门外科，14（4）：259-261

[18] Shafik A. 1987.A concept of the anatomy of the anal sphincter mechanism and the physiology of defecation. Dis Colon Rectum, 30：970-982

[19] Fucini C. 1991.One stage treatment of anal abscesses. A clinical appraisal on the basis of two different classifications.Int J Colorectal Dis, 6：12-16

[20] Law PJ, Bartram CI. 1989.Anal endosonography: technique and normal anatomy. Gastrointest Radiol, 14(4)：349-353

[21] Santoro GA, Ratto C, Di Falco. 2004.Three-dimensional reconstructions improve the accuracy of endoanal ultrasonography in theidentifcation of internal of anal fistulas. Colorectal Dis, 6：214

[22] Jonathan B. Kruskal, MD, PhD . Robert A. Kane, MD. Martina M. Morrin, MD. 2001. Peroxide-enhanced Anal Endosonography: Technique, Image Interpretation, and Clinical Applications1. Radio Graphics, 21：S173–S189

[23] Gold DM, Bartram CI, Halligan S, et al. 1999. Three-dimensional endoanal sonography in assessing anal canal injury.Br J Surg, 86 (3)：365–370

[24] Barthet M, Portier F, 2000.Heyries L, et al. 2000. Dynamic anal endosonography may challenge defecography for assessing dynamic anorectal disorders: results of a prospective pilot study . Endoscopy, 32 (4)：300–305

[25] Epstein J, Giordano P. 2005. Endoanal ultrasound-guided needle drainage of intersphincteric abscess.

Tech Coloproctol, 9 (1)：67–69

[26] Deen Kl, Williams JG, Hutehinson R, et al. 1994. Fistula in ano: endoanal ultrasonographic assessment assists decision making for surgery.Gut, 35：391–394

[27] Whiteford MH, Kilkenny J, Hyman N, et al. 2005. Practice Parameters for the Treatment of Perianal Abscess and Fistula-in Ano (Revised) .DisColon-Rectum, 48：1337–1342

[28] Beets-Tan RG, Beets GL, vander Hoop AG, et al. 2001. Preoperative MR imaging of anal fistulas: does it really help the surgeon? Radiology, 218：75–84.

[29] 徐道明，李升明. 2001. 经肛管腔内超声过氧化氢增强造影诊断肛瘘的价值. 中国超声医学杂志，17（9）：705–707

[30] 张大俊，傅传刚，工培军，等. 2001. 螺旋CT三维重建技术在肛瘘诊断中的应用.中国实用外科杂志，21（11）：673

[31] 王为，杨光，令狐庆，等.2001.肛瘘疾病的超声诊断价值.中国肛肠病杂志，21（5）：6

[32] Lori K. Stewart, Joan McGee, Stephanie R. Wilson. 2001. Transperineal and Transvaginal Sonography of Perianal Inflammatory Disease. AJR, 177 (9)：627–632

[33] Francesca Berton, Giada Gola, Stephanie R. Wilson. 2007. Sonography of Benign Conditions of the Anal Canal：An Update. AJR, 189 (10)：765–773

[34] Resit Inceoglu, Rasim Gencosmanoglu.2003. Fistulotomy and drainage of deep postanal space abscess in the treatment of posterior horseshoe fistulA. BMC Surgery, 3 (11)：10

[35] Jochen Wedemeyer, Timm Kirchhoff, Gernot Sellge, et al. 2004. Transcutaneous perianal sonography：A sensitive method for the detection of perianal inflammatory lesions in Crohn's disease. World J Gastroenterol, 10(19)：2859–2863

[36] R. L. West, C. J. Van Der Woude, B. E. Hansen, et al. 2004. Clinical and endosonographic effect of ciprofloxacin on the treatment of perianal fistulae in Crohn's disease with infliximab：a double-blind placebo-controlled study. Aliment Pharmacol Ther, 20 (8)：1329–1336

[37] M. Mínguez Pérez and E. García-Granero. 2006. Usefulness of anal ultrasonography in anal fistula. Rev Esp Enferm Dig, 98 (8)：563–572

[38] Jonathan B. Kruskal, MD. PhD · Robert A. Kane, MD · Martina M.Morrin, MD. 2001. Peroxide-enhanced Anal Endosonography: Technique, Image Interpretation, and Clinical Applications1.Radio Graphics, 21 (10)：173–189

[39] Sultan AH, Kamm MA, Hudson CN, et al.1994. Endosonography of anal sphincters：Normal anatomy and comparison with manometry. Clin Radiol, 49 (6)：368–374

第 13 章

颈部血管

第一节　解剖与正常声像图

一、颈部动脉的解剖

（一）颈部动脉的解剖

掌握颈动脉、椎动脉及锁骨下动脉的正常解剖、解剖变异与侧支循环通路对进行颈部动脉超声检查尤为重要。因为这些血管发生的病变可以影响到头颈部的血供，尤其是脑的血供。

头颈部的血供来源于头臂干、左颈总动脉和左锁骨下动脉，它们发自主动脉弓凸侧。头臂干向右后外侧上斜行至右胸锁关节的后方分出右颈总动脉和右锁骨下动脉，头臂干长约 3.5 cm，内径 3 cm。左颈总动脉从主动脉弓发出，双侧颈总动脉自胸锁关节后方上行至甲状软骨上缘水平分为颈内动脉和颈外动脉（图 13-1-1）。两侧颈总动脉无分支。

颈内动脉是大脑的主要供血血管（图 13-1-2）。颈内动脉颈段相对较直、无分支，而颅内段走行纡曲。在颅内，颈内动脉发出鼓室支、脑膜垂体干、眼动脉等分支，而后上行并发出后交通动脉、大脑中动脉和大脑前动脉，后交通动脉与同侧大脑后动脉吻合。

颈外动脉起始位置在颈内动脉的前内侧，而后行至前外侧，正常情况下，颈外动脉主要供应颅脑外组织，不向脑组织供血，其主要分支有甲状腺上动脉、舌动脉、面动脉、颞浅动脉、上颌动脉、脑膜中动脉、枕动脉、耳后动脉和咽升动脉等。

锁骨下动脉两侧不对称，左侧直接起自主动脉弓，右侧与颈总动脉发自头臂干，双侧锁骨下动脉主干延续成腋动脉向上肢供血。锁骨下动脉有许多分支，其中椎动脉是锁骨下动脉近段的第一个分支也是最大的分支，是向颅内供血的重要动脉之一，临床上多以椎动脉起始部为界，将锁骨下动脉分为近段和远段。

脑后部血液循环主要是由锁骨下动脉的分支椎动脉供应。椎动脉作为锁骨下动脉的第一分支，发出后上行至第 6 颈椎时，走行于颈椎的横突孔内蜿蜒上行，在寰椎-枕骨交界水平经枕骨大孔进入颅内，双侧椎动脉向头前部上行，在脑桥延髓水平合并为基底动脉，基底动脉发出四根分支供应整个脑桥和小脑前上部血液，而后分为 2 条终支，即大脑后动脉（图 13-1-2）。

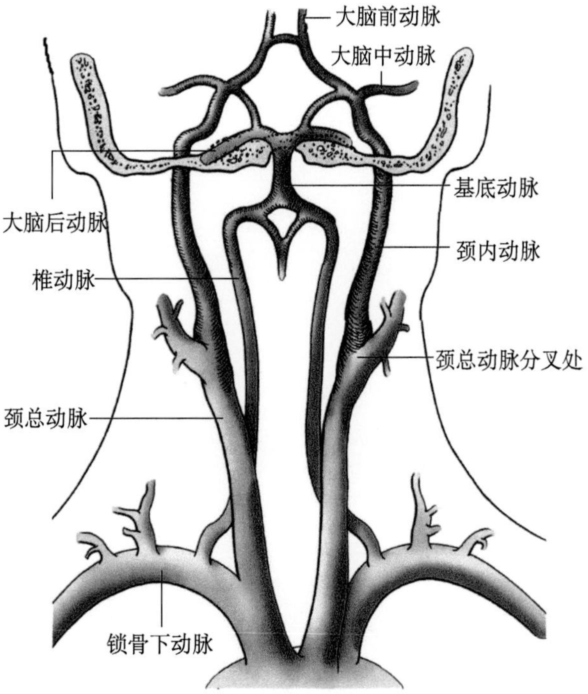

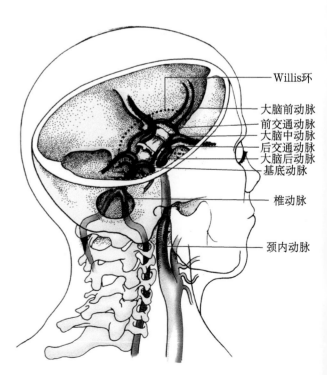

图 13-1-1　颈动脉及椎动脉解剖

图 13-1-2　颅内脑血管解剖

注：显示 Willis 环的吻合连接，表明颅内组织的基础血供主要由颈内动脉提供

（二）解剖变异

颈动脉和椎动脉解剖变异多为起源异常（图13-1-3）。正常的主动脉弓结构见图13-1-3A；最常见的变异是头臂干与左颈总动脉从同一点发出或位置毗邻；而左颈总动脉发自头臂干比较少见。也可见到左椎动脉从左颈总动脉和左锁骨下动脉之间的主动脉弓发出。右锁骨下动脉起自主动脉弓的变异极其少见。

颈动脉和椎动脉的其他解剖变异：颈内动脉发育不全，很少见。左右侧椎动脉粗细不同，为很常见的现象。

（三）重要的旁路供血途径

当颈动脉或椎动脉狭窄或闭塞时，是否会产生脑缺血及其严重程度很大程度上取决于颅内侧支循环的有效性。颅内侧支循环可分为三类：颅内大动脉交通（Willis环）、颅内外交通和颅内小动脉交通。

1. Willis环 颈内动脉颅内分支（双侧大脑中动脉、大脑前动脉和后交通动脉）和基底动脉颅内分支（双侧大脑后动脉）在大脑基底部连接为动脉环，即Willis环。它是由大脑前、中、后动脉和前、后交通动脉构成的六角形结构。Willis环是最重要的脑血供侧支通路，它为两条颈内动脉和基底动脉之间提供通路。Willis环也是动脉瘤的好发部位。

构成Willis环的动脉大小变异很大，至少存在9种先天性变异。这些变异中，影响侧支循环血流储备最大的是前或后交通动脉缺如或闭锁，这些变异将使脑前部与后部或左右大脑半球颈动脉供血区处于孤立状态（图13-1-4）。

正常情况下，Willis交通动脉内很少发生血液混合，Willis变异并无多大妨碍。但在颈动脉或椎基底动脉发生闭塞时，Willis环将开放形成重要的侧支循环通路。

2. 颅内外动脉之间的交通 除大脑内的Willis环外，颅内外动脉之间的交通也很重要，这些交通也称为Willis环前动脉吻合。

正常情况下，颈外动脉不向脑部供血。但在颈内动脉或椎动脉发生闭塞时，颈外动脉的数个分支可成为重要的侧支循环通路，与颅内动脉的分支沟通，为大脑供血。这些吻合通路很复杂，其中有两个较为重要：①颞浅动脉（颈外动脉的延续动脉）的额支与眼动脉（颈内动脉的颅内分支）之间的交通；②颈外动脉的枕支（枕部肌肉动脉）与椎动脉寰椎支（atlantic branch）之间的交通（图13-1-5）。

3. 颅内小动脉交通 过去人们认为脑内动脉是终末动脉，但是现在已经认识到毛细血管之间、前毛细血管之间存在广泛的吻合。

二、颈静脉解剖

颈静脉分为深、浅静脉两个系统。深静脉是颅内、外和面部组织器官静脉血回流的主要系统，收集头颈部组织器官大部分静脉血、汇入头臂静脉进入上腔静

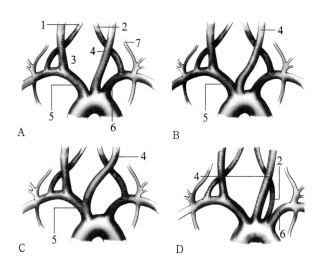

图 13-1-3 颈部动脉正常解剖及变异

注：A. 正常主动脉弓；B. 左颈总动脉与头臂干的共同或相邻点发出；C. 左颈总动脉从头臂干发出；D. 左椎动脉从左颈总动脉和左锁骨下动脉发出点之间的主动脉弓发出

1. 右椎动脉；2. 左椎动脉；3. 右颈总动脉；4. 左颈总动脉；5. 头臂干；6. 左锁骨下动脉；7. 左甲状腺下动脉

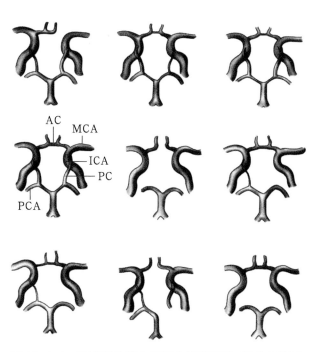

图 13-1-4 最重要的脑血管侧支通路 Willis 环的 9 种可能形态

注：ICA. 颈内动脉；MCA. 大脑中动脉；PCA. 大脑后动脉；AC. 前交通支；PC. 后交通支

脉；浅静脉系统主要引流耳郭、枕部及颈前浅层静脉血回流入锁骨下静脉。

颈部深静脉为颈内静脉及其颅内、外属支，浅静脉为颈外静脉及其属支。

1. 颈内静脉　颈内静脉（internal jugular vein, IJV）包括颅内属支和颅外属支，颅内属支有乙状窦和岩下窦，收集颅骨、脑膜、脑、泪器和前庭蜗器等组织器官的静脉血；颅外属支包括面静脉、舌静脉、咽静脉、甲状腺上静脉和甲状腺中静脉等，接收从咽、舌、喉、甲状腺和头面部组织器官来的静脉血，这些属支多在舌骨大角附近汇入颈内静脉。

颈内静脉为颈部最宽的静脉干，左右对称，平均宽度1.3cm，是乙状窦出颈静脉孔的直接延续。颈内静脉伴随颈内动脉下行，起初其位于颈内动脉的背侧，邻近咽的外侧壁，然后沿颈总动脉外侧走行于颈动脉鞘内，并向下前行至锁骨的胸骨端，在此与同侧的锁骨下静脉汇合成头臂静脉（图13-1-6）。颈内静脉与锁骨下静脉汇合处可有阻止血液逆流的1～2对静脉瓣膜，多数为双叶瓣，少数为单叶瓣或三叶瓣。

颈内静脉的体表投影在耳后乳突至胸锁关节内侧连线附近。

2. 颈外静脉　颈外静脉（external jugular vein, EJV）是颈部最大的浅静脉，在耳垂下由下颌后静脉的后支、耳后静脉和枕静脉汇合而成，主要收集头皮、面部的静脉血。颈外静脉自腮腺下部直向下行，沿胸锁乳突肌表面行至其下端后方穿颈深筋膜，注入锁骨下静脉或静脉角（图13-1-7）。在颈外静脉汇入锁骨下静脉处具有一对静脉瓣，但不能防止血液逆流。颈外静脉和颈内静脉之间有交通支相连。偶有双颈外静脉。

颈外静脉的体表投影在下颌角至锁骨中点的连线上。

三、正常颈动脉声像图

（一）灰阶超声表现

动脉壁都由三层结构构成。最内层为内膜，或动脉内皮层；中间层为中膜，或称肌层，此层决定动脉的硬度、弹性及强度；外层为外膜，由疏松结缔组织组成。如图13-1-8所示，超声能显示这三层。内膜和外膜为线样回声，并相互平行，两者之间的无回声区为中膜。

内膜回声应该是菲薄直线状，并与外膜平行。内膜明显欠平滑和增厚，提示有斑块形成或纤维肌增生（少见）。动脉内膜切除术后，手术部位的内膜回声消失，因为该部位的内膜和斑块被一并切除。超声并不能显示手术部位新生长的内膜。

在纵切面观察血管内膜时，要确保超声切面通

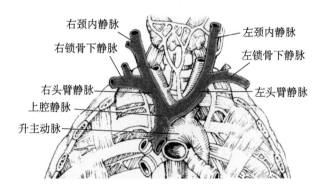

图 13-1-6　颈内静脉解剖

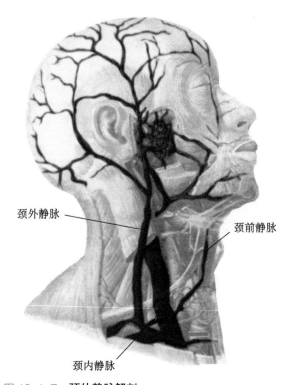

图 13-1-7　颈外静脉解剖

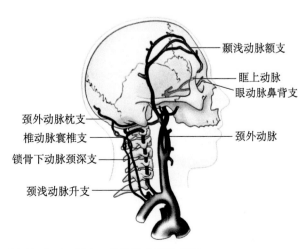

图 13-1-5　颅内、外动脉之间的交通

过血管的中轴（最大直径）。同样，在横切面上观察血管内膜，也要确保超声切面与血管的中轴垂直（图13-1-9）。偏离血管中位轴观察动脉壁时，有动脉壁增厚伪像。

颈动脉窦是颈总动脉远端和颈内动脉近端的膨大部分。因此，颈动脉窦并非仅仅位于颈内动脉，而是跨越颈内动脉和颈总动脉连接处。颈动脉窦增宽程度因人而异，通常情况下只是略增宽。但有些人颈动脉窦较宽，即使该处有较大斑块，也不会引起明显狭窄。

（二）彩色多普勒表现

在正常相对平直的动脉，血细胞平行运动，血流为层流，近血管壁处流速较慢，血管中心流速较快，彩色多普勒显示血液呈相同的色彩。如果血管中心流速超过超声仪设置的流速最高范围，即发生混叠，在彩色多普勒血流图像上血管中心和近壁处显示为不同的颜色。在血管分叉附近或走行纡曲的血管内，层流

方式会受到破坏，形成血流紊乱，在彩色多普勒上显示为五彩镶嵌样血流，这是正常表现。

在正常颈动脉系统中，由于无长段的平直血管，并无真正意义上的层流。但一般来讲，颈总动脉中段的血流近似于层流状态（图13-1-10A）。而颈总动脉（CCA）近端和远端、颈动脉窦、颈内动脉（ICA）近端和远段纡曲段、血管接近分叉处及走行纡曲处，均有血流紊乱，彩色多普勒可以观察到五彩镶嵌样血流。颈动脉窦处的血流紊乱是一种"正常"表现，有其特殊规律，彩色多普勒显像可以观察到颈动脉窦外侧（膨大的远端CCA和近端ICA）收缩期有反向血流（图13-1-10B），颈动脉窦内不同部位脉冲多普勒频谱形态多变。颈动脉窦处反向血流的位置与颈动脉窦的解剖有关，如果窦部的解剖异常，如窦部仅包含CCA远端和颈外动脉（ECA近）端而不包括ICA近端，则反向血流位于CCA远端和ECA近端（图13-1-11）。

（三）脉冲多普勒与频谱多普勒特点

多普勒频谱特点：

1.CCA

（1）CCA近段（CCAp）：由于血管弯曲会造成血流紊乱。弯曲处的多普勒频谱可见血流紊乱，不要误认为是疾病引起的频带增宽。由于CCAp血流紊乱，校正脉冲多普勒角度困难，不易准确测量血流速度。

（2）CCA远段（CCAd）：由于管腔逐渐膨大形成颈动脉窦，PSV、血流阻力指数会逐渐降低并有血流紊乱。

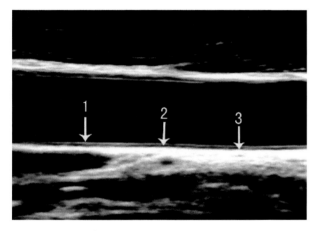

图13-1-8　**正常动脉解剖**

注：颈总动脉纵切图像显示由内膜面反射形成一条平直线（箭头1）。其外侧的黑线代表动脉中膜（箭头2）。更外侧的强回声线为动脉外膜（箭头3）

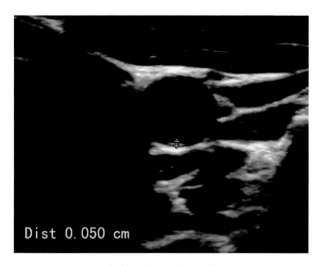

图13-1-9　**正常动脉解剖，颈总动脉横切图像**

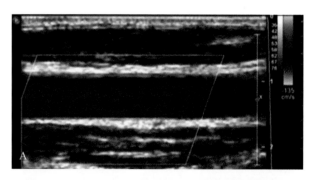

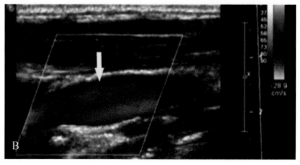

图13-1-10　**颈动脉窦处的彩色多普勒血流图像**

注：A.颈总动脉中段的血流近似于层流状态；B.颈动脉窦处外侧收缩期有反向血流

（3）CCA中段（CCAm）：为距颈总动脉分叉处至少2cm的CCA，约70%的CCA血流进入ICA，所以CCAm频谱表现为典型的低阻波形，舒张末期（EDV）位于基线上方（图13-1-12C）。CCAm位置表浅与皮肤表面平行，总可采集到多普勒频谱；血管内径恒定，血流速度稳定；血管平直无明显血流紊乱。因此在CCAm采集多普勒频谱，最能代表颈总动脉血流特征。

两侧的CCAm频谱形状应该对称，比较两侧CCA血流频谱时，也应该在CCAm采集多普勒频谱。同侧或对侧CCA近端或ICA远端明显狭窄，会使CCAm血流动力学发生改变，产生不对称的波形，比较两侧CCAm波形有助于发现隐藏的问题，可协助诊断。例如，可以从CCA波形改变估测到ICA病变：ICA完全闭塞或重度狭窄时，血流直接进入ECA，同侧CCA也会出现ECA的外周血流特性；相比较而言，对侧CCA舒张末期血流速度增加，这是机体代偿所致，颅底Willis动脉环的前交通动脉开放状态是这种代偿作用的基础。在慢性ICA闭塞时，如果形成了良好的侧支循环，双侧CCAm多普勒频谱可能对称。

2. 颈动脉窦及颈内动脉近段　因局部膨大和血管分叉的存在，颈动脉窦的多普勒频谱波形很复杂，当取样容积在颈动脉窦横截面不同位置移动时，可以看到复杂、典型的颈动脉窦多普勒频谱波形变化（图13-1-13）；而在血流中心和颈动脉窦的外侧壁（两血管之间分隔的外侧方位）附近，收缩期中期会出现短暂的反向血流（图13-1-13B、C）；另外，在颈动脉窦外侧壁附近，舒张末期血流速度会降到零并有反向血流。对于颈动脉窦外侧壁血流模式，有学者用边缘血流分层现象（boundary layer separation）来描述，在颈动脉窦彩色多普勒表现中已经阐述，因为颈动脉窦解剖变异，边缘血流分层现象位置可能会不同（图13-1-11）。

3. ICA中段　颈内动脉中段（ICAm）为正常颈动脉窦远端的ICA。此处血管内径较窦部细，多普勒频谱为典型低阻血流，舒张末期流速大于零（图13-1-14A）。由于内径变细，ICAm的PSV可能较ICAp略高。颈动脉窦的血流紊乱可能会延续到ICAm，这是正常现象。彩色多普勒不能显示这些相对较弱的血流紊乱。

4. ICA远段　颈内动脉远段（ICAd）是距离颈总动脉分叉3 cm以远的ICA，多普勒频谱为低阻波形。ICAd通常位置较深、走行弯曲，显像角度不理想，灰阶超声显像多不佳，故彩色多普勒非常有价值，可以帮助显示、追查纤曲走行的ICAd。由于血管内径变细，血流速度可能会略有增加。在ICAd采集多普勒频谱时要非常谨慎，防止多普勒角度校正不当导致测量流速偏高，误诊为狭窄。部分患者颈动脉窦处的血流紊乱可以延续到ICAd，但不如ICAm明显。

5. ECA　ECA为面部及头皮供血，并非大脑栓子的来源血管，因此从临床角度看，ECA并不是一支很重要的动脉。然而，在颈动脉超声检查中必须正确鉴别ICA和ECA，因此了解ECA的频谱特点有重要价值。ECA灌注面部和头皮的高阻力血管床，内径也相对较细，ECA多普勒频谱的收缩期加速度很快，为急速的上升支，在收缩期末期或舒张早期有一个明显的

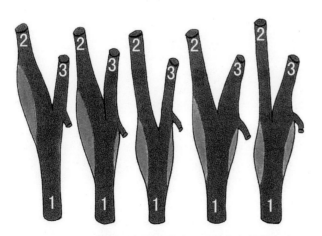

图 13-1-11　颈动脉窦解剖位置变异及彩色多普勒血流图像中反向血流的位置

注：蓝色区域代表反向血流的位置。1.颈总动脉；2.颈内动脉；3.颈外动脉

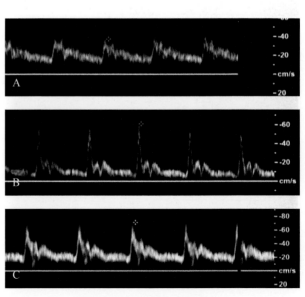

图 13-1-12　颈动脉脉冲多普勒频谱特点

注：A.颈内动脉；B.颈外动脉；C.颈总动脉

切迹，而且在舒张末期速度接近零或等于零（图13-1-14B），PSV_{ECA} 通常高于 $PSVI_{CA}$。ECA 的搏动性因人而异，相差较大，有些人 ECA 收缩期波峰高尖，有些人波峰相对较钝，但是与 ICA 相比，仍呈明显的高阻力特征。温度改变和（或）面部及头皮存在病变时，ECA 血管阻力减小，舒张末期血流速度可能增高，多普勒频谱会有 ICA 的一些特征。

（四）颈内动脉和颈外动脉的鉴别

正确区分 ICA 和 ECA 极其重要。尽管大多数情况下这两条动脉很容易辨别，但是有时是一项困难的挑战，特别是颈内动脉闭塞时。没有任何一种方法可以百分之百成功地鉴别这两条血管，但是综合分析有关特征多可以正确鉴别。

1. 解剖位置　常见的颈总动脉分叉处血管解剖类型是 ICA 位于后外侧，ECA 在内侧稍靠前（图13-1-15）。分叉处血管可能有解剖位置变异，简单地依靠解剖关系来区分两支血管有时会不准确。

2. 血管内径　由于颈动脉窦的存在，在横断面上 ICA 起始部内径通常大于 ECA 内径（图13-1-15）。颈动脉窦以远，两支血管内径大致相同。颈动脉窦位置有变异，可能同时包括 ICA 和 ECA，也可能 ICA 和 ECA 均不包括，这两种情况，两支血管起始部的内径可能相似（图13-1-11）。

3. 分支　在颈部 ECA 有8条分支，甲状腺上动脉（STA）是第一支，也是最常观察到的分支。STA 通常起源于 ECA 近端，但也可起自于 CCA 远端。其他 ECA 分支也可以观察得到，尤其是使用彩色多普勒

时。而 ICA 在颈部没有分支，可以通过确认分支来辨认 ECA（图13-1-16）。

4. 多普勒频谱　在区分 ICA 和 ECA 的参数中，多普勒频谱特征非常重要，因为它能反映 ICA 和 ECA 灌注血管床的本质特征——血管阻力。请注意，永远不要在比较两根血管的血流频谱特征之前就确认 ICA 或 ECA。生理状态下，ICA 主要灌注大脑血管，血流阻力低，而 ECA 供应头皮和面部血管，血流阻力高（图13-1-14）。在分叉处以远的两根血管内取行多普勒频谱，如果这两根血管是 ICA 和 ECA，则多普勒频

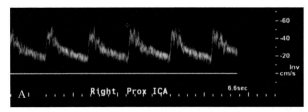
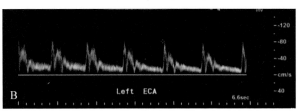

图 13-1-14　颈内动脉和颈外动脉脉冲多普勒频谱

注：A. 颈内动脉脉冲多普勒频谱；B. 颈外动脉脉冲多普勒频谱；ICA. 颈内动脉；ECA. 颈外动脉

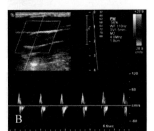
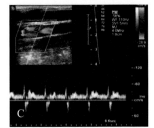

图 13-1-13　颈动脉窦不同部位脉冲多普勒频谱特点不同

注：A. 颈动脉窦彩色多普勒血流图；B. 取样容积置于近颈动脉窦外后侧壁脉冲多普勒频谱特点；C. 取样容积置于颈动脉窦中央位置脉冲多普勒频谱特点

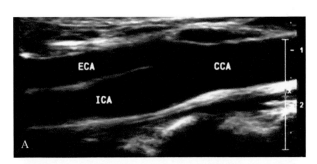
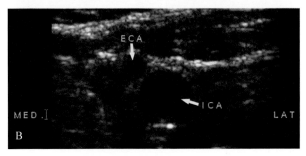

图 13-1-15　颈内动脉与颈外动脉的位置

注：ICA. 颈内动脉；ECA. 颈外动脉；CCA. 颈总动脉；MED. 中间方向；LAT. 侧外方向

谱不同。当然，ICA 和 ECA 的血流动力学会受到远端血管床阻力的异常改变而改变，这使情况变得复杂。如果颈动脉分叉处这两根血管的多普勒频谱相似，阻力指数相同或相近，则这两根血管很可能是 ECA 与其分支，ICA 可能闭塞了。

5. 彩色多普勒在鉴别 ICA 和 ECA 中的价值

（1）使用彩色多普勒观察两支血管的形状及分支，可能比使用灰阶超声更加清晰。

（2）根据 ICA 和 ECA 的彩色多普勒表现，有助于迅速区分两根血管。彩色多普勒原理同多普勒频谱，可以反映 ICA 和 ECA 远端不同血管床阻力的特征。在整个心动周期，ICA 内有持续彩色血流，虽然从收缩期到舒张期亮度会有所改变，但彩色一直存在。而 ECA 远端血管阻力高，舒张期彩色血流明显减少或消失，彩色亮度改变较 ICA 明显，甚至在心动周期的部分时段血管内无彩色血流显示，表现为"闪烁"状彩色血流。但是，使用脉冲多普勒识别 ICA 和 ECA 的血流阻力特征更直观、量化，也更准确、可靠。

（3）根据颈动脉窦血流模式区分 ICA 和 ECA。边缘血流分层现象是血流在颈动脉窦后侧方的短暂性反流现象，边缘血流分层现象位于 ICA 侧。相反，无边缘血流分层现象侧为 ECA。颈动脉窦解剖变异时，这种鉴别方法价值有限。

6. 颞浅动脉敲击试验　通常可以在耳前触及颞浅动脉，颞浅动脉是 ECA 远端的分支（图13-1-17A）。用指尖轻轻叩击颞浅动脉，同时观察 ECA 多普勒频谱，可见频谱呈锯齿样改变（图13-1-17B），即颞浅动脉敲击试验。多普勒频谱锯齿样改变在舒张期频谱显示更加清晰。而 ICA 频谱无锯齿样改变，因为颞浅动脉不是 ICA 的分支。但是，敲击颞浅动脉造成的颈动脉系统压力波动，可能会传播到 ICA，使其多普勒频谱会有一些改变，类似心电图上心脏起搏器信号（图13-1-17C）。

表13-1-1列举了 ICA 和 ECA 的鉴别要点。当所有的努力都失败，不能确认分叉处的分支血管时，建议临床进一步检查。因为错误判断后果可能很严重，例如漏诊 ICA 狭窄。

四、椎动脉正常声像图

（一）灰阶超声表现

正常椎动脉为两条细线状回声，管壁整齐，腔内为无回声，椎间段走行于横突孔而呈节段性显示，其前方伴行有椎静脉，向下探查可显示椎动脉起始部开口于锁骨下动脉（图13-1-18，图13-1-19）。

（二）彩色多普勒

正常椎动脉为单一的入颅方向血流，血流方向与颈动脉一致。管腔中央血流明亮，流速高，受横突影响，椎间段血流呈节段性显示。椎动脉起始段彩色血流显示率为94%～96%（图13-1-20，图13-1-21）。

（三）脉冲多普勒

椎动脉血流频谱与颈内动脉相似，呈低阻型，表现为收缩期缓慢上升，舒张期持续正向的血流频谱。椎间段椎动脉的峰值流速为20～60cm/s，起始段偏快，峰值流速为30～100cm/s（图13-1-22）。

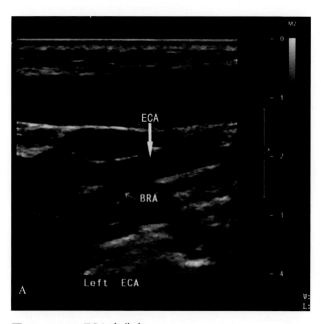
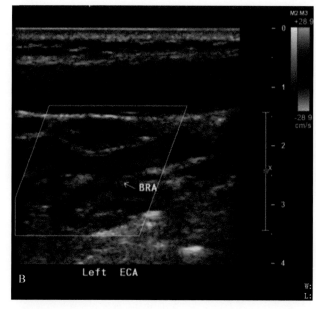

图 13-1-16　ECA 有分支

注：A. 灰阶超声；B. 彩色多普勒血流成像。Left ECA. 左侧颈外动脉；BRA. 分支

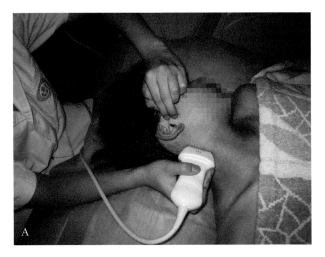

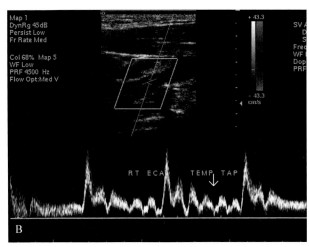

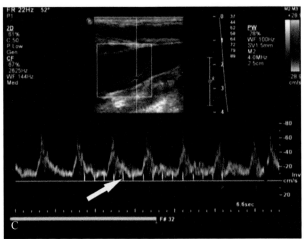

图 13-1-17　颞浅动脉敲击试验

注：A.颞浅动脉敲击试验手法；B.颈外动脉，敲击颞浅动脉时，波形呈锯齿状波动（箭头所指）；C.颈内动脉，敲击颞浅动脉时，箭头所指基线上方的信号，心电图上心脏起搏器信号，但是波形无锯齿样改变

表 13-1-1　颈内动脉和颈外动脉的鉴别

鉴别指标	颈外动脉	颈内动脉
解剖位置	位于前内侧，朝向面部	位于后外侧，朝向乳突
起始部内径	一般较小	一般较大
颈部有无分支	有	无
多普勒频谱特征	高阻	低阻
颞浅动脉敲击试验	波形锯齿样震荡	无

五、锁骨下动脉正常声像图

（一）灰阶超声表现

临床上多以椎动脉起始部为界将锁骨下动脉分为近段和远段，即分出椎动脉之前的为近段，分出椎动脉之后的为远段。锁骨下动脉两侧不对称，两侧近段及同侧近段和远段管径相差较大，只有到远段两侧走行和管径才相对较对称，所以测量时一般选在锁骨中点即相当于远段处。由于锁骨下动脉与颈总动脉属同级相邻血管，故内中膜正常值一般参照颈总动脉。

（二）彩色多普勒

近段由于位置较深，再加上颈部肥胖或动脉弯曲角度过大时，彩色血流充盈欠佳，而中远段管腔一般充盈良好。锁骨下动脉血流阻力高，收缩期表现为色彩明亮的高速血流，舒张期流速减慢，颜色变暗或无显示，有时可以出现短暂的反向血流。

（三）脉冲多普勒

锁骨下动脉由于供应上肢区域，外周阻力高，频谱多普勒常常显示为双期双向三相波。即收缩期前向血流，收缩末期或舒张早期有一反向血流，舒张末期出现第二个前向血流。老年患者的锁骨下动脉可能没

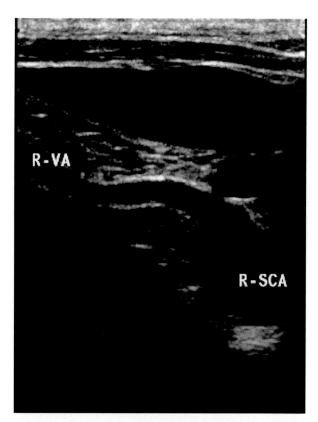

图 13-1-18　椎动脉起始段长轴灰阶超声图像

注：VA. 椎动脉；SCA. 锁骨下动脉

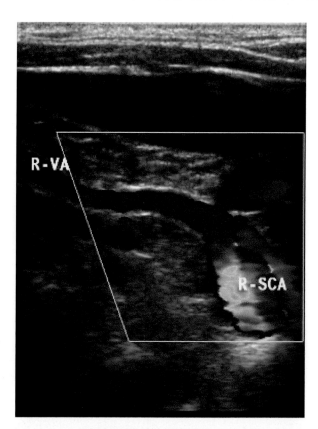

图 13-1-20　起始段椎动脉长轴切面彩色多普勒血流图像

注：VA. 椎动脉；SCA. 锁骨下动脉

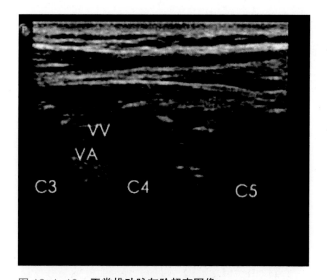

图 13-1-19　正常椎动脉灰阶超声图像

注：接近 $C_3 \sim C_5$ 段（V_2 部分）正常椎动脉的纵切面灰阶超声图像，骨性颈椎横突的后方可见声影。VA. 椎动脉；VV. 椎静脉

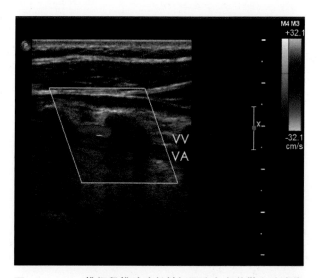

图 13-1-21　椎间段椎动脉长轴切面彩色多普勒血流成像

注：椎间隙处可见节段性规则出现的红色血流，位于前方的蓝色血流为椎静脉。VA. 椎动脉；VV. 椎静脉

有第二个正向血流，这是由于随着年龄增长，血管硬度随之增加，顺应性降低的原因，但反向血流依然存在。如果锁骨下动脉的反向血流消失，则提示近端动脉或主动脉瓣可能存在病变。在临床检查时，尤其注意近段的探查，因该段狭窄性病变发病率高，发生轻度狭窄时，在远离狭窄处测量，则不易发现流速增快而造成漏诊。近段多以收缩期峰值流速 > 150cm/s 为异常。

六、颈静脉的正常声像图

（一）灰阶超声表现

正常颈静脉管腔显示清楚，内壁光滑，连续性好，壁薄，管腔内为无回声。探头加压后管腔压瘪或消失。若仪器分辨率高，增益较大，能动态观察到管腔内的"雾状"回声，随血液流动，这是由于静脉内血流速度较慢，红细胞散射所形成的。现在的高分辨率仪器可以看见静脉瓣，呈条带状回声及运动。正常情况下颈内静脉还是比较容易和颈总动脉相鉴别的（表13-1-2）。

颈内静脉与颈总动脉伴行，位于颈总动脉前外方。纵切扫查其长轴切面显示：前、后管壁呈两条平行的较薄、清晰、强回声线状结构，受压时两条管壁距离变小甚完全闭合（图13-1-23）；在近心端可见到静脉瓣回声，并可观察到瓣膜随呼吸动态启闭（图13-1-24）。横切扫查其短轴切面显示：其管腔呈椭圆形或长椭圆形，若探头加压管腔可变形甚至闭合。颈内静脉内径较宽，男性成年人平均为（12.8±0.40）mm，女性成年人平均为（12.3±0.40）mm。管腔大小随呼吸有明显变化。

（二）彩色多普勒

颈内静脉血流方向与颈总动脉血流方向相反，一般为无明显动脉周期样搏动的蓝色血流信号，并随呼吸而呈亮暗交替样变化；由于流速较低，颈静脉血流颜色较动脉暗（图13-1-25）。

（三）脉冲多普勒

正常人仰卧位静息状态时，颈内静脉血流频谱形态主要随心动周期变化，频谱呈向心方向双峰型，近心端可呈三峰型，即心脏收缩期及舒张早、中期静脉血流为两个向心波峰（S和D峰），在舒张晚期右心房收缩，血液逆流出现反向血流，出现第三峰（A峰）。

仰卧位静息状态时，颈部静脉频谱受呼吸影响较大。吸气时，胸腔压力减低，颈部静脉回流入心脏增加，呼气时，胸腔内压增高，回流减少，在深呼气时由于胸腔压力明显升高可导致回心血流停止（图13-1-26）。

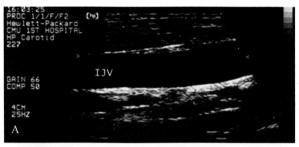

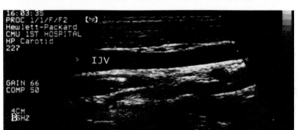

图 13-1-23　**正常颈内静脉灰阶图像长轴切面**

注：A.探头加压前管壁无受压；B.探头加压后管壁受压。IJV. 颈内静脉

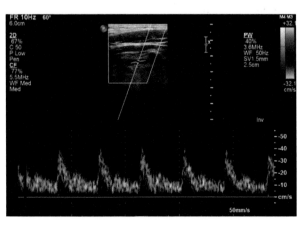

图 13-1-22　**椎动脉椎间段的正常脉冲多普勒血流图像**

注：收缩峰边界清楚，整个心动周期中表现为持续的前向血流，类似于正常颈内动脉的血流

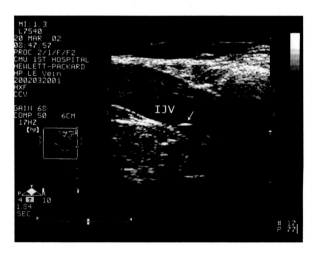

图 13-1-24　**颈内静脉灰阶图像长轴切面**

注：近心端的静脉瓣；IJV. 颈内静脉。箭头所示颈内静脉瓣

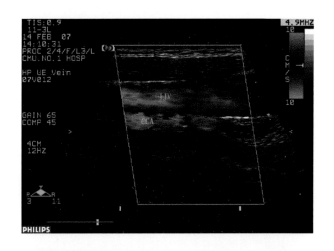

图 13-1-25　**正常颈内静脉彩色多普勒血流成像长轴切面**

注：可见颈内静脉血流颜色与颈总动脉相反。CCA. 颈总动脉；IJV. 颈内静脉

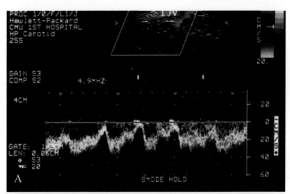

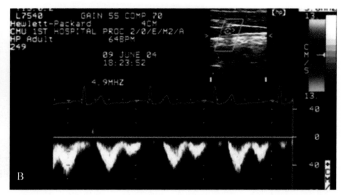

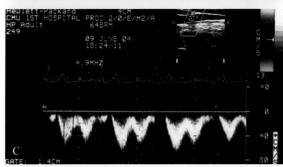

图 13-1-26　**正常颈内静脉脉冲多普勒频谱**

注：A. 正常颈内静脉频谱；B. 正常呼气时颈内静脉频谱；C. 正常吸气时颈内静脉频谱；IJV. 颈内静脉

表 13-1-2　**颈内静脉和颈总动脉鉴别要点**

	颈内静脉	颈总动脉
管腔	随呼吸变化，探头加压可闭合	不随呼吸变化，探头加压不闭合
管壁	薄，无内膜回声，一层清晰强回声带	厚，有内膜回声呈两条平行带状回声
血流方向	流向近心端	流向远心端（头侧）
频谱特点	非搏动性血流	搏动性血流

第二节　生理概述

一、动脉的管壁结构和功能

动脉是从心脏运送血液到全身各器官的血管。不同部位和不同功能的动脉管壁结构（尤其是中层的结构）差异较大。

（一）动脉管壁结构

动脉壁具有三层结构：内膜、中层、外膜（图13-2-1）。血管壁主要有四种成分：内皮、平滑肌、弹性纤维和胶原纤维；依据血管功能特点的不同，四种成分的比例有很大的差异。

1. **内膜**　内膜（intima）是血管壁的最内层，由内皮层、内皮下层及内弹力膜三层结构组成。内皮层由内皮细胞单层排列而成，覆盖着整个血管内壁并直接与血流接触，其表面光滑能提供不凝血表面并能减小血流阻力。然而，内皮细胞不是单纯的血管衬里，而是具有复杂的结构和生理功能。近年来循环生理学的重要进展之一就是对血管内皮功能的再认识。如内皮细胞有合成、代谢血管活性物质，代谢脂蛋白的功能，并有免疫原性，因此内皮细胞参与血栓性疾病、出血性疾病、糖尿病、动脉粥样硬化、免疫性疾病及炎症等病理过程。

2. **中层**　中层（media）最厚，占管壁主要部分。

血管的力学性质主要取决于血管的中层。中层由平滑肌、弹性纤维和胶原纤维三种主要成分组成。平滑肌是平滑肌细胞及其所分泌的细胞外间质成分的总称。平滑肌细胞是中层的唯一细胞成分，具有两个主要功能：其一是收缩和舒张功能，其二尚有合成及分泌细胞外基质的功能。血管壁中平滑肌细胞的过度增生和肥大及结缔组织含量增加，是心血管疾病的主要病理学基础。弹性纤维使血管壁具有较大的弹性，在外力作用时可以伸展达到其自然长度的170%；胶原纤维伸展性小，但抗拉强度却比弹性纤维大20倍，其功能是防止管壁过度扩张。动脉管径大小不同，其管壁厚度和各种成分的相对比例亦不相同（见动脉类型）。

3. **外膜**　外膜（adventitia）位于管壁最外侧，主要由弹性组织构成，是松弛排列的结缔组织。在大动脉的外膜层含有滋养血管、淋巴管和神经纤维等（图13-2-2）。

不同性质的动脉疾病，管壁受损的部位不同。如血栓易于内膜损伤处形成，动脉粥样硬化主要发生在动脉内、中层，动脉夹层是由于中层的囊性变和内膜的撕裂所致，多发性大动脉炎和血栓闭塞性脉管炎均是管壁全层的改变等。

（二）动脉类型

根据动脉管腔大小和管壁结构不同，一般将动脉分为弹性大动脉、肌性中动脉和细小动脉三种类型。它们的主要区别在于管壁中层的弹性组织和平滑肌数量不同。

1. **弹性大动脉**　主动脉、肺动脉主干及其发出的最大分支近段是弹性大动脉。中层含有丰富的弹性纤

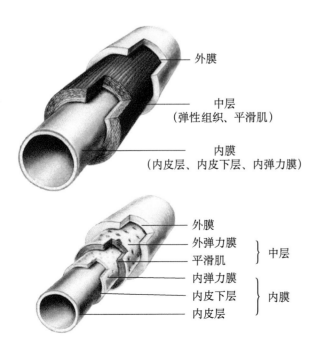

图 13-2-1　**动脉壁的三层结构**

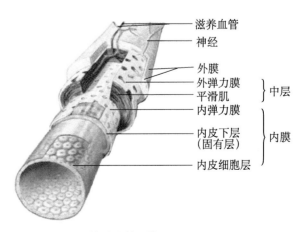

图 13-2-2　**血管壁滋养血管**

维，呈螺旋环状排列，有较大的弹性。心室射血使管壁被动扩张，心室舒张时管壁弹性回缩，推动血液继续向前流动，使管腔内压力不致突然升高，有缓冲压力的作用。因此大动脉又称为弹性储器血管。

2. 肌性中动脉　大动脉分支，如股动脉、臂动脉、颈动脉分叉的远段和动脉树上的其他动脉均为肌性中动脉。中层主要是由平滑肌细胞构成，缺少完整弹力板层，随着动脉逐渐变细，弹性组织逐渐丧失，直至内外弹力层变成断续、中断，各层结构明显消失，但平滑肌成分则随血管的分支、管腔的变小而相对增多。肌性中动脉的收缩和舒张可以调节身体各部位和各器官的血流量分配，因而又称为分配血管。

3. 细小动脉　将直径小于2mm以下的小动脉称为细小动脉或微动脉。中层绝大部分是由平滑肌纤维组成，弹性较小，但收缩能力较强，可在神经－体液调节下收缩或舒张改变管腔大小，从而影响局部血流阻力和血流量，对于维持一定的动脉血压起重要作用，又称阻力血管。

上述动脉分类有重要的病理学意义，不同类型的动脉血管易患相应类型的疾病。动脉硬化主要发生于弹性大动脉及肌性中动脉，中层钙化、硬化主要发生于肌性中动脉，血栓闭塞性脉管炎主要发生于周围中、小动脉，细小动脉的主要病变是弥漫性纤维增厚及玻璃样变性。

（三）动脉管壁血供

动脉管壁本身的营养供应有两种方式：一种是由外膜层滋养血管的微血管网从动脉外膜侧进入中层（图13-2-2），但营养供应只达中层的外1/3处；另一种是管腔内血液由内膜侧向管壁弥散营养。大动脉和中等动脉管壁的血供和营养由这两种方式共同完成，小动脉管壁主要依赖管腔内的血流弥散。

二、正常动脉系统的血流动力学

血流动力学主要研究血流压力、阻力和血流量，以及它们之间的相互关系。血液在心血管系统中流动所产生的一系列物理现象属于血流动力学范畴。由于血管是有弹性和可扩张性的，而不是硬质的管道系统，血液是含有血细胞和胶体物质等多种成分的非牛顿液体，血流速度又受心脏舒缩活动的影响，因此血流动力学除与一般流体力学有共同点外，又有它自身的特点。了解血流动力学的一些基本规律及其特点，在行血管超声检查时，有助于更好地理解血流动力学变化及疾病诊断。

（一）血流动力、压力与能量

血液在血管内连续流动所需的动力源是心脏。心

脏将血液泵入动脉并维持血液流动所需的动脉血压、压力差和能量差。心脏和血管的功能正常，使动脉内的血容量和压力维持在正常范围以保证正常供血，并保持进出动脉系统的血容量的平衡。理解动脉压力是很重要的，因为可以利用压力来检测动脉疾病，并且是评估动脉病变程度的基础。

1. 动脉血压　动脉血压（arterial blood pressure）是指血液对动脉管壁的侧压力。动脉血压必须达到一定的高度，并且保持相对稳定，才能保证全身各器官有充足的血液供应，各器官的代谢和功能活动才能正常进行。

（1）心脏与动脉血压的形成：心室收缩射血是形成动脉血压的原动力。在心室射血的快速期，动脉内血量增加，压力升高达到收缩期峰值。在收缩后期，心脏射血量减少，外周阻力血管的流出量超过心脏的射血量，压力开始下降，并持续整个舒张期，此时血流持续由动脉流入微循环。由于心室射血是间断性的，因此在心动周期中动脉血压发生周期性的波动。

（2）外周阻力与动脉血压形成：外周阻力是形成动脉血压的必要条件。由于有外周阻力的存在，使大约只有1/3的心室每搏输出血量在心室收缩期流到外周，其余2/3暂时蓄积在主动脉和大动脉内，因而使动脉血压升高。

（3）大动脉弹性与动脉血压形成：大动脉的弹性具有缓冲动脉血压波动的作用。大动脉管壁的中层主要是由弹性纤维构成，因而具有很大的弹性。当心室收缩射血时，主动脉和大动脉被动扩张，容纳一部分血液，使收缩压不至于过高。心室舒张停止射血时，被动扩张的主动脉和大动脉发生弹性回缩，继续推动血液向前流动，并使舒张期动脉血压仍能维持一定高度。

（4）动脉血压形成的前提：心血管系统内有足够的血液量充盈是动脉血压形成的前提。这种血液充盈程度可用循环系统平均充盈压（mean circulatory filling pressure）来表示，正常约为0.93kPa（7mmHg）。这一数值的大小取决于血液量与循环系统容量之间的相对关系。如果血量增多，或血管容量缩小，则循环系统平均充盈压就增高；反之降低。

在形成动脉血压的各种因素中，心脏与外周阻力受神经和体液因素的调节，可在短时间内发生变化，因而这两个因素对于血压的调节最及时而有效。其他因素在正常情况下变动较小。

2. 压力差　一定高度的动脉血压，是推动血液循环的的必要条件之一。而驱动血液流动的动力是压力梯度（压力差），而并不仅是血压本身。在循环血管中压力差形成的原因：①心脏的周期性活动，提高主

动脉血压；②血液流动过程中克服阻力消耗能量，因此血流从主动脉到腔静脉和右心房的过程中血压逐渐降低并接近于零，在主动脉和右心房之间产生压力差，促使血液由动脉流向静脉和右心房。压力差愈大，血流速度也愈快。

3. 血流能量形式　在循环系统内，任何两点之间存在血液流动的前提是两点之间存在压力差，即能量差异。动脉系统压力高，能量水平高；而静脉系统压力低，能量水平低。心室收缩时所释放的能量可分为两部分，一部分用于推动血液流动，是血液的动能；另一部分形成对血管壁的侧压，并使血管壁扩张，这部分是势能。

（1）势能：由心脏收缩产生的使血管扩张的压力为势能（potential energy，Ep），是能量的主要形式。在外周血管，势能还包括重力势能，它代表血容量做功的能力，并与高度成正比，即位于高处的血液较低处的血液势能高。

（2）动能：血液流动做功的能力为动能（kinetic energy，E_k），只占能量形式很小的部分，正常休息状态下，仅相当于几厘米汞柱。动能与流体密度（正常情况下是恒定的）和血管横截面积存在一定的比例关系。运动时血流量增大、血管狭窄横截面积减小时，动能明显增加；狭窄后管径恢复正常，流速下降时，动能又转化为势能。

（3）血流能量形式的转换：在循环系统中，随血流速度及方向的改变势能与动能互相转换。血液离开左心室以静水压的形式产生势能，并以增加血流速度的形式产生动能。在一定的压力形势下，管腔的增大导致动能转化为势能，在逐渐变小的管腔结果相反，压力降低，流速增加意味着势能转化为动能。

（二）血流阻力与能量消耗

血液在血管内流动时所遇到的阻力，称为血流阻力（resistance of blood flow）。血液流动因克服阻力而消耗能量，使血流压力逐渐降低。

1. 血流阻力产生的主要因素

（1）血管口径：影响人体血流阻力的主要因素是小血管的口径。身体各处血管阻力不一。正常时血流阻力分布：主动脉及大动脉占 9%，小动脉及分支占 16%，微动脉占 41%，毛细血管占 27%，静脉系统占 7%。可见小血管（小动脉及微动脉）是产生阻力的主要部位。生理学上常把心脏及大血管称为循环系统的"中心"部分，小血管则是其"外周"部分；故小血管阻力称为外周阻力（peripheral resistance）。已知外周阻力是形成动脉血压的必要条件，小动脉与微动脉两者的管径稍有变化，外周阻力的变化就很大。体内各种调节机制也都是通过调节这些小血管平滑肌的舒缩，来调节外周阻力的。

（2）血液黏滞性：是决定血流阻力的另一因素。全血黏滞度为水黏滞度的 4～5 倍。血液流动时，血液内部各层流体之间的内摩擦力，血液与血管壁之间的外摩擦力，对血流运动有阻碍作用，使流体各处的速度出现差异，这就是血液黏滞性产生的原因，也是其产生血流阻力的原因。黏度是度量流体黏滞性的定量指标，其与流速呈负相关，即流体的黏度越大，流速越小。影响血液黏度的主要因素有以下几个。

①血细胞压积：血细胞压积是决定血液黏滞性的最主要因素。血细胞压积（红细胞成分占血液的压积百分比）越大，血液黏度越大。

②血液的切变率：在层流的情况下，相邻两层血液流速的差和液层厚度的比值，称为血流的切变率（shear rate）。切变率也就是层流抛物线的斜率。当血液在小血管内以层流的方式流动时，红细胞有向中轴部分移动的趋势，这种现象称为轴流（axial flow）。当切变速率较高时，轴流现象明显，红细胞流动时发生的旋转及红细胞之间的相互碰撞都很少，故血液的黏度较低。反之，当切变速率较低时，红细胞向中轴集中的趋势被红细胞相互间的碰撞所对抗，使血液黏度增高；在血流速度很低时，血浆大分子的桥联作用使红细胞聚集成缗钱状，致血液黏度增高。

③血管内径：血液在较粗的血管内流动时，血管内径对血液黏滞度不发生影响。在内径变小的血管，血黏度升高将明显阻碍血液流动。但当血液在直径小于 0.2mm 的微动脉内流动时，只要切变率足够高，则随着血管内径的进一步变小，血液的黏滞度也会降低，这一现象称为 Fahraeu-Lindqvist 效应。产生这一现象的原因尚不完全清楚，但此效应对小血管内的血液流动有明显的益处。在小血管中，由于红细胞集中在血管的中轴，流速较快；而血浆则在红细胞的外周，流速较慢。这种情况下，小血管中血液的血细胞压积比较大的动脉和静脉中血液的压积低，所以血液的黏滞度较低。如果没有这种效应，血液在小血管中流动的阻力将会大大增加。

④温度：温度降低时，血液黏度增加。人体的体表温度比深部温度低，故血液流经体表血管时黏滞度会增高。

（3）血液流动方式：湍流时血液中各个质点的流动方向、速度不再一致，互相干扰可出现漩涡，故消耗的能量比层流时增多，血流的阻力也比层流大。

2. 血流阻力与泊肃叶定律　血流阻力不能直接测量，只能通过压差和血流量推算出来。血管的口径与长度影响血液与管壁间的摩擦，血液的黏滞性则主要影响血液内部的摩擦。这些因素与阻力的关系可用泊肃叶定律（Poiseuille law）表示。

泊肃叶研究了液体在管道系统内流动的规律，指出单位时间内液体的流量（Q）与管道两端的压力差（P_1-P_2）及管道半径（r）的4次方成正比，与管道的长度（L）和液体黏稠度（η）成反比，即：

$$Q = \pi(P_1-P_2)r^4 / (8\eta L)$$

而 $Q = \Delta P/R$（欧姆定律。其中 R 为血流阻力；ΔP 为压力差）。可得出计算血流阻力的方程式，即：

$$R = 8\eta L/(\pi r^4)$$

这一算式表明，血流阻力与血管的长度和血液的黏度成正比，与血管半径的4次方成反比。如果血管的半径缩小一半，血流阻力将增加至原先的16倍；相反，如果血管半径扩大一倍，其血流阻力将降低至原先的1/16。生理条件下，血管长度和血液黏度的变化很小，但血管的口径（主要是小血管）易受神经-体液因素的影响而改变。机体主要通过控制血管的口径而改变外周阻力，从而能有效调节各器官的血流量。

3. 能量消耗　血流在血管系统从一处到另一处的流动过程中，因不断地克服血流阻力，必然要消耗能量，通常转变为热能。这部分热能不能再转换成血液的势能或动能，因此血压从主动脉到右心房逐渐降低。在周围循环中能量的消耗主要是黏滞性能量消耗和惯性力能量消耗。按泊肃叶定律，能量消耗与黏度的关系可用下列公式表示。

$$P_1-P_2 = v \cdot 8\eta L/r^2 = Q \cdot 8\eta L/(\pi r^4)$$

P_1-P_2 表示在相距长度 L（cm）两点间消耗的压力势能（dyn/cm^2），v 表示平均血流速度（cm/s），Q 表示流量（cm^3/s），η 表示液体黏度（泊），r 为管腔半径（cm）。从泊肃叶定律方程式中可看出，血流黏滞产生的摩擦等能量消耗与血液黏度成正比，与管腔半径4次方成反比。血管内血流的加速度、减速度、管腔直径的变化及血流方向的改变等，均可造成惯性力能量消耗。

（三）血流量参数与血流速度

1. 血流量参数　指单位时间内流过血管某一横断面的血流体积为血流量参数，也称为容积速度，即：

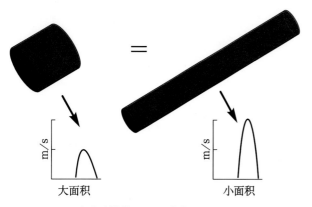

图 13-2-3　**流速随横截面积而变化**

血流量 = 流速 × 横截面积。其单位通常以 ml/min 或 L/min 来表示。血流在直径不同的管道内流动时，在流量相等的情况下，流速是随横截面积的变化而变化（图13-2-3）。

血流量主要决定于两个因素，一个是推动血流的压力，另一个是妨碍血流的阻力。欧姆定律（Ohmlaw）常用于描述血管内的血流。即：血流量（Q）与血管两端的压力差（ΔP）成正比，与血流阻力（R）成反比。

$$Q = \Delta P/R$$

血液循环的根本问题是适应各组织代谢的情况，调整全身和各部分的血流量。总的来讲体内供应不同器官血流的动脉血压基本相等，而供应某器官血流量的多少则主要取决于该器官对血流的阻力。因此，器官血流阻力的变化是调节器官血流量的主要因素。脑、肝、肾的血流量较多，是由于它们的动脉血流阻力相对低，多普勒频谱呈低阻型；四肢动脉外周阻力较高，频谱呈高阻型。

2. 血流速度　血流速度是指血液中的一个质点在血管内移动的线速度。人体各部位的血管中的血流速度差异很大。一般距左心室越远的动脉血管，其血流速度越慢。根据流体的连续性方程，血液在血管内流动时，其血流速度与血流量成正比，与血管的横截面积成反比。因此，主动脉中的血流速度最快（约20cm/s），毛细血管中的血流速度最慢（约0.03cm/s）（图13-2-4）。

（四）血流类型

血液在血管内流动方式可分为层流和湍流两类（图

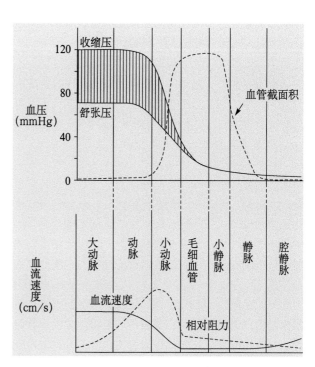

图 13-2-4　**血流速度、血压与血管横截面积变化关系**

13-2-5）。处于层流与湍流两者之间的中间状态是血流紊乱，这是层流的暂时性紊乱，随血液向远心端流动而消失。动脉血流正常在血管分支处可出现血流紊乱。

1. 层流　层流（laminar flow）是一种规则流动，有清晰的流线，液体每个质点的流动方向都一致，与血管长轴平行；但各质点的流动速度不一，在血管轴心处流速最快，越靠近管壁流速越慢，从而构成有无数同轴的圆柱面构成的流体。处于同一层的液体质点的流速相同，由轴心向管壁各层液体的流速依次递减，如图 13-2-5A 所示。图中箭头指示血流的方向，箭体长短表示速度的快慢，在血管的纵剖面上各箭头的连线形成一抛物线。但血管断面上各点的血流速度分布是不相同的，这就是层流。$\triangle v$ 表示相距 $\triangle L$ 两层的液体的速度差。

2. 湍流　湍流（turbulent flow）是一种不规则的血流状态。湍流状态下，流体成分间相互错杂交换，以多种方向和不同速度做无规则的运动。湍流中的各点血流的速度和方向多不同，并随时间变化（图 13-2-5B）。在管壁附近，湍流的速度梯度比层流大，因而管壁受到的切应力也较大，易损伤动脉内膜。在流量相同时，湍流的阻力远较层流为大，要比层流状态消耗较多的能量，需维持该流量的压力差也要比层流大。

血流由层流变为湍流，受以下因素的影响：血管直径（D，单位为 cm）、平均血流速度（v，单位为 cm/s）、血液密度（ρ，单位为 g/cm³）及血流黏稠度（η，单位为 P），并可用雷诺值表示（Reynolds number，Re），可按以下公式计算。

$$Re = \rho D v / \eta$$

流体的流动形式是层流还是湍流取决于雷诺值，一般情况下，临界雷诺值为 2000，雷诺值 < 2000 时，流体通常为层流状态，> 2000 时，往往转化为湍流状态。在心血管系统中，由于血液密度和黏稠度可视为

常数，因此雷诺值的大小主要取决于管腔直径和血流速度的乘积。在正常动脉循环中，雷诺值通常 < 2000，很少发生湍流。升主动脉血流速度很快，雷诺值超过 2000，可有湍流存在。

由雷诺值公式可知，在血流速度快、血管口径大、血液黏度低的情况下易发生湍流；另外，在血流遇到障碍，或血流流经血管分叉处和粗糙面时，也容易产生湍流，严重的湍流又有涡流之称。动脉狭窄可导致湍流发生，它通常在血管狭窄部位的远心端，并且仅仅表现在心动周期的收缩期。湍流与动脉硬化斑块形成没有直接关系，对动脉硬化斑块的破裂或血栓形成起到一定的作用。

人体动脉中的血流是脉动性流动，从层流到湍流的转变要复杂得多。有实验证明，在收缩期血流的加速相，即使雷诺值超过 2000，也不发生湍流；在血流速度达峰值时，雷诺值为 6000 左右时则发生湍流；一旦湍流形成，当在血流的减速相，雷诺值 < 2000 时，湍流仍然存在。因而在人体主动脉的实际血流中，收缩早期加速期不易发生湍流，而收缩晚期减速度和舒张期较易形成湍流。因此就可以理解正常升主动脉多普勒频谱形态上升支窄、下降支宽的原因；如上所述，在生理情况下可以出现湍流；而在病理情况下也可以出现层流，如在"狭窄处的射流"仍为层流。因此，不能认为层流状态必然是生理现象，而湍流状态必然是病理现象。把湍流状态的出现作为诊断病变的唯一依据是不可靠的，但严重动脉狭窄时，狭窄即后段应该有湍流。

（五）几何体形对流速剖面的影响

在动脉系统中，血流加速度和血流途经几何形态对流速分布起着主要的作用。当血液流经的横截面积突然缩小或扩大时，血流速度剖面随之改变。心腔和血管中这些流速剖面分布的变化，对于正确理解多普勒超声检测的血流速度和频谱形态变化、准确测量血流体积具有重要意义。

1. 入口效应　血液流经横截面积突然变小的管腔处，会产生汇聚形的流速截面。由于通过管腔的流量不变，面积的缩小必然导致流速的增加，血流获得较大的动能，黏性摩擦力的作用相对减弱，出现平坦形的流速分布，也可称活塞形改变。这种现象称为入口效应（inlet effects）（图 13-2-6A）。

生理情况下，汇聚形的血流截面见于动脉分支血流。当血流从大动脉流入小动脉分支时，小动脉入口处出现平坦形流速分布。病理情况下，所有的狭窄性病变均导致汇聚形的血流截面，在狭窄口形成平坦形的流速分布。

2. 出口效应　当血液流经一个横截面积突然扩大的管腔时，产生扩散形的血流截面，称出口效应（exit

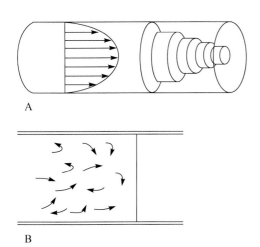

图 13-2-5　**层流（A）与湍流（B）**

effects）。由于通过管腔的流量不变，面积的扩大必然导致流速的减低。这种流速减低主要发生于血流的边缘部分，而血流的中心部分仍以原来的速度流动一段距离，因此形成尖峰形的流速分布。如果血流扩散速度较大，将造成血流与管壁的分离，从而导致涡流（图13-2-6B）。

生理情况下，扩散形的血流截面见于小静脉回流入大静脉的血流，腔静脉和肺静脉回流入心腔的血流及房室瓣和半月瓣下游的血流。病理情况下，血流在通过动脉狭窄处后、血流流入真性动脉瘤、心脏瓣膜狭窄口、反流瓣口和分流通道后出现明显的血流扩张，形成明显的湍流和涡流。

3. 弯曲血管　当血流流入一条弯曲的血管时，流体内各点受到向心力的作用而产生向心加速度。向心力的方向由管腔的外侧缘指向内侧缘，这一向心力由一大小相同但方向相反的压差所平衡，结果导致外侧缘的流速低于内侧缘；当血流沿弯曲管道继续流动时，由于黏性摩擦力的作用，靠近管壁的流速逐渐降低，而管腔中心的流速逐渐升高；血流绕过弯曲的血管后，由于流速较高的中心血流已具有较大的离心惯性移动，迫使原位于管腔外侧缘的流速较低的血流移向内侧缘，导致管外侧缘的流速高于内侧缘。空间速度分布沿弯曲管道不断发生改变，产生扭曲形的分布（skewed velocity profile）。血流沿弯曲管道流动的典型例子见于主动脉弓部的血流（图13-2-6C）。

4. 分叉血管　动脉分支通常是呈分叉形式。分支血管根据形态可分为对称性"Y"形分支，非对称"Y"形分支和"T"形分支。分支血管内的血液流动取决于分支血管的角度，母管与子管的横截面积比、雷诺值等。

（1）母管与子管的横截面积比：根据泊肃叶定律，母管与子管的横截面积比率为1.41时将使分支血管的压力恒定不变。如果面积比率是1.0时，血流速度不发生改变。在人类婴儿时期主动脉分支处的面积比率为1.11，随着年龄的增长面积比率逐渐降低。在20～30岁时面积比率小于1.0；30～40岁时小于0.9；50～60岁时小于0.8。主动脉分支面积比率的降低导致了分支血管血流速度及脉动流能量的增加，例如当面积比例是0.8时，大约22%的脉动量反射在肾动脉开口以下腹主动脉。这一机制对在该处易发生动脉硬化及动脉瘤具有重要意义。

（2）分支血管的角度和雷诺值：当雷诺值很小时，母管的轴心流场直接冲击到分叉点，然后折入分叉管内并保持层流流动状态。随着雷诺值的增大，分叉管入口的外壁逐步形成边界血流分离现象，并在分叉管下游的某点附壁。在分离区存在涡流或湍流。分离区随分叉角增大而增大。脉动流的分离现象更显著。血流在正常颈动脉分叉部或"T"形分支血管中流动时，血流速度的分布有高切应力区和低切应力区之分（图13-2-7），低切应力区即边界血流分离区域。

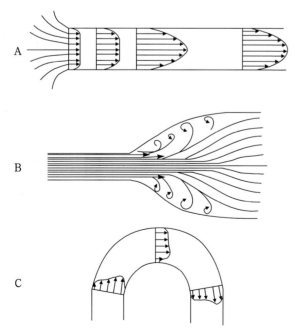

图13-2-6　血流途经几何形态对血流分布的影响

注：A.入口效应；B.出口效应；C.弯曲血管

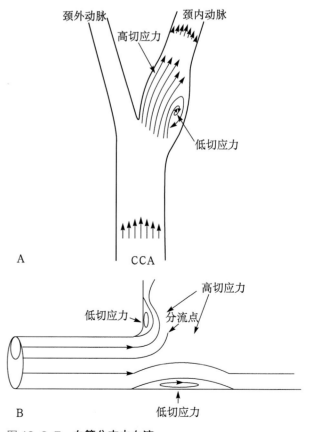

图13-2-7　血管分支内血流

注：A."Y"形分支血管；B."T"形分支血管

动脉硬化斑块好发于血管分叉的低切应力区而不是在高切应力区，其机制是低切应力使从血管壁运送动脉硬化物质的过程迟缓，导致脂质沉积增加。另外，低切力状态干扰了维持动脉壁及内皮细胞代谢功能有关物质的正常转换。多普勒超声检查时，取样容积放置在低切应力区或在高切应力区不同部位，血流频谱的形态有明显的差异（图13-2-8）；将取样容积放置在颈内动脉起始端距离分叉处稍远的部位，则为颈内动脉的典型低阻型血流频谱。

（六）搏动性血流

人体动脉中的血流是脉动性流动，属于非稳定流动。在每个心动周期中，随着心脏的收缩与舒张活动，动脉内的压力和容积发生周期性的搏动性变化，使动脉管腔内的血液流动亦呈收缩期加速和舒张期减速的周期性搏动。

动脉脉搏波与搏动性血流（形成及传播）的机制基本一致，但并不是完全等同。脉搏波是沿动脉管壁传播，而不是由血流传播，其传播速度远快于血流速度。正常人的脉搏波的速度一般为 5～10m/s。例如主动脉弓的脉搏波的传播速度为5m/s，而主动脉弓内血流速度则只有0.5m/s。临床采用脉搏容积描记仪检测的波形，为沿动脉管壁传播的脉搏波，多普勒超声检测的是血流信号。两种方法在同一个部位检测，所获波形的形态差别很大。

动脉的搏动性变化与血流收缩期加速和舒张期减速是一致的。正常四肢动脉多普勒血流频谱为"正向—反向—正向"的三相波形。

第一相：正向高流速波。为心脏收缩期射血引起的前向血流，由加速度支（或上升支）和减速度支（或下升支）构成。加速度支是在心室快速射血期，主动脉压力迅速升高，血流速度瞬间增快而形成。正常加速支较陡，上升的速度（或斜率）和幅度受心室射血速度、心排血量、动脉的阻力与管壁弹性的影响。阻

力大、心排血量少、射血速度慢，则加速度的上升速度慢（斜率小），幅度低；反之则速度快（斜率大），幅度大。减速度支是由于心室进入减慢射血期，动脉压力降低，射入动脉的血量减少形成。

第二相：反向血流波。血流方向与第一相相反，为心室舒张期早期，由于心室内压迅速下降到低于主动脉内压，在主动脉瓣关闭的一瞬间，血液向心室方向反流所形成。

第三相：正向低流速波。为舒张中晚期动脉管壁弹性回缩产生的前向血流。

第二相和第三相的形态可大致反映外周阻力的高低。

动脉血流波形的形态受多种因素影响。在人体的不同部位由于血管搏动性大小不同，波形有所改变；在不同的生理和病理状态下波形也有改变。如静息状态时下肢动脉表现为正常的高搏动性血流，而在剧烈运动后却表现为低阻力的单相波形，这是因为运动后毛细血管床开放，血流阻力降低所致。虽然这种单相波形是运动后的正常表现，但在静息状态时却是明确的异常表现，提示存在近心端动脉闭塞或接近闭塞的狭窄，动脉供血不足，这种情况下远端肢体毛细血管床开放，血管阻力降低。

三、正常静脉管壁结构与特点

（一）静脉管壁结构

静脉管壁结构与动脉相似，也分为内膜、中层和外膜三层。与相应的动脉比较，静脉管壁较薄、柔软、弹性小，尤其在中层更为明显（图13-2-9）。三层膜间的界线不如动脉清楚。

1. 内膜　基底膜表面覆盖的内皮细胞通过胶原纤维和中层连接。与动脉内膜不同的是，静脉内膜大都没有明显的内弹力膜（下肢静脉可有薄层内弹力膜）。

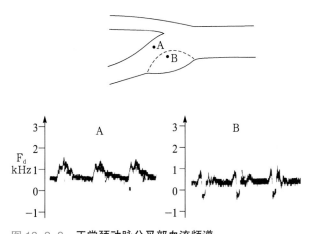

图 13-2-8　正常颈动脉分叉部血流频谱

注：A.高切应力区血流频谱；B.低切应力区血流频谱

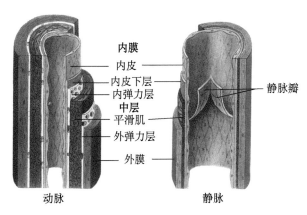

图 13-2-9　静脉壁与动脉壁结构比较

2. 中层　由胶原纤维、弹性纤维和平滑肌纤维混合组成，起巩固管壁的作用。静脉中层平滑肌层明显比动脉中层的平滑肌层薄，肌纤维分布不规律，弹性纤维较少，主要由胶原纤维组成。由于腔内压力低，在血流较少时外形易呈扁缩状态，一旦受周围结构或病变的压迫，很容易发生静脉淤血、回流障碍。

3. 外膜　主要由结缔组织纤维网和间质连接形成，可稳定静脉。中、大静脉的外膜较厚，在外膜结缔组织中有营养血管、少量神经纤维和大量弹性纤维，以及纵行的平滑肌束、胶原纤维束。

（二）静脉分类

静脉管腔径比同级别的动脉管腔径明显粗。静脉有小、中、大之分。小静脉由毛细血管汇合而成，在向心回流过程中不断接收属支，逐渐汇合成中静脉、大静脉，最后注入心房。

1. 大静脉　大静脉是指管腔直径1cm以上的静脉，包括上下腔静脉、头臂干、颈内静脉等。其内膜较薄，除内皮细胞外也有由少量胶原纤维形成的内皮下层和不完整的内弹力膜；中层含有数层环形的平滑肌细胞、胶原纤维和弹性纤维；外膜最厚，构成静脉壁的主要部分，主要由大量纵行的平滑肌束、丰富的营养血管和神经构成。

2. 中静脉　直径在2～10mm的静脉。其内膜较薄，腔内有内皮细胞和结缔组织构成的静脉瓣。中层和外膜基本同大静脉。

3. 小静脉　直径在2mm以下的静脉。小静脉管壁平滑肌的舒缩活动可影响毛细血管的血压、容量及滤过作用，对血流也产生一定的阻力。

（三）静脉结构特点

1. 静脉瓣　静脉瓣（venous valve）由菲薄的纤维组织构成，有良好的弹性和韧性。瓣膜成对，半月形，游离缘朝向心脏（图13-2-10）。静脉瓣单向开放，有保证血液向心脏流动并防止血液逆流的作用。受重力影响较大的四肢静脉瓣膜多，而躯干较大的静脉多无瓣膜。

2. 体循环静脉构成　体循环由浅静脉系统、深静脉系统和连接浅、深之间的穿静脉（perforator）组成。①浅静脉：走行于皮下浅筋膜内，又称皮下静脉。浅静脉不与动脉伴行，最后注入深静脉。临床上常经浅静脉注射、输液、输血、取血和插入导管等。②深静脉：走在深筋膜的深面、肌间或体腔内，多与动脉伴行，又称伴行静脉。深静脉的名称和行程与伴行动脉相同，引流范围与伴行动脉的分布范围大体一致。③穿静脉：穿过深筋膜连接深、浅两个系统，穿静脉的瓣膜阻挡血液由深静脉向浅静脉反流。

3. 静脉交通支　静脉之间的吻合比较丰富。浅静脉之间，深静脉之间和浅、深静脉之间，都存在丰富的交通支，这有利于侧支循环的建立。浅静脉一般都吻合成静脉网，深静脉则在动脉或某些脏器周围或壁内形成静脉丛，特别是一些容积经常变动的脏器（如膀胱、子宫和直肠等），在器官扩张或受压的情况下，静脉丛仍能保证血流通畅。

四、正常静脉系统生理和血流动力学

静脉系统是血液回流入心脏的通道，与动脉系统相比，静脉系统腔内压力低，血流的阻力很小，血流速度慢，血容量大。而容量大是其重要的特征之一，它可以在容量上发生很大变化但其压力几乎没有改变。循环血量的60%～70%容纳在静脉中，因此静脉起着血液储存库的作用。

（一）静脉血压

血液在静脉内流动时对血管壁的压力，称为静脉血压（venous blood pressure），简称静脉压。静脉压很低，故一般以水柱高低表示。静脉压力差是在静息时调节静脉回流最主要的因素。回心血量多少取决于外周静脉压和中心静脉压之差，以及静脉对血流的阻力。

1. 外周静脉压　各器官静脉的血压统称为外周静脉压（peripheral venous pressure）。动脉血液流经毛细血管到达微静脉时，血压降至15～20mmHg。人体各外周静脉压的个体差异很大，但同一人体在不同时间内各外周静脉压数值相当稳定。由于静脉管壁薄、压力低，易受重力及血管外组织压力等因素影响，故测量人体静脉压时，应采取平卧位，使被检测的静脉与心脏处于同一水平。人体各外周静脉平均血压大致如下：足背静脉19cmH$_2$O，门静脉13cmH$_2$O，肘前静脉10cmH$_2$O，颈外静脉10cmH$_2$O。

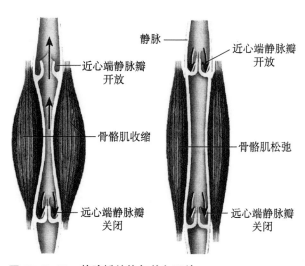

图13-2-10　**静脉瓣结构与单向开放**

2. 中心静脉压　将右心房和胸腔内大静脉的血压称为中心静脉压 (central venous pressure)。体循环血液通过毛细血管汇集到小静脉时，血压降至 15 ~ 20mmHg；流经下腔静脉时血压极低，为 3 ~ 4mmHg，汇入右心房时血压接近为零。故中心静脉压的数值较低，常常以厘米水柱（cmH₂O，1cmH₂O=98Pa）为单位，正常为 4 ~ 12cmH₂O。中心静脉压高低取决于心脏射血能力和静脉回心血量之间的相互关系。如果心脏射血能力较强，能及时将回流入心脏的血液射入动脉，中心静脉压就低；若心脏射血能力减弱，或因静脉回流速度加快等因素，均可使中心静脉压升高，因此中心静脉压是反映心血管功能的指标之一。

3. 重力对静脉压的影响　血管系统内的血液因受地球引力的影响，产生一定的静水压。人体各部分血管的静水压的高低取决于人体体位。平卧时人体各部分血管的位置大致都处在和心脏相同的水平，因此静水压大致相同。但当人体直立位时，心脏水平以下的静脉内的血压比卧位时高，其增高的部分相当于从足至心脏这样一段血柱高度形成的静水压，约 90mmHg（12kPa）（图 13-2-11）；而高于心脏水平部位的血管内压较平卧时低，可降至负值。因此由重力形成的静水压对静脉功能的影响远比动脉大。

（二）影响颈静脉回流的原因

生理状态下静脉血回流的直接动力为动脉与右心房之间的压差。影响静脉回心血量和速度的因素有体循环平均充盈压、心肌收缩和舒张、右心房压、体位及呼吸运动等。由于颈静脉与心房距离较近，心脏收缩和舒张引起的心房内压变化、呼吸和体位变化引起的胸内压和血液重力改变对颈静脉回流速度有直接影响。

1. 心房内压变化对颈静脉回流速度的影响　心房内压的变化影响静脉回心血量和速度，通常以腔静脉与右心房处的血压即中心静脉压来表示。中心静脉压随心动周期、体位和胸内压的变化波动在 0.4 ~ 1.2kPa(4 ~ 12cmH₂O)。心脏舒张期时，房内压变小致中心静脉压随之减低，大量静脉血快速回入右心房；相反，心脏收缩期时，房内压增大致中心静脉压增高，静脉回心血减少。因此，心肌收缩力减低使收缩期心腔内的血不能有效排空，舒张期心腔内压力升高，导致静脉内血液回流减少，体循环及肺循环静脉系统扩张、淤血，颈静脉怒张。

2. 呼吸变化对颈静脉回流的影响　正常人仰卧位静息状态时，颈静脉回流速度受呼吸影响较大。平静呼气末，胸膜腔负压为 -5 ~ -3mmHg，吸气末为 -10 ~ -5mmHg，关闭声门后用力吸气时，胸膜腔负压可达 -90mmHg，用力呼气后，胸膜腔压力可升至 110mmHg。胸式吸气时，胸腔扩张，胸腔容积增大，胸膜腔负压加大，使胸腔内大静脉和右心房进一步扩张，其内的压力也进一步降低，促使颈静脉血更多地回流到心脏。反之，呼气时胸腔回缩，胸腔容积减小，胸膜腔负压值减小，颈静脉血回流心脏减少。在深呼气时，由于胸腔负压明显减低，可导致颈静脉回心血流停止。

3. 体位变化对颈静脉回流的影响　直立时，由于血液重力的作用，促进颈静脉回流。正常人仰卧位时，头颈部静脉回流主要受呼吸的影响。仰卧位时，上、下肢静脉管腔回缩，使回心血量增加，血流速度加快。由平卧位变立位时，重力作用使上、下肢静脉管腔扩张，部分血液淤滞于静脉系统内，导致血流速度减低，回心血量减少。

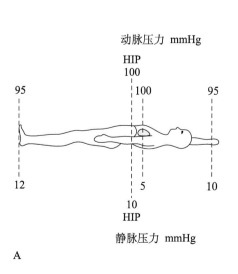

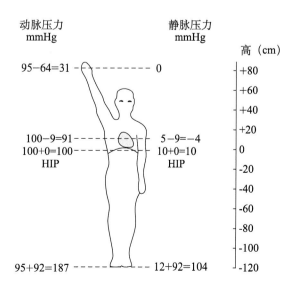

图 13-2-11　**重力对静脉压的影响**

注：A. 平卧位时；B. 直立位时。HIP. 流体静压参考点

第三节　仪器调节和检查方法

一、颈动脉的超声检查方法及仪器调节

（一）仪器条件

1. 超声仪　颈动脉超声检查对超声仪有一定的要求，一般超声仪的配置标准要求如下：①高频探头，可以近距离聚焦，适合检查浅表血管；②彩色多普勒；③脉冲多普勒功能，并可以测量血流速度；④频谱分析。

2. 探头选择　有些超声仪可以选配频率为3～9MHz的外周血管超声检查专用线阵探头，配备这样的探头最佳。日常工作中使用这种探头，基本可以不换探头完成整个颈动脉检查。

颈总动脉（CCA）位于皮下2～3cm处，也可以使用7.5～12MHz的高频线阵探头检查。颈内动脉（ICA）远段、CCA起始部及右锁骨下动脉位置较深，特别是肥胖患者，也可使用凸阵探头（如2～5MHz）检查，且效果较好。头臂干、左侧颈总动脉和左侧锁骨下动脉近段位置深，同时检查时宜将探头置放于胸骨上窝。胸骨上窝空间较小，使用小的相控阵探头（心脏探头）检查效果较佳。

3. 预设条件的调用　一般彩色多普勒超声仪都内置各种检查的预设条件，颈动脉超声检查时选择颈动脉超声检查条件（carotid），可以迅速进入较佳的检查参数设置。当然，有些仪器的预设条件并不一定十分合适，检查者可以根据自己的检查习惯，建立预设条件。

（二）患者体位、检查方法与技巧

1. 患者体位　检查床一般放在检查者右侧（图13-3-1），患者取仰卧位，双臂自然平放于身体两侧。头部位置：①不使用枕头为佳，这样可以充分暴露颈部，检查较为方便；②有些医师则习惯在患者头部下方放一个低枕头，这样患者可能舒服些。但是这样会造成颈部活动不灵活，也使颈部变短，可能会影响最佳图像获得；③有些医师习惯在颈部下方垫一个小方垫或小枕头，使头部更后仰一些，颈部充分暴露。但如果小方垫太高，患者颈部肌肉可能会紧张，反而不利于检查。同时头部偏向检查部位的对侧，检查过程中宜随时调整，以求使颈部暴露达到最佳状态。嘱患者尽量放松颈部肌肉，这一点非常重要，因为不少患者会因为紧张或刻意使头部处于某种状态，从而导致颈部肌肉紧张，影响超声显像质量。

2. 检查方法与技巧

（1）探头方向：一般纵断面检查时探头示标（marker）朝向患者头部，横断面检查时探头示标朝向患者右侧。

（2）探头位置：进行颈动脉纵断面检查时，有几种探头置放方法（图13-3-2）。一般后侧位和超后侧位是显示颈动脉分叉处及ICA最常用的位置，当然有些时候在前位或侧位检查效果最佳。颈动脉横断面检查可从前方、侧方或侧后方进行，以期达到最佳显示状态。

（3）扫查断面：颈部动脉超声检查包括纵断面和横断面检查。①纵断面检查：观察彩色多普勒血流和采集多普勒频谱；②横断面检查：自CCA近端开始向上进行横断面扫查血管，直至ICA远端，有助于帮助了解动脉解剖、探头定位、显示偏心性斑块及管腔内径（血管无明显钙化时）。但血管横断面的彩色多普勒图像具有欺骗性，因为声束与血流之间角度不确定，正常CCA内可能显示为不同颜色（图13-3-3），并不一定代表夹层动脉瘤形成。同样道理，在横断面采集的多普勒频谱，不能进行血流速度测量，仅可用于粗略判断血流的阻力特征。

（4）灰阶和彩色多普勒超声检查最佳角度：颈

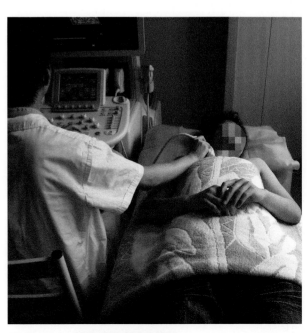

图 13-3-1　**颈动脉超声检查体位**

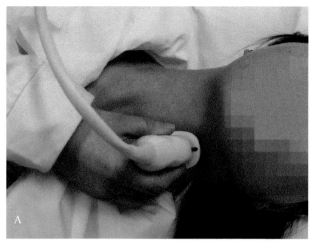
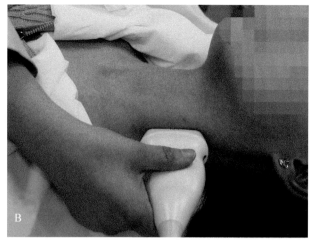
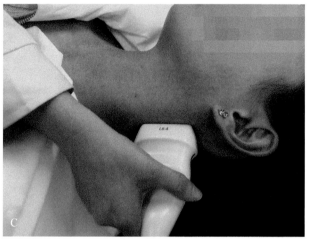
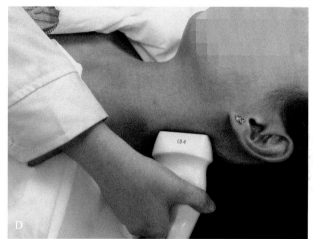

图 13-3-2　超声检查颈动脉时探头位置

注：A、B、C 和 D 分别为前位、侧位、侧后位和超后侧位

动脉超声检查时，很难同时获得最佳灰阶超声和最佳频谱或彩色多普勒角度：①最佳灰阶超声显示角度是90°（声束与动脉壁垂直），此时会产生最明亮的反射，角度减小时反射亮度随之减小；②采集最大多普勒频移的角度是0°（声束与动脉长轴平行）。遗憾的是，颈动脉超声检查时很难获得与动脉长轴平行的声束角度。

现代彩色多普勒超声仪器都可以调整多普勒声束角度（steer 键）。颈动脉检查时，首先调节探头位置和角度，使灰阶超声显示清晰，按下彩色多普勒按钮，再调节 steer 键使多普勒声束偏转适度（不同超声仪偏转角度可能不同），然后再调节脉冲多普勒校正角度 θ，一般可以准确测量血流速度。脉冲多普勒角度 θ 必须 $\le 60°$，一般建议 θ 为 $45° \sim 60°$。

（5）ICA 远段检查技巧：多数情况下纵断面检查 ICA 远段时，采用超后侧位才能显示清晰。具体方法：检查 ICA 远段时，将患者头部转向对侧，并将探头置于胸锁乳突肌后方，指向前内方向（图 13-3-2D）。如果线阵探头效果差，可使用 5 ~ 7MHz 的凸阵探头

检查 ICA 远段。

3. 检查前的其他准备

（1）与患者交流：首先应确保患者感觉舒适，嘱咐患者颈部放松。此外，简短询问一下临床症状和病史，了解申请超声检查的原因，有助于掌握检查重点区域。

（2）听诊：听诊杂音并非必须进行，但有助于提供一些信息。听诊杂音的部位包括下颈部、颈动脉窦和颈动脉分叉远端等。在任何部位听到杂音，都应该仔细检查，明确原因。

（3）血压测量：颈动脉、椎动脉超声检查前，应测量双侧上肢动脉血压（目前一般由临床医师完成）。如果两侧上肢血压相差 ≥ 20 mmHg，就意味着血压低侧肢体的近端动脉可能存在狭窄，狭窄部位通常位于锁骨下动脉起始部。当然，血压测量反过来又可以印证超声检查结果是否准确。双侧锁骨下动脉狭窄会导致双侧上肢血压均降低，心功能不全、主动脉瓣高度狭窄、全身血压较低等也会有类似表现。

二、椎动脉的超声检查方法及仪器调节

（一）仪器条件

1. 探头选择　椎动脉（vertebral artery，VA）超声检查通常选用 4.0 ～ 10.0MHz 的线阵探头。扫描深度一般在 4cm，对肥胖、颈部脂肪层较厚的患者，可适当调节扫描深度为 5 cm，对特别肥胖者，也可以应用 2.0 ～ 5.0MHz 的凸型探头，可以保证穿透力，还可以明显增加显示范围（图 13-3-4）。如检查对象为儿童或瘦弱的成年人应适当调小扫描深度到 3cm，目的是使被检查的椎动脉位于图像的中央部位，以便清楚地显示和观察椎动脉及其周围组织情况，操作时常将探头朝向头侧。

2. 预设条件调用　选择好探头后，一般直接调用超声仪预设的椎动脉检查条件，即可进入灰阶超声、彩色多普勒和脉冲多普勒超声检查，方便迅速。

3. 彩色多普勒　彩色多普勒速度量程（scale）的大小对椎动脉的彩色血流的显示很重要，在实际工作中彩色多普勒速度量程和彩色增益应根据受检颈部动脉血流速度等情况适当调小或调大，以管腔外无彩色外溢、管腔内血流充盈完全为适宜。例如，彩色量程一般可设置在 13 ～ 28cm/s，彩色增益设置在 40% ～ 60%。

4. 脉冲多普勒　在灰阶和彩色多普勒血流图像引导下，将脉冲多普勒取样容积置于所测椎动脉的彩色血流中央。原则上多普勒取样容积越小越好。如果要测量血流速度并根据脉冲多普勒频谱分析和血流速度来评估椎动脉是否有狭窄及其狭窄程度，那么取样容积的长度应该调整在 1.5 ～ 2mm。同时取样线与血流方向间夹角 < 60°。

但是，有些超声科只要求检测椎动脉的血流方向，容积稍大问题也不大。例如可将取样容积的长度设置为所测动脉内径的 1/3 为适中，一般在 2 ～ 5mm。

（二）患者体位、检查方法与技巧

检测椎动脉时，患者头向侧位倾斜，或头伸侧位。由于椎动脉的解剖特点，只采用纵切面扫描。椎动脉的检查包括三部分：①近段或称椎前段（V_1 部分）；②中间部分为中段或横突段，也可称为 V_2 部分；③寰椎部分的椎动脉为远段，可称为 V_3 部分（从 C_2 的出口伸出进入脊椎管）和 V_4 部分（从硬脑膜孔穿出至基底动脉起始端）（图 13-3-5）。

1. 近段或称椎前段（V_1 部分）　从锁骨下动脉

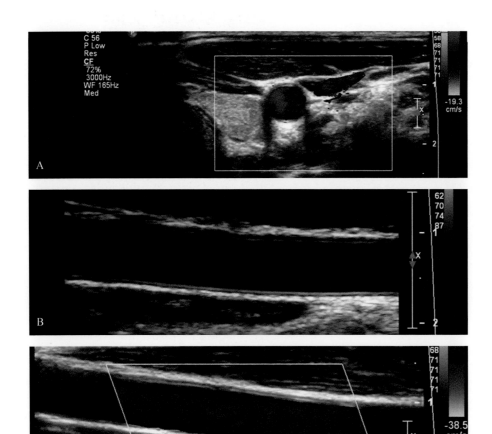

图 13-3-3　颈总动脉横断面的彩色多普勒超声检查

注：A. 因声束与血流之间的角度不确定性，横断面检查时正常 CCA 内可能显示为不同颜色；B 和 C. 灰阶和彩色多普勒超声长轴检查，该颈总动脉正常，无动脉夹层

发出到进入 C_6 横突孔部分，近 90% 的椎动脉于 C_6 处进入横突孔。因为大多数椎动脉有血流动力学意义的病变出现在它的起始部，所以该段椎动脉是多普勒超声重点检查的部位，在此特别强调。然而，从解剖学上讲，近 1/3 的患者，检查椎动脉起始段困难，这段位置较深，并可能受锁骨遮挡妨碍探头摆放。此外，作为锁骨下动脉的第一个主要分支，椎动脉起始部可能走行纡曲，流速测量时进行正确的角度校正很困难。另外，椎动脉起始段易与其他源于锁骨下动脉近心段的大分支混淆，如甲状颈干。基本方法可以在检测到中段椎动脉后，沿椎动脉长轴向近心端追踪扫查，当探头达锁骨上窝时，探头指向锁骨下动脉，使探头方向指向下后方，即可显示椎动脉起始部长轴和锁骨下动脉短轴切面图像（图 13-3-6）。对于部分患者，由于椎动脉起始段纡曲或锁骨所致位置限制，可能需要随时转换探头角度，才能清晰显示椎动脉起始段长轴（图 13-3-7）。但当椎动脉起始部发生变异时，常规检查方法难以显示出椎动脉起始部的图像，应从近心端的主动脉弓、锁骨下动脉等有可能起源的动脉寻找

椎动脉的起始部。

2. 中间部分为中段或横突段（也称 V_2 部分）　$C_2 \sim C_6$ 横突孔的椎动脉的椎间段部分。椎动脉的中段走行在锥体的横突内，位置较深。由于受椎骨的影响，应用超声检查只能显示椎间隙部位椎动脉的纵切面，这给检查带来一定的困难。我们的检查经

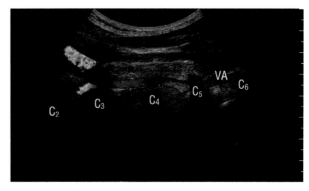

图 13-3-4　对体态特别肥胖者应用 2.0 ~ 5.0MHz 的凸型探头检查椎动脉的彩色多普勒图像，$C_2 \sim C_6$ 段（V_2 部分）椎动脉均可在同一切面中显示

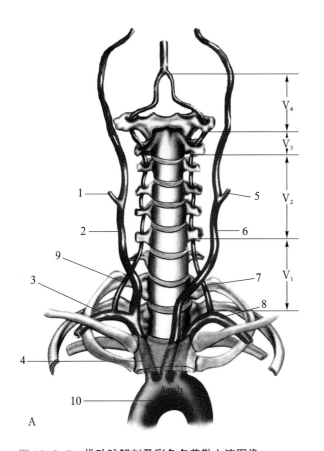

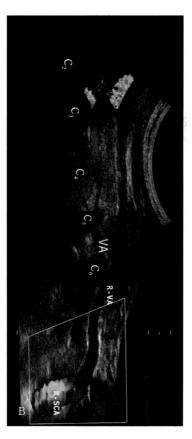

图 13-3-5　椎动脉解剖及彩色多普勒血流图像

注：A. 椎动脉解剖：1. 右侧颈外动脉；2. 右侧颈总动脉；3. 右侧锁骨下动脉；4. 头臂干；5. 左侧颈外动脉；6. 左侧颈总动脉；7. 左侧椎动脉；8. 左侧锁骨下动脉；9. 右侧椎动脉；10. 主动脉；V_1. 近段或称椎前段；V_2. 中间部分为中段或横突段；V_3. 椎动脉为远段或寰椎段；V_4. 椎动脉颅内段至基底动脉起始端；B. 椎动脉彩色多普勒血流图像，显示椎动脉的近段及横突段；R-VA. 右椎动脉；R-SCA. 右锁骨下动脉

验是在 $C_3 \sim C_4$ 水平，首先通过正前后位获得良好的颈总动脉中段的纵切面图像，然后稍稍地向外侧摆动探头就会看到椎动脉，能够很容易地完成 V_2 部分的成像。颈椎横突是鉴别椎动脉的重要解剖学标志，它在图像中表现为强回声线，由于声影的影响，颈椎横突深部的组织显示不清（图 13-3-8），声影间的矩形无回声区内有一个无回声带，此即椎动脉。彩色多普勒可以观察无回声带内彩色血流的搏动，有助于鉴别椎动脉。彩色多普勒也能将椎动脉与邻近的椎静脉区分开，但典型的灰阶超声图像，根据解剖学标志就足以识别椎动脉。一旦获得了椎动脉图像，就可以将脉冲多普勒的采样容积放在血管中央，采集多普勒频谱（图

13-3-9），获得定性及定量的数据来对局部血流动力学进行评价。椎动脉中段是评价椎动脉血流动力学指标的可靠管段：这段椎动脉非常直，仅有很小的弯曲；内径无任何明显变化；除椎静脉外，没有邻近的血管；没有影响血流流速的大分支。此外，椎动脉 V_2 部分很少受动脉粥样硬化疾病的侵犯。

椎动脉的中段走行在锥体的横突内，由于颈椎横突的影响，超声检查只能显示椎间隙部位椎动脉的纵切面。而彩色多普勒时，一般要求超声束与血流夹角小于 60°，这会因颈椎横突遮挡，使被遮挡的椎动脉不能显示彩色血流信号（图 13-3-10），不要错误认为是椎动脉彩色血流充盈不良。为了克服此种干扰现

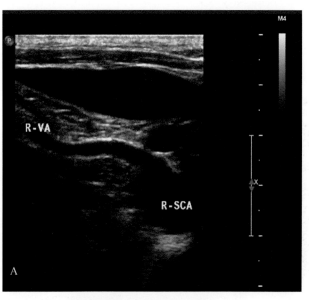

图 13-3-6　椎动脉起始部长轴超声图像

注：R-SCA. 右锁骨下动脉；R-VA. 右椎动脉

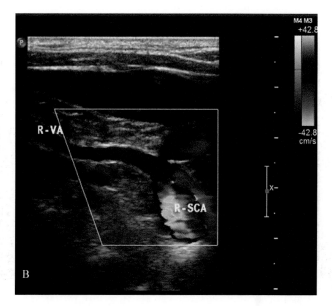

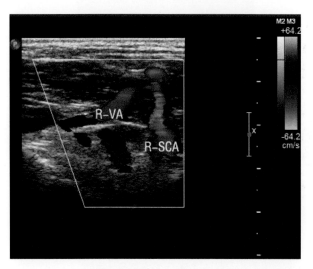

图 13-3-7　正常椎动脉起始段的纵切面彩色多普勒血流成像，注意近端椎动脉的扭曲（V_1 部分）。R-SCA. 右锁骨下动脉；R-VA. 右椎动脉

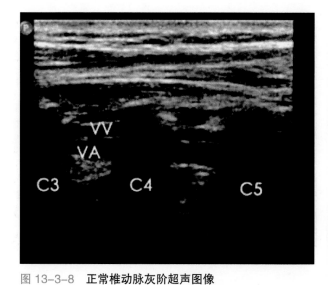

图 13-3-8　正常椎动脉灰阶超声图像

注：接近 $C_3 \sim C_5$ 段（V_2 部分）正常椎动脉的纵切面灰阶超声图像，骨性颈椎横突的后方可见声影。VA. 椎动脉；VV. 椎静脉

象，可以将彩色多普勒取样框角度调整到相反的方向（steer 键），这会使其原来被遮挡的椎动脉显示彩色血流信号（图 13-3-11）。

3. 寰椎部分的椎动脉为远段　可称为 V_3 部分（从 C_2 的出口至进入脊椎管）和 V_4 部分（从硬脑膜孔穿出至基底动脉起始端）一般是很难看到，更远侧椎动脉的检查可以应用经颅多普勒技术经枕骨大孔途径检查（图 13-3-12）。

（三）检查内容

1. 灰阶超声　主要观测椎动脉走行、起源有无异常，腔内有无明显的斑块、血栓等，测量动脉内径等。

2. 彩色多普勒　在灰阶超声的基础上观察彩色血流情况。如进一步确定血管走行和起源，并根据血流

颜色、亮度判定有无血流增速及紊乱，有无局限性充盈缺损或血流信号消失等血流阻塞样病变的存在。

3. 脉冲多普勒频谱　在彩色多普勒血流图像的引导下，对感兴趣区域或疑是病变的部位进行脉冲多普勒检测，判断血流方向、观测频谱的形态、分析血流性质、测定 PSV、EDV、RI、PI 等指标定量分析血流动力学改变。

三、锁骨下动脉的超声检查方法及仪器调节

（一）仪器条件

锁骨下动脉检查一般使用 3～9 MHz 的高频线阵探头检查。由于锁骨下动脉近段尤其是左侧锁骨

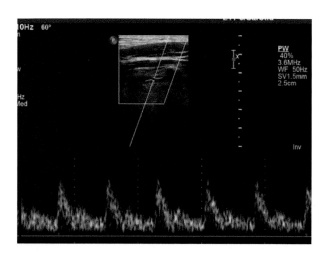

图 13-3-9　**椎动脉中段的正常脉冲多普勒血流图像**

注：收缩峰边界清楚，整个心动周期中表现为持续的前向血流，类似于正常颈内动脉的血流

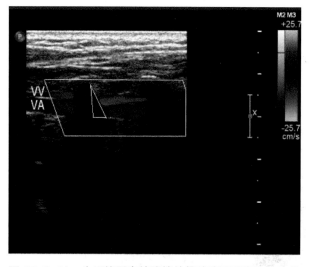

图 13-3-11　为了使原来被遮挡的椎动脉显示彩色血流信号，将彩色多普勒取样框角度调整相反方向，图中三角部分有被颈椎横突遮挡的椎动脉。VA. 椎动脉；VV. 椎静脉

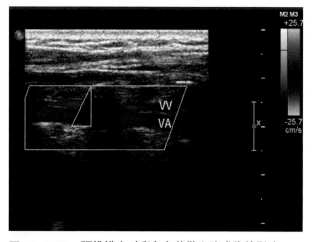

图 13-3-10　**颈椎横突对彩色多普勒血流成像的影响**

注：因颈椎横突遮挡，使被遮挡的椎动脉不能显示彩色血流信号，图中三角部分中有被颈椎横突遮挡的椎动脉。VA. 椎动脉；VV. 椎静脉

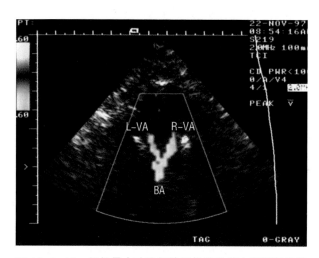

图 13-3-12　**经枕骨大孔途径检测椎动脉颅内段彩色多普勒血流图**

注：L-VA. 左椎动脉；R-VA. 右椎动脉；BA. 基底动脉

下动脉起始部位置较深，可使用凸阵探头（如2～5MHz)或小的相控阵探头（心脏探头）检查，效果较好。

锁骨下动脉超声检查时可以选择颈动脉超声检查条件（carotid），也可以根据自己的检查习惯，建立预设条件。

（二）检查内容

1. 灰阶超声表现　以灰阶显像从头臂干上行或从颈总动脉下行观察左、右锁骨下动脉血管结构，测量相关血管内径。

2. 彩色多普勒　观察锁骨下动脉血流充盈情况。

3. 脉冲多普勒　检测锁骨下动脉的血流频谱，测量收缩期峰值及舒张末期血流速度，血管狭窄时要注意鉴别狭窄的位置与椎动脉开口水平的关系。

四、颈静脉的超声检查方法及仪器调节

（一）仪器条件

由于颈静脉位置表浅，超声探测时通常选用7.0～11.0MHz高频线阵探头。检测深度设置为3～5mm；启动彩色多普勒血流图像时，彩色量程设置为9～15cm/s，调整探头声束方向，使之与血流方向夹角小于60°；分别获取颈静脉血管长轴和短轴切面的二维和彩色多普勒血流图像，并在彩色多普勒血流图像的引导下对感兴趣区域进行脉冲多普勒检查。与动

脉检测方法对比，由于静脉壁肌层较薄、并且位置表浅，极易被探头等外部压力压闭，因此，检测时要注意避免受检静脉受压，同时静脉回流受心动周期、呼吸周期和肌肉收缩等综合因素影响，而呼吸周期较心动周期长，对静脉频谱周期性变化的观察需要更长的时间，因此，对操作者手法的稳定性要求更高。

（二）检查方法与技巧

检查前，患者平静休息3～5min。检查时将患者头部略仰、转向非检侧，充分暴露颈部。

检查颈内静脉时，将探头轻置于胸锁乳突肌前缘。先进行纵切扫查，显示血管长轴切面，从颈内静脉近心端沿其血管走行方向向头侧移动，后沿血管走行做横切面扫查。初学者也可先取颈内静脉短轴切面，然后将探头旋转获取其长轴切面图像，这样可以快速寻找到颈静脉的确切位置。

正常情况下，由于颈外静脉位置很表浅，极易被探头压瘪，检查时需避免人为压瘪静脉。探头由近心端向头部方向扫查。

（三）检查内容

通过灰阶超声图像，可了解血管走行、内径、腔内有无异常回声及瓣膜情况。在灰阶超声清晰的基础上，观察彩色血流的方向、性质、走行、彩色充盈情况及狭窄阻塞部位。最后进行脉冲多普勒频谱检测，观察频谱形态和流速。

第四节　超声评价动脉疾病的指标及其临床价值

一、二维超声图像的评价指标及意义

（一）管径

正常颈动脉管径左右基本对称，颈总、颈内、颈外动脉三者内径比较，大小依次为颈总动脉＞颈内动脉＞颈外动脉。邹艳秋等对1000名不同年龄组健康人颈动脉管腔内径进行的测量表明内径测值随年龄增长有增加的趋势（表13-4-1，表13-4-2）。

（二）内中膜厚度的测量

内中膜厚度（IMT）的测量通常在颈动脉短轴切面测量。如果在长轴测量，切面角度稍有差异时，可能造成较大测量误差。当然，短轴测量时切面与血管壁之间也可能不垂直，因为检查者只是通过目测来判断声束与血管壁是否垂直，但一般来讲，这种角度误差并不会太大，造成的IMT测量误差较小。既往有文献报道在斑块区域测量IMT，现在已不再提倡这种测

量方法，应该在无明显斑块处测量IMT。

血管超声指南对颈动脉IMT及斑块的界定为内中膜厚度≥1.0mm为内中膜增厚，局限性内中膜厚度≥1.5mm定义为斑块。

虽然常规工作中主要测量内中膜的厚度，而组织学研究表明，在超声图像上测量中膜和外膜总厚度更为准确。

（三）斑块

1. 斑块的测量　在临床工作和科研过程中，要评估斑块随时间变化情况，需要在纵断面和横断面上清晰显示、并测量斑块累及范围与其厚度，要考虑到斑块的多发性和大小不同。斑块累及范围方面，可以描述斑块位置、累及长度（长轴），例如斑块范围描述为从颈总动脉远端向颈内动脉近端延续，也可以同时测量具体长度；斑块严重程度方面，主要测量斑块最大厚度。

2. 测量方法　在血管横断面上测量斑块的最大厚

度（单位为 mm），同时描述斑块形状，是凸起状还是环状。大多数情况下，灰阶超声可以准确显示斑块最大厚度和斑块造成的管腔狭窄程度。在颈动脉长轴切面上，很容易高估或低估斑块厚度，因为大多数斑块呈偏心性，超声图像显示的是一个薄层切面，可能并未穿过斑块的最厚处，而只显示斑块的边缘部分。长轴观察到斑块时，将探头由纵轴转向横轴测量斑块厚度（图 13-4-1）。

3. 斑块声学特征　根据斑块的声学特性，通常可以将斑块分为低回声、等回声和强回声斑块，或是均质性和不均质性斑块。超声检查者应该熟悉斑块的声

学特性，为临床提供尽可能多的参考资料。

（1）低回声斑块：含有大量脂类物质的纤维脂肪的斑块，表现为低回声（图 13-4-2A）。这种斑块回声略低于周围的胸锁乳突肌，有些情况下纤维脂肪斑块回声非常低，以至于超声无法将其与无回声区别开来，这时可以使用彩色血流和 B Flow 血流显像，通过局部血流充盈缺损间接判断。与回声较强斑块相比，低回声斑块中所含细胞少，往往伴有高低密度脂蛋白血症、斑块溃疡和脑缺血风险。

（2）等回声斑块：以胶原蛋白（collagen）为

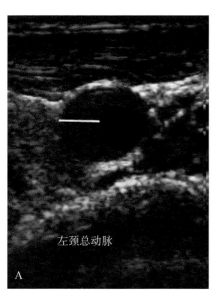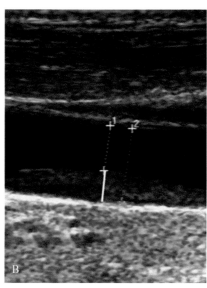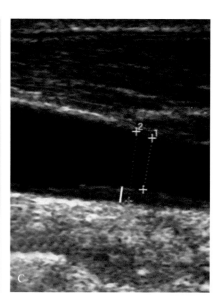

图 13-4-1　斑块厚度测量方法

注：A. 横轴测量斑块厚度，准确的测量方法；B 和 C. 在颈动脉长轴切面测量，很容易高估或低估斑块厚度

表 13-4-1　正常颈动脉管腔内径（mm）

性别	CCA	ICA	ECA
男	6.7±0.8	4.7±0.6	4.4±0.6
女	6.3±0.7	4.4±0.5	3.8±0.6

表 13-4-2　不同年龄组正常人颈动脉管腔内径（$\bar{x}±1.96s$）（mm）

血管	性别	青年	中年	老年
CCA	男	5.17～7.57	5.36～8.09	5.45～8.52
	女	5.03～7.25	5.11～7.45	5.29～8.18
ICA	男	3.74～6.32	3.95～6.88	3.93～7.13
	女	3.59～5.97	3.71～6.37	3.78～6.71
ECA	男	3.54～5.73	3.62～6.15	3.61～6.40
	女	3.21～5.13	3.38～5.50	3.39～5.81

注：青年（20～39）岁；中年（男，40～59岁；女，40～49岁），老年（男，＞60岁；女，＞50岁）

主要构成成分的纤维斑块表现为等回声(图13-4-2B)。超声很容易观察到纤维斑块,其回声等于或超过胸锁乳突肌回声,但比动脉外膜回声低。颈总动脉的斑块多为等回声纤维斑块。

(3)强回声斑块:斑块钙化时,斑块产生强反射伴后方声影(图13-4-2C)。钙化病灶的回声强度可以达到甚至超过图像中任何其他物体的回声强度。高分辨力超声对钙化非常敏感,能探测到直径在1mm左右的钙化灶。斑块钙化可能为局限性,也可能呈散在性分布。较大钙化灶产生的声影,可能影响到动脉腔的显示和观察,使动脉狭窄程度诊断面临困难。

(4)均质回声斑块和不均质回声斑块:一些斑块回声均匀,而另一些斑块回声不均匀。均质回声斑块是指回声和构成成分一致的斑块,表现为均匀的低回声、等回声或强回声;不均质回声斑块内回声和构成成分混杂(图13-4-3),斑块内最明亮区域通常是钙化灶。不均质斑块构成复杂,斑块纤维帽可能存在蜕变,易引起血小板凝集、血栓形成,有造成栓塞的潜在风险。不均质斑块患者发生暂时性脑缺血发作或脑卒中等脑

缺血的概率,较均质性等回声纤维斑块高。

钙化是造成斑块回声不均的原因之一。钙化区域代表斑块已修复或静止的病变过程,人们推测钙化是斑块的一种并发症,不会对斑块纤维帽构成危险。尚无证据表明钙化与神经缺血症状之间有关系。

4. 存在的问题

(1)斑块声学特征与斑块病理之间的对照研究:临床非常关注斑块的出血、坏死和脂质沉积等改变。总地来讲,学者们广泛接受斑块回声与其构成成分之间有相关性,低回声斑块内主要是脂肪组织,等回声斑块主要为纤维成分。但是,对颈动脉内膜切除患者的大量研究表明,超声评价斑块成分与术后斑块病理对照的相关性很差。

(2)斑块声学特征与临床症状之间的关系:相比较而言,多数回顾性和前瞻性研究表明,超声观察斑块声学特征与临床症状之间具有较好相关性。根据表13-4-3的斑块划分方法,无回声或无回声为主的斑块发生脑缺血症状的可能性较大。然而,临床上进行颈动脉内膜切除术患者的斑块多为其他类型的斑块,特别是那些有症状患者。也有研究报道认为,斑块分型与脑缺血症状发生率之间无相关性。

随着超声技术不断发展,对斑块成分评价的准确性会不断提高,但目前尚不宜仅根据斑块声学特征来选择临床治疗方案。

(四)动脉狭窄

超声诊断外周动脉狭窄的标准是在与动脉造影进

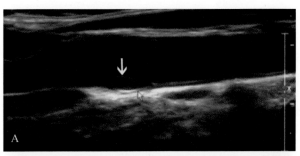
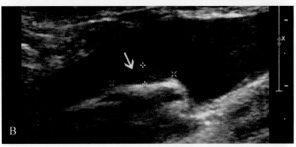
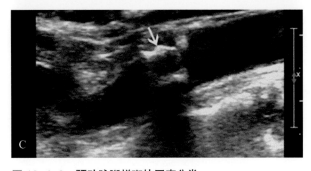

图13-4-2　**颈动脉粥样斑块回声分类**

注:A.低回声斑块(箭头);B.等回声斑块(箭头);C.强回声斑块(箭头)

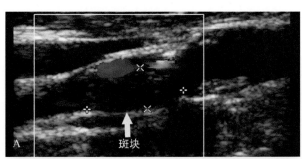
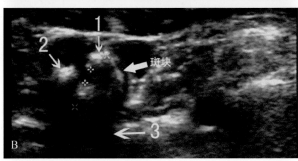

图13-4-3　**不均质回声斑块**

注:A.颈内动脉长轴切面见一均质低回声斑块(粗箭头);B.颈内动脉短轴切面见一不均质斑块(粗箭头)。B中,1和2所指为不均质斑块中的2处钙化灶,3所指为声影

行比较研究中建立起来的，是在医学发展中形成的，是一个自然的过程。造影诊断动脉狭窄采用的是直径狭窄率，超声诊断动脉狭窄也是采用直径狭窄率，并成为被广泛接受的外周动脉狭窄程度诊断规范。

尽管灰阶超声、彩色多普勒和多普勒频谱分析都有助于显示颈动脉狭窄的病变，但是多普勒频谱分析是超声诊断颈动脉狭窄程度广泛认可、准确、规范的方法。而只有在管壁弥漫性增厚病变（如大动脉炎）造成的管腔狭窄时，建议使用灰阶或彩色多普勒超声测量直径狭窄率或面积狭窄率较为准确。

对于在灰阶超声或彩色多普勒直接测量动脉狭窄并未成为广泛认可的诊断标准，其原因可能包括以下几个方面：①动脉粥样硬化造成动脉严重狭窄时，多有明显钙化，超声检查时有明显声影，造成测量困难。而在临床上最需要准确测量动脉狭窄率的恰恰是动脉重度狭窄这部分患者，因为重度狭窄时才有明显的血流动力学和临床意义。动脉狭窄程度较轻时，钙化的程度可能较小，灰阶超声测量面积狭窄率可能比较容易。但是动脉轻度狭窄时，狭窄对动脉的供血影响轻微，血流动力学和临床意义小。②灰阶超声图像差，造成二维测量困难。这从两方面考虑，早期的超声仪灰阶超声分辨力低，无法准确进行测量；现代超声仪灰阶超声虽然有很大进展，但显示深部血管图像仍然欠佳，如于内收肌管内的股浅动脉远段。③彩色多普勒显像敏感度较高，如果在彩色多普勒图像上测量动脉狭窄率，则存在彩色"外溢"问题，导致测量误差。④在灰阶超声图像上测量血管直径狭窄率，也存在与动脉造影类似的问题，测量的直径狭窄率可能并不能真实反映动脉狭窄的严重程度。例如，图 13-4-4 中的三种狭窄，对于 B 图，从各个角度测量均可，但是对于 A 图和 C 图，会存在不知从哪个角度测量为准的问题，一般可能会选择图中红线所示方向进行测量，但是这样测量得到的直径狭窄率并不能真实反映动脉狭窄的严重程度（血流动力学意义），道理同动脉造影；⑤诊断颈内动脉狭窄时，按照北美有症状颈动脉内膜切除术试验（north American symptomatic carotid endarterectomy trial，NASCET）颈内动脉直径狭窄率计算方法，是颈内动脉狭窄处最小残余管腔内径与狭窄远端的窦后正常 ICA 管径之比。灰阶超声或彩色多普勒也可能可以直接测量狭窄处最小残余管腔径，但是测量最窄处水平正常 ICA 窦部管腔内径（假设无动脉粥样硬化斑块）就非计算所需了。

二、彩色多普勒的评价及意义

（一）彩色多普勒的评价方法和指标

在彩色多普勒图像上，血流方向和速度（多普勒频移）是同时显示的。

1. 血流方向　通常用红色和蓝色来表示不同的血流方向。多数医师习惯将朝向探头的血流显示为红色，远离探头的血流显示为蓝色。超声医师也可以调节超声仪，设置为相反的显示方法。

2. 速度大小（频移）显示方法　速度大小有两种显示方法。

（1）色彩亮度显示法：一个方向的血流显示为同一种颜色，随着血流速度（频移）增加，颜色越来越明亮（如朝向探头的血流颜色由深红、亮红、粉红到最后接近黄色；远离探头的血流颜色由深蓝、浅蓝到最后接近白色）。

（2）色彩变化显示法：不同水平血流速度（频率水平）使用不同颜色来显示（如随着频率或流速的增加，颜色会发生从蓝色、绿色、黄色到白色的变化）。不同超声仪的血流速度显示方法可能不同，同一种仪器也可能有不同的血流速度显示方法。超声医师可以根据自己的习惯和喜好进行选择。

3. 湍流的显示

（1）血流离散度概念：与层流相比，湍流时的血流不再以相同的方向、层状分布的流速稳态前进，而是呈紊乱状态。离散度是指血流分散、紊乱的状态。彩色多普勒中的血流离散度与脉冲多普勒的频带宽窄

表 13-4-3　颈动脉斑块分类

分类	特点	症状风险
1	整个斑块无回声	高
2	斑块大部分无回声（> 50%）	高
3	斑块大部分有回声（> 50%）	低
4	整个斑块有回声	最低
5	未分类*	不清

* 由于钙化或显示不清，未分类（斑块部分显示时，可根据所显示部分进行分类）

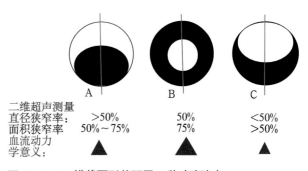

二维超声测量	A	B	C
直径狭窄率：	>50%	50%	<50%
面积狭窄率：	50%~75%	75%	>50%
血流动力学意义：	▲	▲	▲

图 13-4-4　横截面形状不同 3 种动脉狭窄

注：A. 偏心性狭窄；B. 均匀性狭窄；C. 偏心性狭窄

程度相对应。

超声波束的直径远远大于红细胞的直径，彩色多普勒图像中一个像素（pixel）对应的取样立体空间中包含很多个红细胞。因此，彩色多普勒显示的不是一个个红细胞运动的方向和速度，而是一个与像素对应的取样立体空间中众多红细胞的平均运动速度和平均运动方向。

血流为湍流时，血流处于紊乱状态，彩色多普勒图像中一个与像素对应的取样立体空间中各个红细胞的运动速度、方向各不相同，各个像素所显示的是平均速度和平均方向，不能反映血流的真实状态。彩色多普勒仅显示平均速度和平均方向，假如一个层流血流和另一个湍流血流的平均速度和平均方向相同，那么彩色多普勒就不能将它们区分开来。超声仪需要一种方法来显示血流的紊乱状态，即离散度。

超声仪采用"方差大小 σ^2"来表示血流离散度。在一些超声书中，谈到湍流的显示方法时使用"方差显示"，很多人觉得很难理解。"方差"是个数学名词，这里所讲的"方差大小"是采用数学方法计算出来的一个数值，计算的主要内容是求方差。"方差大小"与同一个像素对应的各个红细胞的频移与平均频移差的"平方"的积分成正比。

当血流为层流时，一个像素中对应的各个红细胞的频移大致相同。同时，它们又与整个像素对应的所有红细胞的平均频移大致相同，因此"方差"为零或接近零。

相反，当血流为湍流时，一个像素中对应的各个红细胞的频移多不相同，它们与整个像素内所有红细胞的平均频移也多不相同，因此"方差"就不可能为零，湍流越重，方差越大。

（2）湍流的显示方法：当出现湍流时，用绿色表示，此时血流图像中出现附加的绿色斑点。湍流越重，血流紊乱程度越重，方差 σ^2 越大，绿色越深。

多数超声仪器对湍流的显示采用三种基本颜色（红、蓝、绿）再次相互合成法。正常的层流血流仍然用红、蓝表示，所有朝向探头的湍流用黄色表示，背离探头的湍流用湖蓝色表示。在有明显的血流紊乱时，由于可能同时存在高速血流所致的彩色倒置现象，可出现红、蓝、绿、黄、青、白等多彩斑点的血流图像，称为五彩镶嵌样血流图。

（二）彩色多普勒优点及应用

1. 实时显示血流的位置、方向和明显增快的血流

（1）显示血管敏感：彩色多普勒是一种有效显示血流的技术，可以敏感地显示血流，这可能是其最大的优点，大大提高了血管超声检查的效率。彩色多普勒可以使血流呈现"明亮的颜色"，叠加于组织结构的黑白图像中。有些很细的血管，灰阶超声无法显示，彩色多普勒可使血管显示得非常清楚。例如，彩色多普勒可以很容易地检查小腿深静脉和肾的小动脉等，而灰阶超声检查难以显示这些血管。由于彩色多普勒使用鲜明的色彩将血管显示出来，与灰阶超声相比，对血管的定位和跟踪更容易了。例如，利用彩色多普勒可以快速地检查较长的一段血管，这样就可以比较容易地检查血管内的支架等。

（2）血管的鉴别：彩色多普勒可以快速识别血流的方向和速度。对于区分动静脉、判断血流方向是否正常（如椎动脉反流）有重要意义。

2. 快速显示血管病变

（1）整个管腔血流情况的评价：脉冲多普勒仅能检测血管中某一点的血流情况，而彩色多普勒可以方便、快速地观察整个血管，识别增速血流。因此，使用彩色多普勒，可以迅速观察到任何血流异常的部位，评价整个血管的血流状况。

（2）直视下测量动脉狭窄：灰阶超声显示低回声斑块困难，而彩色多普勒则很容易显示低回声斑块造成的管腔狭窄、确定残存管腔、直视下测量动脉狭窄。但是，直视下直接测量动脉内径仍然存在一定的局限性，如彩色外溢、钙化斑块的声影、血管走行纡曲等造成测量困难，影响测量的准确性，也使彩色多普勒血流图像作为诊断外周动脉狭窄的方法，未成为广泛接受的方法或标准方法。但是，彩色多普勒可以对用多普勒频谱分析法估测的血管狭窄程度进行核实判断，特别在动脉狭窄接近闭塞时有较大价值。

（3）鉴别重度狭窄和闭塞：彩色多普勒可以显示接近闭塞的重度动脉狭窄时残存的细小、低速血流信号，从而很快地鉴别接近闭塞的高度狭窄和动脉闭塞。彩色多普勒在这方面有非常大的价值。

3. 识别湍流和混叠，对血流性质进行初步定性判断　彩色多普勒时，出现混叠现象时血流由红色变为蓝色或由蓝色变为红色，即彩色倒置（aliasing）。湍流（turbulence）表现为五彩镶嵌样血流。彩色多普勒可以快速识别上述两者。

混叠现象是血流速度超过超声仪设置的流速值（scale）时出现的现象，在彩色多普勒图像中红、蓝两种色彩交界处无黑线。因为，此时红色变为蓝色或蓝色变为红色表示血流流速大于超声仪设置的流速值，从相反方向"借"颜色来显示较高的血流流速（图13-4-5A），两种颜色代表的血流之间无零速血流，所以无黑线。

重度湍流时，各种大小、方向的血流都有，血流速度分布范围大，从负向的最大血流速度到零，再从零到正向的最大血流速度，各种大小的流速具有连续性。在彩色多普勒图像上重度湍流表现为五彩镶嵌样血流，图中两种色彩相邻处有一条黑线，代表血流速度为零，它表示不同方向的血流之间有速度为零的血

流存在（图 13-4-5B）。

彩色多普勒中，混叠现象仅表示血流速度超过了某一阈值（超声仪设置的流速值）。临床工作中，经常看到混叠现象出现在正常层流动脉中，往往把混叠和层流概念等同起来。实际上层流表示的是一种血流状态，对应于湍流，而混叠仅反映血流速度大小（超过某一阈值）。重度湍流一般出现在重度动脉狭窄、动静脉瘘、动脉夹层等疾病中，一般均存在高速血流，因此必然也存在高速血流对应的混叠现象。彩色多普勒检查重度湍流时，不同彩色交界处可能有黑线，也可能无黑线。

4. 指导脉冲多普勒取样容积置放，准确测量血流速度 动脉狭窄超声检查时，彩色多普勒能快速识别出狭窄和最窄处区域，使脉冲多普勒的取样容积能够快速、准确地置放在最窄区域，并根据最窄处血流束的长轴校正多普勒角度，准确测量血流速度，从而准确估测动脉狭窄程度。

三、脉冲多普勒频谱的评价及意义

（一）定性指标

1. 血流方向 频谱与频谱基线的相应关系显示血流方向（flow direction）。图 13-4-6A 中，朝向探头

的血流显示在基线的上方，远离探头的血流显示在基线的下方。注意图 13-4-6A 中基线以上右上方的数字 20、40 ~ 120 前面的 "-" 号，这是由于基线下方的频谱表示的是远离探头的血流，血流产生负向的频移。血流方向与频谱基线的关系，操作者可以调节为相反的显示方法，即朝向探头的血流在基线的下方，远离探头的血流在基线的上方。但是，朝向探头血流总是表示为 "正" 的流速值或频移值，远离探头血流总是表示为 "负" 的流速度值或频移值。

有关脉冲多普勒的一些概念如下。

（1）收缩峰值：指在心动周期内达到收缩期峰值流速（或频移）的位置。

（2）舒张末期：指将要进入下一个收缩期的舒张期末期（图 13-4-6A 中 EDV 箭头所指）（一般选距最末点约 10ms 处测量 EDV）。

（3）频窗：指无频移显示的区域（如图 13-4-6B 中 * 3 所在处）。

（4）频带宽度：表示频移在垂直方向上的宽度，即某一瞬间采样时，血流中血细胞速度分布范围的大

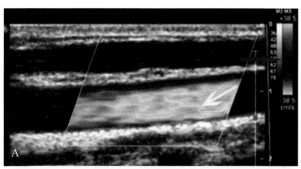

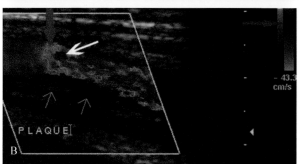

图 13-4-5 混叠和湍流在彩色多普勒血流图像中的鉴别

注：A. 混叠的彩色多普勒血流图像，彩色转变交界处（白箭头）无黑线，因为无零速血流；B. 湍流的彩色多普勒血流图像，彩色转变交界处（白箭头）存在黑线，代表零速血流。红箭头所指为彩色棒中间位置，血流速度为零时显示为黑色。红箭头所指处血流由红色变为蓝色，为混叠伪像，提示此处血流较快

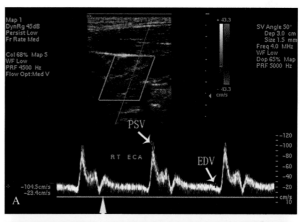

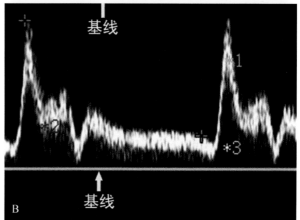

图 13-4-6 脉冲多普勒频谱

注：A. 脉冲多普勒频谱图；B. 脉冲多普勒频谱放大图。PSV. 收缩期峰值流速；EDV. 舒张末期血流速度；RT ECA. 右颈外动脉

小，如速度分布范围大，则频带宽，如速度分布范围小，则频带窄。

（5）频谱灰阶：即多普勒信号强度，表示某时刻取样容积内血流速度相同的红细胞数量的多少（如图13-4-6B中 * 1、* 2、* 3处的频谱灰阶不同，则某一时点取样容积内相应速度的红细胞数量依次降低）。

2. 层流及湍流频谱分析　外周动脉血流速度模式一般被分为层流、乱流和湍流。因为多普勒频谱显示的是取样容积内所有红细胞的运动状态，包括速度和方向，所以，多普勒频谱可以反映血流的不同模式。

（1）层流：层流时的流速剖面呈抛物线形（图13-2-5），动脉中心的流速最高，而靠近管壁的地方流速为零。血流要达到真正层流状态，必须距血管起始处有一定的距离。根据体外模拟试验，在最常见的血流模型中，距离血流起源的距离为血管直径的200倍以上时，才出现真正的层流。我们应该清楚，在人体这种状态较难找到。比如，颈总动脉血流速度横断面看起来不是抛物线形，而是有些圆钝。这是由于颈总动脉很短。股浅动脉血流速度剖面曲线类似于抛物线形，因为其管腔比较直且长，管径相对一致。

对于血流性质为层流的正常动脉，用较小取样容积，并且置放于动脉中轴线上，那么在某一时间点，取样容积内血流速度大小接近、方向相同（可以是前向的也可以是反向的），此时的多普勒频谱为细的带状波形，波形下面含一个明显的频窗（图13-4-7）。相反，如果取样容积增大，取样容积内包含了血管中心的高速血流和周边的低速血流，则在多普勒频谱上表现为频带增宽、频窗减小，这样可能导致对血流性质的错误判断，错误认为有动脉狭窄（图13-4-8）。

（2）湍流：湍流时红细胞的运动比层流混乱，此时，在心动周期的大部分时间内，红细胞不再以基本相同的速度流动。

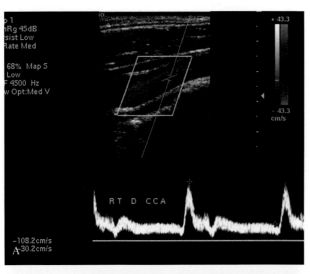
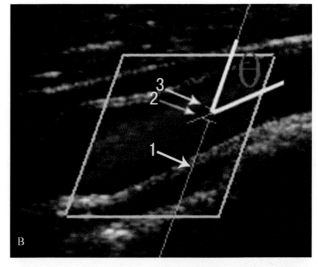

图 13-4-7　脉冲多普勒取样线、取样容积和多普勒角度校正

注：B 图为 A 图上半部分的放大图。箭头 1 所指为多普勒取样线；箭头 2 和箭头 3 所示指的两条平行线之间的距离表示取样容积的长度，也称为取样门宽度；血管中心的短线代表血流的方向，它与取样线之间的夹角（朝向探头方向）即为多普勒角度 θ

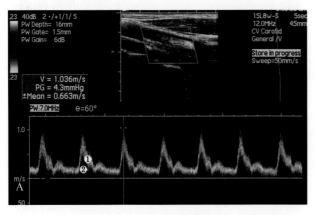
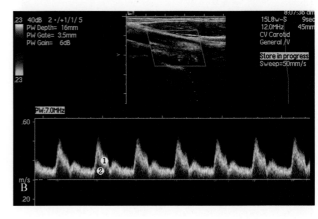

图 13-4-8　取样容积大小对于波形的影响（颈总动脉）

注：A. 取样容积 1.5mm，波形的频带较窄①，而频窗较宽②；B. 取样容积 3.5mm，波形的频带较宽①，而频窗较窄②

真正湍流的流速剖面圆钝，频带明显增宽，血流紊乱越重，频带越宽：①轻度湍流时表现为收缩峰和整个舒张期频带增宽；②中度湍流会导致频窗消失；③重度湍流时表现为频窗消失，频谱边界不清，同时出现正、反双向血流（图13-4-9）。

血流呈重度湍流时，红细胞以不同的方向和速度运动。探头探测的是血流相对于探头方向的分矢量，而血液中红细胞方向与探头取样线的夹角可能为0°～180°。根据血流速度计算公式，基于多普勒频移和多普勒角度θ计算出的血流速度，从0cm/s到最高流速都存在，反映在多普勒频谱上，表现为频谱下的频窗填充。湍流程度不同，频窗填充程度不同，重度湍流时，呈现完全填充（图13-4-9C）。同时，重度湍流时，对于探头的取样线来讲，红细胞有正向也有反向，多普勒频谱表现为双向（图13-4-9C）。

虽然湍流一般表明有血管病变，但我们必须牢记在正常血管中也会出现这种情况。血管的纤曲、直角扭转及动脉分叉处都可以产生血流紊乱；频谱采集方法不准确，多普勒频谱频带增宽，也会误认为有湍流。详细阐述如下：①正常情况下，颈动脉窦部可以存在明显的反流区域，存在血流紊乱（图13-4-10A）；②血管呈直角扭转时，可以产生血流紊乱；③取样容积较大时，多普勒频谱会出现湍流伪像（图13-4-8）；④增益太大：多普勒增益过大会出现湍流伪像（图13-4-11）；⑤还有一点，那就是在多普勒角度过大时采集频谱也会产生湍流伪像。因为超声波声束在传播过程中具有扩散特性，声束的直径并非一成不变，声束的形态类似喇叭状。当声束和血流的角度成90°时，会产生正、负两个方向的多普勒频移（图13-4-12）。

从真正的层流到湍流是一个逐渐加重的连续过程，乱流和轻度湍流之间的界线并非十分清楚，也很难清晰划分。有一些书干脆就未阐述"乱流"，将其视为湍流，可能是因为难以划分的原因。但是，如果我们能清晰认识层流、乱流和湍流只是对连续改变的血流状态的一种定性划分或描述，将有利于更好地理解和分析脉冲多普勒频谱。

3. 多普勒频谱波形和动脉搏动性　动脉多普勒频谱图像的形状，即多普勒频谱波形（waveforms）反映了一个非常重要的血流特征，即动脉的搏动性（pulsatility）。一般情况下，多普勒频谱有低、中、高三种搏动性特征（图13-4-13）。

（1）低搏动性：多普勒频谱有一个比较宽的收缩峰，并且整个舒张期均为正向血流（图13-4-13A）。颈动脉、椎动脉、肾动脉及腹腔动脉干在正常情况下都是这样的波形，因为这些血管所灌注脏器的血流阻力较低。低搏动性频谱也称为单相波，意思是血流总是朝向一个方向流动，整个波形都位于基线的上方或下方（由探头和血流方向的相对位置决定）。

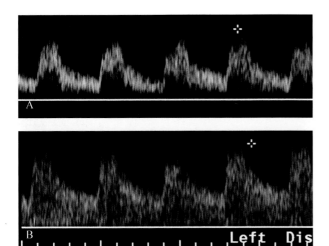

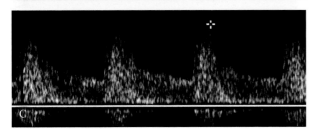

图13-4-9　**血流紊乱**

注：A.轻度紊乱时表现为收缩期和整个舒张期频带增宽；B.中度紊乱会导致频窗消失；C.重度紊乱时表现为频窗消失、频谱边界不清、同时出现正向和反向的血流

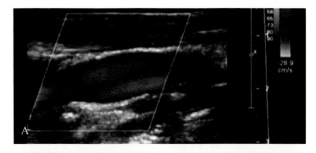

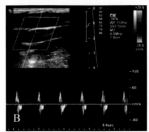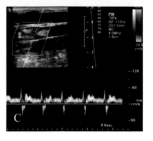

图13-4-10　**正常颈总动脉分叉处的湍流**

注：A.箭头所指的蓝色血流为颈动脉窦的反向血流；B、C.在窦部同位置采集的脉冲多普勒频谱，频谱形态不同，这两个部位采集的频谱均显示同时有正向和反向血流

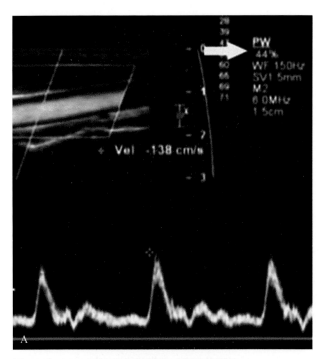
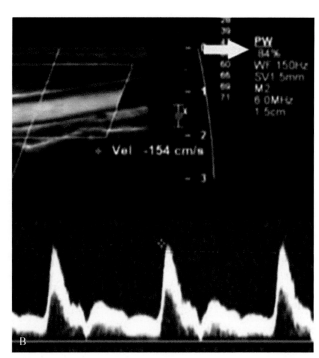

图 13-4-11　脉冲多普勒增益对频谱的影响

注：A. 脉冲多普勒增益为 44%，频谱波形较暗，频带较窄，测量 PSV138cm/s；B. 脉冲多普勒增益增加到 84%，频谱波形亮度增加，但同时频带也有所增宽，测量 PSV154cm/s

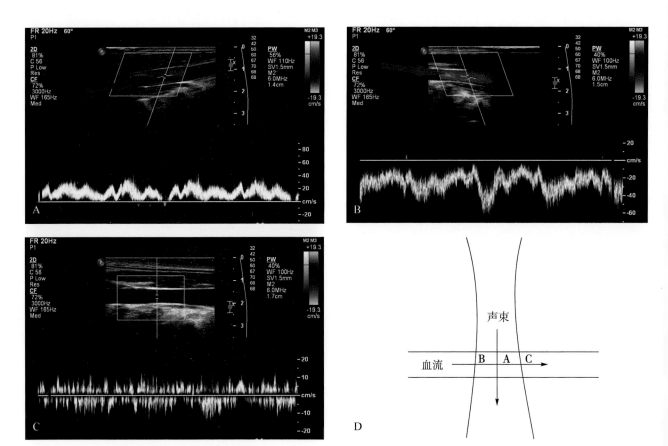

图 13-4-12　多普勒角度过大会产生双向血流

注：A. 脉冲多普勒频谱采集时，取样线向左倾斜，这时血流迎着取样线方向；B. 取样线向左倾斜，这时血流背离取样线方向，产生正负向的频移；C. 取样线与血流束垂直，由于声束扩散（图 D），会同时产生朝向（比如在 B 点的血流）和远离（比如在 C 点血流）的频移，出现 C 图中的双向血流频谱

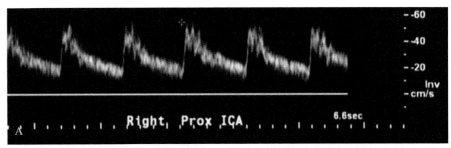

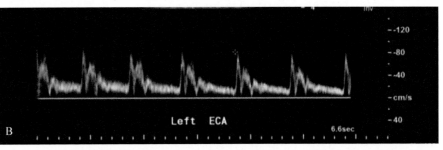

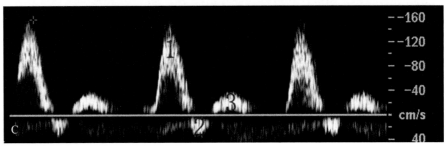

图 13-4-13　**搏动性**

注：A. 低搏动性频谱，表现为收缩峰较宽，整个舒张期血流持续向前。此图为颈内动脉脉冲多普勒频谱；B. 中搏动性频谱，表现为收缩峰窄而高尖，舒张期血流速度相对较低。此图为颈外动脉脉冲多普勒频谱；C. 高搏动性频谱，特征是收缩峰很窄，舒张早期反向血流，舒张晚期正向血流。此图为股总动脉脉冲多普勒频谱 [典型的三相波，第一相是指收缩期（图中的 1 所在处），第二相是指舒张早期短暂的反向血流（图中的 2 所在处），第三相是舒张晚期正向血流（图中的 3 所在处）。静息状态下正常肢体动脉中多呈这种三相血流]

（2）中搏动性：有些血管的多普勒频谱波形介于低阻力和高阻力频谱之间（图 13-4-13B），收缩峰高尖，整个舒张期内均为正向血流（有时可能会有舒张早期的反向血流）。如颈外动脉和禁食时肠系膜上动脉的多普勒频谱。

（3）高搏动性：多普勒频谱具有窄而高尖的收缩峰，舒张期血流反向或缺失。典型例子是人体静息状态下肢动脉的三相波（图 13-4-13C）。尖锐的收缩峰（第一相）之后是一个短暂的反向血流（第二相），然后又是一个短暂的正向血流（第三相）。高搏动性波形表明动脉所灌注脏器的血流阻力（外周阻力）很高。

通过观察多普勒频谱波形，可以对搏动性和血流阻力进行定性评价。通常，搏动性定性分析已经可以提供足够信息，来判断肢体动脉是否有严重狭窄。因此，西方国家的许多血管超声实验室仍然使用外周动脉连续多普勒检查，通过动脉波形分析，对病变进行筛选，以决定是否进行彩色多普勒超声检查等。但在某些情况下（如评价移植肾排斥反应时），需要进行定量分析。最常用的指标有搏动指数、阻力指数，以及收缩期峰值流速（S）和舒张末期流速（D）比值（S/D）（图 13-4-14）。

人体不同部位血管搏动性不同。此外，不同生理和病理状况动脉搏动性也会改变。如静息状态时下肢动脉表现为正常的高搏动性血流，而在剧烈运动之后却表现为低阻力的单相波形，这是因为运动后毛细血管床开放，血流阻力降低所致。虽然这种单相波形是运动后的正常表现，但在静息状态时却是明确的异常表现，提示存在近心端动脉闭塞或接近闭塞的狭窄，造成动脉供血不足；或是病理性原因造成的毛细血管床开放，血流阻力降低（如远端肢体感染、发热、红肿等）。因此，正确解释动脉的搏动性，需要掌握以下两方面的知识：一是要掌握血管的正常多普勒频谱波形特征，二是要了解检查时机体血液循环的病理生理状况。心功能情况也是一个重要因素，心室排空时间延长、瓣膜反流、瓣膜口狭窄，以及其他的一些因素等，都可能明显影响动脉的搏动性。

4. 血管识别　利用多普勒频谱波形的搏动性可以区分血管的类型。例如，通过多普勒频谱可以很容易地区分下肢动脉和静脉，下肢动脉有明显搏动性，而静脉表现为轻度起伏的波形。进行颈动脉超声检查时，经常应用多普勒频谱波形来区分颈内动脉和颈外动脉，前者呈低搏动性，后者呈中搏动性，具有重要的临床意义。搏动性还可用来区分肝的门静脉、肝静脉和肝动脉。

（二）定量测量指标

1. 收缩期峰值血流速度　收缩期峰值血流速度（peak systolic velocity, PSV）是指在多普勒频谱（速度－时间直角坐标）纵轴上的最大振幅，以 cm/s 表示，为取样容积内红细胞瞬间最快运动速度（图 13-4-14 中的 A 值）。

2. 舒张期末期血流速度　舒张期末期血流速度（end-diastolic velocity, EDV）是指舒张末期的最高动脉血流速度，以 cm/s 表示（图 13-4-14 中的 B 值）。

3. 平均速度　平均速度（V_{mean}）是指一个心动周期内血流速度时间平均值，可以理解为一个心动周期的多普勒频谱包络线下的时间速度积分除以时间所得到的值。实际应用中，将一个心动周期的多普勒频谱进行包络，超声仪即可自动计算出，单位为 cm/s。

4. 阻力指数　阻力指数（resistance index, RI），RI=(PSV-EDV)/PSV。不同部位动脉 RI 范围有所差异，该参数越大，说明血流阻力越大，该参数越小，血流阻力越小（图 13-4-14B）。

5. 搏动指数　搏动指数（pulsatility index,

PI）的测量、计算方法见图 13-4-14A，其中 B 值代表舒张期最低流速。该指数与血管弹性有关。

6. 收缩期峰值流速与舒张末期流速比　收缩期峰值流速与舒张末期流速比（systolic/diastolic ratio, S/D），S/D = PSV/EDV（图 13-4-14C）。

7. 收缩期流速比　收缩期流速比（systolic velocity rate, SVR）是指动脉狭窄处收缩期峰值流速与狭窄近心段正常动脉管腔的收缩期峰值流速之比。SVR=$PSV_{stenosis}$/$PSV_{proxmial}$。在颈内动脉狭窄诊断时，"狭窄处近心段正常动脉"则采用颈总动脉。

8. 血流量　计算血流量（volume flow）的具体方法：测量血管的平均血流速度（一般测几个心动周期，求平均值），同时测量血管内径，超声仪可以根据血管内径计算出血管横截面积，并根据平均血流速度和血管横截面积，自动计算血流量（ml/min）。

9. 加速度和加速时间　加速度（acceleration）和加速时间是多普勒频谱中重要血流参数（图 13-4-15）。大多数正常情况下，收缩期动脉血流加速度非常快，在心室开始收缩后的几十毫秒内就可以达到峰值流速。极快的血流加速度使收缩早期多普勒频谱近乎垂直上升（图 13-4-16A）。但是，如果检查动脉的近心端有严重狭窄，狭窄远段收缩期的血流加速度会明显减慢，加速时间延长（图 13-4-16B）。

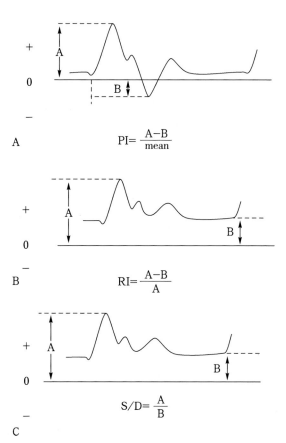

图 13-4-14　**动脉搏动性指标测量**

注：A. 搏动指数（PI）；B. 阻力指数（RI）；C. 收缩期峰值流速与舒张末期流速比（S/D，图中的收缩／舒张比率）

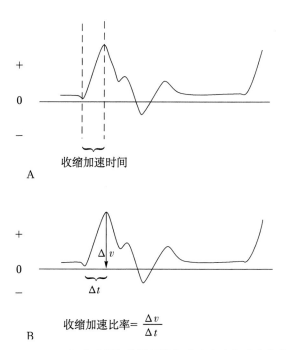

图 13-4-15　**加速时间和收缩早期加速比率（加速度）的测量**

注：$\triangle v$：血流速度；$\triangle t$：收缩期加速时间

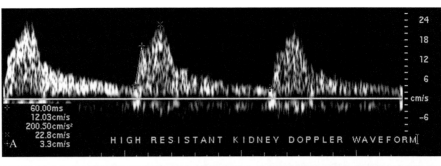

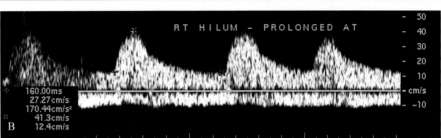

图 13-4-16　**加速度**

注：A. 左肾内动脉的血流加速时间为 60ms，正常；B. 右肾动脉近心端严重狭窄，导致右肾内动脉血流加速时间延长为 160ms

第五节　颈部动脉疾病

一、颈动脉粥样硬化

（一）概述

在全身动脉系统中，颈动脉的粥样硬化、斑块形成超声最容易观察，超声是评价颈动脉斑块方便、无创的方法。

1. 流行病学　动脉粥样硬化斑块形成是个逐渐过程：早期为内膜和中层增厚，内中膜增厚处可能暗藏着早期斑块形成，当斑块体积达到一定程度突入管腔内，超声就可以直接观察到。在欧美等西方国家 50 岁以上人群中，颈动脉小斑块非常常见，而且斑块发病率随年龄增长而升高，在 80～100 岁男性发病率高达 80% 以上。小斑块发病率虽然很高，但由于不引起动脉狭窄、斑块一般较为稳定，其本身的临床意义尚不肯定。大斑块可能有潜在危险，大规模人群研究显示，美国 ≥ 50 岁人群（包括男、女性）发病率 ≤ 2%，并不常见。从饮食结构和习惯方面考虑，目前我国颈动脉斑块发病率应该不高于欧美国家。

2. 好发部位　颈动脉是动脉粥样硬化好发部位之一。颈动脉粥样硬化病变可为局限性单发也可能多发，好发于颈总动脉分叉至颈内、外动脉起始段 2 cm 内，颈动脉窦侧壁是最好发部位，很少单独发生于 ICA 远段（图 13-5-1）。斑块好发部位与血管解剖因素造成的血流紊乱及其切应力累及的部位有关。在颈总动脉中段，复杂性大斑块发生率很低，多为中等回声的纤维性斑块，造成高度狭窄的概率也不高。

（二）病因病理

1. 发病机制　动脉粥样硬化（atherosclerosis，AS）是危害人类健康的重要病变之一，迄今对其发病机制仍未完全明了，虽有许多假说或学说，但没有一个能全面完整解释 AS 的发病机制。现存脂质学说、血栓源性假说、内皮细胞损伤假说、自身免疫假说、炎性反应假说、感染假说等各种假说都是以某一种病理变化为主线，同时在其他许多次要致病因素共同作用下发展而来。这些假说并不相互排斥，每种假说只能解释 AS 病理表现的一部分。而多种假说的存在并不意味着每种假说完全对立，更不排除经典危险因子的作用。每种假说都有合理的部分，可能是 AS 始动原因的一部分，或者是 AS 发病复杂环节的重要一环，或殊途同归的一个重要分支。每种假说都可能与吸烟、脂质异常、高血压、糖尿病等经典危险因子相关。目前越来越多的证据显示，在斑块形成过程中，炎症可能是重要的致病因素。感染可能作为主要始动因素或者说导致了血管内膜的损伤和炎症，同时其他危险因子起着协同作用，最终导致动脉粥样硬化斑块形成。

2. 动脉粥样硬化的病理分型　根据 AS 斑块的形态结构特征和临床表现将动脉粥样硬化斑块分为两大类，即单纯型和复合型。①单纯型斑块：或称稳定型斑块，大多数斑块组成成分单一，表面覆盖有内膜下纤维帽。镜下表现为纤维帽完整，斑块内容物均匀。

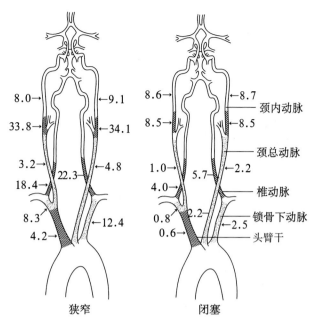

图13-5-1　脑供血动脉狭窄和闭塞发病部位分布概率（%）

引自：Hass WK, 1968. Joint study of extracranial arterial occlusion. Ⅱ. Arteriography, techniques, sites and complications. JAMA, 203:961-968

②复合型斑块：其内部结构不一致，受炎症所致的退行性改变的影响，斑块会出现坏死、斑块内出血、钙化、纤维帽变薄或断裂、内皮层断裂和斑块溃疡。镜下表现为纤维帽断裂、缺损，斑块内容物均匀。目前认为，稳定的、单纯性斑块在慢性炎症和损伤过程中，可能会转化为复合型斑块。此外，许多斑块都会出现反复的损伤和修复过程，大的斑块易转化为复合型斑块，而小斑块一般是单纯型斑块。大斑块易造成栓塞和狭窄，而小斑块则很少出现这种情况。

（三）超声表现

1. 颈动脉内中膜增厚和斑块形成

（1）颈动脉内中膜增厚（IMT）及斑块的界定：通常以颈动脉内中膜厚度≥1.0mm判定为内中膜增厚，而将局限性内中膜厚度≥1.5mm定义为动脉粥样硬化斑块形成。

早期颈动脉粥样硬化的主要表现为内膜的变化，如增厚、不光滑、局限性隆起。病变进一步发展为管壁出现斑块，直至管腔出现不同程度的狭窄甚至闭塞。表现为以下几个阶段：①颈动脉内中膜增厚。IMT≥1.0mm，称为内中膜增厚或称为颈动脉粥样硬化。②颈动脉粥样硬化斑块形成。局限性IMT≥1.5mm称为斑块，超声对斑块可以从下面几方面进行评价。

（2）根据斑块声学特征分为两种：①均质回声斑块，分低回声、等回声及强回声斑块；②不均质回声斑块，斑块内部包含强、中、低回声。

（3）根据斑块形态学特征分为两种类型：①规则型，如扁平斑块，基底较宽，表面纤维帽光滑，回声均匀，形态规则；②不规则型，如溃疡斑块，表面不光滑，局部组织缺损，形成"火山口"样缺损。

2. 颈动脉狭窄

（1）超声诊断方法

①超声检查断面：颈动脉狭窄超声检查应包括纵断面和横断面。在血管横断面评价斑块情况，测量斑块厚度，通过目测或测量判断大致的狭窄程度。在血管纵断面，用彩色多普勒观察血流情况并寻找出动脉狭窄程度最高区域，采集多普勒频谱，分析频谱并测量流速。

②颈动脉狭窄程度诊断的重要性：颈动脉粥样硬化的主要临床危害是脑卒中和短暂性脑缺血发作等脑缺血疾病。从临床角度来看，颈动脉粥样硬化的临床意义由许多因素决定，包括颈动脉狭窄程度、斑块溃疡、表面纤维帽状态、出血、构成成分等。根据超声评价颈动脉粥样硬化的研究报道，上述因素中只有狭窄程度被确认可以作为预测脑卒中的指标。可能因为重度狭窄的病变往往是复杂斑块，容易导致血小板凝集和血栓形成，血栓脱落造成脑动脉栓塞。虽然斑块溃疡，纤维帽连续性中断、出血等是导致血栓形成的原因，应该是更好的脑卒中预测指标，但是超声诊断斑块溃疡，斑块表面纤维帽是否完整、出血等准确性很差。因此，颈动脉狭窄程度判断则成为颈动脉超声诊断的重点内容。

③颈动脉狭窄超声诊断方法：灰阶超声、彩色多普勒和多普勒频谱分析都有助于显示颈动脉狭窄的病变，但是多普勒频谱分析是超声诊断颈动脉狭窄程度广泛认可、准确、规范的方法。多普勒频谱分析诊断动脉狭窄的核心步骤是在狭窄区域小心移动脉冲多普勒取样容积，详细观测狭窄前后区域多普勒频谱，测量血流速度，寻找最狭窄部位并诊断狭窄程度。仅使用灰阶超声和（或）彩色多普勒，都无法精确辨别最大流速的确切位置，一般不能准确诊断狭窄程度，在灰阶超声和（或）彩色图像上直接测量血管直径计算颈动脉狭窄程度未成为广泛认可、准确、可靠的诊断方法。

多普勒频谱分析法对颈动脉狭窄程度的诊断采用分级法，如ICA直径狭窄率<50%、50%～69%或>70%等。它不能像动脉造影那样准确诊断狭窄的具体程度，如53%、54%或58%等。多普勒频谱分析法诊断50%～90%的ICA狭窄，敏感性和特异性达90%～99%。

多普勒频谱分析法诊断颈动脉狭窄，有几个重点检查区域：狭窄前区域、狭窄处区域、狭窄即后段和狭窄远段(图13-5-2)。这几个区域频谱呈规律性变化，其中狭窄处频谱最为重要，但是其他区域频谱也有诊断价值。

狭窄前多普勒频谱特点：大多数颈动脉狭窄和闭塞发生在 ICA 近端，CCA 受其影响，表现为狭窄前多普勒频谱。ICA 重度狭窄或闭塞时，大多数 CCA 血流进入高阻的 ECA，在这种情况下 CCA 的多普勒频谱与 ECA 相似，呈高阻特点（图 13-5-3C），舒张末期血流接近 0 或等于 0；同时 CCA 内血流量减少，PSV_{CCA} 可低于正常水平。另外，一侧 ICA 狭窄或闭塞，另一侧 CCA 及 ICA 血流速度代偿性增加，特别是 EDV 升高明显，以适应脑血流灌注减少的变化，因此在颈动脉超声检查中，应该对双侧颈动脉进行对比分析。

狭窄处多普勒频谱特点：狭窄处多普勒频谱最主要的特点是血流速度增快（狭窄接近闭塞时则否）（图 13-5-4 至图 13-5-6），采集狭窄处最高流速的多普

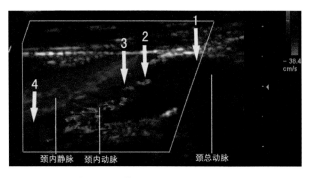

图 13-5-2　脉冲多普勒频谱分析法诊断动脉狭窄的几个重点采样区域

注：1. 狭窄前；2. 狭窄处；3. 狭窄即后段；4. 狭窄远段

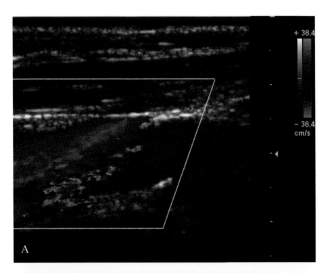

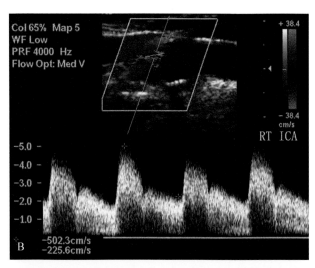

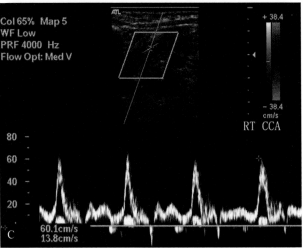

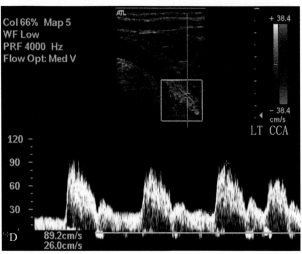

图 13-5-3　颈内动脉高度狭窄或闭塞时，CCA 脉冲多普勒频谱阻力增高

注：A. 彩色多普勒血流图像显示右侧颈内动脉（RT ICA）起始端血流束变窄，彩色倒置（混叠），狭窄即后段呈五彩镶嵌样血流（湍流）；B. 右侧颈内动脉狭窄处脉冲多普勒频谱测量收缩期峰值流速 502.3cm/s，舒张末期血流速度 225.6cm/s，提示高度狭窄，直径狭窄率＞70%（按照相关标准直径狭窄率已经大于80%）；C、D. 右侧颈总动脉脉冲多普勒频谱（C）阻力较左侧（D）增高，舒张末期血流速度降低，并可见舒张早期反向血流，总的收缩期血流速度也降低

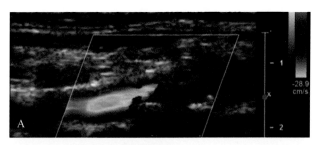
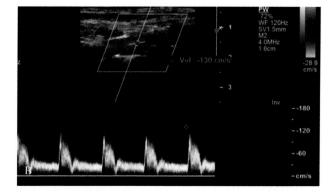

图 13-5-4　颈内动脉中度狭窄（一）

注：A. 右侧颈内动脉起始段斑块，彩色多普勒血流图像显示血流混叠，提示血流加速；B. 脉冲多普勒频谱频带增宽，收缩期峰值流速 130cm/s，提示狭窄，直径狭窄率 50% ～ 69%

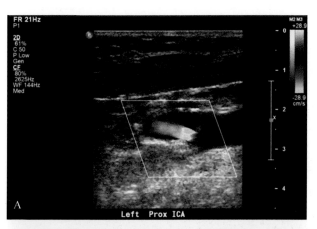
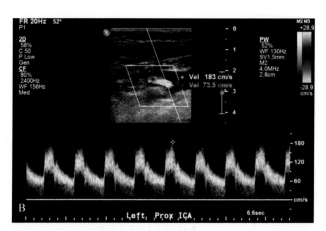
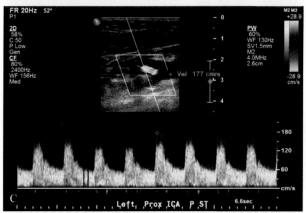

图 13-5-5　颈内动脉中度狭窄（二）

注：A. 右侧颈内动脉起始段斑块，彩色多普勒血流图像显示血流混叠，提示血流加速；B. 脉冲多普勒频谱频带增宽，收缩期峰值流速 183cm/s，舒张末期血流速度为 73.5cm/s；C. 狭窄即后段脉冲多普勒频谱频带明显增宽，提示狭窄即后段血流紊乱，直径狭窄率 50% ～ 69%

勒频谱，分析并测量有关指标，是诊断 ICA 狭窄的重要环节。血流速度指标主要有 PSV 和 EDV，并计算 PSV_{ICA}/PSV_{CCA}。各速度指标的价值和特点分析如下：当 ICA 狭窄程度由轻逐渐加重时，PSV 最早升高，狭窄处的最高 PSV 是诊断 ICA 狭窄程度的主要指标；相对而言，在轻度狭窄时 EDV 升高不如 PSV 明显，但是，当狭窄程度加重时（直径狭窄率 ≥ 60%），EDV 迅速升高，EDV 是评价 ICA 重度狭窄的重要指标；在 CCA 近端及 ICA 远端动脉高度狭窄或闭塞、心力衰竭、主动脉瓣高度狭窄、甲状腺功能亢进等情况下，颈动脉系统血流动力学异常，血流处于异常低速或高速状态，颈动脉系统的 PSV 和 EDV 会整体向下或向上偏移，这时 PSV_{ICA}/PSV_{CCA} 就成为诊断 ICA 狭窄程度最准确的指标。

狭窄区域的确定：灰阶超声和彩色多普勒都可以显示动脉狭窄，彩色多普勒可以更迅速地寻找到狭窄区域。迅速、精确测量最高血流速度方法如下：在彩色多普勒引导下，将脉冲多普勒取样容积置放于狭窄区域，然后缓慢移动取样容积，采集多普勒频谱，直至测量到最高血流速度。

取样容积：取样容积应该置放于血管中央以减少频带增宽程度，在 ICA 重度狭窄时狭窄处血流束很窄，取样容积置放就不成问题。取样容积应该尽可能小，通常为 1.5mm。因为狭窄处最高血流速度的范围很小（图 13-5-3A），所以小的取样容积易于探测到微小的速度变化；同时狭窄处血流束很窄，小的取样容积可以提高多普勒频谱的质量和检测高速血流的敏感性。使用小的取样容积诊断动脉狭窄程度已经成为血管超声检查规范。

多普勒角度的校正：彩色多普勒技术应用于临床之后，发现动脉重度狭窄时狭窄处射流束的方向常常不与血管长轴平行，这个发现曾引起在狭窄部位采集多普勒频谱、测量血流速度时如何校正多普勒角度的争论。在彩色多普勒显像技术应用之前，诊断颈动脉狭窄时多普勒角度校正均以血管壁为参考。目前广泛认可、采用的多普勒角度校正方法：在轻度或中度狭窄部位，以血管长轴为参考；在严重狭窄和（或）血管壁异常区域，以狭窄处射流束方向为参考（图 13-5-7）。

尽管彩色多普勒不是测量和诊断颈动脉狭窄程度的主要手段，但它是防止诊断错误的重要措施。在所有颈动脉狭窄诊断中，应该使用彩色多普勒对多普勒频谱分析法诊断的结果进行核实。如果这两种方法评价狭窄程度不一致，应该重新分析结果。这种差异通常是因为过高或过低的血流量造成的，例如彩色多普勒提示重度狭窄而流速增高不明显，可能是 ICA 近端或远端的动脉高度狭窄或闭塞引起的低血流量所致，也可能是 ICA 狭窄接近闭塞；彩色多普勒提示轻度狭窄而流速增高明显，可能是由于甲状腺功能亢进等所致的高血流动力学状态，或对侧颈动脉闭塞所致的代偿性血流加速等。

狭窄即后段多普勒频谱特点：狭窄即后段多普勒

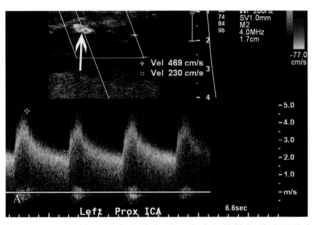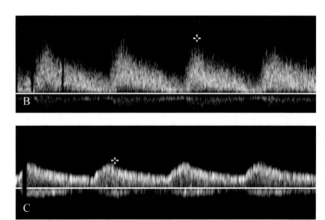

图 13-5-6　颈内动脉高度狭窄时，脉冲多普勒频谱波形特点

注：A. 右侧颈内动脉狭窄处（箭头所指处）脉冲多普勒频谱测量收缩期峰值流速 469cm/s，舒张末期血流速度 230cm/s；B. 狭窄即后段血流紊乱，频带增宽，频窗充填，收缩期频谱边界欠清晰，双向血流；C. 狭窄远段颈内动脉多普勒频谱形态圆钝、流速降低、收缩峰上升缓慢。提示高度狭窄，直径狭窄率＞70%（按照相关标准直径狭窄率已经大于 80%）

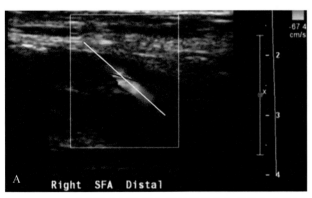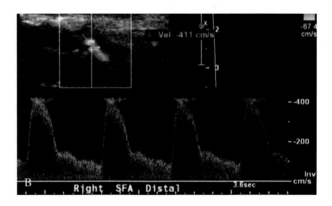

图 13-5-7　动脉狭窄处取样容积的置放和多普勒角度校正

注：A. 彩色多普勒血流图像可见股浅动脉远端一局限性狭窄，血流混叠（由蓝色变为橘红色），为最窄处所在，取样容积应该置放于混叠出现区域（最窄处所在）。多普勒角度校正（角度测量）与血流束最窄处的血流束方向（白线方向）为参考标杆，而非以此处血管的长轴（红线方向）平行；B. 在彩色多普勒图像引导下，将取样容积置放于"最窄处"，多普勒角度校正以血流束方向为标杆。采集多普勒频谱时缓慢移动取样容积，直到探测到最高血流速度。此处的收缩期峰值流速为 411 cm/s

频谱指紧邻最大流速远端处采集的多普勒频谱，它反映狭窄即后段血流紊乱特征（图13-5-8，图13-5-5，图13-5-6B）。典型严重颈动脉狭窄即后段湍流频谱表现为频带显著增宽、双相血流、频谱上升支显示不清晰、与狭窄处相比流速减低等。狭窄即后段湍流可延续数厘米，强度递减。在狭窄即后段湍流区域测量血流速度相对困难，因为波形明显紊乱，呈毛刺状。彩色多普勒显示，狭窄即后段湍流表现为多种彩色镶嵌，是不同血流方向和血流速度的表现。

严重动脉狭窄即后段湍流会同时产生正向和反向的多普勒信号，表现为双相频谱。狭窄即后段湍流程度与狭窄程度有一定关系，但根据狭窄即后段湍流程度不能精确诊断ICA直径狭窄率。狭窄即后段多普勒频谱频窗完全充填，通常提示直径狭窄率至少为50%，但是这种紊乱也偶尔见于非动脉狭窄的疾病中。

狭窄即后段湍流频谱是诊断颈动脉狭窄的重要依据。斑块高密度钙化时，可减弱或阻断多普勒信号，很难在狭窄区域采集到多普勒信号。移动探头多角度探查，也许从某一角度可以显示斑块下方的区域并采集到多普勒信号。但有些钙化斑块密度太高，以至于无法获得多普勒信号，这种情况下，探测斑块远端是否存在狭窄即后段湍流，也许是推断是否存在重度狭窄的唯一方法。

取样容积不应过大。如取样容积过大时，将血管内许多点的血流合并在一起形成频谱，表现为频谱频带增宽，可造成紊乱假象，将正常血管误判为狭窄。当把频带增宽作为区别动脉正常和轻、中度狭窄的参数时，取样容积的正确设定尤为重要。另外，用频带增宽来评估颈动脉狭窄程度时，要特别注意多普勒增益的调节，如果增益调节过高，可能造成频带增宽的伪像。

狭窄远段多普勒频谱特点：严重ICA狭窄导致血流量减少，彩色多普勒显示狭窄远端ICA血流信号显

著减弱；脉冲多普勒显示狭窄远段的ICA多普勒频谱波形低钝、流速降低、收缩峰上升缓慢、阻力指数降低（图13-5-6C）。

当CCA或头臂干存在严重狭窄时，CCA总体血流量会下降，狭窄远端CCA波形变得低平（与对侧CCA波形相比），表现为狭窄远段频谱特点，此时的CCA波形代表的是狭窄远段（而ICA狭窄时，CCA代表的是狭窄前区域）。颈动脉超声检查时注意观察CCA波形变化非常重要，因为它是常规颈动脉超声检查中诊断头臂干、左侧颈总动脉起始部狭窄或闭塞的主要提示性指标。如果常规超声检查中不检查左侧颈总动脉起始部和头臂干，它可能是唯一的超声指标。而这些部位的阻塞性疾病具有临床意义，并且可以医治。在一些CCA起始部或头臂干狭窄的病例中，同侧近段颈总动脉波形可能会显示狭窄即后段湍流特点，也是诊断其近端动脉狭窄的线索。

在CCA内看到狭窄远段的低速、矮小多普勒频谱波形时，如果仅单侧，可能为近端动脉狭窄；如果为双侧，病因可能来自于心脏，如主动脉瓣高度狭窄或心力衰竭等。

CCA起始部或头臂干存在严重狭窄时，如病变侧同时存在ICA狭窄时，狭窄处血流速度可能不会很高，因为病变侧颈动脉系统总体血流量下降。如果未考虑到近端动脉狭窄造成的低血流动力学状态，采用ICA狭窄处的最高血流速度来ICA诊断狭窄程度，会导致低估。

（2）超声诊断标准

①颈内动脉狭窄诊断标准：目前国际采用的标准是2003美国放射年会超声会议公布的标准（表13-5-1）。

专家小组建议：所有颈动脉超声检查都必须包括二维、彩色多普勒和脉冲多普勒；采集多普勒频谱时要注意，角度要尽可能地接近60°，但不能大于60°；取样容积应放置在最狭窄的部位，因此必须对颈内动脉的整个狭窄区域检查，直到斑块远端，以保证测量到最高流速；超声诊断颈内动脉狭窄，用高于或低于某一狭窄程度（如＜50%或＞70%）的分级诊断方法最准确；对于＜50%的ICA狭窄，如果进一步划分狭窄程度，诊断的准确性相对较低，建议将＜50%的ICA狭窄统一为一类，不再进一步细分。

②CCA和ECA狭窄的超声诊断标准：ICA狭窄的超声诊断标准并不适用于CCA或ECA狭窄，仅对ICA有效。可以借鉴澳大利亚Newcastle心血管中心的标准，因为它简单易行，可操作性强。

CCA狭窄：正常，超声检查无斑块，PSV＜100cm/s；直径狭窄率＜50%，灰阶超声可见斑块，

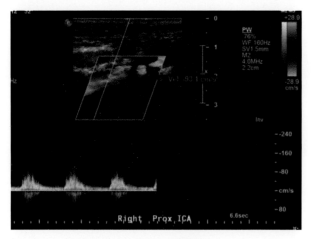

图13-5-8　颈内动脉狭窄即后段湍流

表 13-5-1 颈动脉狭窄超声评价标准

狭窄程度	PSV（cm/s）	EDV（cm/s）	PSV$_{ICA}$/PSV$_{CCA}$
正常或＜50%	＜125	＜40	＜2.0
50%～69%	＞125，＜230	＞40，＜100	＞2.0，＜4.0
70%～99%	＞230	＞100	＞4.0
闭塞	无血流信号	无血流信号	无血流信号

PSV＜130cm/s；直径狭窄率＞50%，灰阶超声可见斑块，局部增速100%，最高PSV＞130cm/s，且伴有狭窄即后段湍流；闭塞，彩色和多普勒超声观察CCA内无血流。

ECA狭窄：正常，无斑块，PSV＜200cm/s；直径狭窄率＜50%，灰阶超声可见斑块，PSV＜200cm/s；直径狭窄率＞50%；灰阶超声可见斑块，PSV＞200cm/s；闭塞：彩色和多普勒超声观察ECA内无血流。在闭塞处远端的颈外动脉分支，可能看到反向血流，血液反流至闭塞段以远的颈外动脉。

3. 颈动脉闭塞 颈动脉闭塞是在颈动脉狭窄的基础上发生发展而来，彩色多普勒检查颈动脉管腔内无彩色血流信号，脉冲多普勒显示无脉冲血流信号，而无血流信号并不一定表明血管闭塞，有时管腔接近闭塞，血流量减少或流速极低时血流信号太弱而不被显示（图13-5-9，图13-5-10），此时可采取超声造影、CTA、MRA及血管造影帮助判断。

（四）术后超声随访

颈动脉术后超声检查主要有两个目的：有无再狭窄和对侧颈动脉疾病进展情况。颈动脉支架置入术发展迅速，已经成为颈动脉内膜切除（CEA）的一种替代方法。超声工作者应该对CEA和支架置入术有所认识，以便更好随访。

1. 颈动脉内膜切除试验简介

（1）背景：20世纪50年代，颈动脉内膜切除术（CEA）应用于临床治疗颈动脉狭窄。外科医师认为对有症状和无症状颈动脉狭窄患者，CEA是预防脑卒中的一种好方法，但是神经学内科医师却认为这项手术有待于进一步研究。20世纪80年代中期之前，这项手术数量迅速增加，仅次于冠状动脉旁路移植术。1985年在美国的医院共完成了107 000例手术（美国退役军人管理系统外）。1972年Easton等发表的一篇文章最初引起人们对CEA应用价值的关注。这项研究显示，在美国伊利诺斯州（Illinois）首府斯普林菲尔德市（Springfield），CEA造成死亡和脑卒中的发病率之和为20%。继这些研究之后，又有若干报道进一步引起人们对CEA的手术过程、适应证及其疗效的

关注。如果手术有效，围术期的脑卒中率和死亡率应该低于药物治疗组的脑卒中率和死亡率，例如伴有暂时性脑缺血发作的患者，仅药物治疗的前3年每年脑卒中率为5%，3年后则降至3%。尽管而后进行系列手术研究肯定了CEA的疗效，但神经内科医师要求进行随机临床试验以结束这场争辩，无论其结果是否能证明手术有价值。

共有三项多中心颈动脉内膜切除术（CEA）前瞻性随机试验研究，两项研究针对有症状颈内动脉狭窄患者，一项研究针对无症状颈内动脉狭窄患者，均公布了其最终结果。①北美有症状颈内动脉内膜切除术试验（north American symptomatic carotid endarterectomy trial，NASCET），美国和加拿大50个临床单位参加，1988年开始，1991年首次报道659名患者的研究结果，1998年报道最终结果；②欧洲颈动脉外科手术试验（European carotid surgery trial，ECST），欧洲12个国家75个临床单位参加，共3032名患者，1981—1994年，1998年报告最终结果；③无症状颈动脉硬化研究（asymptomatic carotid

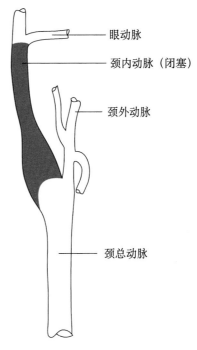

图 13-5-9 **颈内动脉闭塞范围**

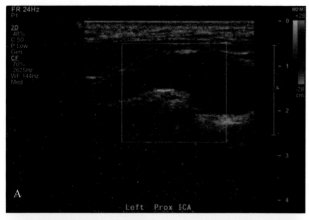

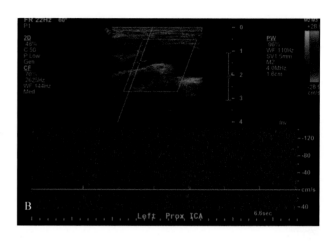

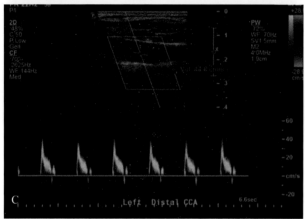

图 13-5-10　颈内动脉闭塞

注：A.彩色多普勒血流图像显示左颈内动脉起始段无血流；B.脉冲多普勒频谱进一步证实左颈内动脉起始段无血流；C.左侧颈总动脉远段脉冲多普勒频谱，阻力明显增高，舒张期正向血流消失，并可见反向血流

atherosclerosis study，ACAS)，1987—1993 年，美国和加拿大 39 个临床单位参加。

（2）试验结果

[NASCET 试验]

患者入选标准：曾患有短暂性脑缺血发作或脑卒中，目前基本康复。

结果：① ICA 直径狭窄率 > 70% 的 659 名患者，被分为两个组，一组接受 CEA 并药物治疗，另一组仅进行药物治疗。随访 18 个月，前一组同侧致死性或非致死性脑卒中的发病率为 7.0%，而后一组为24%，差异具有显著统计学意义（P < 0.001），实验终止。经手术治疗后脑卒中发生率绝对减少 17%，相对减少 71%；② ICA 狭窄率 50% ～ 69% 的患者，也可受益于 CEA。观察 5 年的结果是，CEA 并药物治疗组术后 5 年内脑卒中和死亡率为 15.7%，而仅药物治疗组为 22%；③ ICA 直径狭窄率 < 50% 的患者，CEA 并药物治疗的效果不明显，与单纯药物治疗组无统计学差异。总地来说，对于有症状的 ICA 狭窄患者，直径狭窄率 > 70%，CEA 治疗价值最高，狭窄率 50% ～ 69% 的治疗指征次之。

[欧洲颈动脉外科手术试验（ECST）]：患者入选标准同 NASCET 试验。① ICA 直径狭窄率 > 70%者，CEA 组患者在术后 3 年内同侧脑卒中发病率为

12.3%，而药物治疗组则为 21.9%，有显著的统计学意义；② ICA 直径狭窄率 30% ～ 49% 和 50% ～ 69%的患者，CEA 手术无效；③ ICA 直径狭窄率 < 30%者，CEA 手术治疗有害。

[无症状颈动脉硬化研究（ACAS）]：对于有高风险因素、无症状、直径狭窄率 60% ～ 99% 的 ICA狭窄患者进行了 CEA 治疗，研究 CEA 的预防性效果。平均随访期 2.7 年，单纯药物治疗组 5 年同侧脑卒中和死亡率之和为 11%，而 CEA 并药物治疗组为 5.1%，CEA 并药物治疗组的绝对风险减少 5.9%，相对风险减少 53%。因此，对于无症状 ICA 狭窄患者 CEA 疗效并不佳，即使重度 ICA 狭窄，CEA 治疗指征也不高。

2. 颈动脉内膜切除术后随访

（1）直接闭合动脉壁法：手术时切开动脉前壁（近皮肤的壁），切口近端始于 CCA 中段或远段，向上延伸到病灶上端的 ICA，切除斑块和一些管壁中层，然后直接缝合切口。

切口近端 CCA 处：纵断面超声检查可以看到斑块切除边界呈唇状凸起（图 13-5-11）。凸起区域的位置和高度取决于病变位置、范围和病灶切除情况。术后早期超声检查，这种凸起总是存在，凸起会造成血管内径变化和血流紊乱。经过 1 ～ 3 个月的血管壁修复期，斑块切除部位血管壁再生、重构，凸起与血

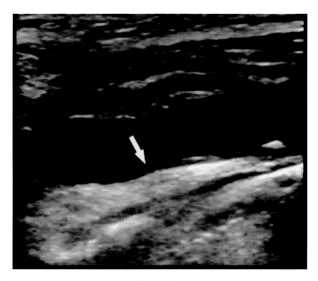

图 13-5-11　直接闭合动脉壁法

注：纵断面超声检查可以看到斑块切除边界呈唇状凸起（箭头）

流紊乱减小或消失。同时，在斑块切除位置会出现一新回声层，管壁可呈"双线征"表现，类似正常血管。新的回声层可能由动脉中层平滑肌细胞和胶原组成，"两双线"征之间的厚度可能随时间进展而增加，但最终会趋于稳定。

切口远端 ICA 处：术后可能看到明显的弯曲或扭结，引起血流紊乱。血流紊乱造成血流速度测量困难。随时间进展血管可能发生重构并逐渐伸直，血流紊乱也随之减弱。

此外，动脉内膜切除部位的血管壁上，可能会看到漂浮于管腔的残留内膜组织，如果不仔细检查很难看到这些残留内膜。手术后残留内膜组织会贴附于管壁直至消失，3～6 个月后很难再观察到。除非残留内膜组织较大，造成血管狭窄或闭塞，或引起明显湍流，否则不会造成严重临床问题。

（2）补片闭合动脉壁法：手术时切开动脉前壁，切口近端始于 CCA 中段或远段，向上延伸到病灶远端的 ICA，切除斑块和一些管壁中层，关闭动脉前壁时使用补片来增加血管内径，以防管腔变细、再狭窄。自体静脉或合成织物均可作为补片。近年来许多外科医师常规采用补片，降低了再狭窄发生率。有研究报道不用补片 CEA 再狭窄率为 12%，而使用补片 CEA 再狭窄率仅为 5%。

灰阶超声可以观察到，在近皮肤的血管壁可以看到补片区域，补片位于 CCA 中段至 ICA 的膨大部位，膨大的部位和程度取决于手术。使用聚四氟乙烯（PTFE）补片时，超声呈典型明亮的双线征，而涤纶（dacron）补片则表现为明亮厚片，静脉补片与动脉壁回声相近，超声无法区分开两者。术中和术后 48h 内超声检查，聚四氟乙烯或涤纶补片内存在气体影响超

声波穿透，补片显示欠佳。由于补片区域的动脉内径改变，引起血流明显紊乱，可能难以准确测量 PSV。术后一段时间后，因管壁增生、管腔逐渐规则，血流紊乱会减弱或消失。

（3）ICA 再狭窄

①基本情况：CEA 后再狭窄部位最常见于动脉壁切口近端和远端处。目前认为 CEA 后再狭窄有三种：其一，术后 1 个月内发现的再狭窄，可能由于手术对病灶清理不足或手术技术问题造成；其二，早期再狭窄，指 CEA 后两年内发生的再狭窄，多发生于术后第 1 年内，主要由于内膜肌增生（myointimal hyperplasia）所致。内膜肌增生是动脉壁对损伤的反应，增生组织呈均质低回声，表面相对光滑，一般无钙化。内膜肌增生主要发生于术后两年内，而后趋于稳定，形成纤维性病灶，很少造成＞80% 的狭窄，通常没有症状，随着时间进展再狭窄程度也可能因退变而减轻；其三，晚期再狭窄，指 CEA 两年后发生的再狭窄，由于动脉粥样硬化复发引起。

②再狭窄发生率：Zwiebel 总结过去 30 年内发表的 160 多篇关于 CEA 后再狭窄方面的文献，共62 000 多例患者，ICA 再狭窄率平均为 6%（0～50%）。一项对 380 例患者长达 16 年的随访研究显示，10.8% 患者发生≥50% 的 ICA 再狭窄，术后第 1、3、5 和10 年发生≥50% 的 ICA 再狭窄累计发生率分别为5.8%、9.9%、13.9% 和 23.4%，只有 2.1% 的患者发展为严重再狭窄（＞80%）。

总地来说，约有 20% 的 ICA 再狭窄是由于术中对病灶清理不彻底所致，50% 的 ICA 再狭窄发生于术后两年内，由于内膜肌和血管平滑肌增生造成。另外30% 再狭窄发生于手术两年后，为动脉粥样硬化复发所致。ICA 再狭窄患者中，不足 25% 的患者有临床症状，约 7% 出现脑卒中。

（4）对侧颈动脉疾病进展情况：研究显示 CEA 后发生需要再次手术的 ICA 再狭窄的概率非常低，而对侧的颈动脉粥样硬化进展问题更需关注。有报道对221 例 CEA 患者平均超声随访 27.4 个月，仅 2.7% 发生≥50% 的 ICA 无症状性再狭窄，出现＞75% ICA 再狭窄的概率＜1%。而对侧有 12% 的颈动脉病灶发生进展，7 例需要 CEA 治疗，其中 6 例原来 ICA 狭窄程度＞75%。

（5）超声随访时间：只有那些有症状的 ICA 再狭窄和部分无症状重度 ICA 再狭窄才考虑再次手术治疗，因此超声随访频率主要根据未手术侧颈动脉状况或是否出现神经系统缺血症状而定。如果 CEA 手术成功，对侧 ICA 直径狭窄率＜50%，超声随访每年 1 次即可；如果 CEA 时病灶清除不彻底，或未手

术侧 ICA 直径狭窄率 > 50%，则超声随访宜 6 个月 1 次。

3. 颈动脉支架置入术后随访　目前应用的颈动脉支架有两种编织法：网格状编织及"Z"形编织（图 13-5-12）。颈动脉支架置放于颈内动脉狭窄处，支架长度主要依据斑块累及范围而定，特别是病变与颈动脉分叉的关系。如果颈内动脉病变距颈总动脉分叉较远，可能只需选择较短的支架置于颈内动脉内。当病变距颈总动脉分叉较近时，则需选择较长支架置放于颈内动脉并一直延伸至颈总动脉中远段。临床应用以后者居多。颈动脉支架的筛孔较大，不影响颈外动脉的血液供应。

灰阶超声图像上颈动脉支架呈网格状强回声，由于筛孔较大，不影响彩色和多普勒超声检查（图 13-5-13）。用灰阶超声观察支架位置、形态是否异常。然后用彩色多普勒观察整个支架内及其与动脉衔接处有无血流增速。如果未见明显血流增速，则应该在整

个支架内、支架与动脉衔接处多点采集多普勒频谱、测量血流速度，进一步确认有无血流增速及狭窄。支架内采集频谱位置的数目取决于支架置入位置和支架长度。①如果支架位于 ICA 和 CCA 内，至少测量 3 个位置的血流速度：CCA 远端、ICA 近端和 ICA 中段；

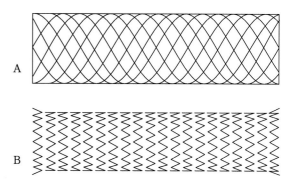

图 13-5-12　**两种颈动脉支架编织方法**

注：A. 网格状编织；B. "Z" 形编织

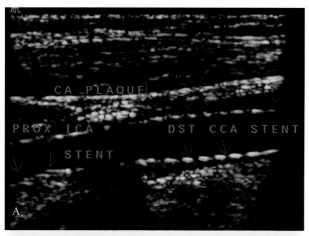

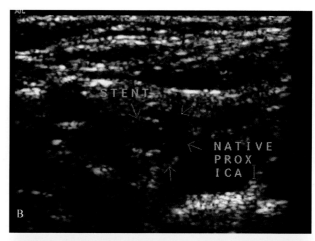

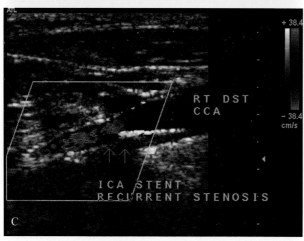

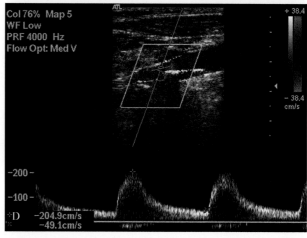

图 13-5-13　**颈动脉支架置入术后再狭窄**

注：A. 长轴切面灰阶超声，CA PLAQUE. 颈动脉斑块；PROX ICA. 颈内动脉近段；STENT. 支架；DST CCA STENT. 颈总动脉远段支架；B. 短轴切面灰阶超声，NATIVE PROX ICA.（自然）颈内动脉近段；C. 长轴切面彩色多普勒，RT DIST CCA. 右侧颈总动脉远段；ICA STENT RECURRENT STENOSIS. 颈内动脉支架狭窄；D. 脉冲多普勒频谱，PSV 204.9cm/s，EDV49.1cm/s，提示支架置入术后再狭窄，直径狭窄率在 50%～70%

②如果支架仅位于 ICA 内，至少测量 2 个位置的血流速度：ICA 近端和 ICA 中段。如果彩色多普勒观察到支架内或支架与动脉衔接处有明显血流增速，则尚应在该处测量最大 PSV，并检查有无狭窄即后段紊乱印证狭窄的诊断，同时描述并报告狭窄与支架的相对位置。

二、多发性大动脉炎

（一）概论

大动脉炎是一种原因未明的大血管炎，是指主动脉及其主要分支的慢性进行性非特异炎症，亦可累及肺动脉及更远的外周动脉如腋动脉、肱动脉、股总动脉和股浅动脉等。本病多见于年轻女性，常见于亚洲国家，如日本、中国、印度、土耳其及东南亚地区，女性发病率是男性的 6 ~ 8 倍。1856 年 Savory 等首先描写了此病。1908 年 Takayasu 报道了一位 21 岁的女性患者，故该病又称 Takayasu 动脉炎。

（二）病因病理和临床表现

1. 病因　病因至今尚未明确，多数学者认为该病为自身免疫性疾病。一些学者认为本病是一种针对大弹力动脉的自身免疫性疾病，是以全动脉炎为特征，包括树突细胞、T 细胞（包括 α、β、γ、δ 和细胞毒性 T 细胞）、自然杀伤细胞和巨噬细胞的浸润。因为他们在实验研究中发现患者的球蛋白及免疫球蛋白 IgG 升高，血中抗动脉抗体试验阳性等。然而，其自身免疫反应的发病机制尚未阐明；病例的地理聚集性提示遗传和环境因素参与了大动脉炎的发病，而目前仍没有明确的证据证实。由于本病好发于年轻女性，使得人们猜测雌激素在促进自身免疫性疾病的过程中可能具有一定的作用。

2. 病理　多发性大动脉炎主要累及含弹性纤维的大、中动脉，最多发生于主动脉弓及其分支，如头臂干、锁骨下动脉或颈总动脉等；其次发生于胸、腹主动脉及其分支等，如肾动脉、肠系膜动脉等。肺动脉病变一般较轻。有时冠状动脉也可累及。肢体末端的较小动脉一般不发生病变。发病同时或先后累及数支血管，受累部位大多节段性或弥漫性。

病变血管大体标本呈灰白色，管壁僵硬、钙化、萎缩，与周围组织有粘连，管腔狭窄或闭塞。在少数情况下，病变血管壁破坏广泛，而结缔组织修复不足，引起动脉扩张，甚至动脉瘤形成。病情进展缓慢。

病变早期是动脉周围炎和动脉外膜炎，以后向血管中膜及内膜发展。有不同程度的浆细胞及淋巴细胞浸润，弹性纤维断裂，肌层破坏，纤维结缔组织增生。内膜增生、水肿，滋养血管增生，肉芽肿形成；后期则出现全层弥漫性或不规则性增厚和纤维化，管腔变细，管腔内可有血栓形成，以致管腔闭塞。病程长达 5 年以上者可能有血管壁钙化。

3. 分型与临床表现　多发性大动脉炎多见于青年女性，占 64% ~ 93%，多发生于 15 ~ 30 岁。急性期常有全身不适、发热、多汗、肌肉关节痛、食欲缺乏、血沉增快等非特异性表现，临床易误诊。病情发展数周或数月后，多出现大动脉狭窄甚至闭塞，呈慢性进行性发展。根据受累血管部位不同，可分为五型，临床症状因受累部位不同而异。

（1）头臂型：受累动脉为主动脉弓及其向头臂发出的 3 条动脉，即颈总动脉、锁骨下动脉及头臂干，可以是单独一个分支受累，也可同时累及上述各支。有时病变还可累及颈内动脉或椎动脉。病变由主动脉弓起始部向上述动脉延伸。

当颈总动脉、头臂干产生狭窄或闭塞时，可出现明显的脑缺血症状。有两种临床表现形式：一种为慢性脑缺血症状；另一种则是短暂性脑缺血发作（transient ischemic attack，TIA）。慢性脑缺血症状的表现较多样，起初可有耳鸣、视物模糊，以后逐渐出现记忆力减退、嗜睡或失眠、多梦、头晕等。脑卒中和 TIA 诊断的唯一区别是前者持续 24h 以上，后者则不超过 24h。但后者症状的严重程度不一定比前者轻。以前多认为是由短暂性缺血所引起，但随着 CT 和 MRI 的普及，临床上也发现有些 TIA 患者也有脑组织器质性变化。有学者把 TIA 称为小卒中。少数患者有视力下降，甚至突发性失明。当头臂干或锁骨下动脉受累时，则出现上肢血供不足的症状，如上肢麻木无力、手指发凉，严重者出现上肢肌萎缩等。头臂型患者体格检查时可发现在受累血管远端的动脉搏动减弱，或闻及收缩期杂音，血压明显降低或测不出，而下肢血压可正常。因有丰富的侧支循环形成，所以即使到病程后期，指端一般也不发生坏死。

（2）胸腹主动脉型：主要累及左锁骨下动脉起始端以下的降主动脉和（或）腹主动脉，可导致胸腹主动脉的狭窄或闭塞。引起上肢血压升高和下肢的血流量下降。

患者症状主要有头晕、头痛、心悸、下肢发凉、双下肢酸麻无力、间歇性跛行等。严重者可出现心力衰竭。体格检查时可发现双下肢皮温降低，腹主动脉、双侧股动脉、腘动脉及足背动脉的搏动明显减弱或消失，但一般趾端无坏疽现象。而上肢脉搏宏大有力，血压明显升高，可达 24.0 ~ 32.6 / 12.0 ~ 18.0kPa（180 ~ 245/90 ~ 135mmHg），甚至更高，用普通的降压药常不能奏效。在胸骨左缘、剑突下、脐上或背部肩胛间区可闻及收缩期血管杂音。腹主动脉、股动脉处可有压痛。

（3）肾动脉型：此型病变主要累及肾动脉，引起肾动脉狭窄或闭塞。有时也可累及肾内动脉，此型也可归入胸腹主动脉型。当肾动脉狭窄导致肾供血减少时，可并发肾血管性高血压，引起一系列肾性高血压的症状和体征。在肾动脉走行区域可闻及血管杂音。

（4）混合型：同时有上述两种类型以上病变为混合型。此型患者血管受累范围较广，其中肾动脉同时受累者最多。在临床表现上可同时出现上述头臂型、胸腹主动脉型和（或）肾动脉型的症状和体征。患者大多是先有局限性病变，到后期再发展为混合型。混合型患者大多有明显的高血压表现。其他临床表现则根据累及不同的血管而异。

（5）肺动脉型：病变可累及肺动脉主干、叶动脉、段动脉，产生广泛性、节段性狭窄。冠状动脉受累文

献报道也不少，表现为狭窄或瘤样扩张，可导致心肌缺血。

综合上述各种类型的临床表现，其病程中对机体危害最大的是脑缺血及持续性高血压，这两者也是导致病情恶化甚至死亡的重要原因。在我国以头臂型和混合型多见。

（三）颈动脉多发性大动脉炎的超声表现

1. **灰阶超声**　管壁正常结构消失、向心性增厚、轮廓一般较规则，呈相对不均匀低回声或偏低回声，钙化少见（图13-5-14）。外膜与周围组织分界不清，管腔不同程度的狭窄甚至闭塞。病变时间长者，可表现为血管壁明显增厚，血管内、外径均变细。

2. **彩色多普勒**　病变段血流形态不规则，可有充盈缺损。多数病变为弥漫型，病变管段可能无明确高速血流，而代之以低速血流，血流色彩暗淡，如管

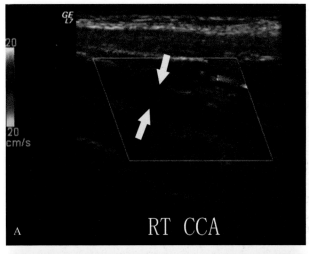

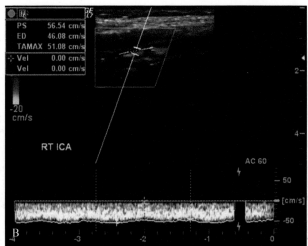

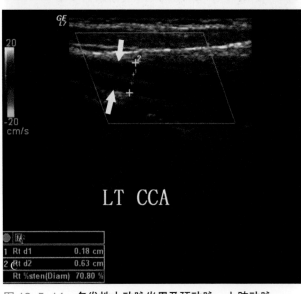

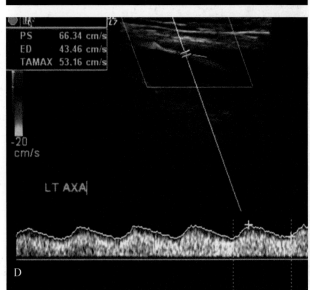

图13-5-14　多发性大动脉炎累及颈动脉、上肢动脉

注：A.右侧颈总动脉（箭头）腔内为低回声，彩色多普勒血流图像显示管腔内未见血流信号，管腔外径较细；B.右侧颈内动脉脉冲多普勒频谱示静脉样血流频谱；C.左侧颈总动脉（箭头）管壁弥漫性增厚，管腔变窄，彩色多普勒血流图像显示管腔内血流明显变细；D.左侧腋动脉血流明显变细，脉冲多普勒示单相低速血流频谱

腔重度狭窄则表现为较暗纤细状血流。如病变较局限，则病变处血流速度增高，彩色血流亮度增高或并混叠现象（彩色倒置），狭窄即后段血流紊乱，呈五彩镶嵌样血流。彩色多普勒能更好地显示残余管腔，特别是管壁回声较低灰阶超声识别困难时。

3. 脉冲多普勒　如为弥漫性病变，其内所采集的多普勒频谱呈低速单相（图 13-5-14，图 13-5-15）。在局限性狭窄段内可以获得流速增高的血流频谱，狭窄即后段则可见血流紊乱，表现为频带增宽，严重时呈湍流。

4. 超声诊断要点　①灰阶超声显示管壁正常结构消失、向心性增厚，管腔不同程度的狭窄。病程长者血管内、外径均变细。②如病变为弥漫型，则彩色多普勒血流暗淡，脉冲多普勒频谱呈低速单相。如病变较局限，彩色多普勒显示病变处彩色亮度增高或有

混叠现象，脉冲多普勒显示流速增高，狭窄即后段血流紊乱。

（四）鉴别诊断

颈动脉粥样硬化、颈动脉大动脉炎、颈动脉纤维肌发育不良的鉴别诊断见表 13-5-2。

三、纤维肌发育不良

（一）概论

纤维肌发育不良（fibro-muscular dysplasia, FMD）是一种病因不明的中等动脉发育异常的疾病，不是退行性变或炎症，其病理改变是动脉管壁的平滑肌细胞和纤维组织过度增生。女性发病是男性的 3 倍，多发生于 25 ～ 50 岁。

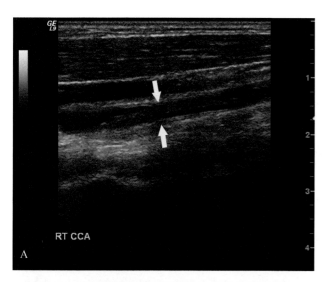

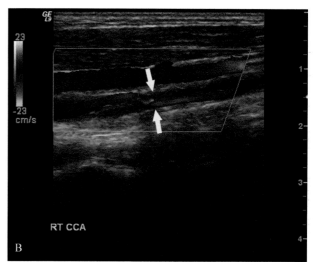

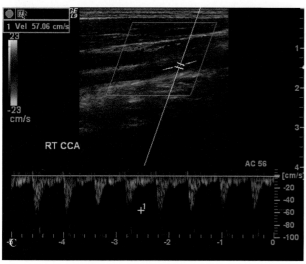

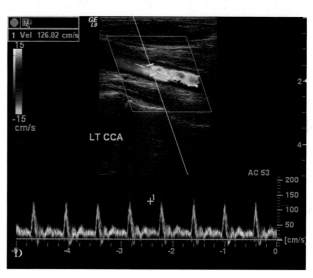

图 13-5-15　**颈动脉多发性大动脉炎**

注：A. 右侧颈总动脉（箭头）管壁不规则增厚，管腔变窄；B. 彩色多普勒血流图像显示右侧颈总动脉（箭头）管腔内血流变细，形态不规则，血流色彩暗淡；C. 脉冲多普勒频谱显示右侧颈总动脉血流速度较对侧减低，为 57cm/s；D. 左侧颈动脉脉冲多普勒频谱，血流速度增快为 126cm/s

表 13-5-2　颈动脉粥样硬化、颈动脉大动脉炎、颈动脉纤维肌发育不良的鉴别诊断

		颈动脉粥样硬化	颈动脉大动脉炎	颈动脉纤维肌发育不良
年龄		老年人	年轻女性	年轻女性
部位		CCA 远段 ICA 近段	CCA	ICA 远段
超声表现	灰阶	单发、局灶性狭窄	多段狭窄	全程弥漫性狭窄
	彩色多普勒	血流紊乱、增快	血流暗淡、减低或紊乱、增快	串珠样改变
	脉冲多普勒	频带增宽、流速增快	流速减低或增快	局限性多段性增速

（二）病因病理和临床表现

1. 病因病理　85%的 FMD 病例首先动脉中膜受累，其余病例首先累及外膜或内膜。累及中膜时，造成多发局限性狭窄伴随狭窄以后扩张，动脉造影时呈典型的串珠状（图 13-5-16）。肾动脉是 FMD 最好发的部位，发病多位于肾动脉中远段，其次为颈内动脉（ICA），但远少于肾动脉。颈动脉纤维肌发育不良时，ICA 受累的概率较高，65%的颈内动脉纤维肌发育不良可为双侧病变，且病变位置相对较高，多位于 ICA 远段。其他中等动脉偶见发病。

2. 临床表现　FMD 最常见的临床症状是由肾动脉狭窄所致的系统性高血压。颈动脉受累时，短暂性脑缺血是常见症状，虽然卒中也可能发生。所有 FMD 患者中约 30% 有颅内动脉瘤，因此另一个症状可能就是颅内出血。10% ~ 20% FMD 患者可同时有颈动脉夹层。颈内动脉纤维肌发育不良临床上可表现为脑缺血（20%）、短暂性脑缺血发作（29%）、脑血栓（6%）。

（三）颈动脉纤维肌发育不良超声表现

1. 灰阶超声　典型病例于颈内动脉远段管壁上可见一系列的隆起性病变、回声增强，管腔狭窄和扩张交替出现，即串珠样改变。但是，对于多数患者颈内动脉远段灰阶超声显示欠佳。

2. 彩色多普勒　在颈内动脉纤维肌发育不良诊断中具有重要价值，多数病例是由彩色多普勒检查首先发现颈内动脉远段多发局限性血流增速，表现为彩色混叠。彩色多普勒能量图可能更好地显示 ICA 远段的多发狭窄／扩张性改变，表现类似与动脉造影的串珠样改变。

3. 脉冲多普勒　在彩色多普勒引导下，采集颈内动脉远段局限性血流增速处脉冲多普勒频谱，血流局限性增速。

4. 超声诊断　根据颈内动脉远段多发狭窄的典型超声改变，特别是彩色多普勒能量图显示呈串珠样改变，结合患者多为年轻人、多为女性的发病特点，

可考虑颈内动脉纤维肌发育不良的诊断（图 13-5-17）。如果颈动脉其他部位（如颈动脉分叉处及颈内动脉近端）内中膜无明显增厚，颈内动脉粥样硬化可能性很小，则诊断 FMD 的可能性更大。许多患者颈内动脉远段可能走行纡曲，采集多普勒频谱来准确测量血流速度较为困难。血管造影是诊断颈动脉纤维肌发育不良的金标准，动脉中膜受累在血管造影上有特征性串珠样改变。

超声对于诊断颈动脉纤维肌发育不良有一定价值，但由于多数病变位置较高、多位于 $C_1 \sim C_2$ 水平，如果线阵探头显示颈内动脉远段困难，可以采用 2 ~ 5MHz 的凸阵探头，采用彩色多普勒或彩色多普勒能量图有助于发现病变。许多 FMD 病例需要结合动脉造影、MR 血管造影或 CT 血管造影来明确诊断。

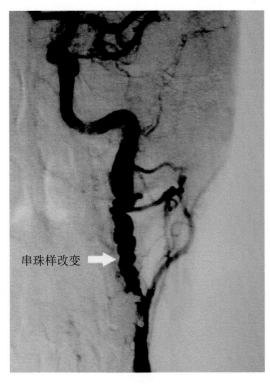

图 13-5-16　**颈内动脉纤维肌发育不良动脉造影**

串珠样改变

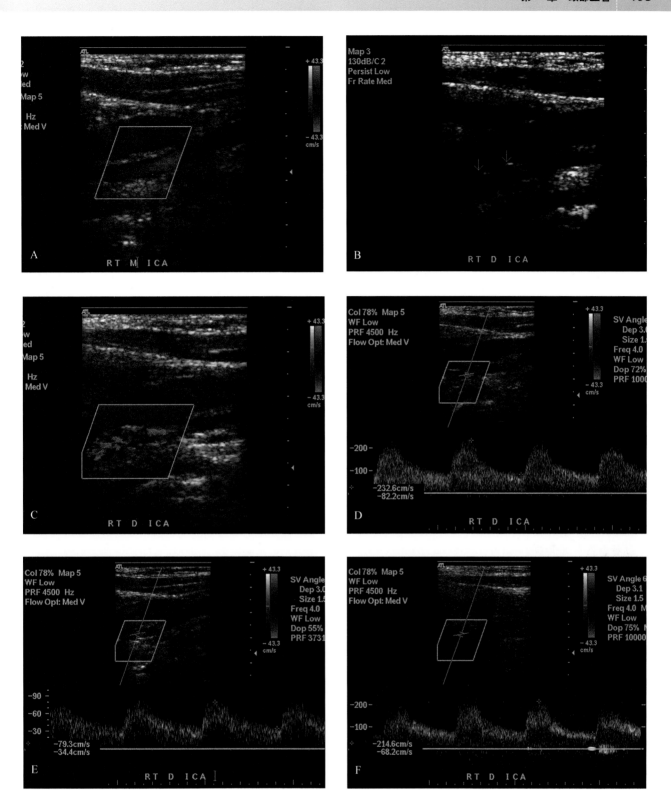

图 13-5-17　颈内动脉纤维肌发育不良超声图像

注：A. 彩色多普勒显示右侧颈内动脉中段，无混叠；B. 灰阶超声显示右侧颈内动脉远段管壁 2 处回声增强（箭头）；C. 彩色多普勒显示右侧颈内动脉远段混叠；D. 在混叠处采集脉冲多普勒频谱，PSV 232.6cm/s，EDV 82.2 cm/s，提示狭窄，直径狭窄率 50% ～ 70%；E. 在图 D 采集频谱处的远段颈内动脉采集脉冲多普勒频谱，血流速度正常；F. 在图 E 采集频谱处的远段颈内动脉采集脉冲多普勒频谱，血流速度增高，PSV 214.6cm/s，EDV 68.2cm/s，提示狭窄，直径狭窄率 50% ～ 70%

（四）鉴别诊断

应注意与动脉粥样硬化相鉴别，患者年龄是一个重要鉴别点，FMD 患者通常较年轻，女性居多；而动脉粥样硬化多发于老年男性。另外，如果颈总动脉未见明显的内中膜增厚，则颈动脉粥样硬化的可能性较小（表 13-5-2）。

纤维肌发育不良也可表现为 ICA 的长管状狭窄，或 ICA 局部不对称的囊袋状外突。当病变表现为长段狭窄时，由于病变缺乏特异性，可能会误认为动脉粥样硬化或动脉夹层。

四、颈动脉真性动脉瘤

（一）概述

动脉病变处的管径为相邻正常管径的 1.5 倍或以上时称为真性动脉瘤。真性动脉瘤常呈局限性，但有时也可以累及较长的动脉段。

（二）病因病理及临床表现

最常见的病因为动脉粥样硬化导致的管壁结构破坏或发生退行性改变，管腔局限性扩张形成动脉瘤；另外钝性挫裂性损伤，如挤压、车祸等，破坏了动脉壁的外膜和中层，造成动脉壁不完全损伤，使受损的动脉壁变薄、扩张，形成动脉瘤。其他病因包括先天性动脉壁的结构异常、多发性大动脉炎、马方综合征、纤维肌增生、动脉壁中层囊性变、结核及梅毒等；由于动脉中膜平滑肌萎缩，弹力板断裂、局部管壁变薄，在血流压力作用下，逐渐外凸呈梭形、囊状或瘤样扩张。

根据病理形态学可分为囊状动脉瘤、梭形动脉瘤、蜿蜒状动脉瘤、圆柱状动脉瘤、舟状动脉瘤五型。真

性动脉瘤瘤壁结构由内膜、中膜、外膜三层管壁组织结构构成，瘤体内一般都有血栓形成。

最常见的临床表现是一侧颈部出现膨胀性搏动性肿块，可有局部疼痛．肿块处常可闻及收缩期杂音，这是瘤内血流形成涡流所致。

（三）超声诊断

颈动脉局部管腔呈梭形、纺锤形或囊状扩张，多位于颈总动脉及其分叉处，扩张处动脉内径大于紧邻正常管腔内径的 1.5 倍，管壁变薄，连续性好，有完整的三层管壁结构，若原发病变为动脉粥样硬化，可见内中膜增厚、斑块形成、血栓形成，瘤体内还可因血流缓慢产生云雾状改变。

颈动脉血流与瘤体血流相连续，瘤体内可见红蓝相间的涡流状，较大瘤体血流缓慢色彩暗淡，内有斑块或附壁血栓形成时可见血流充盈缺损（图 13-5-18）。

频谱形态与瘤体大小有关，小的频谱接近正常，大的可见频带增宽、双向、波峰切迹不清，呈涡流样改变。瘤体远端动脉血流速度可有不同程度减低。

（四）鉴别诊断

颈动脉真性动脉瘤鉴别诊断见表 13-5-3。

五、颈动脉假性动脉瘤

（一）概述

假性动脉瘤多由创伤引起，多为锐器穿透性损伤所致，近年来医源性损伤所致明显增加。另外，动脉邻近的感染灶直接侵犯动脉壁可形成动脉瘤，如化脓性腮腺炎、扁桃体炎等是导致儿童假性颈动脉瘤的主要原因。

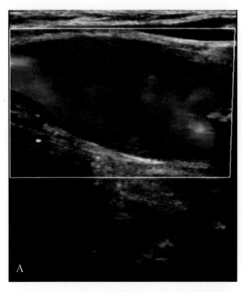
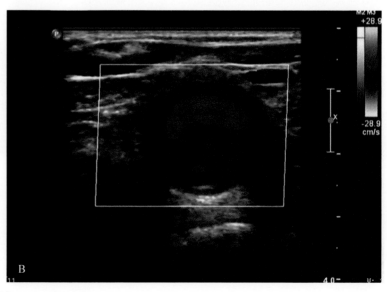

图 13-5-18　颈总动脉近心段真性动脉瘤超声图像

注：长轴切面（A）与短轴切面（B）的涡流样血流

（二）病因病理及临床表现

大多数动脉瘤有进行性疼痛，并有扩张性及搏动性肿块。若局部有炎性反应造成周围组织肿胀也可不易触及。

（三）超声表现

颈动脉附近的囊状具有搏动性的无回声、低回声或不均质回声肿块，与颈动脉通过瘤颈相连，瘤壁回声粗糙，无正常的动脉三层结构。

彩色多普勒可见涡流，收缩期见瘤颈部的色彩明亮的高速血流，舒张期见血流反流入颈动脉（图 13-5-19）。

脉冲多普勒显示瘤体内可探及双向涡流动脉频谱、频带增宽，瘤颈处可探及由颈动脉入瘤体的收缩期高速血流及舒张期由瘤体入颈动脉的低速血流频谱，呈双期双向血流频谱。

（四）鉴别诊断

颈动脉假性动脉瘤鉴别诊断见表 13-5-3。

六、颈动脉夹层

（一）概述

动脉夹层是指各种原因所致动脉壁中膜疏松，并且内膜发生破裂，血液通过破裂处进入中膜。随着血流的不断冲击，中层逐渐分离，形成两个腔，原有的动脉管腔称为真腔，另一个动脉壁分离后形成的称为假腔。真、假腔之间的破口称为原发破裂口。临床上以主动脉夹层最多见，原发破裂口多位于升主动脉。颈动脉夹层较少见。

（二）病因病理及临床表现

颈动脉夹层一般起源于主动脉弓并延伸至颈动脉分叉处，但也可延伸至 ICA。颈动脉夹层还可能起源于 ICA，通常起始于颅底，并向下延伸至颈动脉分叉

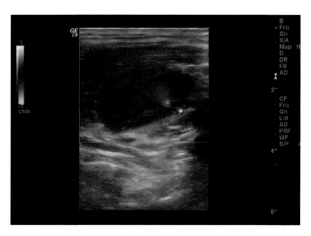

图 13-5-19　颈总动脉近心段假性动脉瘤超声图像
注：可见瘤颈部的高速血流信号

处，这种动脉夹层可能是自发性的或发生在创伤之后。有些"自发性"的动脉夹层可能并非是真正自发的，实际上是由于非暴力性创伤，如非常紧张的运动或快速的颈部活动。在某些情况下，患者可能没有认识到这种创伤。与 CCA 夹层不一样的是，ICA 夹层的假腔几乎总是被血栓所闭塞。

（三）超声表现

病变部位的颈动脉内径增宽，腔内可见剥脱的内膜呈漂浮线状回声，与动脉壁分离，将管腔分为真、假两腔，一般真腔小于假腔，两者通过内膜破口相通。假腔内血流淤滞，常见云雾状回声，有时可见附壁血栓形成。彩色多普勒示真腔收缩期血流速度快、色彩明亮，假腔血流速度慢，颜色相对暗淡，有血栓形成时血流充盈缺损。彩色血流可显示真、假腔间的细小交通，收缩期血流由真腔入假腔，舒张期由假腔入真腔。真腔破口处探及收缩期由真腔入假腔的高速湍流血流频谱，舒张期由假腔入真腔的低速血流频谱。

1. 超声技术分析与临床需求　当颈动脉夹层已明确，超声检查者应尽可能地进行以下检查。首先，应查明颈动脉夹层的延伸范围，以判断动脉夹层是否起始于主动脉弓或 ICA，当然对于动脉夹层是否起源于主动脉弓，使用相控阵探头（心脏探头）检查效果可能好一些，但有时需要进行经食管超声检查才能明确。其次，应观察真假管腔内有无血流、血流方向及特征，假腔内血栓形成后很难用超声诊断动脉夹层。再次，判断 ECA 和 ICA 的开放，仔细检查两条血管中的脉冲多普勒频谱，以评价 ICA 中血流状态及 ECA 侧支形成的存在。最后，如果颈动脉夹层导致了动脉管腔狭窄，应从彩色多普勒及脉冲多普勒频谱速度测量这两方面来评价狭窄程度。对动脉夹层延伸范围的进一步评价，需要进行血管造影、MRI 及 CT 检查。

2. 临床意义　彩色多普勒可作为颈动脉夹层的首选诊断方法，尤其适合于急性期和无须紧急手术的患者。因为彩色多普勒可清晰显示分离的内膜、有无并发血栓，并可鉴别真腔和假腔、评价真腔的狭窄情况等。但需注意，彩色多普勒检查也不能完全取代术前的血管造影检查。

（四）鉴别诊断

颈动脉夹层鉴别诊断见表 13-5-3。

七、颈动静脉瘘

（一）概述

颈部动静脉瘘系颈动静脉血流的直接沟通，较罕见，可分为先天性和后天性两种，后天性多见。

表 13-5-3　颈部动脉的真性动脉瘤与假性动脉瘤、动脉夹层、动静脉瘘的鉴别

		真性动脉瘤	假性动脉瘤	动脉夹层	动静脉瘘
病因		动脉粥样硬化	外伤、感染	动脉粥样硬化、梅毒、马方综合征等	先天性或后天性（外伤、介入穿刺）
起病		缓慢	可慢、可急	急骤	可慢、可急
形态		梭形、囊状	动脉旁的囊性或混合性肿块	双腔（真腔和假腔）	伴行的动、静脉有瘘管相通
超声表现	彩色多普勒	紊乱血流或涡流	瘤颈处双向血流	真、假腔内彩色血流一般不同（方向、彩色血流亮度等）	瘘口处"喷射状"血流，明亮增快
	脉冲多普勒	频带增宽、双向、涡流样改变	瘤颈处双向血流频谱	真、假腔多普勒频谱一般不同（方向、流速等）	瘘口处全心动周期高速单向频谱

（二）病因病理与临床表现

后天性颈部动静脉瘘绝大多数由颈部穿透伤及医源性穿刺引起。患者可感觉耳内有响声，夜间更清楚，影响睡眠，并有不同程度的头晕。少数患者有记忆力减退，声音嘶哑，声带一侧麻痹。颈部检查能扪及震颤，听诊有连续性血管杂音。颈动静脉瘘的临床表现与四肢动静脉瘘不一样，颈部病变区很少有浅表静脉怒张，这可能是因为颈内静脉本身口径较粗，而且胸腔内为负压，虽然有动静脉瘘，使颈内静脉血流量增加，但也不致产生浅表静脉曲张。

（三）超声表现

1. 灰阶超声　典型的后天性创伤性动静脉瘘可直接显示瘘口，单个瘘口多见。瘘口近心端静脉内径相对增宽，静脉壁搏动明显；瘘口远心端动脉内径相对变细，这是由于大部分动脉血流经瘘口直接向静脉分流所致。先天性动静脉瘘更为少见，常有多个小的瘘口，超声不易直接显示瘘口。

2. 彩色多普勒　可直接显示颈动脉血流经瘘口进入颈静脉内，瘘口处的彩色血流呈"喷射状"。瘘口近心端的动脉血流速度增快，血流色彩明亮，瘘口远心端的动脉血流减慢，血流色彩暗淡。而瘘口近心端静脉内血流速度增快。瘘口附近软组织可见到明显的杂乱色彩，这是由于瘘口造成的周围软组织震荡所致。

3. 脉冲多普勒　于瘘口处可探及全心动周期高速血流频谱，收缩期血流速度较舒张期高。瘘口近心端动脉血流速度加快，远心端动脉血流速度减慢，瘘口近心端的静脉血流速度增高，呈双相不规则或动脉样血流频谱，频谱边界呈毛刺状。

4. 超声诊断要点　根据以下超声表现，诊断动静脉瘘并不困难：①彩色多普勒显示颈动脉血流经瘘口进入颈静脉内，瘘口处的彩色血流呈"喷射状"；②脉冲多普勒在瘘口处可探及到全心动周期高速血流频谱，瘘口附近的静脉血流速度增高，呈双相不规则或动脉样血流频谱，频谱呈毛刺状；③部分病例，灰阶超声可直接显示动静脉之间的瘘口，瘘口近心端的颈静脉扩张明显，可见管壁搏动。

（四）鉴别诊断

彩色多普勒超声有助于颈动静脉瘘的诊断，还能帮助鉴别颈动静脉瘘和颈部假性动脉瘤。颈动脉假性动脉瘤为外伤后颈部出现的搏动性肿块，有瘤颈与动脉相通，瘤颈处可探及高速双向动脉血流信号，与动静脉瘘的单向频谱不同，且瘤体与静脉无关系，静脉无异常扩张和增快的血流信号（表13-5-3）。

八、急性颈动脉栓塞

（一）概述

急性动脉栓塞是指栓子自心脏或近心端动脉壁脱落，或自外界进入动脉，随动脉血流冲入并停留在管径与栓子大小相当的动脉内，引起受累动脉供应区组织的急性缺血而出现相应的临床症状。急性动脉栓塞的临床表现和预后视阻塞的部位和程度而有所不同。

（二）病因病理与临床表现

1. 病因　能够造成颈动脉急性栓塞的栓子按照其来源可分为心源性、血管源性、医源性三大类。

（1）心源性：导致动脉栓塞的绝大多数栓子来源于心脏，占90%以上。既往，风湿性心脏瓣膜病是急性动脉栓塞的最常见病因，冠心病心肌梗死、心房颤动、亚急性细菌性心内膜炎也是常见病因。

（2）血管源性：主要有两种情况。动脉瘤内血栓形成，血栓脱落；动脉粥样硬化斑块表面血栓形成，

血栓脱落到达远段动脉，造成肢体动脉急性栓塞。

（3）医源性：各种有创性心血管检查、介入治疗、心脏瓣膜置换、人造血管移植、心脏起搏器置入、动脉内留置导管都可能引起血栓形成。

2. 病理　栓子常嵌顿于动脉分叉部或分支开口部。如果患者有动脉粥样硬化引起的狭窄，栓塞多发生在狭窄病变部位。栓塞平面取决于栓子大小。栓子嵌顿后，被栓塞动脉血流立即部分或完全中断，反射性引起远段动脉痉挛，由于缺血和动脉痉挛，血管内皮细胞受损、内弹力层断裂、血小板聚集使得栓塞动脉内继发血栓形成，进而加重了组织缺血。

3. 临床表现　颈动脉急性栓塞最常见于颈内动脉，临床上出现相应部位的缺血症状，例如缺血性脑血管病变，眼动脉缺血造成的急性视力下降或失明等。如果侧支循环代偿及时则相应的症状较轻。

（三）超声表现

1. 灰阶超声　颈动脉管腔内见不均质实性偏低回声（图 13-5-20），有时可见不规则强回声斑块伴典型或不典型声影。有时于栓塞近心端可能见到血栓头漂浮于管腔内。

2. 彩色多普勒　急性颈动脉完全栓塞时，彩色血流于栓塞部位突然中断，未见明显血流信号（图 13-5-21）。不完全性栓塞时，彩色血流呈不规则细条或细线状，色彩明亮或暗淡。

3. 脉冲多普勒　完全栓塞时，于动脉栓塞段不能探及血流频谱（图 13-5-22）。不完全栓塞时，栓塞区血栓与管壁间可见不规则血流信号，此处的

血流速度多不太高，脉冲多普勒频谱波形不定。栓塞远心端动脉内可能探及低速低阻或单相连续性带状频谱。

（四）鉴别诊断

急性静脉血栓形成可引起动脉反射性痉挛，使远心端动脉搏动减弱、皮温降低、皮色苍白、肢体水肿，可误诊为动脉栓塞。灰阶超声可显示静脉内血栓，同时动脉血流通畅，易与急性动脉栓塞相鉴别。

彩色多普勒超声检查简便、快捷，能够无创直观地显示栓塞动脉的形态和血流动力学改变，从而迅速确定栓塞的部位和范围，其定位远较通过皮肤温度和感觉改变间接推断栓塞部位来得准确，常可以免除动脉造影检查，对临床诊治具有重要的指导作用，也可作为取栓术后了解血流重建情况的监测手段。

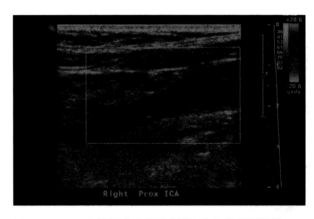

图 13-5-21　急性颈内动脉栓塞彩色血流信号不明显

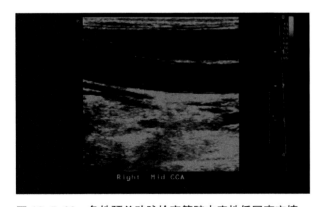

图 13-5-20　急性颈总动脉栓塞管腔内实性低回声充填

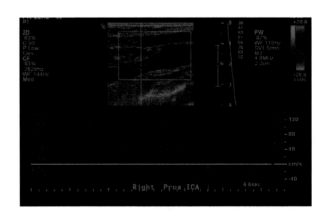

图 13-5-22　急性颈内动脉栓塞脉冲频谱未见血流信号

第六节 颈部静脉疾病

一、颈内静脉血栓

（一）概述

静脉血栓指流动血液的血液成分在静脉血管腔内形成的病理性非均质性的凝块或沉积物，易发生于静脉血流淤滞的地方，如静脉窦。血栓一旦形成可以不断扩大，导致部分或完全填充静脉腔，并沿着静脉腔延伸。

（二）病因病理与临床表现

1. 病因病理 静脉血栓常为红色血栓，其发生常与血流过缓、静脉内膜受损有关。颈部静脉血栓形成多见于静脉插管的机械刺激及静脉内注射药物的化学刺激损伤，还有甲状腺癌等颈部肿瘤累及颈静脉时引起静脉内癌栓。

病理表现：一般血栓形成始于静脉瓣膜处、附着于血管壁与置管旁，新鲜血栓易脱落。当血栓堵塞管腔并停滞数周后，逐渐变得坚硬而且固定于管壁并部分溶解、机化，如果遇到外力刺激而破碎时可脱落导致肺栓塞。经自溶和药物溶栓治疗数月后，大部分血栓继续溶解、机化，管壁有血栓残留，管腔可部分或全部再通；侧支循环的建立，使静脉回流得以改善而成为慢性血栓。

2. 临床表现 一般无全身症状，沿颈内静脉体表位置可触及硬条索状物，有压痛。颈部静脉急性血栓形成可见头、面及颈部肿胀。亚急性或慢性血栓形成时可有头胀、头晕及记忆力减退等。患者可有颈部静脉插管及输液病史。癌症引起颈静脉内癌栓者，有原发疾病的临床表现。

（三）超声图像

1. 灰阶超声 呼吸时管径变化不明显甚或消失，探头加压血栓处管腔不能完全压瘪。病变的颈内静脉内膜不光滑、管壁增厚、管腔不同程度增宽、管腔内可见低或等回声充填（图13-6-1）。血栓急性期，颈内静脉内径明显增宽，其内充填均匀的实质性低回声；血栓形成的亚急性期，颈内静脉管径回缩，血栓部分机化而出现再通，腔内血栓回声稍增强或回声不均匀；血栓慢性期，大部分血栓机化，管腔再通，有时可见到侧支循环形成。

2. 彩色多普勒 急性血栓完全栓塞时，颈内静脉管腔内无彩色血流显示；不完全栓塞时，狭窄处彩色血流束变细，颜色明亮，血流束绕行。当亚急性期由于血栓部分机化、管腔再通，血栓周围可见多条彩色血流束（图13-6-2）。慢性血栓期，血栓大部分机化后可见少量附壁血栓存在，管腔大部分再通。

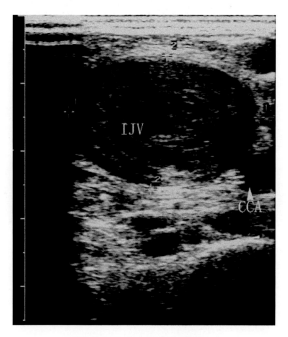

图 13-6-1 颈内静脉血栓灰阶超声图像

注：短轴切面颈内静脉内充填低或等回声的血栓。IJV.颈内静脉；CCA.颈总动脉

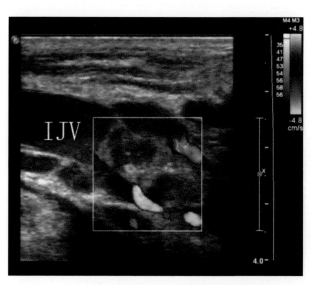

图 13-6-2 颈内静脉血栓彩色多普勒图像长轴切面

注：颈内静脉血栓部分机化，管腔再通，血流绕行。IJV.颈内静脉

3. 脉冲多普勒 静脉不完全栓塞时，狭窄处可探及高速血流频谱，栓塞远端血流速度明显减低。静脉完全栓塞时，在栓塞部位及阻塞部位近远端均不能测及血流频谱，呼吸时血流速度变化不明显甚至消失（图13-6-3）。

二、颈内静脉扩张症

（一）概述

颈静脉扩张症是指颈根部静脉呈节段性梭形或串珠样扩张畸形，是一种少见的静脉疾病。大多数病例为单侧病变，少数为双侧病变。

（二）病因病理与临床表现

1. 病因病理 颈静脉扩张症病因不明，先天性血管异常是颈静脉扩张症和颈静脉瘤的主要病因。颈静脉扩张症通常表现为颈内、颈外、颈前或面后静脉呈梭形扩张或者局限性囊状扩张，以颈内静脉或颈外静脉近心段多见。

2. 临床表现 颈静脉扩张症可发生在任何年龄，而颈内静脉扩张以儿童多见，颈外静脉扩张以中青年女性多见。可无明显临床症状，或仅有头颈部胀痛不适、耳鸣或咽异感症等。可见颈部隆起性包块，以右侧颈内静脉扩张最多见。当增加胸内压如咳嗽、Valsalva动作、哭闹、大声说话或者低头时包块明显变大，平卧或局部加压时则缩小或消失。包块质软、囊性，压迫其远心端屏气时仍可见包块，压迫其近心端屏气时包块消失。

（三）超声表现

1. 灰阶超声 颈静脉呈梭形或囊状扩张，病变部位多见于颈内静脉近段，颈静脉远段内径可正常。颈静脉内膜光滑，管壁清晰，管腔内为无回声。当增加胸内压如咳嗽、Valsalva动作、哭闹、大声说话或者

低头时管径明显扩张，扩张的内径大于邻近病变部位正常血管内径的1.5倍以上（图13-6-4）。检查中还应注意观察管腔内有无血栓形成，并进行双侧对照。

2. 彩色多普勒 颈内静脉扩张处充填低速涡流。当增加胸内压时，可见随着局部静脉的明显扩张，血流颜色变暗甚至有局部血流信号消失；略施压于扩张处，可见其略有形变，其内彩色血流颜色变亮。

3. 脉冲多普勒频谱 扩张的颈内静脉频谱呈平稳低速血流（图13-6-5），其血流速度较两端正常静脉段内明显降低。

三、颈内静脉受压

（一）概述

颈内静脉受压指颈部邻近颈内静脉的肿物压迫颈

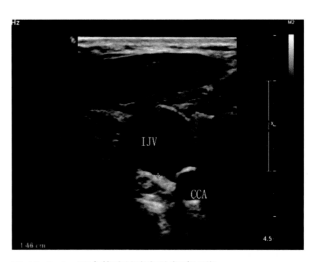

图 13-6-4 颈内静脉扩张灰阶超声图像

注：显示颈内静脉扩张。IJV. 颈内静脉；CCA. 颈总动脉

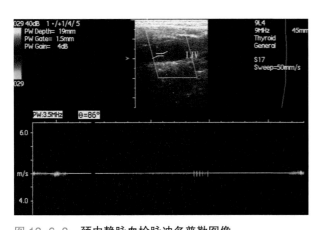

图 13-6-3 颈内静脉血栓脉冲多普勒图像

注：颈内静脉完全栓塞，不能测及血流频谱。IJV. 颈内静脉

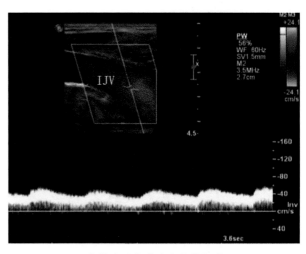

图 13-6-5 颈内静脉扩张脉冲多普勒频谱

注：扩张的颈内静脉血流频谱呈平稳低速血流。IJV. 颈内静脉

内静脉而致静脉回流受阻。

（二）病因病理与临床表现

常见于甲状腺肿大、颈部淋巴结肿大及其他肿物等。颈内静脉可部分或全部受压，部分受压多见。

颈内静脉受压后，头面部静脉回流受阻引起头面部不同程度肿胀、头晕等症状，多有原发病的表现。

（三）超声表现

1. 灰阶超声　可见颈静脉受压局部管腔变小甚至消失，颈静脉内膜光滑，管壁清楚，随呼吸运动现象

消失，其旁可见肿物回声。检查中注意双侧对照。

2. 彩色多普勒　根据颈静脉受压程度，局部彩色血流不同程度地变细甚至完全消失，受压处静脉内血流颜色变亮，近心端血流滞缓、血流颜色可变暗；静脉腔完全闭合时，受压处无彩色血流信号显示。深呼吸等胸内压变化对彩色血流状态影响不明显。

3. 脉冲多普勒　由于静脉受压程度不同，受压局部颈静脉回流速度可略增快，完全受压时不能测及血流频谱。近心端静脉可探及低速静脉频谱。

第七节　椎动脉病变

一、椎动脉狭窄和闭塞

（一）概述

椎动脉狭窄通常是指病理性狭窄，不包括先天发育不良。

（二）病因与临床表现

椎动脉狭窄常见原因有动脉粥样硬化、头臂型多发性大动脉炎、椎动脉型颈椎病等。其中动脉粥样硬化是引起椎动脉狭窄和闭塞的最常见原因，一般多见于椎动脉起始部。通常狭窄程度较轻时，通过侧支循环不会引起临床症状，当发生严重狭窄或闭塞可引起椎－基底动脉供血不足，继而出现眩晕、头痛、恶心、呕吐，听力及视物障碍，甚至出现猝倒、共济失调、脑梗死等一系列临床症状。

（三）超声表现

1. 灰阶超声　可见椎动脉内膜粗糙、管壁增厚、斑块形成或致管腔狭窄、闭塞（图13-7-1）。

2. 彩色多普勒　狭窄处彩色血流出现混叠、紊乱、血流束变细（图13-7-2），如果椎动脉重度狭窄，流速可减低，彩色血流暗淡。健侧椎动脉彩色血流可能代偿性增宽，色彩明亮。当椎动脉完全闭塞时，可无彩色血流显示（图13-7-3）。

3. 脉冲多普勒　局限性狭窄较重时，狭窄处收缩期峰值血流速度加快，频带增宽，频窗充填（图13-7-2）。狭窄前血流速度减慢，阻力增加。当椎动脉狭窄范围较广呈弥漫分布时，狭窄处血流速度多不增高。如果无狭窄段椎动脉出现血流速度减慢或阻力增高时，需要对颅内段和起始部椎动脉进一步检查。椎动脉完全闭塞时，不能测及动脉血流频谱。诊断椎动脉弥漫性狭窄时，应注意与椎动脉发育异常相鉴别，如椎动脉缺如、椎动脉入横突孔位置的

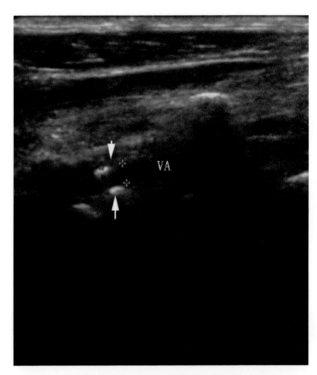

图13-7-1　椎动脉椎间段可见强回声的斑块（箭头）

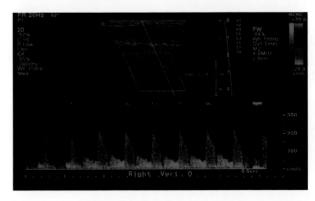

图13-7-2　椎动脉狭窄处彩色及脉冲多普勒示狭窄处血流变细、流速增快

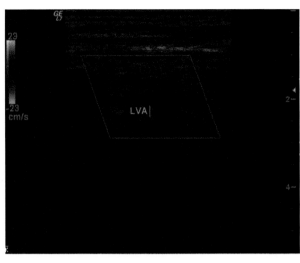

图 13-7-3　**椎动脉完全闭塞**

变异等。

椎动脉狭窄及闭塞程度分类可参照中国医师协会超声医师分会制定的指南标准，起始段狭窄程度诊断标准见表 13-7-1。

（四）鉴别诊断

1. 椎动脉先天发育不良　椎动脉管腔普遍细小，动脉内中膜不厚，无粥样硬化斑块，血流充盈血管，频谱形态正常，对侧椎动脉可增宽。而椎动脉狭窄表现为某段管腔血流束变细，流速局限性加速。

2. 椎动脉缺如　椎动脉缺如在椎静脉的后方不能发现椎动脉样结构，而椎动脉狭窄时仍可以看到椎动脉管壁。

表 13-7-1　椎动脉起始段狭窄评价标准

狭窄程度	PSV（cm/s）	EDV（cm/s）	PSV$_{起始段}$/PSV$_{椎间隙段}$
正常或 < 50%	< 170	< 34	< 2.5
50% ~ 69%	> 175，< 200	> 34，< 60	> 2.5，< 4.1
70% ~ 99%	> 200	> 60	> 4.1
闭塞	无血流信号	无血流信号	无血流信号

二、椎动脉先天变异

（一）椎动脉起源变异

与颈总动脉起源变异一样，锁骨下动脉和椎动脉的起源变异亦常伴随主动脉弓的异常。

（二）椎动脉走行变异

左、右椎动脉自锁骨下动脉发出后，近 90% 者上行入 C_6 横突孔，穿越 C_1 ~ C_6 横突孔。部分患者椎动脉可于 C_5、C_4、C_3 颈椎水平进入横突孔。

（三）椎动脉发育不良

椎动脉的管径多在 3.0 ~ 4.5mm，一般不超过 5mm，左、右内径常不相等，当管径 < 2.0mm 时称为椎动脉发育不良。椎动脉发育不良多为一侧，对侧多代偿性增宽。当失代偿时常导致椎动脉供血不足，成为椎 - 基底动脉系统缺血的原因之一。有资料显示，多数左椎动脉的管径大于右椎动脉管径，左、右椎脉相等者次之，右大于左者最少。椎动脉先天性发育不良，椎动脉管壁回声正常，腔内彩色血流变细，血流速度通常在正常范围或稍减低，多有阻力指数增高（图 13-7-4）。另外椎动脉供血不足为临床诊断，超声不宜直接诊断椎动脉供血不足，可以诊断左（右）侧椎动脉发育不良或内径较细。

（四）椎动脉缺如

在椎静脉后方看不到椎动脉样结构时可考虑诊断为椎动脉缺如。超声诊断椎动脉缺如要慎重。

三、椎动脉扭曲

（一）概述

椎动脉扭曲多见于老年人，高血压患者中椎动脉扭曲的发生率相对较高。

（二）病因病理与临床表现

椎动脉发生扭曲的原因可能为血管或颈椎的退行性变。在老年人中血管的退行性变是造成椎动脉扭曲的主要原因，这些患者除存在椎动脉扭曲外，多伴有颈动脉扭曲、主动脉扭曲等，有时甚至会伴有不同部位的动脉瘤形成。颈椎不稳定造成的椎动脉扭曲多为双侧同时发生，但扭曲的程度一般较轻。一般 C_4 ~ C_5 椎间段是椎动脉发生扭曲的最常见部位，C_3 ~ C_4 椎间段次之。

许多研究表明，扭曲扩张的椎动脉会逐步侵蚀邻近的椎体，甚至会造成椎间孔扩大，并直接压迫神经根，这类患者绝大部分表现为颈部痛、颈枕区痛、根性疼痛等。过度扭曲的椎动脉也会伴有一定程度的血

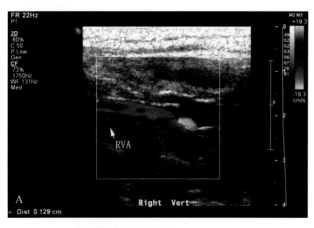 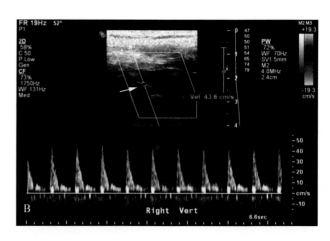

图 13-7-4　右侧椎动脉发育不良

注：A.管径细小，彩色血流变细（箭头所指）；B.血流速度正常，阻力增高。RVA.右椎动脉

流动力学改变，从而造成椎-基底动脉供血不足，出现头晕、眩晕等相关症状，发展为椎动脉型颈椎病。

　　诊断椎动脉扭曲的金标准是动脉造影，CT、MRI等不但能够显示椎动脉扭曲，还能够显示相邻椎体和椎间孔的改变，甚至直接显示神经根的受压情况。近年来，随着彩色多普勒的广泛应用，超声筛查颅外段椎动脉扭曲越来越受到重视。多普勒超声能够提供其血流动力学相关的信息。

　　（三）超声表现

　　椎动脉走行异常：常见于椎动脉起始部及 $C_6 \sim C_5$ 段，椎动脉血管出现局部弯曲，可呈"S""V"或"C"形，或呈波浪形等，彩色血流呈弯曲状，红蓝相间，转折处可为五彩镶嵌样血流（图13-7-5）。

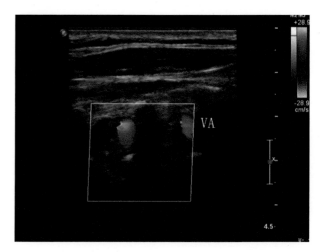

图 13-7-5　椎动脉椎间段呈波浪形改变，血流信号红蓝相间（VA. 椎动脉）

第八节　锁骨下动脉病变

一、锁骨下动脉盗血综合征

　　（一）概述

　　锁骨下动脉盗血综合征是由各种原因引起锁骨下动脉或头臂干近端狭窄或闭塞，导致锁骨下动脉狭窄远端管腔、患侧椎动脉内压力下降，当压力低于椎-基底动脉压力时，由于虹吸作用，血流由健侧的椎动脉通过基底动脉进入患侧的椎动脉，导致脑及患肢缺血（图13-8-1）。临床表现为头晕、发作性晕厥、上肢麻木、无脉、双侧上肢血压不一致等。90%的锁骨下动脉盗血出现在左侧。

　　（二）病因病理与临床表现

　　1. 病因病理　可引起锁骨下动脉或头臂干狭窄或闭塞的疾病均可以导致锁骨下动脉盗血，其病因有动脉粥样硬化、动脉炎、动脉畸形（锁骨下动脉发育不全）及动脉受压等。

　　2. 临床表现　大多数患者以患侧上肢脉搏减弱或无脉就诊。患者主要症状为头晕、发作性晕厥、上肢乏力、无脉，伴有视物不清，双侧上肢血压相差 $2.6 \sim 4.0$ kPa（$20 \sim 30$ mmHg）以上，或患侧上肢测不到血压，患侧颈部可闻及血管杂音。

　　（三）超声表现

　　1. 灰阶超声表现　引起锁骨下动脉或头臂干近

端狭窄或闭塞的病因不同，其灰阶超声表现不同；①动脉粥样硬化所致者，大、中型动脉可见内中膜不规则增厚，硬化斑块形成，管腔变窄（图13-8-2）；②大动脉炎所致者，增厚管壁多呈低回声，狭窄段较长；③其他病因所致者，可参见原发病的二维超声表现。

2. 彩色多普勒

（1）锁骨下动脉或头臂干：①不完全闭塞时，锁骨下动脉或头臂干近端狭窄处显示为五彩镶嵌样血流（图13-8-3）。②完全闭塞时，闭塞处血流信号中断。

（2）椎动脉：锁骨下动脉重度狭窄或闭塞时，椎动脉血流与同侧颈总动脉血流完全相反，与同侧椎静脉血流方向一致（图13-8-4）。锁骨下动脉狭窄相对较轻时，椎动脉血流在心动周期中呈红蓝交替现象。

（3）患侧上肢动脉：彩色血流充盈尚可，但颜色暗淡。

3. 脉冲多普勒表现

（1）锁骨下动脉盗血的典型表现：椎动脉出现反向血流频谱，是锁骨下动脉盗血综合征的典型表现（图13-8-5A、B、C），90%的患者椎动脉反向血流（由于锁骨下动脉盗血的原因）出现在左侧。当在右侧发现椎动脉反向血流时，要明确盗血的原因是由于锁骨下动脉（仅影响椎动脉血流）还是头臂干血流狭窄或闭塞（可对右侧颈总动脉和椎动脉均产生很大影响）。

（2）锁骨下动脉盗血的间接表现：患侧的锁骨下动脉远心段或肱动脉出现异常血流波形，即小慢波（图13-8-5D）。具有代表性的是，锁骨下动脉盗血患者的正常上肢收缩压要比病变上肢的收缩压高

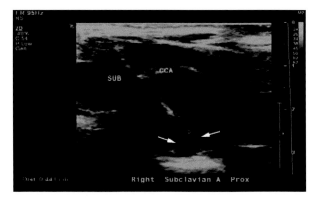

图 13-8-2　右侧锁骨下动脉近端灰阶超声

注：右侧锁骨下动脉近端斑块形成（箭头所指）并造成管腔狭窄

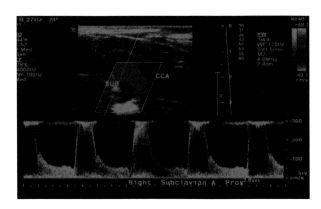

图 13-8-3　右侧锁骨下动脉盗血综合征的彩色及频谱多普勒

注：彩色多普勒显示右侧锁骨下动脉起始部狭窄处为五彩镶嵌样血流，频谱多普勒显示为高速血流，峰值流速大于 300cm/s

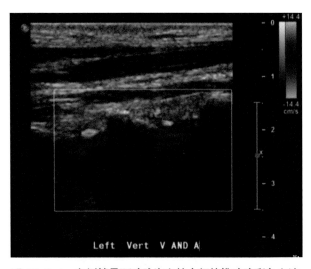

图 13-8-4　左侧锁骨下动脉盗血综合征的椎动脉彩色血流

注：椎动脉出现反向血流频谱，其血流方向与同侧椎静脉血流方向一致，呈完全反向

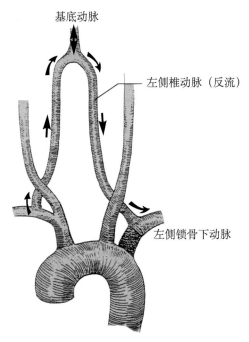

图 13-8-1　锁骨下动脉盗血综合征

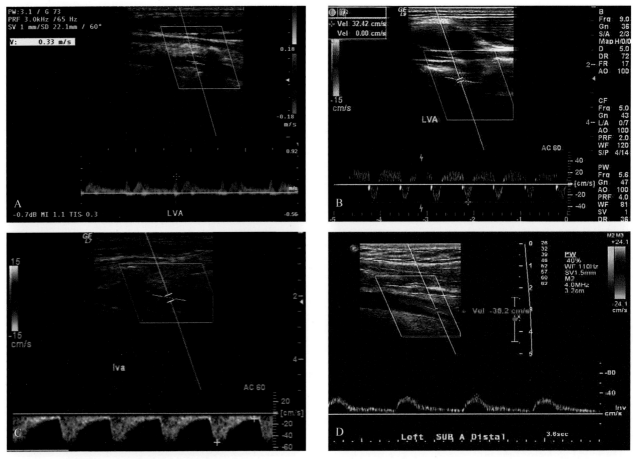

图 13-8-5　锁骨下动脉盗血的频谱表现

注：A.隐匿型盗血；B.部分型盗血；C.完全型盗血；D.锁骨下动脉远段出现"小慢波"改变

4.0kPa(30mmHg) 以上。另一个间接征象是锁骨下动脉盗血时，对侧椎动脉的内径可以增加，并且流速会加快。

（四）临床应用

1.锁骨下动脉或头臂干狭窄诊断标准　尚无广泛接受的标准，可参见下肢动脉狭窄诊断标准（表 13-8-1）。

对于多发性大动脉炎所致的弥漫性动脉狭窄，多普勒诊断标准应用受限，在能够显示锁骨下动脉起始部图像时，可以采用形态学测定方法，计算血管直径狭窄率。公式为 $[(D_1-D_2)/D_1] \times 100\%$。其中 D_2 为狭窄最严重部位的管腔残余内径，D_1 为该部位原始管腔内径（假定无病变时的血管内径）。

2.锁骨下动脉盗血分级

Ⅰ级：隐匿型盗血。患侧椎动脉血流频谱的收缩早期可见倒三角形切迹，血流仍为正向（图 13-8-5A）。多见于锁骨下动脉起始部或头臂干轻中度狭窄时。

Ⅱ级：部分型盗血。患侧椎动脉收缩期血流反向，而舒张期血流为正向（图 13-8-5B）。可能多见于锁骨下动脉起始部或头臂干中重度狭窄时。

Ⅲ级：完全型盗血。患侧椎动脉血流完全性反向，即全心动周期血流反向（图 13-8-5C），主要见于锁骨下动脉起始部或头臂干重度狭窄或闭塞。

3.束臂试验　通过束臂试验观察椎动脉血流情况，有助于锁骨下动脉盗血的诊断及分型。锁骨下动脉起始部完全性闭塞，不需做束臂试验，椎动脉即表现为双期反向血流频谱。

患侧束臂试验方法：先检测平静状态下患侧椎动脉的血流频谱，然后用血压计袖带缚于患侧上臂，向袖带充气使汞柱上升到大于患者动脉收缩压，观察频谱变化。维持这个水平约 30s 后，快速放出袖带气体，使汞柱下降为 0，再观察椎动脉频谱改变。患侧上肢动脉加压后，上肢动脉压力增加至大于椎动脉时，血流方向流向颅内，正向血流频谱速度加快，彩色多普勒血流更加明亮；减压后，使上肢动脉压力下降，椎动脉收缩期前向血流明显降低（隐匿型盗血）、椎动脉血流收缩期部分血流反向（部分型盗血）或完全反向（完全型盗血）。

虽然，椎动脉出现反向血流频谱是明确锁骨下动脉盗血综合征的典型表现，提示锁骨下动脉起始部或头臂干可能有狭窄或闭塞。但是，在一些情况下，锁骨下动脉起始部或头臂干狭窄或闭塞，患侧的椎动脉

表 13-8-1　下肢动脉狭窄和闭塞的超声诊断标准（Cossman 等）

动脉狭窄程度	病变处收缩期流速峰值（cm/s）	收缩期流速峰值比*
正常	< 150	< 1.5∶1
30% ~ 49%	150 ~ 200	1.5∶1 ~ 2∶1
50% ~ 75%	200 ~ 400	2∶1 ~ 4∶1
> 75%	> 400	> 4∶1
闭塞	无血流信号	

* 病变处与相邻近侧正常动脉段相比；动脉狭窄程度，直径狭窄率

也可不发生反流：①当合并双侧颈总动脉重度狭窄或闭塞时；②当合并远端锁骨下动脉或肱动脉重度狭窄或闭塞时；③当合并椎动脉闭塞时，椎动脉内表现为未探及血流信号。

二、锁骨下动脉假性动脉瘤

（一）概述

颈部外伤或锁骨下动脉穿刺术后，动脉壁受损后血液外渗形成血管旁血肿，数日后血肿液化形成与动脉相通的搏动性肿块，即假性动脉瘤。

（二）病因病理与临床表现

锁骨上窝搏动性肿块伴疼痛，瘤体压迫淋巴管或静脉时产生淋巴水肿、浅静脉怒张及上肢肿胀，压迫交感神经时出现 Horner 综合征。

（三）超声表现

1. 灰阶超声　受累动脉无明显扩张，动脉旁见搏动性囊性包块，当瘤体内有血栓形成时，内回声不均匀或呈低回声，并与锁骨下动脉通过瘤颈相连，瘤壁回声粗糙，无正常的动脉三层结构。

2. 彩色多普勒　瘤体内可见涡流，收缩期见瘤颈部的色彩明亮的高速血流，舒张期见血流反流入锁骨下动脉。

3. 脉冲多普勒　瘤体内可探及双向涡流动脉频谱、频带增宽，瘤颈处可探及由动脉入瘤体的收缩期高速血流及舒张期由瘤体入动脉的低速血流频谱，呈双期双向血流频谱。

三、胸廓出口综合征

（一）概述

胸廓出口综合征是指臂丛神经，锁骨下动、静脉在经过锁骨后方和第 1 肋骨前方的胸廓出口处，受到骨性组织或软组织压迫而产生的一组神经和（或）血管受压的症候群。以往也称第 1 肋骨综合征、颈肋综合征、前斜角肌综合征、肋骨锁骨综合征、肩带压迫综合征及过度外展综合征等。胸廓出口综合征主要累及臂丛神经（> 95%），也可累及锁骨下动、静脉（< 5%）。少数情况下，腋动、静脉也可受到累及。

（二）病因病理与临床表现

1. 病因病理　臂丛神经和锁骨下动、静脉在胸廓出口附近经过以下 3 个间隙（图 13-8-6）：①由前斜角肌后缘、中斜角肌前缘和第 1 肋骨构成的斜角肌间隙；②由第 1 肋骨和锁骨构成的肋锁间隙；③由胸小肌腱及喙突筋膜与第 1 肋骨构成的胸小肌间隙。如果上述各间隙内的骨性组织和软组织压迫臂丛神经或锁骨下动、静脉，则可引起同侧上肢的神经血管症状。常见的骨性组织异常包括颈肋（图 13-8-7）、C_7 横突过长、第 1 肋骨畸形、锁骨畸形等。常见的软组织异常包括斜角肌肥大、异常肌腱、韧带、筋膜、纤维条索等。此外，斜角肌损伤、锁骨骨折等肌肉、骨骼损伤后出现的畸形愈合和瘢痕组织也可造成神经、血管受压。应当指出，骨性组织和软组织对神经、血管的压迫不一定为持续性，许多患者只有在一定的体位下，神经、血管才会受到压迫。

锁骨下动脉和腋动脉长期受压可出现管壁受损，部分患者可出现动脉狭窄和动脉瘤。动脉瘤多见于狭窄动脉段的远心段。动脉瘤内可出现附壁血栓，血栓脱落则可引起远心段动脉栓塞。锁骨下静脉和腋静脉长期受压可出现内膜受损，部分患者可出现静脉血栓形成。

2. 临床表现　胸廓出口综合征的临床表现可分为神经受压、动脉受压和静脉受压三大类。一般以神经受压的表现为主，部分患者同时出现神经和血管受压的临床表现。

（1）神经受压的表现：臂丛神经受压时表现为患侧上肢及手部的疼痛、麻木和针刺感。尺神经在臂丛神经中位置最低，最容易受压，因此上述症状多出现在患肢尺侧，小指及环指。患肢软弱、无力，严重时不

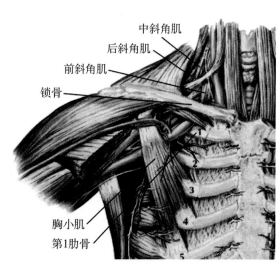

图 13-8-6　臂丛神经和锁骨下动、静脉在胸廓出口附近经过的 3 个间隙

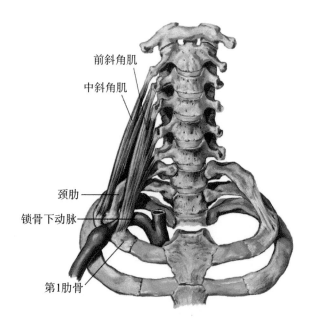

图 13-8-7　胸廓出口综合征的常见骨性组织异常（颈肋）

能上举梳头。部分患者可出现上肢及手部肌萎缩。

（2）动脉受压的表现：锁骨下动脉或腋动脉受压时，可出现患肢缺血症状，如发凉、麻木、无力及肢端苍白发紫。缺血症状的严重程度与锁骨下动脉受压的程度及是否出现动脉并发症，如动脉瘤、动脉血栓、动脉栓塞有关。病变较轻时，一般情况下无临床症状，缺血症状仅出现于上肢处于某一特殊体位，如梳头、举杯时。病变较重并出现继发性远心段动脉栓塞时，可出现静息痛、溃疡、坏疽等严重缺血症状。

体检时可发现患肢皮肤温度降低、桡动脉搏动减弱及锁骨上窝杂音。如果桡动脉搏动减弱及锁骨上窝杂音与上肢的体位有关，则更具临床意义。

（3）静脉受压的表现：锁骨下静脉或腋静脉受压时，可出现患肢静脉回流障碍的症状，如肿胀、上肢下垂时前臂和手指青紫。临床症状的严重程度与锁骨下静脉受压的程度及是否出现静脉并发症，如血栓形成有关。

如果锁骨下静脉受压并继发血栓形成，体检时可发现患肢周径增大、呈青紫色及浅静脉怒张。临床上锁骨下静脉受压较锁骨下动脉受压更为少见。

（三）超声检查

超声检查可用于判断锁骨下动、静脉和腋动、静脉是否受压，从而诊断胸廓出口综合征，也可用于诊断动、静脉长期受压后出现的并发症，如动脉狭窄、动脉瘤、动脉血栓形成、动脉栓塞及静脉血栓形成，已经成为胸廓出口综合征患者动、静脉辅助检查的首选方法。超声检查包括直接检查，即在不同体位下扫描锁骨下动、静脉和腋动、静脉，以及间接检查，即在不同体位下观察远心段动脉（桡动脉和尺动脉）的脉冲多普勒流速波变化。

1. 被检者自然平卧，头部转向对侧，上肢位于身体两旁，掌心向上。从锁骨上方和锁骨下方逐段扫查锁骨下动脉和腋动脉。观察是否存在动脉狭窄或扩张、是否存在附壁血栓并记录各动脉段脉冲多普勒频谱。

对于不存在动脉并发症，即动脉尚无器质性病变的患者，锁骨下动脉和腋动脉通常无异常表现，动脉脉冲多普勒流速波呈正常三相型。

对于病程较长、病情较重的患者，由于动脉长期受压而受到损伤，可出现动脉狭窄和（或）动脉扩张。扩张动脉段（动脉瘤）多见于狭窄动脉段的远心段。如发现动脉瘤，应注意瘤腔内是否存在附壁血栓。

2. 被检者平卧，头部转向对侧，上肢外展，肘关节弯曲，掌心朝上并置于枕后，扫描锁骨下动脉和腋动脉（图 13-8-8）。观察上肢处于不同位置时，是否出现动脉受到挤压而产生的狭窄或闭塞。动脉狭窄时，彩色多普勒显示彩色混叠及湍流，脉冲多普勒频谱显示流速增快、频带增宽（图 13-8-9）。动脉闭塞时，闭塞动脉段内无彩色或脉冲多普勒信号。当锁骨下动脉或腋动脉近端受压而闭塞或严重狭窄时，其远心段的腋动脉内可出现脉冲多普勒频谱变化，表现为收缩期流速峰值降低，收缩期和舒张期均为正向血流。

3. 如果以上检查未能发现锁骨下动脉和腋动脉受压，可采用以下两种体位重复扫查锁骨下动脉和腋动脉，观察是否出现动脉受到挤压而引起的狭窄或闭塞。这两种体位分别是：①被检者坐在检查床的边缘，头部转向对侧，上肢外展，约 90°，肘关节弯曲呈锐角（＜90°），然后挺胸，上臂用力向后。有学者将此体位称为"行军礼位"（图 13-8-10）。②与以上描述的体位相似，只是肘关节的弯曲角度较大，呈直角

（90°）或钝角（＞90°）。有学者将此体位称为"宣誓位"（图 13-8-11）。

4. 如果以上体位仍未发现锁骨下动脉和腋动脉受压，可询问患者在何种体位下出现临床症状，然后在能诱发临床症状的体位下，扫查锁骨下动脉和腋动脉，观察是否出现动脉受到挤压而产生的狭窄或闭塞。

5. 采用 1～4 步骤，扫查锁骨下静脉和腋静脉。观察在自然体位下，静脉是否存在狭窄或扩张，是否存在静脉血栓，血流是否具有自发性和周期性。观察上肢处于不同的体位时，是否出现静脉受到挤压而产生的狭窄或闭塞。

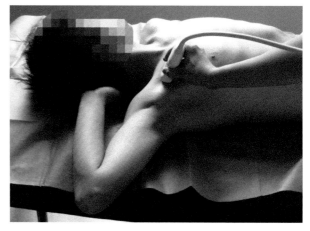

图 13-8-8　胸廓出口综合征检查体位

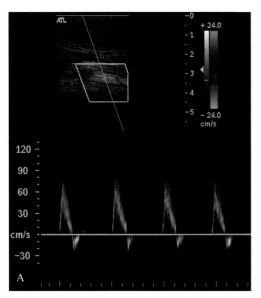
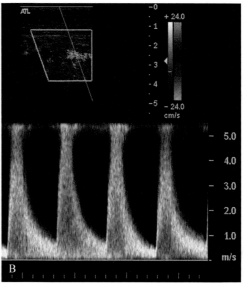

图 13-8-9　胸廓出口综合征超声表现

注：A. 患者处于自然体位时，锁骨下动脉内脉冲多普勒频谱，正常；B. 上肢处于某一体位时，脉冲多普勒频谱显示流速增快、频带增宽

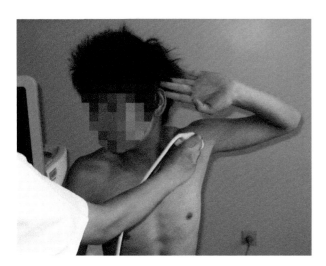

图 13-8-10　胸廓出口综合征检查"行军礼位"

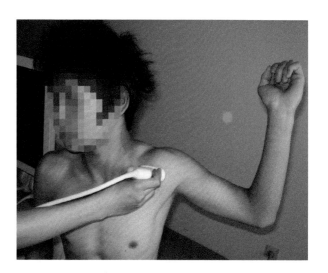

图 13-8-11　胸廓出口综合征检查"宣誓位"

（李　民　温朝阳）

参考文献

[1] 柏树令 .2005. 系统解剖学 .3 版 . 北京：人民卫生出版社

[2] 曹铁生，段云友 .2004. 多普勒超声诊断学 . 北京：人民卫生出版社

[3] 何文 .2007. 颈动脉彩色多普勒超声与临床 . 北京：科学技术文献出版社

[4] 姜玉新，李建初 .2007. 周围血管和浅表器官超声鉴别诊断图谱 . 南昌：江西科学技术出版社

[5] 陆恩祥，任卫东 .1999. 血管超声诊断图谱 . 沈阳：辽宁科学技术出版社

[6] 庞刚，张为龙 .2010. 人体血管与血管吻合临床解剖学 . 北京：人民卫生出版社

[7] 唐杰，温朝阳 .2007. 腹部和外周血管彩色多普勒诊断学 .3 版 . 北京：人民卫生出版社

[8] 汪忠稿，舒畅 .2009. 血管外科临床解剖学 . 济南：山东科学技术出版社

[9] 温朝阳译 .2008. 血管超声经典教程 .5 版 . 北京：人民军医出版社

[10] 姚泰 .2010. 生理学 .2 版 . 北京：人民卫生出版社

[11] 中国医师协会超声医师分会 .2009. 血管超声检查指南 . 中华超声影像学杂志，11：993-1012.

[12] 周永昌，郭万学 .2006. 超声医学 .5 版 . 北京：科学技术文献出版社

[13] 邹艳秋，戈晓华，赵红 .1996. 二维彩色多普勒超声对 1000 名健康人颈动脉及椎动脉血流参数正常值的测定研究 . 中国超声医学杂志，12（2）：34-37

[14] Edward G. Grant, MD, Carol B, et al.2003. Carotid Artery Stenosis: Gray-Scale and Doppler US Diagnosis—Society of Radiologists in Ultrasound Consensus Conference. Radiology, 229：340-346

[15] European Carotid Surgery Trialists' Collaborative Group. 1998.Randomised trial of endarterectomy for recently symptomatic carotid stenosis: final results of the MRC European Carotid Surgery Trial (ECST). The Lancet, 351：1379-1387

[16] Kochanowicz J, Mariak Z, Krejza J,et al. 2005.Doppler ultrasonography in diagnosis of internal carotid artery dissection--case report. Pol Merkur Lekarski, 19：791-793

[17] Li JC, Cai S, Jiang YX, et al. 2002.Diagnostic criteria for locating acquired arteriovenous fistulas with color Doppler sonography. J Clinical Ultrasound, 30：336-342

[18] North American Symptomatic Carotid Endarterectomy Trial (NASCET) collaborators. 1991.Benefit of carotid endarterectomy in patents with symptomatic severe carotid stenosis. Engl J Med, 325：445-453

[19] North American Symptomatic Carotid Endarterectomy Trial (NASCET) steering committee: North American Symptomatic Carotid Endarterectomy Trial: Methods, patients characteristics, and progress.1991. Stroke, 1991：711-721

[20] Polak JF.2004. Peripheral Vascular Sonography：A Practical Guide. 2nd ed. Baltimore：Lippincott Williams & Wilkins

[21] Rothwell, P M. 2000.Who should have carotid surgery or angioplasty? British Medical Bulletin, 56(2)：526-538

[22] Rutherford RB.2005. Vascular Surgery. 6th ed. Philadelphia：Saunders

[23] Thrush A, Hartshorne T.2005. Peripheral Vascular Ultrasound：How, Why and When. 2nd ed. Edinburgh: Churchill Livingstone

[24] Uflacker R.2006. Atlas of Vascular Anatomy：An Angiographic Approach. 2nd ed. Baltimore：Lippincott Williams & Wilkins

[25] Verbeeck N, Boulanger T, Mataigne F, et al.2005. Incidental sonographic finding of an extracranial internal carotid artery aneurysm confirmed by CT angiography. JBR-BTR, 88：328-331

[26] Yang ST, Huang YC, Chuang CC, et al. 2006. Traumatic internal carotid artery dissection. J Clin Neurosci, 13：123-128

[27] Zwiebel WJ, Pellerito JS. 2005. Introduction to Vascular Ultrasonography. Fifth ed. USA：Elsevier Saunders Press

第 **14** 章

四肢血管

第一节　解剖与正常声像图

一、四肢血管解剖

（一）上肢动脉

上肢动脉主干为锁骨下动脉，左侧起自主动脉弓，右侧起自头臂干。锁骨下动脉行至第1肋外侧缘延续为腋动脉，后者下行至大圆肌下缘延续为肱动脉，肱动脉在桡骨颈高度分支为尺动脉和桡动脉，两者的终支和分支分别构成掌深和掌浅动脉弓（图14-1-1）。

1.锁骨下动脉　双侧锁骨下动脉分别沿两肺尖内侧，斜越胸膜顶的前面，出胸廓上口到颈根部，经第1肋上面穿过斜角肌间隙，呈弓形弯向外方，至第1肋外缘处移行为腋动脉。锁骨下动脉可分为3段，自起始处至前斜角肌内缘为第1段，该段先后发出椎动脉、胸廓内动脉、甲状颈干、肋颈干等分支，超声检查时注意勿将甲状颈干和肋颈干等分支误认为椎动脉；斜角肌后方为第2段，长约2cm，是锁骨下动脉弓的最高部分；前斜角肌外侧缘至第1肋外侧缘的部分为第3段。

锁骨下动脉近心端或头臂干闭塞时，颅内侧支可经由椎动脉为远端锁骨下动脉供血（锁骨下动脉盗血现象），远端锁骨下动脉也可与盆腔、胸腹壁血管之间形成侧支。锁骨下动脉第3段阻塞或被结扎后，可通过甲状颈干的分支肩胛上动脉、颈横动脉或胸廓内动脉的分支与腋动脉分支肩胛下动脉建立侧支。胸廓内动脉常用于冠状动脉旁路移植术。

2.腋动脉　腋动脉行于腋窝深部，至大圆肌和背阔肌下缘，移行为肱动脉。腋动脉以胸小肌上、下缘为界分为3段。第1段的分支有胸上动脉和胸肩峰动脉；第2段前方为胸大、小肌，主要分支为胸外侧动脉；第3段最长，末端位置表浅，主要分支为肩胛下动脉、旋肱前动脉、旋肱后动脉，肩胛下动脉的分支旋肩胛动脉是肩部侧支循环途径的重要组成部分。

3.肱动脉　肱动脉沿肱二头肌的内侧下降，行于肱二头肌内侧间沟，至肘窝深部，平桡骨颈高度分为桡动脉和尺动脉。肱动脉在大圆肌下方发出肱深动脉，在肱肌起点高度发出尺侧上副动脉，在肱骨内上髁上方5cm处发出尺侧下副动脉，后者与尺侧返动脉吻合，参与肘关节动脉网的构成。肱动脉阻塞时，主要通过

肱深动脉和腋动脉分支旋肱后动脉形成侧支。

4.尺动脉和桡动脉　尺动脉和桡动脉是肱动脉的两个终支。尺动脉斜向内下，经旋前圆肌深面至尺侧腕屈肌深面的桡侧下行，经豌豆骨桡侧至手掌后分为2支，参与掌深弓和掌浅弓的组成。桡动脉平行于桡骨下降，经桡侧腕屈肌腱的桡侧，至桡骨下端绕桡骨茎突，经拇指3个长肌腱深面至手背，末端与尺动脉掌深支吻合形成掌深弓。

肘关节周围的动脉网，由肱动脉、尺动脉和桡动脉的多条分支构成，构成肘关节周围的侧支循环途径，主要包括肱动脉分支尺侧下副动脉前支和尺动脉分支尺侧返动脉吻合；尺侧下副动脉后支、尺侧上副动脉和尺侧返动脉后支吻合；桡动脉分支桡侧副动脉和肱动脉分支桡侧返动脉吻合；肱动脉分支中副动脉和尺动脉分支骨间返动脉吻合。

5.上肢动脉变异　超声检查上肢动脉时应注意上肢动脉存在多种变异，如右锁骨下动脉直接起于主动脉弓；肱动脉过早分支、肱动脉成对（存在副肱动脉）、尺动脉或桡动脉高位起源（起源于腋动脉或肱浅动脉）、永存正中动脉等，勿将变异误诊为病理改变。

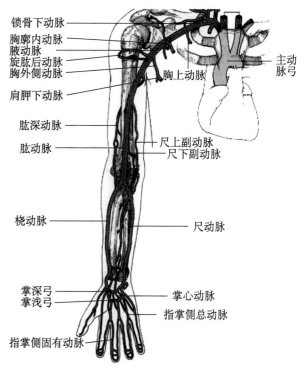

图14-1-1　**上肢动脉解剖**

（二）下肢动脉

下肢动脉主干是髂外动脉，在骶髂关节高度由髂总动脉分出，经腹股沟韧带中点深面达股前方移行为股总动脉。股总动脉在股三角内发出股深动脉后延续为股浅动脉，后者下行至腘窝移行为腘动脉，最终分支为胫前动脉和胫后动脉（图 14-1-2）。

1. 髂外动脉　髂外动脉沿腰大肌内侧缘下行，穿血管腔隙至股部，右髂外动脉起始部前方有输尿管跨过。在男性，髂外动脉外侧右睾丸血管与之伴行，至其末段的前方右输精管越过；在女性，髂外动脉起始部前方有卵巢血管越过，末段前上方有子宫圆韧带斜向越过。主干近腹股沟韧带处发出腹壁下动脉和旋髂深动脉。

髂外动脉阻塞时可由髂内动脉的多个分支与髂外动脉远端动脉分支形成侧支循环，髂腰动脉与髂外动脉分支旋髂深动脉吻合；臀上动脉与股深动脉分支旋股外侧动脉吻合；闭孔动脉与股深动脉分支旋股内侧动脉吻合；臀下动脉与股深动脉第一穿动脉、旋股内外侧动脉吻合；阴部内动脉与股动脉分支阴部外动脉吻合。

2. 股总动脉、股深动脉、股浅动脉　股总动脉在腹股沟中点、腹股沟韧带深面延续于髂外动脉。股总动脉在腹股沟韧带下方 2～5cm 处分出股深动脉后

延续为股浅动脉。股总动脉在起始部附近发出腹壁浅动脉、旋髂浅动脉和阴部外动脉，前两者是腹下部带蒂游离皮瓣移植的重要血管。

股深动脉发出后行向后内下方，于起始部发出旋股内、外侧动脉，参与构成髋周围、膝关节动脉网，在髂动脉或股浅动脉闭塞时可形成重要的侧支通路。在其行程中还发出 3～4 条穿动脉，为股部肌供血。

股浅动脉在股段无大分支，该动脉通过股三角，进入收肌管，并由股前部转至股内侧，出收肌腱裂孔至腘窝，移行为腘动脉。

3. 腘动脉、胫前动脉、胫后动脉、足背动脉　腘动脉位置较深，与股骨腘面及关节囊后壁相邻，浅层有胫神经和腘静脉。腘动脉经腘窝深部中线附近垂直下行至腘肌下缘，分为胫前动脉和胫后动脉。腘动脉在行程中除发出肌支外，还发出膝上内、外侧动脉，膝中动脉，膝下内、外侧动脉等关节支，参与组成膝关节动脉网，当腘动脉损伤或栓塞时，膝关节动脉网有一定代偿功能。

胫前动脉起始后向前经胫骨后肌和骨间膜上缘进入小腿前区，继而沿骨间膜前面下行，行于小腿前肌群之间，于距小腿关节前方移行为足背动脉。胫前动脉上端发出返动脉参与膝关节动脉网的形成，下段在距小腿关节附近发出内、外踝前动脉，参与距小腿关节动脉网的构成。

胫后动脉为腘动脉的直接延续，向下穿比目鱼肌腱弓深面，沿小腿后外方下行于小腿后面浅、深肌层之间，主干经内踝的后方转入足底，分为足底内侧动脉和足底外侧动脉两条终支。胫后动脉在起始部稍下方发出腓动脉，腓动脉经胫骨后肌前面斜向下，沿腓骨内侧下行，至外踝后方终于外踝支，参与构成距小腿关节动脉网。

足背动脉在距小腿关节前方延续于胫前动脉，经跛长伸肌腱和趾长伸肌腱之间前行，至第 1 跖骨间隙近侧端分为第 1 跖背动脉和足底深支。足底弓由足底外侧动脉及足背动脉外侧跖骨支汇合而成。

4. 下肢动脉变异　包括胫前动脉发育不良或缺如、胫后动脉缺如或发育细小、足背动脉位置异常、腘动脉高位分支、股浅动脉成对、腓动脉高位或低位起源、腓动脉穿支取代足背动脉等。

（三）上肢静脉

上肢静脉（图 14-1-3）包括深静脉和浅静脉，具有重要的临床意义，两者通过穿静脉交通。深静脉多走行于深筋膜的深面并与同名动脉伴行。浅静脉走行于皮下组织内（一般称为皮下静脉），不与动脉伴行，有其特定的行径和名称。

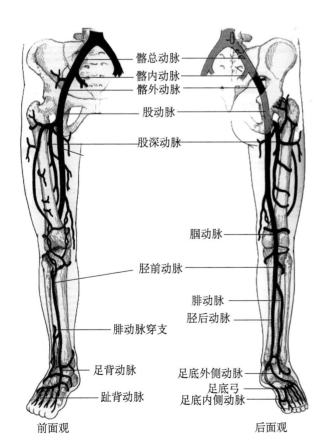

髂总动脉
髂内动脉
髂外动脉
股动脉
股深动脉

腘动脉

胫前动脉

腓动脉
胫后动脉

腓动脉穿支

足背动脉
趾背动脉

足底外侧动脉
足底弓
足底内侧动脉

前面观　　　　　后面观

图 14-1-2　右侧下肢主要动脉的解剖

1. **上肢深静脉系统** 上肢的深静脉系统包括桡静脉、尺静脉、肱静脉、腋静脉和锁骨下静脉，按照血流回流方向介绍如下。

手部静脉血分别由掌深、浅静脉弓汇入桡、尺静脉。桡静脉管径小于尺静脉，两者多成对并分别伴行于桡、尺动脉的两侧。在肘窝处成对的桡静脉、尺静脉分别合并形成单一桡、尺静脉干。这两条静脉干可以直接向上延伸为成对的肱静脉，也可合并成一总静脉干后分为两条肱静脉。

肱静脉常成对伴行于肱动脉的两侧，在近心端汇合成一总干，在腋窝近肩胛下肌或大圆肌下缘处延续为腋静脉。

腋静脉在大圆肌下缘处由肱静脉和贵要静脉汇合而成，头静脉汇入腋静脉近心端，因此腋静脉几乎汇聚了上肢所有的静脉血。腋静脉通常为1条，成对者罕见。腋静脉走行于腋动脉的内侧，在第1肋的外侧缘延续为锁骨下静脉。腋动、静脉之间有臂丛的内侧束、正中神经、尺神经和胸内侧神经。通常在肩胛下肌下缘高度腋静脉内有一对静脉瓣。

锁骨下静脉多为1条，成对者少见。锁骨下静脉进入胸腔出口向近心端走行在第1肋上缘、前斜角肌的前方，与锁骨下动脉以前斜角肌相隔。超声难以显示腋静脉和锁骨下静脉的移行处。锁骨下静脉接受颈外静脉后和颈内静脉汇合后形成头臂静脉，左、右头臂静脉在右侧第1肋软骨与胸骨结合处的后方汇合形成上腔静脉。

2. **上肢浅静脉系统** 上肢的浅静脉系统包括头静脉、贵要静脉、肘正中静脉和前臂正中静脉。

头静脉起于手背静脉网的桡侧，沿前臂桡侧向上行，在肘窝偏外侧经肘正中静脉与贵要静脉相交通。然后沿肱二头肌外侧间沟上行，经三角肌胸大肌间沟穿过深筋膜，注入腋静脉或锁骨下静脉。偶尔头静脉继续上行汇入颈外静脉。

贵要静脉起于手背静脉网的尺侧，逐渐转至前臂屈侧，行至肘窝处接受肘正中静脉，然后沿肱二头肌内侧间沟上行至臂中点的稍下方穿深筋膜并伴随肱动脉的内侧上行至大圆肌的下缘高度与肱静脉汇合后形成腋静脉。

肘正中静脉粗而短，通常在肘窝处连接贵要静脉与头静脉，吻合成"N"形，同时与深静脉相连，该静脉的变异较为多见。

前臂正中静脉引流手掌面的静脉，沿前臂的内侧上行，汇入贵要静脉或肘正中静脉。前臂正中静脉与前臂深静脉之间有吻合。

前臂的浅静脉有许多变异，较常见者包括：①头静脉缺如或细小；②贵要静脉直接汇入腋静脉；③肘正中静脉引流前臂外侧静脉并完全汇入贵要静脉；④肘正中静脉呈"丫"形，分别连接头静脉和贵要静脉，此时两者分别称为头正中静脉和贵要正中静脉；⑤前臂深静脉通过一短、粗静脉干与肘正中静脉相连。

上肢深、浅静脉均有静脉瓣，深静脉的瓣膜较多。在浅静脉汇入深静脉处常有静脉瓣。从上肢的近心端到远心端，静脉瓣分布的密度增大。静脉瓣与管壁相连处管腔膨大形成瓣膜窦，在声像图上呈"念珠样"表现。

（四）下肢静脉

同上肢静脉一样，下肢静脉也分为深静脉和浅静脉，两者通过穿静脉交通。深静脉与同名动脉伴行，浅静脉无伴行动脉。由于下肢静脉的回流要克服较大的重力，因此静脉瓣的分布要比上肢静脉更为密集。与上肢相比，下肢的穿静脉临床意义重大。

1. **下肢深静脉系统** 下肢深静脉系统（图14-1-4）包括胫前静脉、胫后静脉、腓静脉、胫腓静脉干、腘静脉、股浅静脉、股深静脉和股总静脉。部分学者将盆腔的髂外静脉和髂总静脉也归入下肢静脉范畴。

小腿的深静脉主要由胫前静脉、胫后静脉、腓静脉和胫腓静脉干构成，以上静脉常常成对并与同名动脉伴行。胫前静脉起始于足背静脉网，伴随胫前动脉上行于小腿前外侧，接受与同名动脉分支伴行的静脉属支。成对的胫前静脉可分别或汇合成短的胫前静脉干后，在胫骨近端的后方穿骨间膜从内侧向中部汇入胫腓静脉干。胫后静脉引流足底静脉弓和浅静脉网的

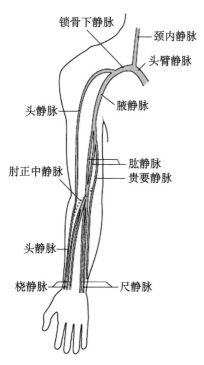

图 14-1-3 **上肢静脉解剖**

血液,与胫后动脉伴行于小腿后部,接受与同名动脉分支伴行的静脉属支。腓静脉与腓动脉伴行,接受比目鱼肌中的一些静脉属支。

在胫骨近端,成对的胫后静脉和腓静脉分别汇合成胫后静脉干和腓静脉干,并在腘窝处汇合成胫腓静脉干,胫腓静脉干接受胫前静脉汇入后延续为腘静脉。胫后静脉和胫腓静脉干的汇合有较多变异。

小腿的部分肌静脉管腔粗大,超声容易显示,其中腓肠肌和比目鱼肌静脉是血栓的好发部位,检查时应加以重视。

腘静脉由胫腓静脉干和胫前静脉在腘肌的下缘汇合而成,通过腘窝向上行至大收肌腱裂孔处续于股浅静脉。在腘窝内腘静脉位于腘动脉的正后方,并被筋膜鞘紧密包裹。腘静脉成对者约为 25%,通常这是由于胫后静脉干和腓静脉干延续至腘窝的较高位置才汇合所致。小隐静脉亦汇入腘静脉。腘静脉内有 2 ~ 3 对静脉瓣。

股的深静脉包括股浅静脉、股深静脉和股总静脉。股浅静脉为腘静脉的延续,自收肌腱裂孔上行并穿过收肌管,与股深静脉汇合后移行为股总静脉。股浅静脉位于股浅动脉的后外侧,为股主要的回流静脉,约 25% 的人股浅静脉为双支。股深静脉位于股深动脉前方,由 3 ~ 4 条穿静脉汇合而成,并通过穿静脉与腘静脉、臀下静脉等沟通。

股总静脉在股上部、腹股沟韧带下方 7 ~ 8cm 处由股浅静脉与股深静脉汇合而成,在股三角的尖处位于股动脉的后方,在股三角内上行至腹股沟韧带处逐渐转至股动脉的内侧并移行为髂外静脉。股总静脉除收集深静脉血流外,浅静脉系统中的大隐静脉亦从股总静脉的前内侧汇入其中。股静脉内含有 3 ~ 4 对静脉瓣,股浅静脉近心端常有一对较恒定的静脉瓣。

深静脉在解剖上的变异较多见,如股浅静脉和腘静脉成对,胫后静脉和腓静脉的汇合处的变异等,超声检查时应特别注意。

2. 下肢浅静脉系统 下肢浅静脉系统(图 14-1-5)主要包括大隐静脉和小隐静脉。浅静脉位于两层筋膜之间。小隐静脉、大隐静脉和深静脉之间由许多穿静脉沟通。

大隐静脉为全身最长的浅静脉,长约 76cm,故又称长隐静脉。大隐静脉在足的内侧缘起于足背静脉网,经过内踝的前方沿小腿和大腿内侧上行,逐渐行向前上,在股根部的前方,于耻骨结节下外方 3 ~ 4cm 处穿隐静脉裂孔向深部汇入股总静脉。大隐静脉在注入股静脉之前还接受旋髂浅静脉、腹壁浅静脉、阴部外浅静脉、股内侧浅静脉和股外侧浅静脉 5 条属支。大隐静脉全程有 10 ~ 20 对静脉瓣,其末端有一对

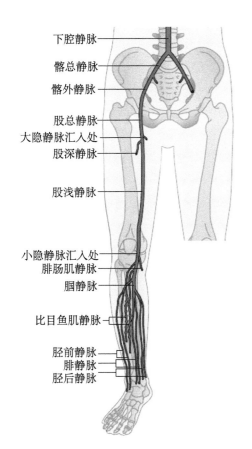

图 14-1-4　**下肢深静脉解剖**

下腔静脉
髂总静脉
髂外静脉
股总静脉
大隐静脉汇入处
股深静脉
股浅静脉
小隐静脉汇入处
腓肠肌静脉
腘静脉
比目鱼肌静脉
胫前静脉
腓静脉
胫后静脉

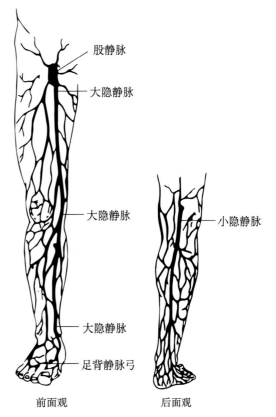

图 14-1-5　**大、小隐静脉及其属支解剖**

股静脉
大隐静脉
大隐静脉
小隐静脉
大隐静脉
足背静脉弓
前面观　　　后面观

较为固定的静脉瓣，对防止血液的逆流发挥重要作用，若此瓣膜功能丧失可导致大隐静脉曲张。大隐静脉经常作为冠状动脉和外周动脉旁路移植术的取材血管。

小隐静脉在足的外侧缘起于足背静脉网，经过外踝的后方，沿小腿后方上升，经腓肠肌两头之间达腘窝并汇入腘静脉，其汇入腘静脉的水平有较大差异。小隐静脉有 7～8 对瓣膜，在注入腘静脉之前的末端常有一对瓣膜。小隐静脉也可作为旁路移植术的取材血管。

3.下肢穿静脉　穿静脉穿过深、浅静脉之间的肌层，分为两类，一种是直接连接在深、浅静脉之间并沟通两者；另一种则通过肌内静脉连接深、浅静脉。

穿静脉多位于股下段和小腿。小腿的穿静脉有中下段的 Cockeett Ⅰ、Ⅱ、Ⅲ 3 支穿静脉，分别位于内踝后方、内踝上方 7～9cm、内踝上方 10～12cm 处，沟通大隐静脉的属支和胫后静脉；小腿上段有数条穿静脉连接大隐静脉和腘静脉，最高一支位于膝关节下方，称为 Boyd 穿静脉。在股下段有 Dodd 和 Hunter 穿静脉，连接大隐静脉和腘静脉、股浅静脉。此外，在小腿前、外有数支穿静脉连接大、小隐静脉与胫前、腓静脉。

正常情况下，穿静脉的功能是将浅静脉系统的血流向深静脉引流，其内的静脉瓣使得血液保持从浅静脉到深静脉这一个方向流动。穿静脉瓣功能不全将导致静脉血液从深静脉向浅静脉逆流，引起踝部肿胀、浅静脉曲张、皮肤色素沉着、增厚和慢性静脉溃疡等临床症状。

二、四肢血管的正常声像图

（一）四肢动脉正常超声表现

1.灰阶超声　灰阶超声可观察到四肢动脉的规律搏动，加压后管腔不能被压瘪，据此可与伴行的静脉相鉴别。动脉管径从近心端到远心端逐渐变细。灰阶图像可显示较大的四肢动脉管壁呈 3 层结构，内膜光滑平整，呈细线状强回声，外膜呈平整的强回声带，内膜和外膜强回声之间的是低回声的中层。动脉管腔内为血液，呈无回声（图 14-1-6）。

2.彩色多普勒　正常四肢动脉管腔内充满血流信号，通常设定朝向探头的血流为红色，背离探头的血流为蓝色。收缩期流速高而色彩明亮，舒张期流速低而色彩暗淡。由于血管的顺应性，在舒张早期会出现短暂反流，表现为彩色逆转，因此，在每个心动周期过程中，动脉管腔内的血流信号呈现"红-蓝-红"的快速转变。正常动脉内为层流，血管中心位置流速最高，色彩最明亮，靠近管壁处流速低，色彩暗淡；在较大动脉的分叉处，可出现湍流，呈现色彩紊乱的血流信号。

3.频谱多普勒　正常四肢动脉的多普勒频谱为三相波形。与心动周期相对应，每一波形的起始为心脏收缩引起的高速前向血流，频谱高尖，上升支陡直；接着为舒张早期的短暂反向血流；最后为舒张中、晚期的前向低速血流。正常动脉内为层流，频带较窄，收缩期频窗明显（图 14-1-7，图 14-1-8）。舒张早期反向血流的存在是正常四肢动脉最重要的特征，表示正常四肢动脉循环阻力相对较高。当四肢阻力降低时，舒张早期反向波流速减低或消失。对于正常四肢

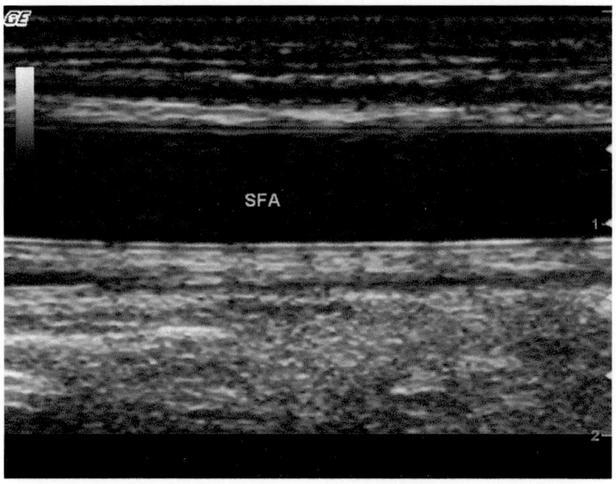

图 14-1-6　**正常股浅动脉壁的 3 层结构**

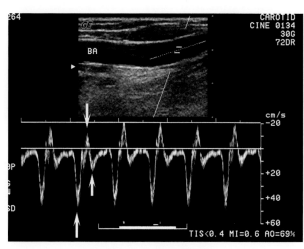

图 14-1-7　**正常肱动脉血流的三相波形**

动脉，以上情况主要见于反应性充血或肢体温度升高而引起的远端肢体血管扩张。

正常四肢动脉的血流速度是沿血流方向递减的。锁骨下动脉和腋动脉峰值流速为 70 ～ 120cm/s，肱动脉峰值流速为 50 ～ 100cm/s，尺、桡动脉峰值流速为 40 ～ 90cm/s。从股总动脉到股浅动脉中远段或从股浅动脉到腘动脉，峰值流速下降 10 ～ 15cm/s。

（二）四肢静脉正常超声表现

1. 灰阶超声　正常四肢静脉具有以下灰阶声像图特征：①静脉壁纤薄，难以在灰阶声像图上显示；②内壁平整光滑；③管腔内血流呈无回声，高分辨率超声仪可显示流动的红细胞呈现细点样低回声；④管腔可压缩，由于静脉壁纤薄，仅凭腔内血流的压力使静脉管腔处于开放状态，探头加压可使管腔消失。此特征可用于鉴别是否存在静脉血栓。

此外，四肢主要静脉内径大于伴行动脉内径，且随呼吸运动而变化，深吸气或乏氏动作时，较大的静脉内径增宽。右心舒张压增高或直立位检查时，下肢静脉管径明显增宽。若静脉管径明显大于相邻动脉（超过 2 倍）且管径不随呼吸而改变，应怀疑血栓等病理情况。

锁骨下静脉、股总静脉及大隐静脉内常可显示静脉瓣，瓣膜的数量从近端到远端是逐渐增多的。正常瓣膜纤细，以双瓣型为主（图 14-1-9），少数为 3 瓣，灰阶声像图上显示为细线样强回声，基底部附着静脉壁。当血液持续向心回流时，静脉瓣平整地贴附于静脉壁的内膜。当血流变化时，瓣尖的游离缘在血流中自然摆动，静脉瓣闭合时瓣尖在管腔中央相遇。血流缓慢时红细胞可积聚在瓣膜与管壁之间呈细点状低回声，加压后可消失。

2. 彩色多普勒　正常四肢静脉内显示单一方向的回心血流信号，且充盈整个管腔。挤压远端肢体静脉时，管腔内血流信号增强，而当挤压远端肢体放松后或乏氏动作时则血流信号立即中断或短暂反流后中断。施加压力后静脉管腔消失，血流信号亦随之消失。一些正常小静脉（桡、尺、胫、腓静脉）可无自发性血流，但人工挤压远端肢体时，管腔内可呈现血流信号。

3. 频谱多普勒　正常四肢静脉具有 5 个重要的多普勒特征，即自发性、期相性、乏氏反应、挤压远端肢体时血流信号增强及单向回心血流。

（1）自发性：当受检者肢体处于休息或活动状态时，大、中静脉内存在血流信号，小静脉内可缺乏自发血流。当四肢静脉存在血栓时，除了血栓段静脉内无血流信号以外，血栓近、远端静脉内也可无自发性血流信号。当动脉血流减少时（如严重的动脉阻塞使肢体总血流量和动脉血流速度降低或低温使肢体动脉收缩时），静脉血流量相应减少，流速减低，小静脉内可能探测不到多普勒血流信号。

（2）期相性：正常四肢静脉血流的期相性是指血流速度和血流量随呼吸运动而变化。频谱多普勒较彩色血流成像能更直观地观察四肢静脉血流的期相性变化。吸气时胸内压降低，右心房压随之降低，上肢静脉压与右心房压的压力阶差增大，上肢静脉血液回流增加、流速加快；呼气时则相反（图 14-1-10）。

此外，上肢静脉血流可存在搏动性。由于静脉的顺应性大及胸廓入口处的机械压迫，上肢静脉血流的搏动性没有上腔静脉明显，但与下肢相比，上

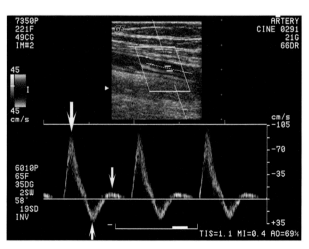

图 14-1-8　正常股浅动脉血流的三相波形

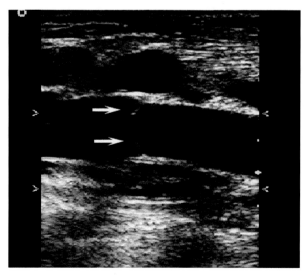

图 14-1-9　正常下肢静脉瓣膜（箭头）

肢静脉（尤其是锁骨下静脉）更接近心脏，其搏动性变化较下肢明显。具体表现为，在心动周期心室收缩期和房室瓣开放时静脉血流增加；而心房收缩期、心房收缩之后及心室收缩晚期，由于心房压增高，静脉血流减少。在充血性心力衰竭或三尖瓣关闭不全等异常情况下，由于静脉压升高，心动周期的变化对血流量的影响可更明显地传递到上肢。这种情况偶尔也见于正常人，可能因为血流量增加而使静脉系统扩张。

下肢静脉血流的期相性变化正好与上肢静脉相反。吸气时，膈肌下降，腹内压增高，下腔静脉受压，下肢静脉回流压力增大，血液回流减少，流速减低；呼气时则相反。

当静脉血流缺乏期相性时，呈连续性血流，这种静脉频谱提示检查部位近端（有时为远端）的严重阻塞。当静脉阻塞时，血流缓慢地通过小的侧支循环或再通管道回流，此时静脉血流的期相性消失。如果阻塞不严重，期相性有可能还存在，因此探测到静脉的期相性血流可以除外完全阻塞，但不能排除部分阻塞。

当外周动脉舒张致使肢体血流量显著增加时（如感染），静脉血流的期相性特征可减弱。此外，部分胸式呼吸或浅呼吸患者，膈肌下降、腹内压升高的变化不明显，其呼吸运动对下肢静脉血流的影响不大，静脉血流期相性不明显。

（3）乏氏反应（Vasalva response）：正常乏氏反应是指乏氏试验（即深吸气后憋气）时，四肢大静脉或中等大小的静脉内径明显增宽，血流信号减少、短暂消失甚至出现短暂反流。正常上肢静脉乏氏反应是由于乏氏动作时胸内压增加，而正常下肢静脉乏氏反应是由于乏氏动作时腹压增加所致（图14-1-11）。乏氏反应用于判断从检查部位至胸腔的静脉系统的开放情况。严重的静脉阻塞才会引起异常的乏氏反应，当静脉部分阻塞时，可以显示正常的乏氏反应。

（4）血流信号增强：肢体静脉的突然受压（可由肌肉的主动收缩或外界压迫引起）可使静脉回心血流量和流速增加。因此人工挤压检查处远端肢体后，正常四肢静脉呈现短暂的血流信号增强或流速增快。这种反应可证实检查部位与被压迫处之间的静脉是开放的。如果挤压检查处远端肢体后，血流信号没有增强，说明在检查部位以远的静脉存在阻塞；血流信号延迟或微弱增强，提示远端静脉不完全阻塞或周围有侧支循环。

（5）单向回心血流：因静脉瓣防止血液反流，故正常四肢静脉血液仅回流至心脏。直立位、人工挤压远端肢体放松后或乏氏动作时，正常肢体静脉瓣因血流压力的改变迅速关闭，此过程中可以检查到轻微的反向血流信号。有研究显示，95%的正常人股总静脉、股浅静脉、腘静脉、胫后静脉瓣膜关闭之前反流持续时间分别小于0.88s、0.80s、0.28s、0.12s，提示越位于远心端的静脉，其瓣膜关闭之前的反流所持续的时间越短。当先天或后天因素造成瓣膜功能不全时，反流时间明显延长，据此可诊断瓣膜功能不全。

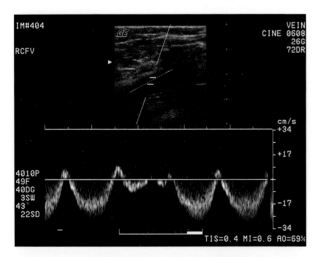

图 14-1-10　正常股总静脉的期相性血流频谱

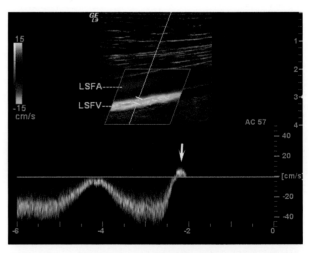

图 14-1-11　乏氏动作时正常股浅静脉的频谱多普勒图

注：箭头所指为乏氏动作时的短暂反流

第二节 仪器调节和检查方法

一、仪器调节

（一）仪器性能

用于四肢血管检查的超声仪器应具备以下条件：①极好的空间分辨率，超声频率在 5～15MHz；②极好的灰阶分辨率（动态范围）；③多普勒对检测低速静脉血流信号敏感；④具有彩色多普勒或能量多普勒，有助于确定小静脉及显示血流。

（二）探头类型及频率

锁骨下动、静脉一般使用 5MHz 的凸阵或扇扫探头，有时用 3.5MHz 的探头观察其近心段；在腋窝部位扫查或检查体格强壮的患者时，用凸阵探头可以观察到更深的部位，并能提供更大的视野；上肢其他动、静脉比较表浅，一般使用频率在 7.5～10MHz 以上的高频线阵探头。手部小动脉检查时需使用更高频率。

下肢动、静脉一般使用 5～7MHz 线阵探头。有时肢体粗大者位置深在的血管（如股浅动、静脉远心段）需使用 3.5MHz 的凸阵探头。相反，检查浅表静脉可使用 10MHz 以上探头。

（三）仪器调节

1. 探头频率　探头频率可调节时，应在保证穿透力的前提下尽量使用高频，以提高分辨率，使管壁和管腔内异常回声的显示更清晰，可辅以组织谐波成像功能改善成像效果。

2. 壁滤波　检查四肢静脉时应将壁滤波调至低档，以免影响静脉内低速血流的显示。检查锁骨下静脉近心端时可适当提高壁滤波，以减少血管壁搏动导致的彩色伪像。检查四肢动脉时可适当增高壁滤波，但不能调节过高以免影响舒张早期反向波的显示。

3. 脉冲重复频率（PRF）　可用频移（kHz）或速度范围（cm/s）来表示。一般仪器所能显示的最大频移等于 PRF 的一半。当实际多普勒频移超过仪器所能显示的最大频移时，会产生彩色混叠、频谱失真，表现为波幅高且呈双向。PRF 过低同样可在彩色血流图上产生混叠。PRF 的调节要根据目标血管的实际流速来调节。如检查静脉时宜调低，一般在 10cm/s 以内。出现混叠时可调高速度范围，无彩色血流信号显示时应进一步降低速度范围。

4. 彩色血流增益　设置要适度，增益过高可出现彩色溢出及噪声，增益过低可出现假性充盈缺损。一般调节方法是将探头在不接触皮肤时调大增益至出现明显噪声，再逐渐调小增益至噪声恰好消失。

5. 取样容积　应置于血管中央，避免放在靠近血管壁处。取样容积的大小应根据所查血管的内径调整。

6. 声束血流夹角　此角度应小于 60°，以免出现假性流速增高。

二、四肢静脉检查方法

（一）体位

进行四肢静脉检查时，检查室内应保持温暖舒适，患者要适当保暖，以防止外周血管收缩而致静脉充盈不良，导致超声检查困难。

检查上肢静脉时，患者取仰卧位，检查床要足够宽以使患者的上肢和躯干能舒适放松，否则肌肉收缩会压迫和阻滞静脉，影响检查，同时也会妨碍探头的放置。有时也可取半坐位使静脉扩张以便于观察。上肢呈外展和外旋姿势，掌心向上。受检上肢外展角度以与躯干成 60° 为宜，勿过度外展，以免阻止正常血流并影响波形和波幅。嘱患者心情放松，平静呼吸，尽量减少因呼吸引起的胸内压变化及心脏活动而导致的静脉血流波形改变。

检查下肢静脉时，静脉管腔充盈良好是保证超声检查效果的前提。一般站立位较卧位更适合下肢静脉的检查，尤其对静脉反流、管壁结构和细小血栓的观察。也可取头高足低卧位或坐位检查。卧位检查时，一般取仰卧位可完成大部分下肢深静脉的超声检测。仰卧位尤其适合于一些高龄或体位明显受限而难于进行俯卧位检查的患者。检查穿静脉时，也可取仰卧位，受检肢体略屈曲，股轻度外旋和外展。采用小腿后侧径路探测胫后静脉、腓静脉和小腿肌内静脉时，患者应取俯卧位。必要时患者取站立位检查反流情况。

（二）探测步骤

1. 上肢深静脉

（1）锁骨下静脉：在所有上肢静脉中，锁骨下静脉最难显示。可采用锁骨上、下径路或胸骨上窝径路进行探测。由于锁骨下静脉位于锁骨下动脉的前下方，且大部分位于锁骨下方，故锁骨下径路使用较多。灰阶超声难以明确血管时可依赖彩色血流成像来确认。

纵切、横切均需扫查，并应扫查锁骨下静脉和颈内静脉的汇合处。如因解剖位置关系，不能按压锁骨下静脉，可要求患者用鼻子多次快速吸气，可使锁骨下静脉内径缩小。

（2）腋静脉：从胸前扫查时，在胸前肌肉后方可显示腋静脉。也可从腋部扫查来显示腋静脉，让患者的上肢外展和外旋，将探头置于腋窝高处检查。确定腋静脉后可沿血管径路横切扫查，应用间断按压或持续按压法确定管腔是否通畅。

（3）肱静脉：成对的肱静脉伴行于肱动脉两侧。先将探头置于肱二头肌内侧寻找肱动脉，然后在其两侧寻找肱静脉，并进行追踪观察。两支肱静脉均应检查。应用横切间歇按压法可快速准确地完成检查，也可辅以纵切扫查。

（4）前臂静脉：一般上肢静脉检查至肘部即可。若临床怀疑前臂静脉血栓，则需进一步检查。尺、桡静脉经常成对，一般内径很细，可先横切或纵切显示尺、桡动脉，然后在其附近寻找伴随的同名静脉。

2. 上肢浅静脉

（1）头静脉：先找到头静脉与锁骨下静脉或腋静脉的连接处，在三角肌旁，近端最好用纵切进行彩色多普勒检查，然后沿肱二头肌外侧（肱二头肌和肱三头肌之间的沟内）追踪观察头静脉（图14-2-1）。也可由肱骨下端向上检查。当肱静脉高位阻塞时，头静脉则成为上肢血液回流的重要途径。

（2）贵要静脉：先在上臂找到贵要静脉与肱静脉或腋静脉连接处，然后沿肱二头肌内侧追踪观察贵要静脉（图14-2-2）。也可由肱骨下端向上检查。贵要静脉比肱静脉粗大而且承受相当大的血流负荷，故需高度重视贵要静脉是否有血栓。

3. 下肢深静脉

（1）股静脉：检查时取仰卧位，受检侧下肢膝关

节弯曲，股外展外旋。在腹股沟处先横切显示股总动、静脉（静脉在内，动脉在外），确认股总静脉后转为纵切显示股总静脉，向上观察至髂外静脉的远端，向下扫查过程中首先可显示大隐静脉从前内侧汇入股总静脉，位置在股动脉分叉上方数厘米（图14-2-3）；继续向下检查至股浅和股深静脉的汇合处，位于股总动脉分叉处下方数厘米。

自股总静脉向下可对股浅静脉及股深静脉进行检查（图14-2-4），观察到股浅静脉与股深静脉近心段（图14-2-5）。股浅静脉远心段位置较深，相对较难检查，可采用前侧或后侧径路来充分显示此段静脉。后侧径路的检查方法可参看腘静脉的探测方法。应用横切间歇按压法或持续按压法检查股总和股浅静脉，这也是下肢静脉系统的主要检查方法。位于收肌管内的股浅静脉由于位置很深，加压后管腔难以压瘪，此时应改为纵切，采用彩色血流成像观察管腔内血流信号充盈情况，必要时使用 3.5 ~ 5MHz 的凸阵探头。

（2）腘静脉：患者取仰卧位或俯卧位均可获得满意的检查效果。仰卧位时，可在股静脉检查完毕后直接进行腘静脉检查，患者不用改变体位。如图14-2-6所示，检查时患者膝关节弯曲，使腘窝距检查床有一定距离。患者俯卧位检查时，最好将足部垫高，使膝关节轻度屈曲，腘静脉处于膨胀状态。必须注意，无论采取哪种体位，开始检查时均应将探头置于股浅静脉远心段，以确认从前侧探测径路可能被遗漏或显示不满意的收肌管裂孔处的股浅静脉段能够清晰显示。收肌管远端是股浅静脉和腘静脉的分界处，但在超声检查中难以分辨。腘窝处腘静脉位于腘动脉的浅面，与股浅动、静脉的位置关系正好相反。检查时可首先纵切显示股浅、腘静脉，然后转为横切，用横切间断按压法检查腘静脉是否通畅，从股浅静脉远心段一直

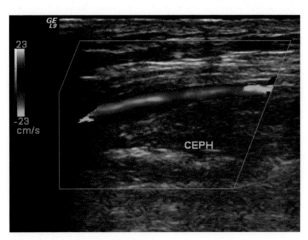

图 14-2-1　**头静脉声像图**

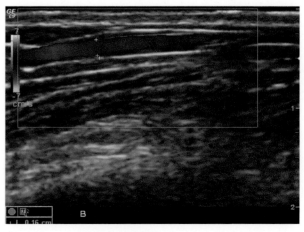

图 14-2-2　**贵要静脉声像图**

追踪观察至胫前静脉汇入处。

（3）小腿深静脉：小腿深静脉检查采用将横切按压和纵切彩色血流相结合的方法。一般应用横切按压法从距小腿关节开始检查，往往容易发现胫、腓静脉并能较好地追踪观察。小腿深静脉的超声检查主要受骨骼、位置过深和水肿的影响，检查时应以伴行的同名动脉作为寻找和鉴别标志。一般采用纵切观察管腔内的彩色血流信号，特别是在小腿上部，可观察到成对的静脉汇合成静脉干。小腿深静脉内的血流通常不是自发性的，需要通过不断地按压足部或检查处远端小腿来显示血流。

胫后静脉可通过小腿前内侧、小腿中后侧和小腿前外侧3种径路检查。①小腿前内侧径路，患者取仰卧位，膝关节稍弯曲，小腿外展，探头置于小腿前内侧，声束指向后方或后外方，尽量避开肌肉的影响，沿胫骨外侧与肌肉之间的间隙向上追踪观察（图14-2-7）；②小腿中后侧径路，患者取俯卧位，探头先置于内踝和跟结节间的连线的中点附近，显示胫后静脉远心端，沿小腿中后侧向上追踪观察；③小腿前外侧径路，探头置于小腿前外侧，声束指向后方或后内方，在胫前静脉深部能够显示胫后静脉。

检查腓静脉可采用与探测胫后静脉相同的小腿前内侧探测径路，在胫后静脉后方显示腓静脉（图14-2-8）；也可采用小腿后侧径路，患者取俯卧位，探头置于小腿正后方（近心段）或小腿后外侧（远心段），沿腓静脉走行寻找和追踪观察。

胫前静脉发生孤立性血栓的可能性很小，临床意义不如其他深静脉重要，但通常仍需进行常规检查。检查常采用仰卧位小腿前外侧径路，探头先置于内外

踝连线的中点附近，显示胫前静脉远心端，然后沿小腿前外方向上追踪观察（图14-2-9）。在多数情况下，成对的胫前静脉向上穿越胫骨和腓骨之间的骨间韧带，以锐角分别注入腘静脉；有时成对的胫前静脉可汇合成一条静脉干，然后汇入腘静脉。如果从下往上追踪观察失败，可自上往下检查，以胫前动脉为标志，设法显示胫前静脉全程。

腓肠肌静脉和比目鱼肌静脉是孤立性血栓的好发部位，应常规检查这些静脉，当患者小腿局部疼痛和（或）触痛而深静脉系统正常时，应检查这些肌内静脉是否出现血栓。

4. 下肢浅静脉

（1）大隐静脉：沿小腿内侧上行，经过膝关节内侧，再沿股内侧上行，并逐渐转向前方，最后于耻骨

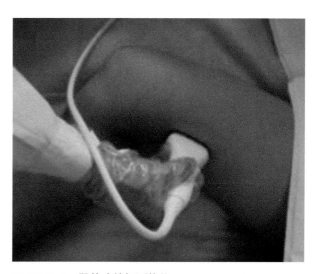

图 14-2-4 **股静脉的探测体位**

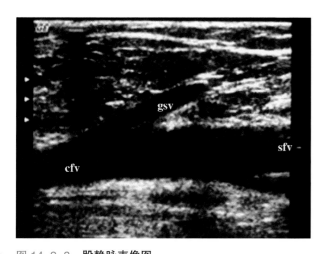

图 14-2-3 **股静脉声像图**

注：cfv. 股总静脉；sfv. 股浅静脉；gsv. 大隐静脉

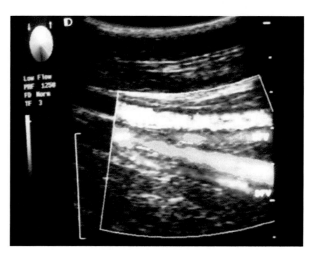

图 14-2-5 **股静脉的彩色血流图**

注：图中由浅至深4条血管分别为股浅动脉、股浅静脉、股深静脉、股深动脉，股浅静脉与股深静脉连接处较股动脉分叉处低

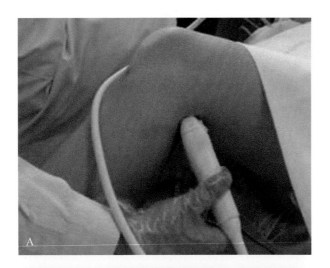

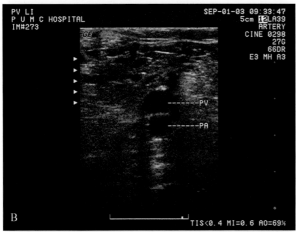

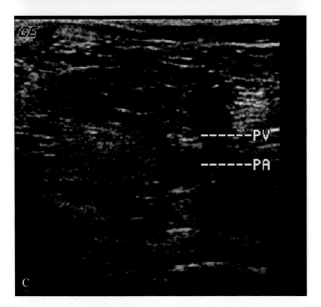

图 14-2-6 **腘静脉的探测**

注：A. 探头位置；B. 横切扫查腘动脉，腘静脉声像图，其中 PV 为腘静脉，PA 为腘动脉；C. 横切加压后腘动脉、腘静脉声像图，腘静脉（PV）管腔完全消失，腘动脉（PA）管腔仍然存在

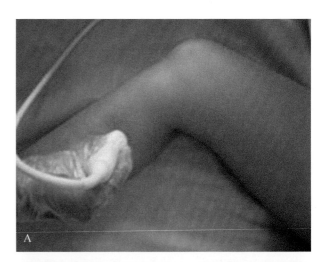

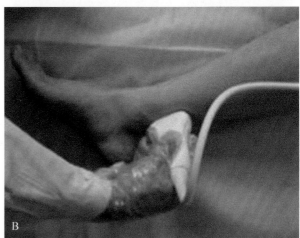

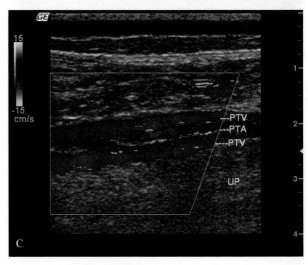

图 14-2-7 **胫后静脉的探测**

注：A. 胫后静脉近心端的探测；B. 胫后静脉远心端的探测；C. 纵切胫后静脉声像图，其中 PTV 为胫后静脉，PTA 为胫后动脉

结节下外方 3 ～ 4cm 处汇入股总静脉。通常应检查大隐静脉全程，特别是当患者有相关症状和体征（如疼痛、可触及的皮下条索）而怀疑大隐静脉血栓或有临床特殊需要时。超声检查内容包括大隐静脉内径测量，观察有无血栓及反流（图 14-2-10）。检查时应注意，大隐静脉位于肌筋膜的浅层（在肌肉和皮下脂肪之间），静脉旁可显示两个筋膜层面。如果静脉位于皮下，表面没有筋膜覆盖，则很可能不是大隐静脉而是皮下静脉分支或侧支血管。

（2）小隐静脉：在足的外侧缘起于足背静脉网，经过外踝后方，沿小腿后面上升，经腓肠肌两头之间达腘窝并在此注入腘静脉。小隐静脉走行表浅，较易检查。

5. 下肢穿静脉　小腿深、浅静脉之间穿静脉的瓣膜功能不全常是造成小腿慢性溃疡的常见原因之一，

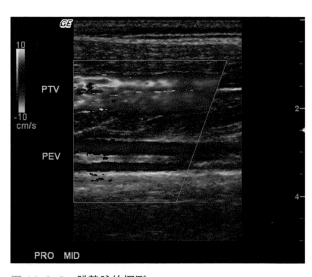

图 14-2-8　腓静脉的探测

注：PTV. 胫后静脉；PEV. 腓静脉

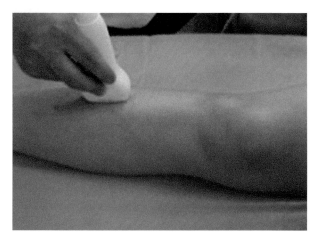

图 14-2-9　胫前静脉的探测

确定小腿穿静脉瓣膜功能不全的位置，具有一定的临床意义。

要评价穿静脉的瓣膜功能状况，首先应识别穿静脉，可采用以下方法：①采用灰阶超声或彩色血流成像直接观察有无连接于深、浅静脉间的血管结构；②当灰阶超声或彩色血流成像难以辨认穿静脉的情况下，可嘱患者挤压远端肢体放松后或做乏氏动作，采用彩色血流成像通过观察经穿静脉反流入浅静脉内的血流信号，来间接推断穿静脉的位置。

确定穿静脉的部位之后，将多普勒取样容积置于穿静脉管腔位置，采用按压近心侧和远心侧肢体、嘱患者做乏氏动作或采用袖带检查法，检测穿静脉有无反流和评价反流程度。如因穿静脉走行变异或走行纡曲而难以识别欲查的穿静脉，可进一步采取下述方法来评价穿静脉功能，在探头近心端的小腿上扎止血带，将多普勒取样容积置于可疑穿静脉附近的浅静脉管腔内，然后在止血带的近心端挤压小腿，如能探及反流信号则可确定为穿静脉瓣膜功能不全，反之为穿静脉瓣膜功能正常。

异常穿静脉多见于小腿下 1/3 处，中 1/3 次之，对皮肤色素沉着、湿疹样改变及溃疡区重点检查可提高检出率。应对溃疡床周围 2cm 范围做常规探测。

（三）注意事项

1. 四肢深静脉与同名动脉伴行，在超声检查时，常以伴随的同名动脉作为静脉的寻找和鉴别标志。横切面容易显示静脉和动脉的位置关系。四肢静脉成对很常见，两条静脉都应检查，以免漏诊单支静脉病变。

2. 可双侧对比扫查，尤其是怀疑单侧有血栓时。

3. 受胸骨及肺的影响，头臂静脉及上腔静脉难以清晰显示。可根据锁骨下静脉的频谱多普勒表现，间

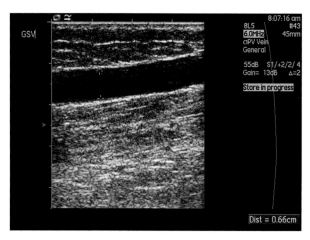

图 14-2-10　大隐静脉内径的超声测量

接推断有无头臂静脉及上腔静脉的梗阻。同样，在直接检查髂总或髂外静脉有困难时，可通过观察股总静脉的多普勒信号来了解其通畅情况。

4. 四肢浅静脉和部分深静脉位置表浅，检查时以探头轻触皮肤为宜，压力过大会影响静脉的显示。但是观察是否存在静脉血栓时，则可使用横切加压扫查来确定。

5. 上肢浅静脉系统一般从上向下追踪到肘部即可，如临床需要（人工内瘘术后和术前替代静脉的选择等），应继续扫查位于前臂的浅静脉，但头静脉和贵要静脉的前臂属支细而多，因此，追踪至腕部较为困难。

6. 一般下肢深静脉的超声探测应包括股总静脉、股浅静脉、股深静脉近心段、腘静脉、胫前静脉、胫后静脉、腓静脉。小腿肌内静脉（腓肠肌静脉和比目鱼肌静脉）是血栓的好发部位，且很多患者临床症状不典型，因此，应常规检查小腿肌内静脉。如疑诊髂静脉血栓时，还应检查髂静脉。此外，应常规检查静脉的瓣膜功能状况，特别是发现下肢深、浅静脉病理性反流或疑诊穿静脉瓣功能不全时（如下肢溃疡、色素沉着等），更应评价静脉的瓣膜功能状况。

7. 正常静脉瓣回声较弱，超声常难以显示。瓣膜窦处是血栓的好发部位，应仔细观察。

（四）静脉标记

1. **概述** 静脉标记是指将静脉的走行在体表标记出来，并提供相关的测量数据及描述形态学和血流动力学的异常改变。在临床上，静脉标记可提供以下帮助：①旁路移植术前替代静脉的选择；②指导浅静脉的外科剥脱手术；③指导穿静脉结扎术。在此，主要介绍旁路移植术前替代静脉的选择。

对于多种旁路移植术（如下肢动脉旁路移植术、冠状动脉旁路移植术等），自体静脉的远期通畅性和耐用性均较人工血管好，是移植物的最佳选择。其中大隐静脉常作为首选，原因是大隐静脉很长，且取材后不影响血液回流。如大隐静脉已被取材或因静脉曲张被摘除，则从小隐静脉或上肢静脉寻找替代静脉，有学者认为，当大隐静脉不可用时，应首先考虑头静脉和贵要静脉。

2. **检查内容** ①标记过程中须注意观察有无解剖变异、结构异常、管壁厚度、管壁钙化、血栓、静脉曲张及瓣膜关闭不全情况；②静脉主干及重要属支和穿静脉的行径均需直接标记在皮肤上；③测量静脉内径。

3. **检查步骤** 首先由外科医师提出需要的旁路类型，如冠状动脉旁路移植术、股－腘动脉旁路移植术、部分静脉补片术等，这些可以帮助超声医生了解手术时需要的静脉内径和长度，以期寻找最合适的替代静脉。其次准备好在皮肤上做标记的笔、测量卷尺、止血带。检查时应使用高频探头，尽量少用耦合剂。

标记大隐静脉时，患者体位为反 Trendelenburg 位（即 15°头高足低位），股外旋，膝关节微屈。一般从腹股沟开始检查，首先找到隐股静脉交界处，之后转为纵切沿大隐静脉走行逐步向下探查，每间隔 2～3cm 标记大隐静脉的行径，直至踝部（图 14-2-11）。同时测量大隐静脉在股和小腿近、中、远段的静脉内径，观察有无解剖变异、静脉曲张、瓣膜功能不全和血栓等。在测量静脉内径时，应保持探头与皮肤轻触以避免压迫静脉；站立位检查或用止血带压迫近端肢体使静脉扩张，有助于获得更为准确的测值。然后，重新回到隐股静脉交界处，沿刚才的标记横切向下扫查，寻找各重要属支，尤其是大隐静脉为双支并构成局部回路者都应标记出来。

通过以上检查，若发现大隐静脉不适于用作所需的旁路移植管道，应进一步评价上肢浅静脉或小隐静脉。

4. **临床意义** 旁路移植手术前评估拟采用的手术移植管道的存在、位置、长度、直径、分支和畸形等情况，对保障手术的成功非常重要。超声可无创、准确地标记浅静脉的位置和测量静脉内径，避免不必要的切口和掀起过大的皮瓣。拟行旁路移植管道的静脉直径过细、存在血栓、慢性梗阻或瓣膜功能不全，均不适合作为旁路移植物。对于用作旁路移植管道的替代静脉，最重要的参数为静脉内径。一般认为，静脉的内径＞3mm 时适于作为替代静脉；如果内径＜3mm，在扎止血带的情况下，静脉内径至少＞2mm 才可用于静脉替代物。

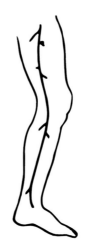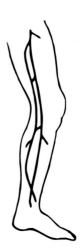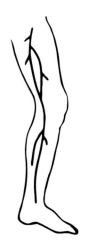

图 14-2-11　**大隐静脉的标记**

（五）下肢静脉瓣功能检查

1. 常用检查方法概述

（1）临床试验：临床上可通过一些试验了解下肢静脉瓣的功能，但其临床诊断价值有限：①浅静脉瓣功能试验（Trendelenburg 试验），患者仰卧，抬高下肢使静脉排空，于腹股沟下方扎止血带压迫大隐静脉。嘱患者站立，释放止血带后 10s 内如出现自上而下的静脉曲张，则提示大隐静脉瓣功能不全。同样原理，在腘窝处扎止血带，可检查小隐静脉瓣功能。②穿静脉瓣功能试验（Pratt 试验）：患者仰卧，抬高下肢，于腹股沟下方扎止血带，先从足趾向上至腘窝缠第 1 根弹性绷带，再从止血带处向下缠第 2 根弹性绷带。嘱患者站立，一边向下解开第 1 根弹性绷带，一边继续向下缠第 2 根弹性绷带，如果在两根弹性绷带之间的间隙出现曲张静脉，则提示该处有瓣膜功能不全的穿静脉。

（2）静脉造影：下肢深静脉造影是目前确诊静脉阻塞和侧支血管形成、显示瓣膜反流和位置的金标准，可较为准确地了解病变的性质、程度、范围和血流动力学变化，分为顺行和逆行造影，前者由足背浅静脉注入造影剂，后者于腹股沟处股静脉注入造影剂。静脉瓣功能不全的表现如下：①顺行造影，深静脉全程通畅，管腔扩张，瓣膜影模糊或消失，静脉无正常竹节形态。做乏氏动作可见造影剂向瓣膜远端反流。②逆行造影，根据反流情况分为五级。0 级，无造影剂向远侧反流；Ⅰ级，少量造影剂反流，但不超过大腿近段；Ⅱ级，造影剂反流至腘窝水平；Ⅲ级，造影剂反流至小腿；Ⅳ级，造影剂反流至踝部。其中，0 级表示瓣膜功能正常，Ⅰ～Ⅱ级需结合临床加以判断，Ⅲ～Ⅳ级提示瓣膜功能明显受损。

（3）动态静脉压监测：动态静脉压监测能够显示静脉的血流动力学改变，主要作为静脉造影的补充检查，对了解静脉压恢复时间有一定的价值，可间接了解瓣膜功能。正常时，站立位足背浅静脉压力平均为 12kPa（90mmHg），活动后下降为 6kPa（45mmHg），停止活动后压力回升时间超过 20s。深静脉瓣关闭不全时压力升高，活动后压力回升时间缩短，一般在 12s 内。

（4）彩色多普勒超声：彩色多普勒超声可评价深、浅静脉和穿静脉有无慢性阻塞、慢性不全阻塞或静脉瓣功能不全，具有无创、简便、可进行半定量和重复性好的优点，能够判断反流的部位和程度，但对瓣膜的数目、位置的判断不如 X 线静脉造影准确。由于彩色多普勒超声在临床上的普遍使用，大大减少了有创检查方法（静脉压测定和静脉造影）的临床应用。

2. 超声检查方法 超声检查应包括下肢所有深静脉、大小隐静脉和穿静脉。采用站立位或反 Trendelenburg 体，股外展外旋，膝关节微屈。在平卧位时评价下肢静脉的瓣膜功能状态不太可靠。最常用的超声诊断指标是反流时间，其他指标有反流峰速、反流量等。

具体的观察方法有以下几种。

（1）乏氏试验：令患者做乏氏动作，通过测量静脉的反流时间和其他相关参数，来判断下肢静脉反流情况。主要用于近心端静脉（如髂、股静脉）瓣膜功能的评价，不宜用于评价小腿静脉的瓣膜功能。

（2）远端肢体挤压试验：在人工挤压检查处远侧肢体后放松，同时观察静脉内的血液反流。人工挤压后放松不太可能使静脉血液的反向流速迅速增加，从而不能彻底地促使瓣膜闭合或诱发本来存在的反流，故其临床价值受到限制，而且检查者挤压的力量不同，可导致超声测值的差异。从临床应用情况来讲，该试验对小腿静脉瓣功能的评价有较大的帮助。

（3）袖带检查法：将袖带置于所观察静脉远端的肢体上，由自动装置充气到一定压力后迅速放气，记录该过程中的反流持续时间。该方法能够真实、客观地评价静脉反流，是对特定节段的深、浅静脉和穿静脉瓣功能的标准定量方法，其检测准确性受近心侧静脉瓣关闭不全的影响较小，但该方法检查费时，不适宜广泛开展。

3. 下肢静脉瓣功能不全的超声诊断指标和反流程度评估

（1）诊断指标

①反流时间：又称瓣膜关闭时间。目前，使用反流时间判断下肢深静脉瓣功能不全，尚未建立统一的诊断标准。多数学者认为，反流时间 < 0.5s 提示正常，反流时间 > 1.0s 可诊断下肢深静脉瓣功能不全。当反流时间在 0.5～1.0s 时，须结合相关临床资料来判断瓣膜功能的状况。

②反流峰速：反流峰速诊断下肢静脉瓣功能不全存在较大争议。有学者认为，反流峰值流速 > 30cm/s 提示静脉瓣功能不全；另有学者报道，反流时间 > 0.5s 且反流峰速 < 10cm/s 可作为深静脉瓣功能不全的诊断标准，反流时间 > 3s 且反流峰速 > 30cm/s 与浅静脉慢性瓣功能不全密切相关。

③反流量：反流量反映了瓣膜关闭不全的程度，但由于现有的超声设备对下肢静脉反流横截面积的测量很不准确，故对反流量的测量很不可靠，一般不能以反流量诊断瓣膜功能不全。

（2）反流程度：相关研究很多，分别采用了多种诊断指标，但尚未建立统一可靠的诊断分级标准。

①以反流时间和反流峰速分级：有学者提出，反流时间越长，表明反流程度越重，并以此作为判断静脉反流程度的标准，根据反流时间长短将下肢静脉瓣膜功能不全分为四级。Ⅰ级：反流持续时间1～2s；Ⅱ级：反流持续时间2～3s；Ⅲ级：反流持续时间4～6s；Ⅳ级：反流持续时间＞6s。

单独使用反流时间或反流峰速预测反流程度存在明显不足。反流时间的测定能够明确有无反流，但其与反流量相关性不好，不能单独用于静脉反流程度的诊断。如乏氏试验时有的瓣膜出现类似泄漏的现象，反流时间很长，反流量却很小。反流峰速也可不与反流量成正比，有的瓣膜反流峰速很大，静脉瓣却迅速关闭而不再有反流。勇强等提出了反流时间与反流峰速相结合判断下肢深静脉反流程度的初步标准（表14-2-1）。认为反流峰值流速越大，反流持续时间越短，则反流程度越严重。

②反流节段分级法：反流时间虽然对单节段静脉反流程度的定量价值有限，但多节段静脉反流时间的评估能够更为全面地反映整个肢体静脉瓣功能的状况，故可用于瓣膜反流程度的判断。以反流时间＞0.5s判断为阳性，根据反流的位置位于股总静脉、股浅静脉、腘静脉和胫后静脉而将反流程度由轻至重依次分为1～4级。这种"分级法"是依据反流出现的部位来判断肢体静脉的反流程度，反流部位越靠近足侧，反流程度越重。这与传统的逆行静脉造影的反流分类的方法基本相同。文献报道，超声诊断总符合率达94.4%。

③总反流时间：总反流时间是指数条静脉段的反流时间之和，往往反流时间越长，反流越严重。有学者将深静脉反流时间规定为股总静脉、股浅静脉、腘静脉、胫后静脉的反流时间之和。O'Donnell等认为，从股浅静脉至腘静脉的反流时间之和＞4s，表明存在严重的静脉反流。

④静脉反流指数：静脉反流指数＝反流时间×反流平均流速／静脉回流平均流速。静脉反流指数＞2.5时，应考虑重度静脉反流。

表14-2-1　多普勒超声与下肢深静脉反流程度的相关性

反流程度	反流时间（s）	反流峰值流速（cm/s）
Ⅰ级	0.45～1	10～20
Ⅱ级	＞3	＜20
Ⅲ级	1～2	20～30
Ⅳ级	1～2	＞30

三、四肢动脉检查方法

（一）体位

四肢动脉与四肢静脉检查体位相同。

（二）检查步骤

四肢动脉检查时一般从短轴切面开始确定血管的位置，然后旋转探头沿动脉长轴切面检查，追踪血管走行。

1．上肢动脉

（1）锁骨下动脉：锁骨下动脉是所有上肢动脉中最难显示的。需将探头放置在胸骨上窝、锁骨上窝、锁骨下方来探查锁骨下动脉的起始端和中、远段，观察有无粥样硬化斑块、血栓或动脉瘤等病变。锁骨下动脉起始段病变较常见，需注意左、右侧锁骨下动脉起源不同，左侧锁骨下动脉直接起源自主动脉弓，起始段位置较深，常难以显示管壁结构。

（2）腋动脉：从胸前探查时，在胸前肌后方可显示腋动脉，也可从腋部探查，患者上肢外展，将探头置于腋窝检查腋动脉，探头置于腋窝上部，短轴切面找到腋动脉后，旋转探头沿长轴切面追踪腋动脉。

（3）肱动脉：肱动脉全程都比较表浅，检查时将探头放在肱二头肌内侧寻找肱动脉，容易发现肱动脉并进行追踪观察。

（4）尺、桡动脉：从肱骨内上髁至豌豆骨外侧连线的下2/3是尺动脉下段的走行路径，自肘窝中点下方2.5cm处，向内下方做一略突向尺侧的弓形线至前一连线的中、上1/3交界处，为尺动脉上段的体表投影。髁间线中点稍下方至桡骨茎突内侧连线为桡动脉的体表投影。尺、桡动脉可从肘部或腕部开始检查。按照其体表投影，先横切在相应部位找到所查动脉，然后转为纵切追踪观察该血管。

2．下肢动脉　检查下肢动脉时，灰阶图像、彩色血流图和多普勒频谱要有机地结合。首先在灰阶图像上识别动脉，在各标准部位进行多普勒频谱测定。灰阶超声可用于鉴别血管性质，显示动脉走行，观察内膜、动脉硬化的斑块及血栓等，但对于位置较深或管径较小的动脉，难以准确显示管壁的病变程度和管腔狭窄程度；彩色血流显像可显示异常血流的部位，指导多普勒频谱测定部位的选择；多普勒频谱用于确定血管内是否存在血流信号及评价血流动力学的改变，动脉病变严重程度的诊断主要依据多普勒频谱分析。

检查下肢动脉时，应常规检查腹主动脉和髂动脉，因此，患者应禁食12h以上以减少肠气的干扰。完整的下肢动脉检查应从腹主动脉上段开始，探头置于剑突下正中，首先横切面显示腹主动脉短轴和周围结构，之后在纵切面上显示腹主动脉长轴并进行多普勒频谱检测。扫查腹主动脉至远端分叉处，再分别检查双侧髂动脉至腹股沟水平。腹主动脉和髂动脉位置较深，需使用 2～5MHz 凸阵探头检查。

自双侧腹股沟区向下可依次检查双侧股总动脉及其远端下肢动脉。检查腘动脉时，可让患者俯卧位检查，也可仍取仰卧位，下肢外旋并膝关节屈曲。胫前、胫后动脉的检查，可以自腘动脉远端向远心端扫查，也可以在距小腿关节前方或内踝后方处找到胫前、胫后动脉的远段，沿血管向近心端扫查。

对于彩色血流紊乱或流速加快的部位应仔细观察，并记录该处和与之相邻的上游正常血管的流速。此外，还应在以下标准部位采集频谱：①腹主动脉近端、远端；②髂总、髂内、髂外动脉；③股总、股深动脉；④股浅动脉近、中、远段；⑤腘动脉；⑥胫前、胫后、

腓动脉起始部及踝水平。

（三）注意事项

1. 动脉前壁钙化斑块的声影可造成其后方的管腔内无血流信号显示，也不能测出多普勒频谱，此时应改变扫查角度或扫查部位以避开钙化斑块的影响，其次是根据钙化斑块上、下游血流的多普勒频谱间接推断钙化斑块处是否存在狭窄。

2. 准确估计闭塞段的长度。闭塞段远端动脉流速很低，此时应降低彩色血流速度范围以显示低速血流，以便准确估计闭塞段的长度。对于观察侧支血管，也应采取同样的调节方法。

3. 有些动脉（如胫前、后动脉、腓动脉、足背动脉等）闭塞后不能通过彩色多普勒确认，此时可根据伴随的同名静脉或闭塞段动脉管壁上的钙化灶帮助确认。

第三节　四肢静脉疾病

一、四肢深静脉血栓形成

四肢深静脉血栓形成是一种比较常见的疾病，以下肢多见。下肢深静脉血栓形成可分为小腿静脉血栓形成（包括小腿肌静脉丛血栓形成）、股静脉-腘静脉血栓形成和髂静脉血栓形成，以上病变均可逆行和（或）顺行蔓延而累及整个下肢深静脉。上肢深静脉血栓形成常见者为腋静脉-锁骨下静脉血栓形成。

（一）病因病理及临床表现

四肢深静脉血栓形成的主要病因包括：①静脉血流迟缓，常见于外科手术后长期卧床休息、下肢石膏固定的患者；②静脉损伤，化学药物、机械性或感染性损伤导致静脉壁破坏；③血液高凝状态，各种大型手术、严重脱水、严重感染及晚期肿瘤等增强血液的凝固性，为血栓形成创造了条件。

临床表现：①血栓水平以下的肢体持续性肿胀，站立时加重。严重时出现"股青肿"，整个肢体静脉系统回流严重受阻时，组织张力极度增高，致使患肢动脉痉挛，肢体缺血甚至坏死。②患肢疼痛和压痛，皮温升高。③浅静脉曲张。④血栓脱落可导致肺栓塞。70%～90% 肺栓塞的栓子来源于有血栓形成的下肢深静脉，故下肢深静脉血栓形成的正确诊断具有重要的临床意义。

根据血栓发生的时期不同，可分为以下三种情况。①急性血栓：指 2 周以内的血栓，此时血栓疏松地黏

附于管壁上，有脱落发生肺栓塞的可能。②亚急性血栓：指血栓发生的时间在 2 周到 6 个月，发生肺栓塞的可能性非常小。从急性血栓向亚急性血栓的过渡是逐渐发生的。③血管慢性期：如 6 个月以上的血栓还未溶解，会逐渐发生纤维化，持续的纤维化导致瓣膜功能受损或静脉闭锁为纤维条索而致血液回流受阻，以上改变称为下肢深静脉血栓形成后综合征。

（二）超声表现

1. 急性血栓的声像图表现

（1）血栓形成后数小时到数天之内表现为无回声，1 周后回声逐渐增强呈低回声，边界平整（图 14-3-1 至图 14-3-4）；由于回声较低，较小的血栓有时很难辨认，只能通过静脉管腔不能完全被压瘪且无血流信号而证实。

（2）血栓段静脉管径明显扩张，管径常显著大于伴行动脉，管腔不能被压瘪。静脉内完全无血流信号或探及少量血流信号。

（3）血栓可自由漂动或随肢体挤压而漂动。急性血栓的近心端往往是最新形成的凝血块，未附着于静脉壁，自由漂浮在管腔中。血栓自由漂浮是急性血栓的诊断依据，此时应警惕血栓脱落导致肺栓塞的可能。

（4）静脉完全闭塞时，血栓近端静脉血流信号增强反应消失或减弱，而血栓远端静脉频谱变为连续性，失去期相性，乏氏动作反应减弱甚至消失。如仅为管腔部分阻塞或侧支循环丰富时，以上改变可不明显。

（5）侧支循环形成。静脉血栓的急性期，侧支循环血管可迅速扩张，可位于栓塞段静脉的附近或较远的部位，侧支血管一般较正常静脉细，多数走行纡曲或交错排列。

2. 亚急性血栓的声像图表现

（1）血栓回声较急性期增强，但回声强度的差异较大，不能利用回声的改变精确地判断血栓的时期。

（2）血栓逐渐溶解和收缩，导致血栓变小且固定，不再自由浮动，静脉扩张程度减轻，甚至恢复至正常大小。血栓处静脉管腔不能完全被压瘪。

（3）部分病例由于血栓的再通，静脉腔内血流信号逐渐增多。

（4）亚急性期侧支循环仍可继续存在。

3. 血栓慢性期的声像图表现

（1）血栓回声增强呈中强回声甚至为强回声，边界不规则。病程很长的血栓机化后可表现类似动脉粥样硬化的斑块回声。

（2）血栓机化导致血栓与静脉壁紧密结合，有时因静脉结构失常而无法辨认血栓。

（3）静脉内径比正常小，内壁毛糙、增厚。

（4）瓣膜增厚、扭曲，活动僵硬或固定；继发瓣膜功能不全，参见本章"下肢深静脉瓣功能不全"。

（5）根据静脉血栓再通程度不同，血流信号的充盈程度不一。部分再通者，静脉腔内可见条状或网状血流信号；完全再通者，静脉腔内基本充满血流信号。

（6）病变周围可见侧支静脉。

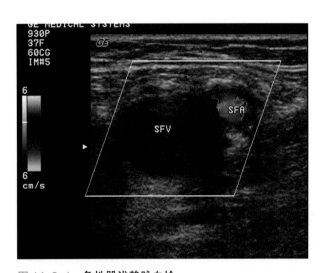

图 14-3-1　急性股浅静脉血栓

注：股浅静脉（SFV）明显扩张，管腔内充满低回声；SFA. 股浅动脉

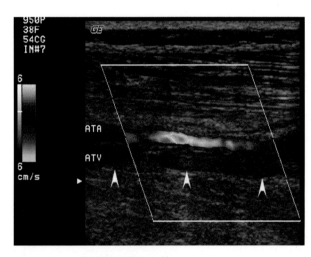

图 14-3-3　急性胫后静脉血栓

注：箭头所指位于胫后动脉（PTA）后方的胫后静脉（PTV）

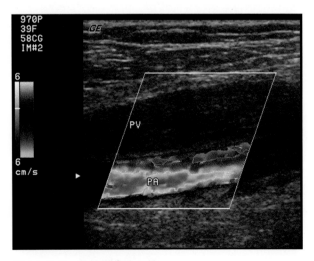

图 14-3-2　急性腘静脉血栓

注：腘静脉（PV）管腔内充满低回声，无明显血流信号

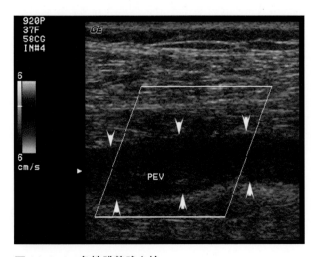

图 14-3-4　急性腓静脉血栓

注：箭头所指腓静脉（PEV）管腔内充满实性低回声，其内无明显血流信号

（三）四肢静脉血栓的超声诊断标准及诊断注意事项

1. 四肢静脉血栓的超声诊断标准 表14-3-1列出了四肢静脉血栓的超声诊断标准，其中，前3项主要诊断标准是诊断四肢静脉血栓最为重要的直接征象，具有重要的临床诊断价值。后3项主要诊断标准是依据频谱多普勒的变化来间接推断是否存在静脉梗阻，对于评价一些不能被超声直接显示的静脉段的开放情况尤为有用（如手术、过度肥胖或水肿导致髂静脉或小腿深静脉显示不清），此外，根据双侧肢体静脉血流频谱的对比观察，可提高诊断准确性。但是这些间接诊断依据也存在一些局限性：①不能区分静脉梗阻的病因（静脉血栓或外压性梗阻）；②可能遗漏静脉部分阻塞；③明显受侧支循环的影响；④不能准确判断血栓的范围甚至血栓的具体部位。

2. 四肢静脉血栓超声诊断注意事项

（1）管腔不能被压瘪：压迫试验是依据静脉管腔能否被压瘪来判断有无血栓，是诊断四肢静脉血栓的快捷而可靠的方法。在使用压迫试验来判断四肢静脉血栓时，需注意以下方面。

①探头施压力量适当：正常情况下，当伴行动脉管腔出现轻微受压改变时，静脉即应完全被压瘪。因此，检查时应温和加压探头至相邻动脉显示轻微受压变化即可，存在静脉血栓时，静脉不能被压瘪。过度用力加压有可能使急性血栓脱落，导致肺栓塞。

②静脉腔被压瘪程度的观察：应在静脉横切面上观察，灰阶图像上间断或持续地使用探头加压扫查，以观察静脉管腔受压变化程度。若探头加压后管腔消失，近、远侧静脉壁完全贴合，则认为无静脉血栓。否则，存在静脉血栓。有时尽管位置深在的静脉显示不很清晰，但依据静脉壁或其周围组织回声强于管腔内血液或血栓回声，常常能在灰阶超声上满意地判断静脉管腔被压瘪的程度，从而诊断或排除静脉血栓形成（图14-3-5）。如果静脉壁观察不甚满意，可在患者站立状态下检查，使静脉充分充盈，有利于静脉壁的清晰显示和识别。

③压迫试验的诊断效果：压迫试验对股总静脉、股浅静脉近心段、中段和腘静脉血栓的诊断正确率可达100%。对于一些特殊部位的静脉（如髂静脉、股浅静脉远心段和小腿深部静脉），由于静脉腔受压后改变不明显或观察不满意而造成误诊。此外还有可能将增厚的静脉壁误认为血栓。因此，对于压迫试验表现不典型的病例，应结合其他诊断方法（如彩色多普勒检查）以明确诊断。

压迫试验具有以下局限性：①由于肠管气体的干扰，用压迫试验诊断髂静脉血栓存在明显的不足；②由于静脉前方肌肉收缩产生的对探头按压的抵抗，可导致股浅静脉远心段和小腿深部静脉受压后管腔变化不明显；③右侧心力衰竭等原因所致四肢静脉压力升高会导致常规的按压力量不足以压瘪静脉腔；④由于骨骼遮挡的影响，探头放置困难，使锁骨下静脉不能应用压迫试验。

（2）管腔内实性回声：是诊断静脉血栓的又一可靠指标。除了癌栓或静脉肿瘤，四肢静脉腔内实性低回声几乎均为血栓。但是短期内形成的新鲜血栓可表现为无回声，此时，依据管腔内实性回声来判断血栓可导致误诊；相反，当管腔内血液流动缓慢或使用较高频探头时，血液可表现为云雾状似血栓样回声（图14-3-6），此时结合压迫试验可很好地鉴别有无血栓。另外，该超声征象对显像质量不佳的静脉段（如髂静脉、股浅静脉远心段和小腿深部静脉血栓）的诊断价值有限，需结合彩色血流成像和脉冲多普勒检查确诊。

（3）管腔内血流信号充盈缺损：在实际操作中，彩色多普勒受诸多因素的影响，采用管腔内血流信号的充盈情况来诊断静脉血栓应慎重。以下两种情况可导致误诊：血流信号充盈不佳和血流信号外溢。注意以下方面可避免血流充盈不佳。首先应正确地调节仪

表 14-3-1 四肢静脉血栓的超声诊断标准

主要诊断标准	次要诊断标准
管腔不能被压瘪	乏氏动作时静脉内径增加 < 10%
管腔内实性回声	静脉内径增宽或缩小
管腔内血流信号充盈缺损	瓣膜改变（增厚、活动僵硬或固定）
血流频谱失去期相性改变	静脉周围侧支循环形成
乏氏反应消失或减弱	
挤压远端肢体血流增强消失或减弱	

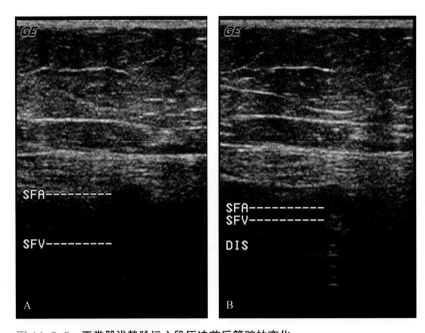

图 14-3-5 正常股浅静脉远心段压迫前后管腔的变化

注：A. 压迫前股浅动脉（SFA）和股浅静脉（SFV）管腔存在；B. 压迫后股浅静脉管腔消失，股浅动脉管腔存在

器，如降低探头频率、提高彩色血流敏感性；其次，人为地提高静脉流速或使静脉管腔扩张，如挤压远端肢体使回心血液流速加快，坐位或站立位检查使静脉扩张。血流信号外溢会遗漏小的静脉血栓，也可通过正确的仪器调节来避免。尽管静脉管腔内血流信号充盈情况诊断静脉血栓会受上述因素的影响，但只要能避免这些诊断错误，仍具有重要的诊断价值。对于压迫试验失败的静脉段，彩色血流显像有助于完全性与不完全性阻塞的鉴别。

（4）血流频谱失去期相性改变：与健侧肢体进行对比，若能证实患肢血流频谱失去期相性改变，可以提示其近心端静脉存在梗阻（图 14-3-7）。

（5）乏氏反应消失或减弱：当检查处近心段静脉存在梗阻时，乏氏动作时无明显血流中断，仍为持续前向血流，称为乏氏反应消失或减弱。乏氏反应用于判断从检查部位至胸腔静脉系统的开放情况。

（6）挤压远端肢体血流增强消失或减弱：人工挤压检查处远端肢体后，正常四肢静脉呈现血流信号增强或流速加快，可以证实检查部位与肢体压迫处之间的静脉段是开放的。若人工挤压检查处远端肢体后，血流速度无明显加快，则提示存在静脉梗阻。

（四）常见的四肢深静脉血栓

1. 小腿肌肉静脉丛血栓形成 尽管急性下肢深静脉血栓可以起源于下肢静脉系统的任何地方，但绝大多数起源于小腿深静脉。小腿深静脉血栓最常见的

起源部位是比目鱼肌静脉窦。小腿深静脉血栓可以向腘静脉和股静脉发展，一旦腘静脉或股静脉内血栓形成，则有必要采取抗凝治疗或置入下腔静脉滤器以防止肺栓塞。然而，单纯性小腿深静脉血栓的临床意义还有争议，对于小腿深静脉血栓发生率、是否容易扩展、引起肺栓塞的危险性和血栓后综合征的可能性等方面尚无定论。

本病大多数是原发性，易发生于手术后或卧床期间，好发于腓肠肌和比目鱼肌静脉丛内。原发于小腿肌肉静脉丛的血栓，不至于影响血液回流，且范围较小，激发的炎症反应程度较轻，所以临床症状不明显。临床表现包括小腿饱满、紧韧感、压痛，距小腿关节肿胀，Homans 征阳性（足急剧背屈，使腓肠肌和比目鱼肌迅速伸长，从而激发血栓所致的炎性疼痛）。文献报道，多数病例血栓可自行消溶或转为机化，少数病例血栓可不断蔓延累及静脉主干，甚至沿腘静脉一直扩展到同侧髂静脉，血栓脱落也可导致肺栓塞。有关本病是否需抗凝治疗存在争议。

检查时患者取俯卧位或仰卧位，从小腿后方纵切和横切扫查，寻找有无条状或串珠样低回声（图 14-3-8），正常小腿肌静脉丛的静脉有时内径可达 1.0cm，血流缓慢，不要误认为异常。应注意与胫腓静脉血栓、外伤后血肿、腘窝囊肿进行鉴别（图 14-3-9）。

2. 股静脉－腘静脉血栓形成 股静脉－腘静

脉血栓形成具有典型的临床表现，根据前述诊断标准能很好地诊断。

　　3. **髂静脉血栓形成**　由于肠道气体、肥胖、位置深在的影响，超声清晰显示髂静脉有一定难度。文献报道，大约 50% 的受检者髂静脉的超声显像质量不佳。尽管如此，仍应设法使用压迫试验、观察管腔内实性回声和血流信号充盈情况（挤压大腿引起血流信号增强）来判断有无血栓。如使用这些诊断标准不能获得满意的观察结果，对比分析双侧髂外静脉或股总静脉的血流频谱的期相性改变和乏氏反应，来推断其近心端髂静脉有无梗阻。如果仅单侧股总静脉的血流频谱出现异常改变，提示同侧髂静脉存在梗阻。如果双侧股总静脉的血流频谱都出现异常改变，则应考虑双侧髂静脉和（或）下腔静脉存在梗阻。

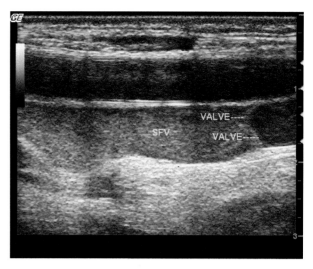

图 14-3-6　**股浅静脉内血液流动缓慢所致云雾状回声**

注：SFV. 股浅静脉；VALVE 瓣膜

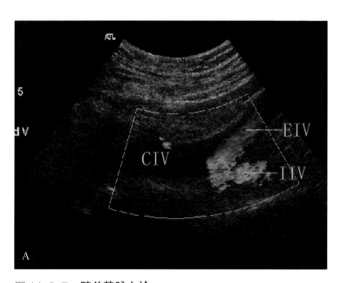

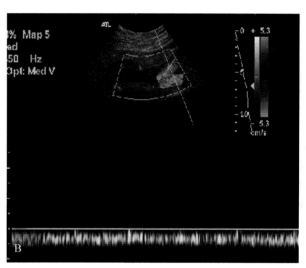

图 14-3-7　**髂总静脉血栓**

注：A. 髂总静脉（CIV）管腔内充满实性低回声，管腔内无明显血流信号；EIV. 髂外静脉；IIV. 髂内静脉；B. 髂外静脉血流频谱平坦，完全失去期相性改变

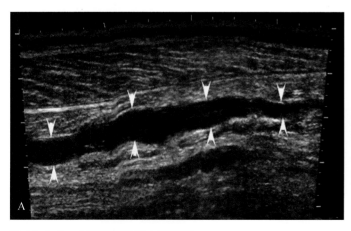

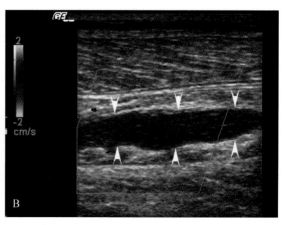

图 14-3-8　**小腿肌静脉丛血栓形成**

注：A. 箭头所指小腿肌间静脉呈条索状扩张，其内充满实性低回声；B. 彩色血流成像显示其内无明显血流信号

4．腋静脉－锁骨下静脉血栓形成　中心静脉插管是锁骨下静脉－腋静脉血栓的常见病因，由于目前中心静脉置管增多，导致锁骨下静脉－腋静脉血栓形成病例增加。其他原因包括肿瘤（特别是纵隔淋巴瘤）、外伤、手术或放疗等。用力或牵拉后自发性形成的腋静脉或锁骨下静脉血栓，也称为Paget–Schroetter综合征，这种血栓形成常发生在中青年健康个体的优势上肢，可能与胸廓入口的解剖异常有关，通常在用力后立即发生，但起病可能在数小时之后。

根据前述主要诊断标准，较易诊断锁骨下静脉远心段和腋静脉血栓形成（图14-3-10，图14-3-11）。但是压迫试验难以应用于锁骨下静脉近心段、中段和头臂静脉，故多普勒超声对这些静脉血栓的评价起着更为重要的作用。血栓慢性期回声增强，与周围组织回声相似，灰阶超声常难以辨别栓塞的

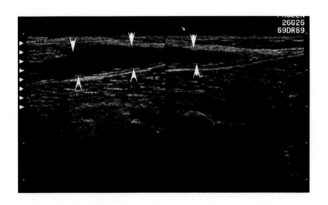

图14-3-9　贝克囊肿
注：箭头所指为位于小腿后外侧的贝克囊肿，呈梭形无回声，边界清晰

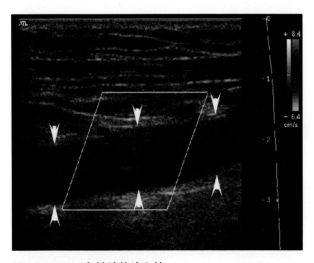

图14-3-10　急性腋静脉血栓
注：箭头所指腋静脉明显扩张，管腔内充满低回声，无明显血流信号

静脉。正常腋静脉、锁骨下静脉和颈内静脉较下肢深静脉具有更明显的波动波形，双侧对比分析这些静脉波形的变化可较好地推断有无一侧锁骨下静脉或头臂静脉的梗阻。另外，周围侧支血管也有助于提示静脉梗阻。

（五）超声诊断四肢静脉血栓的准确性

1．各项超声指标的诊断准确性　有研究显示（表14-3-2）灰阶超声对腘静脉水平以上的下肢深静脉血栓的阳性预测值很高（95%），但阴性预测值非常低（37%）。主要因为血栓会随着时间的推移而逐渐丧失回声特征。尽管有研究者认为检查时仅根据静脉管腔受压后是否变形即可诊断静脉血栓，但因为压迫试验对盆腔和收肌管等部位静脉的诊断价值有限。灰阶图像与期相性血流消失相结合的诊断敏感性最高（95%），特异性为83%。因此，对可疑下肢深静脉血栓形成的患者进行超声检查时，应结合多种诊断参数，以免出现严重误诊。

2．超声对不同部位静脉血栓的诊断准确性　超声诊断急性股静脉和腘静脉血栓的准确性非常高，多数研究报道敏感性和特异性均超过90%，有些研究达到100%。在小腿静脉的清晰显示情况下，超声诊断有症状的急性小腿静脉血栓非常准确，有报道敏感性和特异性均超过90%。当小腿静脉显示不满意时，超声对小腿静脉血栓的诊断能力较差，但诊断特异性和阳性预测值仍很高，因此，当小腿静脉不能被压瘪或能直接观察到血栓回声时，能够确认诊断，不需要采取进一步的检查。

对于下肢深静脉血栓，无症状患者的超声诊断准确性明显低于有症状患者。在关节置换术后的无症状下肢静脉血栓患者，超声检查敏感性仅

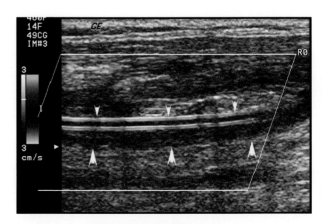

图14-3-11　静脉插管所致腋静脉血栓
注：大箭头指向血栓，小箭头指向静脉内导管

为 25% ～ 77%，小腿静脉血栓的诊断敏感性仅为 11% ～ 54%，但诊断特异性很高。因此，如能发现急性血栓，即可非常自信地做出诊断，并可依据超声检查的阳性结果实施治疗。超声诊断无症状下肢静脉血栓准确性较低的原因主要为，①在无症状患者中，体积小、局限性、非阻塞性的血栓更为多见，而相比之下，大的、整段静脉血栓多见于有症状患者。②孤立性小腿静脉血栓较难检测，而其在无症状患者发生率高于有症状患者。③某些无症状患者（如矫形术后）的小腿肿胀相当明显，小腿静脉的显示清晰度很差。

超声对有症状的上肢静脉血栓的诊断价值很大，文献报道，敏感性和特异性为 82% ～ 100%。但是，对于无症状的上肢静脉血栓患者，假阴性率较高。有研究发现，在儿童患者，超声诊断无症状上肢静脉血栓的敏感性仅有 35%，几乎所有未探及的血栓都是部分阻塞且位于超声无法直接显示的中心静脉或上腔静脉。尽管这是基于特殊患者群的报道，但应用超声探测无症状的上肢静脉血栓应谨慎。

（六）鉴别诊断

1. **急性与慢性四肢静脉血栓相鉴别**　急性与慢性四肢静脉血栓的声像图表现的差别较大，超声可对两者进行鉴别（表 14-3-3）。超声虽然可以依据血栓的回声特点来大概推断血栓形成的时间长短，但不能将急性和亚急性血栓明确区分，因此，对于"急性血栓"的诊断应慎重。

2. **与正常四肢静脉相鉴别**　仪器调节不当、图像质量差、静脉被压瘪的效果不好及缺乏自发性血流信号等原因，造成将正常四肢静脉误认为静脉血栓。此类情况可见于髂静脉、收肌管内的股浅静脉及腘静脉，以及小腿深部静脉。

3. **与外压性静脉狭窄相鉴别**　手术后、肿瘤压迫、左髂总静脉受压综合征及胸廓出口综合征等因素均可导致静脉回流障碍而引起肢体肿胀。虽然两者临床表现有相似之处，但治疗方法却截然不同。必须注意外压性静脉狭窄与血栓引起的静脉回流受阻所引起的远心段静脉血流频谱具有类似改变。采用灰阶超声观察梗阻处静脉及其周围结构是鉴别的关键。

4. **与静脉血流缓慢相鉴别**　当静脉管腔内血液流动缓慢或使用较高频率探头时，血液可表现为云雾状似血栓样回声，采用压迫试验可很好地鉴别。而且血栓一般不移动，仅新鲜血栓可随肢体挤压而飘动。

5. **四肢静脉血栓与四肢淋巴水肿相鉴别**　淋巴水肿是指淋巴液回流受阻或淋巴液反流所引起的浅层组织内体液积聚及继而产生的纤维增生、脂肪硬化、筋膜增厚及整个患肢变粗的病理状态。早期淋巴水肿与四肢静脉血栓形成的临床表现有相似之处，应注意鉴别。晚期淋巴水肿的临床表现比较特别，表现为患肢极度增粗与典型的象皮样改变，与四肢静脉血栓较易鉴别。两者鉴别的关键是静脉血流的通畅与否。

6. **四肢浅静脉与深静脉血栓相鉴别**　浅静脉

表 14-3-2　各项超声参数对下肢深静脉血栓的诊断效率

	敏感性 (%)	特异性 (%)	阳性预测值 (%)	阴性预测值 (%)
灰阶图像	50	92	95	37
压迫试验	79	67	88	50
自发性血流消失	76	100	100	57
期相性血流消失	92	92	97	79

表 14-3-3　急性与慢性四肢静脉血栓的鉴别要点

项目	急性血栓	慢性血栓
血栓回声	无或低回声，均匀	中强回声，不均匀
血栓边界	平整	不规则
血栓漂浮征	可有	无
管壁黏附性	弱	强
血流信号	无或少量	再通后较多
静脉管径	扩张	缩小
静脉内壁	平整	不规则

与深静脉血栓的鉴别具有重要的临床意义，因为两者的治疗方式不同。四肢浅静脉发生血栓时，很容易在皮下触及条索状结构，常不发生远端肢体肿胀，超声显示为典型的静脉血栓，其周围没有伴行动脉。而四肢深静脉血栓部位较深，不易触及异常的静脉，常有梗阻水平以下的肢体肿胀，超声显示栓塞段静脉周围有伴行动脉。深、浅静脉的解剖位置特点有助于两者的鉴别诊断，深静脉位于浅筋膜之下，而浅静脉位于浅筋膜与皮肤之间或被浅筋膜包围。

7. 四肢静脉血栓与动脉血栓形成相鉴别　见表14-3-4。

二、四肢浅静脉血栓形成

单纯性浅静脉血栓是一种良性自限性疾病，超声检查可以确诊本病，明确血栓的位置和范围，监测血栓的发展情况，有助于临床制订治疗方案。

（一）病因病理及临床表现

四肢浅静脉血栓常发生于静脉输液的部位，是由于输入的药物或静脉腔内放置的导管刺激所致。也常见于浅静脉曲张患者膝以下的大隐静脉及其属支。虽然浅静脉血栓形成较少发展成深静脉血栓，但深静脉血栓形成却常累及浅静脉。四肢浅静脉血栓形成具有明显的体征，能够在静脉走行区皮下触及条索状肿块，有触痛，可伴有局部红斑。

（二）超声表现

使用高频探头，病变区皮下组织内可见条索状的低或中强回声，边界清晰或模糊，两端与未受累的皮下浅静脉相连，管腔不能被压瘪，彩色多普勒显示内部无或可见部分再通的静脉血流信号。由于血栓导致相邻静脉

表14-3-4　四肢静脉血栓与动脉血栓形成的鉴别诊断

	四肢静脉血栓	四肢动脉血栓
两端连接关系	与静脉相连	与动脉相连
血栓位置	静脉内	动脉内
血流频谱特点	静脉频谱	动脉频谱、远端频谱呈狭窄下游改变
血管壁	无三层结构、无钙化斑块	三层结构、钙化斑块
临床表现	肢体水肿、皮温升高、脉搏存在	肢体瘫缩、皮温降低、脉搏消失

壁的炎症反应，声像图可见血栓处静脉壁明显增厚，为低回声。

（三）鉴别诊断

1. 与四肢深静脉血栓相鉴别　见本章前述内容。研究表明，血液高凝状态下，20%~40%的浅静脉血栓患者伴有症状不明显的深静脉血栓，因此，超声检查时应同时检查深静脉确定是否伴发无临床症状的深静脉血栓。10%未经治疗的单纯性大隐静脉血栓可扩展至深静脉，因此，如果近心端大隐静脉血栓扩展至隐-股静脉交界处，需采取外科结扎大隐静脉及隐股静脉交界处或全身抗凝治疗。

2. 与软组织感染或血肿相鉴别　有时肢体软组织感染或血肿的临床表现似浅静脉炎性病变，超声检查首先可确定病变位置是否在皮下组织，炎症多形态不规则，无明确的包膜回声，血流较丰富，液化后中心呈无回声区。血栓位于浅表静脉内，呈条索状，边界一般清晰，两端可见未受累的静脉与之相连，内部无血流信号。

三、下肢静脉瓣膜功能不全

下肢静脉瓣功能不全又称为下肢静脉瓣关闭不全，包括下肢浅静脉、深静脉和穿静脉的瓣膜功能不全。根据病因不同可分为原发性与继发性两类。前者病因尚未完全阐明，可能与胚胎发育缺陷及瓣膜结构变性等因素有关；后者是血栓形成后的后遗症，故又称下肢深静脉血栓形成后综合征。两者临床表现均为下肢静脉功能不全所引起的一系列症状，包括下肢胀痛、肿胀、浅静脉曲张，足靴区皮肤出现营养性变化，如色素沉着、湿疹和溃疡等。

（一）病因病理及临床表现

原发性下肢浅静脉曲张（又称为浅静脉瓣功能不全）表现为浅静脉异常扩张、纡曲延长，不伴有深静脉疾病。先天性静脉壁薄弱和静脉瓣结构不良是其发病的主要因素。重体力劳动、长时间站立和各种原因引起的腹内压增高均可使瓣膜承受过度的静脉压力，导致瓣膜关闭不全，产生反流。由于浅静脉管壁肌层薄且周围缺少结缔组织，血液反流可以引起静脉增长增粗，出现静脉曲张。继发性下肢浅静脉曲张与深静脉阻塞、深静脉瓣功能不全有关。下肢静脉压增高使足靴区毛细血管壁通透性增加，产生色素沉着和脂质硬化，由于大量纤维蛋白原的堆积，阻碍了毛细血管与周围组织的交换，导致皮肤和皮下组织的营养性改变。患者可出现进行性加重的下肢浅静脉扩张、隆起和纡曲，尤以小腿内侧最为明显。发病早期，表现为下肢酸胀不适，肢体沉重，久站或午后加重，平卧或

肢体抬高时减轻。病程较长者，在小腿尤其是踝部可出现皮肤营养性改变，包括皮肤萎缩、脱屑、色素沉着、皮肤和皮下组织硬结、湿疹和难治性溃疡，有时可并发血栓性静脉炎和急性淋巴管炎。

原发性下肢深静脉瓣功能不全，常与原发性浅静脉瓣功能不全并存。原发性下肢深静脉瓣功能不全的病因不明，可能与以下因素相关，①瓣膜先天发育异常或缺如；②应力性撑扯和损害，由于血液重力作用和血流量增加，瓣膜经常受到撑扯的应力，使瓣膜伸长、变薄、脱垂，失去了阻挡血液反流的作用；③瓣膜的弹性纤维组织变性，在长期逆向血流或血柱重力作用下，瓣膜游离缘松弛而不能紧密闭合；④瓣膜相对关闭不全，静脉壁弹性下降，导致静脉扩张，并最终造成瓣膜相对关闭不全。深静脉瓣功能不全可造成血液反流，产生静脉高压。当关闭不全的瓣膜平面位于腘静脉瓣以上时，产生的血流动力学改变可被腓肠肌的肌泵作用所代偿，不至于产生明显症状。当病变越过腘静脉平面时，血柱压力明显升高，腓肠肌收缩不但促使血液回流，同时也加强血液反流，加速了小腿深静脉和穿静脉瓣的破坏，产生明显的症状。短期的静脉压增高使软组织出现水肿，长期的静脉压增高则可出现皮肤增厚和色素沉着，并最终导致皮肤溃疡。下肢深静脉瓣功能不全临床症状与浅静脉曲张相似，而且许多患者是因为浅静脉曲张而就诊。

下肢深静脉血栓形成后综合征是继发于血栓形成后再通的后遗症，又称继发性下肢深静脉瓣功能不全。多数下肢深静脉血栓患者可在数月内发生血管再通，但至少60%的病例会留有静脉壁和瓣膜的永久性损伤，导致瓣叶活动受限，因此，站立位会发生反流；部分病例不发生血液再通而导致静脉慢性阻塞。一般来说，髂静脉血栓再通的概率很小，而股－腘静脉血栓的再通概率较大。不管是静脉梗阻、血液反流或两者均存在，都会发生静脉高压，从而引起相应的临床表现。继发性下肢深静脉瓣功能不全的病理过程与原发性者相同。下肢深静脉血栓形成后综合征患者具有血栓史，其临床表现与原发性下肢深静脉瓣功能不全基本相同。

穿静脉连接下肢深、浅静脉系统，多位于股下段和小腿。当其瓣膜关闭不全时，也可引起严重的临床表现。正常情况下，除足背的穿静脉血流自深静脉流向浅静脉，其余下肢穿静脉均为自浅静脉流向深静脉。下肢静脉高压和瓣膜结构不良是引起穿静脉瓣功能不全的主要原因，当穿静脉尤其是小腿的穿静脉发生瓣膜功能不全时，深静脉的血液经穿静脉逆流进入浅静脉，导致下肢淤血，出现相应症状。深静脉血栓形成后也可导致穿静脉瓣功能不全。但是，即使深静脉瓣膜功能正常，穿静脉瓣功能不全也可导致浅静脉曲张。

穿静脉反流对下肢皮肤营养性改变具有重要意义，约2/3的下肢皮肤溃疡患者存在穿静脉瓣功能不全。绝大多数穿静脉瓣膜功能不全患者同时伴有下肢深、浅静脉瓣关闭不全，故常有下肢深、浅静脉瓣功能不全的相应表现，同时出现下肢皮肤营养不良性改变。

（二）超声表现

1. 浅静脉瓣功能不全　微小病变或"蜘蛛静脉"（毛细血管扩张症）及真皮内的小静脉扩张（网状静脉），超声难以检测到，浅静脉主干及其主要属支的曲张，超声容易观察到，其声像图表现为①病变处皮下组织内浅静脉扩张、走行纡曲（图14-3-12），可探及反流，有时能够显示浅静脉内的静脉瓣。②有的患者病变处浅静脉可发现血栓，血栓是继发于静脉曲张的基础之上，具有相应的超声表现。③浅静脉可为全程曲张、远段曲张或近端曲张。应重点观察静脉曲张区的血流来源，尤其是隐－股静脉交界或隐－腘静脉交界处的瓣膜反流或穿静脉反流。④可合并穿静脉瓣功能不全。⑤对于继发性浅静脉曲张，可同时观察到同侧下肢深静脉的血栓病变和（或）瓣膜功能不全。

2. 原发性下肢深静脉瓣功能不全　①灰阶超声：静脉管腔常增宽，管壁内膜平整、不增厚，管腔内无实性回声，探头加压后管腔能被压瘪。有的患者超声能够显示较大静脉的瓣膜，可观察到瓣膜关闭不全或可见瓣膜不对称、瓣膜增厚。②彩色多普勒：静脉管腔内血流充盈满意，回心血流与正常静脉无明显不同或回心血流量增加。乏氏试验或挤压小腿放松后，可见病变段静脉瓣处显示线样或束状反向血流信号，其持续时间的长短与瓣膜功能不全的程度相关。③频谱多普勒：有关反流和反流程度的判断参见本章第二

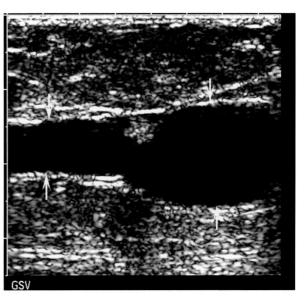

图 14-3-12　**大隐静脉曲张（箭头）**

节相关内容。

3．下肢深静脉血栓形成后综合征　①灰阶超声：主要为血栓长时间后溶解、机化和管腔再通的表现。详见本节深静脉血栓形成慢性期超声表现。②彩色多普勒：根据静脉血栓再通程度不同，血流信号的充盈程度不一。部分再通者，静脉腔内可见部分血流信号；完全再通者，静脉腔内基本充满血流信号。乏氏动作或挤压远端肢体放松后，可见病变段静脉瓣处线样或束状反向血流信号，其持续时间的长短与瓣膜功能不全的程度相关。③频谱多普勒：血栓后不同静脉出现反流的时间不同，多数静脉发生反流的时间与闭塞后完全再通的时间相符，但股浅静脉中段出现反流的时间早于静脉完全再通；除胫后静脉外，其他静脉血栓溶解的时间越短，就越不易发生反流。反流和反流程度的判断参见本章。

4．下肢穿静脉瓣功能不全超声表现　①灰阶超声：小腿部正常穿静脉内径 < 3mm，瓣膜关闭不全的穿静脉内径常 > 4mm，常呈纡曲扩张的管状结构连接于深、浅静脉之间。发生瓣膜功能不全的穿静脉的位置与其引起的色素沉积和溃疡的部位是对应的，因此，在这些异常皮肤病变的部位反复检查，有利于发现穿静脉病变。②彩色多普勒和频谱多普勒：穿静脉瓣功能不全时，挤压远侧肢体放松时，显示穿静脉血流反向，深静脉血液逆流入浅静脉。局部网状的穿静脉功能不全，挤压远端肢体后彩色多普勒可见朝向浅表部位的网状血流。由于穿静脉较短且非纵向走行，常规的检查方法不能较好地诱发反流，所以，只要彩色多普勒超声显示反流存在，一般可诊断穿静脉瓣功能不全。

（三）鉴别诊断

1．原发性与继发性下肢深静脉瓣功能不全相鉴别　两者的病因不同，治疗方法也不尽相同，对其鉴别具有重要的临床意义。若发现静脉腔内有明显的血栓或患者有血栓史，一般认为这种的患者发生瓣膜功能不全是继发性的。但是，深静脉血栓后血流完全或绝大部分再通后所致瓣膜功能不全与原发性深静脉瓣功能不全的鉴别存在一定的困难，需要仔细检查。两者的鉴别见表 14-3-5。

2．下肢静脉瓣功能不全与先天性动静脉瘘相鉴别　先天性动静脉瘘也可出现明显的浅静脉曲张，需与原发性浅静脉曲张相鉴别。先天性动静脉瘘局部可触及震颤和闻及连续性血管杂音，皮温升高，远端肢体可有发凉等缺血表现。其彩超表现具有特征性，病变部位呈蜂窝样改变，可见散在分布的色彩明亮的五彩镶嵌的血流信号，扩张静脉内探及动脉样血流频谱，供血动脉增宽且血流频谱为高速低阻型。如动静脉瘘可累及深静脉，由于高速动脉血流冲击静脉，可导致深静脉瓣功能不全，需与深静脉瓣功能不全鉴别，依据上述彩超特点，结合临床症状和体征，较易鉴别。

3．下肢静脉瓣功能不全与 Klippel-Trenaunay 综合征相鉴别　Klippel-Trenaunay 综合征为先天性血管畸形，常早期出现下肢浅静脉曲张，其浅静脉曲张主要累及股外侧和后侧，与单纯性浅静脉曲张不同。其先天性静脉发育异常也可导致深静脉瓣功能不全，但该综合征患者具有皮肤"葡萄酒色"血管痣、患肢较健侧增粗增长等表现，较易与原发性深静脉瓣功能不全或浅静脉曲张相鉴别。

4．下肢浅静脉曲张与下肢血管瘤相鉴别　下肢血管瘤多为先天性，发病年龄轻。超声显示软组织内有一明确的混合性肿块，大部分边界清晰，内部有粗细不等、走行纡曲的管道结构，挤压远端肢体后这些管道结构内充满静脉血流信号。而下肢浅静脉曲张则为中老年发病，病变范围以浅静脉属支分布的区域为主，如小腿后内侧的大隐静脉行程区域，无可辨认边界的肿物。

（四）临床意义

部分下肢浅静脉曲张患者很难单纯从病史和物理检查鉴别是否累及深静脉系统，因此，超声对于明确病变性质、范围及选择治疗方法非常有帮助。如大隐

表 14-3-5　原发性与继发性下肢深静脉瓣功能不全的鉴别要点

项　目	原 发 性	继 发 性
病史	长期站立或强体力劳动者	多有血栓史
浅静脉曲张	局限于下肢	范围广泛、可累及下腹壁
内膜	平整	毛糙、增厚
瓣膜	活动正常	增厚、活动僵硬甚至固定
管腔内血栓	无血栓	可有残存细小血栓
挤压后管腔改变	消失	血栓处不消失

静脉瓣功能良好，临床治疗可针对曲张的静脉，不一定需要手术。多数原发性大隐静脉曲张患者，隐－股静脉交界处瓣膜存在功能不全，超声须特别注意隐－股静脉交界处瓣膜的检查。如发现大隐静脉瓣功能不全，尽管临床检查静脉曲张并不明显，但仍需剥脱静脉以减少复发。如超声排除了深静脉血栓和（或）瓣膜功能不全，阻断穿静脉或剥脱浅静脉即可获得满意的治疗效果。超声对大隐静脉曲张术后复发原因的鉴别具有一定帮助，如大隐静脉结扎失败、新发的静脉曲张或存在双支大隐静脉。

下肢深静脉瓣功能不全往往有明显的临床症状，但其病因可以多种多样。依据临床症状难以鉴别病因是静脉阻塞还是瓣膜关闭不全，也不能明确受累静脉瓣膜的位置和反流程度。彩色多普勒超声能够提供下肢深静脉的解剖及功能信息，是评价瓣膜反流的分布和程度的良好方法。

彩色多普勒超声是诊断下肢深静脉血栓形成后综合征的首选检查方法，为临床治疗方案的选择提供重要帮助。血栓后完全再通静脉与正常静脉的灰阶超声表现可无明显差异，瓣膜关闭不全是既往深静脉血栓的唯一表现。对于下肢深静脉血栓形成后患者，如深静脉系统存在广泛的瓣膜功能不全，可行静脉瓣修补或静脉移植；但是，如深静脉系统的瓣膜功能良好，则阻断穿静脉或剥脱浅静脉即可。

对于穿静脉病变，超声有助于确定造成下肢静脉溃疡的瓣膜功能不全的穿静脉位置，通过评价下肢深、浅静脉和穿静脉的内径和瓣膜功能状况等方面的信息，帮助判断是否需要进行穿静脉结扎术，还可以在术前进行体表定位，指导外科手术结扎穿静脉。

第四节　四肢动脉疾病

四肢动脉疾病以下肢动脉疾病为主，约占 95%，上肢动脉疾病发病率远低于下肢动脉。四肢动脉疾病主要有动脉硬化闭塞症、血栓闭塞性脉管炎、动脉栓塞、多发性大动脉炎和动脉瘤等。虽然血管造影已被公认为诊断四肢动脉疾病的"金标准"，但其有创、昂贵、不宜重复检查和长期追踪观察。另外，血管造影提供的只是解剖形态方面的信息，不能提供血流动力学方面的信息。彩色多普勒超声能够同时提供解剖和血流动力学方面的信息，且具有方便、价廉、准确性高和可重复性等特点，因此，超声已成为四肢动脉疾病的首选影像学检查方法。

一、锁骨下动脉盗血综合征

锁骨下动脉盗血综合征是指由某些病因引起的椎动脉血液逆流，导致椎－基底动脉供血不足所产生的综合征。

（一）病因病理及临床表现

常见病因为锁骨下动脉近心段或头臂干狭窄或闭塞，常由动脉粥样硬化或多发性大动脉炎引起；少见病因为主动脉缩窄、主动脉弓离断或上肢较大动、静脉之间的动静脉瘘。左侧锁骨下动脉盗血综合征较右侧多见。

患者可无明显症状，当合并其他颅外血管系统病变时更容易出现临床症状。主要表现为椎－基底动脉和患肢供血不足。前者表现为头晕、头痛、耳鸣、视物模糊、共济失调，常为一过性，可反复发作，特别是患肢用力时容易出现。后者表现为患侧上肢运动不灵活、麻木、乏力、发冷，桡动脉搏动减弱或消失，血压较健侧低 2.67kPa（20mmHg）以上。多数患者在锁骨上窝闻及血管杂音。

临床上有的患者虽具有上述病理改变，但不发生明显的椎动脉血流方向逆转，可能与健侧椎动脉状况、Willis 环的解剖状态、供应患肢的其他动脉（尤其是甲状颈干和肋颈干）的侧支循环状况及是否存在其他颅外血管疾病等有关。

【束臂试验】

束臂试验的方法及其机制，用止血带完全阻断肱动脉血供或用血压计袖带加压充气至高于收缩压后，嘱患者可疑病变侧上肢反复用力握拳屈肘持续 3～5min，然后松开止血带或迅速放气减压。在整个试验过程中，连续观察同侧椎动脉血流频谱的变化。当松开止血带和迅速放气减压时，上肢动脉血流压力突然下降，若锁骨下动脉近心段或头臂干存在狭窄，此时，其狭窄远端的锁骨下动脉血流压力可足够低，以致低于同侧椎动脉血流压力，从而引起椎动脉血液部分或全部逆流（图14-4-1，图14-4-2）。正常人束臂试验前后同侧椎动脉血流方向和多普勒频谱无明显变化。

椎动脉反向血流是诊断锁骨下动脉盗血综合征的重要依据。有时椎动脉反向血流仅在束臂试验时才出现。束臂试验可使椎动脉部分反向血流转为完全性反向血流，使本病的诊断变得更容易。

（二）超声表现

1. 病因与超声表现

（1）如为头臂干或锁骨下动脉于椎动脉发出前狭窄或闭塞（图14-4-3）所导致的同侧锁骨下动脉盗血综合征，超声可显示相应血管狭窄或闭塞的表现。需要注意，盗血可抑制狭窄处射流，从而导致其血流速度与狭窄程度不成正比。

（2）如为主动脉缩窄或主动脉弓离断所致，依据其发生阻塞的部位不同而引起左侧、右侧或双侧锁骨下动脉盗血综合征。

（3）上肢较大动静脉瘘可以引起同侧锁骨下动脉盗血综合征，其声像图表现参考本章第五节相关内容。上肢前臂人工桡动脉-头静脉瘘一般不会引起本病。

2. 椎动脉血流改变

（1）患侧椎动脉血流频谱随病变程度加重而变化：病变较轻者表现为收缩早期血流频谱上升过程中突然下降形成切迹，第一波峰上升陡直，第二波峰圆钝（图14-4-4）；随着盗血加重，血流动力学改变更显著，表现为收缩期切迹加深，第二波峰逐渐减小，渐渐地该切迹抵达基线，并进而转变为反向血流；病变严重者整个心动周期血流方向逆转。

（2）患侧椎动脉血流频谱分型：目前一般将患侧椎动脉血流频谱形态改变分为4型（图14-4-4）。

Ⅰ型：收缩期切迹最低流速大于舒张末期流速。

Ⅱ型：收缩期切迹最低流速低于舒张末期流速，但未逆转越过基线。

Ⅲ型：收缩期血流逆转越过基线，但舒张期血流仍为正向。

Ⅳ型：整个心动周期血流方向逆转。

Ⅰ～Ⅲ型称为部分性盗血，常由锁骨下动脉近心段或头臂干狭窄所致。Ⅳ型又称为完全性盗血，常由锁骨下动脉近心段或头臂干闭塞所致。一般认为，锁骨下动脉狭窄程度在50%以上才会引起椎动脉频谱的变化，随着动脉狭窄程度的加重，椎动脉波形改变亦向更高分型发展。需要注意的是，Ⅰ型可见于部分正常人，且双侧椎动脉表现相似。束臂试验常常导致盗血程度加重从而使椎动脉波形改变向更高分型发展，如果受检者束臂试验后椎动脉频谱从Ⅰ型转为Ⅱ型或Ⅲ型，则是病理性的。

（3）健侧椎动脉流速代偿性升高。

3. 上肢动脉血流改变 由于头臂干或锁骨下动脉近心段狭窄或闭塞，尽管同侧椎动脉血液逆流入锁骨下动脉供给上肢动脉，但患侧锁骨下动脉远心段及上肢其他动脉均表现为流速减低、舒张期反向血流消失等狭窄下游频谱改变（图14-4-5）。必须注意，有的锁骨下动脉盗血综合征患者的患侧上肢动脉仍可见反向波，可能是由于近端动脉狭窄程度不严重所致。对比双侧上肢动脉相同位置动脉频谱有助于对锁骨下动脉或头臂干狭窄度诊断，双侧远端血管（如肱动脉下段）峰值流速差

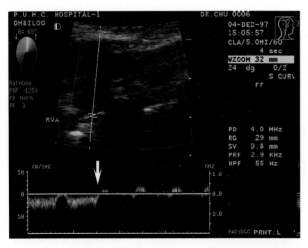

图14-4-1 **锁骨下动脉盗血综合征患者束臂试验对患侧椎动脉血流的影响（一）**

注：箭头左侧为束臂试验前血流频谱，可见收缩期切迹（基线上方），无明显逆流；箭头右侧为束臂试验后血流频谱，收缩期出现逆流

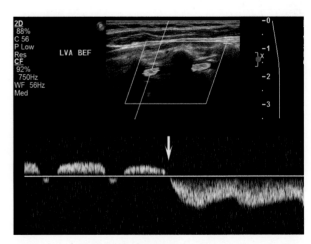

图14-4-2 **锁骨下动脉盗血综合征患者束臂试验对患侧椎动脉血流的影响（二）**

注：箭头左侧为束臂试验前血流频谱，收缩期血流逆转（基线下方）；箭头右侧为束臂试验后血流频谱，收缩期及舒张期血流均逆转

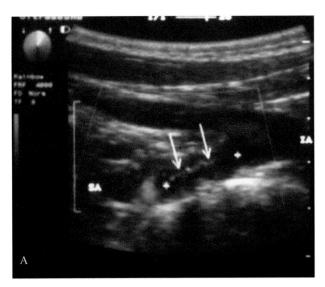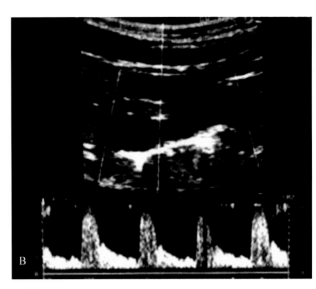

图 14-4-3　右锁骨下动脉盗血综合征（锁骨下动脉近心段狭窄所致）

注：A. 右锁骨下动脉近心段血流束明显变细（箭头所指）；IA. 头臂干；B. 狭窄处峰值流速达 385cm/s

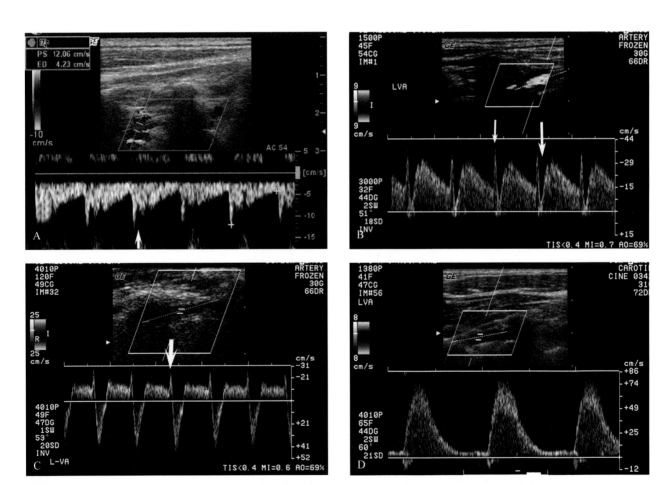

图 14-4-4　锁骨下动脉盗血综合征患侧椎动脉血流频谱分型

注：A. Ⅰ型，收缩期切迹最低流速（箭头）大于舒张末期流速；B. Ⅱ型，在收缩期顶峰处（小箭头）开始逆流形成较深的收缩期切迹（大箭头），其最低流速低于舒张末期流速；C. Ⅲ型，箭头指向收缩期频谱最高峰，收缩期血流逆转越过基线，舒张期血流仍为正向；D. Ⅳ型，整个心动周期血流方向逆转，均位于基线上方

异达 50% 以上，可提示流速减低侧近端血管存在狭窄。

（三）鉴别诊断

1. 锁骨下动脉盗血综合征与锁骨下动脉、椎动脉开口后狭窄相鉴别　前者为锁骨下动脉、椎动脉开口前狭窄或头臂干狭窄，并可引起同侧椎动脉逆流，健侧椎动脉流速代偿性升高（图 14-4-6），而后者锁骨下动脉狭窄部位位于椎动脉开口远端，不管狭窄程度多么严重，都不引起椎动脉逆流。

2. 锁骨下动脉盗血综合征与胸廓出口综合征累及锁骨下动脉相鉴别　后者在上肢过度外展的情况下，锁骨下动脉压迫处峰值流速大于或等于自然状态下的 2 倍或管腔内无血流信号；也可同时合并同侧锁骨下静脉内无血流信号，或波形失去随心脏搏动及呼吸而改变的现象。

3. 右锁骨下动脉起始部与右颈总动脉起始部或头臂干狭窄相鉴别　由于头臂干分出右颈总动脉和右锁骨下动脉，其分叉处可位于胸骨后，难以探查，如不注意，可将病变定位错误。若同时在右颈总动脉和右锁骨下动脉内探及射流和紊乱血流，则一般是头臂干狭窄（图 14-4-7）；若上肢动脉呈现狭窄下游血流改变，同时发现同侧椎动脉逆向血流，而右颈总动脉血流正常，则是右锁骨下动脉起始段狭窄；右颈总动脉狭窄不影响右锁骨下动脉血流。

4. 锁骨下动脉盗血综合征与椎动脉循环阻力增大出现反向波相鉴别　前者部分盗血表现为椎动脉收缩期出现逆流，完全性盗血可表现为收缩期和舒张期均出现反向血流；而后者是由于椎动脉血液循环阻力增大所致，反向波出现在舒张早期，而且持续时间很短（图 14-4-8）。

二、四肢动脉硬化闭塞症

在四肢动脉疾病中，动脉狭窄、闭塞性病变绝大部分都是由四肢动脉硬化闭塞症所致。该病是一种全身性疾病，好发于大、中动脉。发病年龄多在 50 岁以上，男性多于女性。

（一）病因病理及临床表现

发病原因和机制尚不完全清楚，脂质代谢紊乱与本病发展有密切关系。主要病理变化是动脉内膜出现粥样硬化斑块，中层组织变性或钙化，腔内可继发血栓形成，最后导致动脉失去弹性，管壁增厚变硬，管腔狭窄甚至闭塞。本病可导致四肢的供血障碍，临床表现的轻重与病变进展的速度、侧支循环的情况密切相关，常见症状为肢体发冷、麻木、疼痛、间歇性跛行，以及趾或足发生溃疡或坏疽。

（二）超声表现

1. 灰阶超声　动脉内膜增厚、毛糙，动脉内壁可见大小不等、形态各异的强回声斑块（图 14-4-9），部分后方伴声影。有时管腔内见低回声血栓。

2. 彩色多普勒　可见管腔内血流束变细，狭窄处和靠近其下游呈现杂色血流信号（图 14-4-10）。若为闭塞，则管腔内无血流信号。狭窄或闭塞的动脉远端可见侧支血管供血，汇入处流速常较高，色彩明亮甚至可出现混叠。狭窄或闭塞病变常呈节段性，好发于动脉分叉处及主干弯曲区域。

3. 频谱多普勒　狭窄处流速加快，频带增宽，舒张期反向波流速降低或消失（图 14-4-10）。闭塞段动脉管腔内不能引出多普勒频谱。狭窄或闭塞远端动脉内为低速低阻血流，频谱圆钝，收缩期加速时间延长，加速度减小，反向波消失。在侧支血管注入狭窄或闭塞段的远心端血管处，可探及高速血流信号。

（三）狭窄程度判断

上肢动脉硬化闭塞症远比下肢动脉发病率低。有关锁骨下动脉狭窄已在锁骨下动脉盗血综合征部分介绍。这里主要介绍下肢动脉狭窄程度的判断。单凭彩色血流成像对下肢动脉狭窄程度的判断不太可靠。多数研究者倾向于依据脉冲多普勒频谱变化的特点来判断动脉狭窄的程度。下肢动脉狭窄分级的流速判断标准见表 14-4-1。

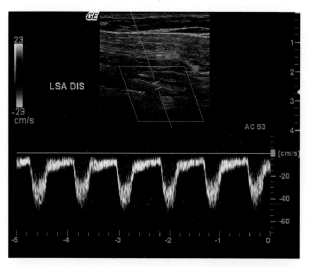

图 14-4-5　**锁骨下动脉盗血综合征（锁骨下动脉远心段血流频谱改变）**

注：锁骨下动脉近端狭窄患者，其远心段血流为低速低阻型

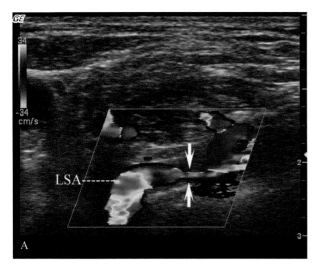

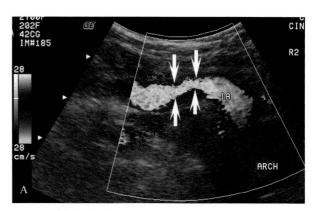

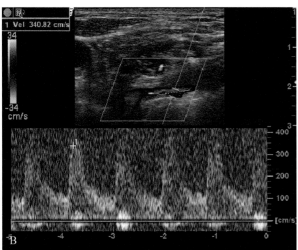

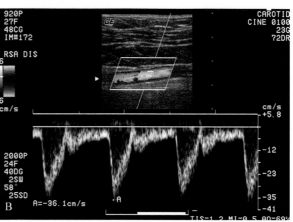

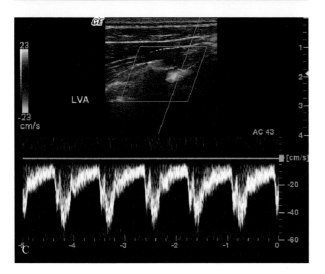

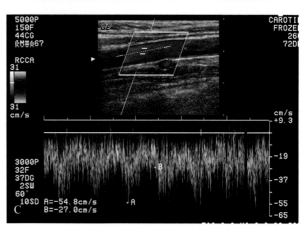

图 14-4-7　右锁骨下动脉盗血综合征（头臂干狭窄所致）

注：A. 箭头所指为头臂干（IA）狭窄段；ARCH. 主动脉弓；
B. 同侧锁骨下动脉远心段血流呈狭窄下游改变（低速低阻型）；
C. 同侧颈总动脉血流也为狭窄下游改变（低速低阻型）

图 14-4-6　椎动脉开口后锁骨下动脉狭窄

注：A. 箭头所指为左锁骨下动脉（LSA）中段狭窄处，血流
束变细；B. 狭窄处 PSV=341cm/s；C. 同侧椎动脉血流频谱基
本正常，未见明显反向血流

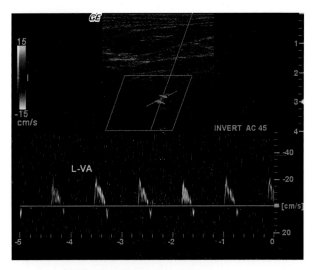

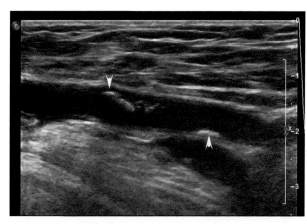

图 14-4-9　股浅动脉粥样硬化斑块（箭头）

图 14-4-8　椎动脉血液循环阻力增大

注：椎动脉舒张早期反向血流（基线下方）

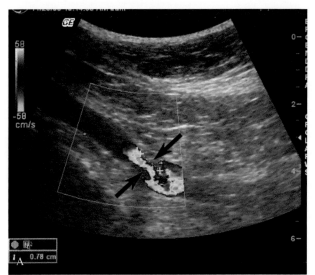

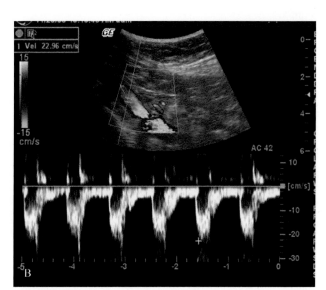

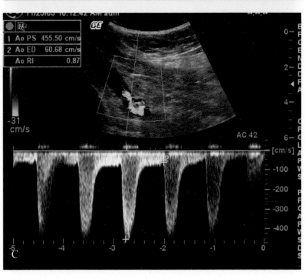

图 14-4-10　髂外动脉狭窄

注：A. 箭头所指处为狭窄段血流束明显变细，狭窄段及其下游血流表现为杂色血流信号；B. 狭窄上端正常髂动脉峰值流速为 23cm/s；C. 狭窄处频谱反向波消失，峰值流速为 456cm/s，峰值流速比值为 20

表 14-4-1　下肢动脉狭窄分级的流速判断标准

狭窄程度 (%)	峰值流速 (m/s)	峰值流速比△
正常	< 1.5	< 1.5
0 ~ 49	1.5 ~ 2.0	1.5 ~ 2
50 ~ 74	2.0 ~ 4.0	2 ~ 4
75 ~ 99	> 4.0	> 4
闭塞	—	—

注：△狭窄处峰值流速与靠近其上端 1 ~ 2cm 处正常动脉的峰值流速之比

（四）鉴别诊断

1．四肢动脉硬化闭塞症与多发性大动脉炎相鉴别　前者老年人多见，累及四肢大、中型动脉的中层和内膜，多处管壁可见钙化斑块；而后者青年女性多见，主要侵犯主动脉及其分支的起始部，很少累及髂、股动脉。大动脉炎早期是动脉周围炎及动脉外膜炎，以后向血管中层及内膜发展，后期表现为整个管壁弥漫性增厚，但很少出现管壁的钙化斑块。另外，病变活动期有低热和红细胞沉降率增高等表现。

2．四肢动脉硬化闭塞症与血栓闭塞性脉管炎相鉴别　血栓闭塞性脉管炎是一种发展缓慢的动脉和静脉节段性炎症病变，其与四肢动脉硬化闭塞症的鉴别见表 14-4-2。

（五）检查注意事项

1．除了壁滤波、彩色速度范围等可影响管腔内血流信号的显示以外，探头频率选择不当，也可将正常下肢动脉误诊为闭塞，尤其是位置深在的胫、腓动脉，不同部位的检查方法参见本章相关内容。

2．四肢动脉慢性闭塞后血管可变细，结构难以辨认（图 14-4-11），可根据伴随静脉、动脉两端的

连接关系、动脉壁钙化和动脉壁三层结构来帮助确认动脉位置。如股浅动脉闭塞时，应慎防将代偿增粗的股深动脉误认为股浅动脉；应仔细观察股动脉分叉和股动、静脉解剖关系有助于辨认闭塞的股浅动脉（图 14-4-12）；另外，其下游腘、胫、腓动脉应具有相应的狭窄下游血流频谱改变。

3．当下肢动脉存在多处狭窄、狭窄后形成丰富侧支循环或极重度狭窄时，狭窄处峰值流速与狭窄程度可不成正比。此时结合形态学指标方能较好地判断其狭窄程度。

4．一般来说，下肢动脉狭窄程度 >50% 时，其远端动脉血流反向波消失。但有的患者下肢动脉存在明显狭窄，其狭窄远端血流仍存在反向波，可能为丰富的侧支循环所致。所以，远端动脉为类似正常波形（如有反向波）时，并不能完全排除其上端动脉狭窄，检查时应观察动脉全程，不能仅根据动脉两端的情况进行诊断。

5．动脉管腔因继发血栓而闭塞时，灰阶图像可因血栓回声过低而不能辨识，此时管壁结构显示良好，如不进行彩色多普勒检查，可能误诊为管腔通畅，因此应对动脉全程进行彩色多普勒检查。

三、四肢动脉栓塞

动脉栓塞是指源于心脏或近心端动脉壁的血栓或动脉硬化斑块脱落或外源性栓子进入动脉，被血流冲向远侧，造成远端动脉管腔堵塞，导致器官、组织缺血的病理过程。由于四肢动脉栓塞直接关系着肢体的存活，故本病的诊断和治疗必须及时而有效。通常采用的有效治疗方法为取栓术。超声可以明确栓子的部位，了解栓子的形态、大小以及有无继发血栓形成，

表 14-4-2　四肢动脉硬化闭塞症与血栓闭塞性脉管炎的鉴别要点

项目	四肢动脉硬化闭塞症	血栓闭塞性脉管炎
发病年龄	老年人多见	青壮年多见
血栓性浅静脉炎	无	发病早期或过程中常有
冠心病	常伴有	无
血脂	常升高	多数不升高
受累血管	大、中动脉	中、小动静脉
其他部位动脉硬化	常有	无
管壁钙化斑块	病变后期常有	无
管壁表现	内、中膜增厚	全层增厚、外膜模糊
管腔情况	广泛不规则狭窄和节段性闭塞，硬化动脉常扩张、扭曲	节段性狭窄或闭塞，病变上、下段血管内壁平整

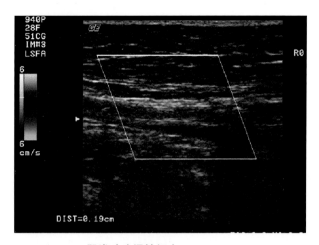

图 14-4-11　股浅动脉慢性闭塞

注：原股浅动脉变细（0.19cm），管壁结构难以辨认

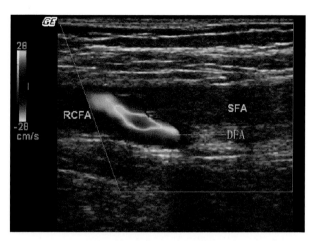

图 14-4-12　**股浅动脉血栓形成并闭塞**

注：根据股动脉分叉处动脉的连接关系有助于判断股浅动脉闭塞；RCFA. 左侧股总动脉；SFA. 股浅动脉；DFA. 股深动脉

为手术取栓提供重要依据。

（一）病因病理及临床表现

四肢动脉栓塞占所有动脉栓塞的 70%~80%，下肢动脉栓塞 5 倍于上肢动脉栓塞。急性动脉栓塞易发生于动脉分叉部，股动脉分叉最常见，腘动脉分叉处次之。上肢动脉的发病顺序为肱动脉、腋动脉和锁骨下动脉。脱落的栓子引起动脉阻塞而产生肢体急性缺血性疼痛和坏死。栓塞后引起动脉痉挛、动脉退行性变以及继发血栓形成等改变。

急性动脉栓塞的临床表现很大程度上取决于动脉栓塞的部位、局部侧支循环的情况。其典型临床表现为无脉、苍白、疼痛、肢体发冷、感觉障碍和运动障碍。正常肢端脉搏突然消失提示急性动脉栓塞而非动脉硬化基础上急性血栓形成。

（二）超声表现

1. 栓塞处动脉的回声取决于脱落的栓子、有无继发血栓形成及动脉原有病变等。多数脱落的栓子呈中强回声，若合并血栓形成，则在栓子周围可探及低回声（图 14-4-13）。栓塞处动脉搏动减弱或消失。

2. 若为不完全栓塞，则栓子与动脉壁之间可探及高速血流信号，靠近栓子的远端呈杂色血流信号，远离栓子的远端动脉血流反向波消失，流速明显减低。若栓塞严重导致管腔完全闭塞时，栓塞处管腔内无明显血流信号，远端管腔内血流信号微弱或消失。

3. 栓塞的动脉周围无明显侧支血管。

（三）鉴别诊断

本病应与四肢动脉血栓形成进行鉴别。后者是在原有动脉病变（如动脉硬化、动脉炎、动脉瘤等）基础上发展而来，故超声除显示动脉血栓外，还可发现动脉的原有病变；另外，以前有慢性肢体缺血的症状，

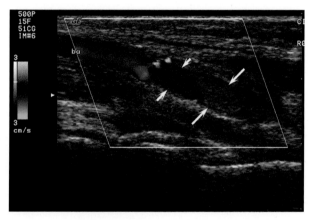

图 14-4-13　**肱动脉栓塞**

注：长箭头指向栓子，呈中强回声；短箭头指向血栓

如肢体麻木、发凉、间歇性跛行等，起病也不如动脉栓塞急骤。

四、四肢动脉瘤

四肢动脉瘤包括真性动脉瘤、假性动脉瘤和夹层动脉瘤。动脉瘤可发生于股动脉、腘动脉、髂动脉、锁骨下动脉、腋动脉等部位。其中以股动脉和腘动脉为好发部位。四肢动脉瘤常为单发，但也可发于双侧肢体或同时伴有其他部位（如主动脉等）的动脉瘤。超声不仅能够发现动脉瘤，还可同时评价动脉瘤累及的分支及远端动脉栓塞的情况。对于假性动脉瘤，如果彩超能够判断来源动脉和瘤体结构，术前不必进行血管造影检查。

（一）病因病理及临床表现

发病原因主要为外伤性，其次为动脉粥样硬化、医源性吻合口动脉瘤及感染性等。真性动脉瘤常由动

脉粥样硬化引起，局部管壁呈梭形或囊状突出，动脉瘤的瘤壁为动脉壁。假性动脉瘤常由外伤或感染导致，局部动脉壁破裂，在周围软组织内形成局限性血肿，瘤内血流通过破裂口与动脉相通，瘤壁为周围的纤维组织而非血管壁。夹层动脉瘤是由于动脉内膜层破裂，血液流入内膜破裂口形成的夹层血肿，高血压是常见病因。

动脉瘤最主要的临床症状是出现进行性增大的肿块，多伴有搏动。其次是疼痛，为胀痛或跳痛。肢体远端可出现缺血症状，如间歇性跛行。检查时，在四肢动脉的行径部位可扪及膨胀性搏动性肿块，有时有震颤和收缩期杂音。压迫动脉瘤近侧动脉时，肿块可缩小，搏动、震颤及杂音等均减轻或消失。

（二）超声表现

1．真性动脉瘤

（1）灰阶超声可见病变段动脉呈梭形或囊状膨大的无回声区，瘤壁可显示动脉壁的各层结构，囊壁两端与未扩张的四肢动脉壁相连续（图 14-4-14）。扩张的动脉段外径大于近端或远端正常动脉外径的 50% 以上，可诊断为动脉瘤。动脉瘤大小的测量为瘤体的一侧管壁外缘至对侧管壁外缘，而不是瘤腔的大小。压迫动脉瘤近侧动脉时，瘤体可缩小，瘤体的搏动性也减弱。

（2）瘤壁及身体其他部位动脉可伴有粥样硬化，表现为内膜增厚、毛糙，内壁可见强回声斑块后方伴声影，有的瘤腔内可见附壁血栓，超声表现为瘤壁上低回声或中等回声。

（3）彩色多普勒或频谱多普勒于扩张的动脉段内探及紊乱血流信号，紊乱程度与动脉扩张大小成正比，

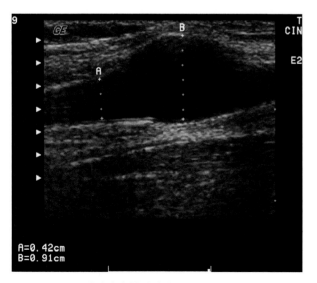

图 14-4-14　**肱动脉真性动脉瘤**

注：肱动脉局限性膨大，膨大最明显处前后径 0.91cm，其上端正常动脉段内径 0.42cm

在明显扩张的动脉瘤中，还可见到涡流。附壁血栓处表现为充盈缺损。

2．假性动脉瘤

（1）灰阶超声：可见动脉旁无回声或混合性回声区，实性部分为附壁血栓，血栓可脱落造成远端动脉栓塞。瘤壁由周围纤维组织构成，缺乏动脉壁的 3 层结构。

（2）彩色多普勒：瘤腔内血流缓慢或呈旋转的血流信号，表现为一半为红色而另一半为蓝色。若能清晰显示瘤颈部或破裂口，可见收缩期血液从来源动脉进入瘤体内，舒张期则瘤体内血液通过瘤颈部返回来源动脉（图 14-4-15）。瘤颈长短不一，可通过观察肿块内血流信号与邻近动脉直接交通的情况判断瘤颈部的位置。有时，假性动脉瘤可压迫来源动脉导致其狭窄，出现相应的血流改变。

（3）频谱多普勒：在破裂口或瘤颈部常能探及特征性频谱，称为"双期双向"征（图 14-4-15），其特点：①双向为同一心动周期的正、反向血流；②双期是指正、反向血流分别持续于整个收缩期和舒张期；③收缩期流速明显高于舒张期流速。这种"双期双向"频谱也可出现于靠近破裂口处的供血动脉（图 14-4-16）。可根据高速血流信号的追踪观察来判断瘤颈部位置，一般流速越高的部位为越接近瘤颈部或破裂口处，并可在该处获得"双期双向"频谱。

（4）压迫瘤体近侧来源动脉：压迫瘤体近侧来源动脉时，瘤体可缩小，瘤体的搏动性也明显减弱，瘤颈部和瘤腔内血液流速减低。

3．夹层动脉瘤

（1）直接征象：受累动脉内膜分离，分离的内膜呈线状回声，将血管分隔成真、假两腔（图 14-4-17）。急性期常见分离的内膜随心动周期不停地摆动，收缩期向真腔摆动；慢性期分离的内膜较固定。仔细寻找可探及分离内膜的破裂口，破裂口处血流紊乱，流速明显升高（图 14-4-18）。上端动脉内膜破裂口为夹层血流的入口，而下端动脉内膜破裂口为夹层血流的出口。

动脉内膜分离是本病最确切的诊断依据。依据动脉壁缺少内膜层可间接推断存在内膜分离，但位置深在的动脉不易清晰显示动脉壁的 3 层结构，故一般根据管腔内分离的内膜而不是动脉壁缺少内膜层来诊断本病。

（2）间接征象

①管腔内血流分隔现象：这是指在彩色血流成像上同一条动脉管腔内血流（实为真腔与假腔内血流）被剥离的内膜和血栓隔开，同一条动脉同一水平存在

两种不同性质的血流，分别代表真、假腔血流，多普勒频谱可显示真、假腔血流的不同血流动力学表现（图14-4-19）。当分离的内膜无远端破裂口时，则无此现象。如果病变较轻，真腔血流表现正常或轻度紊乱。病变严重时，假腔内较多血流通过和较大范围血栓导致真腔狭窄甚至完全闭塞：

②夹层段动脉扩张：假腔的外侧动脉壁无内膜层回声，当假腔内有血栓形成时，内部有实性回声，内膜贴附于血栓表面。

③真腔狭窄：收缩期假腔膨胀挤压真腔或假腔内大量血栓形成均可导致真腔狭窄，频谱显示真腔内收缩期流速增高。

（3）超声检查注意事项：为了清晰显示和正确辨认分离的内膜，应注意以下方面：①由于内膜菲薄呈线状，回声较弱，故应适当提高黑白增益并尽量使声束与分离的内膜垂直；②当假腔内充满大量血栓致使真腔狭窄时，分离的内膜与对侧壁相隔很近，内膜贴附于血栓表面，需与真性动脉瘤伴血栓形成鉴别，若不仔细观察，可引起误诊；③当分离的内膜无破裂口时，往往假腔内充满血栓而无血流信号，可误诊为真性动脉瘤；④当夹层动脉瘤破裂形成假性动脉瘤时，会给超声检查带来困难。

（三）鉴别诊断

1. **真性动脉瘤和假性动脉瘤相鉴别** 两者均表现为搏动性肿块，可触及震颤并闻及杂音，临床上可对两者引起混淆，但彩色多普勒超声对两者的鉴别很有帮助（表14-4-3）。

2. **假性动脉瘤应与位于动脉上的肿瘤或紧贴动脉壁的脓肿、血肿及肿瘤相鉴别** 前者为囊性或囊实性肿物，内可见涡流，血流与动脉相通；而后者为实性或囊实性肿物，内部无血流信号或具有肿瘤的血供。彩超对两者很容易鉴别。

五、四肢动脉假性动脉瘤的超声引导下治疗

近年来，随着动脉穿刺和介入性诊断治疗技术的广泛开展及围术期抗凝药的应用，使医源性假性动脉瘤的发生率显著增加。在诊断和治疗性的动脉穿刺中，动脉假性动脉瘤发生率为1%～7%。由于假性动脉瘤一般不能自愈，并可发生压迫、栓塞或自行破裂，因此，宜早期确诊并采取适当的治疗措施。目前对假性动脉

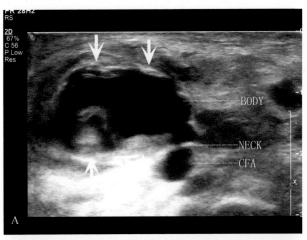

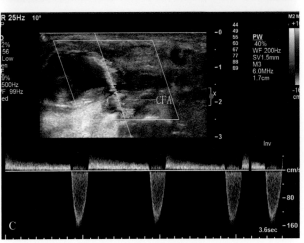

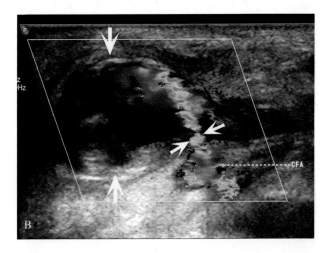

图 14-4-15 股总动脉（CFA）假性动脉瘤

注：A. 箭头指向瘤体，NECK 为瘤颈部；B. 纵向箭头指向瘤体，其余箭头指向瘤颈部；C. 瘤颈部典型的"双期双向"频谱，基线上方为舒张期的低速血流，基线下方为收缩期的高速血流

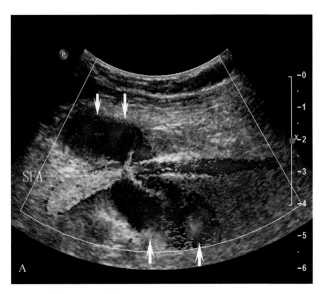

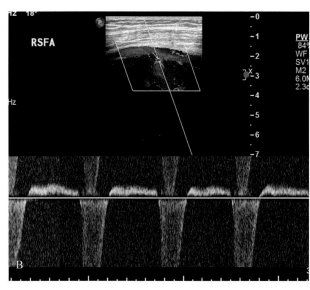

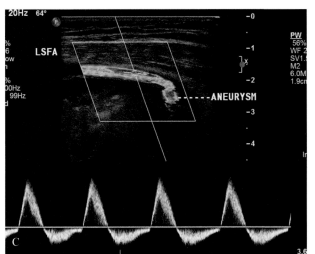

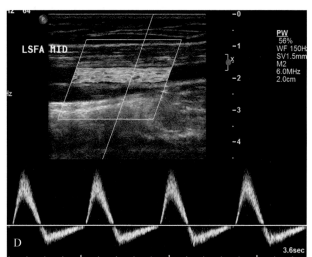

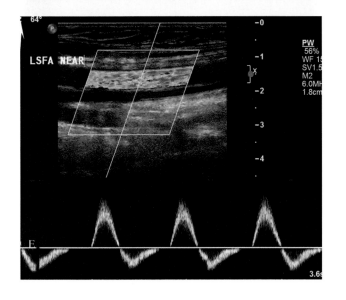

图 14-4-16　股浅动脉多发假性动脉瘤

注：A.箭头指向发生于股浅动脉（SFA）的两个假性动脉瘤；B.其中一个假性动脉瘤破裂口处的"双期双向"征；C,D.破裂口位于股浅动脉远端，靠近破裂口处的假性动脉瘤的供血动脉（股浅动脉）探及"双期双向"征（C），同侧股浅动脉中段仍可见"双期双向"征（D）；E.同侧股浅动脉近段未能探及"双期双向"征，反向血流未持续整个舒张期

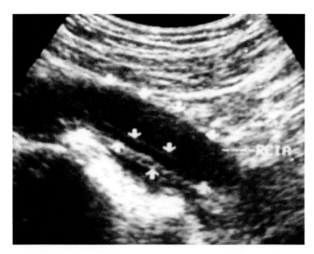

图 14-4-17　**右髂总动脉内膜分离的二维图像**

注：箭头分别指向管壁及分离的内膜

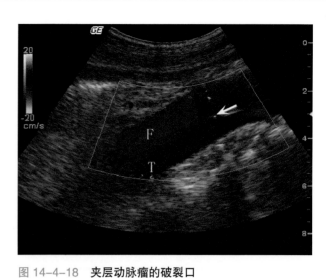

图 14-4-18　**夹层动脉瘤的破裂口**

注：箭头指向分离内膜的破裂口，血流从真腔（T）流向假腔（F）

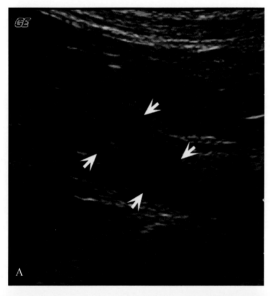

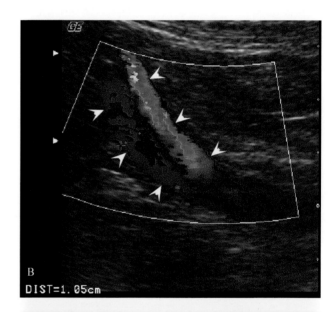

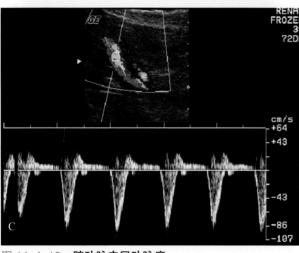

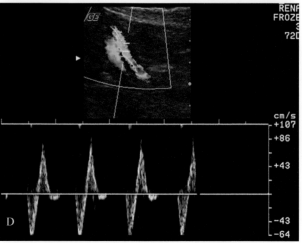

图 14-4-19　**髂动脉夹层动脉瘤**

注：A.箭头所指髂动脉处，灰阶超声管壁结构显示不清，不能分辨分离的内膜；B.在上述切面上行彩色血流成像检查，发现髂动脉似可见血流分隔现象（箭头）；C.假腔内血流频谱；D.真腔内血流频谱，酷似原正常动脉频谱。比较图 C，D，可见真、假腔内血流频谱性质完全不同

表 14-4-3　四肢真性与假性动脉瘤的鉴别要点

项目	真性动脉瘤	假性动脉瘤
病因	动脉硬化，感染	多为外伤
肿块部位	沿动脉纵向分布	位于动脉的一侧或前后
瘤壁结构	可分辨动脉壁 3 层结构	无动脉壁 3 层结构
瘤壁钙化斑	常有	无
瘤壁破裂口	无	有
进、出口	进、出口分开	同一通道
"双期双向征"	无	有

瘤的主要治疗方法为超声引导下压迫治疗法（UGCR）、超声引导下凝血酶注射法（UGTI）及外科手术。

（一）超声引导下压迫治疗法

超声引导下假性动脉瘤压迫法的成功率约为 85%。操作时将探头置于假性动脉瘤通道中心上，应用彩色多普勒超声监测，保持载瘤动脉的通畅性，探头适度加压直至瘤腔完全闭合或内部无血流信号显示，持续压迫 15 ~ 30min，彩超显示瘤腔及通道无血流后缓慢减压，此时瘤腔内往往可见低回声的疏松血栓，如减压过程中瘤颈再次显示血流，可重复前述过程。压迫成功后保持患肢伸直，病变处加压包扎 6h。

超声引导下压迫治疗法是一种安全、有效的治疗医源性假性动脉瘤的方法，成功率较高，其操作简单，费用低廉，并发症少。影响压迫治疗效果的主要因素有以下几种。①动脉破口大小：1cm 以上的破口使用压迫治疗法难以成功。②病程长短：病程超过 1 个月的患者由于异常通道和瘤腔因内皮细胞覆盖不易形成血栓。③抗凝血药物的使用：导管术后采用全身抗凝治疗的患者或冠心病患者长期使用抗血小板及抗凝药物，使压迫时间延长，影响治疗效果。④患者对疼痛敏感程度：部分患者无法忍受对腹股沟部长时间压迫带来的不适和疼痛，缩短了治疗时间，降低治疗效果。⑤操作者体力：操作者长时间持续用力，体力消耗过大，难以保持恒定压力。⑥假性动脉瘤的位置：锁骨下动脉假性动脉瘤或股动脉假性动脉瘤突入腹股沟韧带以上，由于后方无骨组织，压迫时不易成功。如果瘤体和动脉壁紧贴、瘤腔位置过深、多个瘤腔等情况也不易压迫成功。⑦瘤颈部流速：瘤颈部最大血流速度超过 150cm/s，治疗效果差；一般应选择瘤颈部血流速度低于 100cm/s 的病例进行压迫治疗。

（二）超声引导下凝血酶注射法

超声引导下凝血酶注射法操作方法：用超声探头短暂阻断假性动脉瘤颈部血流，在超声引导下徒手进针，针尖尽量远离瘤颈部，当针尖清晰地显示于瘤腔内时，注入少量生理盐水，以进一步明确针尖位置，之后注入凝血酶直至瘤口完全闭合。彩色多普勒显示瘤腔内与瘤颈部彩色血流信号消失为治疗成功。少量残余分流可用超声引导压迫治疗法短暂按压瘤颈处 2 ~ 5min，解除压迫再次检测，直至瘤口完全闭合。术后患者应伸直患肢，加压包扎 6h，监测患者血压及全身情况。

超声引导下凝血酶注射法操作省时简便、临床效果可靠、并发症少、复发率低、患者痛苦少，不受患者是否应用抗凝治疗的影响，治愈率高达 96% 以上，明显高于单纯压迫治疗法。操作时应注意以下方面：①用超声探头短暂阻断假性动脉瘤颈部血流后再向瘤内注射凝血酶，可在瘤腔内短期形成完全的血栓，且微小血栓及凝血酶不易随瘤颈部血流进入远端动脉。②注射位置应尽量远离颈部或在瘤腔边缘血流缓慢处。③正确选择凝血酶的浓度与用量，注射浓度与用量的选择与瘤体大小和是否正在进行抗凝治疗有关。对瘤体较大或正在应用抗凝药的患者均应适当增加凝血酶浓度与用量。④瘤颈部大于 1cm 的假性动脉瘤注入凝血酶后可能引起动脉栓塞，不宜进行 UGTI，应该手术治疗。⑤上肢动脉（尤其是肱动脉）的假性动脉瘤往往由于位置深、血管内径小、瘤体与血管距离近、不易判断来源等因素增加治疗难度，需要精确定位才能避免远端动脉栓塞等严重并发症的发生。

六、四肢动脉狭窄或闭塞手术和介入治疗的彩超监测

四肢动脉狭窄或闭塞的介入和手术治疗方法包括经皮腔内血管扩张术、动脉支架置入术、介入溶栓、内膜剥脱术和动脉旁路移植术等。彩超是对四肢动脉疾病手术或介入治疗后进行监测的最常用和最普及的手段之一。

（一）经皮腔内血管扩张术

文献报道，经皮腔内血管扩张术用于治疗股、腘动脉狭窄的成功率大于90%，治疗股、腘动脉闭塞的成功率大于80%。扩张局部血管可出现夹层、假性动脉瘤。该方法面临的最大问题是再狭窄，其常见的原因为血管内膜增生、血栓形成和弹性回缩。彩超可用于监测手术并发症，判断再狭窄的原因、部位、范围和程度。

（二）动脉支架置入术

根据靶动脉的部位、管腔直径、纡曲程度，以及病变性质和长度等选择不同类型的支架。支架再狭窄或闭塞的原因包括血管内膜增生、支架回缩和血栓形成等。Tetteroo等报道，髂动脉支架2年开放率为71%。彩超可用于观察支架形态及其血流通畅情况（图14-4-20，图14-4-21，图14-4-27），及时发现支架狭窄以及判断其狭窄的程度和原因（图14-4-22，图14-4-23）。

（三）内膜剥脱术

内膜剥脱术是将动脉内膜及斑块剥脱切除，保持自身原来的管腔，而且，不会破坏动脉分支和侧支循环。主要用于较短的动脉狭窄或闭塞的治疗，如用于治疗颈内动脉起始段的狭窄。如果手术成功，彩超可发现手术处管壁无内膜，管腔内斑块已被切除，血流通畅，无明显狭窄。

（四）动脉旁路移植术

可使用自体静脉或人工血管。

1. 常用手术方法

（1）颈总动脉与锁骨下动脉旁路移植术：对于锁骨下动脉近段狭窄或闭塞所致的锁骨下动脉盗血综合征患者，在颈总动脉与锁骨下动脉远段架起一条人工血管，能够恢复椎动脉和上肢血管的正常血供（图14-4-24）。

（2）主-髂（股）动脉旁路移植术：主要适用于腹主动脉分叉部及髂总动脉闭塞者。

（3）解剖外腋-双股动脉旁路移植术：腹主动脉或双髂动脉闭塞，远端流出道良好时，可采用主-双髂或双股动脉旁路移植术和解剖外腋-双股动脉旁路移植术，后者是采用解剖外旁路移植术，手术径路不需经腹，适合于全身状况较差者。

（4）股-腘动脉旁路移植术：包括股-腘动脉自体大隐静脉旁路移植术（原位大隐静脉旁路移植术、倒置大隐静脉旁路移植术）和股-腘动脉人工血管旁路移植术。适合于股浅动脉长段狭窄或闭塞，其流入道和流出道动脉基本通畅。

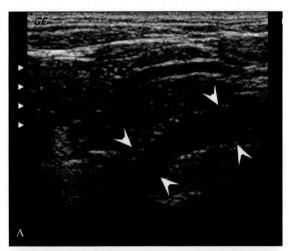

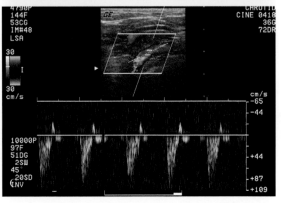

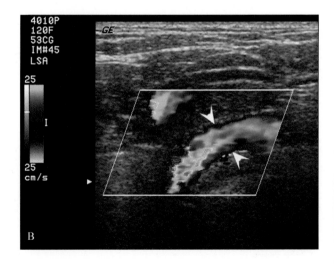

图 14-4-20　左锁骨下动脉正常支架

注：A. 箭头指向支架壁；B. 箭头指向支架内血流通畅；C. 支架内血流频谱为正常的三相波形

（1）原位大隐静脉旁路移植术：这种旁路移植手术是采用自身大隐静脉作为手术材料。大隐静脉仍保留在体内，不用从体内取出，其走向也不加改变（图14-4-25）。由于静脉内瓣膜走向与术后血流方向正好相反，因此，必须将静脉内所有瓣膜清除，以确保术后动脉血流在大隐静脉内不会受到瓣膜的截流。此外，必须将大隐静脉的分支进行结扎，以防止动静脉瘘形成。

（2）倒置大隐静脉旁路移植术：与原位大隐静脉旁路移植术不同的是，所需大隐静脉要从体内取出，并结扎分支，然后再植入体内。由于瓣膜走向与术后血流方向一致，因此，不会因瓣膜存在引起严重的血流阻滞。但是，有些外科医师仍会选择将静脉瓣膜清除。其缺点是，大隐静脉从体内游离后，血管本身营养结构受到破坏；大隐静脉倒置后与近端动脉吻合的口径不匹配。

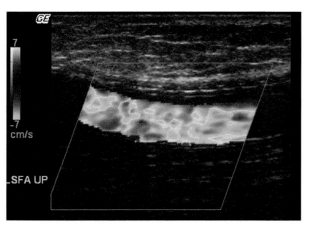

图 14-4-21　左股浅动脉上段正常支架

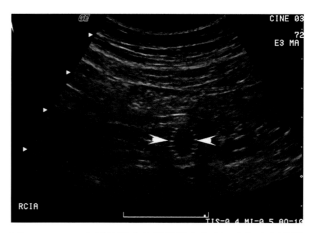

图 14-4-22　左髂动脉支架灰阶超声表现，支架内血流通畅

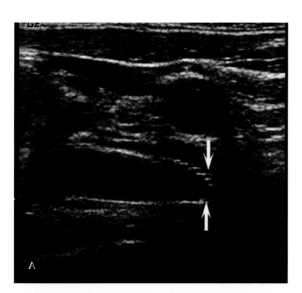

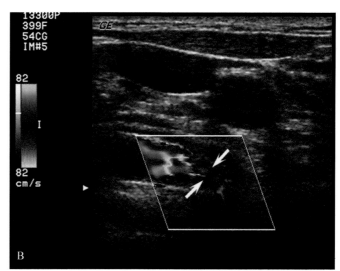

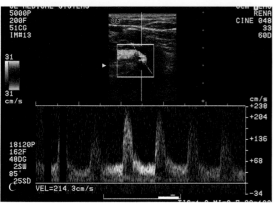

图 14-4-23　右锁骨下动脉支架狭窄

注：A. 箭头指向近端支架回缩而致管腔狭窄；B. 箭头指向近端支架内血流束明显变细且血流紊乱；C. 狭窄处流速明显加快达214cm/s

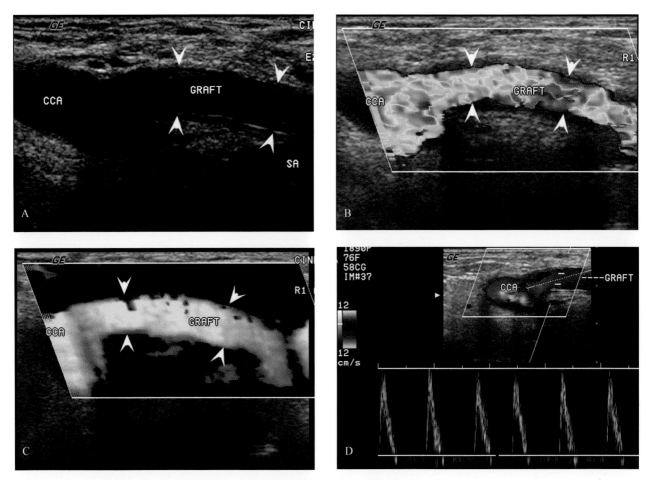

图 14-4-24　左侧锁骨下动脉盗血综合征（颈总动脉与锁骨下动脉旁路移植术）

注：A. 左颈总动脉（CCA）与锁骨下动脉远心端（SA）之间见一架桥血管（GRAFT）（箭头）；B. 彩色血流成像显示架桥血管血流通畅（箭头）；C. 能量多普勒显像显示架桥血管血流通畅（箭头）；D. 架桥血管频谱类似正常上肢动脉血流频谱

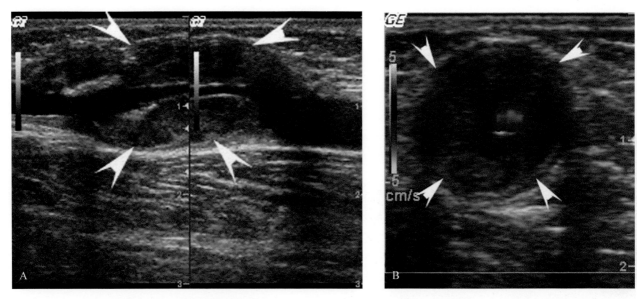

图 14-4-25　股－腘动脉原位大隐静脉旁路移植术

注：A. 箭头所指瓣膜窦处血栓形成致使管腔狭窄；B. 横切瓣膜窦处见环形血栓（箭头），管腔血流束明显变细

（3）股-腘动脉人工血管旁路移植术：人工血管周围有时会加上支撑环以抵抗外力的压迫。声像图上人工血管管壁呈平行线状强回声（图 14-4-26）。

2．**动脉旁路移植手术失败的原因**　旁路移植手术早期失败主要是由于技术上的失误或患者自身血液凝固性过高所致，大约 10% 的失败出现在早期。血管内膜增生是术后两年内旁路移植血管失败的主要原因。逐渐发展的动脉粥样硬化是术后两年以后失败的主要原因。对于究竟采用哪一种血管旁路移植最为有效，目前还有争议。但绝大多数学者认为，自身静脉移植的旁路移植手术要比人工血管具有更高的短期和长期成功率，尤其是对小腿血管的旁路移植，自身静脉具有更明显的优势。

3．**动脉旁路移植手术超声监测方案和注意事项**

（1）了解手术方式和旁路移植血管的种类、长度和内径。

（2）监测时间：对于自身静脉旁路移植的术后监测方案是第 1 年每 3 个月 1 次，第 2 年每 6 个月 1 次，之后每年 1 次。但是，如果患者出现缺血征兆，或者腿部血压明显降低的情况下，尽快进行超声检查。人工血管的生物学特点与自身静脉不同，多数病例的局部栓塞并非渐进性加重的过程，而是突发性的。因此，对于人工血管的移植手术来说，以上监测方案的临床意义没有前者那么重要。

（3）监测部位：具体的监测部位视旁路移植血管的长度而定，一般包括以下几个部位，流入道动脉、近端吻合口、近段旁路移植血管、中段旁路移植血管、远段旁路移植血管、流出道动脉。

（4）注意寻找不正常征象：血流紊乱或狭窄处、瘤样扩张、假性动脉瘤、动静脉瘘、残留的瓣膜、瓣膜窦处的扩张、旁路移植血管周围积液。

（5）监测内容：将灰阶超声、彩色多普勒成像和脉冲多普勒三者结合起来运用。可先用灰阶超声对旁路移植血管的结构进行初步观察，然后用彩色多普勒成像寻找血流异常的部位，最后用脉冲多普勒来观察波形的形态，测量血流速度和阻力指数等，以确定阻塞的程度。

（6）技术条件：①探头频率，大多数旁路移植手术的超声监测采用 5～7.5MHz 的线阵探头。位置较深的旁路移植动脉可以使用 3～3.5MHz 的探头。②声束血流夹角，为了取得精确的血流速度，最好使用固定的多普勒角度进行同一病例的检查，通常将此夹角固定在 60°。也有学者认为，此夹角 < 60° 即可，不必固定在某一角度。③取样容积的大小约为 1.5mm。

4．**旁路移植手术并发症的彩超诊断**

（1）旁路移植血管再狭窄：多发生于吻合口。

①有研究表明，旁路移植血流速度低于 45cm/s 是旁路移植血管失败的重要指征（图 14-4-27），但不能单凭血流速度的绝对值来判断手术的成功与否，还应考虑管径大小的影响。一般人工血管管径常常明显大于正常血管，因此，血流速度相对较低。在实际工作中，亦会遇到管径较大的自身旁路移植静脉，其血流速度也会比较慢。

②峰值流速比值是一项重要的诊断指标，计算方法为血管狭窄处峰值流速除以狭窄前正常段血管峰值流速（图 14-4-28）。目前采用峰值流速比值 ≥ 3 作为内径减少 ≥ 60% 的旁路移植动脉狭窄的诊断标准。当局部狭窄发生在近端吻合口或流出道动脉时，该指标的计算方法有所不同。前者应与旁路移植血管的峰值流速相比，而后者则应与远段自身动脉峰值流速相比。

③波形的改变：如果收缩期频谱上升延迟（加速时间延长）和阻力减低，可以推测阻塞发生在近心段动脉。而如果舒张期血流速度降低而收缩期频谱上升不延迟（加速时间不延长），可以推测阻塞位于远心段动脉。

（2）旁路移植血管闭塞：旁路移植血管内充满低或中强回声，管腔内无明显血流信号（图 14-4-29，图 14-4-30）。

（3）吻合口处的假性动脉瘤、动静脉瘘：参见本章其他小节内容。

（4）血肿：表现为低回声或无回声区，边界清晰，内部无血流信号。

七、其他外周动脉相关手术的超声监测

（一）胸廓内动脉-冠状动脉旁路移植术

冠状动脉旁路移植术是缺血性心脏病的重要治疗手段，胸廓内动脉（又称内乳动脉）解剖位置恒定、

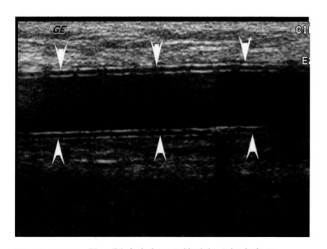

图 14-4-26　股-腘动脉人工血管壁灰阶超声表现

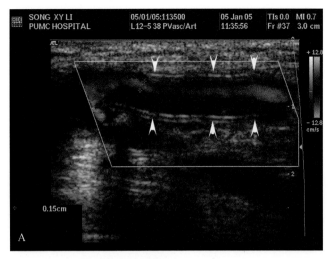
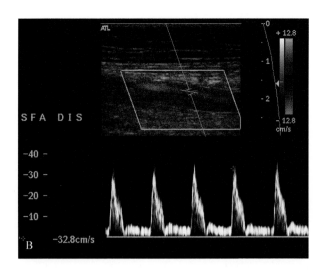

图 14-4-27　架桥股浅动脉狭窄

注：A. 架桥股浅动脉（箭头所指）血流束明显变细，最窄处残留管腔内径为 0.15cm；B. 狭窄段 PSV 减低，仅为 33cm/s

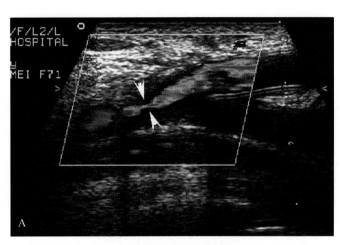
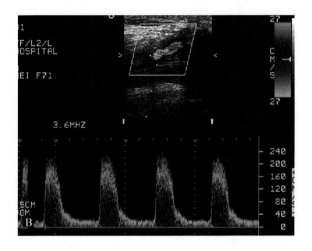

图 14-4-28　旁路移植血管近侧吻合口再狭窄

注：A. 架桥股浅动脉近侧吻合口血流束明显变细（箭头所指）；B. 该处 PSV 加快达 240cm/s，其与狭窄前区正常段血管峰值流速比值为 3.4

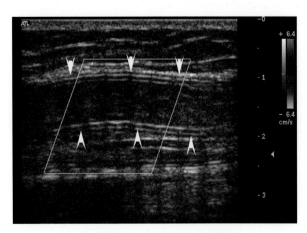
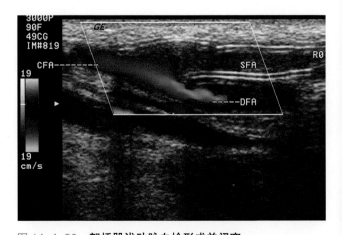

图 14-4-29　架桥股浅动脉血栓形成并闭塞

注：术后 1d 发现架桥动脉（箭头所指）内充满低回声，其内无明显血流信号

图 14-4-30　架桥股浅动脉血栓形成并闭塞

注：架桥股浅动脉（SFA）管腔内无明显血流信号；CFA. 股浅动脉；DFA. 股深动脉

术后长期通畅性好，目前冠状动脉前降支病变多采用左侧胸廓内动脉与之端侧吻合进行冠状动脉旁路移植。超声可以提供胸廓内动脉的形态学信息，并了解血管功能，为术前准备及术后随访评估提供有用信息，是冠状动脉旁路移植术前筛选桥血管及术后评价血管通畅性的首选而可靠的方法。

1. 解剖概况　胸廓内动脉多数（90%以上）起源于锁骨下动脉第 1 段，少数起自锁骨下动脉第 2、3 段或与其他血管共干，沿胸骨两侧、第 1 ～ 6 肋软骨后方、紧贴胸壁下行，距胸骨外缘 1.2 ～ 1.5cm。

2. 术前超声评估

（1）检查方法：检查时探头置于锁骨上窝，显示锁骨下动脉短轴切面，于锁骨下动脉下壁（椎动脉起始部的对侧）可见胸廓内动脉的起始部。肋间扫查时，可先将探头置于第 1 或第 2 肋间胸骨旁横切扫查，一般在胸骨旁 1cm 左右可显示胸廓内动脉，其前内侧为与之伴行的胸廓内静脉，内径较粗大，与动脉血流方向相反。旋转探头后可显示胸廓内动脉长轴切面，并可向下追踪至肋软骨后方和第 3、4 肋间。

（2）观察内容：灰阶超声观察血管壁有无斑块、内膜中层厚度和管腔内透声性，并测量血管内径，胸廓内动脉起始部至第 2 ～ 3 肋间隙内径为 2.0 ～ 2.5mm，双侧无明显差异。多普勒超声则显示血流充盈状况、血流方向及测量血流动力学参数。胸廓内动脉血流频谱多数表现为高阻三相波形，起始段收缩期峰值流速 50 ～ 80cm/s，舒张末期流速 10 ～ 24cm/s，阻力指数 >0.9，搏动指数 2.3 ～ 3.6，血流量 80 ～ 90ml/min，双侧无明显差异。

（3）胸廓内动脉的术前超声显示率接近 100%。血管本身的动脉硬化很少见，当有明显斑块，引起动脉管腔狭窄时，不宜用于旁路移植手术。当锁骨下动脉起始段严重狭窄或闭塞时，胸廓内动脉血流充盈差，频谱可呈狭窄下游改变，甚至出现反流，不宜用于冠状动脉旁路移植术。

3. 术后超声评估　由于冠状动脉床的舒张压力高于胸廓内动脉，胸廓内动脉的血流频谱变为舒张优势型。左、右侧胸廓内动脉在解剖和血流动力学方面均无明显差异，因此，评价移植血管的功能和术后血管的通畅性时，可将对侧血管作为参照。术后胸廓内

动脉走行改变及胸壁气肿等因素可使其超声显示率下降，经锁骨上窝探查可提高其显示率，因胸壁气肿显示不清时可于术后 1 个月随诊。胸廓内动脉 - 冠状动脉旁路移植术后的长期通畅率高于大隐静脉旁路移植术。

（二）腓骨肌皮瓣修复下颌骨缺损的术前超声评价

近年来，腓骨肌皮瓣已成为修复下颌骨缺损的最佳选择，腓骨血供来源于腓动脉，腓动脉变异或血管栓塞性病变及皮肤穿支的异常对手术方式的选择和手术效果均有影响，因此，需要在术前对腓血管的走行、结构进行评价。

术前超声检查的主要目的有以下几方面。

1. 了解腓动脉的状况，是否存在动脉硬化等病变。如腓动脉严重狭窄或闭塞则不宜进行该手术。

2. 确定腓动脉和胫前、后动脉的关系，如腓动脉先天性变异，取代胫后动脉为主要的足部供血或因胫前、后动脉闭塞而由腓动脉侧支为足部供血时，不能进行该手术，否则术后可导致小腿及足部供血不足。

3. 确定腓动脉从胫后动脉发出的位置及口径，以确定切取骨瓣的长度、血管蒂的长度和指导选择受区血管。多数情况下腓动脉约在腘肌下缘中点下 3cm 处由胫后动脉分出，紧贴腓骨的后内侧，行于胫骨后肌与比目鱼肌之间。腓动脉上端的发出位置可有变异，而骨瓣上缘的切取位置需根据腓动脉发出的位置确定，以确保能保留足够长的血管蒂。

4. 根据口腔颌面缺损区软组织和骨组织缺损的位置关系，在拟取骨区寻找腓动脉皮肤穿支的位置，根据缺损修复的需要，选择位置合适的 1 个或 2 个穿支，以其为中心，设计皮岛的位置。

彩色多普勒超声广泛用于下肢血管的检查，它可较准确地提供下肢动脉解剖及功能信息，对于皮肤穿支的评价，超声检查具有血管造影等其他影像学检查不可比拟的优点，可以确定穿支血管从腓血管发出的位置、口径、到达皮肤的位置等，提高了游离腓骨瓣皮岛设计的准确性和可靠性，术前彩色多普勒超声检查小腿血管简便、无创、结果快速准确，可作为腓骨肌皮瓣移植术前了解小腿血管情况的影像学首选方法。

第五节　肢体动静脉联合病

一、血管损伤

血管损伤尤其是大血管损伤，起病急骤、病情发展快，可使肢体致残甚至危及患者生命。随着城市交通的迅速发展，血管损伤日趋增多，血管造影和外科手术等医源性因素也增加血管损伤机会。对于四肢血管损伤，有时仅凭彩超即可做出明确诊断，可替代血管造影检查，从而赢得了外科手术时机。另外，与血管造影检查相比，彩超除了具有价廉、无痛、无创伤性和可重复性以外，还具有方便易行的特点，可在患者床旁和手术室进行。

（一）病因病理及临床表现

血管损伤可分为以下3类：①锐性损伤，刀刺伤、弹片和玻璃瓶爆炸等直接暴力作用于血管；②钝性损伤，高处坠落、车祸挤压或石膏包扎过紧等致使血管过度伸展、扭曲、撕裂；③医源性损伤。

临床表现：①出血，出血量取决于损伤血管的大小和损伤类型，动脉部分断裂出血不易停止。搏动性或喷射性鲜血提示动脉损伤，持续暗红色涌出提示静脉损伤。血液可流入组织间隙形成血肿，也可流入胸腔、腹腔或腹膜后间隙。②休克，主要是失血性休克，创伤和疼痛加重休克。③血肿，血液流入组织间隙形成血肿。④震颤和杂音，可由假性动脉瘤、动静脉瘘和动脉狭窄所致，其临床表现参见相应章节。⑤损伤动脉的缺血表现。⑥可合并神经、骨骼和脏器等损伤，出现相应的组织器官受损的表现。

（二）常见血管损伤及超声表现

1. 动脉完全断裂　由穿通伤引起，多由刀、子弹或手术器具引起动脉完全断裂。动脉断端明显收缩并退缩入邻近组织，常使两断端出现较大的距离。血栓向远端扩展，直到侧支循环形成、血流恢复为止。由于血管收缩形成的止血带效应，以及两断端血栓形成，出血常可自行停止。大动脉完全断裂所致缺血后影响程度与以下因素有关，即损伤动脉的部位、侧支血管建立情况及血供受阻的组织器官的需血状况。如颈动脉完全断裂可在几分钟内发生不可逆转的大脑半球功能损害，而发生于股上部的股浅动脉完全断裂可引起间歇性跛行或肢端坏疽。虽然动脉完全断裂大多可自行止血，但也有例外。某些动脉（如肋间动脉、髂动脉）的邻近组织使动脉断端不能退缩，又不能对断端进行有效的压迫；合并动脉硬化患者的血管通常不能进行有效的收缩，有凝血障碍的患者无血凝块形成或形成后自行溶解；以上这些情况均可造成严重或反复出血。

本病具有急性动脉闭塞的声像图表现，具体表现为以下几点。

（1）由于动脉断端明显收缩并退缩入邻近组织，故损伤处不能探及动脉管壁结构，表现为一段动脉壁缺损，动静脉解剖结构紊乱。

（2）损伤处常常可探及血肿回声。

（3）断裂动脉两端的血管内充满低回声，其内无明显血流信号。

（4）断裂处近端动脉阻力增大，流速减低。

（5）断裂处远端动脉血流频谱呈狭窄下游改变，为低速低阻型，其改变较动脉粥样硬化闭塞症显著。

（6）损伤处静脉受血肿压迫，管腔狭窄，其远端静脉可扩张，且血液流动缓慢，有时易误诊为血栓。

2. 动脉部分断裂　常为穿通伤所致。有时闭合性损伤也可导致动脉部分性断裂，常为骨折导致邻近动脉壁部分撕裂。此类损伤的失血量较大，可较快引起贫血。动脉部分断裂与完全断裂在许多方面表现不同。功能完好的动脉壁可收缩使动脉裂口闭合；小的动脉管壁损伤可以自愈。受损的动脉内膜在受损的几小时内可发生夹层，导致后期动脉闭塞。如果动脉损伤严重或反复出血，后期也可形成假性动脉瘤。

动脉部分断裂的声像图表现因病程、病变程度及并发症而异（图14-5-1），损伤处动脉壁回声异常，例如不能显示正常的3层结构。多数病例表现为动脉局部狭窄，少数患者治疗不及时可出现动脉闭塞，呈现相应的彩超表现。可合并假性动脉瘤、夹层动脉瘤和动静脉瘘，参见本章相关内容。

3. 动脉挫伤　常见于动脉壁受到钝性暴力或过度牵拉。其特点是流经动脉的血流减少或消失，但无血管外出血。钝性损伤患者在开始时体检常常正常，但缺血体征和脉搏消失可在一段时间后出现。以下原因可导致动脉延迟性阻塞：①粗糙或撕裂的动脉内膜吸附血小板、纤维蛋白和红细胞，引起创伤性血栓形成。②撕裂内膜形成夹层阻塞血管腔。根据病因不同可有狭窄、闭塞或夹层的声像图表现。

4. 动脉痉挛　为钝性暴力刺激血管壁致使血管

中层平滑肌持续强烈收缩所致。通常无血管器质性改变，长时间严重痉挛也可导致肢体缺血、坏疽。如损伤动脉距体表较近且有一定管径，能为超声分辨其管壁结构时，可显示病变处动脉管壁局限性增厚，但无明显斑块回声，且能分辨动脉壁的 3 层结构。彩色多普勒现象可见局部管腔内血流束变细，流速加快，远端动脉血流频谱常无明显变化。

5．损伤性动静脉瘘　参见本节有关内容。

6．损伤性夹层动脉瘤　内膜在动脉壁各层中弹性最小，钝性损伤可使动脉内膜撕裂而形成夹层。其声像图表现参见本章第四节。

（三）检查注意事项

1．掌握各种血管损伤的声像图特点。对于病情凶险的患者，在做出合理的诊断提示的同时，应尽可能减少检查时间。

2．应注意动、静脉同时受累和各种伴随病变（动脉断裂、假性动脉瘤、夹层动脉瘤和动静脉瘘）的存在。

3．假性动脉瘤、夹层动脉瘤和动静脉瘘具有各自特征性声像图表现，彩超较好鉴别。对于动脉完全断裂与部分断裂，主要依靠灰阶超声进行鉴别。有时，超声并不能确切地对两者进行鉴别，仅能提示狭窄程度或有无闭塞。

二、后天性动静脉瘘

动静脉瘘是指动脉和静脉之间存在的异常通道，有先天性和后天性两种。后天性动静脉瘘在大、中、小的动、静脉均可发生，瘘一般是单发的。动静脉瘘形成后，瘘口或瘘管的两端产生较大的压力阶差，从而对动静脉瘘局部、周围循环和全身循环造成不同程度的影响。声像图表现可反映受累血管形态学和血流动力学方面的改变，评价瘘分流量的大小、瘘远端动脉血供情况、引流静脉有无功能障碍，以及心脏结构和功能的改变，为临床治疗方案的选择提供重要依据。

（一）病因病理及临床表现

主要病因为损伤，以穿通性损伤为主，其次是医源性血管损伤如肱动、静脉和股动、静脉穿刺或插管导致的损伤。后天性动静脉瘘多数发生于四肢，

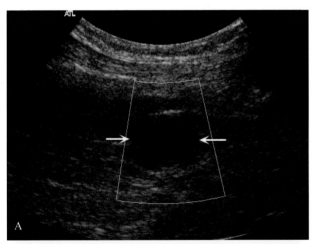

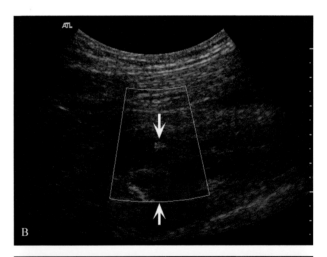

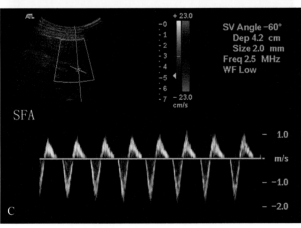

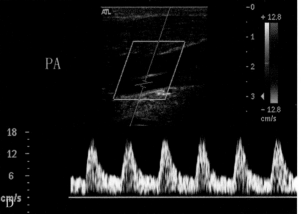

图 14-5-1　股浅动脉部分断裂（刀刺伤所致）

注：A. 箭头所指股外伤处血肿；B. 外伤处未能显示正常股动、静脉血流信号，仅见不规则血流信号（箭头）；C. 外伤处近心端股浅动脉血流频谱为高阻型；D. 外伤处远心端股动脉血流频谱为低速低阻型，提示上游动脉存在狭窄

1/2～2/3在下肢，其次是肱、颈总和锁骨下血管等。可分为3种基本类型（图14-5-2）：①裂孔型，即受伤的动、静脉紧密粘连，通过瘘而直接交通；②导管型，动、静脉之间形成一条管道；③囊瘤型，即在瘘口部位伴有外伤性动脉瘤。其临床表现因瘘口大小、部位和存在时间而异。常见症状有患肢肿胀、疼痛、麻木、乏力。严重者可有心力衰竭的表现。在瘘口部位可扪及明显的持续性震颤和闻及粗糙的"机器样"杂音。

（二）超声表现（图14-5-3）

1．供血动脉

（1）供血动脉最突出的改变是瘘近心端动脉血流阻力降低，流速常增快。

（2）动静脉瘘较大时，瘘近心端动脉内径增宽或呈瘤样扩张，瘘远心端动脉变细。动静脉瘘较小时，瘘近、远心端动脉内径无明显变化。

（3）多数动静脉瘘远心端动脉血流方向正常，频谱形态呈三相波或二相波；少数情况下由于瘘口处动静脉压差过大，远心端动脉从吻合动脉盗血，血流方向逆转，参与瘘的血液供应。

2．引流静脉

（1）动脉血流通过瘘口直接分流到静脉内，导致引流静脉内探及动脉样血流频谱（静脉血流动脉化），这是后天性动静脉瘘的特征性表现之一。压迫瘘近心端供血动脉时，引流静脉内流速减低。

（2）高速血流的冲击造成引流静脉扩张、有搏动性、血流紊乱和静脉功能损害，严重时引流静脉呈瘤样扩张。

（3）有时引流静脉内可探及血栓，呈低或中强回声。

3．瘘口或瘘管

（1）二维图像显示供血动脉与引流静脉之间有一无回声管道结构（导管型）或裂孔（裂孔型），有时瘘管呈瘤样扩张。灰阶超声有可能漏诊裂孔型瘘口。彩色血流显像显示血流方向从动脉流向静脉，并可大

致测量瘘口或瘘管大小。

（2）瘘口或瘘管周围组织振动产生五彩镶嵌的彩色信号，血流为高速低阻型动脉样频谱。

（3）合并假性动脉瘤。动脉瘤可逐渐粘连、侵蚀最后穿破伴行的静脉形成动静脉瘘。外伤也可造成假性动脉瘤与动静脉瘘合并存在。彩色多普勒超声检查时应注意两者并存的情况（图14-5-4）。

4．乏氏试验观察瘘分流量　乏氏试验时，瘘口远端静脉内高速血流信号消失表明分流量较小，如瘘口远端静脉内仍存在持续的高速血流信号则表明分流量较大。

（三）检查注意事项

1．瘘口定位　主要方法：①对于四肢动静脉瘘，瘘口近端供血动脉血流阻力明显降低，反向波消失，而瘘口远端动脉血流仍为高阻型，因此，同一条动脉低阻、高阻血流频谱交界处即为瘘口所在位置。此种变化正好与常见的肢体动脉狭窄上下游频谱表现相反。如瘘口远端动脉血流反向供应动静脉瘘，表现为同一动脉不同节段血流方向相反，不同方向血流的交汇处即为瘘口位置。②引流静脉内为动脉样频谱，其中流速越高的部位，往往越接近瘘口。③瘘口处高速湍流频谱有助于确定瘘口位置。

次要方法：①直接显示瘘口，采用灰阶超声或彩色血流成像对可疑存在动静脉瘘的动脉与静脉进行横切或斜切扫查，观察这两条血管之间有无直接交通。值得注意的是彩色血流成像尤其灰阶超声可出现假阳性或假阴性，特别是动、静脉紧密相邻时。所以，应采用频谱多普勒进一步证实（图14-5-5）。②同一条动脉内径变化交界处，对于较大的动静脉瘘，瘘口近端动脉内径增宽，而远端动脉内径变细，内径变化的交界处即为瘘口位置，这种内径改变较明显，与正常动脉管径渐进性减小不同。小的动静脉瘘供血动脉内径变化不甚明显。另外，需注意动脉较大分支处，也可出现动脉内径的明显变化。③动、静脉相邻处（瘘口处）杂色血流信号有助于指示瘘口的位置。④静脉扩张最明显处多为受瘘口高速血流冲击最严重处，可提示瘘口的位置。⑤瘘口高速血流引起周围组织震颤所表现出的彩色伪像有助于瘘口定位。

彩色血流成像尤其灰阶超声不是判定瘘口的良好方法，频谱多普勒对瘘口定位准确、可靠。上述主要与次要方法的有效结合，有助于快速而准确地定位瘘口。如超声检查做出正确诊断并对瘘口准确地定位，可免除术前的血管造影检查，指导手术时寻找瘘口。部分患者难以确定瘘口位置，则可做出推断性结论。应注意有的患者瘘口处射流可引起数条深静脉和（或）浅静脉同时探及动脉样血流信号，所以，静脉内探及

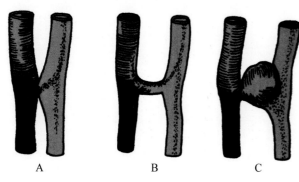

图14-5-2　后天性动静脉瘘的3种基本类型

注：A.裂孔型；B.导管型；C.囊瘤型

动脉样血流频谱，并不意味着该静脉直接参与动静脉瘘的构成。必要时，应进一步行血管造影检查，以明确瘘口的具体位置。

2．**如何避免假阳性** 假阳性可发生于靠近心脏的紧密相邻的大血管之间（如颈动脉与颈内静脉之间），产生原因常为靠近心脏的大静脉血流紊乱且频谱似动脉

样，只注意观察血管形态而忽视观察血流动力学改变。鉴别是否具有动静脉瘘的血流动力学改变能够避免误诊。

3．**如何避免误诊和漏诊** 以下情况可出现误诊和漏诊：①临床上没有提示观察有无动静脉瘘；②仅申请检查动脉；③小的动静脉瘘（血流动力学和形态

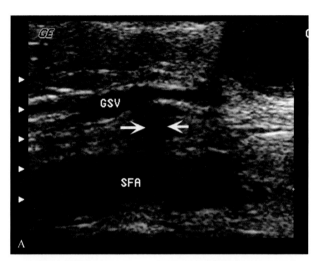

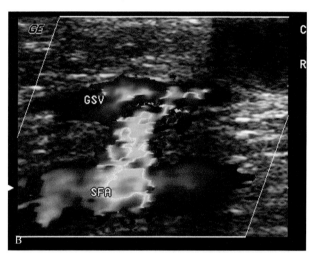

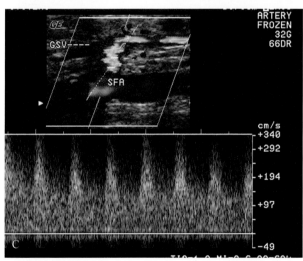

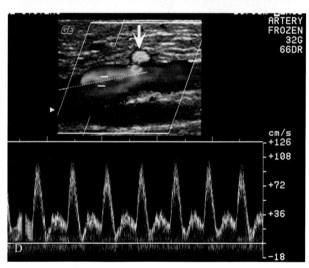

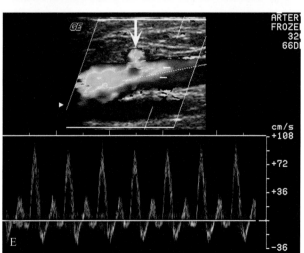

图 14-5-3 **股浅动脉与大隐静脉瘘**

注：A. 灰阶超声显示股浅动脉（SFA）与大隐静脉瘘（GSV）之间可见一管状低至无回声区（箭头），似为动静脉瘘；B. 彩色血流显像证实灰阶超声所示管状低至无回声区内有血流通过，血流方向为从股浅动脉（SFA）流向大隐静脉（GSV）；C. 频谱多普勒进一步证实动静脉之间的交通血流为高速低阻型动脉样血流频谱；D. 瘘口（箭头）近心端动脉血流频谱为低阻型；E. 瘘口（箭头）远心端动脉血流频谱为高阻型，为正常下肢动脉频谱

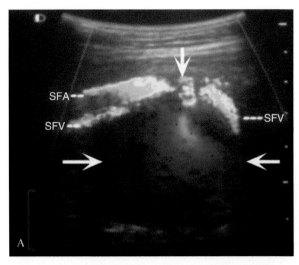

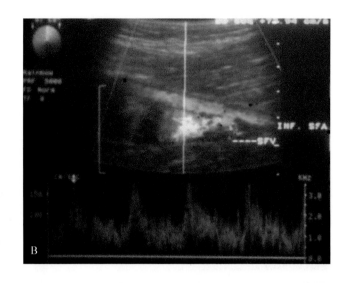

图 14-5-4　股浅动静脉瘘合并股浅动脉假性动脉瘤

注：A. 横向箭头之间为假性动脉瘤，纵向箭头指向瘘口处；SFA. 股浅动脉，SFV. 股浅静脉；B. 股浅静脉（SFV）扩张，其内探及动脉样血流频谱

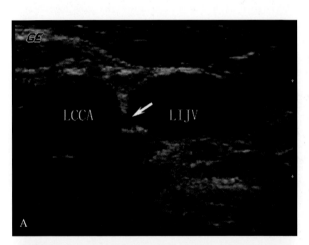

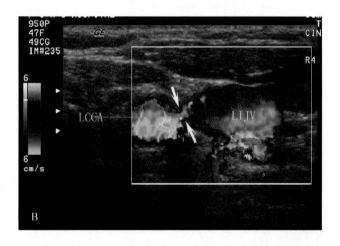

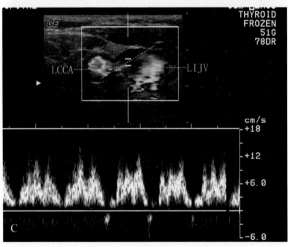

图 14-5-5　正常颈部血管（无颈部外伤史，颈部亦未触及震颤）

注：A. 在灰阶超声显像上，箭头所指左颈总动脉与颈内静脉之间似可见一较窄的无回声通道（实为伪像）；B. 在彩色血流成像上，箭头所指左颈总动脉与颈内静脉之间似可见一较窄的血流信号交通（实为伪像）；C. 在此两条血管似交通处的远端（实为颈内静脉）探及静脉频谱，未能探及高速动脉样血流频谱，据此可以排除动静脉瘘的存在；LCCA. 左颈总动脉；LIJV. 左颈内静脉

学改变不明显）；④引流静脉呈囊状扩张。

　　检查中应注意以下方面避免误诊或漏诊：①询问病情和进行体格检查，如有无外伤史，局部能否扪及持续性震颤或闻及双期杂音，有无肢体肿胀或心力衰

竭的表现。②重视寻找动静脉相邻处和静脉内杂色血流信号。在进行彩超检查时，许多动静脉瘘患者往往首先出现该征象（图 14-5-6，图 14-5-7）。如该处又能扪及持续性震颤，则很可能为动静脉瘘。进一步

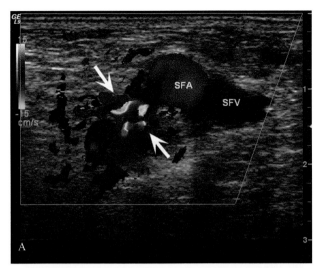

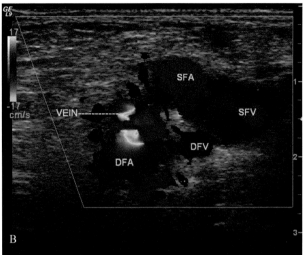

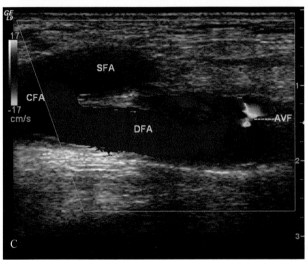

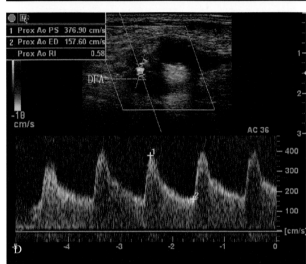

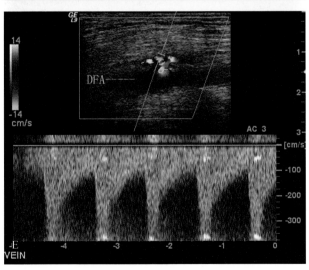

图14-5-6 股深动脉与股深静脉属支动静脉瘘

注：A.横切股动脉分叉处下方发现杂色血流信号（箭头），其实为瘘口所致，该处又能扪及持续性震颤；SFA.股浅动脉，SFV.股浅静脉；B.仔细检查发现瘘口位于股深动脉（DFA）与股深静脉属支（VEIN）之间；DFV.股深静脉；C.纵切显示股深动脉（DFA）与其前方的股深静脉属支相交通；AVF.瘘口处；CFA.股总动脉；D.瘘口处高速动脉样血流频谱，PSV=377cm/s，RI=0.58；DFA.股深动脉；E.与瘘口相连的静脉内亦探及高速动脉样血流频谱；DFA.股深动脉

按照上述介绍的定位方法追踪观察，能够明确诊断。③对于较小动静脉瘘，彩色血流成像尤其灰阶超声不易发现供血动脉或引流静脉的异常改变，需在可疑瘘口的最近心端动脉处获取频谱，确定有无高速低阻型血流频谱。④重视观察血管形态的变化和静脉内动脉样血流频谱。⑤脏器和肢体的囊性或囊实性结构，应

常规行彩超检查，以避免将动静脉瘘患者扩张的引流静脉误诊为囊肿、管道扩张和其他疾病。

（四）鉴别诊断

1. 四肢动静脉瘘与动脉瘤相鉴别　临床上症状不明显的损伤性动静脉瘘易与动脉瘤混淆，应予以鉴别（表14-5-1）。

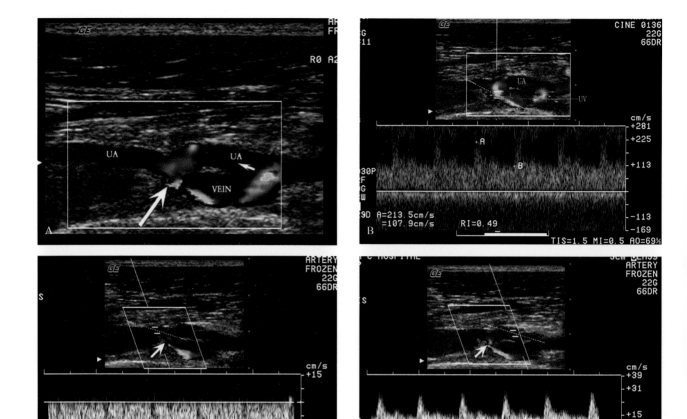

图 14-5-7 尺动静脉瘘

注：A.长箭头所指处为尺动静脉之间的瘘口；UA.尺动脉；VEIN.尺静脉；另可见瘘口远心段尺动脉血流方向逆转（短箭头）；B.瘘口处高速低阻动脉样血流频谱；PSV=214cm/s；RI=0.49；UA.尺动脉；UV.尺静脉；C.瘘口近心端尺动脉的低阻型血流频谱，箭头所指处为瘘口；D.瘘口远心端尺动脉亦为低阻型血流频谱，箭头所指处为瘘口

表 14-5-1　四肢动静脉瘘与动脉瘤的鉴别要点

项目	动静脉瘘	动脉瘤
搏动性肿块	较小、搏动不明显	最常见
杂音	持续性、收缩期增强	收缩期
局部浅静脉	明显曲张	无变化或轻度曲张
远侧动脉压	可减低	无变化或减低
脉压	增大	无变化
心脏	可扩大	无变化
动静脉之间	有异常通道，为高速动脉样血流信号	无异常通道
受累动脉	瘘口近端动脉高速低阻血流，很少合并瘤样扩张，瘘口远端动脉血流频谱基本正常	局限性明显扩张或通过瘤颈部与邻近的搏动性肿物血流交通
受累静脉	扩张、血栓形成和血流动脉化	一般不累及静脉
动脉造影	动静脉之间有异常通道	无异常通道

2．四肢动静脉瘘与血栓性深静脉炎相鉴别 由于动静脉瘘患者肢体肿胀和静脉曲张，有时需与血栓性深静脉炎相鉴别。血栓性深静脉炎患者一般肢体静脉曲张比较轻，局部没有震颤和杂音，动静脉之间无异常通道，静脉内无动脉样血流信号，邻近动脉也无高速低阻血流。采用彩色多普勒超声很容易对两者进行鉴别。

三、先天性动静脉瘘

先天性动静脉瘘在胚胎发育过程中形成的动静脉之间形成的异常交通。彩超能较好地诊断四肢先天性动静脉瘘，判断参与瘘口血供的动脉，但常难以判断瘘口位置。

（一）病因病理及临床表现

先天性动静脉瘘是由于胚胎原基在演变过程中，动静脉之间形成的异常交通所致。瘘口众多且细小，仅有单个瘘孔者极为罕见，不易确定瘘口的位置。可以发生于人体任何部位，最常见于下肢，特别是踝部。在上肢瘘管常起源于尺动脉的分支、手掌动脉和手指动脉。临床表现为患肢增粗，皮温较健侧高，静脉曲张、溃疡和坏疽等。

（二）声像图表现

1．灰阶超声受累部位可见许多散在的管状和圆形无回声区，呈蜂窝样改变（图14-5-8）。

2．彩色血流成像显示无回声区内充满血流信号，并可见散在分布的色彩明亮的五彩镶嵌的血流信号。

3．病变部位动脉血流频谱为高速低阻型。仔细观察病变处可探及许多扩张的静脉，有的内部显示动脉样血流频谱。

4．在病变近心端参与瘘血供的动脉常增宽，走行弯曲，甚至呈瘤样扩张，血流频谱为高速低阻型（图14-5-9）。

四、人工动静脉内瘘

建立和维持良好的长期血管通路是慢性血液透析的先决条件。采用血管外科手术方法在自身动静脉之间，形成有功能的动静脉血管通路，称为人工动静脉内瘘。彩色多普勒超声术前可协助选择合适的血管，如血管位置、管径、管腔通畅度、供血情况，避免在不理想的血管上建立内瘘，有助于提高人工动静脉瘘的成功率；术后可以定期监测人工动静脉瘘的功能，及时发现瘘口狭窄、血栓形成、静脉瘤等并发症，利于加强对内瘘功能的维护，延长使用寿命。超声是安全、方便、可靠的检测手段，准确性与血管造影相当。

人工动静脉内瘘术后在吻合口静脉侧容易触及搏动、明显的持续性震颤，闻及粗糙的"机器样"血管杂音，表示内瘘通畅和血流量充分。如果只能触及搏动，震颤与杂音消失，表示流出道梗阻，原因可能是静脉近心端狭窄或血栓形成。

（一）人工动静脉内瘘类型

分为自体动静脉内瘘和移植血管内瘘两类。

1．自体动静脉内瘘 自体动静脉内瘘是将动脉和静脉在皮下吻合建立的动静脉通路，该方法安全、有效，术后静脉扩张肥厚（静脉动脉化），可以反复穿刺，进行长期透析。目前国内大多采用这种方法。内瘘部位选择原则为浅表邻近的动静脉，先上肢后下肢，先远端后近端。首选吻合血管为非惯用侧前臂腕部头静脉与桡动脉吻合；其次是贵要静脉与尺动脉。吻合方式有3种：①端侧吻合，采用较多；②侧侧吻合，适用于静脉纤细者；③端端吻合，已很少采用。理想血管通路的要求：①内瘘的血流量要达到透析要求，最好在200～300ml/min；②管径要达透析要求，否则影响内瘘预后；③长期保持通畅，并发症少。

2．移植血管内瘘 使用替代血管建立动静脉之间的通路，国外使用较多。旁路移植最常用部位是前臂掌侧，其次是上臂和股。准备旁路移植的动脉口径应≥3.0mm，静脉流出道内径应≥4.0mm，以减少回流阻力，保证近心端血流通畅。旁路移植的方式有3种：①直线型吻合；②U形吻合；③间插或跳跃型吻合。

（二）正常人工动静脉瘘超声表现

与后天性动静脉瘘相似（图14-5-10），可参见本节前述有关内容。

（三）人工内瘘并发症的超声监测

1．狭窄 自身动静脉内瘘狭窄最常发生于吻合口，其次为引流静脉。移植血管内瘘则好发于静脉侧吻合口（图14-5-11），以及引流静脉内膜增生导致的进行性狭窄（图14-5-12）。有研究者认为当吻合口内径＜2.5mm，且流速明显升高时，表明存在狭窄。吻合口狭窄可导致流量减少，引起瘘口近心端动脉血流阻力升高，趋向变为正常动脉血流频谱。

2．血栓形成 可发生于引流静脉、吻合口、供血动脉（图14-5-13至图14-5-15），主要见于前两者，可为多发。灰阶超声可见管腔内被低至中等回声部分或全部充填。彩色多普勒显像呈狭窄或闭塞的表现。当吻合口闭塞时，除表现为吻合口处无明显血流信号外，引流静脉血流恢复为连续性带状频谱，瘘口近心端供血动脉血流恢复为正常的三相波形。

3．静脉瘤样扩张 是最常见的并发症之一，常与内瘘使用过早（＜3周）、同一部位反复静脉穿刺

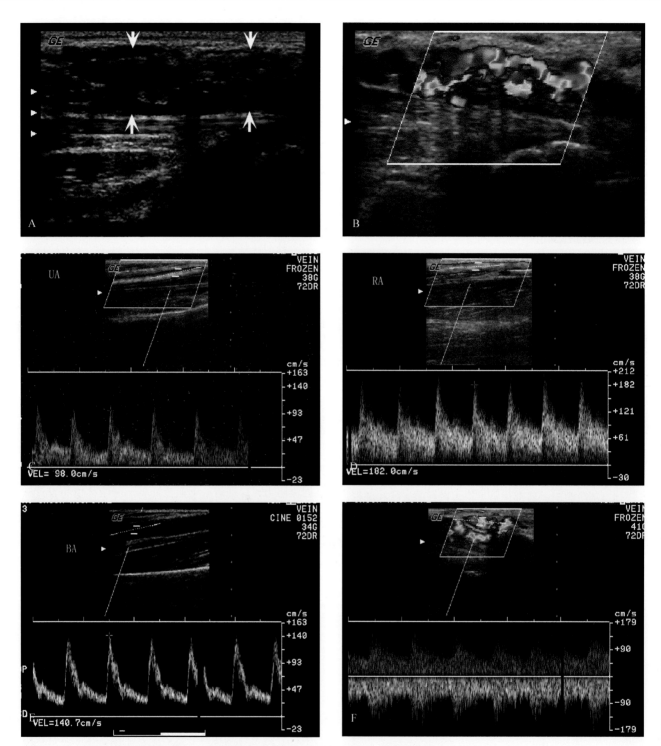

图 14-5-8 手部先天性动静脉瘘（血管超影证实由桡、尺动脉供血，以桡动脉为主）

注：A.箭头所指大鱼际处呈蜂窝样结构；B.该蜂窝样结构内部探及许多走行纡曲扩张的动、静脉；C.该蜂窝样结构内的静脉血流为动脉样血流频谱；D.同侧尺动脉（瘘口近心端）血流频谱为高速低阻型，PSV = 98cm/s；E.同侧桡动脉（瘘口近心端）血流频谱为高速低阻型，其 PSV（182cm/s）明显高于同侧尺动脉，这是由于该动静脉瘘主要由桡动脉供血所致；F.同侧肱动脉（瘘口近心端）血流频谱亦为高速低阻型，PSV = 141cm/s

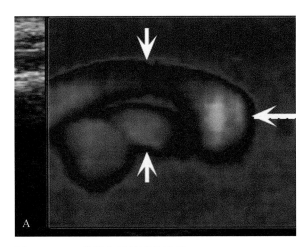
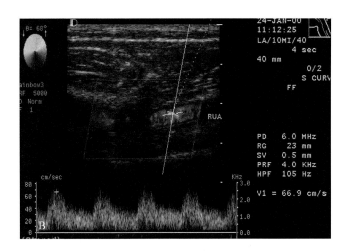

图 14-5-9　前臂先天性动静脉瘘

注：A. 箭头所指为供应动静脉瘘的尺动脉明显增宽，走行弯曲；B. 供应瘘口的尺动脉为高速低阻型频谱，PSV=67cm/s

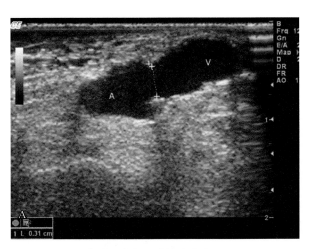
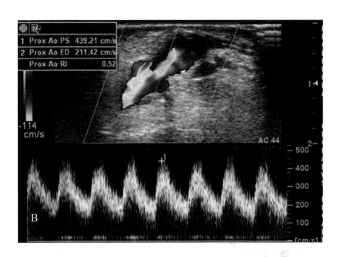

图 14-5-10　前臂正常人工动静脉内瘘

注：A. 桡动脉（A）与浅表静脉（V）之间可见一瘘管，其内径为 0.31cm；B. 瘘管处血流频谱为高速低阻型，PSV=439cm/s，RI = 0.52

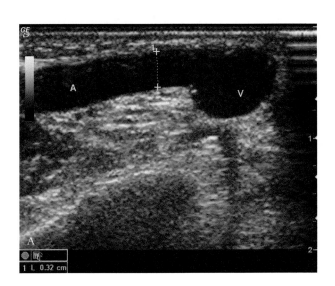
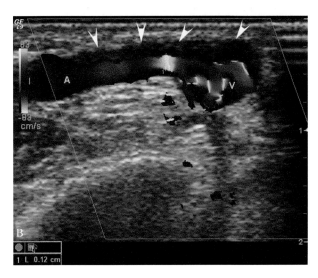

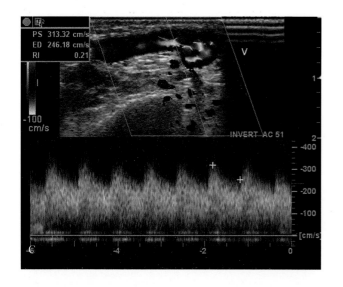

图 14-5-11　前臂人工内瘘吻合口狭窄

注：A. 在灰阶超声上测量瘘口内径为 0.32cm，测值不准确，应借助彩色血流成像来帮助辨认管腔内缘，图中 A 为桡动脉（供血动脉），V 为头静脉（引流静脉）；B. 彩色血流显像显示瘘口最窄处血流束宽仅 0.12cm，为管腔内血栓所致（箭头）；C. 瘘口处 PSV 为 313cm/s

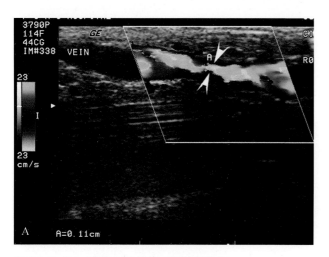

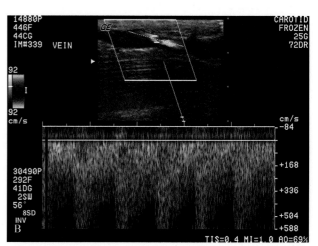

图 14-5-12　前臂人工内瘘引流静脉狭窄

注：A. 箭头所指处引流静脉（头静脉）血流束较细，最窄处内径约 0.11cm；B. 引流静脉狭窄段流速明显增高，PSV > 600cm/s

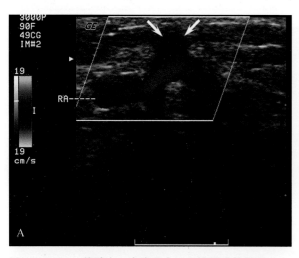

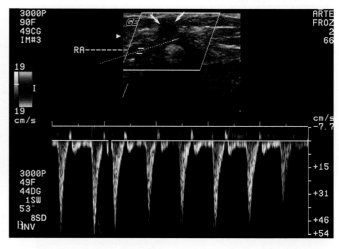

图 14-5-13　前臂人工内瘘吻合口血栓形成并闭塞

注：A. 箭头指向瘘口处无血流信号；B. 与瘘口相连的近端桡动脉血流频谱恢复正常的三相波形

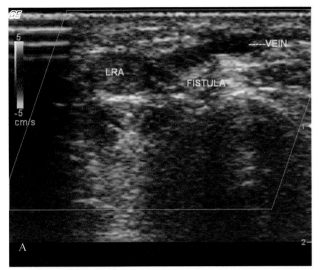

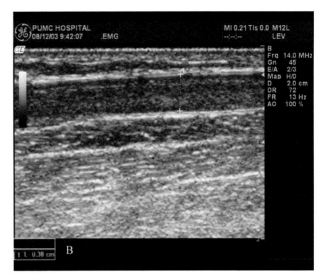

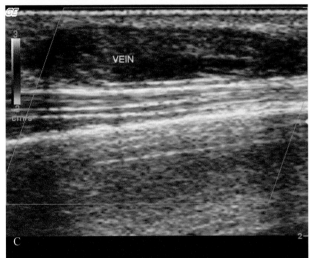

图 14-5-14　前臂人工内瘘广泛血栓形成

注：A. 瘘口处（FISTULA）与瘘口相连的桡动脉（LRA）和浅静脉（VEIN）均充满低回声，无明显血流信号；B. 与瘘口相连的桡动脉管腔内充满低回声；C. 与瘘口相连的浅静脉管腔内充满低回声，无明显血流信号

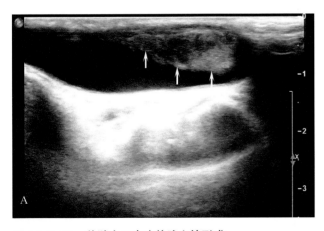

图 14-5-15　前臂人工内瘘静脉血栓形成

注：A. 纵切显示与瘘口相连的浅静脉内可见低回声血栓（箭头）；B. 横切显示与瘘口相连的浅静脉内可见低回声血栓（箭头）

或者瘘口紊乱血流冲击有关。好发于瘘口附近或距瘘口数厘米处的主干静脉上，常多发。灰阶超声可见局部静脉管径显著增宽，即静脉瘤样扩张（图14-5-16）；瘤体内有血栓形成时，可见相应的声像图改变，血栓可导致静脉管腔狭窄，频谱显示轻度狭窄时流速增快，重度狭窄时流速减慢，导致静脉回流障碍。

4．假性动脉瘤　常发生在反复穿刺部位。灰阶超声表现为动脉周围的液性暗区，常位于动脉的一侧，彩色血流显像显示病变区内呈湍流，在动脉破口处可探及湍流或高速喷射状血流频谱（图14-5-17）。

5．盗血综合征　见图14-5-18，当动静脉内瘘压力很低或桡动脉近心端狭窄、闭塞时，彩色血流显像可显示瘘口远端桡动脉血流反向，呈向心性，与瘘口近端桡动脉血流方向相反，两者血流均进入吻合口。由于瘘口远端桡动脉从手部盗血，可导致手部供血不足的相应表现。

（四）人工动静脉内瘘流量测定

根据公式血流量＝血管截面积 × 平均血流速度可计算人工动静脉内瘘流量，主要有以下几种方法。值得注意的是，彩色多普勒超声测量内瘘流量重复性较差，对操作者技术依赖性强，临床应用受到一定限制。

1．直接测量瘘口口径（面积）及平均血流速度，计算其血流量。

2．内瘘平均血流量＝瘘口近端动脉平均流量 − 远端动脉平均流量（当有盗血综合征时不宜使用）。

3．内瘘流量＝引流静脉血流量，常在距吻合口4cm处测量瘘口近心端静脉管径（面积）、平均血流速度。此方法适用于瘘口血流全部经引流静脉回流的情况。当引流静脉出现反流或测量处瘘口近心端引流静脉有未结扎的静脉属支时，此法测值不可靠。

4．流速剖面显示是测定血流量的新技术，由仪器在10ms间的流速剖面谱上分区截取流速数据，乘以相应的管腔内环面积，得到分区环流量、全部环流量

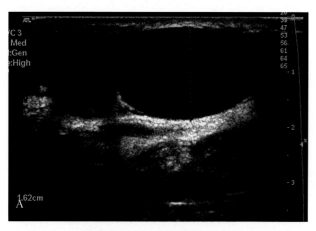

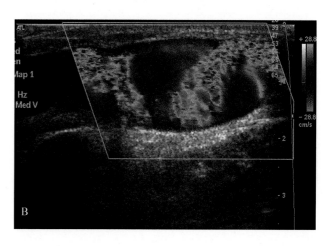

图 14-5-16　前臂人工内瘘引流静脉瘤样扩张

注：A.引流静脉瘤样扩张，最宽处前后径 1.62cm；B.引流静脉瘤样扩张的彩色血流图

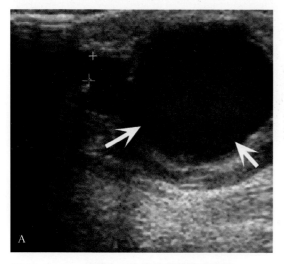

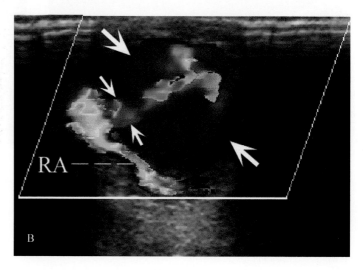

图 14-5-17　前臂人工内瘘并发假性动脉瘤

注：A.箭头指向假性动脉瘤；B.短箭头指向瘤颈部，长箭头指向瘤体部；RA.桡动脉

之和为瞬时血流量。即：

瞬时血流量 $\Delta V = \Sigma VnAn$（乘以 100 为每秒血流量，乘以 60 为每分钟血流量）。

这是目前比较准确的方法。移植血管则选替代血管平直段测量。

五、血栓闭塞性脉管炎

血栓闭塞性脉管炎也称 Buerger 病，是一种缓慢发展的动脉和静脉节段性炎症病变。多见于 20 ~ 40 岁的吸烟男性。

（一）病因病理及临床表现

病变主要发生于中、小型动脉及其伴随静脉，下肢多见，常发生于膝以下的血管。受累血管全层非化脓性血管炎，先是管壁增厚，继而管腔内血栓形成，以至血管完全闭塞。血管壁的病理改变呈节段性，病变段管壁之间有正常管壁。主要临床表现为患肢发凉，足、小腿疼痛，疼痛常是剧烈的，有典型的间歇性跛行，吸烟后病情加剧而戒烟后缓解。肢体缺血导致皮肤苍白，营养障碍。足背和胫后动脉搏动减弱或消失。约 50% 的患者早期或整个病程中可反复出现游走性浅静脉炎。严重者足趾和小腿有溃疡和坏疽。

（二）超声表现

使用高频高分辨率超声仪在受累的浅表动脉段中，可观察到病变处动脉管壁增厚，常常无明显钙化斑块，增厚程度与病变程度有关（图 14-5-19）。严重者整个管壁增厚，管腔内合并血栓。病变段与正常血管段分界明显。受累动脉为节段性狭窄或闭塞，具有相应的动脉狭窄或闭塞的彩超表现。伴行的静脉管壁增厚模糊，可合并血栓形成。

六、胸廓出口综合征

胸廓出口综合征是指支配和供养上肢的神经血管在通过胸廓出口处受压迫而产生的上肢神经血管的临床综合症状，可影响上肢的功能。

（一）病因病理及临床表现

病因为锁骨下血管和（或）臂丛神经在胸廓出口处受到压迫。根据神经血管受压后产生的临床主要症状分为神经型、动脉型、静脉型及混合型。一般认为动脉型占多数。手臂处于特定位置时，血管受到压迫，反复的刺激可导致内膜受损或血栓形成。患者在上肢处于特定体位时出现症状，其他体位时没有上肢症状。早期症状主要为神经压迫引起，如上肢疼痛、麻木、感觉丧失等，改变上肢位置后症状很快缓解。

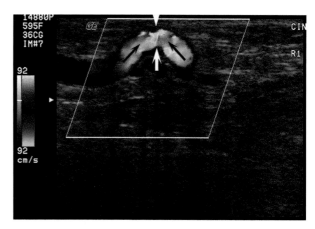

图 14-5-18　盗血综合征

注：白色箭头指向瘘口，黑色箭头表示近端和远端桡动脉血流均流向瘘口

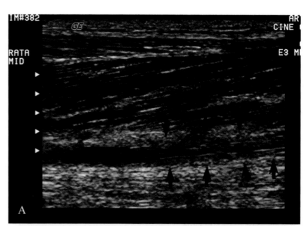

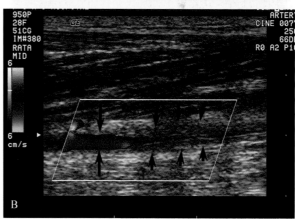

图 14-5-19　血栓闭塞性脉管炎

注：A. 箭头指向胫后动脉中段管壁明显增厚，正常与异常部分界限分明；B. 长箭头指示胫后动脉正常段，短箭头指向病变段（闭塞）

（二）超声表现

超声仅能观察本病动脉与静脉的受累情况，其彩色多普勒超声表现如下（图14-5-20）。

1. 在上肢过度外展时，锁骨下动脉受压处的峰值流速大于或等于自然状态下的2倍；严重压迫者，受压处的锁骨下动脉内无血流信号，其下游动脉血流反向波消失，收缩期加速度减小。

2. 在上肢过度外展时，锁骨下静脉内无血流信号，或波形失去随心脏收缩及呼吸运动变化而改变的现象。

3. 部分病例合并锁骨下静脉、腋静脉或头静脉血栓。

应当注意，上述表现并不是胸廓出口综合征所特有的，部分正常人和其他上肢疾病也可出现类似表现。

七、Klippel-Trenaunary 综合征

Klippel-Trenaunary 综合征（简称K-T综合征）又称骨肥大-静脉曲张综合征或血管扩张性肥大等，是一种较少见的先天性疾病。

（一）病因病理及临床表现

病因为胎儿期坐骨静脉系统未退化而在出生后继续发育，导致臀部和下肢外侧出现大量异常静脉，常伴有深静脉发育异常，部分病例合并动静脉瘘，淋巴系统畸形也较为常见。

主要临床表现有皮肤毛细血管畸形、患肢骨及软组织肥大、早期出现的单侧性浅静脉曲张或静脉畸形，满足以上3条中的两条即可诊断本病。病变主要累及四肢，尤以下肢多见，通常累及单侧。皮肤毛细血管畸形最常见，通常在出生时即存在，表现为地图状淡红或紫红色斑，隆起于皮肤，压之褪色；骨及软组织

肥大可见于2/3患者，表现为患侧肢体较对侧肢体增粗增长；浅表静脉曲张发生率约72%，多于青少年时期出现。本病可继发皮肤营养不良、静脉炎、肢体功能障碍、水肿、静脉血栓形成等，还可因动静脉瘘导致心力衰竭及消化道、肾、生殖器畸形血管出血等。

（二）超声表现

超声可通过评价患肢血管系统的解剖及功能状况从而明确诊断。其主要超声表现为以下几点。

1. 静脉系统

（1）浅静脉：下肢浅静脉曲张甚至瘤样扩张常见，与一般下肢浅静脉曲张不同，病变主要集中在股或臀部的外侧、小腿前内侧和踝部等。浅静脉瓣功能不全主要累及大隐静脉，小隐静脉较少受累。

（2）深静脉：主要包括深静脉发育不良（内径减少50%以上）或缺如、深静脉瓣功能不全或瓣膜缺如、深静脉瘤样扩张等。

（3）穿静脉：穿静脉反流常见。

2. 动静脉瘘：超声可确定是否有临床意义的动静脉瘘存在，其超声表现见本节先天性动静脉瘘部分。肢体近端的严重动静脉瘘可导致动脉远端呈缺血性改变。

3. 血管发育异常：主要累及皮下组织，灰阶超声可见患肢皮下软组织增厚，但肌肉增厚不明显。

4. 产前发现肢体发育不对称及血管源性肿物，应考虑到K-T综合征的可能性。对于可能合并的动静脉瘘，新生儿期即可得到明确的超声诊断，但新生儿的静脉系统检查较为困难，对于疑诊患儿，可在12～18个月时复查。

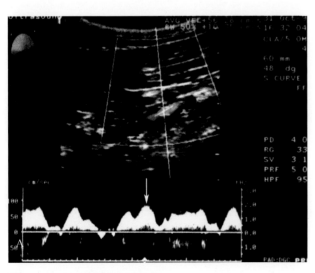
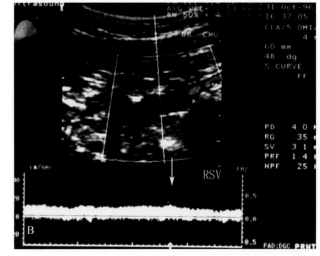

图14-5-20　胸廓出口综合征

注：A. 为自然状态下，右锁骨下动脉为正常波形；B. 为患者右上肢过度外展，右锁骨下静脉频谱不随心房压力和呼吸而改变

（三）鉴别诊断

本病应与淋巴性水肿和单纯静脉曲张相鉴别。淋巴性水肿无血管畸形，也无骨组织异常。单纯严重的静脉曲张不伴有皮肤血管畸形，也不合并骨组织异常。

第六节　超声新技术在周围血管疾病诊断中的应用

一、超声造影

（一）超声造影诊断周围动脉狭窄

动脉超声造影可获得良好对比效果，造影剂在管腔内呈密集点状高回声，充盈管腔，回声强度显著高于管壁及周围组织，管腔轮廓显示清晰，可直观显示动脉狭窄，狭窄处表现为管壁低回声区突入管腔，管腔内呈局限性造影剂充盈缺损。与常规超声相比，超声造影诊断动脉狭窄的优势在于对血流的检测更敏感，几乎不受声束入射角度影响，无假性充盈缺损或血流外溢伪像，能够客观反映管腔血流状况，诊断准确性高于常规超声。在颅外段颈内动脉狭窄的诊断中，常规超声主要采用频谱多普勒流速指标诊断有血流动力学意义的狭窄，准确性受血流参数的选择、局部及全身血流动力学变化的影响，与血管造影相比，准确率约为80%。超声造影诊断颈内动脉狭窄的准确率远高于常规超声，接近于血管造影。

超声造影对轻中度动脉狭窄的诊断更敏感、准确，且能有效减少由于血管走行扭曲导致的高估血管狭窄程度的情况。同时，由于超声造影可以明显改善狭窄血管内残余血流的显示，有助于对动脉高度狭窄和闭塞的鉴别。

超声造影在诊断动脉狭窄时仍有一定局限性，血管前壁强回声斑块所产生的声影影响管腔的显示，超声造影时同样无法显示斑块处管腔充盈状况，有可能造成漏诊，因此，超声造影虽具其优越性但并不能取代常规超声，两者结合的诊断准确性最高。此外，为准确评估狭窄范围与程度，需要纵、横切面相结合，以避免偏心性斑块导致的高估或低估管腔狭窄程度的情况。

（二）超声造影评价颈动脉斑块内新生血管

颈动脉粥样硬化是导致缺血性脑卒中的主要病因，粥样斑块内新生血管可以促进粥样硬化病变的发展，诱发斑块内出血及斑块破裂，是导致斑块不稳定的重要因素，因此，斑块内新生血管逐渐引起人们的高度重视。常规颈动脉超声检查可通过观察斑块的形态、体积、内部回声特点及血流动力学等信息来评价其稳定性，对于斑块内部组织学特征的显示，仍有其局限性，超声造影对检测颈动脉斑块内新生血管具有很高的敏感性，可定量评价斑块内新生血管的增强情况，弥补了常规检查方法的不足。

研究表明，对于超声造影增强的颈动脉粥样硬化斑块，其不稳定性可能更高。各种颈动脉斑块中，软斑和混合性斑块内部超声造影增强者多于硬斑，表明前两者新生血管较多，斑块趋向不稳定。因此，对于颈动脉斑块（尤其是软斑和混合性斑块），超声造影表现为增强，需要积极予以治疗，预防及控制动脉硬化的发展及脑梗死的发生。超声检查无创、简便，易于重复，结合超声造影剂的应用，有望在研究动脉硬化斑块的稳定性及在预测脑血管事件的发生方面发挥更大作用。

（三）超声造影诊断深静脉瓣功能不全

近来有研究者利用超声造影评价下肢深静脉瓣功能。经足背静脉注入超声造影剂，在待评价瓣膜远端采用袖带加压放气的方法造成瓣膜两侧的压力差，观察瓣膜处造影剂反流情况，评价瓣膜功能。超声造影体内性能稳定，顺行造影时可显示造影剂微泡充盈静脉管腔的过程，得到类似于X线顺行静脉造影的图像，并可反复重复观察，脱机后分析，能够比较准确地提供下肢静脉的功能，但目前相关研究较少，具体应用方法和诊断标准尚需进一步研究。

（四）超声造影诊断下肢深静脉血栓

经足背静脉注入超声造影剂，可对下肢深静脉系统进行评价，造影剂充盈静脉管腔，静脉血栓形成处形成充盈缺损或血流阻断。急性血栓回声很低，常规超声难以区分血流和血栓，有可能造成漏诊，造影后管腔内血流回声明显增强，可以容易地和血栓相鉴别。研究显示，超声造影后下肢深静脉血栓的发现率明显高于常规超声，对于附壁血栓的显示也取得较好效果。

另外，研究也显示，血栓侧造影剂微泡灌注出现时间、达峰时间较健侧明显延长，可能与急性深静脉血栓形成、凝血机制激活、血流缓慢淤滞使造影剂流动缓慢有关。另外，由于造影剂流动缓慢，导致造影剂充盈缓慢，管腔周边造影剂浓度极低，呈不规则低回声区，该低回声带较健侧明显增宽。在微泡灌注达峰值的过程中，管腔周边不规则低回声带随时间延长逐渐变窄，范围变小，但仍宽于健侧。造影剂虽可显示低速血流，但是对于淤滞附壁的极低流速血流，超声造影也难以显示，仅表现为管壁低回声带。该现象可早期提示血液呈高凝状态，为临床指导用药，预防血栓形成发挥积极作用。

此外，近年来国内外有学者对血栓靶向超声造影剂在血栓诊断方面的应用进行研究。血栓靶向造影剂与活化血小板的相应受体具有较强的亲和力，可特异性地结合到血凝块上，使血栓回声增强，而血管内血流的回声不受影响。目前体外试验及动物实验结果均显示注射靶向造影剂后，血栓回声明显增高，与管腔无回声分界清晰，图像质量得到明显改善，有利于静脉血栓尤其是急性血栓的诊断，具有良好的应用前景。

二、血管回声跟踪技术

血管回声跟踪（echo tracking，ET）技术是近年应用于临床的超声新技术，通过射频信号相位差法计算和测量管壁实时位移，在实时跟踪、描记血管壁运动轨迹的同时，计算相应的参数。该技术分辨率高达 $10\mu m$，明显高于传统的检测方法，可在动脉管壁增厚和斑块形成之前即可发现内皮功能改变，为临床准确评价血管弹性，对动脉管壁功能进行评估，提供了新的手段。目前，该技术已经用于检测各种疾病引起的血管内皮功能异常及早期动脉硬化。

ET 技术使用的参数为压力－应变弹性系数（pressure-strain elastic modulus，Ep）、硬度指数（stiffness parameter，β）及顺应性（arterial compliance，AC）。其计算公式如下。

$$Ep= (Ps-Pd)/[(Ds-Dd)/Dd]$$

$$\beta = [ln(Ps/Pd)]/[(Ds-Dd)/Dd]$$

$$AC= \pi (Ds\times Ds-Dd\times Dd)/4(Ps-Pd)$$

其中：Ps 为收缩压，Pd 为舒张压，Ds 为收缩期内径，Dd 为舒张期内径。

检查时首先获取动脉长轴切面，使动脉段尽可能保持水平，清晰显示动脉前、后壁内膜，在 E-Tracking B/M 模式下，调节 M 型取样线角度使之与动脉管壁垂直，以获取最佳图像和最大血管内径，将取样门分别置于动脉前壁和后壁的内中膜交界处，启动 ET 技术，连续获取 5～6 个以上心动周期动脉内径变化曲线并储存，存入仪器硬盘系统，根据患者血压，系统自动计算相应参数。

血管回声跟踪技术在应用过程应注意以下问题。

1. 操作过程中必须保持追踪门位置恒定，才能得

到准确的图像和运动轨迹，保证参数计算的准确性。

2. 各参数的计算均与血压有关，因此，受检者在检查前 3d 应停用影响血压的药物。

3. 年龄对各参数均有影响，在确定各参数临床意义时应考虑到年龄因素。

4. 动脉形态学改变和功能参数变化之间并不完全平行。Ep、β 和 AC 等血管弹性参数对于评价无明显形态学改变的血管功能较为敏感，但对于存在显著形态学改变（如内中膜增厚）的血管，并不能进一步反映血管病变的程度。

三、三维超声技术

三维超声是在二维超声基础上发展起来的新技术，在外周动脉粥样硬化的检查中不仅可以全面地显示动脉管壁的情况、斑块的位置，还可以立体地观察斑块的表面形态和内部结构，为临床上诊断、治疗及疗效评价提供更全面的临床信息，具有重要的临床价值和应用潜力。三维超声的优势主要表现在以下几方面。

（一）三维超声可更准确而全面地显示病变

由于受血液的冲击，外周动脉粥样硬化斑块好发于动脉分叉处，而二维超声难以将动脉分叉在一个切面上清晰地显示出来，容易漏诊分叉处的斑块，也难以全面地显示分叉处斑块的表面形态。三维超声则可以清晰地显示血管主干及其分支，获得的病变信息更接近于实际解剖结构，可清晰完整地显示分叉处的斑块及其形态（尤其是分叉处的多个斑块），尤其在显示斑块表面溃疡和斑块内出血方面与二维超声相比具有独特的优势，可为临床诊断提供更全面的影像信息。

（二）对血管病变进行更准确的测量

三维超声可直观显示血管病变的位置，对于斑块位置的测量更为准确。三维超声不仅可显示整个斑块的空间形态，还可以满意地显示管腔内结构，尤其对于强回声伴有声影的钙化斑块，三维超声能较好地描绘斑块，计算管腔面积，在定量和定性判断管腔狭窄率方面可以均与三维 CTA 有较好的一致性。

（三）定量测定斑块体积

斑块体积的测定比面积、内中膜厚度和管腔狭窄率等指标的测定具有更高的敏感性。实时三维超声可明确显示斑块的回声强度及其在血流冲击下的活动度，并可定量测算斑块的面积与体积，这是目前其他常规影像学检查方法不能实现的。对斑块的定量评价是三维超声的重要功能，三维图像可完整地重建出整个斑块的立体结构，无须任何假设推算，即可以直接对斑块的体积等进行准确测量。实时三维超声可以对斑块

及血管的空间形态，进行任意方向的切割，观察及测量斑块的最大面积及体积，可避免常规二维超声对斑块面积的低估。在整个心动周期内，斑块体积随血压变化而发生改变，因此，实时显示斑块的体积变化对于全面了解血压脉动对斑块稳定性的作用具有重要意义，高分辨率实时三维超声通过定量心动周期中任一时相的斑块体积，可简便、无创地评价动脉粥样硬化斑块稳定性、易损性及其治疗转归。

三维超声在外周血管的应用方面尚存在一定不足，三维超声图像质量取决于二维图像效果，因此，二维图像显像欠佳时也不能获得良好的三维图像。在诊断外周动脉硬化病变时，对于血管检查而言，三维超声探头频率较低，图像分辨率不够高，在对于较细的动脉血管显像及定量方面具有一定的局限性。应用于诊断下肢动脉粥样硬化斑块时，由于股深动脉解剖位置关系，无法完全显示股深动脉，只能对其起始部进行评价。

四、超声弹性成像

人体组织的弹性／硬度与病灶的生物学特性紧密相关，对于疾病的诊断具有重要的参考价值。超声弹性成像（ultrasounic elastography，UE）是目前超声成像的一个研究热点。超声弹性成像可分为血管内超声弹性成像及组织超声弹性成像两大类。

血管内弹性成像是利用气囊、血压变化或者外部挤压使血管产生运动，计算血管的应力分布从而评价其弹性。血管内超声弹性成像可对血管壁和动脉硬化斑局部力学特性进行评价，用于估计粥样斑块的组成成分、评价粥样斑块的稳定性、估计血栓的硬度和形成时间，观察介入治疗和药物治疗的效果。目前的研究主要集中于检测不稳定斑块。有研究应用尸检血管的血管内弹性成像和病理相对照，结果显示不稳定斑块的弹性成像特征为表面纤维帽弹性系数高，其相邻组织弹性系数低，即其内部有较软的组织。不稳定斑块表面弹性系数高于稳定斑块。斑块表面纤维帽越厚，表面弹性系数越低。血管内弹性成像判断斑块稳定性的敏感性为88%，特异性89%，具有重要的临床价值。但是血管内弹性成像需要使用有创性血管内探头来获取相应的组织弹性信息，操作较为复杂，在一定程度上限制了其应用。

组织弹性成像利用探头或者探头－挤压板装置，沿着探头的轴向压缩组织，根据各种不同组织的弹性系数不同，施加外力后其应变不同，根据组织内部不同位置的位移，计算其变形程度，以彩色编码成像加以显示。目前有研究者利用组织弹性成像评价颈动

脉、肱动脉等大、中动脉的管壁弹性，发现糖尿病患者的动脉壁硬度明显高于对照组，而内中膜、管径等指标无明显差异，说明超声弹性成像能在动脉血管发生形态学改变以前，早期评价血管壁弹性，了解动脉内皮功能的变化情况，早期诊断及监测大血管并发症的发生、发展，有利于及时给予干预措施，提高患者生存质量。还有研究者利用弹性成像对下肢深静脉血栓进行分期。急性血栓具有导致肺栓塞的潜在危险性，慢性血栓附着于管壁，没有栓塞危险，因此，鉴别血栓的时期具有重要的临床意义。一般认为急性血栓回声很低，静脉管腔扩张，但是这些征象常常难以可靠地对血栓进行分类。如果是在慢性血栓基础上再发的急性血栓，诊断非常困难。相关研究显示应用超声弹性成像在急性和慢性血栓的区分中有一定意义，慢性血栓的弹性仅为静脉壁弹性的1/10，亚急性血栓虽然回声不均匀，但是其平均弹性为静脉壁的1/4～1/3，弹性成像对急、慢性血栓的鉴别准确性高于常规超声，对于血栓后综合征患者的诊断尤其有价值。

（李建初　徐钟慧）

参考文献

[1] ［美］兹韦尔（Zweibel，W.J.）.2008.血管超声经典教程.温朝阳，等，译.5版.北京：人民军医出版社

[2] 李建初.1999.血管和浅表器官彩色多普勒超声诊断学.北京：北京医科大学中国协和医科大学联合出版社

[3] 蔡丽萍，方平，王捍平.2006.超声检测血管内皮功能的方法学及观测指标.临床超声医学杂志，8（12）：751-753

[4] 朱晓丹，王志远，赵君康.2008.血管回声跟踪技术评价2型糖尿病患者外周大血管内皮功能.临床超声医学杂志，10（6）：371-373

[5] 孙欢，杨晓英，孙玉秀，等.2008.血管回声跟踪技术评价妊娠期高血压疾病患者血管内皮功能.中国超声医学杂志，24（2）：149-151

[6] 黄品同，林苗，田新桥，等.2007.超声造影对脑梗死患者颈动脉软斑块内新生血管的评价.中华超声影像学杂志，16（12）：1045-1047

[7] 张亿倬，杨敬英，王金锐.2009.超声造影评价股浅静脉瓣膜功能的初步应用.现代生物医学进展，9（1）：91-93

[8] 郑笑娟，黄雪兰，王洪梅，等.2009.超声造影与

DSA 诊断颅外段颈动脉狭窄的对比研究 . 医学影像学杂志，19（4）：399-401

[9] 朱文晖，欧阳茂，唐水娟，等 .2008. 探讨颈动脉粥样斑块超声造影显像特征及血浆髓过氧化物酶水平与脑梗死的关系 . 中国超声医学杂志，24（8）：696-699

[10] 何跟山，艾红，王冰，等 .2006. 血栓靶向超声造影剂对犬股静脉急性栓塞后血栓增强效果研究 . 中华超声影像学杂志，15（5）：384-386

[11] 魏立亚，何文，项东英，等 .2008. 超声造影在血管疾病中的应用 . 中国医学影像技术，24（10）：1586-1589

[12] 费洪文，田家玮 .2001. 颈动脉三维超声重建的研究进展 . 中国医学影像技术，17（3）：276-277

[13] 邢晋放，曹铁生，段云友，等 .2004. 老年颈动脉粥样硬化三维超声成像与二维超声成像的比较 . 第四军医大学学报，25（13）：1244-1246

[14] 邢晋放，王新房，刘望彭，等 .2002. 三维彩色多普勒超声成像在诊断颈动脉粥样硬化中的应用研究 . 中华超声影像学杂志，11（5）：972-974

[15] 石颖，雷成功，卢涌洁，等 .2004. 三维超声成像在诊断外周血管动脉粥样硬化方面的临床应用 . 中国超声诊断杂志，5（9）：646-649

[16] 唐少珊，刘守君，蔡爱露，等 .2003. 三维超声在检测血管结构及血管病变中的应用价值 . 中华超声影像学杂志，12（3）：41-45

[17] 张鹏飞，张运，姚桂华，等 .2005. 实时三维超声测量动脉粥样硬化斑块体积 . 中华超声影像学杂志，14（8）：614-616

[18] 关欣，喻晓娜，吕增诚，等 .2003. 冠心病患者胸廓内动脉的超声检测 . 中华超声影像学杂志，12（1）：49-50

[19] 陈冉，唐力，任卫东，等 .2008. 实时三维超声技术评价下肢动脉粥样硬化病变：与 64 层螺旋 CT 三维重建技术对比观察 . 中国医学影像技术，24（11）：1757-1759

[20] 胡莉君，吕清，王新房，等 .2009. 超声弹性成像评价 2 型糖尿病患者颈动脉和肱动脉血管壁弹性 . 中国医学影像技术，25（3）：427-430

[21] 顾胜利，徐斐燕，邹韧，等 .2008. 医源性股动脉假性动脉瘤的超声诊断与治疗 . 中国介入影像与治疗学，5（2）：123-125

[22] 田津，李治安，杨娅，等 .2005. 冠状动脉血流显像评价冠状动脉搭桥术后胸廓内动脉桥通畅性的研

究 . 中华超声影像学杂志，14（1）：9-13

[23] 徐光，彭禹，杨扬，等 .2001. 二维彩色多普勒超声筛选冠状动脉搭桥术桥血管的价值 . 中华超声影像学杂志，10（11）：645-647

[24] 刘丽文，张军，段云燕，等 .2008. 超声引导下凝血酶注射法治疗假性动脉瘤 . 中国超声医学杂志，24（11）：1039-1041

[25] 顾章愉，竺涵光，余优成，等 .2001. 超声检查在腓骨肌（皮）瓣修复下颌骨缺损中的作用 . 口腔颌面外科杂志，11（1）：8-10

[26] 李文刚，于殿绅，郑培惠，等 .2005.CTA 和超声多普勒在腓骨瓣血供检测中的应用 . 口腔颌面外科杂志，15（2）：163-165

[27] 毛驰，彭歆，俞光岩，等 .2001. 超声多普勒血流仪在游离腓骨瓣皮岛设计中的应用 . 现代口腔医学杂志，6：442-444

[28] 殷伟洪，刘丰春 .2006. 胸廓内动脉的解剖及超声研究进展 . 解剖与临床，11（4）：288-290

[29] Schaar JA，Korte CL，Mastik F，et al. 2003. Characterizing Vulnerable Plaque Features With Intravascular Elastography.Circulation，108；2636-2641

[30] Garra BS.2007.Imaging and Estimation of Tissue Elasticity by Ultrasound.Ultrasound Quarterly，23：255-268

[31] Rubin JM，Aglyamov SR，Wakefield TW，et al.2003.Clinical application of sonographic elasticity imaging for aging of deep venous thrombosis：preliminary findings.J Ultrasound Med，22（5）：443-448

[32] Rubin JM，Xie H，Kim K，et al.2006.Sonographic elasticity imaging of acute and chronic deep venous thrombosis in humans.J Ultrasound Med，25（9）：1179-1186

[33] Mairi Steven，Nagarajan Kumaran，Robert Carachi，et al.2007.Haemangiomas and vascular malformations of the limb in children.Pediatr Surg Int，23：565–569

[34] Delis KT，Gloviczki P，Wennberg PW，et al.2007. Hemodynamic impairment，venous segmental disease，and clinical severity scoring in limbs with Klippel-Trenaunay syndrome.J Vasc Surg，45（3）：561-567

[35] Peng HH，WangTH，Chao AS，et al.2006.Klippel-Trenaunay-Weber syndrome involving fetal thigh.

第 **15** 章

肾血管

泌尿系统血管疾病主要包括肾动脉疾病、肾静脉疾病、精索静脉曲张、血管性阳萎和其他血管疾病。肾血管位置深在，其彩超检测受肠道气体和肥胖的影响明显。肾动脉疾病主要有狭窄、栓塞、动脉瘤、动静脉瘘和先天发育不良，肾静脉疾病主要有血栓形成、癌栓和胡桃夹现象。彩超对许多肾血管疾病不仅可以作为首选的影像学检查方法，而且具有明确的诊断价值，在临床上发挥重要作用。

第一节　解剖与正常声像图

一、肾动脉的解剖

肾动脉在肠系膜上动脉发出部位的下方 1～2cm 处从腹主动脉发出，左、右肾动脉发出部位分别位于 3 点和 11 点，成年人内径为 4～7mm。右侧肾动脉稍长于左侧肾动脉，经过下腔静脉、右肾静脉、胰头和十二指肠降部的后方行至肾门。左侧肾动脉发出部位稍高于右肾动脉，走在左肾静脉、胰体、脾静脉的后方（图 15-1-1）。在入肾前肾动脉先分成前后两干进入肾窦。前干较粗分出尖段、上段、中段和下段 4 支段动脉；后干较细，绕肾盂上缘转向后方延续为后段动脉。肾段动脉分支之间缺乏吻合，因此，某一段动脉发生阻塞时会导致该段动脉供应的肾组织发生缺血坏死。肾段动脉进一步发出 10～20 支叶间动脉，在肾锥体之间走行，叶间动脉发出分支走行在皮质与髓质交界处呈弓形，称弓形动脉。弓形动脉又分出位于皮质内的小血管称小叶间动脉。肾皮质内小叶间动脉呈网状分布，十分丰富。

一般来说，每侧肾都有 1 条主肾动脉，其为肾的主要供血。肾动脉较常见的变异为副肾动脉。约 20% 的人有副肾动脉（可 1 条或数条），供应部分肾的血供。通常将不经肾门入肾的动脉称为副肾动脉。它可起始于肾动脉主干、腹主动脉或肠系膜上动脉等，入肾的部位以肾上、下极多见。

二、肾静脉的解剖

肾静脉由肾内小叶间静脉、弓形静脉、叶间静脉、段静脉逐级汇合，出肾门后合为一条主干，走行于肾动脉的前方并以直角汇入下腔静脉。左侧肾静脉较长，在成年人长约 6.47cm，外径约 1.4cm，在肠系膜上动脉起点的下方跨过腹主动脉的前缘从左侧汇入下腔静脉。左肾静脉在肠系膜上动脉和腹主动脉夹角处前后径变窄表现为"胡桃夹"现象。左肾静脉属支包括左侧睾丸（或卵巢）静脉、左膈下静脉和左肾上腺静脉。右肾静脉较短，长度约 2.75cm，外径约 1.1cm，

在十二指肠降部后方从右侧注入下腔静脉，通常没有属支。由于左肾位置较高，左肾静脉汇入下腔静脉的平面要高于右肾静脉。肾内各级静脉与肾内动脉分支伴行，但无一定的节段性，静脉间有广泛的吻合（图 15-1-2）。

左肾静脉变异主要为左肾静脉分为前、后支环绕腹主动脉或左肾静脉走行于腹主动脉后方，肾静脉的其他变异包括双肾静脉、三肾静脉及四肾静脉，多见于右肾。

三、正常肾动脉声像图及正常值

（一）二维图像表现

右侧肾动脉稍长于左侧肾动脉，左侧肾动脉发出部位稍高于右肾动脉。左、右肾动脉内径为 4～7mm。体瘦者肾动脉显示清晰，动脉壁为线状回声带，其间为无回声。过度肥胖、肠气干扰等影响因素可使肾动脉管壁模糊不清，甚至难以辨认。

（二）彩色多普勒表现

1. 二维图像肾动脉清晰显示者，管腔内血流充盈均匀，无紊乱血流；二维图像肾动脉显示模糊者，管腔内血流信号充盈可不均匀甚至不连续。

2. 有的人群肾动脉走行弯曲，在弯曲处可探及紊乱的血流信号。

3. 高档彩色多普勒超声仪能够清晰显示和辨认肾内各级动脉（段动脉、叶间动脉及弓形动脉）。段动脉位于肾窦内，叶间动脉走行于肾锥体之间，弓形动脉位于皮、髓质交界处，前两者呈放射状排列，后者走行与肾包膜平行。

（三）频谱多普勒表现

正常肾动脉及其分支血流频谱为低阻型，收缩早期频谱上升陡直，而后缓慢下降，在收缩早期可有一切迹称为收缩早期切迹。此切迹使收缩期频谱形成双峰，第一峰为收缩早期波峰，第二峰为收缩晚期波峰（也称顺应性波峰）。收缩早期波峰显示率 50% 左右。舒张早期也常常可见一切迹称为舒张早期切迹，整个舒

张期血流速度较高（图 15-1-3，图 15-1-4）。

依据收缩期频谱形态可将正常肾动脉血流频谱分为 4 种类型，分别为收缩早期波峰高于收缩晚期波峰、收缩早期波峰低于收缩晚期波峰、收缩早期波峰缺乏和收缩晚期波峰缺乏。

（四）肾动脉的正常值

多数正常肾动脉收缩期峰值流速 < 100cm/s，一般认为收缩早期加速时间 < 0.07s，收缩早期加速度 > 3m/s^2。国外 Norris、Platt、Cottlieb 和 Kim 报道，正常肾动脉的阻力指数分别为 0.64 ± 0.05、0.58 ± 0.05、0.58 ± 0.04、0.62 ± 0.04。因此，一般认为正常肾动脉阻力指数为 $0.55 \sim 0.7$。

国内、外对正常肾动脉内径及各种血流参数报道不少，但正常值范围略有差异，为了便于读者使用时参考，现介绍 3 份报道资料。

1. 北京阜外医院资料　北京阜外医院采用腹主动脉-肾动脉造影，测量了 50 例正常肾外肾动脉的内径和长度，结果见表 15-1-1。

2. 杭州医学高等专科学校资料　杭州医学高等专科学校采用彩色多普勒超声仪，测量了 306 个正常肾的肾动脉内径与血流参数，结果见表 15-1-2 及表 15-1-3。作者发现正常成年人肾动脉、弓形动脉的 PSV、舒张末期流速、搏动指数和阻力指数与性别、年龄、左右侧肾无相关性，而随体表面积增大，肾动脉内径增宽；随年龄的增长，肾动脉内径也有所增宽，但后者变化无统计学意义。

3. 济南军区总医院资料　济南军区总医院采用彩色多普勒检测了 172 名健康成年人的主肾动脉（MRA）、段动脉（SRA）及叶间动脉（IRA）的收缩期峰值流速（PSV）和阻力指数（RI），建立了不同年龄组的正常值范围，结果见表 15-1-4 及表 15-1-5。

（五）正常肾动脉波形的产生机制及其演变规律

收缩早期波峰为心脏收缩早期血液直接在血管内

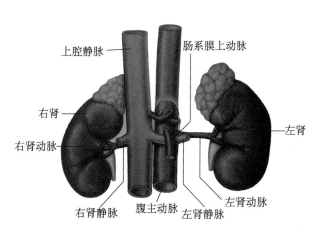

图 15-1-1　**肾动脉及其毗邻关系**

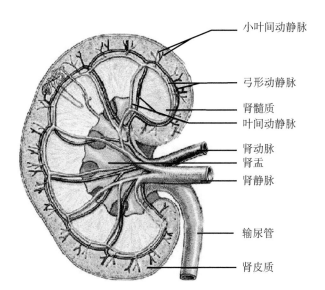

图 15-1-2　**正常肾及肾血管解剖**

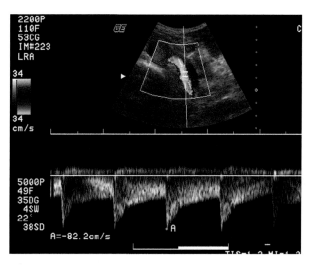

图 15-1-3　**正常左肾动脉主干血流频谱**

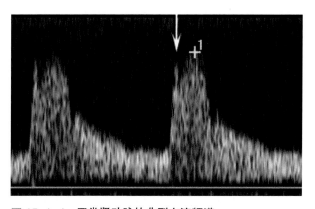

图 15-1-4　**正常肾动脉的典型血流频谱**

注：频谱收缩期上升陡直，收缩早期切迹位于收缩早期波峰（箭头）与收缩晚期波峰"+"之间

流动所致。收缩晚期波峰为近端血管顺应性所致，故又称顺应性波峰。部分血液于收缩期储存于近端扩张膨大的弹性动脉中，当血管收缩和灌注压下降时再次释放形成此顺应性波峰。舒张早期切迹的形成可能与主动脉瓣的关闭而产生的负加速度有关。

随着大动脉的进一步弹性回缩产生舒张期的正向血流频谱。

收缩早期波峰缺失与血管有足够顺应性有关。随着血管的顺应性增加，收缩早期波峰被扩张的血管逐渐吸收而波峰逐渐降低，相应地引起随后的收缩晚期

表 15-1-1　50 例正常人肾外肾动脉的内径和长度　　　　　　　　　　（单位：cm）

	长度		内径	
	右	左	右	左
男	4.5 ± 1.3	3.7 ± 1.0	0.70 ± 0.15	0.70 ± 0.25
女	3.9 ± 1.2	2.8 ± 0.8	0.65 ± 0.11	0.65 ± 0.24
$\bar{x}$	4.2	3.3	0.68	0.68

表 15-1-2　各年龄组肾动脉血流参数值（$\bar{x} \pm s$）

年龄组（岁）	N	PSV（cm/s）	Min Vel（cm/s）	PI（%）	RI（%）
20 ～	48	85.69 ± 18.52	31.88 ± 10.29	115.65 ± 35.41	64.2 ± 16.80
31 ～	54	87.28 ± 26.23	31.94 ± 8.57	116.20 ± 36.14	63.8 ± 16.44
41 ～	68	79.09 ± 13.38	29.83 ± 8.97	111.97 ± 34.19	62.5 ± 15.13
51 ～	86	87.44 ± 8.37	24.72 ± 9.59	136.52 ± 24.68	64.8 ± 15.16
61 ～	50	77.9 ± 19.91	24.74 ± 8.66	126.14 ± 30.23	67.6 ± 13.66

注：P 均＞ 0.05；PSV. 收缩期峰值流速；Min Vel. 最小流速；PI. 搏动指数；RI. 阻力指数

表 15-1-3　各体表面积组肾动脉血流参数值（$\bar{x} \pm s$）

分组 (m²)	N	PSV（cm/s）	Min Vel（cm/s）	PI（%）	RI（%）
≤ 1.5	70	83.0 ± 5.53	29.0 ± 7.66	135.96 ± 26.71	64.92 ± 6.29
1.51 ～	92	90.0 ± 7.76	28.0 ± 5.0	122.08 ± 18.07	65.26 ± 4.20
1.61 ～	74	82.0 ± 20.43	30.0 ± 0.91	113.6 ± 41.91	63.32 ± 19.58
＞ 1.70	70	79.0 ± 18.21	29.0 ± 13.42	115.81 ± 56.53	64.19 ± 29.24

注：P 均＞ 0.05；同表 15-1-2 注解

表 15-1-4　正常人三级肾动脉收缩期峰值流速的正常值　　　　　　　　　（单位：cm/s）

年龄（岁）	肾数（只）	MRA		SRA		IRA	
		$\bar{x} \pm s$	95% 正常值范围	$\bar{x} \pm s$	95% 正常值范围	$\bar{x} \pm s$	95% 正常值范围
＜ 30	74	82.28 ± 15.02	$52.84 \sim 111.71$	52.81 ± 9.67	$33.86 \sim 71.77$	33.94 ± 4.82	$24.4 \sim 43.38$
30 ～	60	76.96 ± 13.90	$49.79 \sim 104.13$	50.63 ± 6.75	$37.40 \sim 63.85$	33.29 ± 6.16	$21.2 \sim 45.36$
40 ～	68	75.54 ± 9.46	$57.01 \sim 94.07$	50.30 ± 9.69	$31.30 \sim 69.30$	33.27 ± 7.28	$19.0 \sim 47.54$
50 ～	66	75.09 ± 12.32	$50.94 \sim 99.24$	46.54 ± 9.99	$26.95 \sim 66.13$	31.25 ± 4.11	$23.1 \sim 39.30$
60 ～	76	71.38 ± 15.82	$40.36 \sim 102.39$	45.35 ± 7.96	$29.75 \sim 60.96$	30.76 ± 4.65	$21.6 \sim 39.88$

表 15-1-5　正常人三级肾动脉阻力指数的正常值

年龄（岁）	肾数（只）	MRA		SRA		IRA	
		$\bar{x} \pm s$	95% 正常值范围	$\bar{x} \pm s$	95% 正常值范围	$\bar{x} \pm s$	95% 正常值范围
< 30	74	0.64±0.04	0.55 ~ 0.73	0.59±0.05	0.49 ~ 0.69	0.55±0.05	0.58 ~ 0.64
30 ~	60	0.64±0.03	0.57 ~ 0.70	0.59±0.03	0.52 ~ 0.67	0.55±0.04	0.49 ~ 0.63
40 ~	68	0.65±0.03	0.59 ~ 0.71	0.60±0.04	0.54 ~ 0.68	0.56±0.04	0.49 ~ 0.63
50 ~	66	0.67±0.03	0.61 ~ 0.73	0.62±0.04	0.55 ~ 0.70	0.60±0.05	0.50 ~ 0.69
60 ~	76	0.71±0.04	0.63 ~ 0.80	0.67±0.06	0.55 ~ 0.80	0.64±0.07	0.51 ~ 0.77

波峰逐渐增大。当近端血管有足够顺应性时，收缩早期波峰推迟至晚期，融合到宽大的收缩晚期波峰中，出现收缩早期波峰缺失。

当近端血管顺应性降低时，则可出现收缩早期波峰增大，相应地收缩晚期波峰降低或消失。这种以收缩早期波峰为主的波形可见于肾功能不全或高血压患者，这些患者动脉储存的顺应性降低可能与肾内动脉阻力增高有关。当肾内动脉阻力增大时，血管压力相应地增大，导致血管扩张和顺应性降低，从而收缩晚期波峰降低。

肾动脉波形的形成机制和演变较为复杂，肾动脉阻力和顺应性的相互作用有助于解释肾动脉波形的变化，动脉硬化也影响肾动脉波形的变化。

四、正常肾静脉的声像图

（一）二维声像图表现

双侧肾静脉呈条带状无回声，自肾门通向内侧，汇入下腔静脉，通常难以分辨纤薄的管壁（图 15-1-5）。卧位右肾静脉内径宽约 1cm，由于右肾静脉壁随心脏搏动及呼吸运动而产生扑动，二维超声可见管腔无回声区内径产生相应变化。左肾静脉在肠系膜上动脉与腹主动脉夹角中的一段常被压扁，管腔很小，其汇入下腔静脉前这段左肾静脉管径通常也较小，而其位于腹主动脉左侧的一段管径常增宽，成年人多达 1cm 以上，站立位或坐位时，该段左肾静脉增宽更为明显（图 15-1-6）。

（二）彩色多普勒表现

二维图像显示清晰者，静脉管腔内充满血流信号，但肠气干扰和肥胖等影响因素可使静脉管腔内血流信号充盈不满意。左肾静脉在肠系膜上动脉与腹主动脉夹角中的一段受压后管径变小，流速增快，因而血流色彩明亮，其远心段因血流速度慢而色彩黯淡。

（三）频谱多普勒表现

正常肾静脉频谱呈低速单相连续性平坦波型，右肾静脉随下腔静脉的扑动和呼吸而有起伏。左肾静脉在肠系膜上动脉与腹主动脉夹角中的一段由于受压后管径变小，流速常增快。

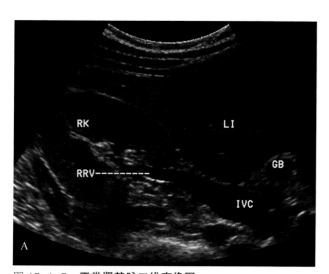

图 15-1-5　正常肾静脉二维声像图

注：A. 肋缘下横切显示右肾静脉（RRV）；RK. 右肾；IVC. 下腔静脉；GB. 胆囊；LI. 肝；B. 腹正中横切显示左肾静脉（LRV）；AO. 腹主动脉；SMA. 肠系膜上动脉；LK. 左肾

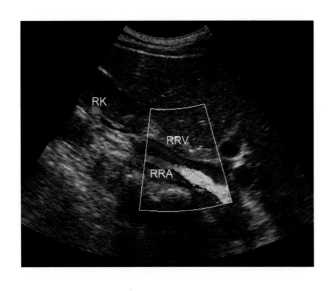

图 15-1-6 **正常肾静脉彩色多普勒血流**

注：肋缘下横切显示右肾静脉（RRV）；RK. 右肾；RRA. 右肾动脉

第二节 仪器和检查方法

一、仪器选择

1. 仪器 常规使用中高档彩色多普勒超声诊断仪。

2. 探头频率 肾血管常采用 2 ~ 5MHz 探头。

二、检查前患者准备

患者空腹 8h 以上为宜，一般不需要肠道准备。

三、体位选取

根据不同部位血管和不同扫描路径患者选取仰卧位、侧卧位和俯卧位。

四、肾动脉的超声检测方法

（一）检测腹主动脉

常规观察腹主动脉管壁和管腔血流情况。纵切腹主动脉在肠系膜上动脉起始部远侧 1cm 处测量腹主动脉收缩期峰值流速（peak systolic velocity, PSV）（图 15-2-1），用于计算肾动脉与腹主动脉 PSV 比值。胸、腹主动脉狭窄会影响肾动脉血流，而且动脉粥样硬化和多发性大动脉炎可同时累及腹主动脉和肾动脉，因而，了解腹主动脉的相关状况有助于肾动脉疾病的诊断。

（二）检测肾动脉肾外段

1. 肾动脉肾外段的探测步骤

（1）采用灰阶超声确定肾动脉位置，观察肾动脉结构和指导彩色血流成像检查。

（2）采用彩色血流成像观察管腔内血流信号充盈和湍流情况。通过显示狭窄所致杂色血流信号或血流充盈缺损发现狭窄或可疑狭窄的部位，清晰显示者通过测量血流束宽度有助于狭窄程度的判断。

在使用彩色血流成像检查肾动脉时应注意以下方面：①为了正确地判断肾动脉杂色血流信号，常选择邻近腹主动脉的血流信号作参照物；②提高彩色速度刻度以减少彩色闪烁伪像和彩色外溢的影响，来帮助判断管腔内血流的充盈情况；③应对肾动脉全程进行扫查，因为狭窄可以发生于肾动脉起始处至肾内分支的任何部位。对于肾动脉狭窄患者，如彩色血流成像未能显示异常征象，则可能导致漏诊。

（3）测量并记录肾动脉最高血流速度（PSV 和舒张末期流速）。对于肾动脉清晰显示者，可先用彩色血流显像来发现异常血流（血流束较细或杂色血流信号等），然后有选择性地获取多普勒频谱测量 PSV，这样能够缩短检查时间。

2. 肾动脉肾外段的扫查切面 肾动脉肾外段的扫查切面有腹正中横切、侧腰部冠状切、前腹肋间或肋缘下横切和经背部扫查。为了获得满意的探测效果，尽可能选择距靶目标（某一段肾动脉）较近又能较好地避免或减轻肠道气体干扰的探测路径和扫查切面。

对于成年人肾动脉肾外段的超声探测，采用一种扫查切面常不能获得满意的探测效果，而是需要两种或两种以上扫查切面的相互弥补。

（1）腹正中横切扫查：患者取仰卧位。检查肾动脉时，往往先采用此切面探测肾动脉主干。

寻找肾动脉的方法：①先纵切显示肠系膜上动脉起始部，然后转为横切，探头向足侧滑行，约在肠系膜上动脉起始部远侧 1～2cm 处的腹主动脉侧壁能够显示双侧肾动脉开口（图 15-2-2）。②先显示肾静脉长轴图和下腔静脉横断图，然后在其后方寻找肾动脉。对于超声较难显示的严重肾动脉狭窄或细小肾动脉，使用该方法较为有效。此方法主要依据为，①肾动、静脉解剖位置关系较为恒定；②肾静脉较肾动脉粗大、表浅，有些人肾静脉较肾动脉容易显示。

探测技巧：①重视探头加压，探头适当加压可驱走气体从而减轻肠腔气体干扰，同时能够缩短探头与肾动脉之间的距离以增加分辨率，有助于获得清晰的肾动脉图像。②采用交叉探测法，采用交叉探测法可减小声束与血流方向之间的夹角。通常，在检查右肾动脉时，可将探头置于腹主动脉左前方，声束指向右后方。反之，用于探测左肾动脉。但对于突向前方的呈弧形弯曲的右肾动脉近段（图 15-2-3）的检查，探头仍然置于腹主动脉右前方，声束指向左后方。③注意胸廓遮挡的影响，腹正中横切胸廓遮挡影响肾动脉显示时，可采用声束指向后上方、使用小的扇扫探头或改用其他的扫查切面来克服。

优点：容易较快找到肾动脉（特别是体瘦者），可获得较好的探测效果。

缺点：①可引起肾动脉近段声束与血流方向的夹角过大，从而导致血流信号充盈观察不满意或流速测值不可靠；②有些患者肾动脉远段探测效果不好；③有的腹主动脉瘤患者探头不宜加压，影响检查效果；④过度肥胖、肠气干扰明显、肾疾病所致肾动脉变细及大量腹水患者，肾动脉可显示不满意甚至检查失败，应按下面所介绍的侧腰部冠状切、前腹肋间或肋缘下横切等扫查切面进一步检查。

（2）侧腰部冠状面扫查：患者体位取侧卧位。

探测方法：将探头置于腋前、腋中或腋线肋间或第 12 浮肋下，取冠状切面充分利用肾本身做透声窗来显示双侧肾动脉（图 15-2-4）。先在肾门处找到肾动脉，然后逆血流方向追踪至肾动脉开口处或先显示腹主动脉，在其侧壁找到肾动脉开口后，再顺血流方向追查肾动脉。注意肥胖患者肾位置靠前，探头应置于腋前线附近，而体瘦者肾位置靠后，探头应置于腋后线附近。对有些肥胖患者肾动脉近段（尤其左肾动脉）的检查，探头置于腋前线附近，在不利用肾做透声窗的情况下

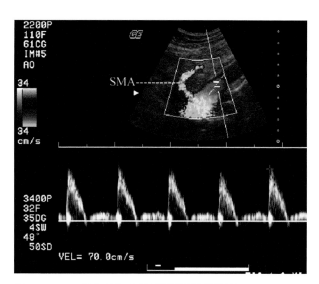

图 15-2-1　腹主动脉 PSV 的测量标准切面

注：SMA. 肠系膜上动脉

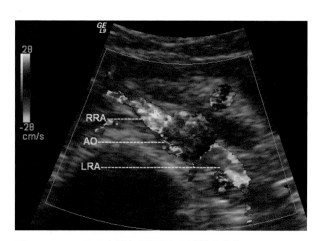

图 15-2-2　腹正中横切面显示双侧肾动脉主干

注：RRA. 右肾动脉；LRA. 左肾动脉；AO. 腹主动脉

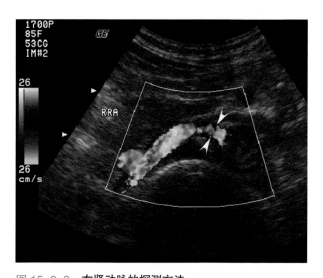

图 15-2-3　右肾动脉的探测方法

注：右肾动脉走行弯曲，对于起始段（箭头）的探查，探头应置于腹主动脉右前方

能够缩短探头与靶目标之间的距离，反而能够获得满意的声像图（图15-2-5）。

优缺点：能够获得较小的声束与血流方向的夹角，流速测值较为可靠。有的患者右肾动脉近段显示效果不好。

（3）右前腹肋间或肋缘下横切扫查：患者体位取左侧卧位或仰卧位。

解剖依据：据我们观察和有关资料，肝为腹膜间位脏器，在深呼吸后移动度可达4～6cm，较属于腹膜后脏器的肾及肾动脉移动度大；本来肝覆盖右肾的前上3/4部分，在深吸气后可覆盖更多的右肾及肾动、静脉。因此，在平静呼吸尤其是深吸气后屏气时，经右前腹肋间或肋缘下横切扫查，可充分利用下移的肝甚至充盈的胆囊做透声窗来显示右肾动脉。

探测方法：首先，嘱患者深吸气后屏气，探头横向置于右前腹肋间或肋缘下，声束指向正后方、后上方或后下方。探头位置和声束指向，依患者体型、肝与肾动、静脉的解剖位置关系而定。然后，在下移的肝后方寻找右肾静脉和下腔静脉，进一步在这些静脉后方寻找右肾动脉长轴图和腹主动脉横断图，有些人还能显示左肾动脉近段（图15-2-6，图15-2-7）。

优点：①由于充分利用肝做透声窗，大大减少或消除了肠道气体的干扰，能使右肾动脉全程清晰显示，偶尔还能显示左肾动脉近段。不仅能满意地观察右肾动脉血流信号的充盈情况，而且有时还能观察管壁结构。这样，有助于采用形态学指标来诊断肾动脉疾病。②可以获得满意的多普勒夹角，能够弥补腹正中横切多普勒夹角过大的不足。③此扫查切面右肾动脉前方为右肾静脉和下腔静脉，右肾静脉为右肾动脉的良好定位标志。这使得检查者能较好地确认右肾动脉，从而对右肾动脉闭塞的确诊很有帮助。④对右肾动脉远段和初级分支的探测帮助较大，弥补了腹正中横切可能遗漏这些动脉病变的不足。

缺点：①有些患者不能利用肝做透声窗，导致探测效果不满意甚至失败；②对左肾动脉的探测帮助不大；③此扫查切面常常需要患者很好地呼吸配合。很显然，呼吸配合不满意者可能导致探测失败。

（4）经背部扫查：患者取俯卧位，此切面没有以上3种扫查切面常用。

（三）测量肾脏大小并观察其结构

（四）检测肾内动脉

采用侧腰部冠状切面，先观察肾内动脉血流信号的分布情况，然后观察肾内较大动脉分支有无狭窄所致的杂色血流信号，若有，则应进一步测量PSV及PSV比值（狭窄处与狭窄前正常动脉段PSV比值）。需注意的是，使用不出现色彩倒错现象的最低彩色速度刻度，容易发现和判断狭窄处所致的杂色血流信号。肾动脉严重狭窄或闭塞后，肾内动脉血流信号较弱，使用血流信号敏感性高的超声仪器，有助于肾内动脉血流信号的充分显示。

最后，测量叶间动脉或段动脉血流参数。常用参数为PSV、收缩早期加速时间、收缩早期加速度和阻力指数。

附：副肾动脉的检测方法

由于副肾动脉既无固定的走行路径，又无明确的解剖标志，且受肠道气体的干扰较大，其明显难于主肾动脉的探测。探测时应注意在肾上、下极内侧寻找有无入

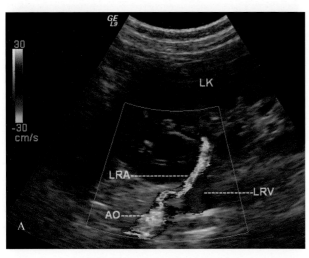

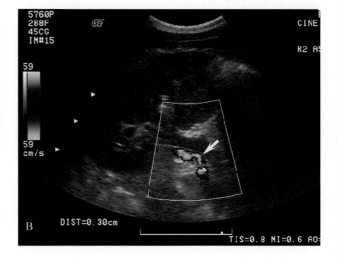

图15-2-4　侧腰部冠状切面利用肾做透声窗显示左肾动脉

注：A.利用左肾（LK）做透声窗清晰显示正常左肾动脉（LRA）彩色血流图；AO.腹主动脉；LRV.左肾静脉；B.利用左肾做透声窗，清晰显示左肾动脉狭窄的彩色血流成像，箭头所指狭窄段，最窄处血流束宽度约0.3cm

肾动脉，若有，则一般是副肾动脉或肾的侧支血管（图15-2-8）。

五、肾静脉的超声检测方法

与肾动脉的超声检查方法类似。不过，对于肾静脉主干，更应注意观察管腔内有无异常回声、血流充盈情况，重视应用探头加压后管腔形态改变的观察；还应注意观察肾内静脉血流信号的分布情况。

六、卵巢／睾丸静脉的超声检测方法

对于左卵巢／睾丸静脉的超声检查，左上腹横切扫查显示左肾静脉后，探头转为纵切在左肾静脉下方能够显示与其垂直的左卵巢／睾丸静脉，然后向下追踪观察。对于右卵巢／睾丸静脉的超声检查，探头置于腹中线偏右侧，纵切下腔静脉，显示右卵巢／睾丸静脉汇入下腔静脉。观察内容：测量卵巢／睾丸静脉内径，观察血流方向，乏氏动作时观察有无反流。

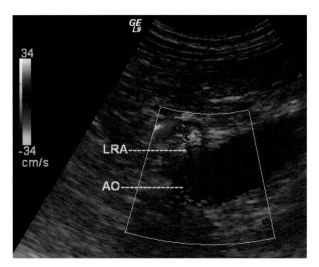

图 15-2-5　侧腰部冠状切面不利用肾做透声窗显示左肾动脉

注：探头置于左前腹部行左侧腰部冠状面扫查显示左肾动脉起始段（LRA）；AO. 腹主动脉

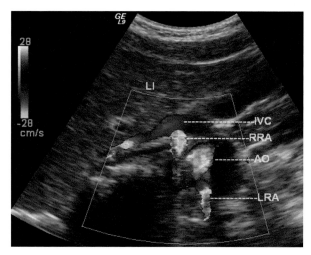

图 15-2-7　右肋缘下横切面显示双侧肾动脉

注：利用肝（LI）做透声窗，双肾动脉起始段（RRA，LRA）清晰显示；AO. 腹主动脉；IVC. 下腔静脉

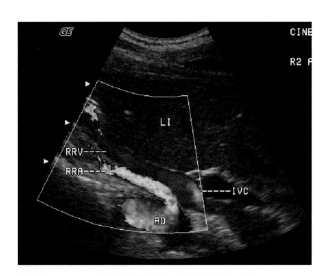

图 15-2-6　右肋缘下横切面右肾动脉彩色血流

注：利用肝（LI）做透声窗，右肾动脉（RRA）清晰显示；AO. 腹主动脉；IVC. 下腔静脉；RRV. 右肾静脉

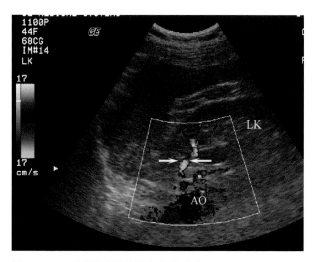

图 15-2-8　副肾动脉的彩色血流成像

注：箭头所指左肾副肾动脉起源于腹主动脉（AO），LK 为左肾

第三节　肾血管性高血压

一、病因与病理

肾血管性高血压（renal vascular hypertension）约占高血压患者的 1%，好发于 60 岁以上老年高血压患者，5% ～ 7% 继发于肾血管性疾病。其最常见病因为肾动脉狭窄或闭塞（动脉粥样硬化、多发性大动脉炎和纤维肌性发育不良所致）、主动脉狭窄性疾病、肾动静脉瘘、肾动脉夹层、腹主动脉夹层、肾动脉先天发育不良、多囊肾、肾静脉血栓形成等。儿童主要由肾动脉先天发育异常所致；青年患者多发性大动脉炎为常见病因，其次为纤维肌肉增生；大于 50 岁者，动脉粥样硬化为最常见病因。

上述病因引起肾灌注压下降和肾动脉缺血，近球细胞反应性释放肾素。肾素是一种蛋白水解酶，与 α_2 球蛋白结合生成血管紧张素 I，其在血浆和组织中所固有的血管紧张素转化酶作用下降解为血管紧张素 II。血管紧张素 II 具有强烈的缩血管作用，还能刺激肾上腺球状带分泌醛固酮。醛固酮的分泌促进钠和水潴留，使细胞外液的容量增加。这种肾素 – 血管紧张素 – 醛固酮系统的活动使血压增高。

二、临床表现与体征

肾血管性高血压的主要临床表现为高血压，高血压特点：①青年人发病常 < 30 岁，老年人发病常 > 50 岁；②血压升高呈持续性，以舒张压升高更为明显；③长期高血压突然加剧；④高血压伴有腰背或肋腹部疼痛；⑤高血压发作突然，病程较短或发展迅速；⑥腹背部可闻及血管杂音；⑦无高血压家族史；⑧药物治疗无效。患者除高血压以外，还可出现头晕、头痛，眼底视网膜病变。如血压控制不佳可引起急性左侧心力衰竭。上腹部或肾区可闻及收缩期杂音。病情严重未获及时治疗者可出现肾萎缩和肾功能恶化等严重并发症。

本病超声表现和鉴别诊断等内容参见以下各种疾病。

第四节　肾动脉狭窄

一、发病率

肾动脉狭窄是继发性高血压常见病因之一。较大样本（5194 例）尸检资料显示，肾动脉狭窄检出率为 4.3%。近年来，肾动脉狭窄的发病率呈上升趋势。2001 年美国的数据表明，肾动脉狭窄引起的终末期肾病的年增长率为 12.4%；据 2003 年文献报道，新进入透析治疗的患者中，动脉硬化性肾动脉狭窄检出率高达 41%。另外，冠心病人群合并肾动脉狭窄的比例为 10% ～ 15%，明显高于一般人群。

二、病因与病理

肾动脉狭窄的常见病因及其特点：①动脉粥样硬化，一般发生于老年人，男性多于女性。狭窄部位多位于起始段。②纤维肌肉增生，常见于青年人，女性多于男性。肾动脉损害主要发生于中段 1/3 或远段 1/3，常延及分支，单侧者右侧多见。③多发性大动脉炎，多见于青年女性，肾动脉起始段受累较常见。其他少见病因有肿瘤压迫或侵犯肾动脉。

三、临床表现与体征

与本章"肾血管性高血压"相同。

四、超声诊断指标

（一）超声诊断指标分类

肾动脉狭窄的超声诊断指标可分为形态学与血流动力学两大类，后者又分为直接与间接指标。直接指标是指通过狭窄段的血流动力学改变来诊断肾动脉狭窄，包括肾动脉杂色血流信号、肾动脉 PSV、肾动脉与腹主动脉 PSV 比值、肾动脉与肾内动脉 PSV 比值；间接指标是通过狭窄下游的肾内动脉血流动力学改变来推断其上游肾动脉是否存在狭窄，常选择叶间动脉或段动脉来进行测量，测量参数包括频谱形态、PSV、收缩早期加速时间、收缩早期加速度、阻力指数和双侧阻力指数差值。

（二）超声诊断指标的测量或阳性判定的注意事项

1. 肾动脉杂色血流信号　狭窄所致的紊乱血流在彩色血流图上表现为杂色血流信号，其特点为血流紊乱重，范围广。为了正确地判断肾动脉杂色血流信号，常常选择邻近腹主动脉的血流信号作为参照物，以帮助判断调节彩色速度范围和壁滤波是否正确。依据狭窄处杂色血流信号，不仅易于显示和辨认肾动脉，而且可以缩短探测时间。但需注意，严重肾动脉狭窄、较长段重度肾动脉狭窄或侧支循环建立充分时，狭窄处杂色血流信号可不明显。尚有以下情况可引起或误认为肾动脉杂色血流信号：①彩色速度范围调节过低；②肾动脉走行弯曲；③腹主动脉狭窄所致射流射入肾动脉。

2. 形态学指标　通过观察或测量肾动脉狭窄处管腔内径的形态改变，有助于肾动脉狭窄的诊断。在使用形态学指标诊断肾动脉狭窄时，应注意以下几点：①在灰阶超声上测量肾动脉内径对肾动脉狭窄的诊断不可靠，彩色血流束宽度对肾动脉狭窄的诊断有一定帮助；②肠道气体干扰或声束与血流方向的夹角接近 90° 可导致管腔内血流信号充盈缺失；③彩色外溢可遗漏狭窄或低估狭窄程度；④后天性肾动脉细小和先天性肾动脉发育不良都表现管腔内血流束普遍细小，增加了肾动脉的探测难度，应注意与常表现为局限性血流束变细的肾动脉狭窄进行鉴别。虽然有的患者狭窄处管壁震颤引起杂色血流信号明显超出管腔，导致不能使用形态学指标判断其狭窄程度，但使用直接指标往往能较好地诊断此类患者。

3. 肾动脉 PSV　它是诊断肾动脉狭窄的重要指标之一，而且还参与其他两个重要流速指标的计算，故获取真实的肾动脉 PSV 对准确判断狭窄程度至关重要。肾动脉位置深和受肠道气体、肥胖等影响因素的干扰，致使肾动脉 PSV 的测量不仅费时，而且常常产生误差。为了获取真实的肾动脉 PSV，应注意以下方面：

（1）取样线应与射流方向／血流方向平行而不是与血管壁平行，对于非对称性狭窄或合并狭窄后动脉瘤患者，尤其应注意鉴别射流方向。

（2）通过多径路多切面扫查，寻求较佳的声束与血流方向夹角。

（3）在良好的彩色血流图上，将取样容积置于狭

窄段最窄处或狭窄即后段寻找高速血流信号。但是，有的肾动脉狭窄在彩色血流成像上难以辨认狭窄区域而对脉冲多普勒频谱取样带来困难，此时应在可疑狭窄区域反复取样寻找高速血流。

（4）对于狭窄发病率较高的肾动脉起始段的检查，最好在右前腹肋间或肋缘下横切扫查或侧腰部冠状面扫查记录流速。因为腹正中横切扫查虽采用交叉检查法可减小声束与血流方向之间的夹角，但有时仍由于夹角过大或取样线不平行于血流方向而导致较大的流速测量误差。

4. 肾动脉与腹主动脉 PSV 比值　狭窄多位于肾动脉起始处，常用腹主动脉作为肾动脉的上游动脉。此指标反映肾动脉狭窄的流速变化，应在肾动脉上游获取腹主动脉流速。由于用于测量流速的腹主动脉纵切面常不能同时显示肾动脉开口的位置，而肾动脉开口与肠系膜上动脉起始部的位置关系较为恒定，因此，通常在肠系膜上动脉起始处下方 1cm 处定为取样点，测量腹主动脉 PSV。正常肾动脉与腹主动脉 PSV 比较接近，当肾动脉发生狭窄时，狭窄处流速升高，而腹主动脉流速一般无明显变化。这样，肾动脉与腹主动脉 PSV 比值将升高。

5. 肾动脉与肾内动脉 PSV 比值　肾内动脉 PSV 的获取部位与间接指标的测量部位相同。正常肾动脉和肾内各级动脉的血流速度以一定规律递减，当肾动脉发生狭窄时，狭窄处流速升高，而狭窄远端肾内动脉流速减低，此指标值也升高，从而有助于肾动脉狭窄的诊断。采用此指标来诊断肾动脉狭窄，应设法排除副肾动脉和侧支血管的影响。若发现同一肾有主、副肾动脉，则应取相对应的主干和肾内动脉频谱测量 PSV，从而分别计算肾动脉与肾内动脉 PSV 比值。

6. 间接指标的测量

（1）测量部位的选择：依据狭窄下游血流指标来诊断肾动脉狭窄，测量部位应为肾动脉狭窄后所致射流成分消失后的相对应的肾内动脉分支。一般来说，肾动脉主干狭窄时，肾内叶间动脉已无射流成分，可作为狭窄下游的常规测量部位。如未能获取满意的叶间动脉频谱，可用段动脉代替。而肾内细小动脉分支如弓形动脉或小叶间动脉的波形分析和测值欠可靠，可引起假阳性。可在肾上、中、下部分别取动脉频谱以获取真实可靠的频谱，同时排除副肾动脉、侧支血管的影响。如将副肾动脉的肾内分支误认为主肾动脉狭窄下游血流指标的测量部位，则将遗漏主肾动脉狭窄。

（2）多普勒频谱的要求：为了减少测量误差，总的原则是设法获取真实可靠的频谱，以便准确观察频

谱形态和获得真实的测值。具体注意事项：①建立适当 Doppler 增益；②足够大的频谱，可通过较快的扫描速度、改变频谱高度和增大频谱所占整个图像比例（至少1/2以上）来实现；③屏气时尽可能获得至少3个连续同样的频谱，选择其中之一进行测量。

（3）收缩早期加速度和加速时间的测量：收缩期加速度包括收缩早期加速度和收缩期平均加速度。对肾动脉狭窄的诊断，应测量收缩早期加速度而不是收缩期平均加速度（图15-4-1）。肾动脉狭窄下游的频谱变化主要是通过传播脉冲的衰减表现出来，测量传播波的斜率（起始段加速度即收缩早期加速度）才能反映其上游的肾动脉狭窄。当传播波被融入到宽大的顺应性波中时，只有收缩早期斜率代表传播波。收缩早期加速度和加速时间的测量方法如图15-4-2，对于正常频谱，起始点为收缩期频谱的起始处，终止点为收缩早期波峰的顶点处；而对于异常频谱，起始点为收缩期频谱的起始处，终止点为收缩期频谱的顶点处。

加速度和加速时间容易出现测量误差，测量时应注意以下方面。

①当肾内动脉频谱轮廓辨认困难时，比较同侧肾动脉主干或对侧同级动脉频谱，有时有助于正确地建立测量点。

②有文献报道，在肾上、中、下部分别获取动脉频谱计算其平均值用于肾动脉狭窄的诊断，但这些动脉频谱可能并非来源于同一条动脉，如可来源于主、副肾动脉或侧支血管，这样，使用平均值并非能真实地反映狭窄下游的改变。建议选择肾上、中、下部其中一个部位获取的频谱改变最异常者（频谱收缩期上升最倾斜者）来进行测量。这样，即使不能同时显示

主、副肾动脉，也可利用肾内动脉多部位取样来提高主肾动脉或副肾动脉狭窄的诊断正确率。在这组最异常的频谱中，选择3个连续同样的频谱之一进行测量；当频谱不稳定，难以获得3个连续同样的频谱时，由于频谱轮廓易产生伪像，最好选择最趋于正常的频谱进行测量。

（4）阻力指数：包括阻力指数的绝对值和双侧阻力指数差值。阻力指数的测量不受声束与血流方向的夹角的影响，测值相对较为可靠。

附：卡托普利（captopril）肾动脉多普勒超声

卡托普利肾图用于肾动脉狭窄的诊断已有许多年的历史，而且获得了一定的诊断效果。国外有文献报道，卡托普利能够帮助多普勒超声改善肾动脉狭窄的诊断效率。

1. 患者准备 根据患者临床表现调整抗高血压药物，停用转化酶抑制药（ACEI 类药物）和受体阻断药（ARB 类药物）1周。前者包括卡托普利、西拉普利、贝那普利、福辛普利、培哚普利、雷米普利、依那普利等，后者包括氯沙坦、缬沙坦等。

2. 禁忌证 有下列情况之一者不宜行此项检查：严重肾功能不全者（肌酐清除率＜40ml/min）；血钾＞5.5mmol/L；伴有颈部血管杂音的脑卒中或短暂性脑缺血患者；有卡托普利或其他血管转化酶抑制药过敏史者。

3. 试验方法 停用转化酶抑制药和受体阻滞药1周后，先进行常规多普勒超声检查，观察肾内叶间动脉或段动脉血流频谱形态，分别测量收缩期 PSV、收缩早期加速时间、收缩早期加速度和阻力指数。检查完毕后服用卡托普利25mg，1h后再次行多普勒超声检查，对比分析频谱形态和测值的改变。

4. 临床意义 如临床怀疑肾动脉狭窄性高血压，且直接和（或）间接指标不能明确诊断时，可行该项试验。文献报道，卡托普利使狭窄远端的肾动脉扩张从而导致肾内动脉阻力减低，肾动脉狭窄者肾内动脉频谱形态改变更为异常，而正常肾动脉者肾内动脉频谱形态向正常方向改变。所以有助于提高肾动脉狭窄（尤其是中度狭窄）的诊断效率。

五、超声表现

（一）形态学表现

1. 对大多数成人来说，二维图像难以清晰显示肾动脉狭窄处管壁结构，从而不能准确测量残留管腔内径。有时可观察到狭窄处管壁增厚，血流束变细，靠近狭窄远端动脉扩张。如果肾动脉显示清晰，又能较

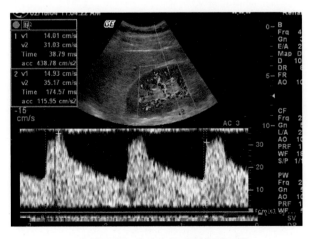

图15-4-1 收缩早期加速度和加速时间的测量
注：右侧频谱显示收缩早期加速度和加速时间测量点的建立，左侧频谱显示收缩期平均加速度测量点的建立

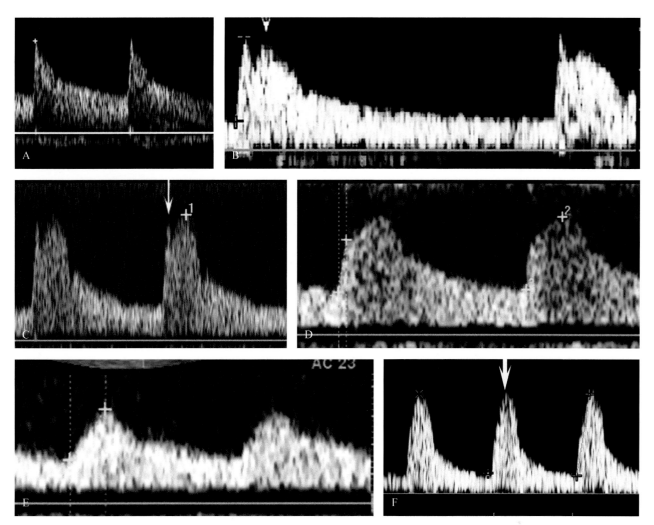

图 15-4-2　不同类型肾内动脉频谱收缩早期加速时间和加速度的测量方法

注：A～D 为正常频谱；A. 频谱仅有收缩早期波峰，"＋"处为加速时间和加速度的测量点；B. 频谱呈双峰，第一峰大于第二峰，"＋"处为加速时间和加速度的测量点；C. 频谱呈双峰，第一峰小于第二峰，箭头处为加速时间和加速度的测量点；D. 频谱仅有顺应性波峰，左侧加速时间和加速度测量点的建立正确，右侧不正确；E～F 为异常频谱，为同侧肾动脉主干狭窄所致；E."＋"处为加速时间和加速度的测量点；F. 箭头处为加速时间和加速度的测量点

好地调节仪器，依据狭窄处血流束明显变细可以诊断肾动脉狭窄。

2．患侧肾体积缩小，长径＜9cm 或较健侧肾小于 1.5～2cm 以上。总地来说，二维图像对肾动脉狭窄的诊断意义不大。先天性肾发育不良、先天性肾动脉发育不良、肾弥漫性病变等均可引起肾缩小。

3．轻、中度狭窄者，患侧肾内血流信号的分布无明显异常；严重狭窄者，患侧肾内血流信号可明显减少。肾动脉狭窄伴侧支循环时，可显示肾内某一部分由侧支动脉供血而血流信号较为丰富，而另一部分肾血流信号减少。

4．虽然目前肾动脉超声形态学测量不甚准确，但具有一定诊断价值。而肾大小、结构和血流信号表现均为非特异性。

（二）血流动力学表现

1．直接指标的改变

（1）狭窄段及靠近其下游杂色血流信号：狭窄段及靠近狭窄远端呈现明显的杂色血流信号，此为高速射流和管壁震颤所致，杂色血流信号常常明显超出管腔范围且离开狭窄段仍将持续一段距离，故根据典型的杂色血流信号可以诊断肾动脉狭窄（图 15-4-3），但常常不能准确判断残留管腔内径和狭窄长度。

（2）狭窄段及靠近其下游频谱呈毛刺状，尤其是靠近狭窄下游容易引出毛刺状频谱（图 15-4-4）。明显的毛刺状频谱对肾动脉狭窄的诊断很有帮助，但无毛刺样频谱亦不能排除肾动脉狭窄。

（3）狭窄段及靠近其下游流速加快，阻力增大。多数文献推荐肾动脉 PSV ≥ 180cm/s、≥ 150cm/s

用于分别诊断内径减少≥60%、≥50%的肾动脉狭窄。理论上狭窄处PSV与狭窄程度成正比，狭窄处血流指标的诊断敏感性较高。但由于肾动脉PSV具有明显的个体差异，并受其他因素的影响而引起误诊。

（4）肾动脉与腹主动脉PSV比值和肾动脉与肾内动脉PSV比值增大（图15-4-5）：肾动脉与腹主动脉PSV比值和肾动脉与肾内动脉PSV比值均反映狭窄所致的流速动态变化，不受上、下游动脉狭窄的影响，因为它与动脉横截面积的变化直接相关，而与单位容积内的血流量无关。从理论上分析，它们减小或消除了肾动脉PSV所具有的个体差异的影响。但是，严格来说，肾动脉与腹主动脉PSV比值用于肾动脉狭窄的诊断并不能像PSV比率用于股动脉狭窄的诊断那样很好地反映狭窄血流的动态变化，因为腹主动脉血流除了供应双侧肾之外，主要供应盆腔和下肢。事实上，腹主动脉PSV也存在个体差异并易受其他因素（如年龄、心脏和下肢动脉疾病）的影响。所以，影响腹主动脉流速的因素都可能影响肾动脉与腹主动脉PSV比值。

2．间接指标的改变（狭窄下游血流改变）

（1）频谱形态的改变：当肾动脉狭窄所致射流成分消失后，其肾内动脉分支血流频谱呈现异常改变，主要表现为收缩早期波峰消失和收缩早期频谱上升倾斜，频谱形态变为三角形、圆顶形或平坦形。早期研究认为，收缩早期波峰缺乏对肾动脉狭窄具有很高的诊断价值（敏感性95%，特异性97%），但该研究结果存在争议一般不作为肾动脉狭窄的主要诊断指标。

（2）收缩早期加速时间延长≥0.07s，加速度减小<3m/s²对内径减少>70%的肾动脉狭窄的诊断帮助较大。但须注意，操作者主观因素可导致测量误差。另外，一些疾病（肥厚型心肌病、动脉导管未闭、大的动静脉瘘、高动力循环状态和主动脉瓣反流）可使加速时间减小及加速度增大，从而引起假阴性。

（3）阻力减低：阻力指数具有明显的个体差异，阻力指数<0.45对肾动脉狭窄的诊断特异性较高，但敏感性较低；也有报道使用阻力指数<0.5来诊断肾动脉狭窄。双侧阻力指数差值较阻力指数绝对值能够改善肾动脉狭窄的诊断效率，但不适用于双侧肾动脉狭窄。有作者报道双侧阻力指数差值>0.05或0.08用于肾动脉狭窄的诊断。

六、超声诊断标准

（一）诊断标准

有关肾动脉狭窄的超声诊断标准，目前国内外尚未达成广泛一致的意见，以下为推荐的诊断标准。

1．内径减少≥60%的肾动脉狭窄诊断标准　①肾动脉湍流处PSV≥180 cm/s；②肾动脉与腹主动脉PSV比值≥3（腹主动脉PSV<50cm/s，不宜使用肾动脉与腹主动脉PSV比值指标，此时，肾动脉PSV≥200cm/s可提示≥60%的肾动脉狭窄；严重肾动脉狭窄时肾动脉PSV可在正常范围内）。

2．重度肾动脉狭窄（内径减少≥70%或80%）的诊断标准　①肾内动脉小慢波改变，表现为收缩早期波消失、频谱低平，收缩早期频谱倾斜；②收缩早期加速时间≥0.07s。

3．肾动脉闭塞的诊断标准　①闭塞段管腔内既

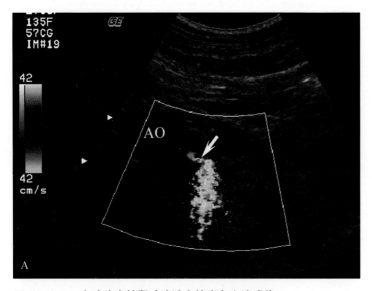
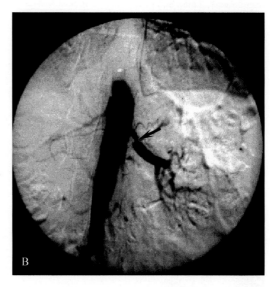

图15-4-3　大动脉炎性肾动脉狭窄的彩色血流成像

注：A.箭头所指狭窄段最窄处，该处及其远心段呈现明显的杂色血流信号；B.DSA显示左肾动脉起始段内径减少大于95%，箭头所指为最窄处

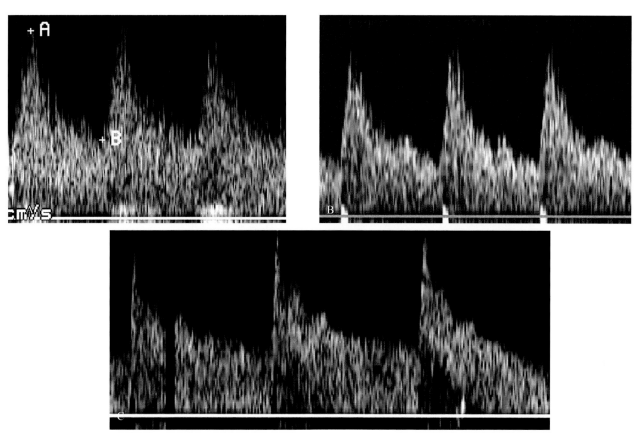

图 15-4-4　肾动脉频谱形态比较

注：A. 肾动脉狭窄患者，靠近狭窄下游的频谱"轮廓"呈明显毛刺状，表现为杂乱和幅度较大；B. 肾动脉走行弯曲者，血流频谱"轮廓"呈轻微毛刺状；C. 正常肾动脉，其血流频谱"轮廓"规整

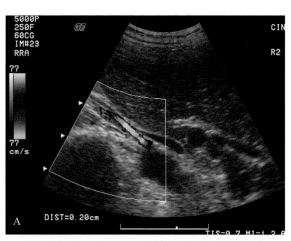

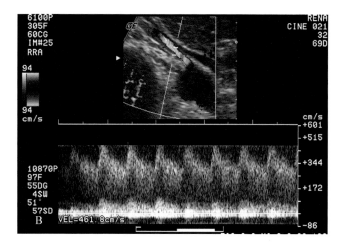

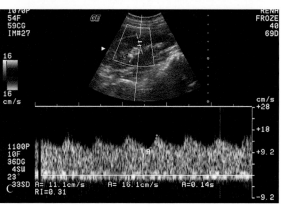

图 15-4-5　大动脉炎性肾动脉狭窄（右肾动脉近端内径减少 > 90%）

注：A. 右前腹肋间隙横切扫查显示右肾动脉近端血流束明显变细，最窄处约 0.2cm；B. 狭窄段 PSV > 460cm/s，肾动脉与腹主动脉 PSV 比值 > 3.5；C. 同侧叶间动脉显示典型的狭窄下游血流频谱改变（PSV = 16cm/s，加速时间 = 0.14s，阻力指数 = 0.31）

无血流信号也未能测及血流频谱；②肾内动脉小慢波改变。

严格地说，超声诊断肾动脉狭窄是一种间接的诊断方法，即通过反映肾动脉血流动力学改变的超声参数，而非直接通过显示血管形态改变来判断有无狭窄及狭窄程度。肾动脉狭窄所致血流动力学改变的复杂多样性，决定了肾动脉超声结果的合理解释存在一定困难。在使用上述诊断标准时，应注意以下方面，①是否使用规范化的检查方法来测量各种超声参数；②不能生搬硬套诊断标准，应根据患者的个体特性进行具体分析；③综合分析各种超声诊断参数；④注意各种超声指标的影响因素。

（二）误诊原因

1. 肾动脉 PSV 的误诊原因　高估狭窄程度（假阳性）原因，①声束与血流方向夹角过大而人为地测及较高的肾动脉 PSV；②肾动脉走行弯曲；③代谢旺盛的年轻人；④甲状腺功能亢进症患者；⑤胸廓出口动脉高度狭窄或闭塞患者；⑥靠近肾动脉开口处上端的腹主动脉狭窄所致射流射入肾动脉。低估狭窄程度（假阴性）的原因，①未获取真实的高速血流；②相对较轻的中度狭窄者；③严重狭窄者；④弥漫性或节段性狭窄；⑤伴有副肾动脉或丰富侧支循环者；⑥伴有肾内动脉狭窄者；⑦合并同侧肾萎缩者；⑧肾动脉水平以下的腹主动脉狭窄患者或双侧髂动脉重度狭窄或闭塞患者。

2. 肾动脉与腹主动脉 PSV 比值误诊原因分析　假阴性的主要原因：①腹主动脉狭窄、动脉粥样硬化等引起腹主动脉流速升高；②严重或中度肾动脉狭窄等情况下狭窄处流速无明显升高。假阳性主要与腹主动脉流速较低、肾动脉阻力升高或其他因素引起肾动脉 PSV 升高有关，易发生于动脉粥样硬化患者。

3. 峰值流速后比诊断准确性的主要决定因素　①狭窄处与狭窄远端动脉 PSV 是否呈反比例改变。常见假阴性原因为严重或中度肾动脉狭窄；假阳性原因为腹主动脉狭窄和肾动脉走行纡曲。②被检测的狭窄下游动脉与狭窄处所致射流的关系。③被检测的狭窄下游动脉血流受肾内血管的影响情况。

4. 加速度和加速时间的误诊原因分析　假阳性见于血管顺应性好的患者和部分年轻人及肾动脉粥样硬化、肾内小动脉狭窄患者；假阴性见于肾动脉狭窄合并肾萎缩、肾功能损害或肾动脉顺应性降低者。

七、超声诊断与鉴别诊断

1. 肾动脉狭窄的病因鉴别诊断　超声对肾动脉狭窄的病因鉴别主要不是依据狭窄处的声像图改变，而是依据一些临床信息，尤其是其他动脉（如腹主动脉、头臂干）的声像图表现来进行推测（表 15-4-1，图 15-4-6，图 15-4-7）。

2. 肾动脉狭窄与其他非肾动脉狭窄所致的肾血管性高血压相鉴别　除了上述 3 种病因可以引起肾血管性高血压，肾动脉先天发育不良、肾动静脉瘘、肾静脉血栓形成、主动脉狭窄等亦可引起肾血管性高血压。

（1）肾动脉先天发育不良：常表现为一侧肾动脉主干普遍细小，且常伴有同侧肾较正常小，但肾结构正常，肾动脉主干流速无明显升高和肾内动脉频谱形态无明显异常。

（2）肾动静脉瘘：瘘口近端的肾动脉血流阻力减低，流速可以加快，同侧肾静脉内探及动脉样血流频谱。

（3）主动脉闭塞性疾病：肾动脉上游的主动脉狭窄可导致肾缺血从而引起高血压，且双肾内动脉血流频谱呈现收缩早期加速时间延长和加速度减小，易与肾动脉狭窄混淆。但可发现主动脉狭窄处呈现杂色血流信号，流速加快，其下游失去正常的三相波。需注意的是，肾动脉主干血流可因其上游主动脉狭窄所致射流的影响，而引起流速加快。

（4）肾静脉血栓形成：肾静脉内探及血栓回声，其内无明显血流信号，同侧肾动脉血流阻力明显升高甚至出现反向波，但收缩早期加速时间不延长，也无高速射流。

3. 肾动脉狭窄与非肾血管性疾病引起的高血压（原发性高血压、肾性高血压、内分泌性高血压）相鉴别　后者无肾动脉狭窄的彩色多普勒超声表现，肾性高血压和内分泌性高血压还可找到病因。

八、超声诊断效率

国内、外有关肾动脉狭窄的多普勒超声诊断已有不少报道，但由于诊断影响因素较多，不同学者提出了不同的诊断指标和同一诊断指标的不同阈值。下面列举国内、国外一些学者（血管造影病例数 50 例以上）的报道结果（表 15-4-2），供大家参考。

九、其他影像学检查

目前，用于诊断肾动脉狭窄的其他主要影像学检查方法有：磁共振成像（MRI）、CT 血管成像（CTA）、和数字减影血管造影（DSA）。

DSA 可显示肾动脉主干及肾内分支的全貌，能准确地判断肾动脉狭窄的部位和程度，被认为是诊断肾动脉狭窄的金标准，但由于它的有创性、费用昂贵和造影剂潜在的肾毒性损害，限制了它的临床应用，使其很难成为常规检查手段。

CTA 可同时显示肾动脉管腔、管壁改变，尤其对血管壁的钙化和血栓显示最佳，避免了动脉穿刺，具有较好的诊断效果。其不足是，①有高估狭窄的现象；

表 15-4-1　肾动脉狭窄的病因鉴别诊断要点

	多发性动脉炎	纤维肌性发育不良	动脉硬化闭塞症
年龄和性别	青年女性常见	青年女性多见	老年男性多见
部位	近段常见	中或远段多见	起始处多见
双侧或单侧	双侧多见	单侧多见	双侧多见
声像图特点	偶尔显示管壁增厚	偶尔显示管壁增厚	偶尔显示钙化斑块
其他动脉的支持证据	头臂干或腹主动脉炎性改变	无异常发现	常合并腹主动脉硬化改变

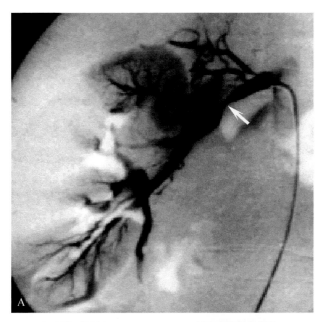

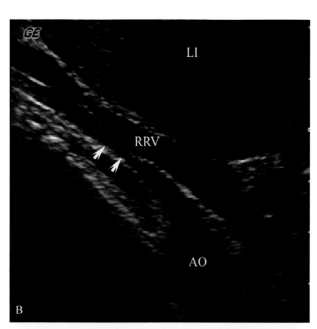

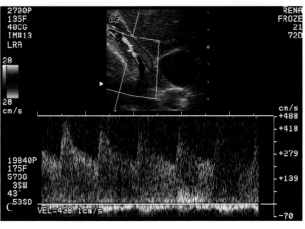

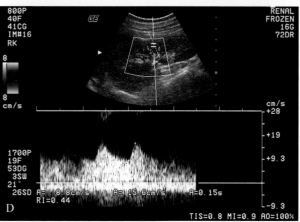

图 15-4-6　纤维肌性发育不良性肾动脉狭窄

注：A. 血管造影检查显示右肾动脉中段重度狭窄（箭头），内径减少＞ 90％；B. 造影检查前灰阶图像显示右肾动脉中段狭窄（箭头）；RRV. 右肾静脉；AO. 腹主动脉；LI. 肝；C. 狭窄处流速明显升高达 438cm/s，其与腹主动脉 PSV 比值为 5.1（438/86）；D. 同侧叶间动脉显示典型的狭窄下游多普勒频谱改变（PSV=16cm/s，加速时间 =0.15s，阻力指数 =0.44），肾动脉与叶间动脉 PSV 比值为 27.4

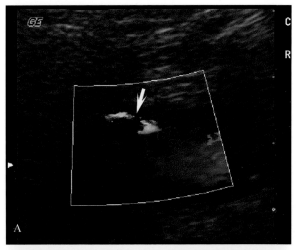

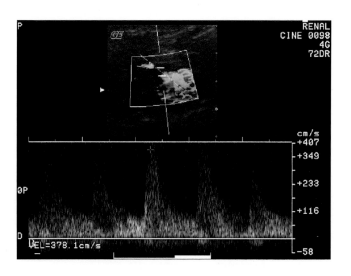

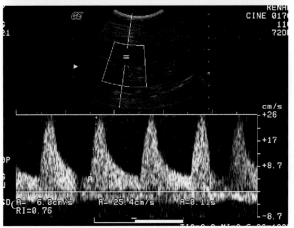

图 15-4-7　动脉粥样硬化性肾动脉狭窄（DSA 显示右肾动脉起始段内径减少 > 95%）

注：A. 箭头所指右肾动脉起始段血流束变细；B. 该处 PSV=378cm/s；C. 同侧叶间动脉显示狭窄下游多普勒频谱改变（PSV=25cm/s，加速时间= 0.11s，阻力指数= 0.76）

②对副肾动脉和肾动脉分支的显示不如 DSA；③需要使用较大剂量的碘对比剂，不利于肾衰竭和碘过敏患者的检查；④会受到运动伪影的干扰。

　　MRI 是目前最新的诊断方法，其空间分辨率仍不够高，不能显示肾动脉的小分支，有一定假阳性，对狭窄程度的判断有高估现象。

十、临床意义

　　CDS 是一种不同于其他方法的影像学检查手段，根据动脉狭窄的血流动力学改变来判断是否存在狭窄以及狭窄程度，能够获得较高的诊断正确率，且具有无创、价廉、方便和无辐射的优点，被认为是诊断肾动脉狭窄的良好筛选工具，也是本病球囊扩张术和支架置入术后疗效评价和随访的重要手段，已逐渐被临床医师所接受。但是，该项检查比较费时，且受多种因素的影响，不能准确反映肾功能的改变。肾动脉狭窄的彩超诊断影响因素，除与仪器性能、操作者的经验有关外，还有以下几项重要因素。

　　1. 探测成功率的影响。多数学者报道肾动脉的多普勒超声探测成功率在 50% ~ 100%，差异较大，

认为与受检者肥胖、肠道气体干扰、副肾动脉、肾动脉细小、肾动脉管壁钙化、肾动脉走行弯曲、腹水及腹主动脉疾病等因素有关。

　　2. 目前，大多数病例灰阶超声难以清晰显示肾动脉的管壁结构，狭窄处的彩色血流信号往往超出实际的管腔范围，故采用形态学指标（内径减少或面积狭窄百分比）来判断肾动脉的狭窄程度不太可靠，因此，超声难以诊断不具有血流动力学改变的轻度肾动脉狭窄（内径减少 < 50%）和不规则血流动力学改变的肾动脉狭窄。

　　3. 超声主要依靠反映血流动力学改变的超声指标来判断肾动脉有无狭窄和狭窄程度。但是，肾动脉的近端和远端动脉状况会引起肾动脉狭窄处的血流动力学发生改变，侧支循环、副肾动脉、心肾功能等因素也可影响肾动脉狭窄的血流动力学改变，受检者血流个体差异和检测方法的差异也是引起诊断准确性下降的原因之一。

　　基于超声检查对肾动脉狭窄诊断的不足，所以，当临床怀疑肾动脉狭窄而超声探测不满意或不能明确判断有无肾动脉狭窄时，可考虑行 MRI 或 CTA。这些检查方法是依据血管形态改变来诊断动脉狭窄，在

某种程度上可以弥补超声检查的不足。当然，肾动脉　　　造影仍然是诊断肾动脉狭窄的金标准。

表 15-4-2　肾动脉狭窄的多普勒超声诊断效率

作者（年份）	内径减少（%）	动脉造影病例数	诊断标准	敏感性（%）	特异性 (%)
Stavros（1992）	≥ 60	56	AT ≥ 0.07s	78	94
			AI < 3.0 m/s^2	89	83
			ESP 缺乏	95	97
Kliewer（1993）	> 50	57	AT ≥ 0.07s	82	20
			AC ≤ 3.0 m/s^2	71	48
			ESP 缺乏	57	67
			RE-PSV ≥ 1m/s	28	81
	> 80		AT ≥ 0.07s	100	23
			AC ≤ 3.0m/s^2	87	48
			ESP 缺乏	66	67
Krumme（1996）	> 50	135	RE-PSV > 2m/s	71	96
			ΔRI > 5%	64	82
			ΔRI > 5% 或 RE-PSV > 2m/s	89	92
Miralles（1996）	≥ 60	78	RE-PSV > 198cm/s	87	91
			RAR > 3.3	76	92
House（1999）	≥ 60	63	RE-PSV > 180cm/s	80	77
			RAR > 3	70	80
			RE-PSV > 1.8m/s 或 RAR > 3	85	76
			AT > 0.07s	41	85
			AC < 3.0m/s^2	56	62
Oliveira（2000）	≥ 50	50	RSR > 5	93	89
			RE-PSV > 1.7 m/s	83	89
Cardoso（2006）	≥ 60	62	RE-PSV > 1.89 m/s	100	87
			RAR > 2.6	96	87
Li（2008）	≥ 50	77	RE-PSV > 1.5 m/s	90	90
			RIR > 5.5	85	90
			RAR > 2.3	76	89

注：RE-PSV. 肾动脉峰值流速；RAR. 肾动脉与腹主动脉峰值流速比值；RSR. 肾动脉与段动脉峰值流速比值；RIR. 肾动脉与叶间动脉峰值流速比值；AT. 加速时间；AI. 加速指数；AC. 收缩期加速度；ESP. 收缩早期波峰；ΔRI. 双侧 RI 差值

第五节　肾动脉血栓形成和栓塞

一、病因与病理

肾动脉血栓形成及栓塞是一种少见疾病，是肾动脉主干或其主要分支形成血栓或被循环栓子栓塞造成肾缺血甚至诱发肾梗死。肾动脉血栓可因血管病变（动脉硬化、动脉瘤、纤维肌性发育不良、动脉炎症等）或血液凝固性增高（抗凝血酶缺陷、镰状细胞病、家族性高胆固醇血症、高胱氨酸尿症）而自发产生，也可由血管创伤继发形成。肾动脉栓塞的栓子常来源于心脏（心律失常、亚急性细菌性心内膜炎、风湿性心脏病、心房或心室血栓脱落），少数来源于心脏外（脂肪栓子、肿瘤栓子、静脉栓子、动脉粥样硬化、结节性多动脉炎）。

肾动脉血栓形成及栓塞导致肾梗死，病理上肾梗死为凝固性坏死灶，坏死组织较干燥，质地坚实，出血很少。肾动脉呈锥形分支，因此，梗死灶也呈锥体形，切面上呈三角形。

二、临床表现与体征

本病临床表现主要取决于病程的长短、受累肾动脉大小、范围和堵塞程度。肾动脉小分支堵塞临床可无症状，而肾动脉主干或较大分支堵塞却常导致肾缺血和肾梗死，表现为患侧腰腹部剧痛、恶心、呕吐、发热、血压升高。单侧肾动脉血栓形成或栓塞很少引起肾功能损害，双侧或孤立肾肾动脉血栓形成或栓塞常导致无尿及急性肾衰竭。实验室检查除尿常规出现异常外，酶学化验也可显示多种血清酶升高，但对诊断无特异性。

三、超声表现

（一）二维声像图表现

患侧肾二维图像表现取决于肾动脉闭塞的部位、闭塞前肾的结构和闭塞时间的长短。肾内小动脉闭塞灰阶超声表现为正常、肾内边界模糊或清晰的楔形低回声区。如为肾动脉主干栓塞，急性期肾回声减低，体积增大；由严重肾动脉狭窄不断进展而导致的主干闭塞，闭塞后近期检查，患侧肾二维图像与闭塞前相比无明显改变；由于闭塞引起肾缺血，随着时间推移，患侧肾萎缩，皮质回声增强，结构紊乱。闭塞较长时间的肾动脉常变细，管壁结构模糊。

（二）彩色多普勒表现

肾动脉闭塞的彩色多普勒表现取决于闭塞的部位和闭塞前肾本身的血流状态。若闭塞位于肾动脉主干，则肾动脉主干、肾内动脉分支以及伴行静脉内无明显血流信号（图15-5-1）；若闭塞前肾已有侧支循环，则闭塞后仍有部分血流信号。若闭塞发生于某个段或叶间动脉，则可引起该叶、段的梗死，病变区为楔形，其内部无彩色血流信号显示，而肾内其他部位彩色血流信号显示正常（图15-5-2）。

（三）频谱多普勒表现

肾动脉闭塞的频谱多普勒表现可归纳为两类：①闭塞段肾动脉及以远的动脉分支内未能引出多普勒频谱；②闭塞段肾动脉内未能引出多普勒频谱，其远端动脉分支可由闭塞前本身具有或闭塞后期形成的侧支循环而引出多普勒频谱，但其频谱呈现波峰圆钝，收缩期加速时间延长，加速度减小，阻力减低；③肾较大范围的梗死常伴有同侧肾动脉主干流速减低。

四、其他影像学检查

肾动脉造影被认为是诊断肾梗死的金指标，同时也可了解肾梗死的程度、肾动脉的侧支循环和肾动脉的其他情况。节段性肾梗死的肾动脉造影征象：肾节段性造影剂缺损，有时为楔形；血管阻塞；受累血管造影剂通过延迟；血管变细等。

CT扫描也是肾梗死有效的检查方法，并可在随访过程中评估梗死区域的侧支血供。局灶性肾动脉梗死的CT典型表现为：CT平扫时不能见到局部梗死灶，注入造影剂后梗死区域的低密度灶并不随注入造影剂而增强。全肾梗死时部分病人可表现为典型的"皮质边缘征"。增强皮质缘可能是来自肾包膜、肾盂周围和输尿管周围的侧支循环。随着CT技术的不断进步，肾动脉造影检查已经不必常规进行。

MRI对肾梗死的诊断价值不肯定。

五、超声诊断与鉴别诊断

采用CDU诊断肾动脉血栓形成及栓塞应注意以下方面，①通过调节仪器，建立足够大的彩色血流和多普勒频谱敏感性，以确信肾内血流信号的有无或分

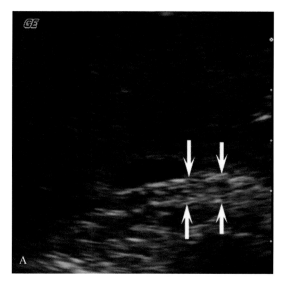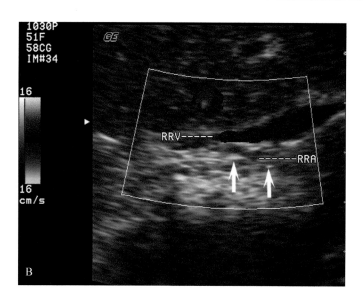

图 15-5-1　右肾动脉闭塞

注：A.箭头所指管壁结构模糊，管腔内为中高回声；B.右肾静脉（RRV）后方右肾动脉（RRA）管腔内无血流信号（箭头）

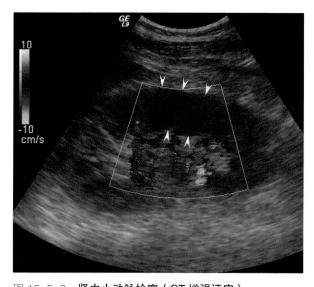

图 15-5-2　肾内小动脉栓塞（CT 增强证实）

注：箭头所指栓塞所致肾梗死病灶表现为楔形低回声，内部无明显血流信号

布异常，并采取多部位多切面仔细扫查整个肾。②结合患者临床表现、病史和生化检查，彩色多普勒超声不仅有助于诊断本病，还可以帮助鉴别肾动脉栓塞与血栓形成。③灰阶超声的诊断能力有限，更主要依靠彩色多普勒超声检查。④在分析声像图表现时，应考虑栓塞部位、栓塞程度、栓塞时间、肾动脉和肾原有病变、副肾动脉和侧支血管的影响。需与本病相鉴别的疾病有肾结石、输尿管结石、肾肿瘤、肾动脉狭窄和肾静脉血栓形成。

1. 肾结石和输尿管结石　由于肾梗死的症状、体征和肾结石、输尿管结石非常相似，因而，对具有突发剧烈腰痛，伴血尿、蛋白尿，查体患侧肾区叩击痛的患者，在超声检查时如没有发现结石和肾积水，应进一步行彩色多普勒检查肾血供情况，以免漏诊。

2. 肾肿瘤　肾肿瘤具有肿瘤的形态和血供特点；而肾动脉血栓及栓塞患者常有患侧腰腹部疼痛，肾梗死病灶呈楔形，内部无明显血流信号。两者容易鉴别。

3. 肾动脉狭窄　常显示狭窄处血流束变细，流速升高，肾内可出现血流分布稀疏，但无血供缺失区域。

4. 肾静脉血栓形成　常表现为肾静脉主干内可显示血流充盈缺失，肾内静脉血流缺失或分布稀疏，肾动脉血流阻力明显增高甚至出现反向波。

六、临床意义

肾动脉血栓及栓塞可在数小时内导致不可逆的肾损害发生，所以，应采取快速、有效的治疗措施。超声检查具有价廉、操作方便、无创伤、敏感性高等优点，因而可作为本病的首选检查手段。发生于肾动脉主干或较大分支的血栓形成或栓塞常导致较大范围肾梗死，在结合患者临床表现、病史和生化检查的基础上，CDU 常可做出明确诊断，可以避免进一步的其他影像学检查，为治疗赢得时机。但是，彩超很难鉴别肾动脉栓塞与血栓形成。发生于肾内较小分支的梗死可由于病灶较小而被遗漏或表现为局部血流分布稀疏，应考虑进一步行 CT 增强扫描或肾动脉造影检查。

第六节　肾动脉瘤

一、病因与病理

肾动脉瘤（renal artery aneurysms）发生率极低，其主要病因是肾动脉中层弹性纤维先天性发育不良，其次为后天性疾病如动脉粥样硬化、结节性动脉炎、梅毒和细菌性动脉炎和外伤。肾动脉瘤可发生于肾动脉主干或其分支，约60%发生于肾动脉主干或肾动脉的第一分叉处，约15%发生于肾实质内。肾动脉瘤按形态和部位分为梭形动脉瘤、囊状动脉瘤、夹层动脉瘤和肾内动脉瘤。

二、临床表现与体征

大多数患者可无明显症状。有些病例表现为高血压、血尿、偶有上腹部或季肋部疼痛，局部可闻及血管杂音。

三、超声表现

（一）真性动脉瘤

1．肾动脉主干或初级分支呈瘤样扩张，有时可见瘤壁钙化或附壁血栓或肾内出现局限性低回声区或无回声区，有搏动感。

2．彩色多普勒超声显示扩张的动脉内或肾内低回声或无回声区内，呈现杂色血流信号，并可引出涡流频谱。

3．若为肾动脉狭窄所致动脉瘤，则瘤体内血流更为紊乱，瘤体近端动脉探及高速血流信号（图15-6-1）。

（二）动脉夹层

1．**直接征象**　动脉内膜分离是肾动脉夹层的最确切的诊断依据。由于肾动脉位置深，受肠腔气体的影响，且分离的内膜呈线状弱回声，故二维超声显示肾动脉分离的内膜有一定困难。嘱患者深吸气后屏气，在右前腹肋间或肋缘下探查利用下移的肝做透声窗，可显示右肾动脉分离的内膜（图15-6-2）。

2．间接征象

（1）血流分隔现象，是指在彩色血流显像上肾动脉管腔内血流信号被分离的内膜和（或）血栓隔开。

（2）肾动脉同一水平存在两种不同血流信号和血流频谱，分别代表真、假腔血流。

（3）肾动脉夹层常伴有肾动脉扩张，所以超声发现肾动脉扩张后，应进一步排除夹层的存在。

（4）由于夹层血肿的压迫，可引起真腔狭窄或闭塞，其声像图表现与肾动脉狭窄类似。

（三）假性动脉瘤

1．灰阶超声显示肾动脉旁无回声或混合性回声区，实性部分为附壁血栓。

2．瘤壁缺乏动脉壁的3层结构，因为其由动脉内膜或周围纤维组织构成。

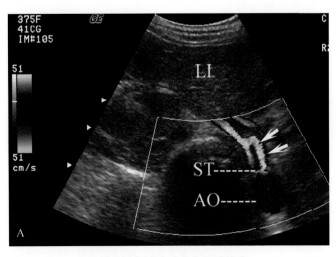
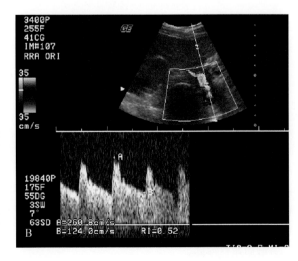

图 15-6-1　**大动脉炎性肾动脉狭窄合并动脉瘤**

注：A. 右肾动脉起始处狭窄，其血流束明显变细（ST），箭头指向狭窄后动脉瘤；AO. 腹主动脉；LI. 肝；B. 右肾动脉起始处（狭窄处）PSV=260cm/s

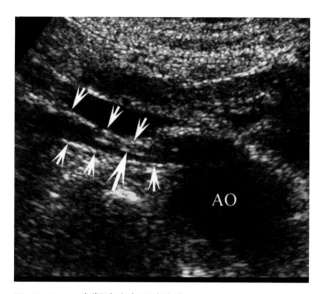

图 15-6-2 右肾动脉夹层动脉瘤

注：小箭头指向管壁，大箭头指向分离的内膜；AO. 腹主动脉

3. 瘤腔内血流缓慢或呈涡流或呈旋转的血流信号，表现为一半为红色而另一半为蓝色。

4. 若能清晰显示瘤颈部或破裂口，可见收缩期血液从肾动脉进入瘤体内，舒张期则瘤体内血液通过瘤颈部返回肾动脉。在破裂口或瘤颈部常能探及特征性频谱，称为"双期双向"征。它具有三个特点：①双向为同一心动周期的正、反向血流；②双期是指正、反向血流分别持续于整个收缩期和舒张期；③收缩期流速明显高于舒张期流速。

四、其他影像学检查

常规 MRI 扫描平面与肾动脉平行，效果不理想，

螺旋 CTA 则空间分辨率高，其重建的 CTA 三维图像能清楚显示肿块与动脉的关系，因而具有明显优势，基本能代替选择性肾动脉造影。

肾动脉瘤的 CT 表现：①平扫肾内略高密度的边缘清楚肿块，CT 值与同平面动脉血管的 CT 值相同。部分肿块周边见弧形钙化灶。② CT 增强见肿块均匀强化，高于肾实质而等同于动脉，三维重建后能清楚显示瘤体与供血血管的关系。③较大者可见肾盂、肾盏及肾实质受压改变。

五、超声诊断与鉴别诊断

1. 肾动脉瘤与肾动静脉瘘相鉴别 后者瘘口近端的肾动脉为高速低阻血流，瘘口远端的肾静脉内出现动脉化血流频谱（为动静脉瘘的特有表现）。

2. 肾内动脉瘤与肾囊性或囊、实性肿物相鉴别 后者病灶内无血流信号或具有肿瘤的血供，与肾内动脉瘤很好鉴别。当发现肾内囊性或囊、实性占位时，最好进一步行彩色多普勒超声检查，以排除动脉瘤。

六、临床意义

在下列情况时，肾动脉瘤需手术治疗：①肾动脉瘤破裂。②动脉瘤直径＞ 1.5cm，瘤壁无钙化或钙化不全者。③随诊做选择性肾动脉造影显示肾动脉瘤增大者。④合并严重的血尿及高血压、非手术治疗不佳者。⑤年轻的育龄妇女及准备生育者。彩色多普勒超声不仅能够明确诊断肾动脉瘤和判断动脉瘤类型，而且能够准确地测量动脉瘤大小、观察附壁血栓和动脉狭窄情况及随访监测动脉瘤的变化，是本病首选影像学检查工具，也为治疗方式的选择提供重要依据。

第七节 肾动静脉瘘

一、病因与病理

肾动静脉瘘（renal arteriovenous fistula）是指肾动脉与肾静脉之间存在异常通道，可发生于肾外的肾动、静脉，也可发生于肾内的小动、静脉。肾动静脉瘘的病因有先天性和后天性两种。肾肿瘤、创伤、炎症和动脉粥样硬化都可导致后天性肾动静脉瘘。先天性肾动静脉瘘表现为动静脉之间存在细小众多的蔓

状交通支，多见于肾实质内。

二、临床表现与体征

其临床表现与病变大小、部位和病因有关。有的动静脉瘘无明显临床表现。主要症状包括血尿，肾缺血可导致高血压，甚至出现心力衰竭，在腰部可闻及典型的连续性杂音。

三、超声表现

发生于细小肾动、静脉之间的肾实质内动静脉瘘（如肾穿刺所致），在二维图像上可无异常回声或仅在肾内发现无回声区，彩色多普勒于瘘口处及其附近可显示明显紊乱的血流信号，并可引出动脉样血流频谱或动脉血流与静脉血流信号混叠在一起。

发生于肾外肾动静脉或肾内较大分支的动静脉瘘，其多普勒超声表现与前者明显不同，颇具特征性（图15-7-1）：①与瘘道相连的近端肾动脉内径正常、明显增宽或瘤样扩张，流速明显加快，阻力减低。②与瘘管相连的肾静脉明显扩张，有时可探及血栓回声，彩色多普勒显示其内充满紊乱的血流信号，并出现静脉血流动脉化。发生于肾外的肾动静脉瘘由于瘘口处射流和大量分流的影响，可引起肾内、外肾静脉及下腔静脉广泛扩张。③二维图像难以清晰显示瘘口，彩色多普勒显示瘘口处为紊乱的血流信号，呈动脉样血流频谱。④患侧肾正常大小或由于缺血而萎缩。

四、其他影像学检查

肾动脉造影是诊断动静脉瘘的金标准，尤其是采

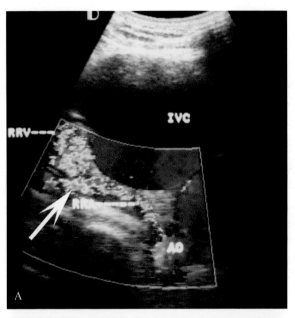
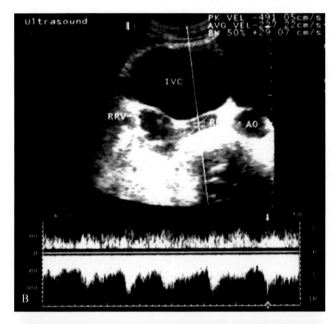
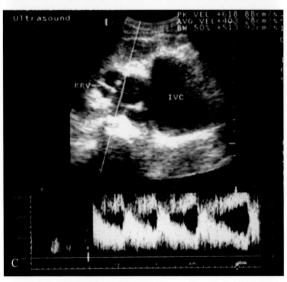
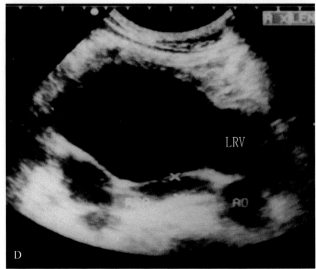

图 15-7-1　肾外肾动静脉瘘

注：A. 右肾动脉（RRA）和右肾静脉（RRV）内见杂色血流信号，箭头指向瘘口所在位置；B. 上图显示右肾动脉扩张，下图为其内引出的高速低阻血流频谱；C. 右肾静脉（RRV）血流动脉化；D. 下腔静脉（IVC）和左肾静脉（LRV）广泛重度扩张；AO. 腹主动脉

用 DSA 后图像更清晰，可发现很小的瘘，且在诊断同时可以进行治疗。动脉造影表现分型：①曲张型，可见畸形小血管，团状扭曲，即上述所谓真正的肾动静脉畸形。②直接短路型，缺乏畸形小血管，肾动静脉大分支间有直接分流。③隐匿型，即微小动静脉瘘。缺乏畸形小血管，动静脉间分流位于末梢分支，不易显示。上述分型能较客观地反映动静脉瘘的形态，对指导栓塞治疗有重要意义。

三维磁共振血管重建技术可显示肾动静脉瘘，但仅能显示较大动脉分支处的动静脉瘘，对肾段动脉以下分支发生的瘘管显示困难。

五、超声诊断与鉴别诊断

发生于较大的肾动静脉之间的动静脉瘘可以引起肾严重缺血，心脏扩大和心力衰竭，需尽早做出诊断。其多普勒超声表现具有特征性的改变，一般比较容易诊断。而发生于细小肾动静脉之间的动静脉瘘，其多普勒超声表现相对不典型，需与动脉瘤和其他疾病鉴别。采用多普勒超声诊断肾动静脉瘘时，需注意以下几个方面。

1. 发生于肾动脉主干的肾动静脉瘘，可引起双肾静脉、下腔静脉广泛扩张和较大范围内出现动脉样血流频谱，需与和下腔静脉交通的动静脉瘘和其他部位的动静脉瘘进行鉴别。

2. 肾动静脉瘘所致的肾内静脉扩张，有时二维图像酷似扩张的肾盂肾盏，需注意鉴别（图 15-7-2）。

3. 肾内囊性病变应常规行多普勒超声检查，当发现"囊性肿物"内充满血流信号，应进一步观察。若在"囊性肿物"内探及动脉样血流频谱并证实其为扩张的静脉，则支持动静脉瘘，而不支持动脉瘤（图 15-7-2）。需进一步确定动静脉瘘的来源动脉和瘘口远端的静脉。若发现肾动脉为高速低阻血流，特别是能直接显示瘘口和证实瘘口远端的静脉为扩张的肾静脉，则肾动静脉瘘的诊断明确。

六、临床意义

彩超作为一种无创检查方法，已成为诊断肾动

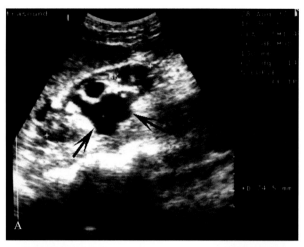

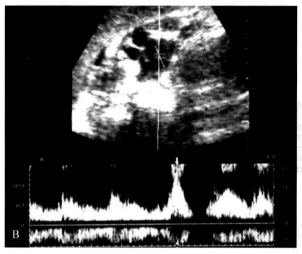

图 15-7-2　肾外肾动静脉瘘

注：A. 肾外肾动静脉瘘所致肾内静脉扩张，酷似扩张的肾盂肾盏（箭头所指）；B. 其内探及动脉样血流频谱

静脉瘘的首选影像学方法，但对仪器及检查者的技术水平要求较高。彩超依据引流静脉、肾静脉和下腔静脉探及动脉样血流信号和（或）供血动脉增粗、高速低阻血流，不管是否直接显示瘘口，常可做出明确诊断。但肾动脉造影依然是诊断肾动静脉瘘的金标准，可以直接和全面地显示动静脉瘘的部位、形态、数目、供血及血流动力学改变等，对指导治疗具有重要价值。

第八节　肾静脉血栓形成

一、病因与病理

肾静脉血栓形成指肾静脉主干和（或）肾内属支内形成血栓导致肾静脉部分或完全阻塞后所引起的一系列病理改变和临床表现。肾静脉血栓常由肾内小静脉开始，逐渐向肾静脉主干蔓延，甚至可达下腔静脉，也可由下腔静脉血栓发展而来。其形成因素包括血液高凝状态（如脱水、妊娠、应用口服避孕药、肾病综合征等）、肾静脉或下腔静脉受压梗阻或损伤（如肿瘤压迫、外伤等）、循环不良（如慢性心力衰竭）等。

二、临床表现与体征

急性肾静脉完全性血栓主要表现为急性腰痛及肾增大、血尿、蛋白尿、少尿及急性肾衰竭；慢性肾静脉不完全血栓多见于成年人，表现为无症状性肾静脉血栓形成或慢性腰痛、血尿、蛋白尿等。

三、超声表现

（一）二维声像图表现

1. 急性肾静脉完全性血栓可见受累肾增大，皮质回声减低。如果肾静脉阻塞程度严重且病程较长，肾可萎缩，皮质回声增强，皮质、髓质分界不清。

2. 急性完全性肾静脉血栓可见肾静脉内径增宽，其内充满低回声，并可延伸入下腔静脉。慢性血栓时血栓可呈中等回声，肾静脉内径无增宽（图15-8-1）。

3. 肾内局限性小静脉栓塞可见病变区结构模糊，但无占位效应，病变区可见动脉血管正常穿行，肾其余部位无异常。

（二）彩色及频谱多普勒表现

1. 急性完全性栓塞时，血栓段肾静脉内无血流信号（图15-8-2A）；不完全性栓塞，病变段肾静脉内血流充盈缺损，血栓再通后呈网状血流信号。肾静脉不完全性栓塞或并发于肾静脉栓塞的侧支静脉的血流频谱呈连续性平坦频谱。

2. 急性期由于患侧肾回流受阻，导致肾动脉阻力增大，舒张期流速减低，甚至出现反向波。亚急性和慢性期肾静脉侧支建立后，肾动脉舒张期无反向波（图15-8-2B）。

3. 肾内局限性小静脉栓塞可见病变区静脉血流信号消失，但动脉血管正常穿行，血流频谱为低速高阻型；肾其余部位血流无异常（图15-8-3）。

四、其他影像学检查

肾静脉造影：肾静脉血栓形成时可见肾静脉管腔

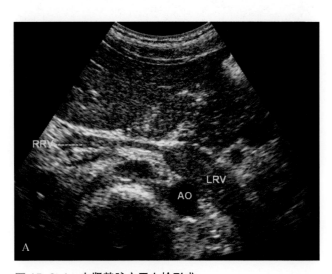
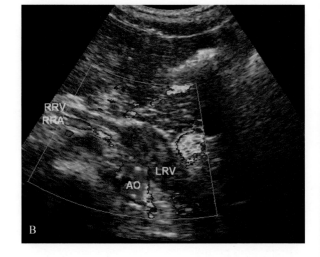

图15-8-1　左肾静脉主干血栓形成

注：A.二维声像图显示左肾静脉（LRV）增宽，内充满低回声；B.彩色多普勒血流图显示左肾静脉（LRV）主干内未测及血流信号；RRV.右肾静脉；RRA.右肾动脉；AO.腹主动脉

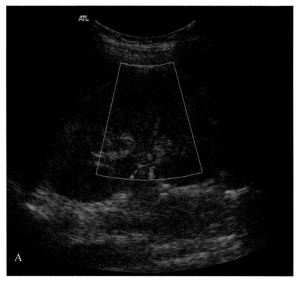
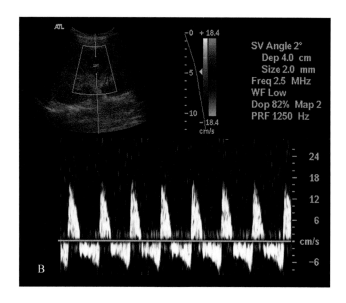

图 15-8-2　右肾静脉主干血栓形成（完全阻塞）

注：A. 右肾内仅可见动脉血流信号，其周围未见伴随的静脉血流信号；B. 右肾叶间动脉血流舒张期出现反向波（基线下方）

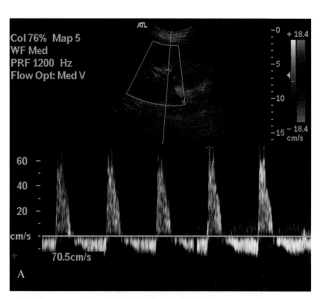
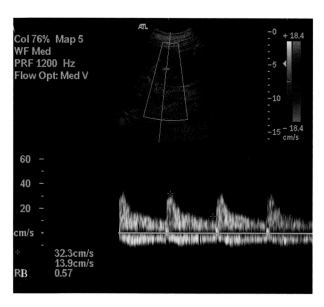

图 15-8-3　局限性肾内小静脉血栓形成

注：A. 上图显示肾上极受累区无明显静脉血流信号，下图显示该处动脉血流舒张期出现反向波（基线下方）；B. 上图显示同侧肾下极可见正常分布的动、静脉血流信号（蓝色和红色），下图显示该处正常动脉频谱，阻力指数为 0.57

内充盈缺损或管腔截断。血栓在主干内未造成管腔完全阻塞时，不规则充盈缺损位于管腔一侧；血栓在各分支内常造成完全性阻断，典型杯口状缺损，凸面常指向下腔静脉，远端小分支不能显示。目前肾静脉造影仍被作为诊断肾静脉血栓形成的金标准，但由于其有创性、潜在肾毒性和血栓脱落的危险等副作用，不宜作为常规检查手段。

CT：肾静脉血栓形成表现为肾静脉内低密度血栓影和肾静脉增粗、患肾增大、肾皮－髓质相交时间延长、肾周侧支静脉形成。CT能够直接显示肾静脉主干血栓，但对肾静脉分支血栓则难以显示。

MRI：肾静脉血栓形成时 MRI 能发现肾静脉及下腔静脉内血栓，能在长 TE、长 TR 的 T_2 加权图像上区分是血栓还是缓慢流动的血液。

五、超声诊断与鉴别诊断

肾静脉栓塞应与肾静脉癌栓、左肾静脉压迫综合征等相鉴别，详见后续章节。肾静脉血栓有时尚需与肾梗死相鉴别，两者均可表现为肾内动、静脉血流信号减少或消失，前者常导致肾增大，肾静脉主干增宽，肾动脉阻力增高；后者肾大小改变不明显，肾静脉管径可减小，由动脉不完全栓塞或侧支供血的肾内动脉血流频谱为低速低阻改变。肾内局限性小静脉栓塞还应与少血供的肾占位性病变相鉴别，两者均可表现为局部肾结构模糊，边界不清，内部无明显静脉血流信号，但后者有占位效应，周边血管绕行，内部动脉血流分布不规则，前者无占位效应，内部及周边动脉均为正常走行。

六、临床意义

彩色多普勒超声作为一种常规的影像学检测方法，对肾静脉血栓的诊断和随访有着其他影像学方法不可替代的作用，但检查时应注意使用正确的检查方法和仪器条件，对于肾静脉主干血栓形成，主干内实性回声和血流充盈缺损是最可靠的诊断依据，但肠道气体的干扰及肥胖等因素可影响肾静脉主干的显示，因此，检查时应在灰阶超声充分显示和确认肾静脉的基础上，进一步观察肾静脉内是否有实性回声和血流缺损。灰阶超声观察肾内局限性小静脉栓塞较为困难，结合彩色多普勒超声表现可做出正确诊断，诊断时应尽量提高彩色和频谱多普勒的敏感性，并进行双侧肾对比或同侧肾不同部位对比，以确定肾内静脉血流信号的有无和分布异常，得出正确诊断。血栓后侧支静脉的建立或慢性血栓后血流再通，可使病变区重新显示静脉血流信号，此时肾正常多普勒超声表现并不能完全排除本病。对于超声诊断不明确者，可进一步行CT、MRI或肾静脉造影检查。

第九节　肾静脉癌栓

一、病因与临床表现

肾静脉癌栓发生于肾恶性肿瘤时，21% ~ 35% 肾癌可侵犯肾静脉形成癌栓，以较大的肾癌较为常见，其中1/4 ~ 1/3 肾静脉癌栓可向下腔静脉蔓延，甚至可扩展至右心房，引起下肢静脉回流受阻。

二、超声表现

病变部位管径增宽，管腔内可见低或中等回声区，内部回声欠均匀，轮廓多清晰，部分边缘欠清，可延伸至下腔静脉内。若管壁受浸润，该处管壁连续性中断，回声模糊不清。如为完全性梗阻，病变处管腔内无血流信号；不完全性梗阻时，病变处管腔狭窄，血流束变细，流速增快，近心端流速减低。病变内部如有肿瘤新生血管形成，多表现为星点状或线状搏动性血流信号，频谱为动脉波形（图15-9-1，图15-9-2）。

三、其他影像学检查

CT扫描表现为增宽的肾静脉内见低密度的充盈缺损区，对癌栓范围的判断较差。MRI检查显示肾静脉内流速快的血液因流空效应而无信号，而癌栓表现为高对比信号，故可清晰显示癌栓的上下界线，被认为是判断肾静脉癌栓范围的最好方法。

四、超声诊断与鉴别诊断

肾静脉癌栓主要应与肾静脉血栓相鉴别，前者肾内可发现肿物，且癌栓可浸润管壁，内部可探及动脉血流信号，而血栓则不同。

五、临床意义

肾静脉及下腔静脉受累程度及范围是肾恶性肿瘤

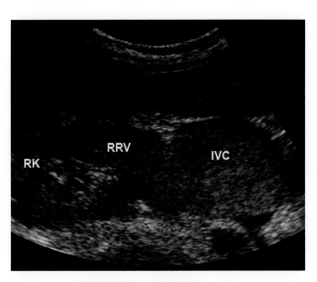

图 15-9-1　肾静脉癌栓二维声像图

注：右肾静脉（RRV）癌栓，累及下腔静脉（IVC），右肾静脉及下腔静脉管腔均明显增宽，内充满中等回声；RK. 右肾

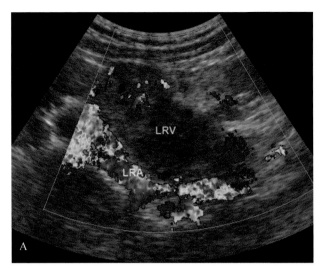 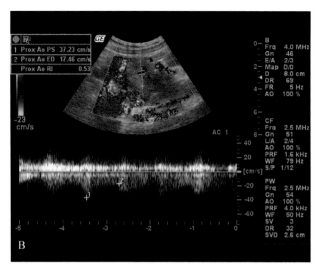

图 15-9-2　**肾静脉癌栓彩色多普勒血流**

注：A. 左肾静脉（LRV）增宽，内部测及点状血流信号，左肾动脉（LRA）血流通畅；B. 癌栓内的滋养动脉血流信号

分期及治疗方案选择的重要依据，但大部分患者因未完全阻塞下腔静脉或侧支静脉形成，无明显临床症状，因此，对于肾癌患者肾静脉及下腔静脉癌栓的诊断主要依靠影像学检查。超声检查对肾肿瘤的早期发现和早期诊断及肾肿瘤良恶性鉴别很有价值，二维和彩色多普勒超声可显示肾静脉瘤栓的程度和累及范围，操作简便易行，诊断准确性较高，是临床首选的影像学诊断方法之一。对于超声难以显示累及范围的肾静脉或下腔静脉癌栓，应进行 CT、MRI 等检查确诊。

第十节　胡桃夹现象

一、病因与病理

胡桃夹现象也称为胡桃夹综合征或左肾静脉压迫综合征。左肾静脉汇入下腔静脉的行程中，走行于腹主动脉和肠系膜上动脉之间的夹角中，正常腹主动脉和肠系膜上动脉之间的夹角为 40°～60°，该夹角被肠系膜脂肪、淋巴结等组织充塞，使左肾静脉不致受挤压。青春期由于身高迅速增长，椎体过度伸展，体形急剧变化等情况，使腹主动脉和肠系膜上动脉之间的夹角变小，左肾静脉受挤压以致回流障碍，引起血流变化和相应的临床表现，称胡桃夹现象。

二、临床表现与体征

胡桃夹现象多见于小儿或青少年，多发年龄见于 13～16 岁，男性居多，多为体形偏瘦长者，成年人少见。临床主要表现为：①无症状单侧（左侧）肉眼血尿；②生殖静脉综合征，即左肾静脉的属支睾丸（卵巢）静脉淤血出现腰腹痛，直立或行走时加重；③男性精

索静脉曲张；④直立性蛋白尿等。

三、超声表现

（一）二维声像图表现

肠系膜上动脉与腹主动脉之间的左肾静脉管腔明显变小，其远心端管腔增宽，脊柱后伸位时以上表现更为明显且肠系膜上动脉与腹主动脉之间的夹角变小。二维超声诊断标准为仰卧位左肾静脉狭窄远心端扩张部位内径是腹主动脉和肠系膜上动脉之间的狭窄部位内径的 3 倍以上，脊柱后伸位 15～20min 后，左肾静脉受压明显，其扩张部位内径是狭窄部位内径的 4 倍以上，肠系膜上动脉与腹主动脉之间的夹角 ≤ 9°（图 15-10-1）。

（二）彩色多普勒表现

左侧肾静脉扩张处血流速度明显低于右侧肾静脉，彩色血流黯淡，受压段静脉血流色彩明亮，血流束明显变细。收缩期腹主动脉和肠系膜上动脉血管腔内充满彩色血流，此时腹主动脉和肠系膜上动脉之间的左

肾静脉受压更明显，不易显示血流信号。舒张期该段左肾静脉受压减轻，较容易显示血流信号（图15-10-2）。

（三）频谱多普勒表现

左肾静脉扩张段血流速度明显减慢。受压狭窄段血流速度明显加快，且频谱呈与心搏同步的脉动性频谱，舒张末期流速最慢，收缩期流速加快。狭窄段流速可达80～100cm/s，脊柱后伸位15min后，流速可＞100cm/s（图15-10-2），其远心端左肾静脉扩张段流速≤9cm/s。

四、其他影像学检查

MRI的空间分辨率较低，对于LRV受压部分显示有时不够理想。CT扫描图像质量清晰并可提供任何方位的重建，不仅可以直观评估左肾静脉扩张、变窄的程度及肠系膜上动脉与腹主动脉之间夹角的情况，而且还能清楚全面地提供侧支建立的情况，但无法测定静脉压。肾静脉造影是诊断本病的"金标准"，可直接观察左肾静脉受压和扩张情况，并可测量下腔静脉与左肾静脉压差，但它是一种有创性的检查方法，限制了它的临床应用。

五、超声诊断与鉴别诊断

1. 左肾静脉血栓　急性肾静脉血栓回声很低，可近似于无回声，同时管腔增宽，与本病左肾静脉远心段因淤血管径增宽的二维声像图表现相似。胡桃夹现象左肾静脉扩张段流速明显较正常低，当流速标尺过高时，管腔内无血流信号显示，可误诊为血栓形成，但降低标尺时，管腔内可显示黯淡的血流信号，可与血栓相鉴别。

2. 肠系膜上动脉与腹主动脉间肿物（如肿大淋巴结）　可压迫左肾静脉导致与本病相似的超声表现，但可显示病变区肿物回声，同时肠系膜上动脉被抬高，导致肠系膜上动脉与腹主动脉夹角增大，可资鉴别。

六、临床意义

超声对本病具有一定的实用价值，为临床首选的影像学检查方法。但是，在应用诊断标准时，须注意：①超声对左肾静脉扩张处尤其是狭窄处的内径测量不太准确；②应结合患者临床表现进行分析，有些人达到上述诊断标准，但没有明显的临床表现；③本病是

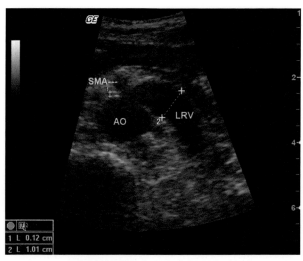

图15-10-1　胡桃夹现象

注：腹正中横切显示腹主动脉（AO）与肠系膜上动脉（SMA）之间的左肾静脉（LRV）受压变窄，内径为0.12cm，其远心端管腔明显扩张，内径为1.01cm

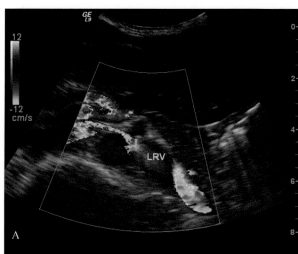

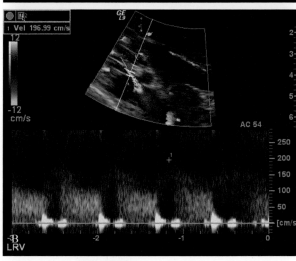

图15-10-2　胡桃夹现象

注：A.腹正中横切显示腹主动脉与肠系膜上动脉之间的左肾静脉（LRV）受压变窄，其远端明显扩张；B.左肾静脉狭窄处流速明显加快，最高流速为197cm/s

由于左肾静脉的回流障碍所致，但目前尚无可靠的血流动力学超声参数来诊断本病。

（李建初　徐钟慧）

参考文献

[1] 周永昌，郭万学 . 2006. 超声医学 . 5 版 . 北京：科学技术文献出版社

[2] 李建初，袁光华，柳文仪 . 1999. 血管和浅表器官彩色多普勒超声诊断学 . 北京：北京医科大学中国协和医科大学联合出版社

[3] 姜玉新，李建初 . 2007. 血管和浅表器官彩色多普勒超声诊断图谱 . 南昌：江西科学技术出版社

[4] 李建初，张缙熙，周墨宽，等 . 1996. 彩色多普勒超声对肾动脉狭窄的评价 . 中华超声影像学杂志，4：159-161

[5] 李建初，姜玉新 . 2001. 肾动脉狭窄的彩色多普勒超声诊断 . 中国医学影像技术，17（3）：280

[6] 李建初 . 2004. 肾动脉狭窄的超声诊断 . 中国超声诊断杂志，5（11）：892-894

[7] 李建初，姜玉新，秦卫，等 . 2006. Tardus-Parvus 波形在肾动脉狭窄诊断中的应用研究 . 中华超声影像学杂志，15（9）：677-680

[8] 李建初，韩杰吉，姜玉新 . 2004. 移植肾动脉狭窄的超声诊断 . 中华超声影像学杂志，13（10）：790-792

[9] 李建初 . 2007. 小慢波频谱诊断肾动脉狭窄的现状和进展（述评）. 中华医学超声杂志，4（6）：321-324

[10] 李建初 . 2010. 肾动脉狭窄的超声规范化检测与结果分析 . 中华医学超声杂志（电子版），7（1）：3-5

[11] Li JC，Jiang YX，Zhang SY，et al.2008. Evaluation of renal artery stenosis with hemodynamic parameters of Doppler sonography. J Vasc Surg，48（2）：323-328

[12] Li JC，Yuan Y，Qin W，et al. 2007. Evaluation of the tardus-parvus pattern in patients with atherosclerotic and nonatherosclerotic renal artery stenosis. J Ultrasound Med，26（4）：419-426

[13] Li JC，Wang L，Jiang YX，et al. 2006. Evaluation of renal artery stenosis with velocity parameters of Doppler sonography. J Ultrasound Med，25（6）：735-742

[14] Li JC，Ji ZG，Cai S，et al. 2005. Evaluation of severe transplant renal artery stenosis with Doppler sonography. J Clinical Ultrasound，33：261-269

[15] Li JC，Sheng Cai，Yu-Xin Jiang，et al. 2002. Diagnostic criteria for locating acquired arteriovenous fistulas with color Doppler flow imaging. J Clinical Ultrasound，30（6）：336-342

[16] Li JC，Cai S，Jiang YX，et al. 2001. Diagnosis of extrarenal arteriovenous fistula by color Doppler flow imaging. J Ultrasound Med，20：1129-1132

[17] 蔡胜，姜玉新，蓝春勇，等 . 2006 肾静脉血栓形成的彩色多普勒超声征象及其诊断价值 . 中华超声影像学杂志，15（4）：303

[18] Cai S，Ouyang YS，Li JC，et al. 2008. Evaluation of acute renal artery thrombosis or embolism with color Doppler sonography. Clinical Imaging，32：367-371

[19] 秦卫，王芳，王梅，等 . 2005. 彩色多普勒超声在动脉粥样硬化性肾动脉狭窄诊断中的应用 . 中华超声影像学杂志，14（7）：508-511

[20] 张立仁，刘玉清 . 1985. 中国人肾动脉的 X 线解剖和变异 . 中华放射学杂志，19（1）：21

[21] 董蓓莉，侯效民 . 1994. 正常人肾动脉内径和血流参数的超声测量 . 中华超声影像学杂志，3（2）：87

[22] 刘怡，唐德凤，宋伟 . 1998. 正常肾动脉血流频谱的进一步探讨 . 中华超声影像学杂志，2：96-98

[23] Halpern EJ，Deane CR，Needleman L，et al. 1995. Normal renal artery spectral Doppler waveform： a closer look. Radiol，196：667-673

[24] Kawarada O，Yokoi Y，Takemoto K，et al. 2006. The performance of renal duplex ultrasonography for the detection of hemodynamically significant renal artery stenosis. Catheterization and cardiovascular interventions，68：311-318

[25] Chain S，Luciardi H，Feldman G，et al. 2006. Diagnostic role of new Doppler index in assessment of renal artery stenosis. Cardiovascular Ultrasound，4：4-6

[26] House MK，Dowling RJ，King P，et al. 1999. Using Doppler sonography to reveal renal artery stenosis： an evaluation of optimal imaging parameters. AJR，173：761-765

[27] De Oliveira IRSS，Widman A，Molnar LJ，et al. 2000. Color Doppler ultrasound： a new index improves the diagnosis of renal artery stenosis. Ultrasound Med Biol，26：41-47

[28] Conkbayir I，Yucesoy C，Edguer T，Yanik B，Yasar Ayaz U，Hekimoglu B. 2003. Doppler sonography in renal artery stenosis. An evaluation of intrarenal and

extrarenal imaging parameters. Clin Imaging，27：256-260

[29] Rabbia C，Valpreda S. 2003. Duplex scan sonography of renal artery stenosis. Int Angiol，22：101-115

[30] Ripolles T，Aliaga R，Morote V，et al. 2001. Utility of intrarenal Doppler ultrasound in the diagnosis of renal artery stenosis. Euro J Radiol，40：54-63

[31] Fernandez MS，Garcia JM，Ortiz VF，et al. 2000. Tumor thrombosis of the left renal vein and inferior vena cava secondary to renal cell carcinoma. Findings with ultrasonography，Echo-Doppler，and computerized tomography. Actas Urol Esp，24（8）：664

[32] 李新德，成晟，芮雪芳，等 . 2005. 肾癌下腔静脉癌栓的诊断和手术方法的探讨——附 6 例临床分析并文献复习 . 癌症，24（11）：1394

[33] 李飞栋，杨立 .1998. 影像学诊断左肾癌伴左肾静脉内癌栓 1 例 . 肿瘤研究与临床，10：285

第16章

肌骨关节系统

第一节　解剖、检查方法及正常声像图

一、方位术语

为了描述统一，解剖学规定了方位术语，这些术语对于超声影像描述有重要意义，现简介如下。上：靠近头部称上（superior）。下：靠近足底为下（inferior）。前：靠近腹侧为前（anterior）。后：靠近背侧为后（posterior）。内侧：靠近躯体正中线的为内侧（medial）。外侧：远离正中线为外侧（lateral）。近端：四肢靠近躯干部分称近端（proximal）。远端：远离躯干的部分为远端（distal）。在前臂的外侧称为桡侧（radial）；在前臂的内侧称为尺侧（ulnal）。在小腿的外侧称为腓侧（fibularis），内侧称为胫侧（tibial）。浅：靠近皮肤或器官表面为浅（superficial）。深：远离皮肤或器官表面为深（profund）。

二、肌

肌依其构造不同可区分为骨骼肌、平滑肌和心肌。骨骼肌是运动系统的动力部分，附着于骨骼，分布于身体各部，有 600 多块，占人体体重的 40%。每块肌都是具有一定形态、结构和功能的器官，有丰富的血管、淋巴分布，在躯体神经支配下收缩或舒张，进行随意运动。

（一）肌的构造和形态

1. 构造　每一块骨骼肌均由肌性部和腱性部构成。肌性部即肌腹，肌腹是肌的主体部分，由横纹肌纤维组成的肌束聚集构成，色红，柔软有收缩能力。腱性部即肌腱，肌腱呈索条或扁带状，由平行的胶原纤维束构成，色白有光泽，但无收缩能力，腱附着于骨处，与骨膜牢固地编织在一起。阔肌的肌腹和肌腱都呈膜状，其肌腱称为腱膜。

2. 形态　骨骼肌形态多样，按外形大致分为长肌、短肌、扁（阔）肌和轮匝肌四种。有些长肌的起端有两个或两个以上的头，合成一个肌腹，分别称为二头肌、三头肌和四头肌；或肌腹被中间腱膜分为两个或两个以上的肌腹，如二腹肌。

3. 分类　根据肌束走向与肌长轴的关系分为梭形肌、菱形肌、半羽状肌、羽状肌和斜方肌。

（二）肌的辅助结构

1. 筋膜　筋膜可分为浅筋膜和深筋膜，遍布全身各处。浅筋膜又称皮下组织，其内含大量脂肪组织及浅血管、皮神经和淋巴管等。浅筋膜的深面为深筋膜，又称固有筋膜，深筋膜由致密结缔组织构成，包被骨骼肌、血管和神经等，并形成肌间隔、血管神经鞘等结构。深筋膜向深面发出一些结缔组织，构成肌间隔，附着于骨膜或与其他深筋膜相连，分隔肌或肌群，这些肌间隔包绕一块或数块肌，又称肌鞘，尤如"刀鞘"。

2. 滑膜囊　在肌腱、关节的周围有许多疏松结缔组织分化而成的密闭的囊性结构，壁薄，内含滑液，其功能为减少摩擦，增加润滑。滑液囊有的是独立封闭的，有的与邻近的关节腔相通，可视为关节囊滑膜层的突出物。

3. 腱鞘　全称为腱滑液鞘，存在于四肢等活动度较大的部位，是包绕在肌腱外面的鞘管。腱鞘分为内外两层：腱纤维鞘位于外层，为深筋膜增厚形成；腱滑膜鞘位于纤维鞘内，由滑膜构成。

（三）骨骼肌的血管、神经

1. 骨骼肌的血供　骨骼肌代谢旺盛，血供丰富，对缺血较为敏感，其耐受时间较短。每块骨骼肌的血供都是多源性的，它们至少有两组血管，每块肌肉的血管束多与神经伴行，沿肌间隔、筋膜间隙行走。肌腱的血供较少，一般来自肌腹，但较长的肌腱可在其中段或终止端进入。

2. 骨骼肌的淋巴回流　骨骼肌的淋巴回流始于肌的毛细淋巴管，它们位于肌外膜和肌束膜内，不穿入到肌内膜。离肌后沿途伴随静脉回流，并汇入较大的淋巴管中。

3. 骨骼肌的神经支配　进入骨骼肌的神经肌支可以是一条，也可以是多条。每块骨骼肌的神经肌支大多与主要的血管束伴行，入肌部位基本一致。分布到肌的神经通常含有运动和感觉神经纤维。

（四）肌的检查技术及正常超声表现

1. 仪器与方法　中高档彩色超声仪，具有较好的浅表器官分辨率，同时又具有一定的穿透力。使用线阵探头频率 7～10MHz，必要时辅以 3.5MHz 扇扫探头。

2. 检查方法　一般采用直接扫查法，即将探头直接置于涂有耦合剂的探查部位，对于特别表浅者应用间接扫查法（即加用水囊）。肌和肌腱是动态结构，所以，不能只进行静态显像检查，超声能进行动态条件下的肌与肌腱检查。肌的辨别是根据位置起点、附着点和功能，这些在超声检查中很容易确定。根据相应肌与其相连续的肌腱来判断所属肌腱，如与肱三头肌相连续的是肱三头肌腱，与股四头肌相连续的是股四头肌腱等。

3. 肌及肌腱的正常声像图表现　各个骨骼肌的纤维都由肌内膜包裹，肌纤维聚集成束状，被肌束膜包裹，肌内膜、肌束膜是由结缔组织血管神经和脂肪组织组成的，整块肌周围致密的结缔组织鞘称作肌外膜，室筋膜可以把单块的肌或肌群分开。这些结构在超声上很容易观察到，肌束表现为低回声，肌束膜纤维脂肪隔看起来像强回声线把肌束分开。肌外膜、神经、筋膜、肌腱和脂肪相对于肌束显示为强回声，这些结构使肌的翼状结构更容易辨认。肌之间的脂肪层，有助于肌的分开，在长轴羽状结构很易辨认，在横切面上，肌表现为斑点状结构（图 16-1-1）。

肌腱由大量平行走行的胶原纤维肌束组成，胶原纤维肌束互相交织连接，因而肌腱超声长轴表现为线样强回声与低回声间杂的束状结构（图 16-1-2）。肌腱周围或者是滑囊鞘，或者是厚厚的一层结缔组织（即腱鞘），腱鞘周围有一层稀薄的液体作为润滑剂，滑囊鞘的厚度通常不超过 2mm。正常的滑囊鞘内有稀薄的液体，超声表现为低回声的暗晕围绕着肌腱，在长轴切面上，表现为肌腱两侧线状无回声。没有滑囊鞘（腱鞘）的肌腱，有一厚的结缔组织层紧紧围绕肌腱，结缔组织纤维透过肌束使腱旁组织附着于肌腱上，血管和神经沿着这些纤维进入肌腱、疏松结缔组织，腱旁组织成了腱纤维鞘，在声像图上，腱纤维鞘呈围绕肌腱的强反射线。肌腱的横断面是圆形（肱二头长头肌腱）、椭圆形（跟腱）或矩形（髌腱）

三、骨

人体骨共 206 块，可分为颅骨、躯干骨和附肢骨。根据其形态可分为长骨、短骨、扁骨和不规则骨等。附肢骨多是典型长骨，如股骨、肱骨、尺桡骨、胫腓骨，其结构相似。

长骨中部较细部分是骨干，两端膨大称骺。骺表面光滑，有关节软骨覆盖，形成关节面。骨干和骺相移行连结部称干骺端。幼儿时干骺端为软骨板，成年人则为

骺线。

骨干表面致密而坚硬，由骨板形成，称骨皮质，内部则结构疏松，呈海绵状，由许多骨小梁组成，称骨松质。骨干主要是骨皮质，其内为腔，称骨髓腔。骺端则主要由骨松质组成，其骨皮质很薄。在骨表面有一层结缔组织膜，称骨膜。骨膜富有神经、血管，幼年时骨膜厚，老年人则较薄。炎症或肿瘤时，骨膜反应性增生肥厚，成为病变的一部分。骨髓腔内脂肪称黄骨髓，而骺端则主要含有红骨髓。

四、骨连结

骨与骨之间的连结称为骨连结。骨连结有多种形式，四肢常见为关节、韧带联合。关节（joint）主要由关节囊、关节腔和关节面 3 部分组成，每个关节都具备这 3 种结构。每个关节多有两个关节面，一凹一凸，表面有关节软骨被覆其上。关节软骨厚薄在不同年龄及不同关节有所差异，平均厚 1～2mm，也有的达 7mm。关节囊，由结缔组织附着于关节的周围，密封关节腔。关节囊可分为两层，外层为纤维层，厚而坚韧，由致密结缔组织构成。纤维层的厚薄在不同关节、不同部位有很大差异，一般在下肢关节其纤维层厚而紧张，上肢关节则薄而松弛。内层称滑膜层，附衬于纤维层内面、关节内的韧带及肌腱，滑膜表面形成许多皱襞突入关节腔。在膝关节，皱襞较明显。关节腔为关节面与滑膜围成的密闭腔隙，其内含有少量滑液。关节通常根据关节面的形状和运动轴的数目分为 3 大类，即单轴关节（如屈戌关节和车轴关节）、双轴关节（如椭圆关节和鞍状关节）和多轴关节（如球窝关节和平面关节）。

（一）关节的辅助结构

关节除具备基本结构外，为了适应其功能需要，还形成一些辅助结构，这些辅助结构对增加关节的稳定性和运动的灵活性具有重要作用。关节的辅助结构

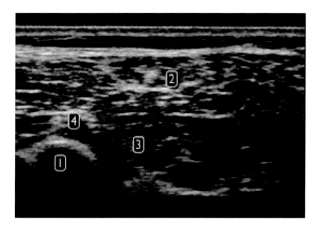

图 16-1-1　**肌的横切面**

注：1. 腓骨；2. 腓骨长肌；3. 腓骨短肌；4. 腓总神经

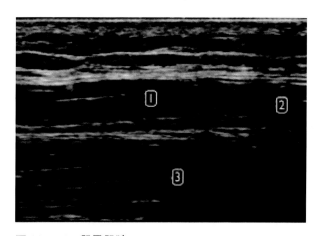

图 16-1-2　**肌及肌腱**

注：1～2. 股直肌及肌腱；3. 股中间肌

主要包括韧带、关节盘、关节唇、滑膜襞和滑膜囊。

1. 韧带　韧带由致密结缔组织构成，分布在关节周围，起稳定及限制关节运动的作用。有的在关节囊内，如前、后交叉韧带称为关节囊内韧带；有的在关节囊外，如髂股韧带，侧副韧带，称为关节囊外韧带。

2. 关节盘　关节盘是在关节腔内位于两骨关节面之间的纤维软骨板，周缘与关节囊愈合。关节盘将关节腔分为两部分。在膝关节，关节盘呈半月形，称半月板。

3. 关节盂缘　关节盂缘为纤维软骨环，附着于关节窝的周缘，有加深关节窝的作用，如髋臼盂缘。

4. 滑膜皱襞和滑膜囊　滑膜皱襞由关节囊滑膜层向关节腔内突入并重叠卷折而形成。如皱襞内含脂肪即形成滑膜脂垫。其作用是扩大滑膜面积，有利于滑液的分泌和吸收。滑膜囊由滑膜从关节囊纤维层薄弱处向外突出而形成，多位于关节周围的肌腱与骨之间，其作用是减少肌与骨之间的摩擦。

（二）正常关节的检查手法和超声表现

1. 膝关节　膝前侧探查方法为从内向外或者从外向内，在髌上囊区股四头肌腱的长轴及横切图像可

以显示。髌上囊间隙从一侧到另一侧被显示（图16-1-3）。正常情况下，髌上囊间隙前后径一般不超过2mm厚度，可有少量生理性液体。关节积液在膝屈曲30°～45°时显示更佳。另外，还应检查各个角度时膝屈曲的情况，它有助于评价内外侧髁间隙的液体。半月板超声表现为膝关节内倒置的三角形低回声。三角形尖端指向关节间隙，底部朝向皮肤。另外，膝关节积液使半月板、关节内游离体及滑膜厚度也可清晰显示。

髌腱在屈曲30°～45°时显示最佳，髌内外侧支持带起自髌韧带边缘。两者均表现为带状纤维样结构（图16-1-4）。膝屈曲60°时，探头置于髌腱外侧矢状斜位，可观察前交叉韧带（anterior cruciate ligament，ACL）。

患者继续平卧位，膝轻微屈曲，同时屈髋并外旋或者外侧卧位，可观察内侧副韧带（medial collateral ligament，MCL）长轴（图16-1-5），应注意与对侧相对比。MCL超声表现为带状束样结构，股骨侧较宽大，胫骨侧变窄，可分为深、浅两层，两层间隔以低回声结缔组织。于胫骨下方或后方可见3个肌腱，

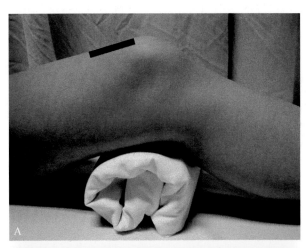

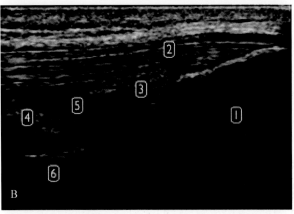

图 16-1-3　**髌上囊**

注：A.髌上囊间隙检查体位；B.髌上囊切面。1.膝盖骨；2.四头肌肌腱；3.髌上脂肪垫；4.股前脂肪；5.髌上囊；6.股骨干

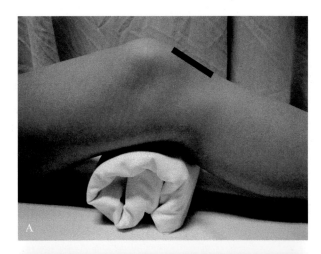

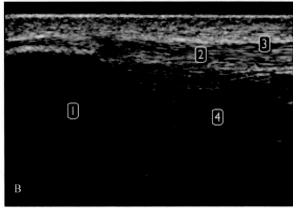

图 16-1-4　**髌腱**

注：A.髌腱检查体位；B.髌腱长轴切面；1.髌骨；2.髌腱；3.腱包膜；4.Hoffa脂肪垫

分别为缝匠肌腱、股薄肌腱和半膜肌腱。膝内侧还可观察内侧股胫关节间隙和内侧半月板前角。

对膝外侧的评价可使患者平卧位内旋或者外侧卧位，外侧副韧带（lateral collateral ligament, LCL）和股二头肌腱被显示（图 16-1-6），髂胫束位置稍靠前，可完全显示并止于胫骨结节，外侧半月板前角和外侧关节间隙被显示。LCL 超声表现与 MCL 类似，但较 MCL 薄，回声稍强。

2. 肘关节 患者坐位，面对医师将上肢放在检查桌或者检查床上。肘前方（图 16-1-7）长轴扫查，

正中前方探查依次可见肱骨、肱肌、肱二头肌、肱动脉、正中神经及肌皮神经。近内侧可见滑车、透明软骨、肱肌、冠状窝及脂肪垫。近外侧可见桡骨结节、肱二头肌腱、旋后肌、旋前肌及桡骨小头。短轴扫查显示尺骨、桡骨、旋后肌、肘肌及尺侧屈腕肌。

患者曲肘平放在检查桌（床）上，探头纵切，肘后方（图 16-1-8）长轴扫查依次可见鹰嘴、三头肌及肌腱、肘关节、脂肪垫及鹰嘴窝；短轴可见鹰嘴及肱

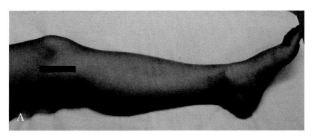

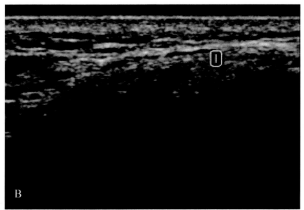

图 16-1-5 **内侧副韧带**

注：A. 内侧副韧带检查体位；B. 内侧副韧带的超声表现

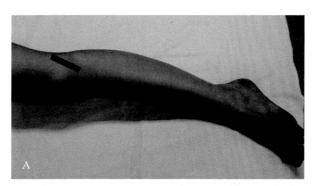

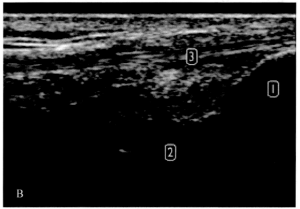

图 16-1-6 **外侧副韧带**

注：A. 外侧副韧带检查体位；B. 外侧副韧带超声表现；1. 腓骨头；2. 近端胫腓关节；3. 外侧副韧带

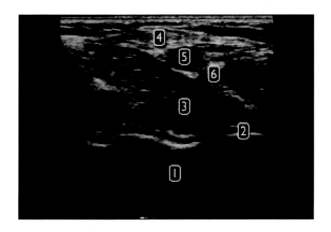

图 16-1-7 **肘前方**

注：1. 肱骨；2. 肱肌；3. 肱二头肌；4. 肱动脉；5. 正中神经；6. 肌皮神经

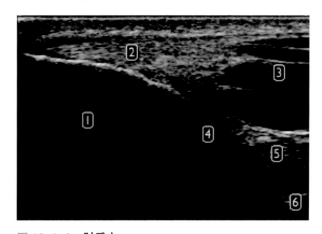

图 16-1-8 **肘后方**

注：1. 鹰嘴；2. 肱三头肌肌腱；3. 肱三头肌；4. 肘关节；5. 脂肪垫；6. 鹰嘴窝

三头肌腱。

3. **肩关节** 患者坐位，暴露肩部，面向医生，两手自然下垂。结节间沟处见肱二头肌长头腱及肩胛下肌腱（图 16-1-9）。三角肌与肱骨头之间可探及

冈上肌，探头移动并配合上肢旋转可显示冈上肌腱、冈下肌腱及小圆肌腱。这些解剖标志组成了肩袖（图 16-1-10）。

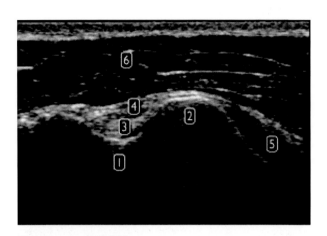

图 16-1-9 **结节间沟**

注：1. 肱二头肌；2. 小转子；3. 二头肌长头肌腱；4. 横韧带；5 肩胛下肌肌腱；6. 三角肌

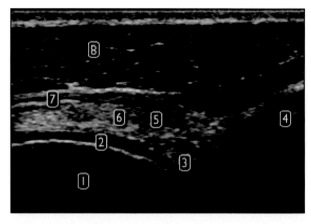

图 16-1-10 **肩袖**

注：1. 肱骨头；2. 透明软骨；3. 二头肌长头肌腱；4. 喙突；5. 肩袖；6. 冈上肌；7. 肩峰 - 三角肌下囊；8. 三角肌

第二节 肌骨关节系统疾病

一、肌损伤与血肿

（一）肌肉损伤

1. **肌挫伤** 由钝性物体直接撞击或挤压引起，受伤肌腹内间质水肿、出血，出现血肿，软组织肿胀，肌痉挛等，严重者可出现骨折及骨筋膜室综合征等。

声像图表现：受累肌弥漫性或局限性肿胀，回声减低、纹理结构失常，出血部分因出血时间而呈不同回声表现，开始可为不规则的高回声、边界不清，开始机化形成的较大血肿时，则可表现为中心呈低或无回声，周边为高回声。部分挫伤晚期可发生肌外膜、深筋膜、肌纤维组织的增生、增厚，甚至发生钙化或骨化。

2. **肌断裂** 断裂的原因有挤压（直接损伤）和拉伤（间接损伤）。直接暴力造成的肌肉或肌腹移行部完全断裂或部分断裂，称为肌肉断裂。肌肉被间接外力突然挤压到骨骼上，这种类型的损伤常发生在体育运动及交通事故时，使肌纤维和与之相关的血管受挤压或折断，大量静脉窦破裂形成血肿。

声像图表现：受累肌肉较健侧局限性或弥漫性肿大，厚度增加，急性期受累的肌纤维回声减低，部分

可见连续性中断。若合并血肿则可见边界粗糙的不规则腔，新鲜出血为粗大点状回声，内可见细点状中强回声，48 ~ 72h 变为无回声。追踪观察，可见愈合过程，即中低回声组织从外周向中心延续，继而瘢痕组织形成。

3. **肌拉伤** 肌拉伤是肌肉在运动中急剧收缩或过度牵拉造成肌纤维撕裂。这在引体向上和仰卧起坐练习时容易发生，下肢常见，如股二头肌、股直肌、小腿三头肌。拉伤分为 3 种类型，即伸长撕裂、部分撕裂和完全撕裂。

声像图表现：伸长撕裂发生在肌肉伸长超过其弹性限度时，属于肌肉微小损伤，损伤不超过肌实质的5%。临床受伤肢体活动不受限或轻度受限（功能损失 < 5%），短时间内可恢复。声像图表现为肌回声可正常或损伤部位肌肿胀，回声减低，无或仅有微小回声中断，损伤出血部位肌纹理回声失常，出现不规整低或无回声区，肌膜周围可见线样无回声区（图 16-2-1，图 16-2-2）。损伤 2 周后随访，可发现恢复正常肌组织。部分性撕裂是范围更大的撕裂，肌肉伸长超过了它的弹性限度更多，撕裂大于肌实质的 5%，但小于肌的完全断裂。根据损伤程度又可分为 3 度：断裂肌横截面积占整个肌横断面积 < 1/3 为轻度；

1/3～2/3 为中度；2/3 以上但未达到整个肌横断面者为重度。患者常感到突然的"噼啪"声，伴随局部的剧痛，肢体活动受限，但仍保留部分肢体功能。急性期，如果肌位置表浅，则可出现瘀斑，特异性表现为肌纤维的连续性中断及纤维膜的断裂（图 16-2-3，图 16-2-4），形成低回声腔和强回声回缩的肌断端，呈所谓"挂铃征"（bell clapper sign）。血肿开始呈高回声，24h 后回声减低或呈无回声，血肿发生机化时则表现为高回声。同时可探测到保持连续的肌回

声为部分撕裂的重要表征。

完全性撕裂较伸长撕裂和部分性撕裂都少见，整块肌完全断裂并伴有断端肌回缩，断端处出现血肿。临床表现为损伤肢体功能完全丧失，偶可触及肌腹断端处的凹陷。也有报道说可伴晕厥。声像图表现为损伤肌完全分离并回缩，回缩的远端聚集成团，类似软组织肿物，血肿充填了回缩肌末端（图 16-2-5，图 16-2-6）。动态扫查，肢体运动时，可见肌断端异常活动，探头压放试验可见断端间液体沿肌外膜、神经

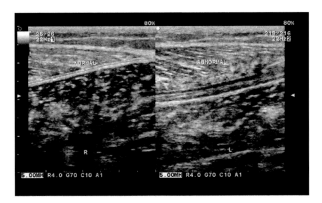

图 16-2-1　肌伸长撕裂

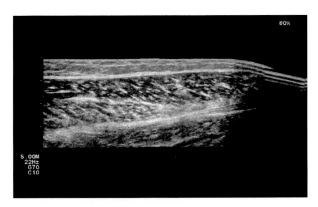

图 16-2-2　肌伸长撕裂的宽景成像

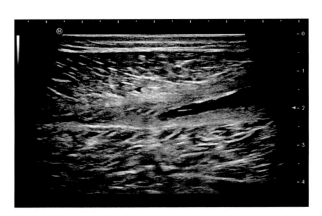

图 16-2-3　肌部分性撕裂，断端可见呈低回声的血肿

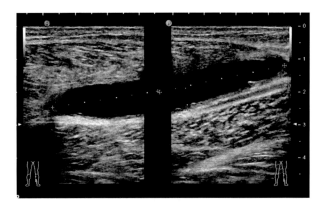

图 16-2-4　肌部分性撕裂并血肿形成

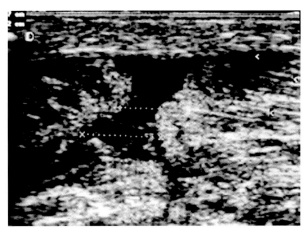

图 16-2-5　肱二头肌完全断裂断端回缩

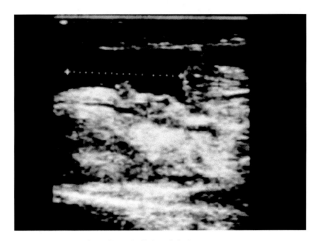

图 16-2-6　肱二头肌完全断裂出血

血管束扩散表现。

伸长撕裂临床常见，各种损伤后均可见到，临床表现不明显或轻度不适，类似于临床常用的软组织损伤诊断，一般不需处理。损伤两周后随访，可发现肌组织恢复正常。中度拉伤与重度拉伤应引起临床医师的重视，避免部分患者被误诊，对于此类患者尽早超声检查可明确损伤程度与范围，以便下一步治疗。

4.肌断裂愈合　用超声来评价肌断裂愈合的目的有3点：一是估计损伤的范围，测量伤口处肌分开的距离，损伤所占肌实质的比例越大，肌离断的距离越宽，瘢痕组织所占的比例越大。二是确定愈合的进展，随着愈合的进展，血肿壁逐渐增厚，直到整个腔都被充满，几周之后，这个部位将进一步重组，可以看到更多的正常的肌结构和纤维脂肪组织，连续随访检查，对确定何时能进行一些有限的关节活动是非常有用的，损伤已被瘢痕组织填满，但进一步的重建还不明显时恢复训练，再次发生损伤的概率极高。过早的关节活动会延长愈合时间，增加瘢痕形成，对运动员本身是极大的损害。三是估计瘢痕形成的大小及数目。一种不常见的肌撕裂愈合是形成肌肉囊肿，小腿是肌肉囊肿常见的部位，其超声表现可能与单纯性囊肿有轻微差别，肌肉囊肿声像图表现为一个很薄的壁伴有结节性增厚区。

（二）肌边缘损伤

1.肌腱膜撕裂　超声显示线性撕裂处充满血液并沿腱膜延伸，肌腱膜撕裂的特征是长轴显像时腱膜两侧纤维脂肪垫方位的改变（图 16-2-7）。

2.肌疝　与肌疝形成的筋膜缺陷是常见的损害，

但肌疝也可见于外伤和手术后。超声检查可以发现筋膜缺陷及肌疝的范围，肌疝的最常见部位是小腿的下 1/3 处。在急性期形成疝的肌由于纤维脂肪垫的聚集，表现为强回声。但是，如果肌疝持续存在，则由于受累肌水肿甚至坏疽，表现为低回声（图 16-2-8，图 16-2-9）。当肌肉被修复组织代替后，损伤将保持低回声，如果怀疑肌疝，不应用探头施加太大的压力。

3.跑步膝　是一种外伤性筋膜损害，训练后筋膜肿胀，在声像图上表现为回声减低，某些水肿特别明显的病例，表现为含液的囊性改变，没有滑膜增厚改变。

4.跖筋膜炎及撕裂　长跑者常有慢性足痛，足跟痛常由于跖筋膜炎引起。这种疾病的肿胀常发生于跖筋膜的起始处，肿胀最明显处在跟骨结节处，因为这种疾病常为双侧对称，所以双侧对比观察无太大意

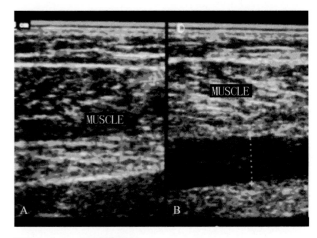

图 16-2-7　**肌腱膜撕裂**

注：A.健侧；B.患侧肌腱膜撕裂

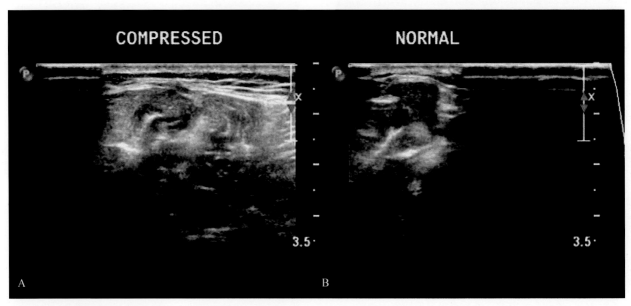

图 16-2-8　**肌疝的二维声像图**

注：A.加压后；B.放松情况下

义。正常跖筋膜起始段不会增厚，厚度一致。跖筋膜炎患者筋膜的起始段与其中远段相比，回声减低，并且明显增厚，超声还可以显示与跖筋膜平行的筋膜之间增厚的纺锤状损伤。

（三）血肿

肌血肿见于各种外伤，是各种肌损伤的共同表现。如肌挫伤、断裂、挤压、撞击伤、锐利物体或刀刺伤等，因运动所致的部分肌拉伤也会导致肌血肿的形成。因肌组织内血管破裂，产生肌内、肌间及周围软组织血肿。血肿的大小通常可指出损伤的范围。急性损伤者临床可表现为受损部位肌组织肿胀和疼痛或触及肿物。轻者肌无力、功能受限，合并肌组织断裂者，可于肌组织中断部位触及凹陷。损伤部位肌组织坚硬、触诊有压痛，皮下组织有瘀斑等。合并骨折及骨筋膜室综合征者可出现相应临床表现。

直接损伤将导致富含血管的纤维脂肪层挫伤，声像图表现为纤维脂肪层较健侧增厚。肌外膜的血管断裂形成肌间血肿，表现为肌筋膜间的积血，声像图表

现为类圆形、梭形或不规则形包块，呈低至中高回声不均质包块，边界清晰或模糊，常平行于肌束。位于肌腹之间者，多呈纺锤形或包绕肌腹周围（图 16-2-10）。广泛的挫伤将导致肌肉间液体聚集，肌肉体积增大（包括肌纤维和肌间隔），回声增强。在完全性断裂时液体的聚集可以达到 100ml，超过筋膜。大的血肿可以表现出占位效应，可引起室筋膜综合征，进一步影响周围肌肉和神经（图 16-2-11）。血肿在几周内可以慢慢地被吸收。吸收过程中，血肿壁回声逐渐增强，边缘由清晰而变模糊。大的血肿如果吸收不良，血肿周边可见骨化的强回声，后方声影逐渐明显。大的血肿可在超声引导下穿刺引流，有诊断和治疗的临床意义。受累肌的体积呈局限性或弥漫性肿大、厚度增加，如合并肌断裂者，可见回缩的断端组织呈强回声，被周围血肿所包围。急性期动态观察血肿对鉴别单纯血肿或血肿合并肌断裂的血肿有一定的价值。

血肿的吸收主要依靠血肿周围软组织增生的新生

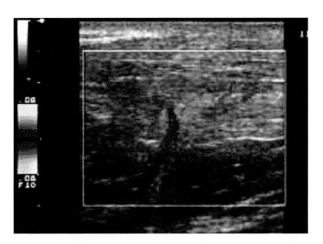

图 16-2-9 **肌疝的彩色多普勒显示肌疝局部血流信号增多**

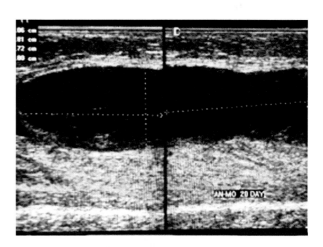

图 16-2-10 **下肢肌间血肿**

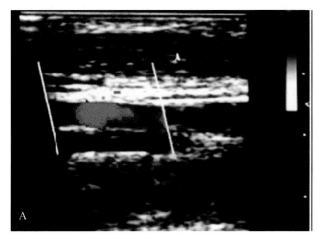

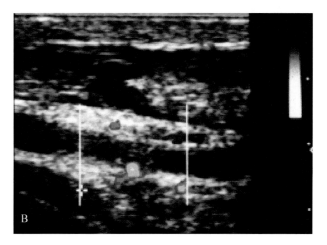

图 16-2-11 **室筋膜综合征**

注：A. 正常肱动脉；B. 肱二头肌断裂血肿导致室筋膜综合征，肱动脉内未见血流信号

血管旁细胞分化成大量吞噬细胞吸收血肿。血肿吸收后形成软骨、骨和纤维称为血肿机化。组织学观察，骨折后第3天，血肿边缘的软组织内毛细血管，特别是肌纤维束间的毛细血管弯曲扩张，形成血管芽。继续生长形成非常密集的平行血管（即毛刷状血管）伸入血肿内。一方面在新生血管的顶端由毛细血管旁细胞分化为大量组织细胞吸收血肿。另一方面在新生血管之间的血管旁细胞分化为大量软骨细胞形成软骨，而后软骨内成骨形成骨痂，其结果是血肿吸收机化后形成骨痂和骨折周围的骨痂连接起来使骨折愈合。超声可以较为准确地显示血肿的演化过程。新鲜或活动性出血表现为细点状强回声，有流动感，数小时内出血类似于低回声，而后血液内细胞成分及纤维析出，可出现液性暗区，几天后积液进一步变成均匀的无回声区。积液在几周内可以慢慢地被吸收。吸收过程中，血肿壁回声逐渐增强，边缘由清晰变得模糊。大的血肿可在超声引导下穿刺引流，有诊断和治疗的临床意义。

二、肌腱、韧带损伤

（一）肌腱超声解剖

韧带是连于相邻两骨之间的致密纤维结缔组织束，有稳固关节和限制其过度运动的作用。肌腱是肌腹两端的索状或膜状致密结缔组织，便于肌附着和固定，无收缩功能，其抗张强度为肌的112～233倍，故骨骼肌受到暴力时，通常是肌腹断裂或是肌腹与肌腱移行处撕裂，而不是肌腱断裂。肌腱的超声长轴表现为线样强回声与低回声间杂的束状结构（图16-2-12），横断面呈圆形、椭圆形、三角形。肌腱远端移行为纤维软骨附着于骨骼，附着部呈三角形低回声。肌腱周围或是滑囊鞘、或是厚厚的一层结缔组织，称为腱鞘，滑囊鞘的厚度通常不超过2mm。正常滑囊鞘内有稀薄的液体，超声表现为无回声暗晕围绕着肌腱。

在长轴切面上，表现为肌腱两侧线状无回声。没有滑囊鞘（腱鞘）的肌腱，有一厚的结缔组织层紧紧围绕肌腱，结缔组织纤维透过肌束使腱旁组织附着于肌腱上，血管和神经沿着这些纤维进入肌腱，疏松结缔组织和腱旁组织组成了腱纤维鞘，在声像图上，腱纤维鞘看起来像围绕肌腱的强反射线。肌腱断裂是一种间接暴力所致的急性损伤，但往往有肌腱过度使用致受损的病史，局部可见凹陷、压痛，该处肌腱功能丧失。常见的有跟腱断裂、髌腱断裂、肱三头肌肌腱断裂、伸指肌腱断裂和手指屈肌腱断裂等。

（二）肌腱断裂声像图表现

肌腱断裂声像图表现大同小异，完全性撕裂表现为受累肌腱近端回缩，肌腱回声连续性中断，出现无回声或低回声裂口，腱鞘空虚或塌陷。陈旧性撕裂表现为断端纤维组织增生，中强回声瘢痕形成。部分性撕裂表现为受累肌腱局部增厚，纤维走行紊乱，部分纤维连续性中断，肌腱内出现局灶性低回声，失去正常纤维结构，肌腱周围软组织可见水肿。

1. 跟腱损伤　长轴显示肌腱纤维连续性完全或部分中断，撕裂两端中间可见出血或者血肿充填（图16-2-13，图16-2-14）。

（1）急性跟腱撕裂的声像图表现：纵切扫查断裂跟腱明显增粗，前后径为9～15mm。跟腱回声部分性或完全性中断。损伤后2～4h断端及腱周可见出血，超声表现为中等强回声，内可见点状强回声漂动；4～8h断端出现低回声血肿，腱周也可见低回声。完全中断者超声可见跟腱断端低回声间隙，多呈"Z"形，断端间距5～13mm；不完全断裂者跟腱纤维部分不连续，由于肌回缩，胫后肌群增厚，回声增强。横切扫查正常跟腱呈圆形或椭圆形，内见斑点状低回声与

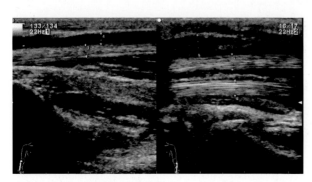

图16-2-12　肌腱炎并腱鞘炎

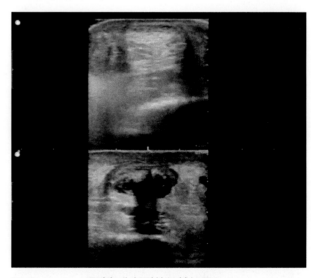

图16-2-13　跟腱部分断裂的短轴切面

注：图上方为正常跟腱（健侧），下方为部分撕裂跟腱（患侧）

强回声间杂存在。近端断裂时，跟腱增厚，其内出现斑片状低回声或无回声。动态观察，距小腿关节主动背伸运动时，断端远端肌腱随背伸而离心运动，断端距离加大；被动跖屈运动时，断端间仍有低回声间隙。

（2）慢性跟腱损伤的声像图表现：肌腱纤维连续性尚好，肌腱可增厚或稍变细。回声多增强，内可见钙化（图 16-2-15）。在跟腱止点处多见低回声滑囊增厚且不均匀，Kager 脂肪三角肿大，回声减低或者增强，边界不清。跟骨结节表面不平整。

（3）跟腱断裂治疗后恢复期声像图表现：对于跟腱撕裂患者，非手术治疗常采取石膏固定，手术常采用跟腱缝合术。超声可观察跟腱的愈合不同时期表现。早期，即损伤后 1～2 周，非手术治疗超声表现为肌腱的回声逐渐增强并伴有体积的缩小，手术治疗则常表现为肌腱体积增大，回声减低；中后期，即损伤后 3～4 周，无论手术治疗还是非手术治疗肌腱愈合时肌腱内出现片状乃至束状强回声，肌腱体积逐渐缩小。但当跟腱延期愈合时，常可见到断端低回声内未见强回声纤维结构，损伤肌腱内出现钙化及骨化，还可见

到因缝合线头所致的短棒状强回声，后方可见淡声影（图 16-2-16）。恢复期彩超及能量图显示血流信号明显增多。

2. 韧带损伤　韧带损伤常发生于膝关节。膝关节内侧副韧带损伤是关节外韧带损伤中最多见的一种。膝关节内侧副韧带损伤常因膝关节过度屈曲，小腿外翻、外旋位受反向扭伤或直接跌打、撞击所致，多见于运动损伤或意外损伤。严重者可合并前交叉韧带及半月板的损伤。受损膝关节临床主要表现为膝关节肿胀疼痛、压痛，尤以膝关节外翻、外展时疼痛加重。

（1）侧副韧带损伤：内侧副韧带（MCL）撕裂超声表现可分为 3 度。Ⅰ度损伤为微小撕裂或疲劳损伤，没有明显的临床症状及不稳定性，声像图表现为低回声积液与 MCL 平行，这是由于水肿和血肿所致。Ⅱ度撕裂为实质内的撕伤，不稳定性增加，低回声积液和韧带增厚可同时显示。Ⅲ度撕裂为完全性撕裂，不仅纤维完全性不连续而且低回声液体或血肿充填于撕裂处，浅深层均受损（图 16-2-17）。外侧副韧带（LCL）损伤较 MCL 损伤少见。完全性撕裂表现韧带

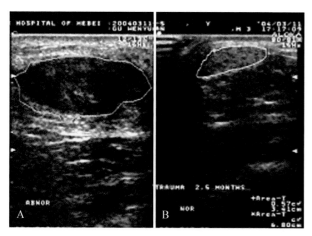

图 16-2-14　**跟腱完全断裂的短轴切面**
注：A. 跟腱断裂的短轴切面；B. 正常跟腱

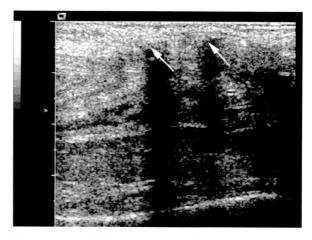

图 16-2-16　**跟腱术后预后不良（箭头）**

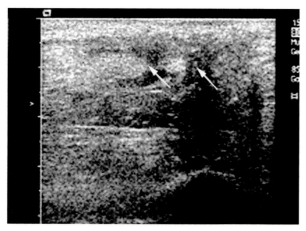

图 16-2-15　**跟腱陈旧性断裂（箭头）**

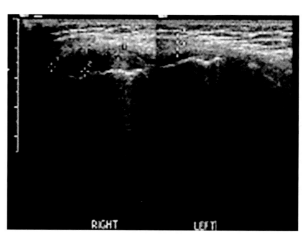

图 16-2-17　**外伤后内侧副韧带损伤**

连续性中断，伴有低回声血肿；部分性撕裂表现为韧带增厚边界不清，周围有积液或低回声。无论 MCL 撕裂还是 LCL 撕裂，多数患者急性期有明显的探头触痛。急性期或修复期，彩色多普勒显示血流信号增加（图 16-2-18）。严重损伤者，可合并半月板、前交叉韧带及韧带附着部位骨的撕脱性骨折，可显示相应的异常声像图表现。慢性部分断裂者，韧带纤维结构消失，无回声中断，仅表现为局限性或弥漫性低或高回声。部分慢性内侧副韧带损伤者在韧带的上段可发生钙化或骨化，表现为强回声后伴声影。

（2）交叉韧带损伤：前后交叉韧带撕裂时均表现为交叉韧带较对侧增粗，回声减低，连续性完全或部分中断，边缘不整（图 16-2-19，图 16-2-20），关节腔积液或积血。由于出血和渗出，软组织增厚，间隙增宽，回声减低或增强。

三、肌炎

肌炎属于软组织炎症的范畴。软组织炎症可因软组织本身各种感染所致，也可因骨、关节感染而引起，也可见于结缔组织病（如皮肌炎、多发性肌炎等）。病理上为组织炎症充血、水肿、渗出，可以呈局限性，也可呈弥漫性。典型的临床表现为高热、寒战，局部受累部位皮肤发红、肿胀、皮温升高，可有压痛，脓肿形成后有波动感。实验室检查中性粒细胞增多，红细胞沉降率加快。

声像图表现：感染病原菌类型和脓肿形成的阶段决定了肌炎的像图表现，一般脓肿显示为无回声或混合回声，通常呈椭圆形，大多数边界不清楚或不规则。当临床表现不典型时，超声对早期诊断细菌感染是非常有益的，受累肌肉与正常肌肉的超声表现正好相反，受累肌纤维回声增强，纤维脂肪层肿胀、回声减低，可伴有感染性渗出液，与无症状侧对比发现受累肌肉

厚度增加，随时间的发展损害将发展为中心坏疽的肿胀，并有脓性物质形成（图 16-2-21，图 16-2-22）。脓性低回声流体的积聚并可见有回声的碎片，产气杆菌感染引起的脓肿，可出现液气平面，一个切面上可能仅表现出强回声反射，而不能显示脓肿无回声区。超声引导下脓肿穿刺引流，可明确病原菌类型，同时，超声引导下注射敏感抗生素起到良好治疗的作用。

由化脓性肌炎发展而来的脓肿需与骨髓炎相鉴别，化脓性肌炎所导致的脓肿位于肌肉中央，而骨髓炎形成的脓肿可见到脓性物质沿骨的轮廓形成窦道，并可见到骨膜抬高和液体使骨膜与骨皮质分离。此外，肌脓肿应与横纹肌溶解症、血肿等相鉴别。

四、局限性骨化性肌炎

局限性骨化性肌炎又称为局限性非肿瘤骨软骨形成。根据有无外伤史可分为外伤性骨化性肌炎和非外伤性骨化性肌炎，外伤性常见。常见于运动员和经

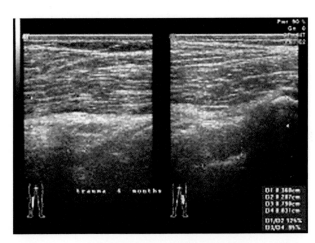

图 16-2-19 **交叉韧带损伤，外伤后 6 个月，交叉韧带损伤**

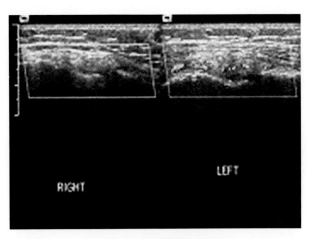

图 16-2-18 **外伤后副韧带急性期损伤血流**

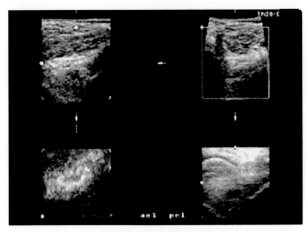

图 16-2-20 **后交叉韧带损伤的三维成像**

常锻炼的人，60%与外伤有关，可发生于肌内、肌腱及筋膜，好发于肘、肩、大腿和臀部等处。早期局部关节肿胀、关节活动受限。后期关节局部症状消失，但活动范围明显受限，可触及骨性块状物。病理解剖特点：典型病例肿块呈灰白色、表面光滑，包膜完整，切缘为放射状较成熟骨小梁，中央区有交错排列的成骨细胞和成纤维细胞，中间区为稀少的骨样组织和新生不规则网状骨小梁，有较丰富的成纤维细胞。

　　声像图表现：超声能早期发现病变，较好地显示病变的大小、范围及与邻近组织的关系。超声可以动态观察骨化性肌腱的进展，且可以在一定程度上反映病变组织的病理改变。急性期（损伤 3 周内）可显示损伤处类似非肿瘤性软组织肿物，内部结构紊乱不均质，与软组织肿瘤很难鉴别，在临床上则把损害当作肌层内可触及的坚硬肿块，软组织周边可见水肿，彩色多普勒显示肿块周边血流信号丰富。亚急性期（损

伤后 3 ～ 4 周），其周边骨小梁形成并发生钙化，早期的钙化伴随羽毛样结构，钙化呈不典型的中强回声，后方伴彗星尾，彩色多普勒显示肿块周边血流信号丰富（图 16-2-23，图 16-2-24）。钙化主要分布于病变的外周，此为骨化性肌炎的特点。慢性期肿块不再增大，外周可见致密层状钙化强回声，表面凹凸不平，在病变进展过程中，声影逐渐明显。

五、膝半月板囊肿

　　膝半月板囊肿属于腱鞘囊肿，发生于半月板内及半月板周边，男性多见，多位于外侧半月板中 1/3。有学者认为是退行性变，与外伤有关；也有学者认为乃先天性所致，为滑膜样内皮所包绕的囊肿。半月板水平撕裂，滑液在损伤处聚集，可能形成囊肿；损伤后的炎症反应刺激滑膜增生，也可能形成囊肿。

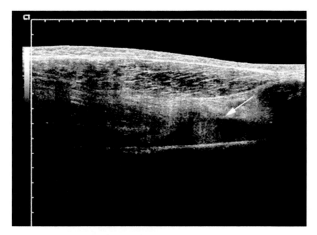

图 16-2-21　肌炎的宽景成像

注：受累肌增厚，肌纤维走行紊乱，可见脓肿形成（箭头）

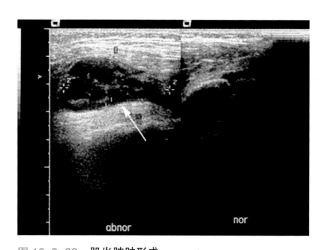

图 16-2-22　肌炎脓肿形成

注：双侧对比探查，患侧脓肿内回声不均，其内可见分隔回声（箭头）

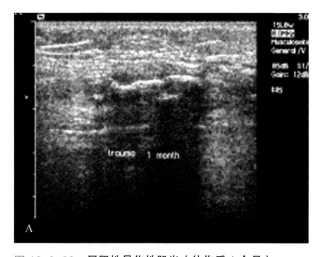

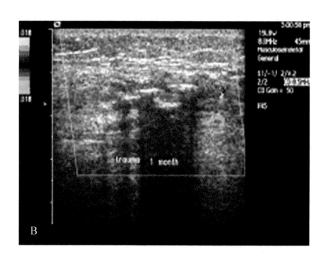

图 16-2-23　局限性骨化性肌炎（外伤后 1 个月）

注：A. 二维超声显示周边骨小梁形成并钙化；B. 彩色多普勒显示患处血流信号增多

声像图表现：典型半月板囊肿表现为圆形或椭圆形无回声，单房或多房，囊肿壁回声稍强，内部回声均匀，有时可见细点状或碎屑状中强回声，后方回声增强，并与半月板关系密切。半月板囊肿分为三型，即半月板内囊肿、半月板旁囊肿和滑膜囊肿。半月板内囊肿位于膝关节的半月板内，典型声像图表现为半月板楔形低回声内有边界清晰的无回声，后方回声增强（图 16-2-25）。半月板旁囊肿多处于膝关节囊与深筋膜之间，多与半月板有蒂相连。大的囊肿可在胫侧副韧带之后穿过关节囊，在膝关节屈曲位时，向腘窝伸展。

六、膝关节半月板损伤

半月板为半月形的纤维软骨盘，切面呈三角形，半月板主要成分为含有大量弹性纤维的致密胶原纤维，表面为薄层纤维软骨。半月板外缘较内缘肥厚，与关节囊紧密连接，中心部薄。内侧半月板呈"C"形，前角薄而尖，后角较前角宽大，前角附着于前十字韧带附着点之前，后角附着于胫骨髁间隆起和后十字韧带附着点之间，其外缘中部与内侧副韧带紧密相连，基于上述特点，内侧半月板在外伤时更易破裂。外侧半月板近似"O"形，前角向内附于胫骨髁间隆起之前，后角附于髁间隆起之后，并在内侧半月板后角附着之前，外侧半月板与关节囊之间隔以腘肌腱，活动度较内侧半月板大。正常半月板为膝关节内倒置的三角形低回声。三角形尖端指向关节间隙，底部朝向皮肤。另外，膝关节积液使半月板、关节内游离体及滑膜也可清晰显示。

半月板损伤以撕裂为主，组织学上表现为纤维软骨分离断裂，沿胶原纤维的方向形成水平状的离断层。半月板损伤主要原因：①股四头肌萎缩易使半月板损伤；②当膝关节处于内旋或外旋状态时，膝关节同时屈曲，半月板活动减少，被固定于胫骨上，同时受到股骨和胫骨的挤压与研磨，使半月板易损伤；③剧烈运动时或某些体位（如蹲位、盘腿坐位等）使半月板易损伤。

急性期膝关节有明显疼痛、肿胀和积液，关节屈伸活动障碍，急性期过后，肿胀和积液可自行消退，但活动时关节仍有疼痛。主要体征是弹响、交锁及关节间隙压痛，有时合并膝关节周围肌萎缩，McMurry试验阳性。

半月板损伤声像图表现，当半月板内出现线样低回声到达其游离缘或关节面时，可诊断为半月板撕裂

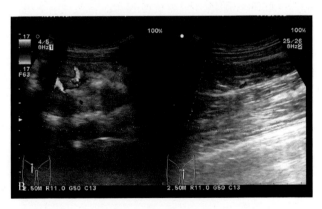

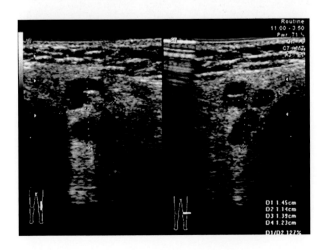

图 16-2-24　局限性骨化性肌炎（外伤后 1.5 个月）

注：A.显示肌层内强回声伴声影；B.显示患处血流信号明显增多

图 16-2-25　半月板囊肿，半月板内见无回声区，后方回声增强

（图 16-2-26 至图 16-2-28）。正确判断半月板撕裂的部位、形态,对于半月板手术方案的制定有重要的意义。

七、肌腱病、肌腱炎

肌腱病是指由于肌纤维过度使用,反复强烈牵拉或撞击,使肌腱胶原纤维发生反复微小撕裂和修复,反应性成纤维细胞增生致肌腱肿胀,并引起肌腱实质内纤维黏液病变。肌腱病以变性为主,无炎症细胞浸润。肌腱肿胀,并有炎症细胞浸润者称为肌腱炎。

声像图表现:声像图表现上,肌腱病及肌腱炎两者相似不易区分。①有滑囊鞘的肌腱:急性期表现为肌腱增厚,回声减低或增强,腱鞘明显增厚,并伴有

滑囊鞘内液体增多。亚急性期可见肌腱增厚,最常见的是肱二头肌长头肌腱,有些患者可以看到肌腱脱位(图 16-2-29,图 16-2-30)。慢性期超声最常见的是肌腱本身增厚,通常滑膜内液体不增多,常常伴有纤维化及钙化(图 16-2-31)。与无症状侧对比观察是诊断的基础。但需要与风湿性疾病相鉴别。后者超声可发现滑膜内层不规则增厚,另外由于滑膜内富含淋巴管和毛细血管,彩色多普勒和能量多普勒可显示其内血流信号增多。②对于没有滑囊鞘的肌腱:髌腱腱病多见于运动员,在声像图上表现为局部或总体的肌腱增厚,增厚肌腱内局部可见低回声或者强回声区(图 16-2-32)。增厚部位在近端接近髌腱处,远端常伴有胫骨表面不平整。

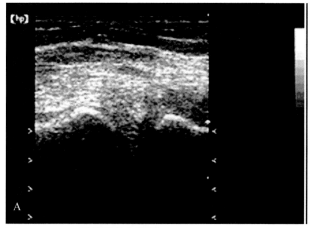

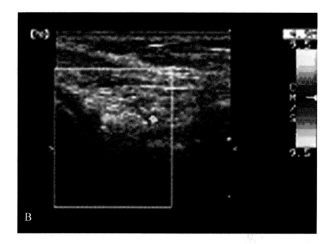

图 16-2-26 半月板纵向撕裂
注:A.正常半月板;B.半月板损伤,回声明显增强

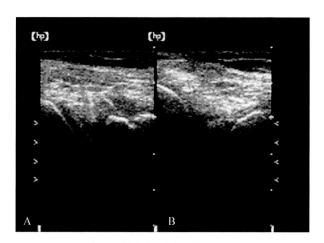

图 16-2-27 半月板横向撕裂（一）
注:A.正常半月板;B.半月板损伤

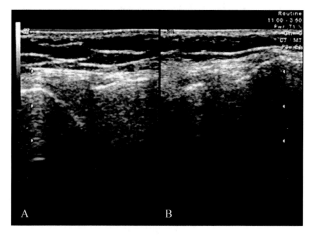

图 16-2-28 半月板横向撕裂（二）
注:A.正常半月板;B.半月板损伤

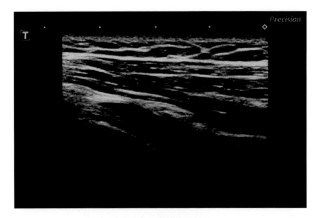

图 16-2-29　肱二头肌长头腱腱鞘积液

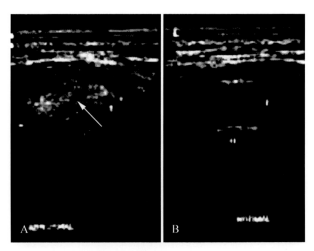

图 16-2-31　肩部钙化性肌腱炎

注：A. 患侧（箭头）；B. 健侧

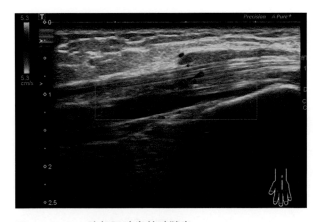

图 16-2-30　腕部肌腱炎并腱鞘炎

注：肌腱及腱鞘增多，其内血流增多

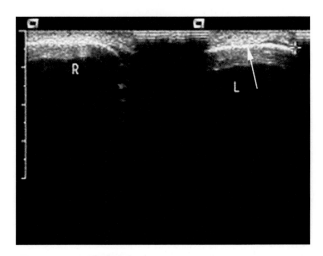

图 16-2-32　髌腱腱病

注：左侧髌腱增厚伴回声减低（箭头）

第三节　软组织肿物的诊断与鉴别

简单而言，软组织为体内非上皮性、骨外组织结构的总称，但不包括各器官的支持组织和淋巴造血组织。软组织包含纤维结缔组织、脂肪组织、骨骼肌、血管和淋巴管及周围神经系统。除神经系统由神经外胚层发育而来之外，其他大多数软组织均源于中胚层。

软组织肿瘤涵盖范围广泛，体表、腹腔、纵隔均可发生。部分软组织肿瘤类型与患者发病年龄存在相关性，如胚胎性横纹肌肉瘤发生于婴幼儿时期，滑膜肉瘤常见于青少年和年轻人，而脂肪肉瘤和恶性纤维组织细胞瘤则常见于中年和老年患者。

软组织肿瘤病理分类系统庞杂，肿瘤复杂多样，一般病理学专著按照肿瘤的组织发生进行分类和描述，如纤维组织肿瘤、脂肪组织肿瘤等。此外，除真性肿瘤，尚有很多非肿瘤样病变临床表现为软组织肿物前来就诊。因此，超声检查并不能对所有软组织肿物做出定性诊断。不过，高频超声对浅表软组织具有不可比拟的细微分辨力，能够辨识不同组织层次结构。超声检查几乎可以明确的判断肿物所在的组织层次及其毗邻关系，这些肿物空间分布信息对于肿物的性质判断有一定参考价值，对临床处理及设计手术路径也非常重要。

病理学专著曾经提到，对于任何一个巨大的软组织肿瘤而言，都具有恶性的可能，这种情况下首选的诊断措施是进行组织活检，而超声引导下的组织学活检必然首当其冲。

一、脂肪瘤

（一）病理解剖特点

脂肪瘤外观呈球形、结节状或分叶状，质地软，体积可长得很大。浅表部位者，表面通常有菲薄的包膜。较深部位时，边界常欠清晰。脂肪瘤切面为淡黄色，被纤细的纤维组织分隔为大小不一的小叶。镜下可见脂肪瘤由成熟的脂肪细胞构成，无细胞的异形性。

（二）临床表现

良性脂肪瘤可发生在正常情况下任何存在脂肪的任何部位。大多数发生在上半身，尤其是躯干和颈部。大多数脂肪瘤发生在皮下，而脂肪肉瘤则几乎总是发生于深在部位。不过，脂肪瘤也可发生在深层软组织中，可以细分为肌内脂肪瘤和肌间隙脂肪瘤，有时肌间隙脂肪瘤位于肌表面的深筋膜内。

脂肪瘤既可单发，也可多发，表现为缓慢生长的无痛性肿块，位于体表的脂肪瘤质地软，可推动，边界清楚，无压痛，位于深部的脂肪瘤触诊较困难，一般无压痛。

弥漫性脂肪瘤病患者中，可以看到由于成熟脂肪组织的弥漫增生所导致的颈部、肢体的极度增粗，可呈对称性分布。

（三）声像图表现

根据脂肪瘤发生的部位，可以在脂肪层、深筋膜内、肌间隙或肌内显示病变，瘤体多呈圆形、椭圆形或梭形，一般有包膜。单纯脂肪组织构成的瘤体，内部回声偏低，类似周围的脂肪组织。脂肪瘤内夹杂其他组织，如纤维脂肪瘤，肌脂肪瘤者　，内部回声可较高，并可见条索样强回声结构，这些条索样结构一般平行皮肤分布，彩色多普勒显示肿瘤内多无血流信号（图 16-3-1 至图 16-3-4）。

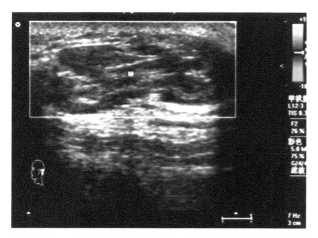

图 16-3-1　头颈部皮下脂肪瘤，声像图显示脂肪层内稍低回声病变（M），内见条索样强回声分隔，平行皮肤排列。CDFI. 瘤体内未见血流信号

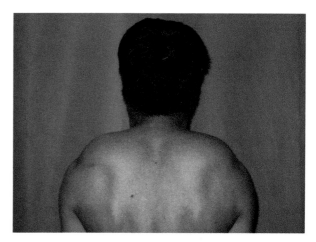

图 16-3-3　弥漫性脂肪瘤病患者（Madelung 病）的体表照片，患者颈部、双侧肩部、肩胛区明显隆起，为脂肪组织大量增生所致

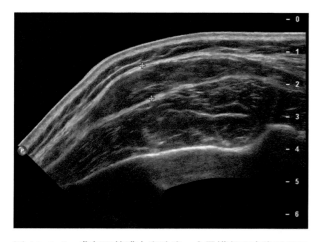

图 16-3-2　背部深筋膜内脂肪瘤，全景横断面声像图显示背部脂肪层与肌层之间，深筋膜内的等回声脂肪瘤（+…+）

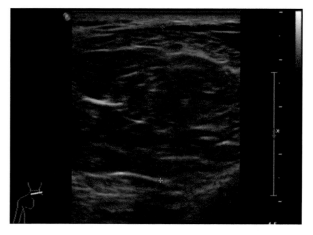

图 16-3-4　颈后部声像图，与图 16-3-3 为同一患者，图中显示隆起处皮下脂肪组织弥漫性增厚，无明确边界（+…+）

（四）鉴别诊断

脂肪瘤一般具有较特异的声像图特征。需要与脂膜炎进行鉴别，皮下脂膜炎为脂肪组织的局灶性炎性病变，多为特发性。也可伴发胰腺炎、自身免疫性疾病、结核感染等，甚至见于皮下脂膜炎样 T 细胞淋巴瘤。声像图表现为脂肪层边界不清晰的皮下高回声结节，局部血流信号可增多。

（五）临床意义

超声诊断软组织脂肪瘤，较之 X 线、CT 及磁共振成像廉价、快速、简便，应作为此病诊断的首选方法。对于深部脂肪瘤，难以定性时，还可进行超声引导下组织学活检。

二、脂肪肉瘤

（一）病理解剖特点

脂肪肉瘤（liposarcoma）是起源于原始间叶组织的恶性肿瘤，其典型形态学特征是具有脂肪母细胞。经典的文献将脂肪肉瘤分为黏液样、圆形细胞型、分化型和多形型脂肪肉瘤。

（二）临床表现

脂肪肉瘤是成年人最常见的软组织肉瘤，常发生于下肢、腹膜后、肾周、肠系膜区及肩部。

多见于 30 ~ 70 岁患者，以 50 岁左右发病最多，儿童极少见。男性多于女性。好发于股，直径 3 ~ 10cm 多见。脂肪肉瘤通常表现为边界清楚的无痛性肿块，病程为几个月或几年。肿瘤可非常巨大，晚期可出现疼痛及功能障碍。

（三）声像图表现

一般体积较大，位置深在。多表现为低回声，可呈分叶状，部分边界清晰，由于生长迅速可见完整假包膜，内部回声不均，常可见坏死液化或钙化，肿瘤后方回声可以衰减也可以增强（图 16-3-5）。彩色多普勒可显示较丰富动、静脉血流信号。多普勒取样为高速高阻血流，有时也可出现低速低阻血流。

（四）鉴别诊断

脂肪肉瘤的超声诊断首先是精确定位，辨明病变的解剖层次和毗邻结构关系。通过探头加压、适当活动肢体，如在腹腔内则应观察呼吸时的活动状态，判断肿物与周围组织的分界和粘连情况。

脂肪肉瘤需与脂肪瘤、纤维肉瘤、滑膜肉瘤、横纹肌肉瘤等鉴别。除脂肪瘤位置表浅，声像图具有一定特征外。其余肿瘤的声像图表现均无特异性，而且图像表现十分相似，鉴别相当困难，确诊一般需要超声引导下的组织病理学诊断（图 16-3-6）。

（五）临床意义

大多数脂肪肉瘤仅呈局部浸润生长，局部切除后复发率较高。超声不但对术前确定手术方式、切除范围有指导意义，而且可以作为手术后随访的重要手段。

三、纤维肉瘤

（一）病理解剖特点

纤维肉瘤（fibrosarcoma）是原发的成纤维细胞恶性肿瘤，在肿瘤切面上的外观和质地均依其胶原的不同含量而各异分化较好的肿瘤，镜下可见纤维母细

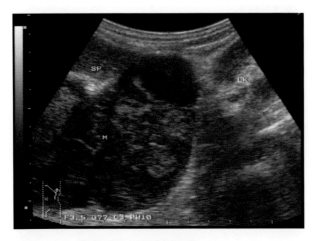

图 16-3-5　腹膜后巨大软组织肉瘤

注：左侧腹冠状切面声像图，显示脾（SP）与左肾（LK）之间巨大占位性病变（M），病变边界清晰，略呈分叶状，内部回声不均匀

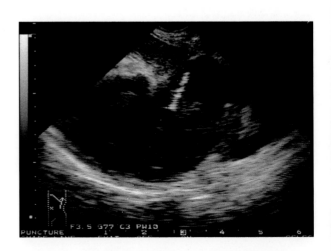

图 16-3-6　同一患者，经超声引导下穿刺活检证实

注：声像图示穿刺路径沿左侧腹，穿刺针经脾下缘激发取材，在肿物内形成线状强回声

胞，彼此交叉呈锐角排列。未分化的肿瘤，则较难识别纤维母细胞的本质。

（二）临床表现

纤维肉瘤可发生于任何年龄，甚至表现为天生性肿物，但肿瘤一般好发于成年人。肿瘤可发生于浅表和深部的结缔组织，如筋膜、肌腱、骨外膜和瘢痕，生长可快可慢，肿物边界常较清晰，质地较软。

（三）声像图表现

肿瘤的解剖层次定位仍是主要内容。纤维肉瘤往往边界清晰，内部回声呈较均匀的低回声（图 16-3-7），也可呈不均质回声，如侵犯骨骼，可见局部骨皮质连续性破坏。彩色多普勒可显示肿瘤内血流信号（图 16-3-8）。

（四）鉴别诊断

纤维肉瘤应与结节性筋膜炎、黏液型纤维肉瘤、肌肉筋膜纤维瘤病和其他肉瘤相鉴别，组织学、免疫组织化学和超微结构检查是诊断的重要手段。超声引导下肿瘤穿刺，进行病理组织的检查，可以确诊。

四、滑膜肉瘤

（一）病理解剖特点

滑膜肉瘤是恶性程度较高的软组织恶性肿瘤，瘤体一般质硬，常有灶状钙化。典型的滑膜肉瘤为一种具有双相分化结构的肿瘤，即由上皮样和肉瘤样成分组成。其上皮区域常表现为内衬立方上皮的腺样结构，类似滑膜。然而，肿瘤并非真正源于滑膜。90% 以上的滑膜肉瘤患者有染色体异常。

（二）临床表现

典型的滑膜肉瘤发生在儿童和青年人的膝关节和距小腿关节周围。但也可发生在年龄较大的患者。滑膜肉瘤的生长部位常靠近关节、腱鞘和滑液囊的部位，但也可见于很多部位。

（三）声像图表现

肿瘤边界清晰，多呈分叶状低回声，灶状钙化时表现为散在的斑片状强回声，后方回声多不衰减（图 16-3-9）。若侵犯骨骼，可见骨质破坏。彩色多普勒可见周边较丰富血流信号，频谱多普勒取样为高阻血流信号（图 16-3-10）。

（四）鉴别诊断

应与其他软组织恶性肿瘤相鉴别，确诊应靠病理。

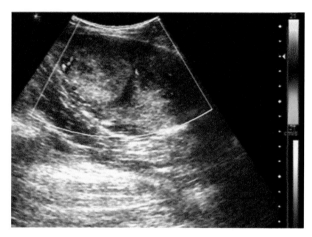

图 16-3-8 **股纤维肉瘤**

注：声像图显示肌间隙巨大不均匀回声病变，边界清晰，内部可见血流信号。经穿刺病理证实

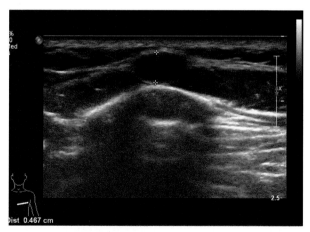

图 16-3-7 **胸部纤维肉瘤**

注：声像图显示胸骨前方低回声结节，边界清晰（+…+），后方回声增强。手术切除后证实

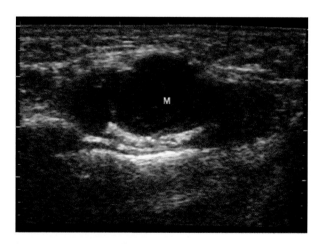

图 16-3-9 **足底滑膜肉瘤**

注：声像图显示足底骨浅方低回声病变（M），外形呈分叶状，边界清晰。手术证实

五、横纹肌肉瘤

（一）病理解剖特点

真正的软组织骨骼肌起源的肿瘤少见。横纹肌肉瘤主要有3种类型：多形性、胚胎性和腺泡性横纹肌肉瘤。多形性横纹肌肉瘤常见于四肢，几乎全部发生于成年人。另外两种类型横纹肌肉瘤主要发生于儿童和青年人。胚胎性横纹肌肉瘤绝大多数发生于3～12岁，见于头颈部、腹膜后，四肢少见，肿瘤极易复发。大体上，瘤体边界不清晰，质地软。腺泡性横纹肌肉瘤发病年龄多在10～25岁，四肢多见，以前臂、上臂好发。

（二）临床表现

总体而言，横纹肌肉瘤是儿童软组织肉瘤中最常见的一种，少发生于成年人。男性较女性多见。临床上，横纹肌肉瘤生长速度快，有明显侵袭性，预后差。当肿瘤体积较大时，可引起疼痛和神经压迫症状。

（三）声像图表现

横纹肌肉瘤并无特异性声像图表现，一般表现为软组织内的低回声占位性病变，边界可较清晰。瘤体体积较大，内部回声多不均匀，可见斑片状强回声及由出血、坏死和变性所致的不规则无回声区。彩色多普勒显示肿瘤周边及内部有较丰富的血流信号。

（四）鉴别诊断

需与其他软组织恶性肿瘤相鉴别，确诊应依赖于病理。

（五）临床意义

超声检查技术廉价、快捷，已成为显示软组织肿块大小和内部特征的常规检查方法。超声引导下经皮穿刺活检可确诊。

六、纤维瘤病／韧带样纤维瘤

（一）病理解剖特点

纤维瘤病为一组具有共同病理特征的疾病，其共同病理特征包括瘤体呈浸润性生长方式，镜下可见分化好的纤维母细胞增生，增生细胞间具有数量不等的胶原纤维，增生的纤维母细胞核分裂象极少或缺如，缺乏恶性细胞的特征。临床特征表现为反复局部复发的侵袭性生长，但不发生远处转移。

纤维瘤病变一般体积较大，质硬、色灰白，切面边界不清晰，呈现一种不规则的旋涡状排列。通常发生在肌肉的筋膜内。

（二）临床表现

纤维瘤病既往有着不同的命名，"侵袭性纤维瘤"在于强调其生物学行为。而"韧带样纤维瘤"传统意义上指发生在腹壁的肿物。临床上，纤维瘤病可发生在全身各部位，如肩胛带、头颈部、纵隔、腹膜后，甚至乳腺。

纤维瘤病的治疗首选彻底切除，应包括受累组织周边较宽的区域。腹壁纤维瘤病的局部复发率相对其他部位较低。

（三）声像图表现

呈沿肌纤维方向生长的椭圆形或不规则形实性低回声区，无明显包膜，与周围正常组织分界不清，内部回声可不均匀，部分肿瘤内肌纤维筋膜强回声与低回声瘤体交织分布，短轴切面显示更为清晰（图16-3-11），具有一定的特征性。病变发生在肌腱骨附

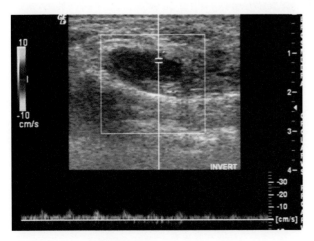

图16-3-10　足底滑膜肉瘤

注：与上图为同一患者，术后1年复查，局部仍见低回声结节，周围可见较丰富血流信号

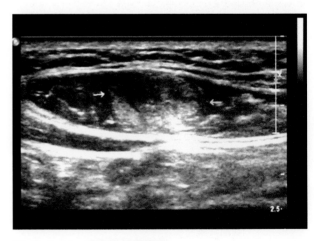

图16-3-11　腹直肌纤维瘤病

注：下腹部腹直肌横断面声像图显示局部腹直肌隆起，回声不均匀，内部为强弱回声交替分布（箭头）

着处时，邻近骨骼可能受侵，骨皮质破坏不规则（图16-3-12）。彩色多普勒显示肿瘤周边可有较多血流信号显示。

（四）鉴别诊断

应与软组织纤维瘤等相鉴别，确诊需依靠超声引导下穿刺病理检查。

七、恶性纤维组织细胞瘤

（一）病理解剖特点

也可称为纤维黄色肉瘤或纤维组织细胞肉瘤。恶性纤维组织细胞瘤有多种不同形态，席纹状 - 多形性是最常见和最典型的一种，意指镜下瘤细胞呈高度多形性且生长方式呈席纹状排列。黏液样的恶性纤维组织细胞瘤等同于黏液样纤维肉瘤，切面呈黏液样外观。

（二）临床表现

本病是最常见的软组织肉瘤类型。大多数病例发生于成年人肢体的深部软组织，发病年龄较晚，一般为60～70岁。有的肿瘤发生在以往接受过放疗的部位。肿瘤容易局部复发并可向远处转移，肿瘤的大小和发生部位的深浅与预后关系密切。

（三）声像图表现

肿瘤边界较清楚，内部呈较均匀低回声，常混有点片状强回声，后方回声可不衰减（图16-3-13）。彩色多普勒显示肿瘤内血流信号较丰富（图16-3-14）。

（四）鉴别诊断

与肌肉内黏液瘤、黏液性脂肪肉瘤、多形性横纹肌肉瘤相鉴别，确诊应依靠活检。

八、淋巴管瘤

（一）病理解剖特点

大多数淋巴管瘤属于畸形而非真性肿瘤，普遍认为是由于淋巴与静脉系统间的循环障碍所致，根据形态分为毛细淋巴管瘤、海绵状淋巴管瘤和囊性淋巴管瘤。毛细淋巴管瘤主要发生于皮肤，海绵状淋巴管瘤好发在深部软组织。而囊性淋巴管瘤则习惯称之为水瘤，常见于颈部。

镜下，淋巴管瘤由生长在疏松结缔组织中的淋巴管腔组成。

（二）临床表现

淋巴管瘤可发生于身体各个部位。其中囊性淋巴

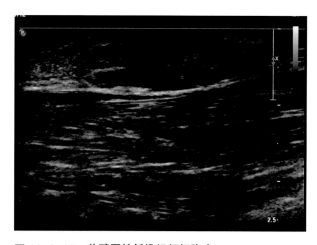

图 16-3-13　前臂恶性纤维组织细胞瘤

注：患者为 66 岁老年男性，前臂肿物 2 年余。声像图显示局部皮下脂肪层深部低回声结节，边界尚清晰，内部回声不均匀，可见片状、结节样高回声区

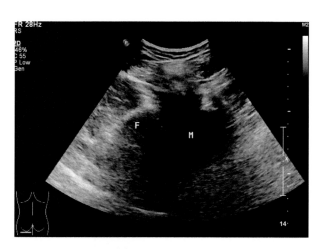

图 16-3-12　股纤维瘤病

注：股后上部横断面声像图显示肌肉深层低回声肿物（M），外形不规则，紧邻股骨（F），局部骨皮质显示欠满意

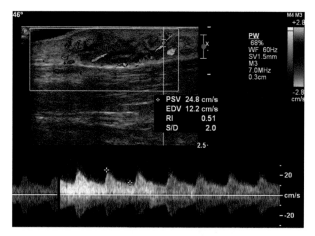

图 16-3-14　与图 16-3-13 为同一患者，CDFI 显示瘤体及周边血流信号丰富，可探及低阻动脉频谱

管瘤常见于儿童颈部，呈现为边界不清的软组织包块，位于胸锁乳突肌后方，可延伸至纵隔中（图16-3-15）。

弥漫性和多中心性淋巴管瘤，也称为淋巴管瘤病，可能伴发骨、内脏的病变。也可弥漫性累及四肢软组织。

（三）声像图表现

肿瘤呈不规则形，体积较大者，边界不清。内部呈以无回声为主的多房性囊性包块。囊腔相互交通，有厚度不等的线样间隔（图16-3-16）。肿瘤并发出血、感染时，肿块呈高回声或液性暗区内有细点状回声，可随体位改变而移动或漂浮。探头加压可压缩。彩色多普勒显示肿瘤周边及内部未见血流信号。

九、血管瘤

（一）病理解剖特点

血管瘤多数为错构性畸形，少数属于真性肿瘤。由于病变常呈局限性肿块，故而多称为血管瘤。血管瘤为良性病变，几乎从不发生恶变。按照临床表现和病变血管口径可以分为：①毛细血管瘤，由毛细血管大小的血管组成，可发生于任何器官，常见于皮肤，出生后即出现，随增长可自行消失。②海绵状血管瘤，由管腔呈囊性扩张与薄壁的较大血管组成。瘤体随患者长大而增大，但不会自行消退。瘤体内可有血栓形成，并可发生机化、再通、钙化等。③大管径血管瘤，由静脉和动脉的混合结构组成，如蔓状、葡萄状。血管壁结构通常不易识别是动脉还是静脉。④骨骼肌内血管瘤，常具有静脉或海绵状血管瘤的镜下形态。

（二）临床表现

血管瘤一般位于皮下、肌之间或肌内。血管瘤生长缓慢，边界不清，质地柔软，压之褪色或缩小。大多数血管瘤无明显症状。浅表者，可因肿物就诊。深在者，多因局部疼痛、肿胀就诊，也有患者主诉运动后肌无力，肌痛，临床怀疑肌撕裂前来就诊。

（三）声像图表现

软组织内边界清晰或不清晰的混合回声肿物，肿物内部可类似蜂窝样改变，其中扩张的血管或血窦为形态、大小不一的无回声区。扩张的血管或血窦内血流缓慢，可见血栓形成及静脉石强回声伴声影。当血管腔或血窦较小密集分布时，声像图显示为筛网状强回声（图16-3-17）。

肿物一般有压缩性，或者在肢体下垂重力影响下，瘤体体积变大。根据瘤体内的血流分布情况，彩色多普勒超声可能无法显示流动缓慢的静脉血流，也可发现瘤体内丰富的动静脉血流（图16-3-18）。

（四）鉴别诊断

应与血管淋巴管瘤相鉴别。

十、周围神经肿瘤和瘤样病变

（一）病理解剖特点

外周神经的增生性病变可以分为非肿瘤性病变，如创伤性神经瘤；良性肿瘤，如神经鞘瘤、神经纤维瘤；恶性肿瘤，也称恶性外周神经鞘瘤。

神经瘤大部分发生于创伤后，故称为创伤性神经瘤，主要是神经外伤后近端神经再生，如果再生未能与远端对接，则形成神经纤维缠结的包裹。镜下包块内可见到所有的神经成分，包括轴索、施万细胞、神

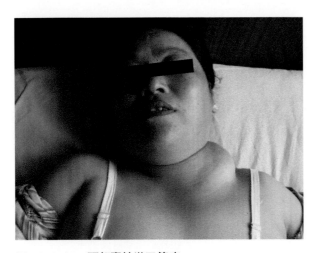

图16-3-15　**颈部囊性淋巴管瘤**

注：患者自幼左侧颈部肿物，未进行治疗。随年龄增长，肿物逐渐长大，按压时质地软

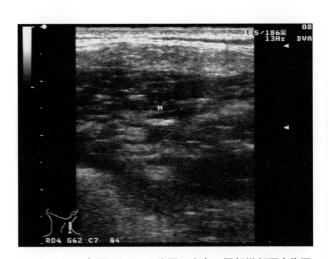

图16-3-16　**与图16-3-15为同一患者，局部纵断面声像图**

注：显示胸锁乳突肌后方巨大混合回声肿物（M），探头加压状态下囊腔显示欠满意，强回声分隔彼此紧邻

经束衣细胞核纤维母细胞。

神经鞘瘤，也称施万细胞瘤，具有真正的包膜。肿瘤的周边常可见到受累神经，神经沿瘤体包膜伸展受压、变平。体积较大的神经鞘瘤内部多有囊性变。镜下常见两种不同形态的区域，称作 Antoni A 和 B 区。肿瘤内血管分布非常丰富。

神经纤维瘤无包膜，质地较神经鞘瘤软。肿瘤大小差异很大，较大的瘤体可导致外周神经弥漫性扭曲、增粗，称为丛状神经纤维瘤。镜下神经纤维瘤由外周神经的所有成分共同增生和混合组成，包括轴索、神经鞘细胞、纤维母细胞和神经束衣细胞。

恶性外周神经鞘瘤，曾被称过恶性神经鞘瘤、神经源性肉瘤和神经纤维肉瘤等。约 50% 单发，另 50% 则来自 I 型神经纤维瘤病。

（二）临床表现

创伤性神经瘤一般有神经外伤病史、截肢病史。人群中以足底跖神经的莫顿神经瘤最为常见。瘤体被挤压时可有明显神经刺激症状。

神经鞘瘤几乎总是单发，常见部位在肢体的屈侧、颈部、纵隔。神经鞘瘤生长缓慢，常表现为无痛性软组织肿块，压迫神经时可引起相应的症状和体征。

神经纤维瘤如若发生于神经纤维瘤病，患者最典型的体征是皮肤牛奶咖啡斑和多发皮肤、皮下结节。

恶性外周神经鞘瘤多发生在成年人，常见颈部、前臂、小腿和臀部。肿瘤位置深在，虽然生长相对缓慢，但局部复发和远处转移非常常见。

（三）声像图表现

无论是瘤样增生还是真性肿瘤，周围神经源性肿瘤多表现为圆形、椭圆形、梭形低回声结节，结节

大部分边界清晰，内部可出现不规则的无回声。有时神经鞘瘤可呈中央回声增强，周边环形低回声包绕的靶环样表现（图 16-3-19）。若能明确肿物两端与正常神经相连即可确诊为神经源性肿瘤（图 16-3-20）。

足底莫顿神经瘤位置深在，常规扫查可能显示不清。需在足背趾间隙局部加压，将瘤体挤出，更利于显示（图 16-3-21）。

十一、血管球瘤

（一）病理解剖特点

起源于神经肌动脉球，这是一种富含神经纤维并起着温度调节功能的结构。光镜下，血管球瘤由衬有正常内皮细胞的血管和环绕血管周围的圆形或立方形

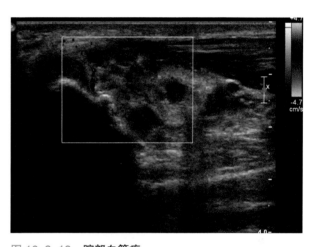

图 16-3-18　**腕部血管瘤**

注：声像图显示腕部软组织内边界不清晰，混合回声病变，深方骨质受累及。CDFI：内部可见较丰富血流信号

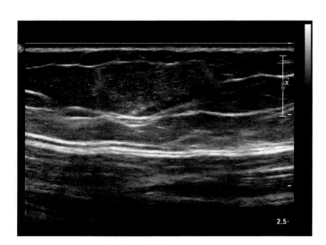

图 16-3-17　**股脂肪层血管瘤**

注：局部高频超声显示脂肪层内稍强回声结节，容易漏诊或误诊为脂肪瘤。仔细分辨，瘤体内可见细小网格样结构

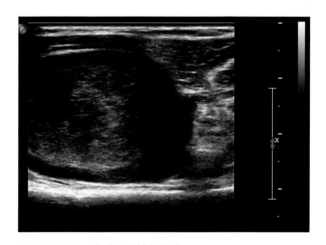

图 16-3-19　**前臂正中神经鞘瘤**

注：声像图显示瘤体中央区域回声不均匀增强，周边为环形低回声包绕

上皮样细胞组成。光镜下可以分为实体型、血管瘤型和黏液样型 3 种。

肿瘤位置深、超过 2cm，具有不典型的核分裂等情况，要考虑恶性血管球瘤的可能。

（二）临床表现

血管球瘤的典型好发部位是指（趾）甲下，但也可发生于皮肤的其他部位和软组织。甲下的病变一般具有大量神经纤维，疼痛成为明显的症状。不过，其他部位的血管球瘤中，可没有这个特点。

（三）声像图表现

肿瘤一般体积较小，平均大小约数毫米，表现为均匀的低回声结节。发生于指端的血管球瘤表现为甲下间隙内的低回声结节，深方指骨骨皮质可能受压变形，极少发生侵蚀破坏（图 16-3-22）。

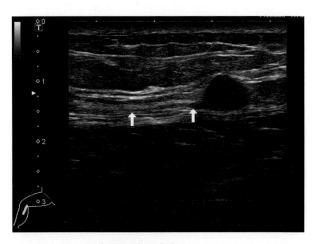

图 16-3-20　股内侧隐神经肿瘤

注：皮下脂肪层内实性低回声结节，边界清晰，触诊有压痛。连续追踪扫查，显示低回声结节与隐神经（箭头）相延续

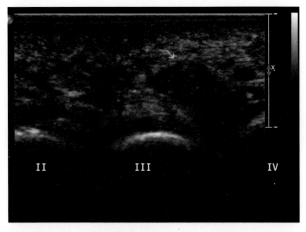

图 16-3-21　足底莫顿神经瘤

注：距骨头处，足底横断面声像图，显示第 3 和第 4 跖骨头间隙处低回声结节（箭头），此声像图是在手握紧前足掌挤压状态下获得，因此莫顿神经瘤自跖骨头间隙被挤出，易于显示

彩色多普勒血流显像发现瘤体内血流信号丰富（图 16-3-23）。

（四）鉴别诊断

血管球瘤具有明显的临床特征，结合超声表现一般容易诊断。值得注意的是，机体内其他受压后诱发疼痛或合并自发性疼痛的软组织肿瘤还包括血管平滑肌瘤，本病常见女性的下肢软组织；创伤性神经瘤，多有明显外伤史。此外，还应与小汗腺螺旋管腺瘤及血管脂肪瘤相鉴别。

十二、软组织转移瘤

（一）病理解剖特点及临床表现

软组织转移瘤较原发性恶性肿瘤少见。而且，转

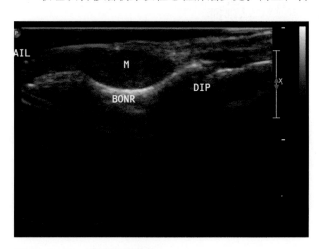

图 16-3-22　甲下血管球瘤

注：患者无名指甲处纵断面声像图，显示指甲（NAIL）下低回声结节（M），边界清晰，深方指骨骨皮质受压凹陷（BONR），但骨皮质回声连续性完成。DIP. 远端指间关节

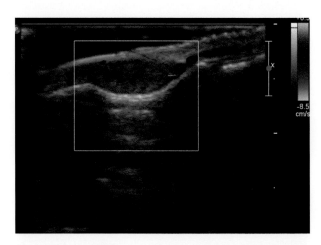

图 16-3-23　与图 16-3-22 为同一患者，CDFI 显示瘤体内丰富血流信号

移瘤多有明确的原发病灶，以软组织转移瘤为首发临床表现的病例极为罕见。能够发生软组织转移瘤的原发肿瘤很多，黑色素瘤较为常见。其他如肾、肺、乳腺和结肠癌的各种转移都可见到。

（二）声像图表现

转移病灶可发生于皮下脂肪层、筋膜间隙或肌内，

边界多清晰，形态呈圆形、椭圆形或分叶状，内部回声多为均匀低回声，肿瘤体积较大者，内部可出现不规则无回声（图 16-3-24）。瘤体内的血流信号与原发病变有关（图 16-3-25）。

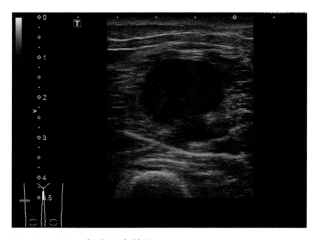

图 16-3-24　**肾癌肌内转移**
注：女性患者，肾癌手术后 4 年。股外侧局部胀痛就诊，超声显示肌内类圆形低回声肿物，边界清晰。穿刺病理证实

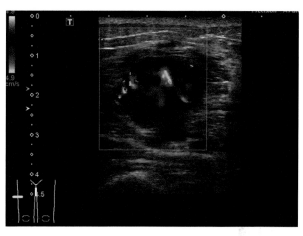

图 16-3-25　**与图 16-3-24 为同一患者，CDFI 显示转移**瘤内丰富血流信号

（崔立刚）

第四节　骨肿瘤和瘤样变

一、骨软骨瘤

（一）病理解剖特点

骨软骨瘤最表面为薄层纤维组织，下为软骨帽，软骨细胞小核深染，排列规则，再向下软骨细胞肥大，钙化和海绵状骨小梁形成，骨小梁之间是红骨髓和脂肪性骨髓。

（二）临床表现

骨软骨瘤是儿童期最常见的良性骨肿瘤，可单发，也可多发，可发生于任何软骨内化骨的骨骼上，多见于长骨的干骺端，最多见于股骨和肱骨，其次是肩和骨盆。局部有生长缓慢的骨性包块，本身无症状，多因压迫周围组织如肌腱、神经、血管等影响功能而就医，多发性骨软骨瘤可妨碍正常长骨生长发育，以致患肢有短缩弯曲畸形。

（三）声像图表现

表现为自干骺端向外突出的骨性突起。肿瘤的基

底部为正常骨组织，可以有长蒂或基底较宽。骨软骨瘤表面的骨软骨帽声像图表现为低回声，覆盖于肿瘤表面，边界清楚。骨软骨瘤表面与软组织摩擦形成滑囊，当滑囊积液扩张时，声像图上在软骨帽周围出现无回声暗区，使软骨帽的表面界线更清楚。彩色多普勒显示肿瘤本身无血流信号。骨软骨瘤的 X 线图像很典型，结合 X 线片可以确诊。

二、骨巨细胞瘤

（一）病理解剖特点

骨巨细胞瘤起源于骨髓结缔组织的间充质细胞，以基质细胞核和多核巨细胞为主要结构，是一种潜在恶性或介于良恶之间的溶骨性肿瘤。肿瘤组织质地松脆，血供丰富，常有出血、坏死和囊性变。

（二）临床表现

好发年龄在 20 ～ 40 岁，常见于四肢长骨的骺端。主要的症状为疼痛和肿胀，活动后加重，休息后缓解，局部包块压之有乒乓球样感觉，病变的关节活动受限。

（三）声像图表现

骨巨细胞瘤好发于股骨远端、胫骨近端和桡骨远端。肿瘤多为偏心性生长，在骨端呈局限性骨性膨隆。肿瘤区通常呈较均匀低回声或中等回声；肿瘤坏死、出血时，内部回声不均匀，可见液性暗区。骨皮质可见破坏，变薄或连续性中断。肿瘤与正常骨质之间界线清楚，接近肿瘤的一侧骨皮质明显变薄。肿瘤透声性良好，其对侧边缘回声不减弱或增强。肿瘤穿破骨皮质后形成软组织肿块，边界清楚，内部回声均匀，包膜完整（图 16-4-1，图 16-4-2）。除了继发病理性骨折，一般巨细胞瘤不产生反应性骨膜增厚。彩色多普勒显示肿瘤内可见较丰富血流信号（图 16-4-3，图 16-4-4）。

三、软骨瘤

（一）病理解剖特点

软骨瘤（chondroma）由透明软骨组织构成，内生软骨瘤是指发生在髓腔内的软骨瘤，最为常见。骨膜下软骨瘤则较少见。

（二）临床表现

软骨瘤多见于青少年，为良性肿瘤，发病率仅次于骨软骨瘤。手足短骨最为常见，偶见于四肢长骨、骨盆、脊柱、锁骨、肩胛骨、肋骨等。发病缓慢，早期一般无明显症状，待局部逐渐膨胀，特别是指（趾）部，可发生畸形及伴有酸胀感。

（三）声像图表现

内生软骨瘤在骨内呈膨胀性生长，声像图表现为骨皮质变薄，肿瘤区边缘不规则但边界清楚，内部为较均匀的低回声，常伴有钙化，表现为散在的强回声斑。

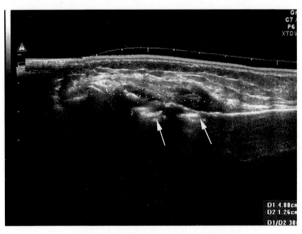

图 16-4-1　胫骨骨巨细胞瘤的二维声像图表现

注：肿瘤区呈较均匀低回声或中等回声，可见骨皮质破坏（箭头）

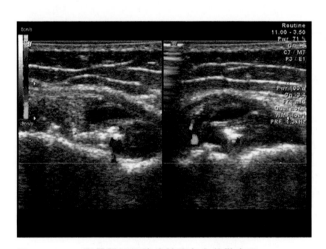

图 16-4-3　胫骨骨巨细胞瘤的彩色多普勒表现

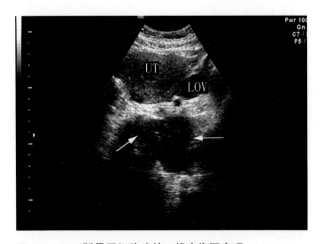

图 16-4-2　骶骨巨细胞瘤的二维声像图表现

注：肿瘤呈低回声，形态不规则（箭头）；LOV. 左侧卵巢；UT. 子宫

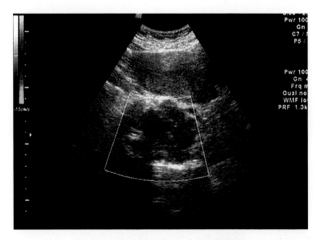

图 16-4-4　骶骨巨细胞瘤的彩色多普勒表现

当肿瘤黏液变性或出血时，可出现无回声暗区。发生病理性骨折时，可见骨皮质回声中断和位移。

内生软骨瘤的 X 线片很典型，一般结合 X 线片可以确诊。基本 X 线征象为膨胀性骨破坏，边界清楚；多数软骨瘤内可见沙砾样、斑点状钙化；骨质膨胀破坏，周边骨壳变薄。

四、骨肉瘤

（一）病理解剖特点

骨肉瘤源于长管状骨干骺端部的骨髓腔，由肿瘤性梭形间质细胞、软骨样组织和肿瘤骨组成，3 种成分的比例和分布在每个病例中都不尽相同，所以每个标本的致密程度不一。肿瘤可呈粉红色、灰色、灰白色"鱼肉样"改变。肿瘤穿破骨皮质侵及软组织形成软组织肿块，并刺激骨膜产生骨膜反应增厚。肿瘤内血供丰富，易出血、坏死、囊性变。

（二）临床表现

骨肉瘤是骨原发性恶性骨肿瘤中发病率最高、恶性程度最大的肿瘤，好发于青少年长骨的干骺端、股骨远端、胫骨和肱骨近端。骨肉瘤的典型症状是疼痛，可发生在肿瘤出现以前，起初为间断性疼痛，渐转为持续性剧烈疼痛，尤以夜间为甚。患者可触及肿块，且迅速增大，病程发展快，关节活动受限。表浅皮下组织可见静脉怒张。

（三）声像图表现

1. 骨质破坏　病变骨表面粗糙不平，连续性中断，回声增强，不同程度的骨缺损，导致骨表面凹凸不平呈蚕食状，并向髓腔内发展（图 16-4-5）。在骨破坏的基础上有不同程度肿瘤骨形成，表现为斑块状或斑点状强回声（图 16-4-6）。骨破坏与肿瘤骨一起恰似"珊瑚"状。

2. 骨膜反应　常见的有骨膜增厚，回声增强。在肿瘤骨与正常骨交界处可见骨膜抬高，且向肿瘤包绕，形成三角形结构，与放射影像学描述的 Codman 三角一致（图 16-4-7）。在沿骨长轴做横切扫查时，可见与骨皮质表面垂直的放射状强回声排列成栅状，基底部骨皮质中断，与 X 线描述的日光样骨膜反应相符。

3. 骨破坏周围的软组织肿物　多表现为包绕强回声肿瘤骨及新生肿瘤骨的软组织肿物，好像"珊瑚"在水中，范围较大，边界不清，无包膜。软组织肿块中常有环状、斑片状或斑点状新生肿瘤骨。软组织肿物范围无论肿瘤近、远端均远远大于病变骨，常呈浸润性生长。较大的肿瘤内发生出血和坏死时，可出现无回声区，使肿瘤内部回声更加不均匀。

4. 彩色多普勒表现　骨肉瘤肿瘤血流极丰富，血管较粗大，互相交通，分布密集，内部或边缘均可探及动、静脉血流，以动脉血流为主（图 16-4-8 至图 16-4-10）。在骨皮质中断处常常见到小动脉穿行进入髓腔内。肿瘤血管多为浅层优势，即肿瘤浅层或肿瘤边缘处血管相对多，而肿瘤深层或中心部血管相对减少或消失。

（四）鉴别诊断

骨肉瘤应与骨巨细胞瘤、软骨肉瘤及转移性骨肿瘤等相鉴别。骨巨细胞瘤好发于 20 ~ 40 岁青壮年，好发部位为长骨骨端，偏心性生长，肿瘤区呈较均匀低回声或中等回声，骨皮质变薄，无骨膜反应。软骨肉瘤多见于成年人，肿瘤内部回声不均匀，可见大量强回声斑，后方伴声影。转移性骨肿瘤多见于老年人，多有原发病史，根据发病年龄、部位、肿瘤的回声特点等可与骨肉瘤相鉴别。

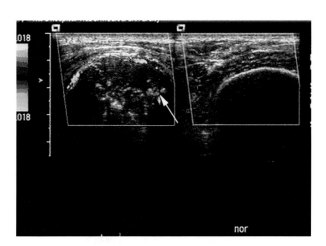

图 16-4-5　**髋骨骨肉瘤骨质破坏并软组织肿物**

注：左图显示髋骨骨肉瘤（箭头），右图为健侧对照

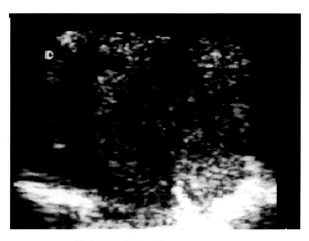

图 16-4-6　**骨肉瘤肿瘤骨形成**

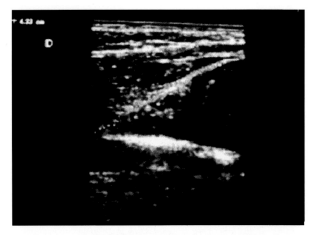

图 16-4-7　骨肉瘤骨膜反应形成 Codman 三角

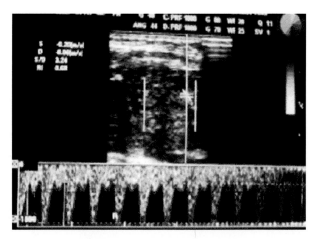

图 16-4-9　骨肉瘤内高速高阻动脉血流频谱

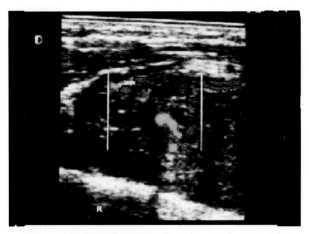

图 16-4-8　骨肉瘤的彩色多普勒表现

注：骨肉瘤肿瘤血管较粗大，互相交通，分布密集，血流极丰富

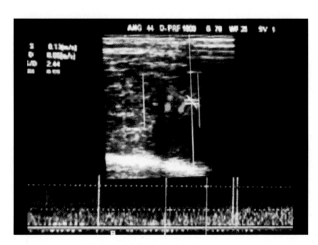

图 16-4-10　骨肉瘤内静脉血流频谱

（五）临床意义

超声可判定肿瘤的大小及其对周围组织、血管的影响，可动态观察病灶，监测术后复发、化疗及放疗的疗效。超声引导下进行肿瘤穿刺活检，可避开邻近大血管及肿瘤的坏死区。

五、软骨肉瘤

（一）病理解剖特点

软骨肉瘤起源于软骨或成软骨结缔组织，有原发和继发两种，后者可由软骨瘤、骨软骨瘤恶变而来。根据肿瘤发生部位又可分为中心型和边缘型两种，发生于骨髓间叶组织和由内生软骨瘤恶变者为中心型，起源于骨膜或由外生软骨瘤恶变者为边缘型。

（二）临床表现

软骨肉瘤多见于成年人，30岁以下少见，35岁以

后发病率逐渐增高，男性多于女性。约45%的病例侵犯长管状骨，其次是髂骨（25%）和肋骨（8%）。以钝性疼痛为主要症状，由间歇性逐渐转为持续性，邻近关节者常可引起关节活动受限。局部可扪及肿块，无明显压痛。

（三）声像图表现

中央型软骨肉瘤发生于骨的干骺端；边缘型软骨肉瘤多继发于骨软骨瘤或软骨瘤，发生于干骺端骨皮质外。局部骨皮质破坏被肿瘤所代替，肿瘤内部呈不均匀低回声。肿瘤的主要成分是分化程度不同的瘤软骨细胞，其中常有钙化和瘤骨，故钙化是突出的征象，表现为肿瘤中心可见大量不规则强回声，后方伴声影。肿瘤穿破骨皮质，使肿瘤边缘回声不清楚，在软组织内形成不均匀低回声肿块。软骨肉瘤一般无骨膜反应，有病理性骨折或侵犯骨膜时，可出现局限性骨膜增厚。软骨肉瘤合并黏液变性和坏死时，肿瘤内出现大小不等的液性暗区（图

声不均匀，病灶内残留骨质或死骨呈散在强回声，部分可向骨外生长，无骨膜反应。慢性特发性黄色瘤病常为多骨发生病变，声像图表现为骨质破坏缺损，呈较均匀低回声，边缘较清楚，边界不规则。

（郭瑞军）

第五节　外周神经系统

超声具有无创、高分辨率、无辐射、轻便、廉价等优点。高频超声不仅能够在损伤早期直观、动态地观察神经损伤形态结构变化，显示外周神经病变损伤的具体形态、走行及神经水肿、增粗、神经的连续性中断，而且可以进一步明确周围神经损伤及卡压原因、部位、压迫程度等，直观并准确定位病变部位，使患者得到及时治疗。与传统的神经肌电图检查相比，超声更有无创、定位准确、部分可定性的特点，故对指导临床治疗有重要参考价值，已经成为周围神经损伤和病变诊断及鉴别诊断首选的影像学检查方法。

一、解剖与正常声像图

（一）臂丛神经

臂丛神经由 $C_5 \sim C_8$ 前支及 T_1 前支交错组成，各神经根出椎间孔后合并成三干、六股、三束和五大分支（每束又分三支），C_5 和 C_6 组成上干，C_7 单独形成中干，C_8 和 T_1 组成下干。每干平均长度为 1cm，分为前后股，每股平均长度约 1cm。由上干和中干前股组成外侧束，为胸前外侧神经、肌皮神经及正中神经外侧头的来源；下干前股组成内侧束，分出臂内侧皮神经、臂丛神经及正中神经内侧头；三个干的后股组成后侧束，分出上下肩胛神经、胸背神经、腋神经等；束的长度平均为 3cm。锁骨上为神经根段和神经干段，其分界点为斜角肌的外缘。各股均位于锁骨平面。

（二）双上、下肢主要神经

1. 正中神经　正中神经起源于臂丛内、外侧束，与 $C_5 \sim C_8$ 及 T_1 神经根均有关。正中神经的内、外侧头在腋动脉的前方、腋部胸小肌的外侧缘向下呈锐角汇合成正中神经主干。之后，正中神经在腋动脉的外侧沿肱二头肌内侧沟下行，在臂中部，则由外侧向内侧跨过肱动脉，在肱肌的前面继续下行，经肱二头肌腱膜的深面到达肘窝，继而在尺动脉近段的前方跨过，主干进入旋前圆肌肱头、尺头（旋前圆肌管），继续下行于指浅屈肌与指深屈肌之间，浅出后于掌长肌与桡侧腕屈肌腱之间、颈腕横韧带深面、指屈肌腱的浅面（腕管）到达手掌。正中神经在整个行径上，于旋前圆肌管、前骨间神经发出处及腕管处易受到卡压。

2. 尺神经　尺神经纤维起源于 C_8 和 T_1 神经根。在腋动、静脉之间出肘窝后，沿肱动脉内侧、肱二头肌内侧沟下行至臂中，穿内侧肌间隔至臂后区内侧，下行至肱骨内上髁后方的尺神经沟，经尺侧腕屈肌肱头与尺头之间，指深屈肌浅面于尺侧腕屈肌深面下行至腕部。在前臂尺神经有尺动、静脉相伴行。在腕部尺神经走行于尺管内。尺管内侧壁为豌豆骨，外侧壁为钩骨钩，底为腕横韧带，顶为腕掌侧韧带和掌短肌。尺管内有尺神经及尺动、静脉。在尺管远端，尺神经分为浅支（感觉支）和深支（运动支）。

3. 桡神经　桡神经起自臂丛的后束（$C_5 \sim C_8$），支配上肢的伸肌。在腋窝内位于腋动脉后方，在上臂，桡神经与肱深动脉伴行，斜向外下方。先经肱三头肌长头与内侧头之间，继而沿桡神经沟绕肱骨后面，在肱骨肌管（由肱骨、肱三头肌内侧头、外侧头构成）内，绕肱骨呈螺旋形行走于骨表面，达肱骨外侧缘。在肘部，桡神经在肱肌表面下降，随后离开肱肌，穿过肘关节囊，达旋后肌。在此部位桡神经分为两个终支，即桡神经粗支和桡神经浅支。

桡神经粗支即骨间后神经，较粗大，经桡骨颈外侧穿过旋后肌的肱、尺骨起点间进入旋后肌两层纤维之间，绕桡骨上 1/4 部的外侧面于前臂后面穿出旋后肌，达前臂浅伸肌的深面。在拇短伸肌远端逐渐变细，并沿前臂骨间膜后面下行达腕关节背面。骨间后神经位于骨间后动脉尺侧，并与动脉伴行。

桡神经浅支分出后在肱骨外上髁前外侧沿肱桡肌深面下行。在前臂中下 1/3 连接处，神经在肱桡肌肌腱深面转向后面达前臂背面，在前臂 1/3 处桡动脉从尺侧接近桡神经浅支；在前臂中 1/3 部两者关系密切。在中下 1/3 交界处桡神经浅支走向桡动脉的桡侧和远侧，与桡动脉渐渐分离。

4. 坐骨神经、腓总神经、胫神经　坐骨神经为全身最大、最长的神经，起始段最宽可达 2cm，一般由独立的腓总神经和胫神经组成，其中腓总神经的纤维来自第 4、5 腰神经及第 1、2 骶神经的后股；胫神经的纤维来自第 4、5 腰神经及第 1、2、3 骶神经的前股。

此两部分合并包于1个结缔组织鞘内，成为坐骨神经。坐骨神经通常在腘窝上方分为两大终支即腓总神经和胫神经。坐骨神经按其走行可分为骨盆部、臀部、股部。超声可显示臀部和股部的坐骨神经。

腓总神经自腘窝近侧部由坐骨神经分出后，在腘窝沿股二头肌内侧缘斜向外下穿过腘窝，达股二头肌腱和腓肠肌外侧头之间，然后绕腓骨颈外侧向前，穿腓骨长肌起始部，分为腓浅和腓深神经两支。腓浅神经初在腓骨长肌深面下降，继而在腓骨长、短肌与趾长伸肌之间下行，沿途分支分布腓骨长、短肌，感觉支于小腿中、下1/3处穿出筋膜，支配小腿外侧、足背和趾背皮肤。腓深神经经腓骨与腓骨长肌间斜向前行，伴随胫前血管先下行于胫骨前肌与趾长伸肌之间，继而在胫骨前肌与长伸肌之间下行，经距小腿关节前方达足背，其肌支支配小腿胫前肌群。

胫神经为坐骨神经本干的直接延续，于股后区沿腘窝正中线与其深面的腘血管伴随下行，在小腿比目鱼肌深面伴胫后动、静脉下行，经内踝后方屈肌支持带深面的踝管后方分为足底内侧神经、足底外侧神经和跟内侧感觉支，进入足底。

（三）正常周围神经声像图

周围神经纵断面表现为条带样中强回声，内部由多发平行的低回声束组成，低回声束之间可见线状的强回声分隔；横断面神经呈类圆形或椭圆形结构，内部多发小圆形低回声，周边为强回声线包绕形成网状结构。对应的组织切片表明，低回声束代表神经结构中的神经纤维束，强回声线为包裹在神经纤维束周围的神经束膜。这种束状结构在大多数的周围神经均可见到，探头频率越高，其束状结构越清晰，当探头频率越低、神经位置深在、神经纤细或神经肿胀时，这种束状结构可模糊不清，甚至仅表现为带状低回声。

值得注意的是，超声扫查过程中，当声束方向与神经纤维走行方向不垂直时，可由于各向异性伪像引起神经回声假性减低。

二、超声检查基础

（一）仪器选择

在满足穿透力的情况下，尽量使用高频探头，必要时高、低频探头交替使用。根据超声特点评估神经卡压综合征分为3种主要类型：第1类包括大神经（如正中神经、尺神经、桡神经、坐骨神经、胫神经等），超声容易显示这些神经的受压部位。应用常规超声仪通过数据测量及回声类型就能够对这些病例做出有效的评估。第2类包括小神经（如骨间前后神经、肌皮神经、腓神经、腓肠神经、足底神经等），这要求高

端仪器及高性能探头。通常不对这些病例做定量测量。第3类包括的神经超声一般探查不到，因为这类神经过于细小（如隐神经的大部分等）或走行部位太深，又有骨骼的遮挡（如肩胛上神经、骨盆内走行的坐骨神经、股神经等）。超声对这类疾病的诊断只能通过对神经所支配肌肉的去神经支配征象间接地评估。

（二）检查方法及正常值

使用高频探头沿神经走行路径的体表投影扫查，先沿神经短轴进行横断面上下连续扫查，判定神经结构后，探头旋转90°追踪神经长轴进行纵向扫查，并注意与血管、肌腱、韧带相鉴别。

周围神经检查时应重点观察的内容包括神经连续性是否完整、神经结构及回声有无改变、神经与相邻肿物的关系、关节活动时神经位置有无脱位等情况。

各部位周围神经走行及检查特点如下。

1. *臂丛神经*　超声检查臂丛神经重点首先在颈部胸锁乳突肌横向斜切找到前斜角肌中斜角肌间的横切面，其间可见4个圆形低回声，即为臂丛神经发出的根部（图16-5-1）；然后于臂丛神经根长轴扫查（图16-5-2），观察神经的形态有无撕脱，周围血肿粘连情况，最后再分别于锁骨上、下区连续进行扫查。

臂丛神经测量方法：切线法，探头位置平行于颈椎，分别清晰显示第5～8颈神经所在的上下位横突及横突孔，于下位横突中点做神经切线，再于切点处做神经垂线，在此垂线上神经两外膜之间的间距即为神经的内径。正常参考值见表16-5-1。

2. *正中神经*　超声检查在上肢可先从前臂中部及中臂横切找到正中神经（图16-5-3），然后上、下进行追踪扫查至腋窝和腕部，并垂直神经纵切扫查，观察神经的走行及卡压位置。

3. *尺神经*　超声检查时，可先从肘后部尺神经开始向下或向上追踪扫查，先短轴横切后长轴纵切（图16-5-4）。在肘后位于肱骨上踝与尺骨鹰嘴之间的尺神经沟内，在前臂位于尺侧腕屈肌及指深屈肌之间。在前臂下端与尺动脉伴行可作为超声定位标志。

4. *桡神经*　超声检查时，可从上臂后方桡神经紧贴肱骨处先横切上、下，然后纵切追踪扫查（图16-5-5），向上可追踪至肱二头肌中外起始端之间，向下则可追踪至肘关节外侧其深、浅支的分叉处。

5. *坐骨神经、胫后神经、腓总神经*　超声检查时先在下肢腘窝处下方，横断面上、下扫查。于腘动、静脉旁向上寻找坐骨神经，声像图显示坐骨神经横切面为网状结构（图16-5-6），然后坐骨神经向下分为胫后神经及腓总神经（图16-5-7），胫神经位于腘窝动静脉旁长轴沿着胫动脉前方走行，腓总神经向外下方走行并绕过腓骨小头，腓总神经在腓骨头下方分为

表 16-5-1　正常成年人双侧臂丛神经切线法测量的正常参考值　　　　（单位：mm）

神经名称	C_5	C_6	C_7	C_8
左侧臂丛神经	3.25 ± 0.34	3.36 ± 0.30	3.55 ± 0.29	3.51 ± 0.27
右侧臂丛神经	3.20 ± 0.26	3.38 ± 0.28	3.57 ± 0.24	3.54 ± 0.21

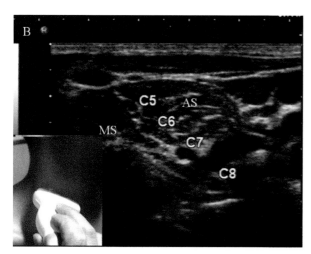

图 16-5-1　臂丛神经出口正常短轴声像图

注：$C_5 \sim C_8$ 为臂丛颈 5～颈 8；AS. 前斜角肌；Ms. 中斜角肌

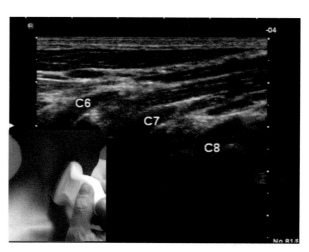

图 16-5-2　臂丛神经出口正常长轴声像图

注：$C_6 \sim C_8$ 为臂丛颈 6～颈 8

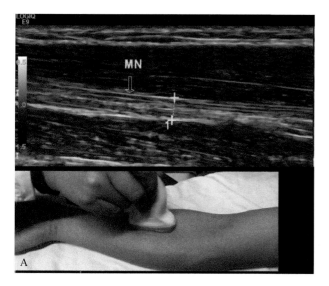

图 16-5-3　正中神经正常声像图

注：A. 神经纵切面及测量方法；B. 神经横切面

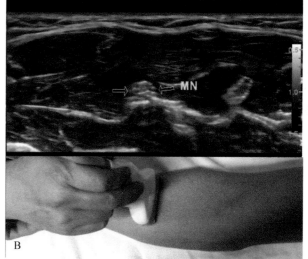

腓浅神经和腓深神经，腓浅神经位于趾长伸肌与腓骨长、短肌之间，腓深神经伴行胫前动脉下行。

　　正常双上、下肢神经测量方法：沿着神经长轴和（或）短轴方向检查，使超声束与神经长轴或短轴垂直测量神经外膜与外膜之间距离，即为径线法所得神经内径。另外，当声束与神经横轴垂直时，用轨迹描绘法所测出的神经断面的面积即为神经横截面积。正常成年人双上、下肢周围神经参考值见表 16-5-2。

三、常见周围神经病变

　　超声能在早期对周围神经损伤部位进行定位，直观显示神经走行及性质。当炎性改变时，神经束膜

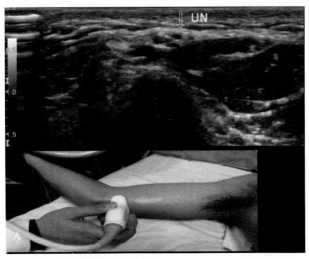
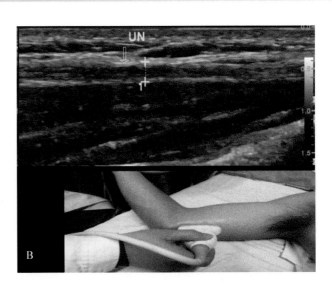

图 16-5-4　尺神经正常声像图

注：A.尺神经横切面；B.尺神经纵切面及测量方法

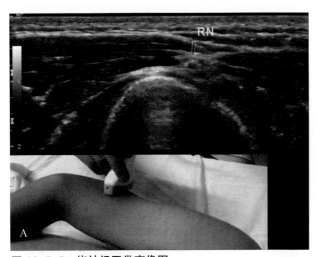
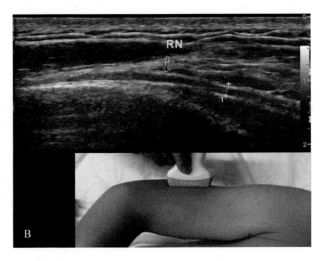

图 16-5-5　桡神经正常声像图

注：A.桡神经横切面；B.桡神经纵切面及测量方法

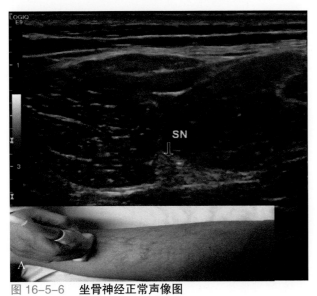
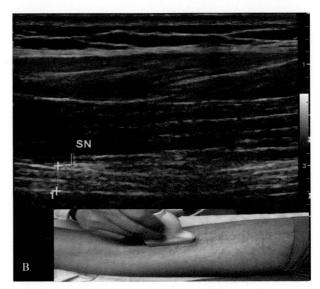

图 16-5-6　坐骨神经正常声像图

注：A.坐骨神经横切面；B.坐骨神经纵切面及测量方法

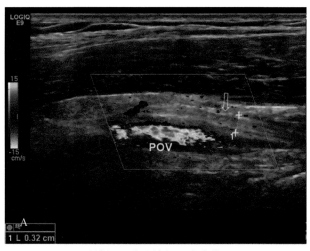
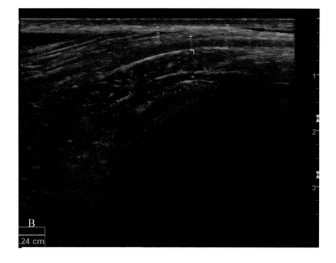

图 16-5-7　胫后神经、腓总神经正常声像图

注：A. 胫后神经纵切面；POV. 腘静脉；B. 腓总神经纵切面

表 16-5-2　双上、下肢主要周围神经的正常参考值

| | 神经内径（单位 mm） | | 神经横截面积（单位 mm^2） | |
	左侧	右侧	左侧	右侧
正中神经	2.31 ± 0.26	2.33 ± 0.27	7.45 ± 1.91	7.31 ± 1.95
尺神经	2.23 ± 0.37	2.20 ± 0.33	6.75 ± 1.67	6.80 ± 1.65
桡神经	2.35 ± 0.28	2.33 ± 0.26	6.08 ± 1.45	6.10 ± 1.44
坐骨神经	5.36 ± 1.35	5.40 ± 1.46	50.01 ± 10.46	56.12 ± 10.22
胫神经	3.48 ± 1.13	3.52 ± 1.10	43.21 ± 7.69	42.11 ± 7.56
腓总神经	2.82 ± 0.68	2.91 ± 0.71	13.92 ± 4.22	14.13 ± 4.53

与外膜连续，神经纤维束呈均匀一致的低回声，提示神经纤维束水肿。当神经局部受到挤压时，往往表现为受挤压处神经局限性变细，束状结构显示不清楚，网状结构回声模糊、消失。神经完全或部分断裂时，神经连续性会完全或部分中断，中断处表现为无回声或紊乱的低回声结构，断端神经束回缩，显示增粗，呈瘤样改变。当损伤的周围神经因炎性肿胀与周围组织粘连时，粘连处连接着膨大的低回声区，呈瘢痕样改变。当神经内部或包膜处形成肿瘤时，声像图表现为纵切面上神经束状回声中出现圆形或椭圆形的低回声区，两端与神经束相延续，可表现为"鼠尾征"；横切面上神经横截面积局限性增大，神经束呈实性低回声。

（一）臂丛神经损伤

声像图显示：早期臂丛神经节后损伤的横断面较正常侧臂丛神经明显水肿、增粗，呈低回声，并与周围组织有粘连，纵切面神经束状回声消失模糊。臂丛神经节前损伤于臂丛神经根发出处变细，连续性中断或消失（图16-5-8），椎间孔外远端神经增粗或椎管旁伴有脑脊液

囊性聚集(图16-5-9)，横突旁可见低回声神经瘤样改变，部分患者于肌间沟臂丛神经干锁骨下动脉旁周围粘连血肿形成，神经损伤的近端部分有神经瘤形成。

（二）正中神经损伤

正中神经损伤在腕部多见，常因刀刺伤、砍伤、挤压引起正中神经弯曲或部分损伤，致手功能障碍，声像图显示神经的连续性中断或部分中断，神经损伤的两端部分形成神经瘤（图16-5-10），呈现创伤神经明显增粗，内回声减低（图16-5-11）。

腕管综合征声像图显示豌豆骨平面正中神经明显肿胀、增粗，回声减低（图16-5-11）。

（三）尺神经损伤

声像图显示肘部神经卡压处远端神经水肿增粗、神经束状回声消失，呈低回声，边界模糊，走行正常，部分形成神经瘤（图16-5-12，图16-5-13）示腕部尺神经增粗、水肿、回声减低。

（四）桡神经损伤

桡神经走行紧贴于肱骨上段，当创伤或刀砍伤时易将桡神经牵拉或断裂、损伤（图16-5-14，图

6-5-15）。超声检查可以早期发现断裂水平并评估术后神经在吻合处的连续性。

（五）坐骨神经损伤

梨状肌综合征是由梨状肌的充血、炎症、水肿、肥厚等原因刺激压迫坐骨神经所引起的臀部和坐骨神经痛的总称。声像图显示：梨状肌横断面积增大，形态异常内部呈低回声（图16-5-16），梨状肌变窄，坐骨神经根部受压水肿，走行连续，部分患者坐骨神经变异或显示不清。

（六）腓总神经损伤

腓总神经走行腘窝外侧沟后，在腓骨头的后外侧下行至腓管，当腓管的容积减少或内压增高，将引起腓总神经一系列麻痹症状，称为腓管综合征。超声检查可显示腓总神经走行的连续性及回声异常的改变（图

16-5-17）。

（七）常见周围神经肿瘤

1. **神经源性肿瘤**　多发生于外周神经主干，超声检查显示图形为椭圆形或梭形实性低回声肿物，边界清晰，有包膜，内部回声均匀，肿瘤内部有少许彩色血流信号。并与肿物两端神经相连续（图16-5-18）。

2. **创伤性神经瘤**　神经离断性神经瘤：神经外膜的条状强回声及神经束线性强回声连续性完全中断、损伤区为紊乱的无回声或低回声结构，神经近端直径增粗，正常神经的线性回声消失，残端神经瘤时神经末端局部膨出，呈梭状低回声与周围组织粘连（图16-5-19）；不完全创伤性神经瘤：神经外膜的条状强回声及神经束线性回声连续或部分中断，损伤的近端部分膨出，呈瘤样改变，与周围软

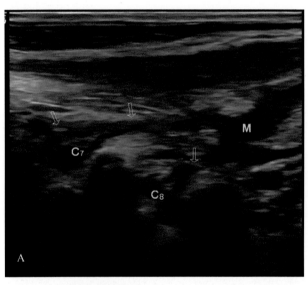
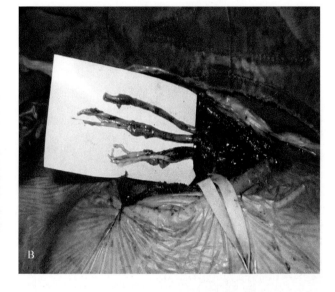

图 16-5-8　臂丛神经损伤
注：A. 超声显示臂丛神经连续性中断；B. 术中探查显示臂丛神经断裂

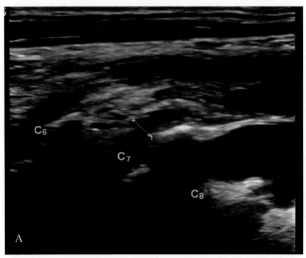
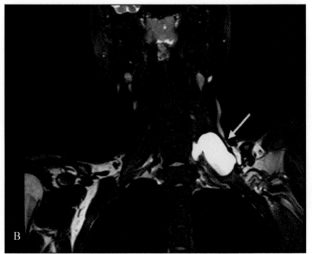

图 16-5-9　椎管旁囊性包块
注：A. 超声显示椎管旁囊性包块；B. 磁共振显示相应位置囊性包块

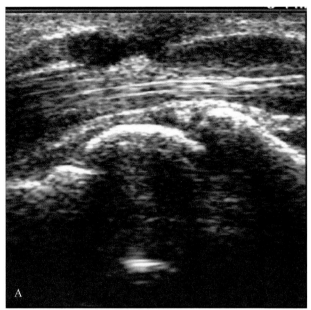
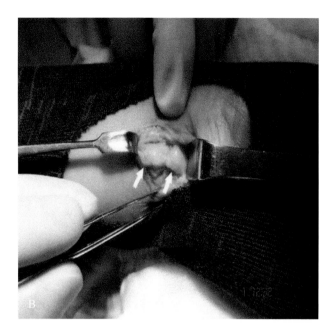

图 16-5-10 正中神经损伤

注：A. 超声显示神经损伤两端形成神经瘤；B. 术中探查显示神经损伤两端呈瘤样膨大

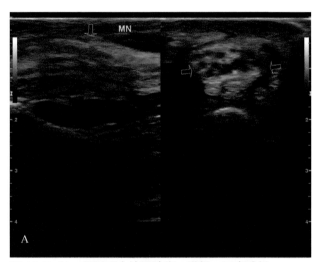
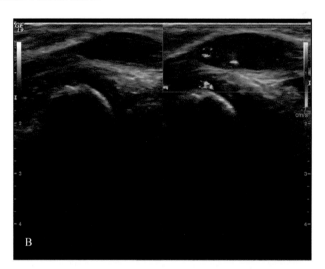

图 16-5-11 显示正中神经肿胀、增粗，回声减低

注：A. 正中神经损伤长轴声像图；B. 正中神经损伤短轴声像图

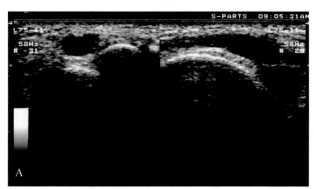
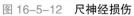
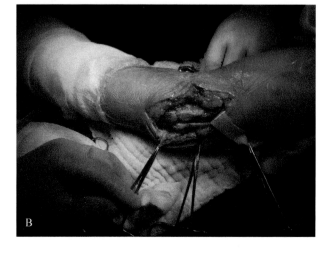

图 16-5-12 尺神经损伤

注：A. 超声提示尺神经瘤样增宽；B. 术中探查显示尺神经瘤样膨大

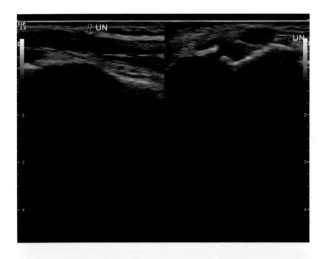

图 16-5-13　超声显示尺神经增粗、回声减低

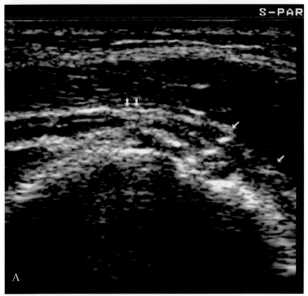

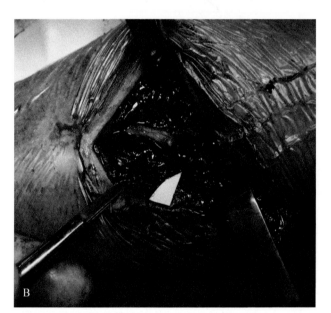

图 16-5-14　桡神经损伤（一）

注：A. 超声提示桡神经连续性中断；B. 术中探查显示桡神经断裂

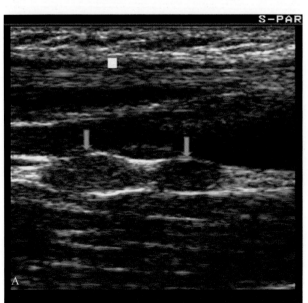

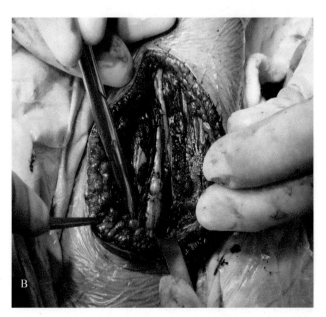

图 16-5-15　桡神经损伤（二）

注：A. 桡神经内可见两个低回声图；B. 术中探查显示桡神经囊肿

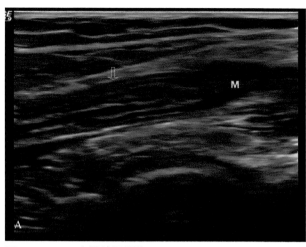

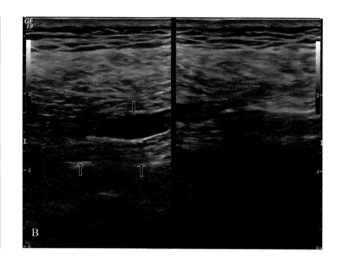

图 16-5-16　**坐骨神经损伤**

注：A.坐骨神经水肿增粗长轴切面；B.箭头所指为坐骨神经，低回声区为梨状肌周边水肿声像图

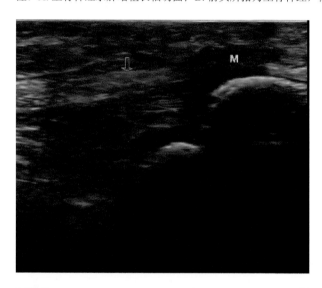

图 16-5-17　**腓总神经受伤，箭头所指为腓总神经，M 低回声为创伤神经瘤声像图**

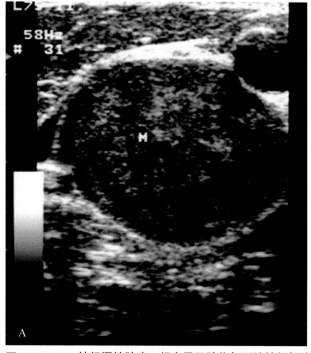

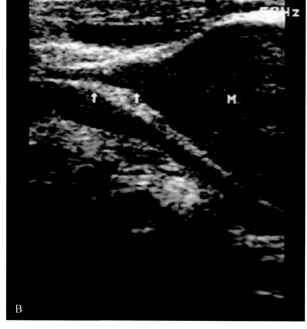

图 16-5-18　**神经源性肿瘤，超声显示肿物与两端神经相连续**

组织有粘连。临床主要症状常有局部疼痛、麻木及

软组织包块。

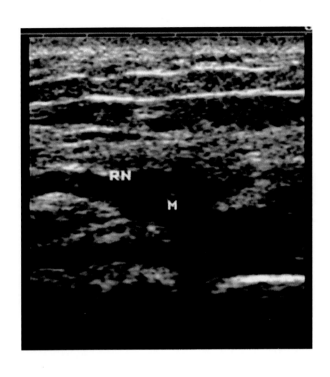

图 16-5-19　**创伤性神经瘤，超声显示神经末端瘤样膨出**

第六节　婴幼儿发育性髋关节发育异常超声诊断

发育性髋关节发育不良（developmental dysplasia of the hip，DDH）最初的名称为"先天性髋关节脱位（congenital hip dislocation，CDH）"，之后人们逐渐认识到这一疾病并非仅是先天性，因而用"发育性"取代"先天性"；同时从病理学角度考虑"发育不良"比"脱位"更为合适，因此，1992 年北美小儿矫形外科学会将 CDH 正式更名为 DDH。DDH 是婴幼儿骨骼系统常见的致残性疾病之一，通过早期筛查，规范化诊断、治疗可有效避免发生严重的后遗症。未及时诊断及干预治疗的 DDH 可能导致髋关节退化性疾病，从而成为 60 岁以下患者髋关节置换术常见的原因之一。未及时发现的 DDH 治疗较困难，且很难保全髋关节功能。新生儿及婴幼儿髋关节主要由软骨构成，股骨头尚未骨化，X 线不仅有放射性损害，且很难准确显示髋关节结构形态。超声检查作为一种无创、安全、易行、费用较低、可动态观察的检查手段，是早期发现 DDH 的最普遍且最有用的影像学检查方法。

一、检查目的

1. 观察髋关节及周围软组织解剖结构。
2. 观察髋关节软骨和骨性解剖结构。
3. 量化评估髋关节髋臼发育情况。
4. 评估股骨头与髋臼的相对位置及髋关节稳定性。
5. DDH 治疗后的连续随诊复查。

二、适应证

1. 体格检查或影像学检查发现髋关节有异常或可疑异常。
2. 有 DDH 家族史或遗传史。
3. 臀先露。
4. 羊水过少等其他胎产式因素。
5. 神经肌肉病变（如先天性肌肉斜颈和先天性足部畸形等）。
6. 监测应用 Pavlik 支具或其他固定装置治疗的

DDH 患儿。

7. DDH 超声检查没有禁忌证。

三、检查时间

婴幼儿一般应在出生后 4 ～ 6 周接受超声检查，6 个月以内的婴幼儿髋关节超声检查结果最为可靠，由于髋关节存在生理性松弛，髋关节超声检查格外慎重应用于小于 3 ～ 4 周的婴儿，但如临床检查婴儿髋关节有可疑发现，则应及时行超声检查。当幼儿股骨头骨化中心出现后，尤其是骨化中心声影明显遮挡后方结构时，超声检查的可靠性低于 X 线片。

四、检查体位、检查方法及观察内容

1. 髋关节冠状切面　婴儿侧卧位，待检测下肢髋关节轻微屈曲（15°～ 20°）、轻度内收膝盖贴近身体中线。探头与身体长轴保持平行，声束垂直于骨盆矢状面，在股骨大转子处获得髋关节冠状切面标准声像图。依据声像图显示的解剖结构确定标准冠状切面：髋关节中央为股骨头，表现为内部散在点状中等回声的卵圆形低回声区；股骨头足侧为强回声的软骨和骨的结合部（股骨骺板）；股骨头内侧为强回声的由髂骨下支构成的骨性髋臼顶，股骨头外侧由高回声的滑膜皱襞、关节囊、盂唇和低回声的软骨性髋臼依次包绕，股骨头的头侧为强回声的骨性髋臼边缘及平直的髂骨外缘。以上解剖结构均应清晰显示。

Graf 检查法应在髋关节标准冠状切面对声像图进行测量，测量前需重点确定：髂骨外缘平直呈线状强回声；髂骨下支末端显示清晰，呈强回声突起；盂唇显示清晰，呈三角形高回声（图 16-6-1）。

测量方法：首先以平直的髂骨外缘为基线；然后以髋臼窝内髂骨下支与骨性髋臼顶的切线为骨顶线；最后确定骨缘点（骨性髋臼顶凹面向凸面移行处）和关节盂唇中心点，这两点相连形成软骨顶线（图 16-6-2，图 16-6-3）。基线与骨顶线相交成 α 角，代表骨性髋臼发育的程度。基线与软骨顶线相交成 β 角，基线、骨顶线及软骨顶线三者很少相交于同一点，仅出现在骨性髋臼缘锐利的 Graf Ⅰ 型髋关节，α 角主要用来衡量骨性髋臼覆盖股骨头的程度，α 角小表明骨性髋臼较浅，β 角代表软骨性髋臼的形态。Graf 法依据髋关节标准冠状切面声像图，观察髋臼形态及股骨头与髋臼的位置关系，并测量 α 与 β 角度，将髋关节分为四大类型及 9 个亚型（表 16-6-1，图 16-6-4 至图 16-6-7）。

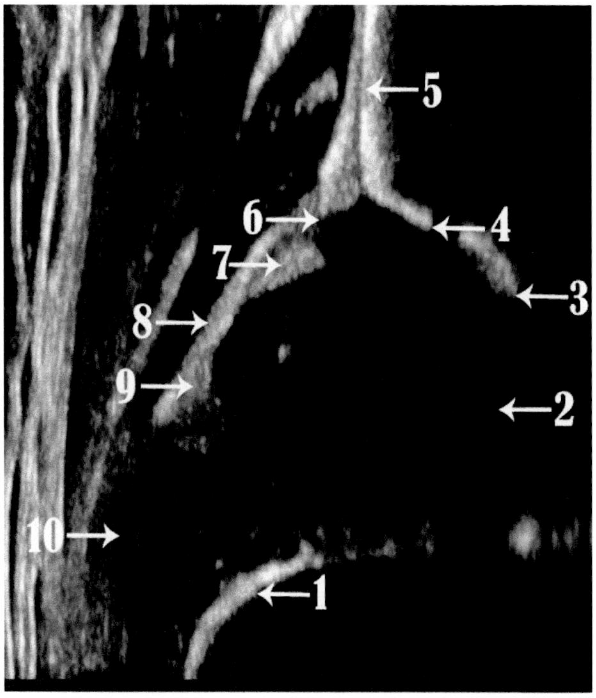

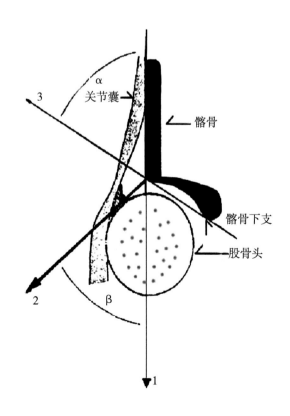

图 16-6-1　正常髋关节（Graf Ⅰ 型）

注：1. 股骨颈骺板；2. 股骨头；3. 髂骨下支；4. 骨缘转折点；5. 平直髂骨；6. 软骨性髋臼；7. 盂唇；8. 关节囊；9. 滑膜皱襞；10. 股骨大转子

图 16-6-2　Graf 法测量

注：1. 基线；2. 软骨顶线；3. 骨顶线

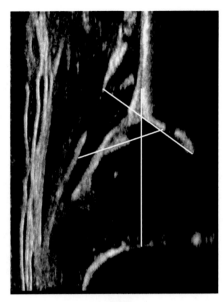

图 16-6-3　Graf 法测量

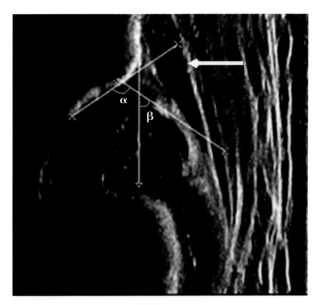

图 16-6-4　Graf Ⅱa 型髋关节

注：骨性髋臼上缘（箭头）稍钝；α 角 57°；β 角 57°

表 16-6-1　髋关节 Graf 分型

髋关节 Graf 分型		骨性臼顶/α 角	骨性髋臼缘	软骨臼顶/β 角	月龄
Ⅰ型		发育良好 α ≥ 60°	锐利／稍圆钝	覆盖股骨头良好	任何月龄
Ⅱ型	Ⅱa（+）型	发育良好 α 50°～59°	稍圆钝	覆盖股骨头良好	0～12 周
	Ⅱa（-）型	有缺陷 α 50°～59°	稍圆钝	覆盖股骨头良好	6～12 周
	Ⅱb 型	有缺陷 α 50°～59°	稍圆钝	覆盖股骨头良好	＞12 周
	Ⅱc 型	严重缺陷 α 43°～49°	圆钝或较平直	部分覆盖股骨头 β＜77°	任何月龄
	D 型	严重缺陷 α 43°～49°	圆钝或较平直	移位 β＞77°	任何月龄
Ⅲ型	Ⅲa 型	发育差 α＜43°	较平直	头侧移位，软骨臼顶回声及结构没有改变	任何月龄
	Ⅲb 型	发育差 α＜43°	较平直	头侧移位，软骨臼顶回声及结构改变	任何月龄
Ⅳ型		发育差 α＜43°	较平直	足侧移位，软骨臼顶回声及结构改变	任何月龄

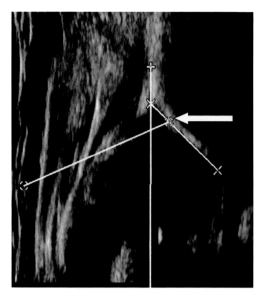

图 16-6-5　Graf Ⅱc 型髋关节

注：髋关节骨性髋臼上缘（箭头）较圆钝；α 角 48°；β 角 66°

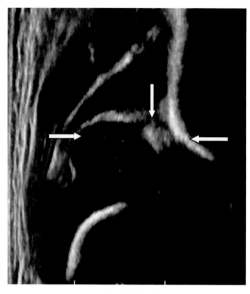

图 16-6-7　Graf Ⅳ型髋关节

注：髋关节骨性髋臼上缘（←）较平直；股骨头（→）向髋臼外上侧移位，软骨性髋臼顶和盂唇（↓）被挤压在股骨头与骨性髋臼外缘之间，向足侧移位，回声增强，结构紊乱

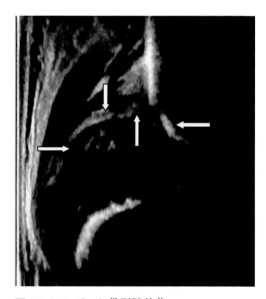

图 16-6-6　Graf Ⅲ型髋关节

注：髋关节骨性髋臼上缘（←）较平直；股骨头（→）向髋臼外上侧移位，软骨性髋臼顶（↑）和盂唇（↓）被股骨头顶起，向头侧移位，回声增强，结构紊乱

2. 髋关节屈曲横切面　婴儿仰卧位或侧卧位，髋关节屈曲 90°，探头平行于股骨长轴，做髋关节横切面（声束与骨盆水平面平行），切面需清晰显示股骨干长轴、股骨头、髋臼及盂唇（图 16-6-8，图 16-6-9）。正常图像显示股骨头与髋臼窝无间隙的紧密接触。显示此图像后，在婴儿放松状态下，保持婴儿髋关节屈曲 90°，活动婴儿股部，推压髋关节外展和内收（类似 Ortolani 试验和 Barlow 试验），从而评估髋关节是否稳定（图 16-6-10）。

髋关节屈曲横切面加压扫查（Harcke 检查法）通过观察加压状态下股骨头与髋关节相对位置的变化，可将髋关节分为 5 种：稳定髋关节（加压外展及内收髋关节时，股骨头均位于髋臼内，与髋臼无间隙紧密接触）；松弛髋关节（加压外展及内收髋关节时，股骨头仍位于髋臼内，但股骨头与髋臼窝之间出现间隙）；可脱位髋关节（未加压活动髋关节时，股骨头位于髋臼内，加压内收髋关节时，股骨头自髋臼内脱出髋臼外）；可复位髋关节（未加压活动髋关节时，股骨头处于脱位状态，加压外展髋关节时，股骨头可自髋臼外复位至髋臼内）；不可复位髋关节（未加压活动髋关节时，股骨头处于脱位状态，加压外展髋关节时，股骨头不能复位至髋臼内）。但需特别注意：当婴儿佩戴 Pavlik 支具或其他固定装置时不宜进行髋关节推压检查，除非临床医师有此方面特殊要求。

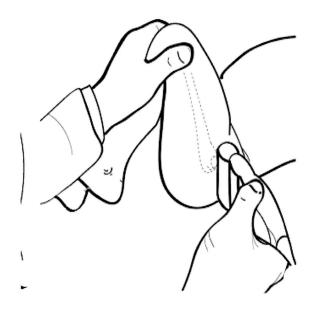

图 16-6-8　髋关节屈曲横切面体位

注：婴儿仰卧位，髋关节屈曲 90°，探头平行于股骨长轴，做髋关节横切面

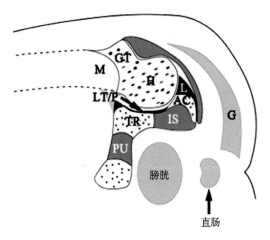

图 16-6-9　髋关节屈曲横切面解剖

注：AC. 软骨性髋臼；G. 臀肌；GT. 大转子；H. 未骨化的股骨头；IS. 坐骨；L. 盂唇；LT/P. 圆韧带 / 脂肪组织；M. 股骨；PU. 耻骨；TR. "Y" 形软骨

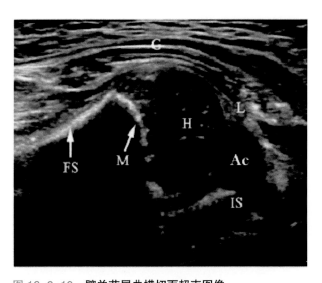

图 16-6-10　髋关节屈曲横切面超声图像

注：G. 臀肌；H. 未骨化的股骨头；IS. 坐骨；L. 盂唇；M. 股骨干骺端；FS. 股骨干；Ac. 软骨性髋臼

五、总结

DDH 超声检查应将评估髋关节形态的静态检查法和髋关节稳定性的动态检查法结合应用，这样使检查结果更为客观准确。以往研究证实，形态学正常的髋关节也可能不稳定，形态学异常的髋关节也可能相对稳定，因此，在一份完整的髋关节超声检查报告中，应既包括对髋关节形态学的描述和相关测量，包括动态法对髋关节稳定性的评估，综合评估髋关节的形态结构和稳定性，从而能更客观地指导诊断和治疗。

（陈　涛）

第七节　肌骨超声在风湿性疾病中的应用

风湿性疾病（rheumatic disease）是指影响骨、关节及其周围软组织，如肌、肌腱、滑膜、韧带等的一组疾病。其主要临床表现为关节疼痛、肿胀、活动障碍。传统 X 线检查能够发现骨骼及关节结构的异常改变，但对早期病变尤其是关节周围软组织病变的检出较为困难。CT 检查骨骼结构敏感性较高，但对软组织炎症检测敏感性不高。MRI 对早期软组织炎症及早期骨质破坏检测均有较高的敏感性和准确性，图像质量高，且无电离辐射，但检查时间长，费用昂贵，体内有金属时不能使用。

近年来随着高频超声技术的进步，超声成像对浅表组织的分辨率越来越高，使得超声对骨、软骨及关节周边软组织早期病变检测敏感性及准确性越来越高，彩色多普勒及能量多普勒技术对低速血流的检测能力越来越高，为早期评价风湿性疾病软组织炎症，尤其是活动性炎症提供了较为敏感的指标。宽景成像、三维超声等技术为我们观察病变提供了更为广阔的视角，且超声具有多角度动态观察、双侧对比、容易多次反复检查等优点，在风湿性疾病检查中的应用越来越广泛。

一、类风湿关节炎

风湿性疾病中，类风湿关节炎（rheumatoid arthritis，RA）的超声诊断应用最多，相关的研究也最多。RA 是一种炎性疾病，长期慢性炎症可造成骨质破坏，从而造成关节畸形及残疾。早期诊断对指导临床治疗、延缓骨质破坏具有重要意义。有研究显示，RA 患者出现症状后的最初 3 个月如果能得到有效治疗，将会大大延缓骨质破坏和关节畸形的发生，因此，3 个月内是治疗 RA 的最佳"窗口期"。

超声能敏感而有效地对 RA 的征象，如关节腔积液、滑膜炎、骨侵蚀等进行评估，并且还可以引导关节腔穿刺和滑膜组织病理活检。目前，多个国家和地区的风湿科医生依据超声对滑膜炎和骨侵蚀的定量或半定量评估，制定了超声评估 RA 患者关节病变的量化评分标准。

（一）滑膜炎

滑膜炎是 RA 的主要病理改变，主要表现为滑膜增厚，新生血管生成，即血管翳形成。滑膜增厚在灰阶超声上表现为低回声、不可移动、难以被压缩。

滑膜内新生血管的血流可被多普勒超声检测。滑膜炎越严重，滑膜增厚就越明显，内部血流也越丰富（图 16-7-1）。

增厚的滑膜内多普勒血流信号的强度与其病理切片中微血管分布的密度密切相关。超声能对滑膜厚度及血流信号的强度进行准确观察和测量，从而评估 RA 患者滑膜炎的有无及严重程度。由于超声对滑膜增厚及血流的诊断都非常敏感。以钆增强 MRI 发现滑膜炎为金标准，能量多普勒探查滑膜炎的敏感性达 88.8%，特异性为 97.9%。因此，可以早期发现滑膜炎，并且在治疗过程中，可以通过随访滑膜厚度及血流的变化判断治疗的效果与转归。尤其对临床症状缓解的患者，如果超声检查发现仍然存在滑膜炎，可以指导临床继续抗炎治疗，避免因过早停药或减药导致关节炎症及骨质破坏持续存在。有研究显示，达到临床缓解的 RA 患者存在亚临床滑膜炎的比例高达 88.1%，这些患者虽然临床症状不明显，但关节破坏在持续进行。超声随访时滑膜血流信号消失称之为超声缓解。Giusy Peluso 等的研究表明，达到临床缓解的 RA 患者 12 个月后 47.1% 复发，而达到超声缓解的 RA 患者 12 个月后仅 20% 复发。因此，对于临床缓解的患者，如果超声检查仍然有滑膜炎表现，应慎重减药。超声跟踪随访检查对这些患者的疗效评估、预测疾病复发，以及临床持续治疗、调整用药方案具有重要指导价值。

目前已有多个评分体系对滑膜增生的程度和血供的丰富程度进行半定量分级评分（图 16-7-2），更加方便地对 RA 的病情进行快速定量评估。欧洲抗风湿病联盟（European League Against Rheumatism，EULAR）和美国风湿病学会（American College of Rheumatology，ACR）把超声确定的滑膜炎纳入了 2013 年 RA 最新分类诊断标准体系中。

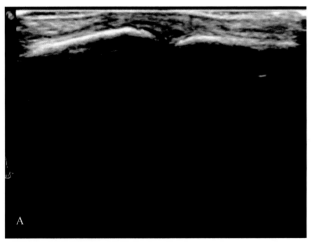
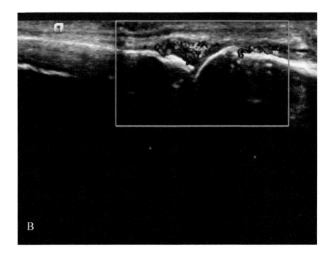

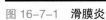

图 16-7-1 滑膜炎

注：A. 正常掌指关节滑膜无明显增厚；B. 类风湿关节炎患者第 2 掌指关节滑膜增厚，内可见较丰富的血流信号

（二）骨侵蚀

RA 炎症的持续存在，会造成骨侵蚀改变，从而发生关节畸形和致残。骨侵蚀表现为局部骨质表面形态不规则，骨质不连续，基底不清晰。超声诊断骨侵蚀的征象是两个垂直平面上观察到的骨皮质不连续（图 16-7-3）。超声可以远早于 X 线发现骨侵蚀，有很好

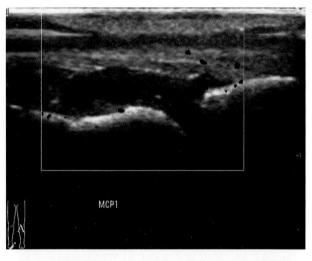

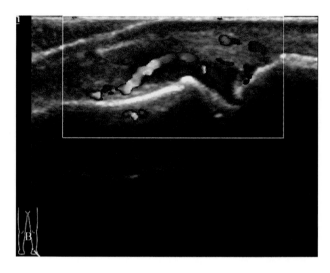

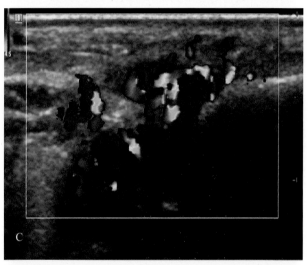

图 16-7-2　类风湿关节炎

注：A. 右侧第 1 跖趾关节增厚的滑膜内可见一点状血流信号（1级）；B. 左侧第 1 跖趾关节增厚的滑膜内可见中量血流信号（2级）；C. 左侧第 2 跖趾关节增厚的滑膜内可见丰富的血流信号（3级）

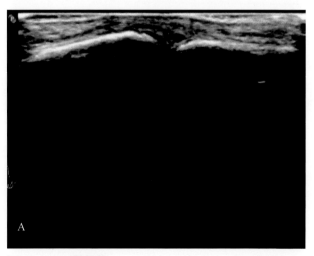

图 16-7-3　骨侵蚀

注：A. 正常掌指关节骨表面光滑；B. 类风湿关节炎患者第 3 掌指关节骨质破坏，表面凹凸不平，关节间隙变窄

的可重复性，并且与 MRI 有相当的诊断效能，尤其适用于早期诊断骨侵蚀，可发现病程 3 个月以内的早期骨侵蚀。

掌骨头背侧的正常凹陷有时表现为局部骨皮质不连续，可能会误认为是骨侵蚀，不同之处在于凹陷处是光滑的，边界清楚，且不伴有周边软组织炎症改变，且骨侵蚀可在横切、纵切面均观察到凹陷。

必须指出的是，RA 患者常伴有骨髓水肿，这是骨侵蚀病变的最强预测因素，但超声难以观察到这一征象，而磁共振能够清晰显示骨髓水肿。

（三）关节腔积液

超声检查关节腔积液的敏感性近 100%（图 16-7-4）。临床医生进行关节腔积液穿刺抽吸或注射药物时，实时超声可帮助确定穿刺点、监测穿刺过程，尤其对穿刺操作技术难度较高的关节部位，超声引导可极大的提高穿刺的精确度和成功率。这种超声介入方法同样适用于其他骨关节病变。

另外，其他关节周围软组织炎症改变包括滑囊炎、腱鞘炎、肌腱或韧带附着点炎等也能应用超声进行检测。超声可引导进行增厚的滑膜活检。超声在 RA 诊断中仍然存在一些不足，有待于今后进一步解决：超声部位的选择尚未标准化和规范化；结合二维及多普勒超声特点对炎症严重程度进行定量或半定量，并相应的制定超声缓解的细化标准，以及根据超声的缓解标准指导临床治疗方案的调整等。

二、脊柱关节炎

脊柱关节炎（spondyloarthritis，SpA）即血清阴性脊柱关节病，是一类多系统炎性风湿病，可累及脊柱、关节、肌腱附着点及多种关节外结构。这类疾病包括强直性脊柱炎（ankylosing spondylitis，AS）、反应性关节炎（reactive arthritis，ReA）、银屑病关节炎（psoriatic arthritis，PsA）、肠病性关节炎（enteropathic arthritis，EA）、未分化关节炎（undifferentiated arthritis，UA）及幼年慢性关节炎（juvenile chronic arthritis，JCA）等类型。本病好发于青年男性，病变进展可发生脊柱畸形和强直而致残。该疾病可累及多关节周围肌腱附着点炎症，这是 SpA 重要的临床表现及影响预后的重要因素。肌腱附着点炎症可表现为肌腱增厚、钙化、骨质破坏、骨赘形成、血流增多、滑囊炎等（图 16-7-5），X 线和 CT 难以发现这些异常，而超声可敏感地发现这些异常，其作用甚至优于 MRI。

AS 可累及骶髂关节，炎症期局部组织可充血，彩色多普勒超声可通过对血流的显示对骶髂关节炎症进行评估。有研究表明，AS 活动期血流丰富，RI 减低，而治疗后 RI 逐步增高，RI 可以作为 AS 活动期严重程度高低的定量指标。在疾病的治疗过程中，超声可对疗效进行准确评价，尤其对临床症状、体征及实验室检查均无异常发现，而关节炎症持续存在，骨质破坏持续进行的患者，超声检查可帮助临床医生调整用药方案，以帮助患者达到最佳疗效。

三、骨关节炎

骨关节炎（osteoarthritis）的组织病理学特点主要包括关节软骨变性、缺失及软骨下骨的变性和重塑，以及滑膜炎性改变等。超声对类风湿关节炎滑膜炎的评估方法同样可用于骨关节炎。对骨关节炎软骨及软骨下骨的病变，超声也能很好地予以显示。

以关节软骨变性缺失为特点的关节软骨退行性

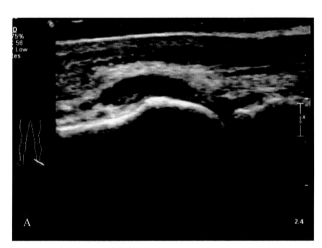
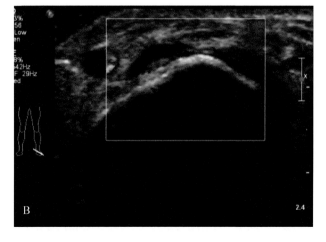

图 16-7-4　关节腔积液

注：A. 第 1 跖趾关节积液并滑膜增厚；B. 增厚的滑膜内未见明显血流信号

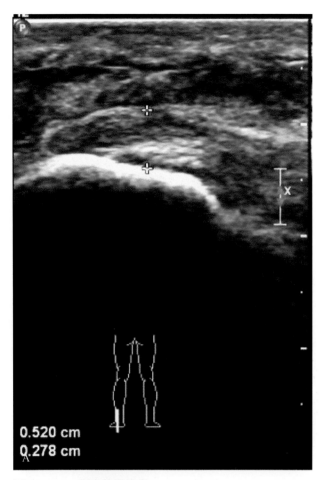

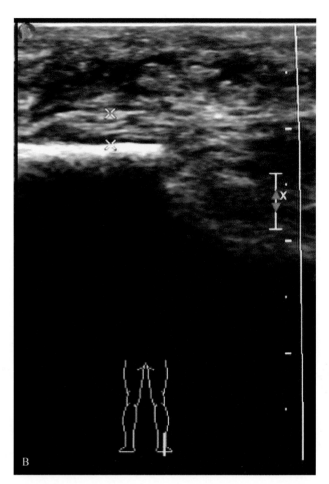

图 16-7-5　强直性脊柱炎

注：A.左侧足底筋膜显著增厚；B.右侧足底筋膜厚度正常

改变，是骨关节炎核心的病理表现。正常的关节软骨超声表现为一条均匀的无回声曲线条带，边界规则而连续。骨关节炎软骨病变表现为软骨变薄或缺失，超声可以较敏感的发现这种异常改变（图 16-7-6）。Yoon 等对骨关节炎患者股骨头的关节软骨分别进行了超声、MRI 及组织学检查，测量其最大及最小厚度，发现这 3 种检查方法具有良好的相关性。对于骨关节炎累及的其他关节改变，如韧带肿胀、半月板移位等，超声也能予以显示。超声的局限性：由于探查深度、角度局限性等原因，部分关节只能观察到一部分软骨。

四、痛风性关节炎

痛风（gout）是由于尿酸盐沉积于关节囊、滑囊、软骨、骨质及其他组织中引起的病损和炎性反应，严重者可导致骨关节病变和骨关节活动障碍与畸形。随着生活水平的提高，我国痛风发病率逐年上升。通过 X 线、CT、MRI、抽取发作关节的关节液进行偏振光检查可诊断痛风性关节炎。但 X 线、CT 发现的痛风性关节炎改变常在痛风首次发作后 6 ～ 12 年才出现。

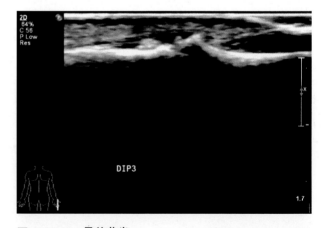

图 16-7-6　骨关节炎

注：右侧第 3 近端指间关节软骨缺失，关节间隙消失

CT 能显示骨内的病变和痛风石，但对关节腔内的病变显示并不满意。MRI 能早期诊断痛风性关节炎，但价格昂贵，且扫描时间长。早期诊断、早期治疗可控制患者关节疼痛症状及关节损伤程度，显著改善预后。近年来国外研究指出，痛风性关节炎在超声上有特征性表现，超声能帮助早期诊断。

痛风患者超声表现主要有两类：一类是特征性表现如"暴雪征""双轨征"、关节内、肌腱或腱鞘内、皮下组织强回声、滑膜肉芽肿内伴钙化；另一类是非特征性表现，如滑膜炎、关节积液、骨侵蚀等（图16-7-7，图16-7-8）。

尿酸盐沉积于关节软骨是痛风性关节炎的特征性改变，高频超声可以早期发现尿酸盐在关节软骨的沉积。当尿酸盐黏附并沉积于漂浮的滑膜上时，超声检查可在关节腔内发现漂浮的高亮回声。而尿酸盐长期沉积于韧带上时，在超声中即显示条带状的略高回声（韧带）中出现高回声点、高回声带或高回声团块（尿酸盐）。Lai 等研究了痛风患者单独出现平行线、高

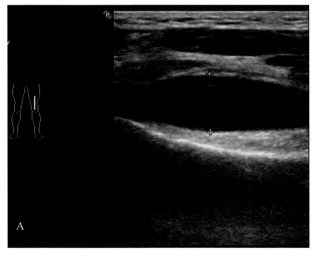
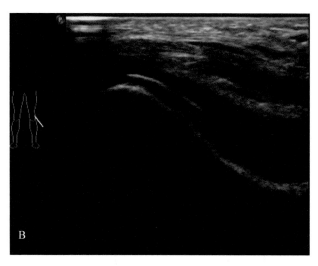

图 16-7-7 **痛风（一）**

注：A.左膝关节积液，B.股骨滑车软骨表面尿酸盐沉积，呈"双轨征"

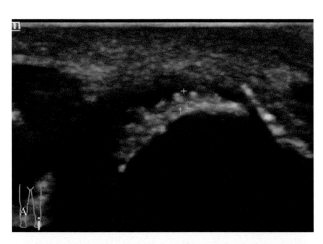
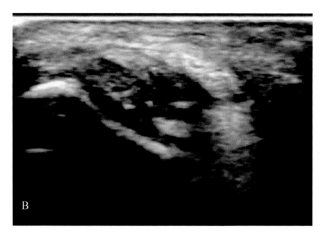
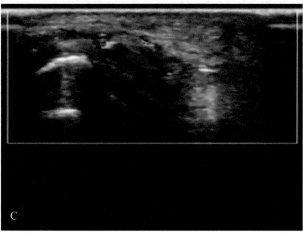

图 16-7-8 **痛风（二）**

注：A.左足第 1 跖趾关节软骨表面可见尿酸盐沉积；B.第 1 跖趾关节旁可见痛风结节，内间多个钙化点；C.痛风结节内可见少量血流信号

回声点或出现两项中任何一项或两项同时出现时超声的有效性，结果显示，出现任何一种情况的特异性为63.5%。

患者接受药物治疗，尿酸水平下降后，沉积于关节软骨内的尿酸盐可以减少或消失，高频超声可以敏感地发现这种异常改变，间接反映患者体内尿酸水平的变化。

对于无明显临床症状的高尿酸患者，超声可以发现关节软骨内尿酸盐沉积，从而提示临床对患者进行有效干预，预防疾病进展，降低其痛风急性发作的风险。关节内痛风石、平行线、关节腔内高回声点及韧带内高回声，上述四项出现任意一项对痛风性关节炎均具有诊断意义。超声还能引导进行关节腔穿刺抽吸关节腔积液、观察治疗前后关节病变的改变等。因此，肌骨超声是痛风性关节炎的一种有效的诊断治疗工具。

（李振洲）

参考文献

[1] 中国医科大学. 局部解剖学. 1979. 北京：人民卫生出版社

[2] Kricun R，Kricun ME，Arangio GA，et al. 1980. Patellar tendon rupture with underlying systemic disease. AJR，135：803

[3] Fornage BD，Rifkin MD，Touche DH，et al. 1984. Sonography of the patellar tendon：Preliminary observations. AJR，143：179

[4] Fornage BD. 1986. Achilles tendon：US examination. Radiology，159：759

[5] MA 蒙塔纳，ML 理查森主编. 曹海根，王金锐主译.1992. 肌肉骨骼系统超声诊断. 上海：上海科学普及出版社

[6] 敖英芳，田得祥，崔国庆，等. 1998. 急性跟腱撕裂的超声检查及动态观察. 中国运动医学杂志，17：76-77

[7] 梁剑虹，张经岐，郭瑞军，等. 1999. 高频超声观察愈合过程的实验研究. 中华超声影像学杂志，6：368-370

[8] 梁剑虹，张经岐，郭瑞军，等. 2000. 超声在肌腱损伤诊断中的应用研究. 中国临床医学影像杂志，1：40-42

[9] 郭世绂. 2000. 骨科临床解剖学. 济南：山东科学技术出版社：978-986

[10] Van Holsbeeck MT，Introcaso JH. 2001. Musculoskeletal ultrasound. 2nd Ed. Philadelphia：Mosby：605-624

[11] 郭瑞军，王克诚，王明花. 1998. 彩色多普勒血流显像及彩色多普勒能量显示在肌骨系统疾病的应用. 中华超声影像学杂志，7(2)：122-124

[12] 郭瑞军，王克诚，张英泽，等. 1998. 能量多普勒显示及彩色多普勒血流显像(10MHz)在肌骨系统肿瘤的应用，7(4)：233-238

[13] 袁珍，徐万鹏，卢仁羿，等. 1995. 成骨肉瘤的超声诊断及彩色多普勒血流显像特征(附60例分析). 中华放射医学杂志，29(4)：234-238

[14] 袁珍，徐万鹏. 1997. 超声显像及彩色多普勒血流显像技术在骨及软组织血管瘤诊断中的价值. 中国超声医学杂志，13(1)：47-48

[15] 回允中，主译.2006. 外科病理学.9 版. 北京，北京大学医学出版社

[16] Fornage BD，McGavran MH，Duvic M，et al. 1993. Imaging of the skin with 20-MHz US. Radiology，189：69-76

[17] Fornage BD，Tassin GB. 1991.Sonographic appearances of superficial soft tissue lipomas. J Clin Ultrasound, 19：215-220

[18] Guillen DR，Cockerel CJ.2001. Cutaneous and subcutaneous sarcomas. Clin Dermatol，19:262-268

[19] Hajdu SI. 1981. Soft tissue sarcomas:classification and natural history. Ca Cancer J Clin, 31：271-280

[20] 张武 .2008. 现代超声诊断学，北京：科学技术文献出版社

[21] Enzinger FM，Weiss SW.1988. Soft tissue tumors, 2nd ed：Mosby

[22] Kransdorf MJ，Murphey MD.2006. Imaging of soft tissue tumors, 2nd ed.: Lippincott Williams & Wilkins

[23] 王月香 .2013. 四肢肌骨超声入门图解. 北京：人民军医出版社：90-91

[24] 柏树令 .2003. 系统解剖学. 北京：人民卫生出版社：385-397

[25] SILVESTRIE,MARTIONOLI C,DERCHIL E,et al.1995.Echotexture of peripheral nerves:correlation between US and histologic findings and criteria to differentiate tendons[J].Radiology，197：291-296

[26] Graf R. 1980. The diagnosis of congenital hip-joint dislocation by the ultrasonic Compound treatment. Arch Orthop Trauma Surg, 97(2)：117-133

[27] Graf R. 1981. The ultrasonic image of the acetabular rim in infants. An experimental and clinical investigation. Arch Orthop Trauma Surg, 99(1)：35-41

[28] Graf R, Mohajer M, Plattner F. 2013. Hip sonography

update. Quality-management, catastrophes - tips and trick. Med Ultrason, 15(4)：299-303

[29] Harcke HT, Clarke NM, Lee MS, et al. 1984. Examination of the infant hip with real-time ultrasonography. J Ultrasound Med, 3(3)：131-137

[30] Harcke HT, Grissom LE. 1990. Performing dynamic sonography of the infant hip. AJR Am J Roentgenol, 155(4)：837-844

[31] Roposch A, Wright JG. 2007. Increased diagnostic information and understanding disease: uncertainty in the diagnosis of developmental hip dysplasia. Radiology，242：355–359

[32] Smergel E, Losik SB, Rosenberg HK.2004. Sonography of hip dysplasia. Ultrasound Q, 20：201–216

[33] Bache CE, Clegg J, Herron M. 2002. Risk factors for developmental dysplasia of the hip: ultrasonographic findings in the neonatal period. J Pediatr Orthop B, 11：212–218

[34] American Academy of Pediatrics.Clinical practice guideline: early detection of developmental dysplasia of the hip.2000. Committee on Quality Improvement, Subcommittee on Developmental Dysplasia of the Hip, Pediatrics, 105：896–905

[35]]Harcke HT, Grissom LE. 1990. Performing dynamic sonography of the infant hip. AJR Am J Roentgenol, 155：837–844

[36]]Morin C, Harcke HT, MacEwen GD. 1985. The infant hip: real-time US assessment of acetabular development. Radiology, 157：673–677

[37] Grissom LE, Harcke HT, Kumar SJ, et al. 1988. Ultrasound evaluation of hip position in the Pavlik harness. J Ultrasound Med，7：1–6

[38] American Institute of Ultrasound in Medicine, American College of Radiology. 2009. AIUM practice guideline for the performance of an ultrasound examination for detection and assessment of developmental dysplasia of the hip. J Ultrasound Med, 28(1)：114-119

[39] The American College of Radiology, the Society for Pediatric Radiology and the Society of Radiologists in Ultrasound.2013. AIUM practice guideline for the performance of an ultrasound examination for detection and assessment of developmental dysplasia of the hip.J Ultrasound Med, 32：1307-1317

[40] V. P. K. Nell, K. P. 2004. Machold, G. Eberl, et al. Benefit of very early referral and very early therapy with disease-modifying anti-rheumatic drugs in patients with early rheumatoid arthritis. Rheumatology(Oxford), 43(7)：906-914

[41] Brown AK. 2009. Using ultrasonography to facilitate best practice in diagnosis and management of RA. Nat Rev Rheumatol，5(12)：698-706.

[42] Szkudlarek M, Court-Payen M, Strandberg C, et al. 2001. Power Doppler ultrasonography for assessment of synovitis in the metacarpophalangeal joints of patients with rheumatoid arthritis: a comparison with dynamic magnetic resonance imaging. Arthritis Rheum，44(9)：2018-2023

[43] Foltz V, Gandjbakhch F, Etchepare F, et al. 2012. Power Doppler ultrasound, but not low-field magnetic resonance imaging, predicts relapse and radiographic disease progression in rheumatoid arthritis patients with low levels of disease activity. Arthritis Rheum，64(1)：67-76

[44] Peluso G, Michelutti A, Bosello S, et al. 2011. Clinical and ultrasonographic remission determines different chances of relapse in early and long standing rheumatoid arthritis. Ann Rheum Dis，70(1)：172-175

[45] Szkudlarek M, Court-Payen M, Jacobsen S, et al. 2003. Interobserver agreement in ultrasonography of the finger and toe joints in rheumatoid arthritis. Arthritis Rheum, 48(4)：955-962

[46] Dougados M, Jousse-Joulin S, Mistretta F, et al. 2010. Evaluation of several ultrasonography scoring systems for synovitis and comparison to clinical examination: results from a prospective multicentre study of rheumatoid arthritis. Ann Rheum Dis，69(5)：828-833

[47] Alexandra N Colebatch, Christopher John Edwards, Mikkel Ostergaard, et al.2013. EULAR recommendations for the use of imaging of the joints in the clinical management of rheumatoid arthritis. Annals of the Rheumatic Diseases，72(6)：804-814

[48] Baillet A, Gaujoux-Viala C, Mouterde G, et al. 2011. Comparison of the efficacy of sonography, magnetic resonance imaging and conventional radiography for the detection of bone erosions in rheumatoid arthritis patients: a systematic review and meta-analysis. Rheumatology (Oxford), 50(6)：1137–1147

[49] 张卓莉 .2013.风湿性疾病的肌肉骨骼超声 . 北京：

北京大学医学出版社：128

[50] Kamel M, Eid H, Mansour R. 2003. Ultrasound detection of heel enthesitis: a comparison with magnetic resonance imaging Rheumatol, 30(4)：774-778

[51] Ruta S, Gutierrez M, Pena C, et al. 2011. Prevalence of subclinical enthesopathy in patients with spondyloarthropathy: an ultrasound study. J Cli Rheumatol, 17(1)：18-22

[52]]Zhu J, Xing C, Jiang Y, et al. 2012. Evaluation of complex appearance in vascularity of sacroiliac joint in ankylosing spondylitis by color Doppler ultrasonography[J]. Rhumatol Int, 32(1)：69-72

[53] Klauser AS, De Zordo T, Bellmann-Weiler R, et al. 2009. Feasibility of second-generation ultrasound contrast media in the detection of active sacroiliitis[J].

Arthritis Rheum, 61(7)：909-916

[54] Yoon CH, Kim HS, Ju JH, et al. 2008. Validity of the sonographic longitudinal sagittal image for assessment of the cartilage thickness in the knee osteoarthritis[J]. Clin Rheumatol, 27：1507-1516

[55] 张琰，张红，郭军华，等 . 2012. 肌肉骨骼超声对痛风性关节炎的诊断意义 . 中华内科杂志 , 51(4)：304-307

[56] Thiele RG, Schlesinger N. 2007. Diagnosis of gout by ultrasound. Rheumatology(Oxford), 46：1116-1121

[57] Schlesinger N, Thiele RG. 2010. The pathogenesis of bone erosions in gouty arthritis. Ann Rheum Dis, 69：1907-1912

[58] Lai KL, Chiu YM. 2011. Role of ultrasonography in diagnosing gouty arthritis. J Med Ultrasound, 19：7-13

第17章

浅表器官结核

结核病是由结核分枝杆菌引起的一种慢性传染性疾病，是当今世界威胁人类健康的主要传染病之一。目前，全球近1/3的人口感染了结核分枝杆菌，每年大约有150万人死于结核病，尤其是机体免疫缺陷伴随免疫缺陷病毒感染的人群，结核病仍然是一种常见和致命的传染性疾病。

结核分枝杆菌感染机体首先累及的器官多为肺，然后随血管或淋巴管播散至全身各处脏器。超声作为一无创性的影像学手段在结核病的诊断及治疗中应用日益广泛，尤其是高频超声在浅表器官如淋巴结、甲状腺、腮腺、乳腺、皮肤、肌肉及生殖系统等结核病的诊疗中发挥了重要作用。

第一节　淋巴结结核

淋巴结结核（tuberculosis lymphadenitis）是最常见的肺外结核，其中又以颈部淋巴结结核居首位，占肺外结核的80%～90%。淋巴结结核好发于儿童及青壮年，尤其以年轻女性多见，临床症状常不典型，易出现误诊、漏诊而延误治疗时机。

一、病因病理及临床表现

1. 病因病理　呼吸、饮食时，空气中的结核分枝杆菌从口腔、鼻腔侵入，并在口腔、鼻腔黏膜下形成小的结核溃疡，因机体特异性免疫力还未形成，结核分枝杆菌可继续沿淋巴管到达淋巴结；也可为原发性肺结核血行播散或淋巴播散导致。发生于腋窝的淋巴结结核亦可由接种卡介苗引发感染。病理常分3型：干酪型、增殖型和混合型。根据病理演变过程，淋巴结结核可分为4个阶段：第1阶段为单核细胞及淋巴细胞增生，形成结核性肉芽肿，病灶主要由上皮样细胞及淋巴细胞构成；第2阶段为淋巴结干酪样坏死物质形成期，其中心为无结构的干酪样坏死，边缘由淋巴细胞、上皮样细胞、朗汉斯巨细胞及纤维组织构成；第3阶段为淋巴结包膜破坏，互相融合并与周围结外组织粘连，活动受限，主要为淋巴结内、结外结核性肉芽肿及慢性非特异性炎性反应；第4阶段为淋巴结内干酪样坏死、组织液化，形成结核脓肿，可致皮肤破溃产生窦道。

2. 临床表现　主要表现为大小不等的无痛性肿物，触诊时可触及质硬结节，有时活动度差，发生液化形成脓肿，质软并有波动感。如继发感染可表现为病变淋巴结所在区域皮肤红、肿、热、痛。形成窦道时，皮肤表面见窦道口，可有淡黄色脓液溢出，愈合后常形成瘢痕，并有色素沉着（图17-1-1）。部分患者伴有全身结核中毒症状，如低热、盗汗、乏力、体重减轻等。

二、超声表现

1. 常为多发，呈"串珠状"排列，在颈部，最常发生在颈内静脉上、中、下组淋巴结及颈后三角区淋巴结。

2. 淋巴结肿大，形态通常呈圆形或类圆形，L/S＜2者多见，原因可能为：结核分枝杆菌造成淋巴结内部正常结构的破坏，当结核分枝杆菌毒力较强或机体免疫力低下时，可较快发生干酪样及液化坏死，造成内部压力增高，呈膨胀式生长，故形态发生改变呈圆形或类圆形。

3. 淋巴结皮质增厚，回声减低，髓质细窄甚至消失，如存在也常呈偏心分布，淋巴结门部通常不显示。随病变进程内部结构遭到破坏，可表现为回声杂乱，无法辨认皮质、髓质及淋巴结门（图17-1-2）。

4. 液化坏死的形成常导致淋巴结内出现无回声区，多首先出现在中央区域，内有时可见点状、絮状等回声及强回声，探头加压可见移动现象。淋巴结边缘可出现环状低回声，厚薄不一，厚度多为1～3mm。组织学证实该低回声为结核性肉芽肿，由增殖的上皮样细胞、朗汉斯巨细胞、淋巴细胞和浆细胞构成。淋巴结中央无回声伴边缘环状低回声是淋巴结结核的特征性超声表现之一（图17-1-3）。当淋巴结内出现液化坏死，且坏死面积较大时常伴有淋巴结后方回声增强。

5. 随病程进展，干酪样坏死和纤维化形成可使淋巴结内出现高回声，形态各异，常为不规则形（图17-1-4），后期回声可逐渐增强形成强回声的钙化灶。

6. 粗钙化是淋巴结结核的又一特征性表现。钙化最大长径多＞2mm，形态具有多样性，多呈片状、弧形或团状（图17-1-5）。除粗钙化外，微钙化也可出现在淋巴结结核中。钙化出现的时间、大小和形态与病程及抗结核药物应用有关，是继发的营养不良性钙化。

7. 约有50%淋巴结结核可伴有周围软组织增厚

及回声增强，与其易发生周围软组织炎有关，表现为淋巴结边界模糊不清，包膜不光整，相邻淋巴结相互粘连。如发生破溃则包膜的线状强回声不连续，甚至消失，渗出较多时软组织内可显示条状或不规则无回声（图 17-1-6）。

8. 约 60% 的淋巴结结核可发生融合。融合是指两个或者多个淋巴结相邻处包膜破坏，淋巴结内物质可有相

互渗透，多见于淋巴结结核后期病变（图 17-1-7）。

9. 可形成淋巴结周围软组织脓肿，表现为病变淋巴结周围见透声差的无回声或混合回声，形态不规则，边界不清，探头加压可见脓肿形态改变，无回声区内密集点状等回声、高回声及强回声有移动现象。由于脓肿周边软组织多伴有炎性反应，常在脓肿边缘及周边见彩色血流信号（图 17-1-8）。

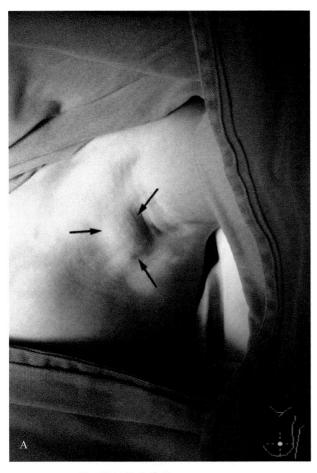

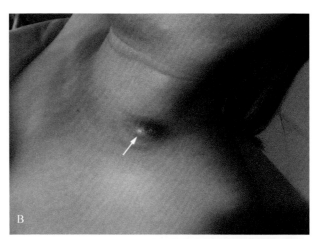

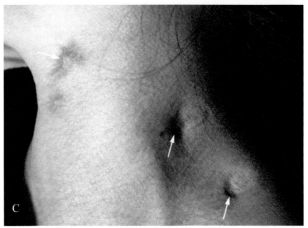

图 17-1-1　淋巴结结核大体观

注：A. 患者腋窝见一肿块，皮肤颜色无改变（箭头）；B. 患者颈部肿块处皮肤破溃，表面可见少量脓性分泌物（箭头）；C. 颈部淋巴结结核窦道愈合后形成皮肤瘢痕（箭头）

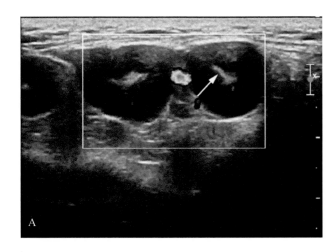

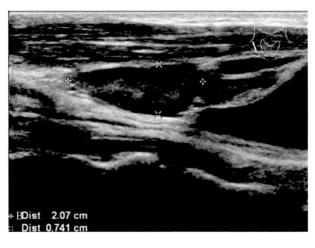

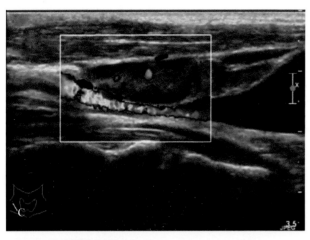
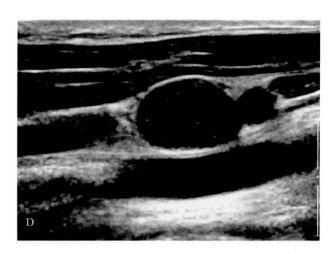

图 17-1-2　淋巴结结核皮髓质及淋巴结门显示情况

注：A.皮质增厚，髓质呈带状高回声（箭头）；B、C.淋巴结髓质形态不规则，皮质、髓质分界不清，髓质部彩色血流信号杂乱；D.淋巴结内结构杂乱，无法辨认皮质、髓质

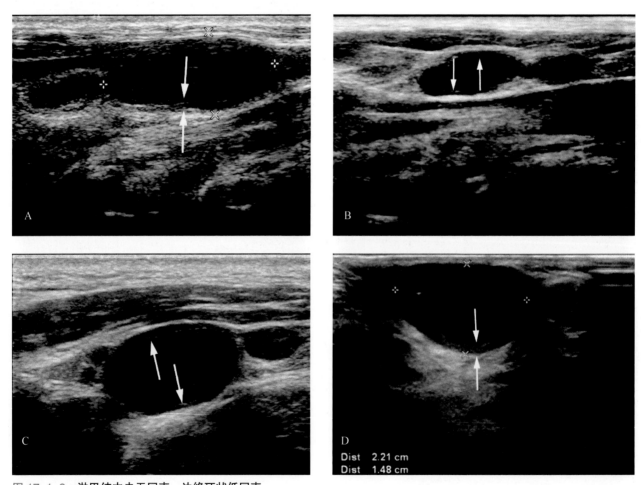

图 17-1-3　淋巴结中央无回声，边缘环状低回声

注：A、B.颈部淋巴结中央无回声区，边缘可见厚薄不一的环状低回声（箭头）；C、D.淋巴结内见大片无回声区伴点状回声，边缘可见环状低回声（箭头）

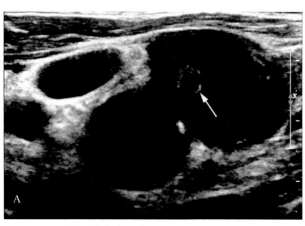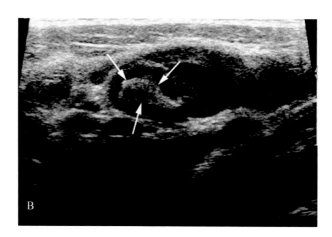

图 17-1-4　**淋巴结内高回声**

注：A.颈部淋巴结内可见类圆形高回声（箭头）；B.淋巴结内可见形态不规则的高回声（箭头）

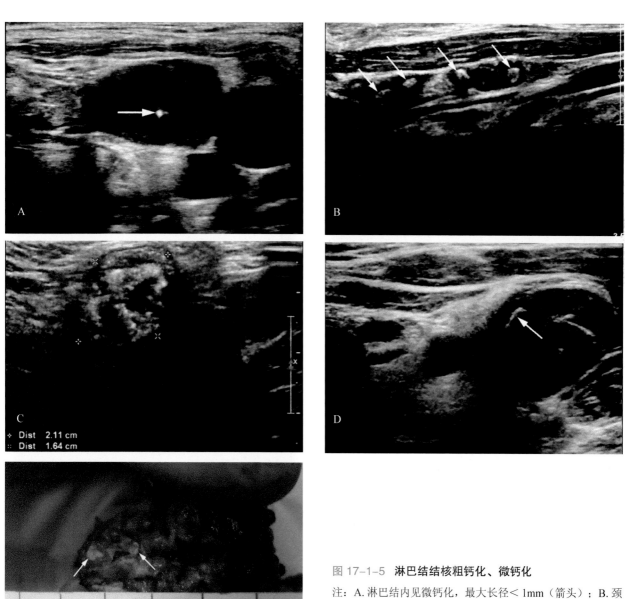

图 17-1-5　**淋巴结结核粗钙化、微钙化**

注：A.淋巴结内见微钙化，最大长径＜1mm（箭头）；B.颈部多个淋巴结中央见团状强回声（箭头），最大长径均大于2mm；C.腋淋巴结内见弥漫性分布的点状强回声；D.淋巴结内见弧形强回声（箭头），最大长径为5mm；E.图D淋巴结结核大体标本，可见多处钙化灶（箭头），质硬，呈黄色

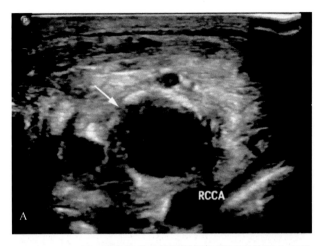
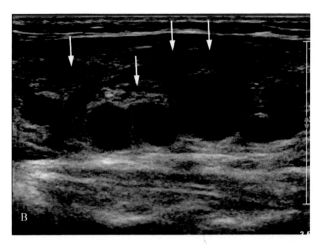

图 17-1-6　淋巴结结核出现周围软组织增厚时的超声表现

注：A.局部包膜线状强回声消失（箭头），周边软组织增厚伴回声增强；B.淋巴结周围软组织增厚伴回声增强，内可见不规则无回声区（箭头）

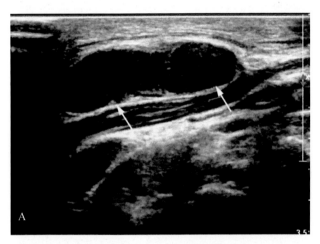
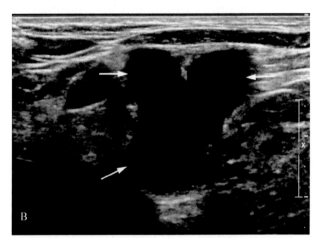

图 17-1-7　淋巴结结核发生融合时的超声表现

注：颈部见数个淋巴结（箭头）相互融合，形态不规则，相邻处包膜消失

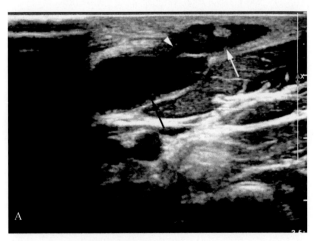
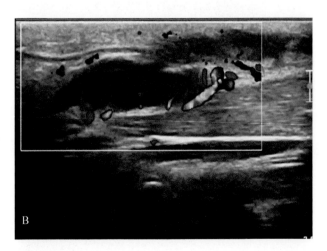

图 17-1-8　淋巴结结核伴皮下脓肿

注：A.左颈部淋巴结（黑箭头）近皮肤侧包膜中断，见条状低回声（三角形箭头）与皮下脓肿（白箭头）相通，脓肿内见高回声；B.病灶边缘及周边可见点状、条状彩色血流信号

10. 窦道是淋巴结结核的常见超声表现之一。干酪样及液化坏死物可穿破淋巴结至皮肤表面形成窦道（图 17-1-9）。窦道可呈不均低回声、无回声或混合回声，以混合回声多见，形态多样，可呈"条状""烟

斗状""工"字形，有时可见强回声的钙化灶。

11. 淋巴结结核血流分布以边缘型多见，中央型、混合型及无血流型少见（图 17-1-10）。结核分枝杆菌破坏淋巴结血流系统时，淋巴结边缘血管代偿性增

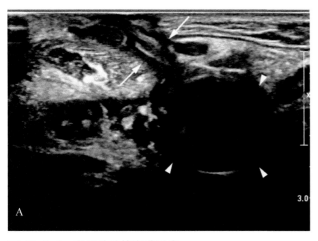
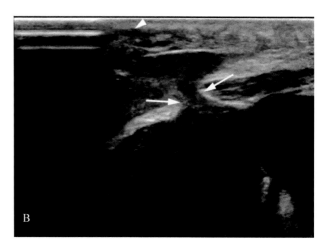

图 17-1-9　淋巴结结核窦道形成

注：A.颈部皮下见一条状低回声（箭头），内回声不均匀，病灶一侧向皮下软组织延伸至皮肤，另一侧与深部病变淋巴结相连（三角形箭头）；B.腋淋巴结结核形成脓肿，浅侧见条状低回声（箭头）向皮肤延伸形成窦道（三角形箭头）

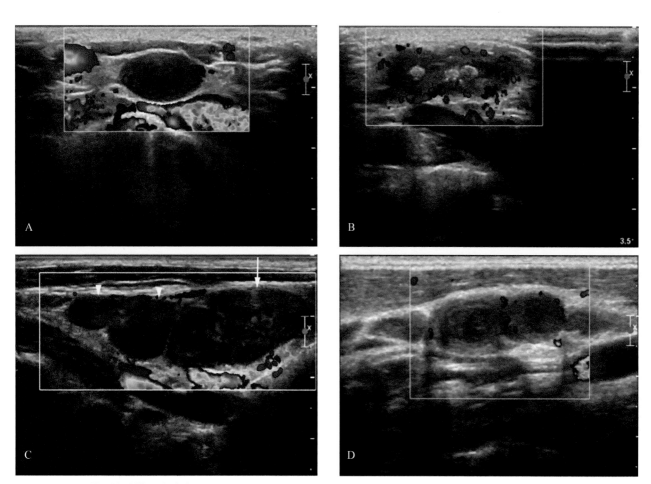

图 17-1-10　淋巴结结核血流分布

注：A，B.边缘型血流；C.左颈部数个肿大淋巴结，其中较大的一个（箭头）为混合型血流，其余两个为边缘型血流（三角形箭头）；D.融合淋巴结相邻处残留包膜的血流

生，导致淋巴结从淋巴结边缘或其相邻组织获得血液供应，CDFI可显示淋巴结边缘发出向心性血流信号。判断淋巴结结核血流类型时须注意：当淋巴结结核融合时常易误判为中央型血流，实为融合淋巴结相邻处残留包膜上的血流信号。

12．淋巴结结核的超声造影表现常分为均匀增强型、不均匀增强型及无增强型，以不均匀增强型多见。

（1）均匀增强型：为淋巴结内均一的弥漫增强，增强的强度基本一致。均匀性增强的较少见，病理提示淋巴结内有肉芽肿形成或伴有点灶的干酪样坏死，因坏死灶过小导致二维及超声造影时发生容积效应而不能被显示。此类型可能代表了淋巴结结核病变早期，结核分枝杆菌刚侵入淋巴结不久，坏死灶尚未大量形成。

（2）不均匀增强型：为淋巴结内各增强区分布不均一，强度不一致。整体呈蜂窝状增强或淋巴结边缘及周边环形增强，内部呈结节样增强、分隔样增强或无增强（图17-1-11，图17-1-12）。淋巴结结核超声造影以环形增强多见，环形增强位于淋巴结的边缘及周边，厚薄不均，厚度多为1～5mm。环形增强与淋巴结边缘及周边呈富血供状态有关，形成的原因可能是①结核分枝杆菌首先聚集在淋巴结门的淋巴结组织内，发生干酪样或液化坏死时破坏了此处的正常血管结构，导致淋巴结中央为乏血供区；②未被完全破坏的淋巴结边缘有大量肉芽组织，内含有丰富的新生毛细血管；③淋巴结边缘区肉芽肿的形成可使周边软组织产生免疫应答，炎性细胞浸润所致的炎性反应使毛细血管扩张。

（3）无增强型为淋巴结无造影剂灌注，整体呈无增强。淋巴结结核窦道的超声造影视其病程而表现多样，常为不均匀增强，测量范围可较二维时扩大，内可见散在分布的无增强区（图17-1-13）。

13．介入超声：多发或坏死范围较大的淋巴结核可在穿刺前行超声造影进行评估，对目标淋巴结的增强区及无增强区针对性地取材，能有效提高诊断的阳性率。对结核性脓肿穿刺的原则是高位穿刺点、斜向路径。高位是指选择脓肿触诊波动阳性最明显的上方作为穿刺点，以免穿刺点较低，脓液在重力作用下顺针道流出。斜向路径是指斜向通过脓肿外正常皮肤及软组织后进入脓肿，有利于针道自行闭合，降低窦道形成的风险。抽出脓液后可注入抗结核药物（如异烟肼100～200mg）进行局部治疗，结合全身抗结核治疗常可加快病灶吸收（图17-1-14）。

14．诊断要点

（1）临床上常表现为颈部、腋窝或腹股沟区的无痛性淋巴结肿大，病程较长者可有破溃及脓液溢出，可伴有结核全身中毒症状，如低热、盗汗、乏力等。

（2）超声显示多发肿大的淋巴结多呈串珠样排列，易发生融合，淋巴结边界模糊，周边软组织增厚伴回声增强、形成窦道等征象有助于淋巴结结核的诊断。

（3）淋巴结边缘见环状低回声，内常出现不规则囊变区或粗大钙化或两者并存。

（4）以边缘型血流信号多见，超声造影淋巴结内出现无增强区，典型者见大片无增强区，其中以淋巴结边缘环状增强内部无增强为其特征性表现，内部亦可分隔样、结节样、蜂窝样增强。

三、鉴别诊断

1．与淋巴结反应性增生相鉴别　淋巴结反应性增生时内部结构多不发生改变，表现为皮质均匀的增厚，皮质、髓质分界清，CDFI及超声造影显示淋巴结门型血供，呈树枝状灌注，为反应性增生淋巴结血流

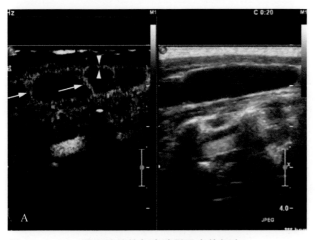
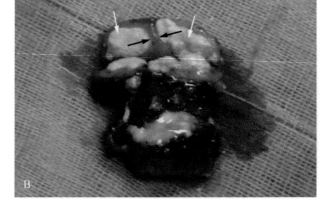

图17-1-11　淋巴结结核超声造影及大体标本

注：A. 超声造影见淋巴结环形增强（三角形箭头），中央呈分隔样增强（箭头）；B. 淋巴结大体标本，造影无增强区为干酪样坏死物（白箭头），分隔样增强区为肉芽肿（黑箭头）

特征之一（图 17-1-15）。淋巴结结核因内部结构被破坏，髓质多偏心分布或不能显示，易出现坏死及钙化，CDFI 及超声造影显示边缘型血供，环状增强为其特征

性表现。

2. 与组织坏死性淋巴结炎相鉴别　组织坏死性淋巴结皮质可向心性增厚或淋巴结整体呈低回声，皮、

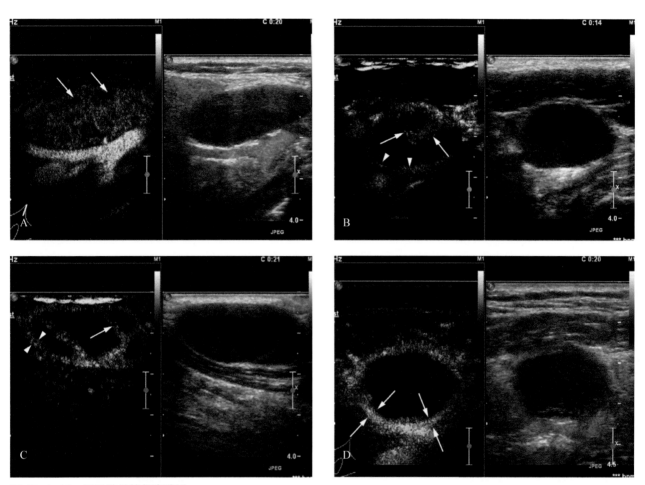

图 17-1-12　淋巴结结核超声造影

注：A. 淋巴结内部见多个无增强区（箭头），呈"蜂窝状"增强；B. 淋巴结环形增强（三角形箭头），局部呈结节样增强（箭头）；C. 淋巴结呈环形增强（三角形箭头），内见分隔样增强（箭头）；D. 超声造影见淋巴结环形增强（箭头），中央呈无增强

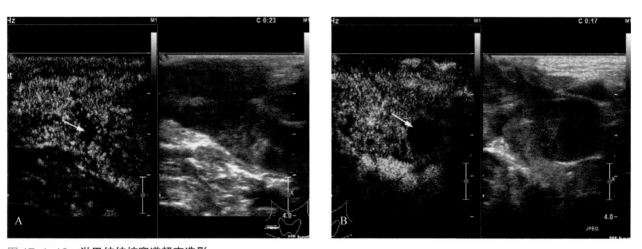

图 17-1-13　淋巴结结核窦道超声造影

注：A. 超声造影见颈部皮下窦道呈不均匀增强，内见不规则无增强区（箭头）；B. 超声造影见窦道呈不均匀增强，内见类圆形无增强区（箭头）

髓质分界不清。坏死范围较大时淋巴结内可出现无回声区，微灶性坏死二维超声常不易显示。CDFI显示为中央型或混合型血供（图17-1-16）。不易出现钙化及窦道，可作为与淋巴结结核的鉴别点之一。

3. 与其他微生物感染的淋巴结相鉴别　马尔尼菲青霉菌、诺卡菌及星座链球菌等条件性致病菌均可导致淋巴结肿大，表现为淋巴结髓质回声消失，边界不清，部分亦可融合，内部回声减低，不均匀，可出

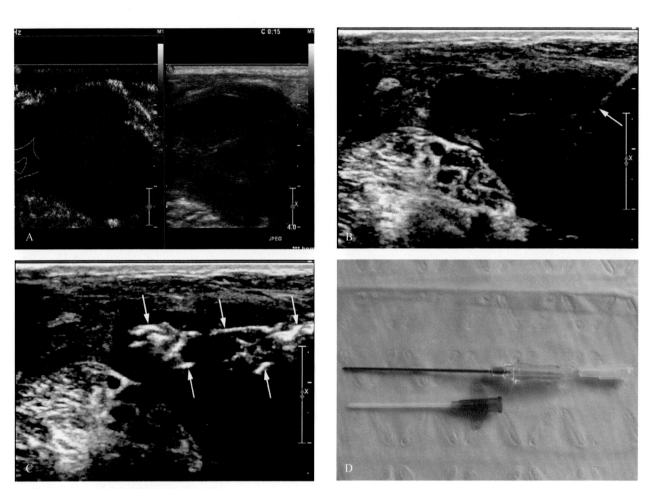

图17-1-14　淋巴结结核抽液注药治疗术

注：A. 超声造影示淋巴结内部呈无增强；B. 针尖（箭头）位于脓肿内；C. 向脓肿内注入异烟肼100mg（箭头）；D. 穿刺抽液所用的静脉留置针

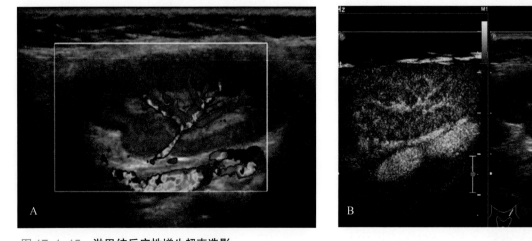

图17-1-15　淋巴结反应性增生超声造影

注：A. 自淋巴结门进入的树枝状彩色血流信号；B. 超声造影见淋巴结皮质呈均匀增强

现无回声区，甚至形成淋巴结内部或周边软组织的脓肿，内部血流减少或消失，超声造影可见淋巴结不均匀增强，内部可见无增强区（图 17-1-17）。不易与淋巴结结核相鉴别，但前者钙化较少见。鉴别诊断常需结合病史，实验室培养时要注意延长培养时间，可提高诊断阳性率。

4. 与淋巴瘤相鉴别　淋巴结呈圆形或椭圆形，可发生融合。典型者淋巴结内部回声显著均匀减低，

呈极低回声，未治疗时很少发生淋巴结内坏死及钙化。CDFI 显示彩色血流信号丰富，多为混合型血流。超声造影的增强模式及强度与淋巴瘤病程、发展阶段和治疗过程有关，早期多为整体弥漫性高增强，造影剂自淋巴结门及包膜下灌注，后快速扩散至整个淋巴结，呈"雪花样"（图 17-1-18）。经过放化疗的淋巴瘤可出现局部无增强区或整体无增强。

5. 与转移性淋巴结相鉴别　转移性淋巴结也可

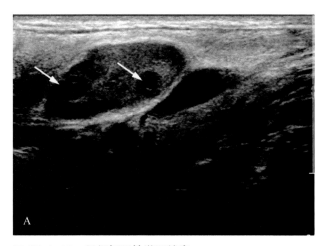

图 17-1-16　**组织坏死性淋巴结炎**

注：A.左侧颈部见一肿大淋巴结，L/S < 2，淋巴结门不显示，边缘见两处低回声（箭头）；B.淋巴结内混合型血流信号

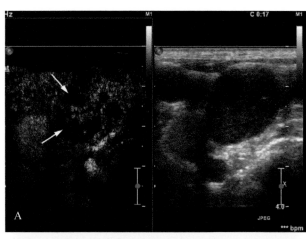
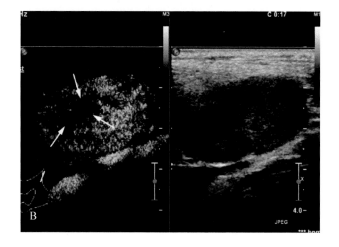
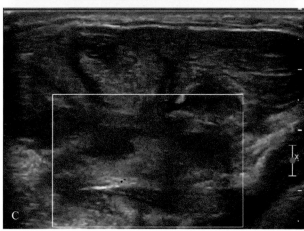

图 17-1-17　**淋巴结微生物感染**

注：A.马尔尼菲青霉感染淋巴结，超声造影见淋巴结呈不均匀增强，淋巴结边缘见无增强区（箭头）；B.诺卡菌感染淋巴结，超声造影见淋巴结呈不均匀增强，内部见无增强区（箭头）；C.星座链球菌感染淋巴结周边皮下脓肿形成

出现钙化、囊性变（图17-1-19）。CDFI多表现为边缘血供，走行紊乱，超声造影常可见淋巴结内不均匀增强，有时可见不规则无增强区。转移性淋巴结较少出现淋巴结周围炎、周围脓肿及窦道，可与淋巴结结核相鉴别。

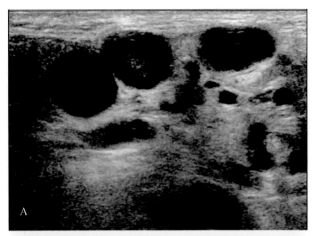

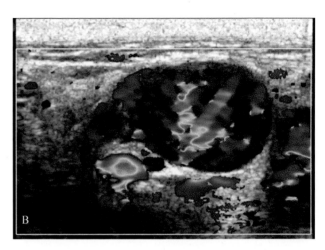

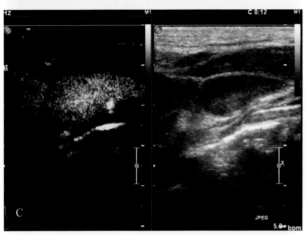

图 17-1-18　淋巴瘤超声造影

注：A.左侧颈部见数个圆形、椭圆形淋巴结，L/S < 2，呈极低回声，部分近似无回声；B.淋巴结内见丰富彩色血流信号，呈混合型血流；C.淋巴结呈快速整体弥漫性高增强

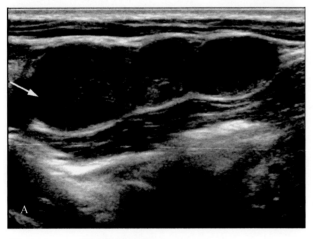

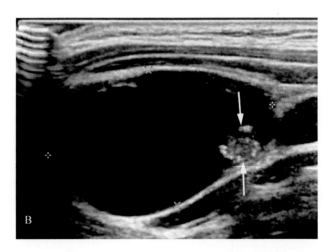

图 17-1-19　转移性淋巴结

注：A.鼻咽癌转移性淋巴结，淋巴结相互融合，内见无回声区（箭头），透声好；B.甲状腺乳头状癌转移性淋巴结，淋巴结内大部分囊变，透声差，可见乳头状实性突起，伴有微钙化（箭头）

第二节　皮肤结核

皮肤结核（cutaneous tuberculosis）是由结核分枝杆菌引起的慢性皮肤疾病，临床上极为少见。

一、病因病理及临床表现

1. 病因病理　皮肤有两种感染途径。

（1）外源性感染：由于皮肤或黏膜损伤，直接接触携带结核分枝杆菌的物品或分泌物等而导致感染。

（2）内源性感染：由内脏或深在组织的结核分枝杆菌直接侵犯或经血道、淋巴道播散到皮肤黏膜而发病。皮肤的结核结节主要由上皮样细胞组成，各种类型皮肤结核其干酪样变的程度不相同。镜下可见结核性肉芽肿位于真皮层内，并伴有明显中性粒细胞及淋巴细胞浸润，可见朗汉斯巨细胞，部分伴有干酪样坏死，一般很难找到结核分枝杆菌。

2. 临床表现　皮肤结核可呈结节样改变，结节呈特有的红棕色、呈半透明状，质软，玻片压诊可呈苹果酱色，故称"苹果酱"结节。部分患者结节无明显压痛，有时结节中央可见干酪样物和稀薄脓液排出。如形成溃疡常为带形、狭长形或椭圆形，少数呈圆形，结痂薄且具韧性，呈红色或褐色（图17-2-1）。

二、超声表现

受累皮肤组织增厚，各层次分界不清，内部回声不均匀，部分可见不规则无回声区。有时可侵及皮肤周围软组织形成局部回声减低区或无回声区，长轴与皮肤平行，形态多不规则，病灶范围较大时深部可呈浸润性生长。病灶可显示丰富的血流信号，出现坏死时多表现为血流不丰富（图17-2-2，图17-2-3）。

三、鉴别诊断

与血管瘤相鉴别　典型者呈蜂窝状回声，扩张的血管或血窦内血流缓慢，有时可见血栓及静脉石形成，一般无皮肤结核的皮肤破损表现。

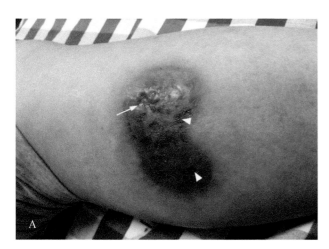
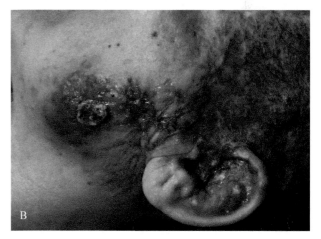

图 17-2-1　**皮肤结核（一）**

注：A.小腿皮肤见"马蹄形"扁平状结节，表面高低不平，结节中央见稀薄脓液（箭头），结节边缘可见结痂（三角形箭头）；B.颌面部皮肤局部增厚，呈红色，表面凸凹不平，中央类圆形褐色结痂

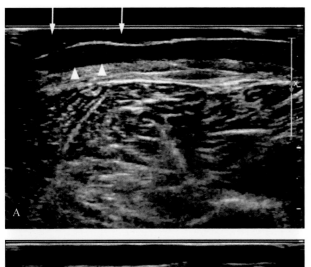

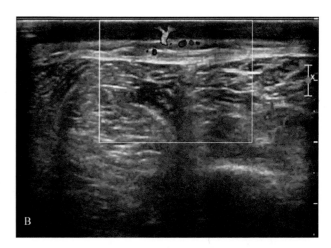

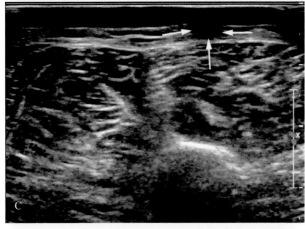

图 17-2-2　皮肤结核（二）

注：A. 皮肤组织增厚（三角形箭头），呈低回声，内部回声不均匀（箭头示耦合剂）；B. 增厚的皮肤组织内见树枝样彩色血流信号；C. 病灶局部侵入皮下组织（箭头）

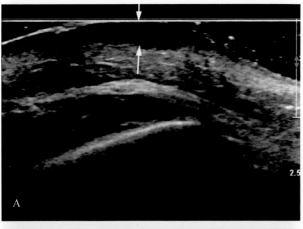

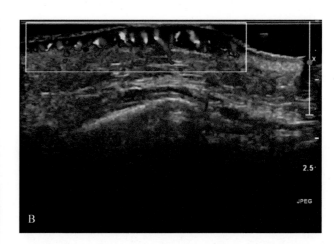

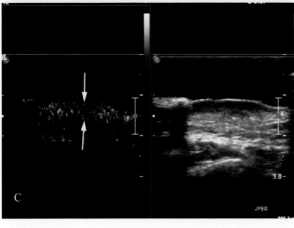

图 17-2-3　皮肤结核（三）

注：A. 皮肤组织增厚，呈极低回声，内部回声不均匀（箭头）；B. 增厚的皮肤组织内见丰富彩色血流信号；C. 超声造影显示病灶早于周围软组织增强，呈高增强（箭头）

第三节　肌肉结核

肌肉结核（muscle tuberculosis）在肺外结核中较罕见，多见于 20 ～ 30 岁青壮年，全身任何肌肉都可累及，以腓肠肌和股四头肌为多见。

一、病因病理及临床表现

1. 病因病理　结核分枝杆菌极少侵犯肌组织，这可能与肌组织血液循环较好，运动时产生的乳酸可杀灭结核分枝杆菌有关，因此，原发性的肌肉结核极为罕见，而绝大多数继发于淋巴结及骨关节结核。大体上见肌组织内灰白或灰黄结节，边界尚清，形状不规则，镜下见肌束中多发的结核性肉芽肿，伴少量坏死及朗汉斯巨细胞。

2. 临床表现　一般全身症状不明显，主要表现为局部无痛性肿物或有轻微肌肿胀和酸痛，常为慢性过程，病史较长，持续 1 个月或数月，进展缓慢，可在肌内出现进行性增大的肿块，随肌收缩沿肌纤维方向移动，触之多为质硬或较韧的包块，如形成脓肿可有波动感。

二、超声表现

1. 常为单块肌的一处或多处受累，表现为受累肌增厚，肌层层次不清，结构紊乱，内出现局限性低回声或周围低回声而中央为无回声的混合回声。

2. 呈梭形或不规则形，以梭形多见，可随肌活动而发生形态改变。

3. 病灶向周围浸润时边界模糊，与周围肌纤维分界不清，可出现皮下组织水肿。

4. 病灶内无回声区多透声差，可见点状、絮状回声漂浮或沉积于底部，有时可见分隔形成，可出现高回声或强回声，与纤维化或钙化形成有关。

5. 病程较长时，可形成条状低回声窦道延伸至皮肤表面或在相邻骨、关节等处发现低回声病灶与其相通。

6. 彩色血流信号多不丰富或仅在病灶边缘见少许血流信号。

7. 超声造影常可出现无增强区，表现为边缘增强，内部无增强（图 17-3-1 至图 17-3-6）。

三、鉴别诊断

1. 与肌肉血肿相鉴别　患者常有外伤史，部分可伴有血液病或糖尿病等基础疾病史。肌肉血肿早期多呈等回声，张力较高，形成血凝块则表现为低回声。当反复出血发生机化时，超声表现为实性或混合回声团块，内部回声较杂乱，与肌肉结核难鉴别，外伤史有助于诊断，确诊仍需穿刺活检。

2. 与其他细菌性肌肉脓肿相鉴别　其他细菌引起的肌肉脓肿症状明显，常有发热、疼痛，而肌肉结

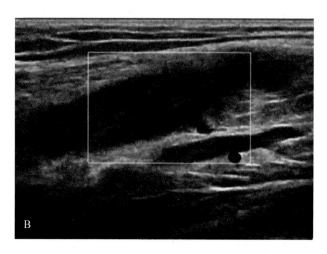

图 17-3-1　**肌肉结核低回声表现**

注：A. 左侧股肌层内见条状低回声病灶，范围约 4.9cm×1.0cm；B. 低回声病灶内见点状彩色血流信号

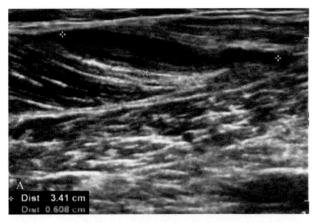

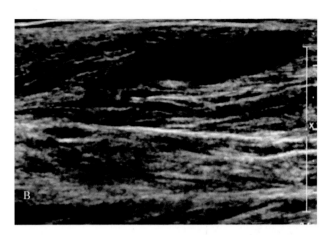

图 17-3-2 （大腿）肌层内见条状低回声病灶，边界欠清

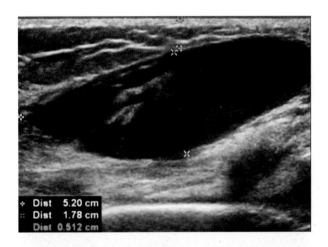

图 17-3-3 肌肉结核，股肌层内见混合回声病灶，与周围组织分界尚清，内见无回声及带状高回声

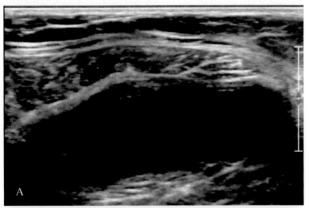

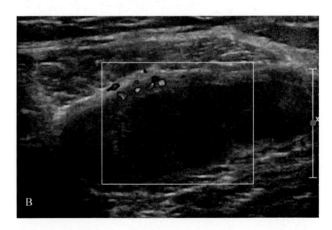

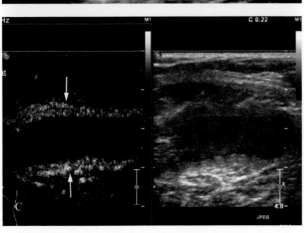

图 17-3-4 肌肉结核混合回声表现

注：A.左股肌层内见混合回声病灶，局部与周围组织分界欠清，壁厚，内透声欠佳；B.病灶周边可见点状彩色血流信号；C.超声造影可见病灶周边及边缘呈高增强（箭头），内部无增强

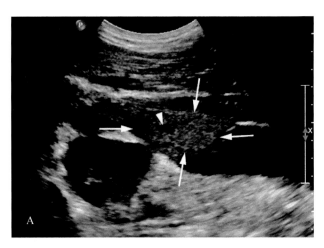

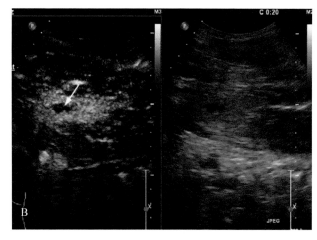

图 17-3-5　腰大肌结核超声造影

注：A. 左侧腰大肌内可见一梭形的高回声团块（箭头），边界不清，内可见不规则无回声（三角形箭头）；B. 超声造影见团块呈不均匀增强，内可见无增强区（箭头）

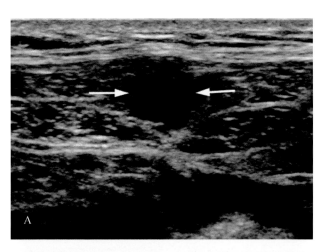

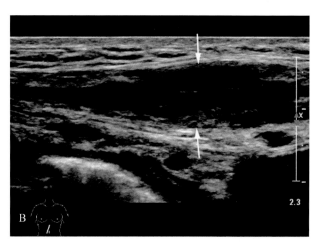

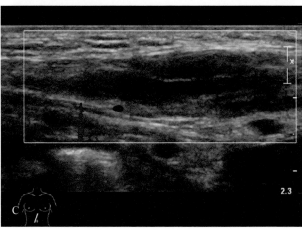

图 17-3-6　腹直肌结核

注：A. 腹直肌内见类圆形低回声病灶；B，C. 纵切面呈梭形低回声，边界欠清，内见不规则无回声区，周边见点状彩色血流信号

核炎性反应较其他脓肿轻，且周边彩色血流信号较其 他脓肿少。

第四节 腮腺结核

腮腺结核（parotid tuberculosis）是少见的肺外结核疾病，占肺外结核的0.94%，仅占全身结核病的0.05%。本病多见于成年人，好发年龄为20～40岁，女性多见。

一、病因病理及临床表现

1. 病因病理　腮腺结核分为腮腺淋巴结结核和腮腺实质结核，前者多见。腮腺淋巴结结核传染途径通常是通过口腔、扁桃体、颈部淋巴结的结核病灶，感染至腮腺淋巴结，并可累及腮腺实质。腮腺实质结核可由腮腺淋巴结结核破溃后侵犯腺体实质所致，也可由结核分枝杆菌通过血行播散感染。镜下可见上皮样细胞团和朗汉斯巨细胞交替出现，其中央干酪样坏死区范围大小不等，干酪样坏死发生感染、液化，可进一步发展成为结核性脓肿，随着其内脓液的增多，病灶可逐渐扩大。

2. 临床表现　腮腺区无痛性肿块，常累及单侧，左侧多于右侧，位于耳屏前及耳垂后下，触诊呈圆形或椭圆形，硬度软至中等。当继发感染形成脓肿时可触及波动感，可能出现疼痛。

二、超声表现

1. 腮腺淋巴结结核声像图表现为腮腺内多发肿大淋巴结，表现为低回声结节，多呈类圆形，内部回声可不均匀，较易出现液化坏死，表现为无回声，常位于中央。如伴有钙化，可出现点状、片状或团状强回声。血流信号常不丰富，仅在边缘见彩色血流信号（图17-4-1，图17-4-2）。腮腺导管不扩张。

2. 腮腺实质结核声像图表现为腮腺体积增大，病灶呈片状低回声或混合回声，后方回声可增强。病灶形态不规则，边界多欠清或不清。病灶突破腮腺包膜时，包膜不完整，与皮肤相通形成窦道。病灶内彩色血流信号多不丰富（图17-4-3）。

3. 腮腺淋巴结结核超声造影常为不均匀增强，以环形增强多见。腮腺实质结核显示团块与正常腮腺组织同步增强或早于正常腮腺组织增强，呈整体弥漫性增强，达峰时多为不均匀性高增强，内可见不规则无增强区，团块呈"蜂窝状"或"烂絮状"，范围较二维超声所见增大（图17-4-4）。

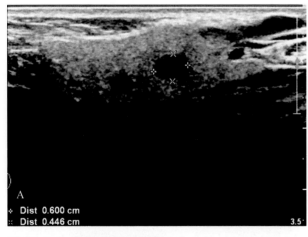
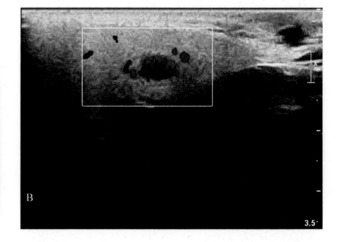

图 17-4-1　腮腺淋巴结结核（一）

注：A.腮腺内多个类圆形低回声结节；B.结节周边见点状彩色血流信号

三、鉴别诊断

腮腺结核主要与化脓性腮腺炎相鉴别，化脓性腮腺炎可分为急性和慢性，以慢性多见，临床表现为病变一侧腮腺肿胀伴疼痛，进食时疼痛加重，口腔有异味感。而腮腺结核炎症表现轻，仅有肿胀感或仅触及包块。化脓性腮腺炎超声常表现为腮腺弥漫性肿大，内部回声减低、不均匀或呈混合性回声，很难与腮腺实质结核相鉴别，但前者常可见腮腺导管扩张，多伴有导管内结石，而腮腺结核很少有上述表现。

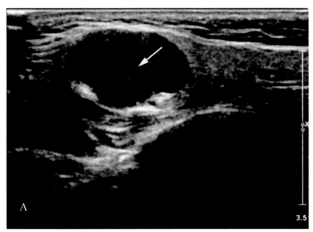

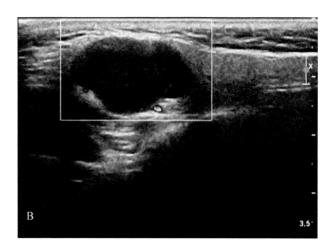

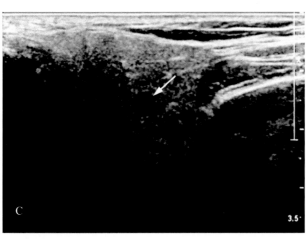

图 17-4-2　腮腺淋巴结结核（二）

注：A.腮腺内低回声结节，中央见无回声（箭头）；B.结节边缘见点状彩色血流信号；C.腮腺内另见一个淋巴结（箭头），内见无回声

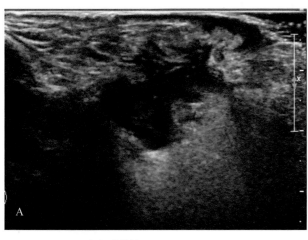

图 17-4-3　腮腺实质结核

注：A.左侧腮腺内形态不规则低回声区，向皮肤侧延伸；B.低回声区周边见点状彩色血流信号

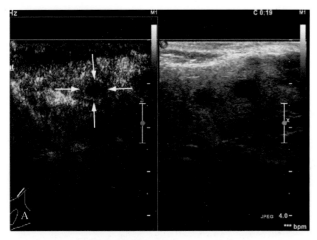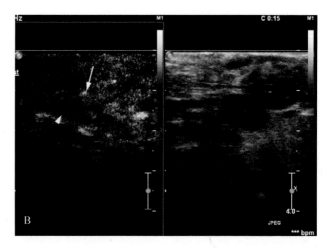

图 17-4-4　腮腺结核超声造影

注：A.腮腺淋巴结结核超声造影示淋巴结边缘及周边呈环形增强（箭头），内呈无增强；B.腮腺实质结核超声造影呈不均匀增强，可见高增强区（箭头）及低增强区（三角形箭头）

第五节　甲状腺结核

甲状腺结核（thyroid tuberculosis）是一种较少见的甲状腺特异性感染性疾病，目前全世界范围报道约 200 例。在甲状腺手术切除标本中甲状腺结核比例为 0.1%～0.4%，即使在一些结核病高发的国家如印度、土耳其等，其比例也仅有 0.6%～1.15%。

一、病因病理及临床表现

1.病因病理　甲状腺结核患病率较低。原因：①甲状腺血供丰富、含氧量高，不利于结核分枝杆菌繁殖；②甲状腺组织内缺乏易受结核分枝杆菌侵袭的网状内皮细胞；③甲状腺组织对结核分枝杆菌有较强的免疫力；④甲状腺组织内的胶质对结核分枝杆菌有一定的拮抗作用。感染途径：①血行播散，原发灶多为粟粒性肺结核；②淋巴播散；③由喉或颈部淋巴结结核直接蔓延。

结核分枝杆菌侵犯甲状腺可有如下表现：①粟粒型播散：甲状腺体积不增大，病灶多发，局部症状不明显；②结节型病变：多表现为甲状腺内孤立性结节，中心可伴坏死，若病程迁延可表现为结节内液化坏死，周围甲状腺组织纤维化形成脓肿壁，有时可破溃形成窦道。

2.临床表现　本病多因颈部包块就诊，包块较大者可有吞咽不适、呼吸困难、声音嘶哑、放射性疼痛等邻近组织器官的压迫症状。部分伴有肺结核或其他肺外结核病的患者可有盗汗、消瘦、乏力等结核中毒症状，也可因甲状腺组织破坏较多，引发甲状腺激素分泌及代谢紊乱而表现为甲状腺功能亢进或低下的相应症状。

二、超声表现

甲状腺结核的声像图表现与病理分型及病程进展有关。

1.粟粒型甲状腺结核的声像图可无改变，或仅表现为腺体回声略减低或欠均匀。

2.结节型甲状腺结核发病初期，声像图上甲状腺正常大小或轻度增大，内见单个或多个低回声结节，多呈类圆形，大小不等，边界尚清晰。

3.随着病程进展，结节内逐渐出现液化坏死而出现不规则片状无回声，边界较模糊，内见细小密集点状等回声或散在絮状高回声漂浮，探头轻压见漂动现象。结节边缘纤维组织增生可形成较厚的脓肿壁，是甲状腺结核的特征性表现之一。脓肿壁厚薄不均。有时脓腔内可出现钙化灶。

4.结节周围组织炎性改变导致甲状腺包膜凹凸不平，包膜可与胸骨甲状肌等颈前肌群发生粘连，超声显示甲状腺与颈前肌群之间的间隙模糊或消失，颈前肌群回声减低，各肌层分界不清。

5.血供多不丰富，内部常无法显示彩色血流信号，或仅在病灶边缘见彩色血流信号。

6.随着全身抗结核药物的使用，结节内液化坏死区逐步吸收，可呈高回声或等回声，出现点状、片状或团状强回声，结节逐渐缩小，甚至可消失。甲状腺包膜增厚、回声增强、凹凸不平，颈前肌群回声增强。（图 17-5-1，图 17-5-2）。

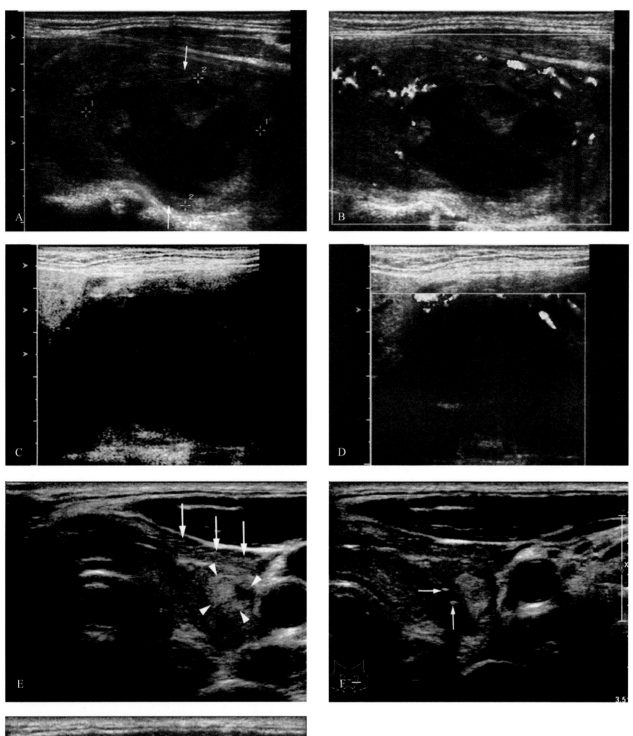

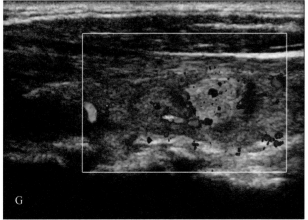

图 17-5-1　甲状腺结核（一）

注: A, B. 甲状腺左叶增大，腺区内见一混合回声结节（箭头），以囊性为主，内见细小密集点状等回声或散在絮状高回声，结节边缘见点状及条状彩色血流信号；C，D. 同一患者 3d 后复查超声，结节增大，结节边缘见点状及条状彩色血流信号；E. 同一患者穿刺抽液治疗 6 个月后，二维超声见甲状腺左叶正常大小，腺区内见高回声结节（三角形箭头），甲状腺包膜局部增厚且回声增强与颈前肌群之间的间隙模糊，颈前肌群回声增强（箭头）；F. 结节边缘可见强回声的钙化灶（箭头）；G. 结节内部与周边可见点状彩色血流信号

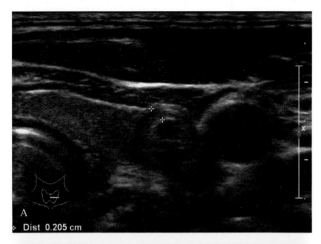

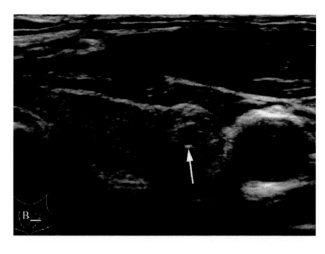

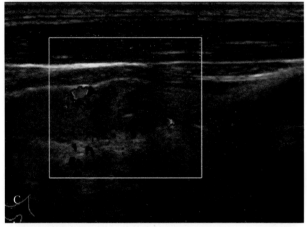

图 17-5-2　甲状腺结核（二）

注：A.甲状腺左叶腺区内见混合回声结节，向腺区外凸出，结节壁较厚，厚约 0.2cm，呈环状；B.混合回声结节中央可见无回声区，内壁可见点状强回声（箭头）；C.混合结节内彩色血流信号不丰富

三、鉴别诊断

1.与甲状腺其他良性肿瘤相鉴别　包括结节性甲状腺肿及滤泡性腺瘤等。结节边界多较清晰，形态较规则，呈低回声、等回声或混合回声，部分结节周边可见环形或弧形强回声钙化，部分结节周边见规整的薄晕环。CDFI 显示结节内部及周边可见点状、条状或环状彩色血流信号，如结节发生液化或出血，则彩色血流信号不丰富。而甲状腺结核的结节大小、内部回声随着病情进展可快速改变，患者常伴有其他脏器的结核，如肺结核、淋巴结结核等，确诊仍需穿刺活检病理学检查。

2.与急性化脓性甲状腺炎相鉴别　两者声像图表现极其相似，鉴别诊断需结合临床表现及实验室检查。甲状腺结核病变过程中病灶内易出现钙化，超声检查常可发现病灶内强回声的钙化灶，有助于两者鉴别。甲状腺穿刺活检对诊断具有重要意义，如果在感染部位穿刺找到致病微生物可获得特异性诊断。

第六节　乳腺结核

乳腺结核（breast tuberculosis）多为全身播散性结核感染的局部表现，在发展中国家的发病率占乳腺疾病的 1.0% ～ 4.7%，因临床表现缺乏特征性，往往诊断较难，误诊为乳腺癌的概率可高达 80%。

一、病因病理及临床表现

1.病因病理　根据发病原因分为原发性与继发性两种，后者较为多见，常继发于其他器官结核。乳腺结核感染途径有以下 4 种。①直接蔓延：由邻近结核病灶如肋骨、胸骨、胸膜结核或慢性结核性脓胸直接蔓延至乳腺；②淋巴播散：多来自同侧腋窝淋巴结结核，也可由颈部、胸骨旁、锁骨上区、锁骨下区等处淋巴结结核病灶逆行播散至乳腺；③皮肤创口直接感染；④血行播散：如肺或颈部、肠系膜淋巴结结核的血源性播散。目前认为前两种是乳腺结核的主要感染途径。

病理大体所见：病灶呈灰白、灰黄相间，与周围乳腺组织分界尚清，相邻病灶可相互融合，典型的干酪样坏死较少见，多为黏稠的黄白色坏死物，局灶可形成脓腔。镜下所见，病变由上皮样细胞、多核巨细胞及成纤维细胞、淋巴细胞构成，分布没有一定规律性，干酪样坏死少见，有时仅在炎细胞背景中见上皮样细胞及不典型的干酪样坏死。

2. 临床表现　乳腺结核多发生于 20～40 岁女性。病程长，常以乳腺内无痛性肿块就诊，单发为主，少数多发。触诊可触及乳房内质硬肿块，初期多活动度好，随病变进展发生融合等可活动受限，边界不清。如形成脓肿则表面皮肤可出现红肿，触之有波动感，甚至破溃流脓，经久不愈形成慢性窦道，愈合后通常形成瘢痕。中老年女性患者易发展为硬化性病变，病灶发生纤维化，导致乳房皮肤渐呈橘皮样外观，乳头内陷，酷似乳腺癌。结核性胸膜炎蔓延所致的乳腺结核患者常可出现胸痛。

二、超声表现

1. 多表现为乳腺内低回声结节，呈圆形、类圆形或不规则形，边界清晰或不清。内部回声通常不均匀，中央易出现无回声区，伴有点状、絮状等回声或高回声，结节后方回声可增强（图 17-6-1）。形成脓肿时可见

结节形态随探头加压而改变，同时见点状回声流动（图 17-6-2）。病程较长者常伴有斑点状强回声钙化灶（图 17-6-3）。干酪样及液化坏死物可突破皮下脂肪层到达皮肤形成窦道，表现为病灶皮肤侧可见不规则低回声与皮肤相通，呈倒"T"形"L"形"火山样"或"哑铃形"，可形成钙化（图 17-6-4）。病灶内彩色血流信号常不丰富且多位于边缘（图 17-6-5）。部分来源于结核性胸膜炎或胸壁结核直接蔓延的乳腺结核，可显示乳腺病灶与其深侧胸壁组织或胸腔内的病灶相通（图 17-6-6）。

2. 乳腺结核超声造影常表现为不均匀增强，以环形增强多见，环形增强区域病理为大量含丰富毛细血管的结核性肉芽肿及周边浆细胞、淋巴细胞浸润。窦道形成时，多伴不规则分布的干酪样坏死区（图 17-6-7）。

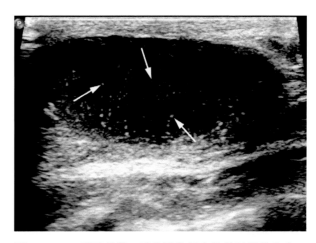

图 17-6-2　乳腺结核，乳腺腺体层内结节以囊性为主，内可见点状等回声及高回声（箭头）

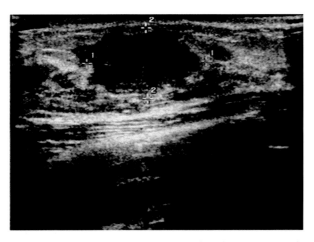

图 17-6-1　乳腺结核，乳腺腺体层内结节中央见无回声区，形态不规则，呈"海星样"

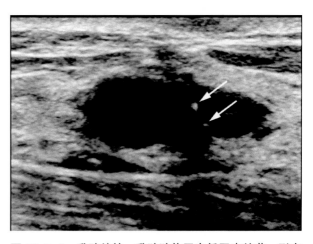

图 17-6-3　乳腺结核，乳腺腺体层内低回声结节，形态不规则，内见点状强回声（箭头）

三、鉴别诊断

1. 与乳腺癌相鉴别　乳腺结核早期声像图并无特异性，可与乳腺癌结节的纵横比失调、毛刺状突起及蟹足样改变、沙砾样钙化等特征表现极为相似，甚至有时超声造影对于伴有液化坏死的乳腺癌及乳腺结核亦不易鉴别。两者鉴别常需结合临床资料，乳腺结核患者除乳腺内结节以外，常伴有身体其他部位的结核病灶，如肺结核、胸壁结核，且多数病程较长，发展较慢。

2. 与浆细胞性乳腺炎相鉴别　两者声像图颇为

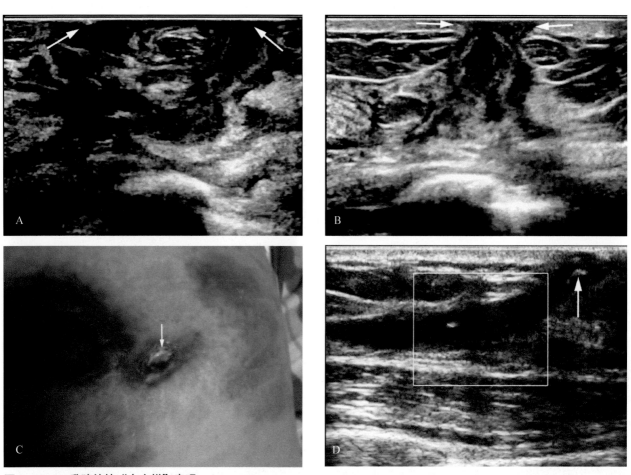

图 17-6-4　乳腺结核"火山样"表现

注：A.乳腺腺体层内低回声病灶，向体表的不同方向突破皮肤层，形成多个窦道（箭头）；B.乳腺腺体层内低回声病灶，呈"火山样"穿透皮肤层（箭头）；C.与前图同一患者，乳房皮肤破溃，窦道形成，窦道口可见淡黄色脓液（箭头）；D.窦道内见强回声的钙化灶（箭头）

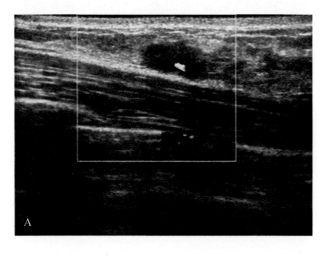
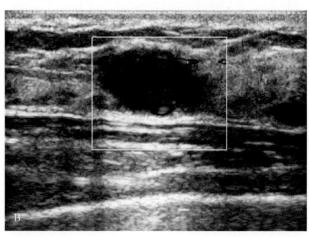

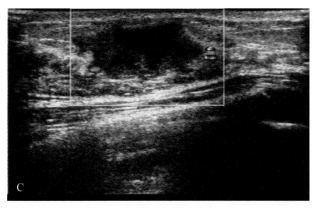

图 17-6-5　A、B、C 乳腺腺体层内不同形状乳腺结核病灶，呈低回声，形态不规则，结节边缘及周边可见点状彩色血流信号

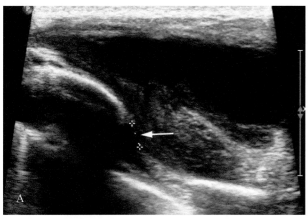

图 17-6-6　乳腺结核病灶与胸腔内病灶相通

注：A. 乳腺腺体层内结核结节深侧可见宽 0.4cm 条状低回声（箭头），与胸壁相通；B. 乳腺病灶（三角形箭头）深侧胸壁内见一梭形囊实性结节（箭头）

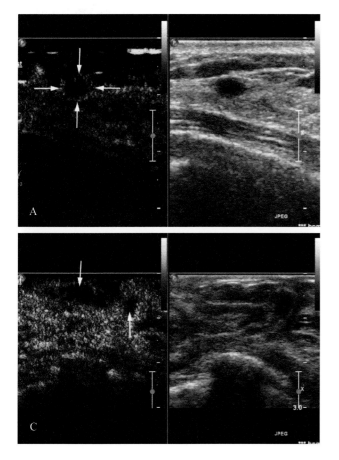

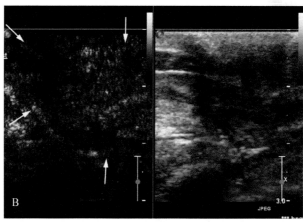

图 17-6-7　乳腺结核超声造影

注：A. 结节呈环形增强（箭头），内部呈无增强；B，C. 不均匀增强（箭头）

相似，且均可突破皮下脂肪层到达皮肤形成窦道。但浆细胞性乳腺炎多有病变处皮肤处红、肿、热、痛的表现，而乳腺结核常无皮温升高，无疼痛，且常伴有

身体其他部位的结核病灶。鉴别困难时，需结合临床表现及实验室检查综合判断，确诊应行超声引导下穿刺活检。

第七节　睾丸结核

睾丸结核(testicular tuberculosis)属于男性生殖系统结核，多为人体其他部位原发性结核病的继发病变，常由肺结核、肠结核、泌尿系统或附睾结核播散而来，好发于20～40岁男性，早期因症状隐匿不易确诊。

一、病因病理及临床表现

1.病因病理　睾丸结核多由附睾结核直接蔓延所致，也可由血行感染引起。病理为结核性肉芽肿形成及干酪样坏死，有时可伴有脓肿和纤维化、钙化，少数可全睾丸钙化。

2.临床表现　睾丸结核的主要临床表现除乏力、低热等一般结核中毒症状外，常有睾丸隐痛伴下坠感，部分患者仅表现为睾丸肿大，但疼痛不明显。形成脓肿时，触诊可有波动感。累及阴囊皮肤时，可形成皮下脓肿或窦道。

二、超声表现

睾丸结核可表现为睾丸内单发或多发的结节，也可为无占位效应的片状回声。睾丸常不增大，结节多为类圆形或不规则形，通常为低回声，亦可为混合回

声，边界清或不清，内部回声多不均匀，可见无回声。睾丸结核多发结节者常大小不一，散在分布，呈"虫蚀状"。睾丸内出现"虫蚀状"低回声是睾丸结核的常见超声表现。陈旧性睾丸结核病灶，可表现为睾丸实质内单个或多个点状或团状强回声，后方可无声影。病灶较大时可破坏睾丸白膜及阴囊壁形成窦道。CDFI显示病灶内可见彩色血流信号，血流稀疏，周边多见，亦可表现为无彩色血流信号（图17-7-1）。超声造影：病灶略早于正常睾丸组织增强或与正常睾丸组织同步增强，达峰时病灶内常呈不均匀增强，如病灶较大病灶可呈"烂絮样"增强（图17-7-2）。

三、鉴别诊断

1.与睾丸血肿相鉴别　通常有外伤史，且病程较短，睾丸内出现类圆形低回声病灶，边界清晰，挤压征象明显。CDFI显示病灶内一般无彩色血流信号。

2.与睾丸淋巴瘤相鉴别　表现为睾丸体积增大，外形光整，肿瘤边界不清，整个睾丸呈弥漫性低回声，难以分辨瘤体与正常睾丸组织；也可表现为睾丸内见边界清楚的多发圆形低回声结节，很少出现液化及形成窦道。明确诊断需超声引导下穿刺活检或手术活检送病理学检查。

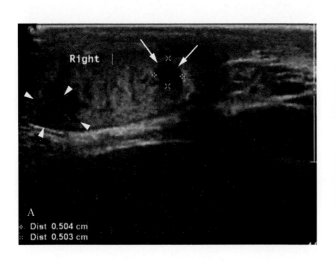

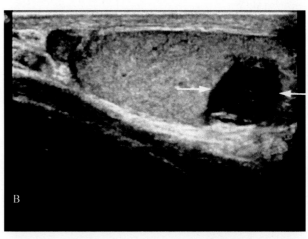

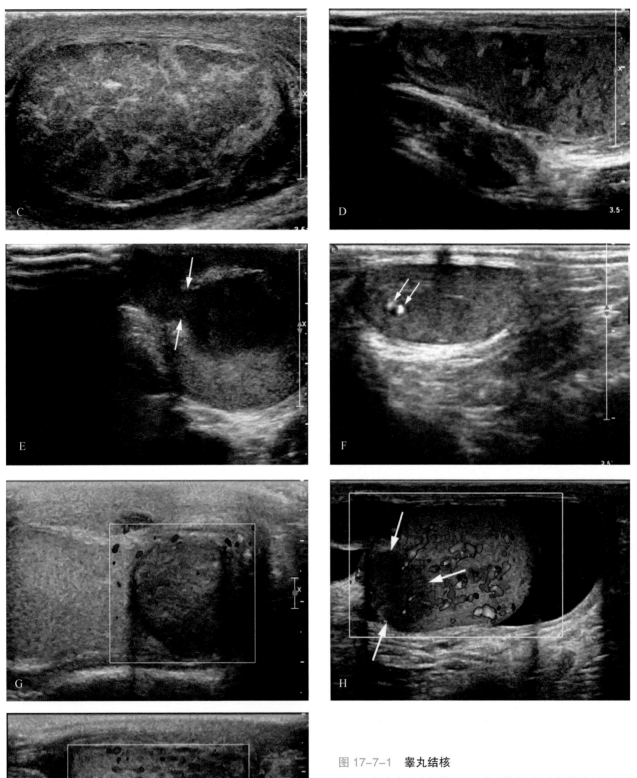

图 17-7-1 睾丸结核

注：A. 睾丸实质内见类圆形结节（箭头）及片状低回声区（三角形箭头）；B. 睾丸实质内见一混合回声病灶（箭头），边界清，内见不规则无回声区；C、D. 睾丸内多个不规则片状低回声，部分相互融合，呈"虫蚀状"；E. 睾丸实质内见一混合回声病灶，穿透白膜、阴囊壁及皮肤，形成窦道（箭头）；F. 睾丸实质内见点状强回声（箭头），后方无声影；G. 睾丸内低回声结节边缘点状彩色血流信号；H. 睾丸内低回声结节（箭头）内血流稀少，见点状彩色血流信号；I. 睾丸内不规则低回声，部分相互融合，呈"虫蚀状"，病灶内见点状彩色血流信号

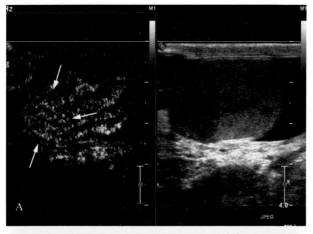

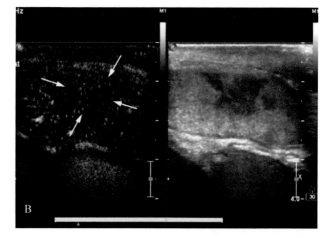

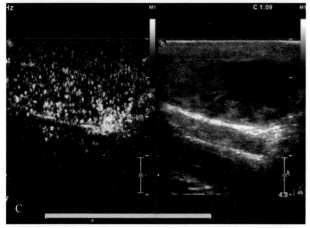

图 17-7-2　**睾丸结核超声造影**

注：A. 超声造影见病灶呈不均匀增强（箭头），强度高于同期正常睾丸实质；B. 超声造影见病灶呈不均匀增强（箭头）；C. 超声造影见病灶呈不均匀增强，增强强度高于同期正常睾丸实质

第八节　附睾结核

附睾结核(tuberculous epididymitis)是最常见的男性生殖系统结核，常并发泌尿系统结核或前列腺结核，可引起输精管的阻塞造成不育，早期诊断及治疗尤为重要。

一、病因病理及临床表现

1. **病因病理**　附睾结核常由前列腺或精囊结核蔓延所致，也可由结核分枝杆菌血行播散引起。以附睾尾部最多见，附睾尾部血供丰富，是首先受累且病变最严重的部位，也可能由于附睾尾部与输精管伴行，结核病变沿输精管直接蔓延至附睾尾部。如感染未得到有效控制，可累及整个附睾。病理大体上表现为附睾肿大，切面可见灰白、灰黄结节样病灶，中心见干酪样坏死。镜下见附睾组织内多个大小不一的结核性肉芽肿伴大片干酪样坏死区，背景中常伴较明显的急、慢性非特异性炎症。

2. **临床表现**　临床上常表现为附睾部较硬结节，

表面光滑，压痛不明显或仅有轻压痛。如病灶累及阴囊壁，则阴囊壁局部可有红、肿、热、痛表现，一旦破溃，可形成阴囊壁窦道，流出脓液。患者常出现少精或无精导致不育。

二、超声表现

1. 附睾内的结节样病灶，多位于尾部，圆形或椭圆形，呈低回声、等回声或混合回声，血流信号常不丰富（图17-8-1）；亦可表现为附睾弥漫性病变，附睾增大，呈"腊肠样"改变，多为低回声（图17-8-2）。病灶内可出现点状强回声钙化灶，通常不伴声影。病灶可与睾丸或阴囊壁粘连，阴囊壁增厚且层次结构模糊不清。形成局部脓肿时表现为厚壁的混合回声，回声杂乱可有分隔，见细密点状等回声随探头加压移动（图17-8-3，图17-8-4）。有时可伴有继发性鞘膜积液，透声差或可见条状分隔。病程较长者病灶可突破阴囊壁及皮肤层，与体表相通，形成窦道。表现为条状低回声或无回声，内回声杂乱，探头加压时，可见窦道内的点状回声移动，可流入鞘膜腔（图 17-8-5，图 17-8-6）。

2. 附睾结核超声造影表现为病灶略早于正常睾丸组织或同步增强，根据其增强模式常可分为不均匀增强、环形增强、均匀增强或无增强，以前两者多见。结核性肉芽肿的形成与干酪样坏死和液化坏死出现，使得病灶呈"烂絮状"不均匀增强。环形增强在病理上证实为肉芽肿组织及纤维增生，并可见周围组织炎细胞浸润及毛细血管扩张，反映了附睾结核易发生坏死及导致周边组织炎性反应的病理特点，是其超声造影常见表现（图 17-8-7）。

三、鉴别诊断

1. 与其他细菌性附睾炎相鉴别　附睾结核常需要与其他细菌性附睾炎相鉴别，其他细菌性附睾炎症因炎性血管扩张，表现为丰富血供，而附睾结核为乏血供，边缘的血供占优势，但附睾结核病理进程较为复杂，病灶血供会随之发生变化，特别是附睾结核处于增殖期时，CDFI 表现为病灶血流丰富，与其他细菌性附睾炎鉴别困难，但此类病例较少见。而对两者鉴别有一定价值的是附睾结核形成较大片范围坏死后彩色血流稀少或超声造影多表现为环形增强或无增强，而其他细菌性附睾炎较少发生坏死，且临床症状明显。

2. 与附睾肿瘤相鉴别　附睾肿瘤边界较清晰，呈膨胀性生长，很少侵犯睾丸及阴囊壁，以此可与结节型附睾结核相鉴别。恶性肿瘤极罕见，恶性程度高，生长迅速，早期即可转移，多累及睾丸，二维超声表现为不规则实性团块，体积较大，与睾丸分界不清，触痛明显。与附睾结核鉴别较困难时，可结合临床特点及相关实验室检查综合分析，必要时可在超声引导下穿刺活检病理检查。

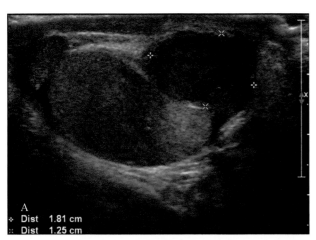
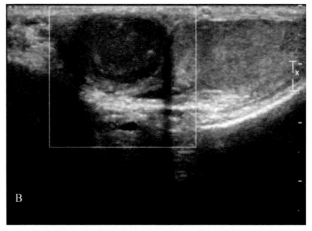

图 17-8-1　附睾结核，附睾尾部见低回声结节，边界清晰（图A）；附睾头部低回声结节内未见彩色血流信号（图B）

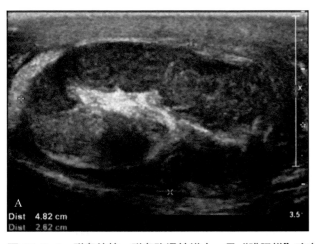
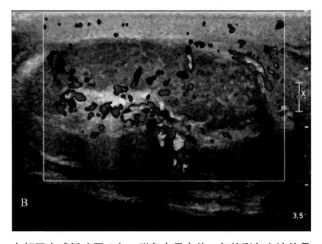

图 17-8-2　附睾结核，附睾弥漫性增大，呈"腊肠样"改变，内部回声减低（图A）；附睾内见点状、条状彩色血流信号（图B）

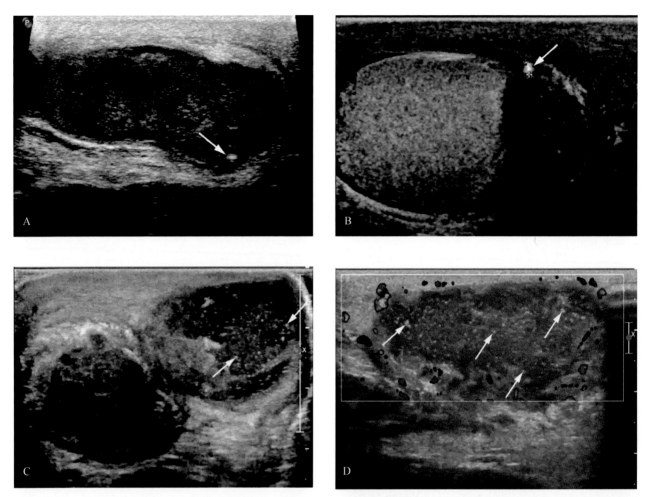

图 17-8-3　附睾结核，A、B、C 附睾弥漫性增大，病灶内见点状强回声（箭头）；D. 病灶边缘及周边可见点状彩色血流信号

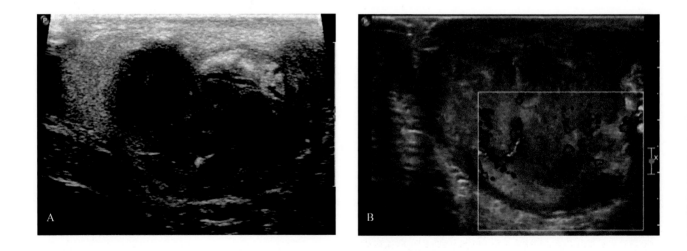

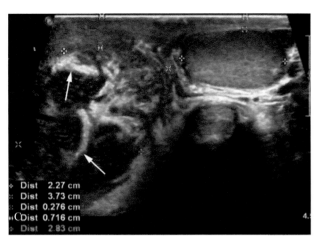
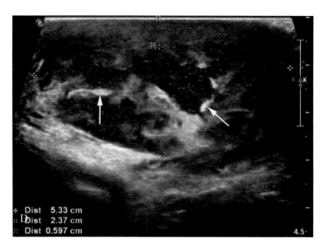

图 17-8-4　附睾结核性脓肿

注：A、B. 附睾内见混合回声结节，结节内彩色血流信号不丰富；C、D. 附睾内见混合回声结节，无回声内的点状等回声随探头加压移动，部分结节内伴有点状、条状强回声（箭头），同侧阴囊壁增厚

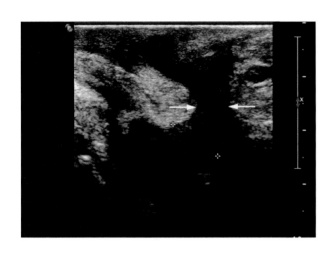

图 17-8-5　附睾结核，附睾内结节通过条状低回声与皮肤相通（箭头）

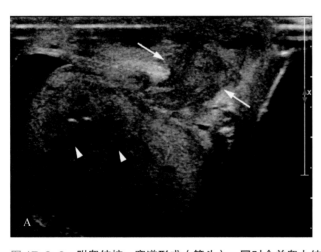
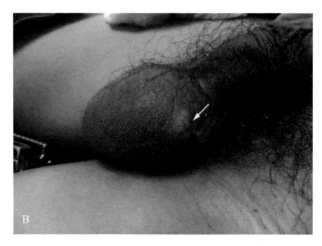

图 17-8-6　附睾结核，窦道形成（箭头），同时合并睾丸结核（三角形箭头），见图 A；同一患者阴囊壁局部可见皮肤隆起（箭头），见图 B

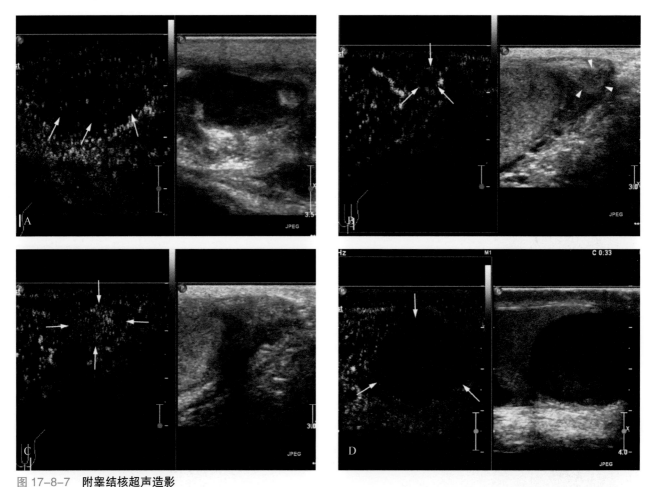

图 17-8-7　附睾结核超声造影

注：A. 超声造影见结节呈不均匀增强，内见无增强区（箭头）；B. 附睾尾部见一等回声结节（三角形箭头），超声造影见结节边缘及周边环形增强（箭头）；C. 超声造影见结节呈均匀增强（箭头）；D. 阴囊横切面示左侧附睾体部见一混合回声结节，内可见絮状高回声，酷似睾丸结核，超声造影结节呈无增强（箭头）

第九节　胸壁结核

　　胸壁结核（chest wall tuberculosis）是指胸壁软组织发生的结核病变。发病率占骨骼肌肉系统结核的 1%～5%。常见于 20～40 岁的中、青年人，男性多于女性。多发生在前胸壁，侧胸壁次之，后胸壁较少见。

一、病因病理及临床表现

　　1. 胸壁结核大多继发于胸腔内各脏器结核，如肺结核、胸膜结核和纵隔淋巴结结核，也可继发于胸骨旁及肋间淋巴结结核。胸壁结核与结核性胸膜炎或肺结核往往是不同步发生的，胸壁结核可出现在肺结核治疗疗程结束后 1 年或数年。结核分枝菌侵犯胸壁的途径主要有以下 3 种。①淋巴播散：

结核分枝杆菌经淋巴途径侵入胸骨旁或肋间淋巴结。首先引起胸壁淋巴结结核，病变进展，突破淋巴结被膜，侵入周围胸壁软组织，向胸壁内外蔓延，可侵蚀和破坏肋骨或胸骨。②直接蔓延：肺、胸膜或纵隔的结核病灶穿破壁层胸膜后直接侵犯胸壁组织，形成肺－胸膜－胸壁穿透性结核。③血行播散：肺结核病灶中的结核分枝杆菌进入血液循环，到达肋骨或胸骨，引起结核性骨髓炎，穿破骨皮质后累犯周围胸壁软组织形成脓肿或窦道。大体为不规则灰白或灰黄区，可见局灶性空洞形成。镜下可见大片结核性肉芽肿及干酪样坏死，多数病例伴有明显的化脓性炎，局灶可形成脓肿。

　　2. 临床常表现为胸壁肿块，皮肤较少有红、热等炎症表现，少数合并其他细菌感染的患者可有胸壁压痛、胸痛等症状。如形成胸壁脓肿时，皮肤可呈暗红色，局部形成"山丘"样突起（图17-9-1A，图7-9-1B）。较大者可触及波动感，脓肿可穿透皮肤，形成窦道，流出淡黄色或黄白色脓性液体（图17-9-1C）。窦道可自行愈合，并在病变胸壁处形成瘢痕（图17-9-1D）。胸壁结核如位于乳腺腺体后方，可侵入乳腺腺体内，形成乳腺内脓肿，故部分女性胸壁结核患者常以乳腺肿块就诊。

二、超声表现

1. 结节型

（1）沿肋间分布的实性低回声结节，常呈梭形或椭圆形或长条形，病灶范围较大时，形态可不规则，结节回声不均匀，可有钙化，表现为点状、片状、弧

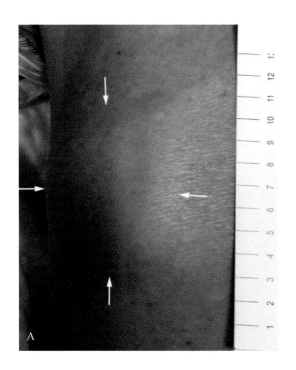

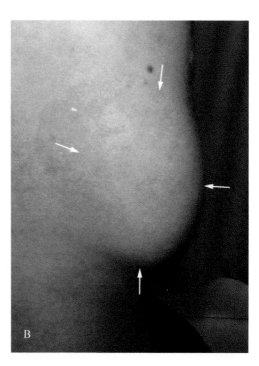

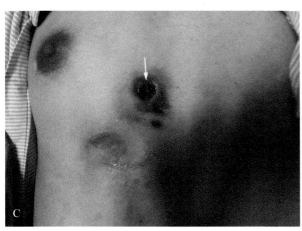

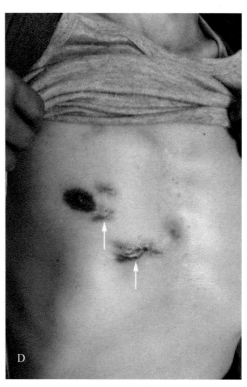

图 17-9-1　胸壁结核大体观

注：A.胸壁见巨大包块（箭头），肤色略红；B.胸壁巨大包块（箭头），肤色无改变；C.胸壁见多处皮肤破损，部分为窦道开口（箭头）；D.胸壁皮肤多处瘢痕形成（箭头）

形或团状强回声，伴或不伴声影。

（2）如结节局部发生液化坏死，可表现内部回声不均匀，结节中央常见无回声区。无回声区内可见点状、絮状等回声或高回声漂浮，结节后方回声可增强。探头加压或外力作用下结节形态可改变，内部点状等回声或高回声可移动。

（3）如形成脓肿，其表现为无回声或混合回声，厚壁。

（4）常伴有肋骨破坏，呈片状、团状高回声。

（5）彩色血流信号常不丰富，仅在结节边缘或实性部分有点状、条状彩色血流信号，而囊性部分则无彩色血流信号。

（6）超声造影：结节呈不均匀增强，以周边环形增强多见，内部可呈分隔样或结节样增强（图17-9-2至图17-9-14）。

2. 窦道型　若病灶侵及胸壁深层，可与胸膜腔相通，形态常呈"哑铃""丁"字形，也可向腹壁、膈下蔓延形成流注脓肿，病灶常呈无回声或混合回声，若病灶穿破皮肤则形成窦道（图17-9-15）。随着病

程进展，病灶可侵袭肋骨或胸骨，表现为骨皮质强回声连续性中断，如形成死骨，脓腔中可见不规则片状、点状或团状强回声，可伴声影。胸壁结核如破入乳腺腺体可形成乳腺内结核性脓肿。

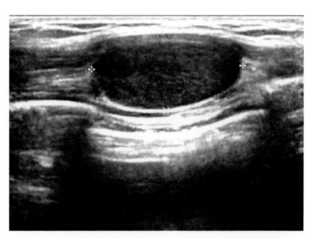

图17-9-2　结节型胸壁结核，胸大肌内椭圆形实性低回声结节，边界清

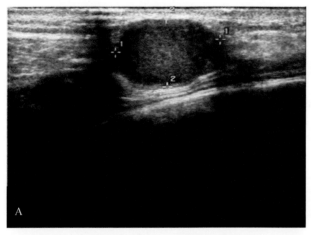

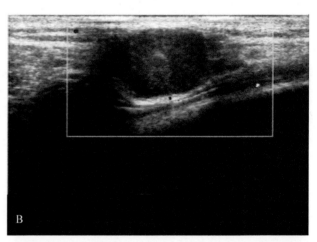

图17-9-3　结节型胸壁结核，胸壁软组织层内见一椭圆形实性低回声结节，边界清晰（图A）；结节边缘见点状彩色血流信号（图B）

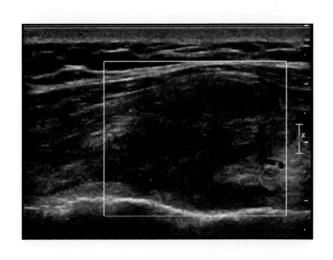

图17-9-4　结节型胸壁结核，胸壁软组织内见一不均匀低回声结节，边界不清，形态不规则，边缘及内部见条状彩色血流信号，周围软组织肿胀

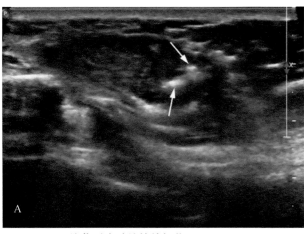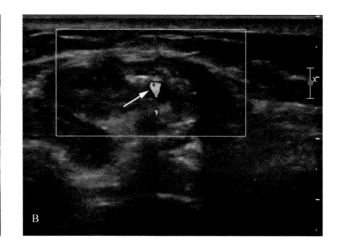

图 17-9-5　结节型胸壁结核伴钙化

注: A.左胸壁见低回声结节,边界不清,内见点状、条状强回声(箭头); B.结节内未见彩色血流信号,强回声后方见快闪伪像(箭头)

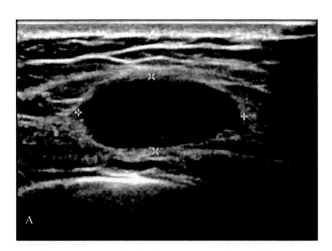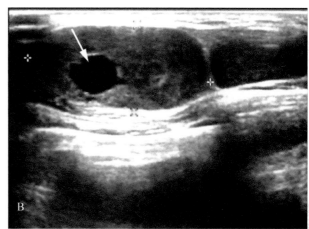

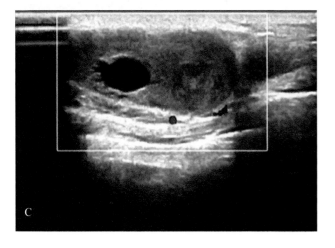

图 17-9-6　结节型胸壁结核,胸壁见囊实性结节,边界尚清(图 A);胸壁见囊实性结节,中央见一椭圆形无回声(箭头),为液化坏死区(图 B);结节内未见彩色血流信号(图 C)

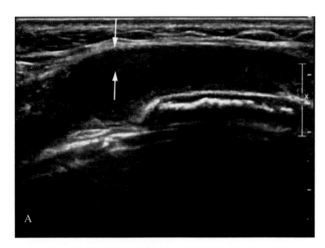
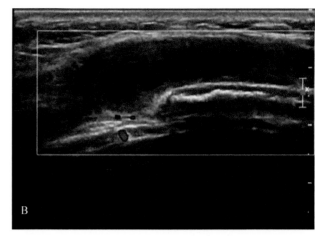

图 17-9-7　结节型胸壁结核

注：A.胸壁见沿肋骨长轴分布的长条形囊实性结节，壁厚（箭头），内见大片无回声区；B.结节内未见彩色血流信号

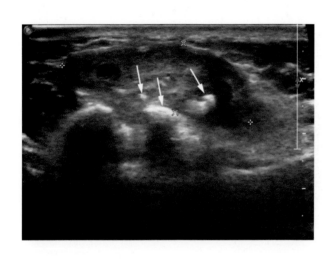

图 17-9-8　结节型胸壁结核伴死骨形成，胸壁可见囊实性结节，邻近肋骨带状强回声连续性中断，结节内见粗大的强回声，病理证实为死骨碎片（箭头）

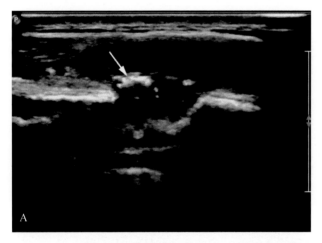
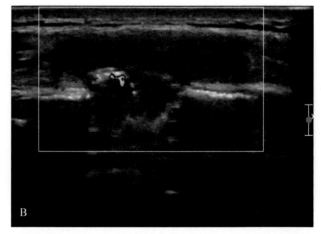

图 17-9-9　结节型胸壁结核伴死骨形成，结节内可见粗大的强回声（箭头），病理证实为死骨（图 A）；结节内未见彩色血流信号（图 B）

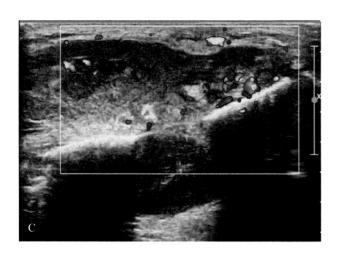

图 17-9-10　结节型胸壁结核，囊实性结节与胸腔相通，CDFI 显示内部见条状彩色血流信号

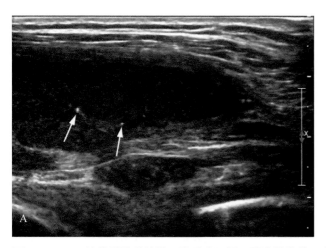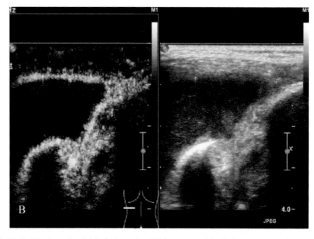

图 17-9-11　结节型胸壁结核，胸壁皮下见一囊实性结节，内见点状强回声（箭头），探头挤压可见移动（图 A）；超声造影见结节周边呈环形增强，内部无增强（图 B）

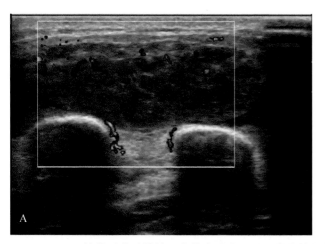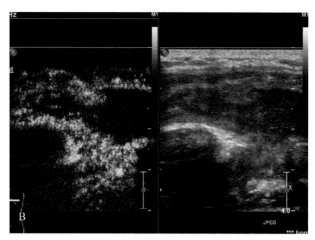

图 17-9-12　结节型胸壁结核，左前胸壁皮下见一囊实性结节，CDFI 显示内见点状及条状彩色血流信号（图 A）；超声造影见结节呈不均匀增强（图 B）

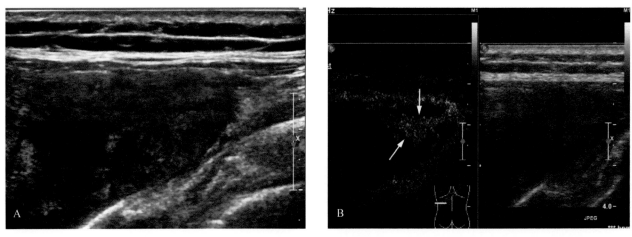

图 17-9-13　A. 结节型胸壁结核，胸壁见一囊实性结节；B. 超声造影见结节呈不均匀增强，部分可见结节样增强（箭头）

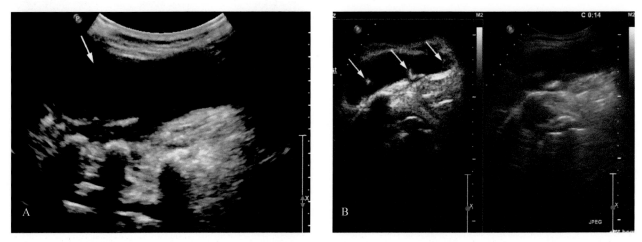

图 17-9-14　A. 结节型胸壁结核，胸壁见一巨大的囊实性结节（箭头）；B. 超声造影见结节呈不均匀增强，部分可见分隔样增强（箭头）

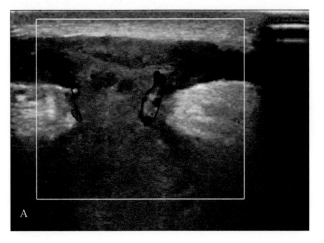
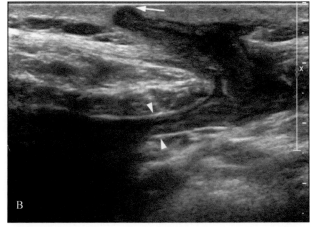

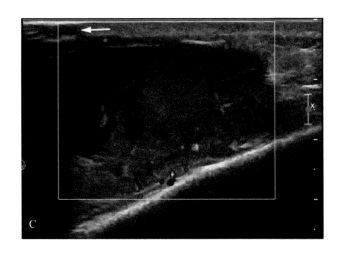

图 17-9-15　**窦道型胸壁结核**

注：A. 后胸壁见一"哑铃形"囊实性病灶，CDFI 显示周边可见条状彩色血流信号；B. 前胸壁囊实性病灶，呈"哑铃形"，突破皮肤层形成窦道（箭头），深部与胸腔相通（三角形箭头）；C. 胸壁见一囊实性结节，可见条状低回声与皮肤相通（箭头），结节边缘及窦道内见点状及短线状彩色血流信号

三、介入超声

当胸壁结核形成脓肿时，可在积极地全身抗结核治疗下，对脓肿行超声引导穿刺抽液注药治疗。穿刺点应位于脓肿的外上方，穿刺针在皮下组织潜行后再刺入脓肿，抽取脓液，避免针道成一直线，脓液外漏，形成胸壁窦道。抽出脓液后，经生理盐水反复冲洗，并抽尽，注入药物（如异烟肼 100 ~ 200mg），可每隔 1d 治疗一次或每周 2 ~ 3 次，疗程一般为 2 ~ 3 个月或根据脓腔缩小程度而定。术后局部加压包扎，一方面，可以缓解疼痛；另一方面，减少病灶扩展。如脓腔较大时，可放置引流管进行脓液引流，引流期间应每天定时用生理盐水冲洗引流管，确保引流通畅（图 17-9-16）。

四、鉴别诊断

胸壁结核主要是与胸壁软组织肿瘤相鉴别，其中良性肿瘤以脂肪瘤较常见，可表现为等回声或高回声结节，呈梭形，边界清，内部可见纤细条状筋膜样高回声，很少出现液化坏死。恶性肿瘤以转移瘤多见，多有原发恶性肿瘤病史，超声常表现为胸壁软组织层内实性低回声结节，边界常不清晰，可成分叶状，可伴有坏死或伴有液化，但不易形成窦道，实性部分血流信号丰富，可有骨质破坏。

随着超声造影技术的广泛普及与介入性超声技术的逐步应用，超声在浅表器官结核病变的诊疗中作用也越显重要。超声具有安全无创、实时动态、可重复性强、操作简便等优势，已成为浅表器官结核病变的重要影像学检查手段。

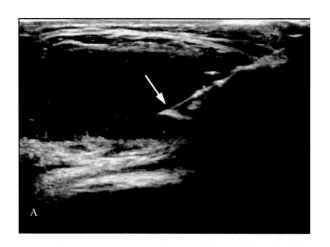

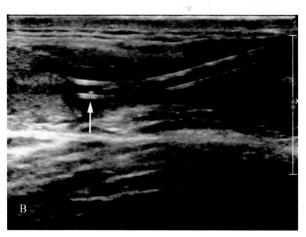

图 17-9-16　**超声引导下胸壁结核穿刺抽液、活检与置管引流**

注：A. 超声引导下穿刺抽液（箭头示穿刺针）；B. 超声引导下置管引流（箭头示引流管）

（杨高怡）

参考文献

[1] 杨高怡. 2016. 临床结核病超声诊断. 北京：人民卫生出版社

[2] 李兰娟. 2008. 我国感染病的现状及防治策略. 中华临床感染病杂志，1（1）：1-6

[3] 朱莉贞. 2008. 加强对肺外结核病的协作研究. 中华结核和呼吸杂志，31（2）：81-82

[4] 王振常，鲜军舫，兰宝森. 2011. 中华影像医学——头颈部卷（2版）. 北京：人民卫生出版社

[5] 杨高怡，张莹，赵丹，等. 2010. 颈部淋巴结核超声造影分析. 中华临床感染病杂志，3（5）：277-279

[6] 韩峰，邹如海，林僖，等. 2010. 常规超声和超声造影在浅表淋巴结良恶性鉴别诊断中的价值. 中华超声影像学杂志，19（3）：234-237

[7] 冀鸿涛，朱强，荣雪余，等. 2011. 超声造影在头颈部淋巴结良恶性病变鉴别诊断中的应用. 中华医学超声杂志：电子版，8（7）：1549-1557

[8] 蒋珺，陈亚青，李文英，等. 2011. 超声对乳腺癌腋窝淋巴结的诊断价值. 中华医学超声杂志：电子版，8（6）：1234-1240

[9] 蓝珂，覃善芳，岳静. 2012. 获得性免疫缺陷综合征合并奴卡菌病误诊为结核病复发一例. 中华结核和呼吸杂志，35（8）：623-624

[10] 湛瑛，吴秀娟，曹洪艳. 2014. 超声弹性成像在艾滋病相关淋巴结病变良恶性鉴别诊断中的应用价值. 中国临床医学影像杂志，25（2）：139-141

[11] 马玙，朱莉贞，潘毓萱. 2006. 结核病. 北京：人民卫生出版社

[12] 张文智，杨高怡，于天琢，等. 2015. 超声造影后细针穿刺活检术在颈部淋巴结核诊断中的应用. 中国全科医学，18（15）：1845－1848

[13] 张文智，杨高怡，裴宇，等. 2014. 超声造影在颈部淋巴结结核穿刺活检术中的应用价值. 中华耳鼻咽喉头颈外科杂志，49（3）：240-242

[14] 张文智，杨高怡，孟君，等. 2015. 超声造影在颈部淋巴结结核粗针穿刺活检中的应用价值. 中国超声医学杂志，31（3）：211-213

[15] 王大力，杨高怡，邵亚勤，等. 2013. 腋窝淋巴结结核超声造影的初步研究. 医学研究杂志，42（5）：187-189

[16] 鲁付荣. 2010. 颈部淋巴结结核局部封闭治疗28例分析. 中国医药导报，7（12）：241-244

[17] 李亮，李琦，许绍发，等. 2013. 结核病治疗学. 北京：人民卫生出版社

[18] Wu CH，Chang YL，Hsu WC，et al. 1998. Usefulness of Doppler spectral analysis and power Doppler sonography in the differentiation of cervical lymphadenopathies. AJR Am J Roentgenol，171（2）：503-509

[19] Barreiros AP，Braden B，Schieferstein-Knauer C，et al. 2008. Characteristics of intestinal tuberculosis in ultrasonographic techniques. Scand J Gastroenterol，43（10）：1224-1231

[20] Baatenburg de Jong RJ，Rongen RJ，Laméris JS，et al. 1998. Ultrasound in the diagnosis of cervical tuberculous adenitis. Auris Nasus Larynx，25（1）：67-72

[21] Rubaltelli L，Khadivi Y，Tregnaghi A，et al. 2004. Evaluation of lymph node perfusion using continuous mode harmonic ultrasonography with a second-generation contrast agent. J Ultrasound Med，23（6）：829-836

[22] Rubaltelli L，Corradin S，Dorigo A，et al. 2007. Automated quantitative evaluation of lymph node perfusion on contrast-enhanced sonography. AJR Am J Roentgenol，188（4）：977-983

[23] Iademarco MF，Castro KG. 2003. Epidemiology of tuberculosis. Semin Respir Infect，18（4）：225-240

[24] Golden MP，Vikram HR. 2005. Extrapulmonary tuberculosis: an overview. Am Fam Physician，72（9）：1761-1768

[25] Asai S，Miyachi H，Suzuki K，et al. 2001. Ultrasonographic differentiation between tuberculous lymphadenitis and malignant lymph nodes. J Ultrasound Med，20（5）：533-538

[26] Stramare R，Scagliori E，Mannucci M，et al. 2010. The role of contrast-enhanced gray-scale ultrasonography in the differential diagnosis of superficial lymph nodes. Ultrasound Q，26（1）：45-51

[27] Ying M，Ahuja AT，Evans R，et al. 1998. Cervical lymphadenopathy: sonographic differentiation between tuberculous nodes and nodal metastases from non-head and neck carcinomas. J Clin Ultrasound，26（8）：383-389

[28] Ahuja AT，Ying M，Ho SY，et al. 2008. Ultrasound of malignant cervical lymph nodes. Cancer Imaging，8：48-56

[29] Ahuja A，Ying M. 2002. An overview of neck node

sonography. Invest Radiol, 37（6）: 333-342

[30] Gadre A, Briner W, O'Leary M. 1994. A scanning electron microscope study of the human cervical lymph node. Acta Otolaryngol, 114（1）: 87-90

[31] Mäurer J, Willam C, Schroeder R, et al. 1997. Evaluation of metastases and reactive lymph nodes in Doppler sonography using an ultrasound contrast enhancer. Invest Radiol, 32（8）: 441-446

[32] Ahuja A, Ying M, Yuen YH, et al. 2001. Current status of power Doppler sonography to differentiate tuberculous cervical lymphadenopathy from nasopharyngeal carcinoma. AJNR, 22（4）: 735-740

[33] Ahuja A, Ying M, Evans R, et al. 1995. The application of ultrasound criteria for malignancy in differentiating tuberculous cervical adenitis frommetastatic nasopharyngeal carcinoma. Clin Radiol, 50（6）: 391-395

[34] Kaneko T, Takahashi S, Takeuchi T, et al. 2003. Castleman's disease in theretroperitoneal space. J Urol, 169（1）: 265-266

[35] Chang SD, Thoeni RF. 2004. Castleman's disease presenting as an adnexal mass: ultrasound, CT and MRI features. Br J Radiol, 77（14）: 161-163

[36] Dillon MF, Advani V, Masterson C, et al. 2009. The value of level III clearance in patients with axillary and sentinel node positive breast cancer. Ann Surg, 249（5）: 834-839

[37] Mueller PR, Ferrucci JT Jr, Harbin WP, et al. 1980. Appearance of lymphomatous involvement of the mesentery by ultrasonography and body computed tomography: the "sandwich sign". Radiology, 134（2）: 467-473

[38] Kiral N, Caglayan B, Salepci B, et al. 2015. Endobronchial ultrasound-guided transbronchial needle aspiration in diagnosing intrathoracic tuberculous lymphadenitis. Med Ultrason, 17(3): 333-338

[39] Chan A, Devanand A, Low SY, et al. 2015. Radial endobronchial ultrasound in diagnosing peripheral lung lesions in a high tuberculosis setting. BMC Pulm Med, 15: 90

[40] 张敦熔. 2000. 现代结核病学. 北京: 人民军医出版社

[41] 刘兵, 于艳, 李海燕. 2010. 皮肤结核误诊为结节病 1 例分析. 中国误诊学杂志, 10（15）: 3660-3661

[42] 张缙熙, 姜玉新. 2000. 浅表器官及组织超声诊断学. 北京: 科学技术文献出版社

[43] Bravo FG, Gotuzzo E. 2007. Cutaneous tuberculosis. Clin Dermatol, 25（2）: 173-180

[44] 吴恩惠. 2006. 医学影像学. 5 版. 北京: 人民卫生出版社

[45] 严碧涯, 端木宏谨. 2003. 结核病学. 北京: 北京出版社

[46] 白人驹, 张雪林. 2010. 医学影像诊断学. 3 版. 北京: 人民卫生出版社

[47] 吴在德, 吴肇汉. 2008. 外科学. 7 版. 北京: 人民卫生出版社

[48] 伍建林, 路希伟. 2011. 临床结核病影像诊断. 北京: 人民卫生出版社

[49] 郭万学. 2013. 超声医学. 6 版. 北京: 人民军医出版社

[50] 李传红, 刘旭林, 王允芹, 等. 2008. 肌肉血肿的超声诊断及动态观察. 中国现代医生, 46（27）: 122-123

[51] Mallick IH, Thoufeeq MH, Rajendran TP. 2004. Iliopsoas abscesses. Postgrad Med J, 80（946）: 459-462

[52] Ricci MA, Rose FB, Meyer KK. 1986. Pyogenic psoas abscess: worldwide variations in etiology. World J Surg, 10（5）: 834-843

[53] Maron R, Levine D, Dobbs TE, et al. 2006. Two cases of pott disease associated with bilateral psoas abscesses: case report. Spine, 31（16）: E561-564

[54] Tomich EB, Della-Giustina D. 2009. Bilateral psoas abscess in the emergency department. West J Emerg Med, 10（4）: 288-291

[55] 邱蔚六. 2005. 口腔颌面外科学. 5 版. 北京: 人民卫生出版社

[56] 陈琴, 岳林先. 2007. 浅表器官超声造影诊断图谱. 北京: 人民卫生出版社

[57] 朱威, 王娜. 2007. 腮腺结核 57 例临床分析. 口腔医学研究, 23（1）: 88-91

[58] 姜玉新, 王志刚. 2010. 医学超声影像学. 北京: 人民卫生出版社

[59] 郑磊, 李秀云, 黄湖, 等. 2013. 颌下腺结核超声表现一例. 中华临床医师杂志: 电子版, 7（18）: 8506-8507

[60] Süoğlu Y, Erdamar B, Cölhan I, et al. 1998. Tuberculosis of the parotid gland. J Laryngol Otol,

112（6）：588-591

[61] Güneri EA，Ikiz AO，Atabey N，et al. 1998. Polymerase chain reaction in the diagnosis of parotid gland tuberculosis. J Laryngol Otol，112（5）：494-496

[62] Chou YH，Tiu CM，Liu CY，et al. 2004. Tuberculosis of the parotid gland：sonographic manifestations and sonographically guided aspiration. J Ultrasound Med，23（10）：1275-1281

[63] Wong ML，Jafek BW. 1974. Cervical mycobacterial disease. Trans Am Acad Ophthalmol Otolaryngol，78（2）：ORL75-87

[64] Hamner JE 3rd，Scofield HH. 1967. Cervical lymphadenopathy and parotid gland swelling in sarcoidosis：a study of 31 cases. J Am Dent Assoc，74（6）：1224-1230

[65] Coen LD. 1987. Tuberculosis of the parotid gland in a child. J Pediatr Surg，22（4）：367-368

[66] Dadwal M. 2011. Primary submandibular tuberculosis：an unusual cause of submandibular salivary gland enlargement. Indian J Otolaryngol Head Neck Surg，63（3）：298-299

[67] Tauro LF，George C，Kamath A，et al. 2011. Primary Tuberculosis of Submandibular Salivary Gland. J Glob Infect Dis，3（1）：82-85

[68] 彭禹，徐光，郭发金. 2005. 甲状腺结核的声像图表现. 中国医学影像技术，21(9)：1425-1426

[69] 燕山，詹维伟，周建桥. 2009. 甲状腺与甲状旁腺超声影像学. 北京：科技文献出版社

[70] Yang GY，Zhao D，Zhang WZ，et al. 2015. Role of ultrasound evaluation for the diagnosis and monitoring of thyroid tuberculosis：A case report and review of the literature. Oncol Lett，9（1）：227-230

[71] Das SK，Bairaqya TD，Bhattacharya S，et al. 2012. Tuberculosis of the thyroid gland. Indian J Lepr，84（2）：151-154

[72] Kang BC，Lee SW，Shim SS，et al. 2000. US and CT findings of tuberculosis of the thyroid：three case reports. Clin Imaging，24（5）：283-286

[73] Luiz HV，Pereira BD，Silva TN，et al. 2013. Thyroid tuberculosis with abnormal thyroid function-case report and review of the literature. Endocr Pract，19（2）：e44-49

[74] Akbulut S，Gomceli I，Cakabay B，et al. 2010. Clinical presentation of primary thyroid tuberculosis. Thyroid，20（2）：231-232

[75] Terzidis K，Tourli P，Kiapekou E，et al. 2007. Thyroid tuberculosis. Hormones（Athens），6（1）：75-79

[76] Silva BP，Amorim EG，Pavin EJ，et al. 2009. Primary thyroid tuberculosis：a rare etiology of hypothyroidism and anterior cervical mass mimicking carcinoma. Arq Bras Endocrinol Metabol，53（4）：475-478

[77] Das DK，Pant CS，Chachra KL，et al. 1992. Fine needle aspiration cytology diagnosis of tuberculous thyroiditis. A report of eight cases. Acta Cytol，36(4)：517-522

[78] Meng L，Hu S，Huang L，et al. 2014. Papillary thyroid cancer coexisting with thyroid tuberculosis：A case report. Oncol Lett，7（5）：1563-1565

[79] Bodh A，Sharma N，Neqi L，et al. 2014. Thyroid tuberculosis in a child：a rare entity. J Lab Physicians，6（1）：40-42

[80] 宗晓福，杨玉. 1998. 乳腺结核病. 中华结核和呼吸杂志，21（2）：74-75

[81] 刘长春，公丽彤. 2007. 乳腺结核的诊治探讨：附89例报告. 中国普通外科杂志，16（11）：1096-1098

[82] 梁志强，周琳，冼烨，等. 2006. 乳腺结核误诊原因分析及对策. 中山大学学报（医学科学版），27（z1）：229-231

[83] 姜玉新，李建初. 2007. 周围血管和浅表器官超声鉴别诊断图谱. 江西：科学技术出版社

[84] 施勇，陈述政，潘红英. 2002. 细针穿刺检查对乳腺结核的诊断价值探讨. 西北国防医学杂志，23（5）：374

[85] 何文. 2012. 实用介入性超声学. 北京：人民卫生出版社

[86] Mehta G，Mittal A，Verma S. 2010. Breast tuberculosis-clinical spectrum and management. Indian J Surg，72（6）：433-437

[87] Schnarkowski P，Schmidt D，Kessler M，et al. 1994. Tuberculosis of the breast：US，mammographic，and CT findings. J Comput Assist Tomogr，18（6）：970-971

[88] Hamit HF，Ragsdale TH. 1982. Mammary tuberculosis. J R Soc Med，75(10)：764-765

[89] 刘纯红，敬秋华，马彬，等. 2005. 干酪样坏死性附睾结核声像图特征分析. 中华男科学杂志，11（12）：912-917

[90] 余亮，薛恩生，林礼务，等. 2008. 彩色多普勒超声在附睾结核治疗中的应用价值. 中华医学超声杂

志：电子版，5（2）：303-308

[91] 侯民羊，苟杰. 2010. 睾丸结核的 CT 诊断. 中国医学影像学杂志，18（4）：381-383

[92] 张文智，杨高怡，王大力，等. 2013. 33 例睾丸结核的超声表现分析. 中国超声医学杂志，29（12）：1133-1135

[93] 王正滨，唐杰，杨斌，等. 2010. 泌尿生殖系统疾病超声诊断与鉴别诊断学. 北京：人民卫生出版社

[94] 杨春明，孔垂泽，孙志熙，等. 2010. 男性生殖系统结核 42 例诊治分析. 中国男科学杂志，24（3）：63-64

[95] 杨一林，段云友，阮骊韬，等. 2002. 彩色超声及精索静脉检测在附睾炎诊断中的应用. 中国超声医学杂志，18（7）：530-532

[96] 陈琴，周青，周果，等. 2012. 睾丸附睾肿块超声造影表现及定量分析的初步研究. 中华超声影像学杂志，21（3）：240-243

[97] Suankwan U，Larbcharoensub N，Viseshsindh W，et al. 2012. A clinicopathologic study of tuberculous epididymo-orchitis in Thailand. Southeast Asian J Trop Med Public Health，43（4）：951-958

[98] UPasham P，Kiti VM，Kawane S. 2012. Tuberculous epididymitis-cytology-based diagnosis. Indian J Tuberc，59（1）：52-53

[99] Yu-Hung Lai A，Lu SH，Yu HJ，et al. 2009. Tuberculous epididymitis presenting as huge scrotal tumor. Urology，73（5）：1163. e5-7

[100] Gupta N，Rajwanshi A，Srinivasan R，et al. 2006. Fine needle aspiration of epididymal nodules in Chandigarh，north India：an audit of 228 cases. Cytopathology，17（4）：195-198

[101] Madeb R，Marshall J，Nativ O，et al. 2005. Epididymal tuberculosis：case report and review of the literature. Urology，65（4）：798

[102] Lee Y，Huang W，Huang J，et al. 2001. Efficacy of chemotherapy for prostatic tuberculosis-a clinical and histologic follow-up study. Urology，57（5）：872-877

[103] Kulchavenya E，Kim CS，Bulanova O，et al. 2012. Male genital tuberculosis：epidemiology and diagnostic. World J Urol，30（1）：15-21

[104] Wang LJ，Wong YC，Chen CJ，et al. 1997. CT features of genitourinary tuberculosis. J Comput Assist Tomogr，21（2）：254-258

[105] Premkumar A，Newhouse JH. 1988. Seminal vesicle tuberculosis：CT appearance. J Comput Assist Tomogr，12（4）：676-677

[106] Chiang HS，Lin YH，Wu YN，et al. 2013. Advantages of magnetic resonance imaging（MRI）of the seminal vesicles and intra-abdominal vas deferens in patients with congenital absence of the vas deferens. Urology，82（2）：345-351

[107] Drudi FM，Laghi A，Iannicelli E，et al. 1997. Tubercular epididymitis and orchitis：US patterns. Eur Radiol，7（7）：1076-1078

[108] Chung JJ，Kim MJ，Lee T，et al. 1997. Sonographic findings in tuberculous epididymitis and epididymo-orchitis. J Clin Ultrasound，25（7）：390-394

[109] Muttarak M，Peh WC，Lojanapiwat B，et al. 2001. Tuberculous epididymitis and epididymo-orchitis：sonographic appearances. AJR，176（6）：1459-1466

[110] Viswaroop BS，Kekre N，Gopalakrishnan G. 2005. Isolated tuberculous epididymitis：a review of forty cases. J Postgrad Med，51（2）：109-111

[111] Pavlica P，Barozzi L. 2001. Imaging of the acute scrotum. Eur Radiol，11（2）：220-228

[112] Mehta V，Mittal A，Bagga P，et al. 2009. Two case reports of ultrasounography features in male genital tuberculosis. Indian J Tuberc，56（2）：95-99

[113] Valentini AL，Summaria V，Marano P. 1998. Diagnostic imaging of genitourinary tuberculosis. Rays，23（1）：126-143

[114] Shahi KS，Bhandari G，Rajput P，et al. 2009. Testicular tuberculosis masquerading as testicular tumor. Indian J Cancer，46（3）：250-252

[115] Lamichaney R，Das D，Sherpa M. 2014. Koch's Disease Presenting as an Isolated Testicular Mass- An Unusual Occurance. J Clin Diagn Res，8（9）：13-15

[116] Shugaba AI，Rabiu AM，Uzokwe C，et al. 2012. Tuberculosis of the testis: a case report. Clin Med Insights Case Rep，5：169-172

[117] Khalil A，Le Breton C，Tassart M，et al. 1999. Utility of CT scan for the diagnosis of chest wall tuberculosis. Eur Radiol，9（8）：1638-1642

[118] Cataño J，Perez J. 2014. Tuberculosis abscess of the chest wall. Am J Trop Med Hyg，91（4）：663

[119] Targhetta R，Balmes P，Marty-Double C，et al. 1993. Ultrasonically guided aspiration biopsy in osteolytic bone lesions of the chest wall. Chest，103（5）：1403-1408